Manual de
Emergências em
PEDIATRIA

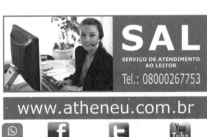
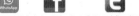

Manual de Emergências em PEDIATRIA

Editores

Joelma Gonçalves Martin
Mário Ferreira Carpi
José Roberto Fioretto

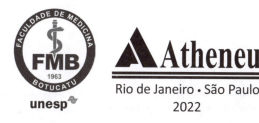

Rio de Janeiro • São Paulo
2022

EDITORA ATHENEU

São Paulo — Rua Maria Paula, 123 – 18º andar
Tel.: (11) 2858-8750
E-mail: atheneu@atheneu.com.br

Rio de Janeiro — Rua Bambina, 74
Tel.: (21) 3094-1295
E-mail: atheneu@atheneu.com.br

PRODUÇÃO EDITORIAL: Equipe Atheneu
CAPA: Equipe Atheneu
DIAGRAMAÇÃO: Know-How Editorial

CIP-Brasil. Catalogação na Publicação
Sindicato Nacional dos Editores de Livros, RJ

M251

Manual de emergências em pediatria / Joelma Gonçalves Martin, José Roberto Fioretto, Mário Ferreira Carpi [editores]. - 1. ed. - Rio de Janeiro : Atheneu, 2022.
 : il. ; 24 cm.

Inclui bibliografia e índice
ISBN 978-65-5586-514-1

1. Pediatria. 2. Emergências pediátricas - Manuais, guias, etc. I. Martin, Joelma Gonçalves. II. Fioretto, José Roberto. II. Carpi, Mário Ferreira. III. Título.

22-76756

CDD: 618.920025
CDU: 616-083.98-053.2

Gabriela Faray Ferreira Lopes – Bibliotecária – CRB-7/6643
21/03/2022   24/03/2022

MARTIN, J. G.; CARPI, M. F.; FIORETTO, J. R.
Manual de Emergências em Pediatria

© *Direitos reservados à EDITORA ATHENEU – Rio de Janeiro, São Paulo, 2022*

Editores

Joelma Gonçalves Martin

Pediatra. Professora Assistente. Doutora do Departamento de Pediatria da Faculdade de Medicina de Botucatu da Universidade Estadual Paulista (FMB-Unesp) na disciplina de Medicina Intensiva e Emergências Pediátricas. Chefe Acadêmica do Pronto-Socorro do Hospital das Clínicas da FMB-Unesp (HC-FMB-Unesp). Secretária do Departamento de Emergências da Sociedade Paulista de Pediatria. Instrutora do Pediatric Advanced Life Support (PALS, ou Suporte Avançado de Vida em Pediatria – SAVP). Diretora Científica da regional de Botucatu da Sociedade Paulista de Terapia Intensiva (SOPATI). Emergencista e Intensivista Pediátrica pela Sociedade Brasileira de Pediatria (SBP).

Mário Ferreira Carpi

Pediatra. Doutor em Pediatria pela Faculdade de Medicina de Botucatu da Universidade Estadual Paulista (FMB-Unesp). Diretor Científico da Pediatria da Sociedade Paulista de Terapia Intensiva (SOPATI) – biênio 2020/2021. Membro do Comitê de Ventilação Mecânica da Associação de Medicina Intensiva Brasileira (Amib) – biênio 2022/2023. Coordenador da Linha de Cuidados Pediátricos da Rede de Saúde Integrada DASA, regional Brasília – Hospital Brasília, Maternidade Brasília e Hospital Brasília, Unidade Águas Claras.

José Roberto Fioretto

Pediatra. Professor Titular de Medicina Intensiva Pediátrica pela Faculdade de Medicina de Botucatu da Universidade Estadual Paulista (FMB-Unesp). Responsável pela disciplina de Medicina Intensiva e Emergências Pediátricas do Departamento de Pediatria da FMB-Unesp. Chefe da Unidade de Terapia Intensiva Pediátrica do Hospital das Clínicas da FMB-Unesp (HC-FMB-Unesp). Presidente do Departamento Científico de Terapia Intensiva da Sociedade Brasileira de Pediatria (SBP).

Atuar rápido, com habilidades técnicas e
humanidade, é fundamental para o sucesso do atendimento.
José Roberto Fioretto
Editor

Agradecimentos

Registramos o nosso agradecimento aos colegas pediatras, médicos-residentes, médicos de outras especialidades e de outras áreas da saúde, bem como aos profissionais não médicos que forneceram apoio técnico e científico para a elaboração desta obra.

Ainda nessa equipe de apoio, citamos o papel essencial da família, que é o centro de nossas vidas. Nosso carinho especial a nossos pais, mães, esposas, maridos e filhos.

Por fim, agradecemos a Deus, pela vida e pelo dom que concedeu a todos aqui envolvidos no cuidado dos pacientes, sempre com muito profissionalismo, estudo, amor e humanidade.

Joelma Gonçalves Martin
Mário Ferreira Carpi
José Roberto Fioretto

Apresentação

Esta obra, editada pelo corpo clínico da disciplina de Medicina Intensiva e Emergências Pediátricas do Departamento de Pediatria da Faculdade de Medicina de Botucatu da Universidade Estadual Paulista (FMB-Unesp) e pelo coordenador regional da Linha de Cuidados Pediátricos da Rede de Saúde Integrada DASA, de Brasília, além de contar com colaboradores de outros grandes centros de ensino do País, tem em sua equipe autoral médicos e docentes que possuem vasta experiência e vivência prática na área de atendimento de Emergência em Pediatria.

A proposta didática é o reconhecimento e o tratamento de crianças e adolescentes com doença aguda, por meio de capítulos práticos e objetivos sobre essas ocorrências, com o objetivo de facilitar ao médico-assistente a consulta rápida para a condução desses casos.

Trata-se de manual abrangente, com base nos melhores protocolos e nas mais atuais evidências médicas, contando com 60 Colaboradores e 3 Editores, responsáveis pela produção de seus 97 capítulos, organizados em 17 partes e distribuídos por suas 750 páginas.

O valor científico desta obra assenta-se na experiência prática e acadêmica de seus autores, bem como em seu formato eminentemente prático, sendo material obrigatório para pediatras, intensivistas, emergencistas, socorristas, residentes de Pediatria e acadêmicos de Medicina.

Joelma Gonçalves Martin
Mário Ferreira Carpi
José Roberto Fioretto

Prefácio

Os curiosos terão apenas o prazer de ler.

Os necessitados terão o alívio da dúvida na noite do plantão.

Os céticos encontrarão a certeza naquilo que não parecia provável.

Entretanto, aqueles que atuam em Emergência Pediátrica terão a oportunidade de desfrutar de uma obra atual, estruturada a partir das melhores evidências, visando consolidar conhecimento e melhorar a sua prática assistencial.

Não sabemos precisar quantos profissionais atuam em Emergência Pediátrica no nosso país, nem mesmo o número de atendimentos executados para essa faixa etária em serviços de pronto-atendimento. Nossos dados são imprecisos, até mesmo pela própria história dessa especialidade médica. Somos uma especialidade em crescimento, que passa por uma fase de transição.

Em nosso meio, assim como ocorre em outros países, a subespecialidade adquiriu individualidade passando por etapas. Em uma etapa inicial, os serviços foram criados sem nenhuma organização específica. Surgiram a partir da necessidade assistencial, contando com a atuação de pessoas interessadas no campo de atividade. Não possuíam nenhuma padronização ou norma. A atividade era executada por pediatras ou clínicos interessados.

Na América do Norte, onde a organização e o reconhecimento da subespecialidade se iniciaram, a ordenação possui um marco assistencial histórico. Um fato trouxe a Emergência Pediátrica para uma segunda fase de desenvolvimento, marcada pelo princípio de normas e regramentos comuns. Em 1984, um adolescente do sexo masculino morreu em um hospital de Nova York após ser admitido no departamento de emergência. Na ocasião, um grande júri local concluiu que a morte fora causada por assistência inadequada e por sobrecarga de trabalho da equipe da emergência. A partir desse fato, profundas modificações nas rotinas assistenciais foram incorporadas, trazendo aspectos legais que modificaram as rotinas de trabalho e a estrutura das jornadas de plantão. Foram criados os Serviços Médicos de Emergência para crianças. Esse foi o primeiro passo para o reconhecimento da subespecialidade nos Estados Unidos, o que veio a ocorrer de maneira oficial somente alguns anos depois (1991).

No Brasil, o processo foi bem posterior. Após inúmeros movimentos da comunidade médica de nosso país, somente em 2015 tanto a especialidade quanto a subespecialidade (área de atuação) foram reconhecidas. Entretanto, esse pulo para a terceira fase de desenvolvimento, com a caracterização das etapas de formação e a definição das habilidades necessárias para atuação, foi muito rápido. Já possuímos matriz de competências estabelecida, centros formadores em várias cidades de nosso país e programas de formação muito bem estruturados. Hoje, o Brasil conta com mais de 200 médicos certificados para atuação em Emergência Pediátrica e alguns milhares de profissionais que desempenham atividades nesses serviços de emergência, os quais se constituem potenciais candidatos a pleitear a certificação. Daí a importância de conteúdos científicos de qualidade voltados para o tópico.

A Emergência Pediátrica ainda não possui dez anos de atuação como subespecialidade, mas o envolvimento daqueles que atuam na área compensa essa imaturidade temporal.

Os autores do nosso livro definem bem esse envolvimento e complementam a sua atuação com o reconhecimento por seus pares na área de emergência. Apresentam-nos uma obra gestada por sua *expertise* e experiência, na qual demonstram o seu compromisso e grande afinidade com o tema. Como aqueles que contribuem para o desenvolvimento da Emergência Pediátrica em nosso país, possuem um histórico na geração de produção científica qualificada.

O *Manual de Emergências em Pediatria* é mais uma obra produzida sobre essa linha do conhecimento. É o resultado de um processo de amadurecimento de alguns anos, alinhado ao próprio crescimento da subespecialidade que se consolida no meio acadêmico. Podemos até dizer que se trata de uma área do conhecimento, que já conta com o protagonismo de alguns atores bem atuantes no cenário nacional, profissionais atentos às necessidades daqueles que estão em etapa de formação ou buscam mais aperfeiçoamento por meio da leitura. Tais produções de qualidade contribuem para que a Emergência Pediátrica continue a ser reconhecida pelo seu mérito em pesquisa, educação e assistência, alcançando, em um intervalo de tempo considerado pequeno, maturidade e um nível de excelência comparável ao de outras subespecialidades.

Para os que ainda não leram, uma oportunidade de aprender.

Para os que já o fizeram, a certeza de uma fonte adequada para a busca do conhecimento.

#Ficaadica

Sérgio Luís Amantea
Professor Adjunto do Departamento de Pediatria da Universidade Federal de Ciências da Saúde de Porto Alegre (UFCSPA) e da Pontifícia Universidade Católica do Rio Grande do Sul (PUCRS). Coordenador do Programa de Pós-Graduação em Pediatria da UFCSPA. Coordenador de Ensino do Serviço de Emergência Pediátrica do Hospital da Criança Santo Antônio, Porto Alegre. Presidente do Departamento de Emergência da Sociedade Brasileira de Pediatria (SBP).

Sobre os colaboradores

Ana Elisa Aguiar Barcellos Machado
Residência em Pediatria pela Santa Casa de Franca. Intensivista Pediátrica pela Faculdade de Medicina de Botucatu da Universidade Estadual Paulista Júlio de Mesquita Filho (FMB-Unesp).

Ana Gabriela Pontes Santos
Responsável pelo Setor de Ginecologia Endócrina e Reprodução Humana do Hospital das Clínicas da Faculdade de Medicina de Botucatu da Universidade Estadual Paulista Júlio de Mesquita Filho (HC-FMB-Unesp). Mestre e Doutora em Ginecologia Endócrina pelo Programa de Tocoginecologia da FMB-Unesp.

Ana Laura Mendes Almeida
Alergista e Imunologista Pediátrica. Residência Médica e Mestrado pelo Hospital das Clínicas da Faculdade de Medicina de Botucatu da Universidade Estadual Paulista Júlio de Mesquita Filho (HC-FMB-Unesp). Professora da disciplina de Alergia e Imunologia Pediátrica da FMB-Unesp.

Ana Luiza Longhi de Sampaio Goes
Intensivista Pediátrica pela Faculdade de Medicina de Botucatu da Universidade Estadual Paulista Júlio de Mesquita Filho (FMB-Unesp).

Antonio Marcos Rodrigues
Cirurgião Pediátrico pela Associação Médica Brasileira – Cirurgia Pediátrica (AMB/CIPE). Mestre em Cirurgia pela Faculdade de Medicina de Botucatu. Médico Assistente de Cirurgia Pediátrica da FMB/UNESP. Coordenador da Comissão de Oncologia da Associação Brasileira de Cirurgia Pediátrica.

Camila Alves Tonami
Especialista em Alergia e Imunologia Pediátrica. Mestre em Pesquisa e Desenvolvimento (Biotecnologia Médica) na Universidade Estadual Paulista Júlio de Mesquita Filho (Unesp). Médica da disciplina de Alergia e Imunologia Pediátrica da Unesp.

Camila da Silva Ferreira
Residência Médica em Pediatria e Terapia Intensiva Pediátrica no Hospital das Clínicas da Faculdade de Medicina de Botucatu da Universidade Estadual Paulista Júlio de Mesquita Filho (HC-FMB-Unesp). Médica Diarista da Unidade de Terapia Intensiva Pediátrica do Hospital Santa Helena – Rede D'Or. Médica Assistente do Hospital da Criança de Brasília.

Cristiane Franco Ribeiro
Especialista em Terapia Intensiva Pediátrica pela Associação de Medicina Intensiva Brasileira (Amib) e em Pediatria pela Sociedade Brasileira de Pediatria (SBP). Residência em Pediatria e Terapia Intensiva Pediátrica pela Faculdade de Medicina de Botucatu da Universidade Estadual Paulista Júlio de Mesquita Filho (FMB-Unesp).

Carolina Rassi da Cruz
Graduação pela Pontifícia Universidade Católica de Goiás (PUC-GO). Residência Médica de Pediatra do Hospital das Clínicas da Faculdade de Medicina de Botucatu da Universidade Estadual Paulista Júlio de Mesquita Filho (HC-FMB-Unesp). Residente de Medicina Intensiva Pediátrica do HC-FMB-Unesp.

Daniel Spadoto Dias
Professor Assistente da Faculdade de Medicina de Botucatu da Universidade Estadual Paulista Júlio de Mesquita Filho (FMB-Unesp). Doutor pelo Departamento de Ginecologia e Obstetrícia da FMB-Unesp. Responsável pelos Setores de Oncoginecologia, Endoscopia Ginecológica e Planejamento Familiar do Hospital das Clínicas da Faculdade de Medicina de Botucatu da Universidade Estadual Paulista Júlio de Mesquita Filho (HC-FMB-Unesp).

Debora Avellaneda Penatti
Médica Assistente do Departamento de Pediatria da Faculdade de Medicina de Botucatu da Universidade Estadual Paulista Júlio de Mesquita Filho (FMB-Unesp). Doutorado em Doenças Inflamatórias Intestinais pela FMB-Unesp. Mestre em Fisiopatologia em Clínica pela FMB-Unesp. Especialista em Nutrição Pediátrica pela Escola de Medicina da Boston University/Nestlé Nutrition Institute (NNI) e em Gastroenterologia, Hepatologia e Nutrição Pediátricas pela FMB-Unesp.

Débora Garcia Gasperini
Pediatra pela Universidade para o Desenvolvimento do Estado e Região do Pantanal (Uniderp). Residência em Pediatria pelo Hospital Universitário da Universidade Federal do Mato Grosso do Sul (UFMS. Residência e *Fellow* em Cancerologia Pediátrica pelo Hospital do Câncer de Barretos/SP. Especialista em Pediatria pela Sociedade Brasileira de Pediatria (SBP). Especialista em Cancerologia pela Sociedade Brasileira de Cancerologia (SBC). Mestre em Ciências pela Universidade Estadual Paulista Júlio de Mesquita Filho (Unesp).

Denise Caroline Cáceres Dutra Lyon
Médica Assistente na Unidade Neonatal do Hospital das Clínicas de Botucatu. Residência Médica em Neonatologia pelo Hospital das Clínicas de Botucatu. Residência Médica em Pediatria pela Faculdade de Medicina de São José do Rio Preto (Famerp).

Diogo Peres Martins Soares
Residente de Urologia do Hospital das Clínicas da Faculdade de Medicina de Botucatu da Universidade Estadual Paulista Júlio de Mesquita Filho (HC-FMB-Unesp).

Erika Veruska Paiva Ortolan

Professora Associada de Cirurgia Pediátrica da Faculdade de Medicina de Botucatu da Universidade Estadual Paulista Júlio de Mesquita Filho (FMB-Unesp). Membro Titular da Sociedade Brasileira de Cirurgia Pediátrica e da Sociedade Brasileira de Endoscopia Digestiva (SOBED).

Fabio Joly Campos

Chefe da Unidade de Terapia Intensiva Pediátrica da Faculdade de Medicina de Botucatu da Universidade Estadual Paulista Júlio de Mesquita Filho (FMB-Unesp). Responsável pelo Serviço de Ecocardiografia Pediátrica do Hospital das Clínicas da Faculdade de Medicina de Botucatu da Universidade Estadual Paulista Júlio de Mesquita Filho (HC-FMB-Unesp). Mestre e Doutor pela FMB-Unesp. Especialista em Terapia Intensiva Pediátrica pela Associação de Medicina Intensiva Brasileira (Amib).

Flávia Neves Bueloni Dias

Médica Assistente e Professora do Departamento de Ginecologia e Obstetrícia da Faculdade de Medicina de Botucatu da Universidade Estadual Paulista Júlio de Mesquita Filho (FMB-Unesp). Mestre e Doutora em Ginecologia pela FMB-Unesp. Especialista em Endoscopia Ginecológica pelo Hospital Pérola Byington e pelo Centro Hospitalar e Universitário de Clermont-Ferrand, França.

Giovana Tuccille Comes Brambilla

Cirurgiã Pediátrica do Hospital das Clínicas da Faculdade de Medicina de Botucatu da Universidade Estadual Paulista Júlio de Mesquita Filho (HC-FMB-Unesp). Residência Médica e Doutorado em Cirurgia Pediátrica pela FMB.

Hamilto Akihissa Yamamoto

Professor Associado da Faculdade de Medicina de Botucatu da Universidade Estadual Paulista Júlio de Mesquita Filho (FMB-Unesp). Membro da Sociedade Brasileira de Urologia (SBU).

Haroldo Teófilo de Carvalho

Professor da Área de Saúde da Criança e do Adolescente do Departamento de Medicina (DMed) da Universidade Federal de São Carlos (UFSCar). Doutor em Pediatria pela Faculdade de Medicina de Botucatu da Universidade Estadual Paulista Júlio de Mesquita Filho (FMB-Unesp). Médico Assistente das Unidades de Terapia Intensiva Pediátrica e de Emergências Pediátricas do Hospital das Clínicas da Faculdade de Medicina de Botucatu da Universidade Estadual Paulista Júlio de Mesquita Filho (HC-FMB-Unesp).

Henrique Mochida Takase

Médico da disciplina de Nefrologia Pediátrica do Departamento de Pediatria da Faculdade de Medicina de Botucatu da Universidade Estadual Paulista Júlio de Mesquita Filho (FMB-Unesp). Mestre pelo Programa de Pós-Graduação em Fisiopatologia em Clínica Médica da FMB-Unesp.

Irina Amorim Bueno Godoy
Residente do 2º ano de Medicina Intensiva Pediátrica pelo Hospital das Clínicas Faculdade de Medicina de Botucatu da Universidade Estadual Paulista Júlio de Mesquita Filho (HC-FMB-Unesp). Residência de Pediatra pelo Hospital das Clínicas da Faculdade de Medicina de Ribeirão Preto da Universidade de São Paulo (HC-FMRP-USP). Graduação em Medicina pela Universidade Federal do Triângulo Mineiro (UFTM).

Jaime Olbrich Neto
Pediatra. Doutor em Doenças Tropicais. Especialista em Alergia e Imunologia. Professor da Faculdade de Medicina de Botucatu da Universidade Estadual Paulista Júlio de Mesquita Filho (FMB-Unesp).

Jairon Carvalho Moura
Graduação pela Universidade Estadual do Piauí (UESPI). Residência em Pediatria e Medicina Intensiva Pediátrica pela Faculdade de Medicina de Botucatu da Universidade Estadual Paulista Júlio de Mesquita Filho (FMB-Unesp). Membro Titular da Associação de Medicina Intensiva Brasileira (Amib).

João César Lyra
Professor Livre-Docente da disciplina de Neonatologia do Departamento de Pediatria da Faculdade de Medicina de Botucatu da Universidade Estadual Paulista (FMB-Unesp).

João Luiz Amaro
Professor Titular de Urologia da Faculdade de Medicina de Botucatu da Universidade Estadual Paulista Júlio de Mesquita Filho (FMB-Unesp).

José Henrique Capelari da Costa
Residente de Urologia do Hospital das Clínicas da Faculdade de Medicina de Botucatu da Universidade Estadual Paulista Júlio de Mesquita Filho (FMB-Unesp).

Juliana Moreira Franco
Pediatra. Hematologista Pediátrica e Hemoterapeuta pela Escola Paulista de Medicina da Universidade Federal de São Paulo (EPM-Unifesp). Coordenadora do Ambulatório de Neutropenias da EPM-Unifesp. Hemoterapeuta do Hemocentro da EPM-Unifesp.

Juliana Rodrigues Ortiz
Pediatra. Residente em Cardiologia Pediátrica do Hospital das Clínicas da Faculdade de Medicina de Botucatu da Universidade Estadual Paulista Júlio de Mesquita Filho (HC-FMB-Unesp).

Juliana Tedesco Dias
Médica Assistente de Gastroenterologia e Hepatologia Pediátrica do Hospital das Clínicas de Botucatu. Pediatra pela Faculdade de Medicina de Botucatu da Universidade Estadual Paulista Júlio de Mesquita Filho (FMB-Unesp). Gastroenterologia e Hepatologia Pediátrica pela FMB-Unesp. Doutora em Bases Gerais da Cirurgia pela FMB-Unesp.

Leticia Sanches Oeazau
Médica pela Universidade de Araraquara (Uniara). Formada em Pediatria pela da Faculdade de Medicina de Botucatu da Universidade Estadual Paulista Júlio de Mesquita Filho (FMB-Unesp). Residente de Alergia e Imunologia Pediátrica da FMB-Unesp.

Ligia Maria Suppo de Souza Rugolo
Professora Adjunta do Departamento de Pediatria da Faculdade de Medicina de Botucatu da Universidade Estadual Paulista Júlio de Mesquita Filho (FMB-Unesp). Chefe da disciplina de Neonatologia e da Unidade Neonatal do Hospital das Clínicas da Faculdade de Medicina de Botucatu da Universidade Estadual Paulista Júlio de Mesquita Filho (HC-FMB-Unesp). Membro do Conselho Executivo da Rede Brasileira de Pesquisas Neonatais (RBPN). Membro do Grupo Executivo do Programa de Reanimação Neonatal da Sociedade Brasileira de Pediatria (SBP).

Luciana Gomes Portasio
Médica Residente de Unidade de Terapia Intensiva Pediátrica do Hospital das Clínicas da Faculdade de Medicina de Botucatu da Universidade Estadual Paulista Júlio de Mesquita Filho (HC-FMB-Unesp).

Lui Perdoná Rodrigues da Silva
Médico Residente em Medicina Intensiva Pediátrica do Hospital das Clínicas da Faculdade de Medicina de Botucatu da Universidade Estadual Paulista Júlio de Mesquita Filho (HC-FMB-Unesp).

Luis Felipe Ramos Berbel Angulski
Médico Especialista em Pediatria, Alergia e Imunologia, com Títulos pela Sociedade Brasileira de Pediatria (SBP) e pela Associação Brasileira de Alergia e Imunologia (ASBAI). Doutorando em Doenças Tropicais pela Faculdade de Medicina de Botucatu da Universidade Estadual Paulista Júlio de Mesquita Filho (FMB-Unesp). Professor Substituto do Departamento de Pediatria da FMB-Unesp. Médico Assistente do Hospital das Clínicas (HC) da FMB-Unesp.

Manuella Pacífico de Freitas Segredo
Médica Oncologista Pediátrica do Hospital das Clínicas da Faculdade de Medicina de Botucatu da Universidade Estadual Paulista Júlio de Mesquita Filho (FMB-Unesp). Doutora em Fisiopatologia em Clínica Médica da FMB-Unesp. Responsável pelo Serviço de Oncologia Pediátrica do Hospital das Clínicas da Faculdade de Medicina de Botucatu da Universidade Estadual Paulista Júlio de Mesquita Filho (HC-FMB-Unesp). Especialista em Oncologia Pediátrica pelo Conselho Regional de Medicina do Estado de São Paulo (Cremesp).

Marcelo Barciela Brandão
Mestre e Doutor em Pediatria pelo Departamento de Pediatria da Faculdade de Ciências Médicas da Universidade Estadual de Campinas (FCM-Unicamp). Coordenador da Unidade de Terapia Intensiva Pediátrica do Hospital de Clínicas da Unicamp (HC-Unicamp). Vice-Presidente da Sociedade Paulista de Terapia Intensiva (Sopati). Membro do Departamento de Medicina Intensiva da Sociedade Brasileira de Pediatria (SBP). Vice-Presidente do Departamento de Pediatria da Associação de Medicina Intensiva Brasileira (Amib).

Marcia Camegaçava Riyuzo
Pediatra pela Faculdade de Medicina de Botucatu da Universidade Estadual Paulista Júlio de Mesquita Filho (FMB-Unesp). Residência Médica em Pediatria pela FMB-Unesp. Residência em Nefrologia Pediátrica pela FMB-Unesp. Mestre em Fisiopatologia Clínica e Nefrologia pela FMB-Unesp. Doutora em Fisiopatologia Clínica e Nefrologia pela FMB-Unesp. Especialista em Pediatria pela Sociedade Brasileira de Pediatria (SBP). Título de Atuação em Nefrologia Pediátrica pela SBP, Sociedade Brasileira de Nefrologia (SBN) e Associação Médica Brasileira (AMB).

Marcos Aurélio de Moraes
Doutor em Pediatria pela Faculdade de Medicina de Botucatu da Universidade Estadual Paulista Júlio de Mesquita Filho (FMB-Unesp). Médico Diarista de Unidade de Terapia Intensiva Pediátrica da FMB-Unesp. Especialista em Medicina Intensiva Pediátrica pela Associação de Medicina Intensiva Brasileira (Amib) e em Pediatria pela Sociedade Brasileira de Pediatria (SBP). Preceptor dos Médicos Residentes da Unidade de Terapia Intensiva Pediátrica do Hospital das Clínicas da Faculdade de Medicina de Botucatu da Universidade Estadual Paulista Júlio de Mesquita Filho (HC-FMB-Unesp).

Mariana Colbachini Polo
Especialista em Terapia Intensiva Pediátrica pela Associação de Medicina Intensiva Brasileira (Amib) e de Pediatria pela Sociedade Brasileira de Pediatria (SBP). Residência em Pediatria e Terapia Intensiva Pediátrica pela Faculdade de Medicina de Botucatu da Universidade Estadual Paulista Júlio de Mesquita Filho (FMB-Unesp).

Mariela Ribeiro Moura Mondini
Intensivista Pediátrica. Médica da Enfermaria e da Unidade de Terapia Intensiva do Hospital das Clínicas da Faculdade de Medicina de Botucatu da Universidade Estadual Paulista (FMB-Unesp).

Marina Bortoni
Médica Diarista da Unidade de Terapia Intensiva Pediátrica do Hospital das Clínicas da Faculdade de Medicina de Botucatu da Universidade Estadual Paulista Júlio de Mesquita Filho (HC-FMB-Unesp). Especialista e titulada em Terapia Intensiva Pediátrica pela Associação de Medicina Intensiva Brasileira (Amib). Integrante da organização do Grupo INOVA da Amib. Médica Assistente do Pronto-Socorro Infantil da cidade de Botucatu.

Mary de Assis Carvalho
Professora Assistente da Faculdade de Medicina de Botucatu da Universidade Estadual Paulista Júlio de Mesquita Filho (FMB-Unesp). Especialização em Gastroenterologia, Hepatologia e Nutrição Pediátrica pela FMB-Unesp.

Nilton Carlos Machado
Professor Associado e Livre-Docente das disciplinas de Gastroenterologia, Hepatologia e Nutrição Pediátrica do Departamento de Pediatria da Faculdade de Medicina de Botucatu da Universidade Estadual Paulista Júlio de Mesquita Filho (FMB-Unesp).

Paulo Gonçalves Martin
Acadêmico do 6º ano do curso de Medicina da Faculdade de Medicina de São José do Rio Preto (Famerp).

Paulo Roberto Kawano
Professor Associado do Departamento de Urologia da Faculdade de Medicina de Botucatu da Universidade Estadual Paulista Júlio de Mesquita Filho (FMB-Unesp).

Pedro Luiz Toledo de Arruda Lourenção
Professor Associado de Cirurgia Pediátrica do Departamento de Cirurgia e Ortopedia da Faculdade de Medicina de Botucatu da Universidade Estadual Paulista Júlio de Mesquita Filho (FMB-Unesp). Membro Titular da Associação Brasileira de Cirurgia Pediátrica (CIPE).

Plínio Marcos Duarte Pinto Ferraz
Médico Neuropediatra com Residência Médica pela Faculdade de Medicina de Botucatu da Universidade Estadual Paulista Júlio de Mesquita Filho (FMB-Unesp). Especialista pelo Ministério da Educação (MEC), Conselho Regional de Medicina do Estado de São Paulo (Cremesp) e Associação Médica Brasileira (AMB). Membro Titulado da Sociedade Brasileira de Pediatria (SBP), Sociedade Brasileira de Neurologia Infantil (SBNI) e Sociedade Brasileira de Cefaleia (SBCe).

Regina Grigolli Cesar
Mestre e Doutora em Pediatria pela Faculdade de Ciências Médicas da Santa Casa de Misericórdia de São Paulo (SCMSP). Coordenadora da Unidade de Terapia Intensiva Pediátrica da SCMSP. Supervisora do Programa de Residência Médica em Terapia Intensiva Pediátrica da SCMSP e Sabará Hospital Infantil. Diretora Clínica do Sabará Hospital Infantil. Presidente do Comitê Científico de Terapia Intensiva da Sociedade Paulista de Pediatria (SPP).

Renata Dudnick de Lima Mauro Ribeiro Lopes
Hematologista e Hemoterapeuta Pediátrica pela Escola Paulista de Medicina da Universidade Federal de São Paulo (EPM/Unifesp). Especialista em Pediatria pela Sociedade Brasileira de Pediatria (SBP) e em Hematologia e Hemoterapia pela Sociedade Brasileira de Hematologia e Hemoterapia (ABHH). Médica Assistente do Departamento de Pediatria, responsável pelo Serviço de Hematologia Pediátrica do Hospital das Clínicas Faculdade de Medicina de Botucatu da Universidade Estadual Paulista Júlio de Mesquita Filho (HC-FMB-Unesp).

Renata Tamie Akasawa
Médica Assistente da Unidade de Terapia Intensiva Pediátrica do Hospital das Clínicas da Faculdade de Medicina de Botucatu da Universidade Estadual Paulista Júlio de Mesquita Filho (HC-FMB-Unesp).

Ricardo Iturbe Larenas
Médico Urologista e *Fellowship* da Sociedade Americana de Endourologia.

Rodrigo Guerra
Urologista e Auxiliar de Ensino da Divisão de Urologia Faculdade de Medicina de Botucatu da Universidade Estadual Paulista Júlio de Mesquita Filho (HC-FMB-Unesp).

Rossano Cesar Bonatto
Graduado em Medicina pela Universidade Federal do Triângulo Mineiro (UFTM). Residência Médica em Pediatria e em Medicina Intensiva Pediátrica pela Faculdade de Medicina de Botucatu da Universidade Estadual Paulista Júlio de Mesquita Filho (FMB-Unesp). Mestre e Doutor em Cardiologia pela FMB-Unesp. Especialista em Pediatria e em Medicina Intensiva Pediátrica pela Sociedade Brasileira de Pediatria (SBP) e pela Associação Médica Brasileira (AMB). Professor Assistente Doutor do Departamento de Pediatria da FMB-Unesp. Chefe da disciplina de Cardiologia Pediátrica do Departamento de Pediatria da FMB-Unesp.

Rozemeire Garcia Marques
Professora Assistente da Faculdade de Medicina de Botucatu da Universidade Estadual Paulista Júlio de Mesquita Filho (FMB-Unesp). Doutora de Cirurgia Pediátrica da FMB-Unesp.

Soraya Mayumi Sasaoka Zamoner
Nefrologista Pediátrica do Departamento de Pediatria do Hospital das Clínicas da Faculdade de Medicina de Botucatu da Universidade Estadual Paulista Júlio de Mesquita Filho (HC-FMB-Unesp).

Thallys Ramalho Suzart Alves
Residência Médica em Pediatria e Terapia Intensiva Pediátrica do Hospital das Clínicas da Faculdade de Medicina de Botucatu da Universidade Estadual Paulista Júlio de Mesquita Filho (HC-FMB-Unesp). Coordenador da Unidade de Terapia Intensiva Pediátrica do Hospital Santa Helena da Rede D'Or. Médico Assistente do Hospital da Criança de Brasília.

Thamyres Caetano Coelho Morato
Residência Médica em Medicina Intensiva Pediátrica do Hospital das Clínicas da Faculdade de Medicina de Botucatu da Universidade Estadual Paulista Júlio de Mesquita Filho (HC-FMB-Unesp). Residência Médica em Terapia Intensiva Pediatria pelo HC-FMB-Unesp. Especialista em Endocrinologia (Estratégias no Tratamento de Obesidade na Infância e Adolescência) pelo Instituto Superior de Medicina (ISMD).

Tiago Henrique de Souza
Médico Diarista da Unidade de Terapia Intensiva Pediátrica do Hospital das Clínicas da Universidade Estadual de Campinas (HC-Unicamp). Supervisor do Programa de Residência Médica em Terapia Intensiva Pediátrica da Faculdade de Ciências Médicas da Unicamp (FCM-Unicamp). Graduação e Residência Médica em Pediatria e Terapia Intensiva Pediátrica pela Unicamp. Doutor em Saúde da Criança e do Adolescente pela Unicamp. Especialista em Pediatria pela Sociedade Brasileira de Pediatria (SBP). Especialista em Medicina Intensiva Pediátrica pela Associação de Medicina Intensiva Brasileira (Amib).

Vitória Silva Souza Dias
Pediatra pela Faculdade de Medicina de Botucatu da Universidade Estadual Paulista Júlio de Mesquita Filho (FMB-Unesp). Intensivista Pediátrica do Hospital das Clínicas da FMB-Unesp.

Sumário

Parte 1
Temas gerais

1. **Suporte básico e avançado de vida em pediatria**, 3
   Thamyres Caetano Coelho Morato ▪ Mário Ferreira Carpi ▪ Joelma Gonçalves Martin

2. **Sepse e choque séptico**, 11
   Vitória Silva Souza Dias ▪ José Roberto Fioretto

3. **Anafilaxia**, 19
   Luciana Gomes Portasio ▪ Joelma Gonçalves Martin

4. **Coma**, 23
   Joelma Gonçalves Martin ▪ Lui Perdoná Rodrigues da Silva

5. **Insuficiência respiratória aguda**, 29
   Ana Elisa Aguiar Barcellos Machado ▪ Mário Ferreira Carpi

6. **Sedação e analgesia para procedimentos**, 33
   Ana Luiza Longhi de Sampaio Goes ▪ José Roberto Fioretto

7. **Intoxicações exógenas agudas**, 39
   Renata Tamie Akasawa ▪ Marcos Aurélio de Moraes ▪ Joelma Gonçalves Martin

8. **Síncope em crianças e adolescentes**, 51
   Juliana Rodrigues Ortiz ▪ Rossano Cesar Bonatto

9. **Dor torácica em pediatria**, 61
   Mariana Colbachini Polo ▪ Rossano Cesar Bonatto

10. **Substâncias vasoativas em emergência**, 71
   Jairon Carvalho Moura ▪ Mário Ferreira Carpi

11. **Suporte respiratório no pronto-socorro pediátrico**, 75
   Vitória Silva Souza Dias ▪ Mário Ferreira Carpi

12. **Acidentes por animais peçonhentos**, 83
   Joelma Gonçalves Martin ▪ Thamyres Caetano Coelho Morato

13. **Via aérea difícil**, 91
   Regina Grigolli Cesar

14. **Abordagem do grande queimado**, 97
   Joelma Gonçalves Martin ▪ Luciana Gomes Portasio

15. **Febre sem sinais localizatórios**, 107
   Joelma Gonçalves Martin ▪ Mariela Ribeiro Moura Mondini

16. **Atendimento à criança vítima de violência**, 113
   Haroldo Teófilo de Carvalho ▪ Joelma Gonçalves Martin

17. **Transporte do paciente crítico**, 121
   Marcelo Barciela Brandão

18. **Transporte inter-hospitalar do recém-nascido de alto risco**, 125
   João César Lyra ▪ Denise Caroline Cáceres Dutra Lyon

19. **Atendimento em situações de desastres e incidentes com múltiplas vítimas**, 133
   Joelma Gonçalves Martin ▪ Lui Perdoná Rodrigues da Silva

20. **Acidentes por submersão**, 139
   José Roberto Fioretto

21. **Distúrbios hidreletrolíticos e acidobásicos na emergência**, 145
   Mário Ferreira Carpi ▪ Ana Luiza Longhi de Sampaio Goes

22. **Sequência rápida de intubação**, 157
   Regina Grigolli Cesar

23. **Hidratação em pediatria**, 161
   Thamyres Caetano Coelho Morato ▪ Mário Ferreira Carpi

Parte 2
Cardiologia

24. Eletrocardiograma na infância, *171*
Luciana Gomes Portasio ▪ Rossano Cesar Bonatto

25. Arritmias cardíacas, *179*
Fabio Joly Campos ▪ Vitória Silva Souza Dias

26. Hipertensão arterial aguda grave, *185*
Lui Perdoná Rodrigues da Silva ▪ Rossano Cesar Bonatto

27. Crise hipoxêmica na emergência, *199*
Ana Luiza Longhi de Sampaio Goes ▪ José Roberto Fioretto

28. Insuficiência cardíaca e edema agudo de pulmão, *203*
Fabio Joly Campos ▪ Ana Elisa Aguiar Barcellos Machado

29. Miocardite, *211*
Rossano Cesar Bonatto

30. Tamponamento cardíaco, *219*
Fabio Joly Campos ▪ Irina Amorim Bueno Godoy

31. Tromboembolismo pulmonar, *225*
Fabio Joly Campos ▪ Irina Amorim Bueno Godoy

Parte 3
Respiratório

32. Infecções de vias aéreas superiores, *233*
Thamyres Caetano Coelho Morato ▪ Joelma Gonçalves Martin

33. Laringite viral aguda, *247*
Luciana Gomes Portasio ▪ Mário Ferreira Carpi

34. Asma brônquica, *251*
José Roberto Fioretto ▪ Mariela Ribeiro Moura Mondini

35. Bronquiolite viral aguda, *263*
Marcos Aurélio de Moraes ▪ Joelma Gonçalves Martin ▪ Mário Ferreira Carpi

36. Pneumonia, *269*
Vitória Silva Souza Dias ▪ Mário Ferreira Carpi

Parte 4
Gastroenterologia

37. ALTE e BRUE, 277
Joelma Gonçalves Martin ▪ Lui Perdoná Rodrigues da Silva

38. Pancreatite, 281
Mary de Assis Carvalho ▪ Nilton Carlos Machado

39. Síndrome colestática, 291
Mary de Assis Carvalho ▪ Nilton Carlos Machado

40. Hemorragia digestiva, 301
José Roberto Fioretto

41. Insuficiência hepática aguda na emergência, 309
Ana Luiza Longhi de Sampaio Goes ▪ José Roberto Fioretto

42. Síndrome diarreica, 317
Mary de Assis Carvalho ▪ Juliana Tedesco Dias ▪ Nilton Carlos Machado

43. Dor abdominal aguda, 323
Mary de Assis Carvalho ▪ Debora Avellaneda Penatti ▪ Nilton Carlos Machado

Parte 5
Neurologia

44. Doenças cerebrovasculares na infância, 331
José Roberto Fioretto ▪ Cristiane Franco Ribeiro

45. Cefaleias na infância, 339
Plínio Marcos Duarte Pinto Ferraz ▪ Mário Ferreira Carpi

46. Estado de mal epiléptico, 343
José Roberto Fioretto

47. Meningites e encefalites, 353
Marcelo Barciela Brandão

48. Ataxias agudas, 359
Mariana Colbachini Polo ▪ Joelma Gonçalves Martin

49. Convulsão febril, 369
Joelma Gonçalves Martin ▪ Mariana Colbachini Polo

Parte 6
Nefrologia

50. Infecção do trato urinário, 377
Marcia Camegaçava Riyuzo ▪ Henrique Mochida Takase ▪ Soraya Mayumi Sasaoka Zamoner

51. Pielonefrite aguda, 383
Carolina Rassi da Cruz ▪ Mário Ferreira Carpi

52. Síndromes nefrótica e nefrítica, 389
Marcia Camegaçava Riyuzo ▪ Henrique Mochida Takase ▪ Soraya Mayumi Sasaoka Zamoner

53. Lesão renal aguda, 397
Camila da Silva Ferreira ▪ Mário Ferreira Carpi ▪ Thallys Ramalho Suzart Alves

54. Doença renal crônica agudizada, 407
Henrique Mochida Takase ▪ Soraya Mayumi Sasaoka Zamoner ▪ Marcia Camegaçava Riyuzo

55. Hematúria, 411
Marcia Camegaçava Riyuzo ▪ Henrique Mochida Takase ▪ Soraya Mayumi Sasaoka Zamoner

56. Nefrolitíase, 415
Henrique Mochida Takase ▪ Soraya Mayumi Sasaoka Zamoner ▪ Marcia Camegaçava Riyuzo

Parte 7
Infectologia

57. Antibioticoterapia na emergência, 421
José Roberto Fioretto

58. Infecções cutâneas prevalentes, 431
Joelma Gonçalves Martin

59. Lesões cutâneas e choque, 439
Joelma Gonçalves Martin

60. Dengue, 445
Mariana Colbachini Polo ▪ Mário Ferreira Carpi

61. Febre amarela, 455
Mariana Colbachini Polo ▪ Mário Ferreira Carpi

62. Outras arboviroses, 465
Mariana Colbachini Polo ▪ Mário Ferreira Carpi

Parte 8
Endocrinologia

63. Cetoacidose diabética, 477
José Roberto Fioretto ▪ Cristiane Franco Ribeiro

64. Hiperglicemia não cetótica, 485
Regina Grigolli Cesar

65. Diabetes *insipidus*, 489
Camila da Silva Ferreira ▪ Mário Ferreira Carpi ▪ Thallys Ramalho Suzart Alves

66. Insuficiência adrenal na sala de emergência, 493
Marina Bortoni ▪ Mário Ferreira Carpi

67. Hipoglicemia, 497
Mariana Colbachini Polo ▪ José Roberto Fioretto

68. Síndrome da secreção inadequada de hormônio antidiurético, 505
Regina Grigolli Cesar

Parte 9
Onco/Hematologia

69. Doença falciforme – diagnóstico e manejo das principais crises agudas falcêmicas na infânciaa, 511
Renata Dudnick de Lima Mauro Ribeiro Lopes ▪ Juliana Moreira Franco

70. Síndrome de lise tumoral, 523
Manuella Pacífico de Freitas Segredo ▪ Débora Garcia Gasperini

71. Neutropenia febril no paciente oncológico, 529
Manuella Pacífico de Freitas Segredo ▪ Débora Garcia Gasperini

72. Síndrome da veia cava superior, 537
Irina Amorim Bueno Godoy ▪ Joelma Gonçalves Martin

73. Síndromes hemorrágicas acidentais, 541
Haroldo Teófilo de Carvalho ▪ Joelma Gonçalves Martin ▪ Paulo Gonçalves Martin

74. Trombocitopenia imune primária na infância – diagnóstico e tratamento na urgência, 549
Renata Dudnick de Lima Mauro Ribeiro Lopes ▪ Juliana Moreira Franco

Sumário XXIX

75. Reações transfusionais, 557
Renata Dudnick de Lima Mauro Ribeiro Lopes ▪ Juliana Moreira Franco

Parte 10
Reumatologia

76. Vasculites na infância, 565
Luciana Gomes Portasio ▪ Mário Ferreira Carpi

77. Artrites agudas, 569
Luciana Gomes Portasio ▪ Mário Ferreira Carpi

Parte 11
Dermatologia

78. Urticárias na infância, 579
Ana Laura Mendes Almeida ▪ Camila Alves Tonami ▪ Jaime Olbrich Neto
▪ Luis Felipe Ramos Berbel Angulski

79. Farmacodermias graves, 585
Ana Laura Mendes Almeida ▪ Camila Alves Tonami ▪ Jaime Olbrich Neto
▪ Luis Felipe Ramos Berbel Angulski

80. Alergias medicamentosas – penicilinas e anti-inflamatórios, 591
Ana Laura Mendes Almeida ▪ Camila Alves Tonami ▪ Jaime Olbrich Neto
▪ Luis Felipe Ramos Berbel Angulski

81. Raiva, 597
Leticia Sanches Oeazau ▪ Ana Laura Mendes Almeida ▪ Camila Alves Tonami
▪ Jaime Olbrich Neto ▪ Luis Felipe Ramos Berbel Angulski

82. Reações vacinais, 603
Ana Laura Mendes Almeida ▪ Camila Alves Tonami ▪ Jaime Olbrich Neto
▪ Luis Felipe Ramos Berbel Angulski

83. Síndrome da pele escaldada, 609
Joelma Gonçalves Martin ▪ Paulo Gonçalves Martin

Parte 12
Emergências urológicas

84. Escroto agudo na infância, 617
Rodrigo Guerra ▪ Hamilto Akihissa Yamamoto ▪ Paulo Roberto Kawano
▪ Diogo Peres Martins Soares ▪ José Henrique Capelari da Costa ▪ João Luiz Amaro

85. **Fimose e parafimose**, 623

   Paulo Roberto Kawano ▪ *Hamilto Akihissa Yamamoto* ▪ *Rodrigo Guerra* ▪ *João Luiz Amaro*

86. **Priapismo**, 629

   Hamilto Akihissa Yamamoto ▪ *Ricardo Iturbe Larenas* ▪ *Paulo Roberto Kawano* ▪ *Rodrigo Guerra* ▪ *João Luiz Amaro*

Parte 13
Emergências ginecológicas

87. **Abdome agudo ginecológico**, 635

   Flávia Neves Bueloni Dias ▪ *Daniel Spadoto Dias* ▪ *Ana Gabriela Pontes Santos*

88. **Sangramento genital na infância e adolescência**, 641

   Ana Gabriela Pontes Santos

Parte 14
Emergências cirúrgicas abdominais

89. **Apendicite**, 649

   Erika Veruska Paiva Ortolan ▪ *Pedro Luiz Toledo de Arruda Lourenção*

90. **Intussuscepção**, 653

   Rozemeire Garcia Marques ▪ *Pedro Luiz Toledo de Arruda Lourenção*

91. **Enterocolite necrosante**, 659

   Pedro Luiz Toledo de Arruda Lourenção ▪ *Erika Veruska Paiva Ortolan*

92. **Corpo estranho**, 665

   Erika Veruska Paiva Ortolan ▪ *Giovana Tuccille Comes Brambilla*

93. **Tumores abdominais**, 671

   Erika Veruska Paiva Ortolan ▪ *Giovana Tuccille Comes Brambilla* ▪ *Antonio Marcos Rodrigues*

Parte 15
Emergências neonatais

94. **Choque neonatal**, 679

   Ligia Maria Suppo de Souza Rugolo

95. Infecção neonatal, *685*
Ligia Maria Suppo de Souza Rugolo

Parte 16
Trauma

96. Criança politraumatizada, *693*
Joelma Gonçalves Martin ▪ Carolina Rassi da Cruz ▪ Marcos Aurélio de Moraes

Parte 17
Ultrassom na emergência

97. Ultrassom na emergência pediátrica, *711*
José Roberto Fioretto ▪ Tiago Henrique de Souza

Índice remissivo, *719*

Parte 1

Temas gerais

1 Suporte básico e avançado de vida em pediatria

Thamyres Caetano Coelho Morato

Mário Ferreira Carpi

Joelma Gonçalves Martin

A reanimação cardiopulmonar (RCP) rápida e efetiva está associada ao retorno bem-sucedido da circulação espontânea e à sobrevivência da criança em condições neurológicas aceitáveis e compatíveis com a vida. São causas frequentes de parada cardíaca a síndrome da morte súbita do lactente, trauma, afogamento, envenenamento, engasgo, choque, asma grave e pneumonia.

Passos da reanimação cardiopulmonar

Identificação da parada cardiorrespiratória

Avaliar a presença de pulso (pulso braquial em lactentes e pulso carotídeo em crianças maiores, sendo a segunda opção para ambos o femoral) e, se estiver < 60 bpm em lactente ou a criança apresentar sinais de perfusão ruim, chame o serviço de emergência (SME) e inicie as compressões torácicas (30 compressões: 2 ventilações se o socorrista estiver sozinho e caso existam sinais de maturidade sexual; 15 compressões: 2 ventilações em 2 socorristas). Caso haja o segundo ressuscitador, este deve chamar o SME e pedir um desfibrilador externo automático (DEA)[1].

Se os sinais de circulação estiverem presentes, mas a respiração espontânea estiver ausente, realize respiração de resgate em uma frequência de 20 a 30 respirações/minuto[2]. Se ocorrer retorno de respirações e não houver suspeita de trauma craniano ou de pescoço, ponha a criança em decúbito lateral na posição de recuperação. Caso ela não responda, chame ajuda e inicie RCP.

Compressões torácicas

Coloque a criança em posição supina em uma superfície plana e rígida, inicie as compressões nas proporções citadas anteriormente e pressione a metade inferior do esterno a uma profundidade de no mínimo 1/3 do diâmetro anteroposterior do tórax, com frequência de 100 a 120 compressões por minuto, permitindo completa descompressão do tórax entre elas, a fim de produzir pulsos palpáveis em uma artéria central. Detectores de exalação contínua de CO_2 podem ajudar na avaliação do fluxo sanguíneo resultante das compressões torácicas, pois se estas forem inadequadas produzirão baixos valores de CO_2 exalado. Minimize as interrupções entre as compressões e, se possível, troque o reanimador a cada 2 minutos.

As técnicas de compressões torácicas variam de acordo com a idade do paciente pediátrico, segundo descrito a seguir.

- *Técnica dos dois polegares com as mãos envolvendo o tronco (dois reanimadores) (Figura 1.1)*: fique próximo, ao pé ou ao lado do paciente, coloque os seus polegares lado a lado sobre a metade inferior do esterno do lactente, envolva o tórax dele e sustente o seu dorso com os dedos de ambas as mãos. Ambos os polegares devem ser colocados aproximadamente à distância de um dedo abaixo da linha intermamária.

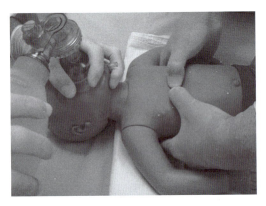

Figura 1.1. Técnica dos dois polegares com as duas mãos envolvendo o tórax.
Fonte: Acervo do autor Mário Ferreira Carpi.

- *Técnica de compressão com dois dedos (um reanimador) (Figura 1.2)*: coloque dois dedos (2º e 3º ou 3º e 4º dedos) de uma das mãos na metade inferior do esterno, um dedo abaixo da linha intermamária, e utilize a outra mão como anteparo, colocando-a sob o dorso do lactente.

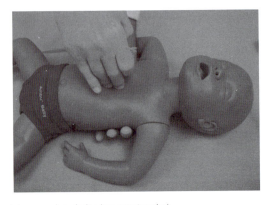

Figura 1.2. Compressão torácica com dois dedos (um reanimador).
Fonte: Acervo do autor Mário Ferreira Carpi.

- *Compressão torácica em crianças maiores de 1 ano (Figura 1.3):* coloque a eminência tenar de uma das mãos sobre a metade inferior do esterno, entre a linha intermamária e a parte inferior do esterno. Pode-se utilizar as mãos sobrepostas (em maiores de 8 anos e adultos) ou uma única mão (em crianças muito pequenas)[1]. Mantenha sempre o braço e o antebraço estendidos.

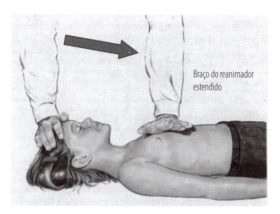

Figura 1.3. Compressão torácica em crianças maiores de 1 ano.
Fonte: Adaptada de American Heart Association, 2020.

Via aérea e ventilação

Após as compressões iniciais e antes de iniciar as ventilações, abra a via aérea e a mantenha pérvia, retirando a língua da parede posterior da faringe. Na ausência de suspeita de trauma, pode-se utilizar a manobra de inclinação da cabeça e elevação do queixo, na qual se deve colocar uma das mãos na testa da criança e, gentilmente a inclinando para trás, manter-lhe o pescoço ligeiramente estendido. Executar a manobra de tração de mandíbula em casos de suspeita de trauma cervical, posicionando-se ao lado da vítima, colocando dois dedos sobre cada lado do ângulo da mandíbula inferior e levantando-a para cima e para fora; e realizar a manobra de tração língua-mandíbula para casos de suspeita de corpo estranho em paciente inconsciente.

Quando não houver confirmação ou suspeita de Covid-19 e não existirem dispositivos de barreira, em crianças menores de um ano deve-se colocar a boca sobre a boca e o nariz do paciente, realizando as respirações vagarosamente e avaliando a expansibilidade torácica. Em crianças maiores, deve-se ocluir o nariz da vítima firmemente com o polegar e o indicador de uma das mãos, cobrir a boca dela com a sua boca e soprar, assegurando-lhe a expansibilidade torácica.

Com dispositivos, a bolsa-valva-máscara é utilizada para ventilar todas as idades até o estabelecimento da via aérea definitiva, porém é necessário selecionar o tamanho adequado da máscara, de maneira que vede a boca e o nariz sem cobrir os olhos, além de segurá-la na técnica C-E, na qual o polegar e o indicador formam um C, vedando a máscara à face, e os outros dedos formam um E para levantar a mandíbula. O socorrista deve usar a força e o volume corrente apenas o necessário para a expansão torácica.

Após 2 minutos de RCP em assistolia ou atividade elétrica sem pulso (AESP), ou dois choques, deve-se considerar via aérea avançada e acesso venoso ou intraósseo para a imediata infusão de adrenalina.

A intubação orotraqueal nesse caso não necessita de pré-medicações. Deve-se optar por lâminas retas preferencialmente em crianças < 3 anos e curvas em ≥ 3 anos, sendo o tamanho adequado aquele entre a comissura labial e o lobo da orelha[1]. Utilizar preferencialmente cânula orotraqueal com balonete e calcular o tamanho do tubo traqueal em crianças maiores de 2 anos por meio das fórmulas a seguir:

- Cânula sem *cuff* (crianças de 2 a 10 anos): (idade em anos/4) + 4.
- Cânula com *cuff* (crianças de 2 a 10 anos): (idade em anos/4) + 3,5.

Deixar sempre prontas duas cânulas, uma 0,5 cm maior e outra 0,5 cm menor do que a estimada. Sua fixação deve ser feita no valor da cânula utilizada multiplicado por 3 (p. ex., COT n. 4 = 4 × 3 = fixar em 12 na rima labial do paciente). Se houver deterioração clínica após a intubação, verifique o DOPE (deslocamento da cânula, obstrução, pneumotórax e falha do equipamento).

Uso do desfibrilador externo automático e medicações

Após identificar a parada cardiorrespiratória (PCR) e iniciar a RCP, solicite um desfibrilador automático e conecte as pás para avaliar o ritmo cardíaco. Se o paciente estiver em assistolia, reinicie a RCP e solicite adrenalina na dose citada a seguir, podendo repeti-la a cada 3 a 5 minutos.

A adrenalina deve ser utilizada o mais precocemente possível, em um ritmo não chocável ou após dois choques em ritmos chocáveis, na dose de 0,01 mg/kg (0,1 mL/kg de solução 1:10.000) IV ou IO, ou pela via endotraqueal na dose de 0,1 mL/kg não diluída[2].

Se o ritmo encontrado for fibrilação ventricular (FV – Figura 1.4) ou taquicardia ventricular sem pulso (TVSP – Figura 1.5), proceda à desfibrilação com 2 J/kg, reassumindo a RCP imediatamente após cada choque e mantendo-a por 2 minutos antes de avaliar novamente o ritmo. Em caso de manutenção do ritmo FV ou TVSP, administrar outro choque com 4 J/kg. As próximas doses poderão ser maiores, chegando a até 10 J/kg ou dose de adulto (desfibrilador bifásico = 120 a 200 J ou monofásico = 360 J). É recomendada a administração de adrenalina após a segunda desfibrilação. Após o terceiro choque, havendo FV ou TVSP refratária, administrar amiodarona (5 mg/kg IV/IO, podendo ser repetida por 2 vezes) ou lidocaína (1 mg/kg IV/IO, seguido de infusão contínua de 20 a 50 mcg/kg/min).

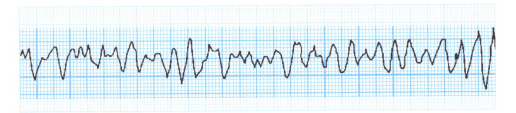

Figura 1.4. Fibrilação ventricular.
Fonte: Adaptada de American Heart Association, 2020.

Capítulo 1 – Suporte básico e avançado de vida em pediatria

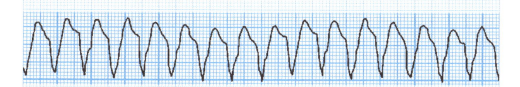

Figura 1.5. Taquicardia ventricular sem pulso.
Fonte: Adaptada de American Heart Association, 2020.

Quanto à desfibrilação e ao uso do DEA em bebês, preferir o uso de um desfibrilador manual a um DEA e, se não houver o manual, optar por um DEA equipado com um atenuador de carga pediátrico. Se nenhum desses dois estiver disponível, utilizar o DEA sem atenuador de carga pediátrico.

Condições especiais: infundir concentrado de hemácias em casos de choque hemorrágico; utilizar naloxone em casos de overdose por opioides; crianças com miocardite aguda acompanhada de arritmia, baixo débito e outras alterações eletrocardiográficas têm elevado risco de PCR e devem ser transferidas rapidamente para unidade de terapia intensiva. Para pacientes com choque séptico, administrar fluídos de 10 a 20 mL/kg.

Recomenda-se reposição de cálcio em hipocalcemia documentada, intoxicação por bloqueador dos canais de cálcio, hipermagnesemia ou hiperpotassemia. Realizar gluconato de cálcio 10% (0,5 a 1 mL/kg IV/IO) ou cloreto de cálcio 10% (0,2 mL/kg IV/IO). A velocidade máxima não deve ultrapassar 0,5 mL/kg/min.

Bicarbonato de sódio está indicado em PCR prolongada (> 30 minutos) ou hipercalemia. Dose 1 meq/kg IV/IO em bólus, diluído 1:1 AD (a solução de bicarbonato de Na 8,4% tem concentração de 1 meq/1 mL).

O sulfato de magnésio está indicado quando houver hipomagnesemia documentada ou *torsades de pointes*. Dose: sulfato de Mg 10% (100 mg de Mg em 1 mL): 25 a 50 mg/kg IV/IO em 10 a 20 minutos. Infundir em bólus se *torsades de pointes*[2].

A sequência de condutas diante de uma PCR encontra-se no fluxograma a seguir (Figura 1.6).

Reanimação cardiopulmonar em casos de suspeita ou confirmação de Covid-19

Antes de qualquer conduta, utilizar o equipamento de proteção individual (EPI) adequadamente. Reconhecer a PCR como descrita anteriormente, iniciar as compressões, não ventilar boca a boca ou com máscara de bolso, monitorar o ritmo da PCR o mais rápido possível e desfibrilar se houver ritmo FV/TVSP sem adiar para realização via aérea definitiva ou outros procedimentos[3]. Obter via aérea definitiva após o 1º choque em ritmos chocáveis e imediatamente após identificar um ritmo não chocável, a fim de diminuir a produção de aerossóis, evitar a contaminação da equipe assistencial e obter melhor padrão de ventilação para o paciente. No caso de necessidade de ventilar com bolsa-valva-máscara, selar a máscara com as duas mãos, sendo necessários dois profissionais para a ventilação (um para fixar a máscara e outro para comprimir a bolsa) e utilizar o filtro (HEPA) entre a máscara e a bolsa.

A intubação deve ser realizada com tubo endotraqueal com balonete, interrompendo as compressões durante a intubação e conectando imediatamente ao ventilador com filtro HEPA/HMEF no ramo expiratório. Na falência ou impossibilidade de IOT, utilizar dispositivos supraglóticos (tubo laríngeo, máscara laríngea). Em pacientes sob ventilação mecânica, mantê-lo conectado ao ventilador, com fração inspirada de oxigênio em 100%, modo assíncrono, frequência respiratória de 20 a 30 por minuto[3]. As demais condutas seguem como citadas anteriormente e no fluxograma (Figura 1.6).

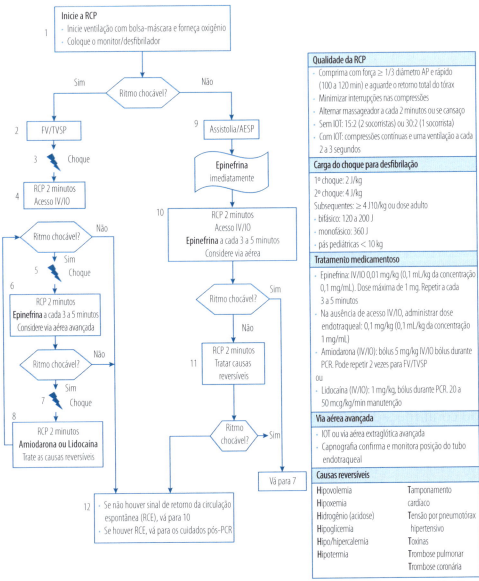

(Continua)

Capítulo 1 – Suporte básico e avançado de vida em pediatria

(*Continuação*)

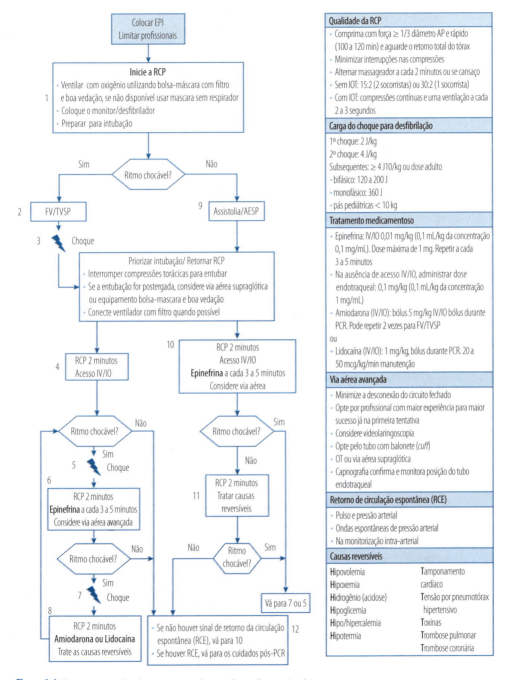

Figura 1.6. Fluxograma – Condutas em caso de parada cardiorrespiratória.
Fonte: Adaptada de American Heart Association, 2020.

Estabilização pós-reanimação cardiopulmonar

Após a recuperação da circulação espontânea, os cuidados devem preservar a função cerebral, evitar lesões secundárias dos órgãos e tratar a causa-base da PCR. De maneira geral, deve-se tratar e monitorar a hipertermia e a hipotermia, evitar hipoxemia, hiperóxia, hipercapnia e hipocapnia, monitorar gasometricamente para estabilização dos parâmetros ventilatórios, manter glicemia entre 80 e 180 mg/dL.

É comum disfunção miocárdica após PCR, sendo necessário realizar reposição fluídica (cristaloide) e avaliar a adequação da volemia por meio de ultrassonografia *point of care*, com visualização da veia cava inferior. Manter PAM normal para a idade, monitorar débito cardíaco por meio da ecocardiografia à beira do leito e de parâmetros clínicos/laboratoriais, como débito urinário (1 a 2 mL/kg/h em lactentes, 250 a 300 mL/m^2/dia em crianças e > 12 mL/m^2/h em adolescentes), saturação venosa central de oxigênio (> 70%, exceto em cardiopatia congênita e síndrome do desconforto respiratório agudo) e lactato. Introduzir medicações vasoativas em caso de evidência de baixo débito após reposição volêmica. Quando houver condições, o monitoramento contínuo com eletroencefalografia é recomendado para a detecção de convulsões após PCR, sendo necessário tratá-las.

O Quadro 1.1 mostra os elementos básicos do monitoramento a ser realizado.

Quadro 1.1. Monitoramento pós-RCP.

Monitoramento básico (indicação obrigatória)	Oximetria de pulso, temperatura	Débito urinário
	Pressão venosa central	Pressão arterial invasiva
	Saturação venosa central (SVO$_2$)	Glicemia, eletrólitos, hemograma
	Gasometria arterial, lactato	Radiografia de tórax
Monitoramento hemodinâmico avançado	Ecocardiograma	
Monitoramento cerebral	Eletroencefalograma	Tomografia de crânio

Fonte: Desenvolvido pela autoria do capítulo.

Referências bibliográficas

1. Martin JG, Carpi MF, Fioretto JR. Emergências pediátricas. Rio de Janeiro: Atheneu; 2019. Capítulo 102, Suporte básico e avançado de vida em pediatria; p. 651-9.
2. American Heart Association. Destaques das diretrizes de RCP e ACE da American Heart Association. 2020 [acesso em 4 abr 2021]. Disponível em: https://cpr.heart.org/-/media/cpr-files/cpr-guidelines-files/highlights/hghlghts_2020eccguidelines_portuguese.pdf.
3. Miralha AL, Oliveira AMAS, Fernandes AOR, Chermont AG, Pessoa FM, Souza Júnior JL et al. Recomendações para ressuscitação cardiopulmonar pediátrica em pacientes com suspeita ou confirmação de Covid-19. 2020. Disponível em: https://www.sbp.com.br/fileadmin/user_upload/22465c-- NA_-_Recom_Ressusc_Cardpul_Pediatrica_Pac_COVID-19.pdf. Acesso em: 10 de maio 2020.

2 Sepse e choque séptico

Vitória Silva Souza Dias
José Roberto Fioretto

Definições

- *Síndrome da Resposta Inflamatória Sistêmica (SRIS)*: presença de pelo menos dois dos quatro critérios a seguir, sendo que um deles deve ser alteração de temperatura ou alteração do número de leucócitos. A Tabela 2.1 mostra os valores dos sinais vitais por faixa etária considerados para essa definição.
    - Alteração de temperatura: > 38,5 °C ou < 36 °C.
    - Taquicardia: definida como frequência cardíaca (FC) > 2 desvios-padrão do normal para a idade ou, para crianças menores de 1 ano ou bradicardia, definida por FC < percentil 10 para a idade.
    - Frequência respiratória (FR): média > 2 desvios-padrão do normal para a idade ou uso de ventilação mecânica (VM) para doença pulmonar aguda.
    - Contagem de leucócitos elevada ou diminuída para a idade ou > 10% de neutrófilos imaturos.
- *Sepse*: SRIS na presença de infecção suspeitada ou confirmada.
- *Sepse grave*: sepse com disfunção cardiovascular ou Síndrome do Desconforto Respiratório Agudo (SDRA) ou duas ou mais das outras disfunções orgânicas sistêmicas (neurológica, hematológica, renal, hepática).
- *Choque séptico*: sepse com disfunção cardiovascular após ressuscitação volêmica adequada.
- *Disfunção orgânica*:
    - Cardiovascular: hipotensão arterial ou necessidade de medicação vasoativa ou dois dos seguintes: acidose metabólica, lactato arterial elevado, oligúria ou tempo de enchimento capilar (TEC) prolongado.
    - Respiratória: PaO_2/FiO_2 < 300, $PaCO_2$ > 65 mmHg ou 20 mmHg acima do valor basal, necessidade de FiO_2 > 50% para manter $satO_2$ ≥ 92% ou necessidade de VM não eletiva.
    - Neurológica: escala de Coma de Glasgow ≤ 11 ou mudança aguda do estado neurológico.

- Hematológica: plaquetas ≤ 80.000/mm³ ou queda de 50% da contagem de plaquetas a partir do maior valor registrado nos últimos 3 dias ou presença de coagulação intravascular disseminada.
- Renal: creatinina sérica ≥ 2 vezes o limite superior para a idade ou aumento de 2 vezes a partir dos valores basais.
- Hepática: bilirrubina total ≥ 4 mg/dL ou ALT > 2 vezes o limite superior para a idade.

Tabela 2.1. Sinais vitais e laboratoriais por faixa etária.

Faixa etária	Taquicardia (bpm)	Bradicardia (bpm)	FR (rpm)	N. de leucócitos (x 10³/mm³)	PAS (mmHg)
0 a 1 semana	> 180	< 100	> 50	> 34	< 59
1 semana a 1 mês	> 180	< 100	> 40	> 19,5 ou < 5	< 79
1 mês a 1 ano	> 180	< 90	> 34	> 17,5 ou < 5	< 75
2 a 5 anos	> 140	NA	> 22	> 15,5 ou < 6	< 74
6 a 12 anos	> 130	NA	> 18	> 13,5 ou < 4,5	< 83
13 a < 18 anos	> 110	NA	> 14	> 11 ou < 4,5	< 90

SRIS = Síndrome da resposta inflamatória sistêmica; NA = não aplicável; bpm = batimentos por minuto; FR = frequência respiratória; rpm = respirações por minuto; PAS = pressão arterial sistólica.
Fonte: Desenvolvida pela autoria do capítulo.

Características clínicas do choque séptico

O choque séptico pode ser classificado hemodinamicamente em:

- *Choque com queda de débito cardíaco*: mais frequente em lactentes. Ocorre queda do débito cardíaco (DC) e aumento da resistência vascular sistêmica (RVS). Apresenta-se com TEC aumentado (> 2 s), pulsos periféricos finos, extremidades frias. Apresentação mais frequente em infecções de origem comunitária.
- *Choque hipotensivo*: mais frequente em crianças de mais idade. Ocorre aumento do DC e queda da RVS. Apresenta-se com TEC rápido (< 1 s), pulsos amplos, pele avermelhada e quente. Frequente nas crianças com infecção relacionada à assistência à saúde.

Diagnóstico

- O diagnóstico do choque séptico deve ser feito com base na presença de história sugestiva de infecção e exame físico com alteração de temperatura (hipotermia ou hipertermia) e sinais clínicos de perfusão inadequada, como: alteração do nível de consciência (sonolência ou irritabilidade, agitação, choro inconsolável, pouca interação, letargia ou coma); diminuição do débito urinário (< 1 mL/kg/h); sinais de vasodilatação com TEC rápido e pulsos amplos (choque quente) ou vasoconstrição com prolongamento do TEC; pele marmórea e pálida, extremidades frias; pulsos periféricos finos em comparação com pulsos centrais (choque frio).
- Hipotensão não é necessária para o diagnóstico clínico e pode ser manifestação tardia.

Recomendações para a primeira hora de tratamento

- Instituição de protocolo para triagem e manejo da sepse e do choque séptico pediátricos no serviço de emergência é de extrema importância para diagnóstico e tratamento precoces, sendo medida importante para redução de morbidade e mortalidade.

A Figura 2.1 apresenta o fluxograma de recomendações para abordagem inicial da sepse e do choque séptico.

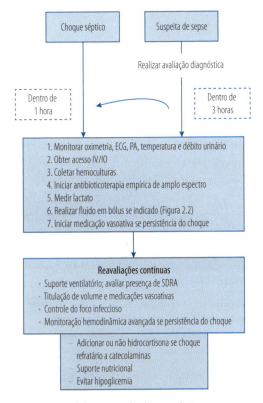

Figura 2.1. Fluxograma de abordagem inicial da sepse e do choque séptico.
ECG = eletrocardiograma; PA = pressão arterial; IV = intravenoso; IO = intraósseo; SDRA = Síndrome do Desconforto Respiratório Agudo.
Fonte: Adaptada de Weiss et al., 2020.

Monitoramento básico inicial

- Oximetria de pulso contínua.
- Eletrocardiograma contínuo.
- Verificação frequente da pressão arterial (PA).
- Verificação da temperatura corporal.
- Verificação do débito urinário (sonda vesical).
- Avaliação de glicemia.

Metas iniciais de tratamento
- TEC ≤ 2 segundos.
- Pulsos normais, sem gradiente central e periférico.
- PA normal para a idade.
- Extremidades quentes.
- Débito urinário > 1 mL/kg/h.
- Nível de consciência normal.
- Evitar hipoglicemia.
- Saturação venosa central de veia cava ($SvcO_2$) > 70%.
- Índice cardíaco (IC) de 3,3 a 6 $L/min/m^2$.

Via aérea (VA) e respiração
- Manter VAs pérvias e monitorar rigorosamente o padrão respiratório.
- Fornecer oxigênio a 100% por meio de máscara não reinalante.
- Considerar teste com ventilação não invasiva se boa resposta às medidas de ressuscitação iniciais para o choque e ausência de indicação precisa de intubação traqueal, mantendo monitoração e reavaliações frequentes.
- Considerar intubação traqueal precoce se o paciente evoluir com aumento do trabalho respiratório, alteração do nível de consciência ou hipoventilação.
- Ventilação com pressão positiva pode provocar hipotensão ou deterioração hemodinâmica. Nos pacientes hipovolêmicos e em condições de aguardar a intubação, é prudente realizar reposição volêmica antes da intubação.
- Realizar sequência rápida para intubação. Não usar etomidato (associação a insuficiência adrenal) e preferir cetamina, se disponível.

Acesso vascular
- Obter acesso vascular rapidamente; caso haja dificuldade de punção, está indicado o acesso intraósseo.
- Coletar na suspeita de sepse: glicemia, gasometria arterial ou venosa, hemograma, lactato, eletrólitos, ureia, creatinina, bilirrubina total, ALT, AST, coagulograma, fibrinogênio, D-dímero e culturas. Demais exames devem ser guiados por quadro clínico e etiológico.

Antimicrobianos
- Quando possível, realizar coleta de hemoculturas antes de iniciar antimicrobiano. Coleta de cultura em outros sítios deve ser guiada pela suspeita etiológica.
- No paciente com choque séptico, iniciar terapia antimicrobiana empírica de amplo espectro em 1 hora do reconhecimento do quadro.
- No paciente com sepse sem choque, iniciar terapia antimicrobiana em até no máximo 3 horas, após avaliação apropriada.

Capítulo 2 – Sepse e choque séptico

- Na escolha do antimicrobiano, deve-se considerar o tipo de infecção (comunitária ou associada à assistência à saúde), as características do hospedeiro (idade, comorbidades), o sítio de infecção e o agente causador da infecção (perfil de resistência antimicrobiana local).
- Reavaliar escolha antimicrobiana após resultados de culturas, isolamento de patógeno e evolução clínica.
- Nos casos em que se julga necessária abordagem cirúrgica para controle do foco infeccioso (p. ex., drenagem de abscesso), o procedimento não deve ser retardado; não aguardar estabilização clínica completa.

Terapia volêmica

- Dependerá da disponibilidade de cuidados intensivos no serviço, conforme Figura 2.2.
- É preferível o uso de cristaloides balanceados (Ringer Lactato, Plasma Lyte) a salina isotônica ou albumina.
- Realizar reavaliações frequentes de marcadores de sobrecarga volêmica após cada bólus: avaliar piora do trabalho respiratório, aumento de FR, ausculta de crepitações e hepatomegalia. Caso presentes, não repetir bólus.
- Realizar reavaliações frequentes de marcadores clínicos de perfusão tecidual: FC, pulsos periféricos, PA, TEC, nível de consciência, débito urinário.
- Se disponível, é recomendado o uso de outras técnicas de monitoração hemodinâmica, como ultrassonografia (US) à beira do leito, pressão arterial invasiva com onda de pulso, $SvcO_2$, medidas seriadas de lactato.

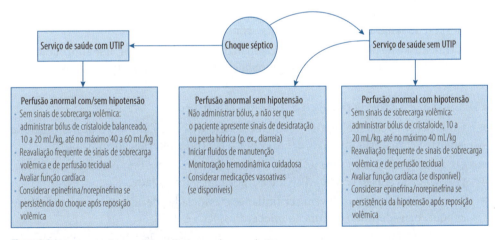

Figura 2.2. Fluxograma de reposição volêmica no choque séptico.
UTIP = Unidade de Terapia Intensiva Pediátrica.
Fonte: Adaptada de Weiss et al., 2020.

Suporte hemodinâmico

- O suporte hemodinâmico com inotrópicos e/ou vasopressores está indicado no choque séptico refratário a administração adequada de volume.

- A escolha da medicação vasoativa inicial dependerá das manifestações clínicas e características do paciente. No geral, em quadros com disfunção miocárdica e aumento da RVS, opta-se por iniciar com epinefrina. Em quadros com sinais de baixa RVS, opta-se por iniciar com norepinefrina.
- Epinefrina é medicação preferível quando comparada a dopamina.
- Epinefrina e norepinefrina podem ser iniciadas em acesso venoso periférico, geralmente em concentrações mais diluídas. Nesses casos, é recomendado o estabelecimento de acesso venoso central assim que possível.

Corticoterapia
- Indicada nas crianças com risco de insuficiência adrenal absoluta ou relativa e com doenças do eixo adrenal-pituitário (*purpura fulminans*, hiperplasia adrenal congênita, uso crônico ou prévio de corticosteroides).
- No choque séptico refratário a catecolaminas, não existe consenso quanto ao uso ou não de corticoterapia.
- Dose: hidrocortisona 100 mg/m²SC/dia a cada 6 horas.

Transfusão de hemoderivados
- Recomenda-se transfusão de hemácias em crianças instáveis se hemoglobina (Hb) < 10 g/dL. Após estabilização, a transfusão de hemácias deve ser indicada quando Hb < 7 g/dL.
- Realizar transfusão profilática de plaquetas quando contagem < 10.000/mm³. Se risco elevado de sangramento, considerar se contagem < 20.000/mm³.
- A transfusão de plasma fresco congelado não é indicada para corrigir anormalidades da coagulação na ausência de sangramento ativo ou procedimentos invasivos.

Estabilização após a primeira hora do choque
- Crianças com choque séptico resistente ao uso de catecolaminas têm indicação de suporte ventilatório invasivo, acesso venoso central e internação em UTI.
- Os alvos terapêuticos são: IC 3,3 a 6 L/min/m², $SvcO_2$ > 70%, perfusão adequada, pressão de perfusão (PAM – PVC) e FC normais para a idade.
- Medicações vasoativas devem ser tituladas e associadas de acordo com o padrão de choque, considerando disfunção miocárdica, RVS e PA:
    - Paciente em uso de epinefrina, com perfusão inadequada e disfunção miocárdica:
        - Se baixa RVS: associar norepinefrina; considerar dobutamina, milrinone ou levosimendan se disfunção miocárdica importante.
        - Se RVS elevada: associar milrinone ou nitrovasodilatador, considerar levosimendan.
    - Paciente em uso de norepinefrina, mantendo hipotensão: se paciente normovolêmico, associar vasopressina. Se evoluir com disfunção miocárdica, adicionar epinefrina, dobutamina ou levosimendan.

- Nos casos de choque persistentemente resistente a catecolaminas, avaliar diagnósticos diferenciais: derrame pericárdico, pneumotórax, insuficiência adrenal, hipotireoidismo, síndrome compartimental abdominal, focos infecciosos ocultos e controle inadequado da infecção.

Fármacos mais utilizados

A Tabela 2.2 mostra os principais fármacos utilizados no choque séptico para suporte hemodinâmico.

Tabela 2.2. Fármacos mais utilizados no choque séptico e suas propriedades.

Fármaco	Dose	Modo de ação	Efeitos colaterais
Epinefrina	0,1 a 0,3 mcg/kg/min	Efeito inotrópico e cronotrópico positivo agindo como agonista β1-adrenérgico	Arritmias, hipertensão
Norepinefrina	0,1 a 2 mcg/kg/min	Agonista α1-adrenérgico, eleva a RVS	Arritmias, hipertensão, necrose tecidual se extravasamento
Dobutamina	2,5 a 15 mcg/kg/min	Agonista β1-adrenérgico, eleva o volume sistólico e o débito cardíaco; reduz a RVS e a pressão de enchimento ventricular	Arritmias, náuseas, angina, dispneia, cefaleia
Milrinone	0,35 a 0,75 mcg/kg/min	Inodilatador com ação inibitória da fosfodiesterase III, causa aumento de inotropismo e lusotropismo, queda da RVS e vasodilatação pulmonar	Arritmias, cefaleia, hipotensão, angina
Levosimendan	0,1 a 0,2 mcg/kg/min	Sensibilizador do cálcio com efeitos inodilatadores	Síncope, cefaleia, hipotensão, prolongamento intervalo QT
Vasopressina	0,01 a 0,04 U/min	Age nos receptores V1 localizados na musculatura lisa vascular, mediando vasoconstrição	Hipertensão arterial sistêmica, angina, náusea, diarreia, tremor
Nitroprussiato de sódio	0,5 a 8 mcg/kg/min	Relaxamento vascular pelo aumento do monofosfato cíclico de adenosina (cGMP), causando vasodilatação arterial e venosa, com redução da RVS	Hipotensão arterial, toxicidade por acúmulo de cianeto ou tiocianato

Fonte: Desenvolvida pela autoria do capítulo.

Referências bibliográficas

1. Fioretto JR, Bonatto RC, Carpi MF, Ribeiro CF. UTI pediátrica. Rio de Janeiro: Guanabara Koogan; 2019.
2. Martin JG, Fioretto JR, Carpi MF. Emergências pediátricas. Rio de Janeiro: Atheneu; 2019.
3. Weiss SL, Peters MJ, Alhazzani W, Agus MS, Flori HR, Inwald DP et al. Surviving sepsis campaign international guidelines for the management of septic shock and sepsis-associated organ dysfunction in children. Intensive Care Med. 2020;46(1):S10-67.
4. Maitland K, Kiguli S, Opoka RO, FEAST Trial Group et al. Mortality after fluid bolus in African children with severe infection. N Engl J Med. 2011;364:2483-95.

3 Anafilaxia

Luciana Gomes Portasio
Joelma Gonçalves Martin

O sistema imune humano é um sistema complexo. Associa células e moléculas com diferentes funções, as quais, de maneira organizada, atuam com o objetivo de proteger o organismo contra ameaças externas. Em algumas situações, pode reagir de maneira exacerbada, com resposta inapropriada, como no caso da anafilaxia.

Evidências sugerem um aumento na incidência de anafilaxia associada à época do ano, sendo ainda mais frequente em adultos do sexo feminino, com níveis socioeconômicos mais elevados e com história de atopia. Pode ainda ser desencadeada em contatos com formulações diferentes da mesma medicação ou forma de administração, sendo que há mais probabilidade de decorrente do uso de medicações endovenosas do que naquelas administradas via oral.

A anafilaxia é considerada uma reação de hipersensibilidade sistêmica aguda e grave, que pode ser rapidamente fatal.

A principal causa de anafilaxia são os medicamentos, entre eles: os antibióticos como as penicilinas e as cefalosporinas (reação cruzada com penicilinas em até 8% das vezes); analgésicos e anti-inflamatórios não esteroidais. Agentes anestésicos, bloqueadores neuromusculares e radiocontrastes têm mais relação com a ocorrência de anafilaxia quase fatal[1]. O látex é etiologia importante entre os casos intra-hospitalares[2]. Após os medicamentos, no Brasil identificamos alimentos e insetos como causas associadas à anafilaxia.

Alimentos também são causa importante de reações anafiláticas. Entre os principais causadores, estão a proteína do leite de vaca, ovos, frutos do mar, nozes e amendoim. Nesse caso, os desfechos fatais são raros, correlacionando-se com a posição ereta e atraso na administração de adrenalina[1].

A exposição a veneno de insetos é uma causa menos comum de anafilaxia, sendo mais relacionada a pacientes do sexo masculino, idade entre 50 e 60 anos, com prognóstico pior naqueles que já apresentam doenças cardiovasculares[1]. Os maiores causadores de reações anafiláticas são as abelhas e vespas e as formigas-lava-pés, atingindo até 4% da população.

Outras causas: vacinas, opiáceos, radiocontraste, ácido acetilsalicílico (AAS), anti-inflamatórios não esteroides (AINEs) e exercício físico.

As manifestações clínicas (Quadro 3.1) mais comuns são as cutaneomucosas (90%), mas podem estar ausentes no momento do atendimento em até 20% dos casos, devendo sempre ser indagadas na anamnese. Setenta porcento dos pacientes apresentam sintomas respiratórios; pouco menos da metade dos pacientes apresentam sintomas gastrointestinais e cardiovasculares.

Quadro 3.1. Manifestações clínicas de anafilaxia de acordo com o sistema acometido.

Sistema	Manifestações clínicas
Pele e mucosas	Urticária, angioedema, calor, eritema, prurido, formigamento, edema de extremidades, piloereção, gosto metálico; prurido nos lábios, língua e palato
Trato respiratório	Rinite, broncoespasmo, rouquidão, estridor, sialorreia, opressão torácica, cianose
Cardiovascular	Alteração do estado mental, síncope, palpitações, dor torácica, tontura, fraqueza, hipotensão, choque, alterações eletrocardiográficas
Neurológicas	Ansiedade, apreensão, cefaleia e confusão mental. *As crianças pequenas podem apresentar alterações súbitas de comportamento, com irritabilidade, choro inconsolável e sonolência*
Gastrointestinais	Náusea, dor abdominal, vômitos, diarreia, disfagia
Ocular	Edema palpebral, eritema conjuntival, prurido
Outros	Cólicas uterinas, fibrinólise e coagulação intravascular disseminada (CIVD)

Fonte: Desenvolvido pela autoria do capítulo.

O diagnóstico é clínico, sendo altamente provável quando um dos seguintes critérios está presente (Quadro 3.2):

Quadro 3.2. Critérios diagnósticos para anafilaxia.

Início agudo de manifestações com acometimento cutâneo, mucos ou ambos + pelo menos um dos seguintes: 1) Envolvimento respiratório   2) Hipotensão ou sintomas associados
Duas ou mais das seguintes manifestações que ocorrem rapidamente após exposição a um alérgeno provável: 1) Envolvimento cutaneomucoso   2) Envolvimento respiratório   3) Hipotensão ou sintomas associados   4) Sintomas gastrointestinais
Hipotensão após exposição a um alérgeno conhecido

Fonte: Adaptado de Farbman e Michelson, 2016 e National Institute of Allergy and Infectious Diseases – NIAID, Estados Unidos, 2010.

Os diagnósticos diferenciais da reação anafilática são diversos e incluem: reação vasovagal, arritmias, infarto do miocárdio, aspiração de corpo estranho, epiglotite, asma aguda grave, crise convulsiva, entre outros. Vale ressaltar que a sincope pode frequentemente se confundir com anafilaxia, mas na primeira chama a atenção a presença de bradicardia, hipotensão e palidez, enquanto na anafilaxia encontramos taquicardia, hipotensão e rubor.

Obs.: considerar a administração de adrenalina IM em pacientes que não preenchem os critérios de anafilaxia: por exemplo, pacientes em imunoterapia que desenvolvem urticária após injeção devem ser medicados com epinefrina em razão de risco iminente de anafilaxia[2].

Tratamento na emergência

Remoção da causa desencadeante
Interrupção da infusão de medicamentos.

Suporte de vida
Manutenção das vias aéreas pérvias e oferta de oxigênio suplementar; avaliar respiração, alterações circulatórias, alterações neurológicas e expor a pele. Quanto à via aérea, a intubaçao orotaqueal (IOT) deverá ser feita o mais rapidamente possível; deve-se considerar esta como via aérea potencialmente difícil e pode ser necessária uma alternativa cirúrgica.

Administração imediata de adrenalina (epinefrina) por via intramuscular
Por suas atividades alfa e beta-adrenérgicas, a adrenalina é a primeira medicação que deve ser feita, pois estimula a vasoconstricção, aumenta a resistência vascular periférica e reduz o edema de mucosa. Dose: 0,01 mg/kg da solução 1:1000 (1 mg/mL). Isso corresponde a 0,01 mL/kg dessa apresentação. Dose máxima: 0,3 mg em menores de 12 anos; 0,5 mg em maiores de 12 anos.

- Via intramuscular na face anterolateral da coxa. Não é recomendada administração IV por risco de arritmias[1]. A dose pode ser repetida a cada 5 a 15 minutos.
- Caso o paciente se manifeste com hipotensão refratária a repetidas doses de adrenalina IM, deve-se considerar a administração IV de adrenalina, com monitoração contínua.
- Pacientes que usam betabloqueadores devem ser medicados com glucagon se houver refratariedade à adrenalina. Dose: 0,02 a 0,03 mg/kg (máxima: 1 mg/dose) EV.
- Considerar a administração inalatória da adrenalina em caso de obstrução alta do trato respiratório[1].
- Usar broncodilatadores somente em caso de broncoespasmo associado, quando não há resposta à adrenalina.

Suporte circulatório
- Posicionamento: o paciente deve ser colocado em posição supina com elevação dos membros inferiores (exceto se houver grave comprometimento do sistema respiratório). Ele não deve sentar-se ou levantar-se pelo risco da síndrome do ventrículo vazio.
- Administração intravenosa de cristaloides na ausência de resposta à adrenalina, na hipotensão arterial à admissão e na hipotensão ortostática. Fazer alíquotas de 20 mL/kg.

Tratamentos adjuvantes
- Anti-histamínicos – antagonistas dos receptores H1: podem aliviar os quadros mucocutâneos, sintomas nasais e oculares. Essas medicações devem ser usadas com cautela, em razão de seu efeito sedativo, não desejável nos quadros de anafilaxia; além disso, a infusão rápida pode causar hipotensão[1]. A medicação de escolha é a difenidramina: 1 a 2 mg/kg IV ou IM a cada 6 horas (dose máxima: 50 mg).

- Antagonistas dos receptores H2: seu uso é controverso. Ranitidina: 0,5 a 1 mg/kg EV (dose máxima: 50 mg); ou cimetidina: 4 a 8 mg/kg a cada 6 horas (dose máxima: 300 mg).
- Corticoesteroides: não têm função no manejo do quadro agudo, pois iniciam sua ação em 4 a 6 horas, mas podem ser usados na prevenção dos quadros bifásicos ou no tratamento de sintomas prolongados. Utiliza-se hidrocortisona na dose de 5 a 10 mg/kg/dose EV a cada 6 horas (máxima: 500 mg); ou metilprednisolona: 2 mg/kg (até 125 mg) IV.
- Vasopressores: em pacientes com anafilaxia que persistam com hipotensão e choque refratário ao tratamento inicial, com doses repetidas de adrenalina IM e solução cristaloide, deve-se considerar o uso de agentes vasopressores, como dopamina, epinefrina, norepinefrina ou vasopressina.
- Em casos de anafilaxia secundária a picada, deve-se remover completamente as partes remanescentes do ferrão do inseto.
- Em caso de antígenos alimentares, não se deve fazer lavagem gástrica.
- As reações bifásicas ocorrem num período entre 6 e 12 horas após as primeiras manifestações clínicas. Dessa maneira, deve-se manter os pacientes em observação, especialmente aqueles com apresentação clínica mais grave, com necessidade de várias doses de adrenalina[1].

Acompanhamento e prevenção

A maioria dos pacientes responde bem ao tratamento. Em quadros leves, a alta pode ocorrer após 6 horas de estabilidade. Quadros mais graves ou prolongados exigem tempo maior de observação. Antes da alta, o paciente deve ser orientado quanto à reincidência de sintomas, aos quadros bifásicos que podem reaparecer em até 72 horas do quadro inicial.

Pacientes com apresentações mais graves devem receber alta com manutenção de anti-histamínicos por 7 dias, bem como de corticoides. Além disso, deve-se orientar o paciente a portar e utilizar a adrenalina autoinjetável IM.

Referências bibliográficas

1. Turner PJ, Jerschow E, Umasunthar T, Lin R, Campbell DE, Boyle RJ. Fatal anaphylaxis: mortality rate and risk factors. The journal of allergy and clinical immunology: in practice. 2017;5(5):1169-78. Disponível em: https://doi.org/10.1016/j.jaip.2017.06.031.
2. Farbman KS, Michelson KA. Anaphylaxis in children. Current opinion in pediatrics. 2016;28(3):294-7. Disponível em: https://doi.org/10.1097/MOP.0000000000000340.
3. Tonami CA et al. Urticária e angioedema. In: Martin JG, Fioretto JR, Carpi MF, editores. Emergências pediátricas. Rio de Janeiro: Atheneu; 2019. Seção 2, Capítulo 27, p. 159-64.

4 Coma

Joelma Gonçalves Martin
Lui Perdoná Rodrigues da Silva

Introdução

Alterações no estado de consciência são urgências pediátricas importantes e necessitam de abordagem imediata para diagnóstico e tratamento adequados, a fim de tentar evitar sequelas e pior prognóstico a um sistema nervoso central (SNC) que está em pleno desenvolvimento.

O estado de coma é uma dessas alterações, em que o paciente perde a capacidade de reconhecimento de si próprio e do ambiente. Suas causas são diversas, culminando com lesão difusa no córtex cerebral e/ou disfunção da formação reticular ativadora ascendente.

Etiologia

Inúmeras alterações no organismo causam alterações do estado de consciência, e nas crianças as alterações metabólicas recebem atenção especial por serem as causas mais frequentes.

Em 1966, Plum e Posner elaboraram uma classificação topográfica correlacionando a lesão cerebral e o estado de coma, para assim facilitar a abordagem inicial. As lesões são divididas em supratentoriais, infratentoriais e encefálicas difusas e/ou metabólicas.

Marcadamente, lesões infratentoriais cursam com déficits focais; por sua vez, alterações metabólicas ou difusas cursam com manifestações de natureza difusa.

Quadro clínico
Anamnese e exame físico

Para um paciente em coma, a anamnese é fundamental. Coletando-se o maior número de dados possíveis, pode-se conduzir melhor o diagnóstico e reduzir erros na instituição do tratamento.

Deve-se perguntar sobre a história da queda do nível de consciência, se foi abrupta ou insidiosa; se houve trauma precedente; se houve ingestão de medicamentos (de uso habitual do paciente ou de parentes próximos), ou de drogas ilícitas ou agentes tóxicos. É necessário saber sobre doenças preexistentes agudas (infecções, sangramentos) ou crônicas (diabete, cardiopatias, epilepsia, doença renal crônica e hepatopatias).

Investigar a presença de sintomas que precederam o quadro, como febre, hipotermia, alterações visuais, cefaleia, vômitos e sinais como rigidez de nuca ou alterações pupilares.

O restante do exame físico também trará informações valiosas para o diagnóstico. Os sinais vitais devem ser aferidos, com especial atenção para temperatura, pressão arterial e Glasgow. Procurar ainda os sinais evidentes de trauma, como hemorragia retiniana (associada a síndrome do bebê sacudido), hemotímpano, otorreia, hematoma retroauricular, hematoma periorbitário, além de lesões cutâneas notadamente petequiais/purpúricas, variceliformes.

Exame neurológico

Avaliação do estado de consciência

A escala de coma de Glasgow é uma avaliação hierárquica do nível de consciência. Deve ser realizada precocemente e de modo seriado. Em lactentes, deve ser realizada com algumas modificações (Tabela 4.1).

Tabela 4.1. Escala de coma de Glasgow.

Escore			
Abertura ocular		< 1 ano	> 1 ano
4		Espontânea	Espontânea
3		Ao estímulo sonoro	Ao comando verbal
2		À dor	À dor
1		Ausente	Ausente
Resposta motora		< 1 ano	> 1 ano
6		Espontânea	Obedece aos comandos
5		Localiza a dor	Localiza a dor
4		Retirada à dor	Retirada à dor
3		Flexão anormal à dor (decorticação)	Flexão anormal à dor
2		Extensão anormal à dor (descerebração)	Extensão anormal à dor
1		Ausente	Ausente
Resposta verbal	0 a 2 anos	2 a 5 anos	> 5 anos
5	Sons e balbucios apropriados para a idade	Palavras e frases apropriadas	Orientada e compreensível
4	Chora, mas é consolado	Palavras inapropriadas	Cpmfisa e desorientada
3	Chora ou grita persistentemente à dor	Chora ou grita persistentemente à dor	Palavras desconexas
2	Gemidos ou murmúrios à dor	Gemidos ou murmúrios à dor	Incompreensível
1	Ausente	Ausente	Ausente

Fonte: Adaptada de Reilly PL, Simpson DA, Sprod R, Thomas L.

Alterações pupilares

Identificar alterações no diâmetro, na simetria e no reflexo oculomotor aponta para possíveis alterações em tronco cerebral, indicando lesões estruturais. Entretanto, em alguns casos específicos de intoxicações, podemos ter alterações no reflexo oculomotor (Quadro 4.1).

Quadro 4.1. Avaliação pupilar.

Características pupilares	Reflexo fotomotor	Diagnóstico
Normais e simétricas	Normal	
Mióticas e simétricas	Positivo bilateralmente	
Normal/miótica	Positivo bilateralmente	
Médias	Positivo bilateralmente	
Puntiformes	Positivo bilateralmente	Pupila pontina
Midriática/normal	Negativo na pupila midriática	

Fonte: Adaptado de Plum e Posner, 1995.

Padrão respiratório

Alterações do padrão respiratório podem indicar lesões localizadas no SNC; no entanto, também podem representar uma resposta a distúrbios sistêmicos, como acidose metabólica ou hipoxemia.

a) *Cheyne-Stokes:* períodos de hiperventilação com amplitude crescente e, em seguida, decrescente alternam-se com períodos de apneia (lesões corticais, diencefálica).
b) *Respiração apnêustica:* pausas inspiratórias (lesão pontinha).
c) *Hiperventilação neurogênica central:* hiperpneia mantida, rápida e profunda (lesões mesencefálicas).
d) *Respiração atáxica:* frequência irregular, com variações caóticas da profundidade e duração (lesão de bulbo e medula).

Movimentação ocular extrínseca

Pesquisar a movimentação ocular extrínseca (MOE) visa verificar a integridade do terceiro e do quarto pares de nervos cranianos.

Quando avaliamos a movimentação ocular espontânea, encontramos outros sinais, como: movimentos oculares erráticos; disfunção cortical difusa; *bobbing* (movimentos rápidos para cima e para baixo); lesão pontina; estrabismo; lesão periférica de nervos oculomotores; desvio ocular combinado para baixo; lesão mesencefálica; desvio oblíquo (um olho para cima e outro para baixo); lesão de tronco cerebral.

Avaliando os reflexos oculocefálico e oculovestibular, podemos identificar as lesões do nervo abducente, com uma resposta desconjugada da movimentação ocular, em que apenas o movimento de adução estará presente. Por sua vez, a lesão do nervo oculomotor apresentar-se-á apenas com o movimento de abdução presente.

Fundo de olho

É importante para avaliar sinais de hipertensão intracraniana, com edema de papila, retinopatia, atrofia óptica e hemorragia bilateral, na síndrome do bebê sacudido. Não se faz necessário, porém, na investigação inicial, na emergência, posto que não deve ser administrado colírio para dilatar as pupilas, que são parâmetro importante para a avaliação do paciente.

Exames complementares e diagnóstico
Exames laboratoriais

De início, considerar a queda da taxa de glicose, idealmente pela dosagem sérica. Dependendo da anamnese, providenciar também o *screening* com hemograma, dosagem de sódio, potássio, creatinina, gasometria. Além disso, proceder à investigação toxicológica específica com dosagem de transaminases, amônia e lactato. Na disponibilidade de *screening* sérico ou urinário de tóxicos específicos, realizá-los também.

Se houver suspeita de infecção de sistema nervoso central, proceder à coleta de líquido cefalorraquidiano, desde que não haja contraindicação, como suspeita de processos expansivos em SNC, instabilidade hemodinâmica, coagulopatias.

Exames de imagem

Realizar radiografia e tomografia computadorizada de crânio (sem contraste quando houver possibilidade ou evidência de trauma). Para diagnóstico de trombose ou infarto, a ressonância pode ser necessária.

O eletroencefalograma está indicado em situações em que haja suspeita de estado de mal epiléptico com recuperação incompleta do nível de consciência.

Tratamento

O tratamento visa preservar o tecido encefálico, reduzindo ou impedindo novas lesões. É fundamental garantir um aporte sanguíneo, de oxigênio e nutrientes. A manutenção da temperatura corporal dentro da normalidade também é muito importante.

Portanto, deve-se manter a oxigenação, garantindo via aérea pérvia, possivelmente com intubação orotraqueal se o paciente apresentar Escala de Coma de Glasgow < 8, ou deterioração da mesma em uma avaliação seriada, ou perda dos reflexos de tosse.

Além disso, otimizar a volemia e a perfusão do paciente, com expansão volêmica de cristaloides (20 mL/kg) e medicações vasoativas.

Garantir um equilíbrio hidreletrolítico, glicêmico e acidobásico também é imprescindível, de modo que não haja maior gasto energético pelo organismo, edema cerebral ou aumento de sangramento intracraniano preexistente. Em caso de hipoglicemia, infundir glicose endovenosa na dose de 0,5 a 1 g/kg de peso (2 mL/kg de glicose a 25%).

Na suspeita de infecção de SNC, colher hemocultura e iniciar antibioticoterapia, sendo que, na suspeita de infecção por herpes (maior gravidade, antecedentes positivos, achados característicos eletroencefalográficos), também iniciar Aciclovir.

Em situações em que a intoxicação exógena seja uma hipótese, administrar a Naloxona na dose de 0,1 mg/kg (máximo de 2 mg/dose). Entretanto, o Flumazenil e a Tiamina têm indicações específicas. A avaliação clínica ajuda na suspeição etiológica. Pacientes comatosos e mióticos têm como principal etiologia: intoxicação por opioides, organofosforados. Comatosos e midriáticos em geral podem ter se intoxicado com atropina, anti-histamínicos e antidepressivos tricíclicos, além de componentes simpatomiméticos: cocaína, cafeína, anfetaminas.

A cabeça deve ser mantida elevada a 30° e com posicionamento neutro, evitando-se o colabamento de veias e artérias que irrigam o SNC. Se houver suspeita de fratura cervical, o colar cervical deve ser mantido até a conduta definitiva.

Com sinais de hipertensão intracraniana, é preconizada a abordagem cirúrgica, bem como o monitoramento da pressão intracraniana.

Erros comuns na avaliação e no manejo do coma

- Negligenciar a hipótese de trauma cranioencefálico (TCE), mesmo sem história para tal.
- Retardar a garantia de via aérea para a realização de procedimentos.
- Realizar hiperventilação sem sinais de herniação iminente.
- Não sedar pacientes antes dos procedimentos.
- Não diagnosticar intoxicação exógena por causa de testes toxicológicos negativos.

Referências bibliográficas
1. Reilly PL, Simpson DA, Sprod R, Thomas L. Assessing the conscious level in infants and young children: a pediatric version of the Glasgow coma scale. Childs Nerv Syst. 1988 Feb;4(1);30 -3.
2. Plum F, Posner JB. The diagnosis of stupor and coma. 4th. ed. Philadelphia: FA Davis; 1995.
3. Wong CP, Forsyth RJ, Kelly TP et al. Incidence, aetiology, and outcome of non-traumatic coma: a population based study. Arch Dis Child. 2001;84;193-9.
4. Martin JG. Coma e alterações do nível de consciência. In: Emergências pediátricas. Martin, JG; Fioretto JR, Carpi MF. Rio de Janeiro: Atheneu; 2019. p. 16-23.

5 Insuficiência respiratória aguda

Ana Elisa Aguiar Barcellos Machado
Mário Ferreira Carpi

Introdução

A insuficiência respiratória aguda (IRA) é uma das principais causas de óbito em crianças e a causa mais comum de parada cardiorrespiratória em pediatria.

Consiste na incapacidade do sistema respiratório em satisfazer as demandas metabólicas do organismo de captação de oxigênio (O_2) e eliminação de gás carbônico (CO_2).

A função do sistema respiratório depende da integridade de todos os seus componentes (SNC → coluna vertebral → sistema neuromuscular → tórax e pleura → vias aéreas superiores → sistema cardiovascular → vias aéreas inferiores).

As particularidades anatômicas da criança (calibre das vias aéreas, formato e complacência da caixa torácica, imaturidade alveolar) estão diretamente ligadas à maior predisposição de evolução para IRA na faixa etária pediátrica.

Classificação

A insuficiência respiratória aguda pode ser classificada, de acordo com o quadro clínico-laboratorial, em:
- *Tipo I:* hipóxia com normo ou hipocapnia;
- *Tipo II:* hipóxia grave com hipercapnia.

Ou, de acordo com sua fisiopatologia, em falência respiratória hipoxêmica e falência respiratória hipercapneica.

De maneira geral, quando há obstrução da via aérea (laringite, asma, bronquiolite), ocorre hipoventilação com limitação do volume corrente e, mesmo com o aumento da frequência respiratória, a ventilação-minuto pode estar diminuída. Isso acarretará acúmulo de gás carbônico e diminuição da oxigenação. Esse fato também pode ser observado quando há redução do *drive* respiratório central, ou anormalidades na parede e na musculatura respiratória.

Já as doenças que acometem o parênquima pulmonar provocarão desequilíbrio entre a relação ventilação e perfusão (*shunt*), além de distúrbios difusionais ocasionados pelo depósito de substâncias (líquido, células etc.) entre o capilar e o alvéolo, prejudicando as trocas gasosas. Inicialmente haverá hipoxemia, sem aumento de gás carbônico, uma vez que as áreas não acometidas do pulmão e o aumento da frequência respiratória acarretarão aumento do volume-minuto, com eliminação normal de CO_2. Entretanto, devido à formação de sua caixa torácica, ainda imatura e pouco desenvolvida, a criança evolui para fadiga e hipoventilação, ocorrendo então a hipercapnia.

Fases evolutivas da insuficiência respiratória aguda

- *Fase I:* hipoxemia com normocapnia.
- *Fase II:* hipoxemia menos acentuada ou pressão arterial de O_2 (PaO_2) próxima do normal com hipocapnia (hiperventilação).
- *Fase III:* agravamento da hipoxemia e elevação progressiva da pressão arterial de CO_2.
- *Fase IV:* hipoxemia grave com hipercapnia e acidose mista (Figura 5.1).

A fase II é o momento ideal para instituir terapêutica.

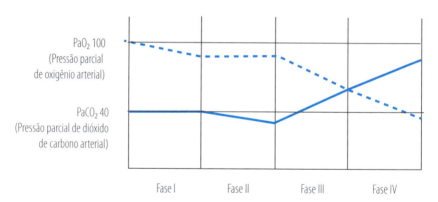

Figura 5.1. Fases evolutivas da insuficiência respiratória hipoxêmica aguda.
Fonte: Acervo do autor Mário Ferreira Carpi.

Quadro clínico

As manifestações mais comuns da IRA são taquipneia, batimento de aletas nasais, tiragem intercostal/subdiafragmática e gemência, sendo a cianose um sinal tardio.

A redução da PaO_2 acarreta agitação, diminuição da consciência, confusão mental e coma, além de acidose e aumento do trabalho cardíaco.

Já a $PaCO_2$ pode estar aumentada, provocando vasodilatação cerebral, convulsão e coma, aumento da ventilação alveolar, diminuição da filtração glomerular e hiperpotassemia. Ou estar diminuída, causando vasoconstricção cerebral, isquemia cerebral e apneia.

Inicialmente, o quadro clínico manifesta-se por taquipneia, aumento do trabalho respiratório, taquicardia e agitação. Entretanto, pode evoluir para falência respiratória, com bradipneia/apneia, bradicardia, cianose, letargia e até parada cardiorrespiratória (PCR).

Avaliação laboratorial

Pode-se realizar o cálculo da diferença alvéolo-arterial de oxigênio por meio da seguinte fórmula:

$$D(A-a)O_2 = pAO_2 - paO_2$$

Em que pAO_2 (pressão alveolar de O_2) = $(PB - H_2O\ PV) \times FiO_2 - PaCO_2/R$
(FiO_2: fração inspirada de oxigênio; PB: pressão barométrica = 760 mmHg; H_2O PV: pressão de vapor de água = 43 mmHg; R: quociente respiratório = 0,8) e paO_2 é a pressão arterial de oxigênio obtida na gasometria. São considerados normais valores entre 5 e 15, com FiO_2 de 0,21.
$D(A-a)O_2$ normal indica hipoventilação, enquanto valores aumentados indicam *shunt* verdadeiro.

Pode-se calcular o *shunt* intrapulmonar do seguinte modo:

$D(A-a)O_2/20$, sendo:	Até 15% = *shunt* leve
	> 15 e < 25% = *shunt* moderado
	≥ 25% = *shunt* grave

Tratamento

- Garantir a permeabilidade das vias aéreas. Posicionar adequadamente o paciente, em decúbito elevado com coxim sob os ombros no caso de lactentes.
- Oxigenioterapia: tem como objetivo corrigir a hipoxemia arterial e deve ser fornecida no atendimento inicial da criança com IRA. Há diversas maneiras de ofertar O_2 ao paciente, sendo as mais comuns:
    - Máscaras de sistema fechado (alto fluxo): dotadas de válvulas exalatórias que permitem a saída do gás na expiração, mas impedem a entrada de ar na inspiração. São acopladas a um reservatório, garantido fração inspirada de oxigênio (FiO_2) de 100%. São indicadas na admissão, até a estabilização do paciente.
    - Máscaras de Venturi (alto fluxo): a oferta de O_2 depende da velocidade do jato e do tamanho da válvula de entrada. São indicadas para paciente que necessitam de FiO_2 mais estável e moderada.
    - Cânula nasal (baixo fluxo): é mais bem tolerada pelo paciente, porém FiO_2 hipofaríngea é baixa (25% a 50%). Indicada em casos de menor gravidade.
    - Cateter nasal de alto fluxo (CNAF): fornece alto fluxo de O_2 aquecido e umidificado ao longo de toda a tubulação e via aérea do paciente. Exige base de aquecimento e umidificação, tubulação e cânulas nasais específicas. A CNAF tem tamanho e fluxo variado, de acordo com a faixa etária: recém-nascidos (até 8 L/min), lactentes (até 20 L/min), pré-escolares e escolares (até 25 L/min) e adolescentes e adultos (até 60 L/min). É bastante utilizada em bronquiolite viral aguda, embora possa ser usada em outras causas de IRA.
    - Ventilação mecânica não invasiva (VNI).
    - Ventilação mecânica invasiva.

- Monitorização contínua, uma vez que o estado geral do paciente pode se deteriorar rapidamente.
- Na fase aguda, deve ser mantido jejum. O suporte nutricional deve ser iniciado quando o paciente já estiver estabilizado. Quando não for possível a alimentação por via oral, pode-se utilizar a nutrição enteral por meio de sonda nasogástrica.
- Identificar e tratar adequadamente a doença de base. Iniciar antibiótico, corticosteroide, broncodilatadores e/ou mucolíticos, de acordo com a indicação.
- Procurar manter a normovolemia, evitando a hiperidratação.

Referências bibliográficas

1. Fioretto JR et al. UTI pediátrica. 2. ed. Rio de Janeiro: Guanabara Koogan; 2020.
2. Campos Junior D, Burns DAR, organizadores. Tratado de pediatria. 3. ed. Barueri: Manole; 2014.
3. Piva JP, Garcia PCR, Santana JB, Barreto SSM. Insuficiência respiratória na criança. J. pediatr. (RJ). 1998; 74 (Supl.1): S99-S112.
4. Schvartsman C, Reis AG, Farhat SCL. Pronto-socorro. 2. ed. Barueri: Manole; 2013.

6 Sedação e analgesia para procedimentos

Ana Luiza Longhi de Sampaio Goes
José Roberto Fioretto

O uso de sedação e analgesia no setor de emergência pediátrica é frequente em razão da necessidade de procedimentos invasivos e não invasivos para o diagnóstico ou tratamento de doenças. O emprego dessas medicações objetiva controlar o comportamento do paciente para executar o procedimento de maneira segura, tendo em vista que a criança já possui as vias nervosas da dor funcionantes desde o período intrauterino.

A seguir, estão listados os níveis de sedoanalgesia.

- *Analgesia:* redução ou abolição da sensibilidade à dor sem alteração do nível de consciência.
- *Sedação leve ou mínima:* pouca depressão cognitiva e da coordenação; o paciente responde aos comandos verbais; ausência de depressão respiratória e cardíaca.
- *Sedação moderada (consciente):* depressão da consciência com manutenção da via aérea pérvia e resposta aos comandos verbais; não há depressão cardíaca.
- *Sedação profunda:* depressão do nível de consciência; o paciente responde apenas a estímulos verbais repetitivos ou dolorosos; pode necessitar de algum suporte ventilatório; não há prejuízo cardiovascular.
- *Anestesia geral:* abolição da consciência e da sensibilidade à dor; supressão dos reflexos protetores, da respiração espontânea e da resposta aos estímulos; costuma afetar o sistema cardiovascular.

O uso inadequado dos sedoanalgésicos, tanto em doses ineficazes quanto excessivas, tem efeitos deletérios, podendo prejudicar a condição clínica basal, e, portanto, a indicação e a escolha das medicações devem levar em conta as características e a situação clínica de cada paciente, bem como riscos e benefícios de cada fármaco. Para facilitar a avaliação pré-procedimento, pode-se utilizar o mnemônico SAMPLE (Quadro 6.1) e a escala da American Society of Anesthesiologists (ASA) (Quadro 6.2).

Quadro 6.1. O mnemônico SAMPLE.

S	Sinais e sintomas
A	Alergias
M	Medicações
P	Passado médico
L	Líquidos e sólidos (tempo de jejum)
E	Eventos que levaram ao procedimento

Fonte: Aehlert B, 2007.

Quadro 6.2. Escala da ASA.

I	Paciente saudável
II	Doença sistêmica leve
III	Doença sistêmica grave
IV	Doença sistêmica grave que ameaça a vida
V	Paciente moribundo e sem perspectiva de sobrevivência
VI	Morte encefálica com fins de doação dos órgãos

Fonte: American Society of Anesthesiologists (ASA), 1999.

As principais complicações da sedoanalgesia são vômitos, agitação, hipóxia e apneia. Com menos frequência, pode haver eventos respiratórios graves, como laringoespasmo, e necessidade de intubação, logo é imprescindível ter à disposição fontes e vias de oferta de oxigênio, materiais para aspiração das vias aéreas, equipamentos para intubação e via aérea difícil, medicações de ressuscitação, antídotos e carrinho de emergência com desfibrilador. O maior risco acontece nos primeiros 5 a 10 minutos da sedoanalgesia e na fase de recuperação.

A monitorização do paciente deve ser contínua até completa recuperação do nível de consciência e dos sinais vitais, composta por cardioscópio, saturometria de pulso, frequência respiratória e pressão arterial. A capnografia identifica apneias antes mesmo da queda da saturação de O_2, devendo ser utilizada quando disponível, especialmente na sedação profunda. O Quadro 6.3 descreve aspectos da avaliação clínica pré-procedimento, monitorização e recuperação do paciente.

Quadro 6.3. Etapas para sedação e analgesia.

História clínica	Exame físico	Monitorização	Recuperação
Alergias	Abertura da boca	Frequência cardíaca e eletrocardiograma contínuo	Via aérea, sinais vitais e $SatO_2$ de volta ao basal
Comorbidades	Tamanho da mandíbula		
Medicações de uso contínuo	Limitação à flexão do pescoço (não testar em trauma)	Oximetria de pulso	Obedece aos comandos apropriados ao desenvolvimento
		Frequência respiratória	
Tempo de jejum	Ausculta pulmonar e cardíaca	Pressão arterial	Hidratado e tolerando ingesta oral
Motivo atual do procedimento	Perfusão tecidual	Nível de consciência	Nível de consciência basal
		Presença de dor	Mobilidade basal
		Capnografia (sedação moderada e profunda)	

Fonte: Adaptado de Ramalho et al., 2017.

Capítulo 6 – Sedação e analgesia para procedimentos

As diferentes classes de analgésicos e sedativos serão expostas a seguir. As doses e demais características dos fármacos mais indicados e utilizados encontram-se nas Tabelas 6.1 a 6.3. Além disso, o Quadro 6.4 contém sugestões de sedoanalgesia conforme o tipo de procedimento. As etapas e as medicações para sequência rápida de intubação serão abordadas no Capítulo 22 – Sequência Rápida de Intubação.

Tabela 6.1. Analgésicos não opioides mais utilizados.

Fármaco	Dose	Efeitos colaterais	Particularidades
Dipirona	VO: 10 a 25 mg/kg/dose 6/6 horas IV ou IM: 15 mg/kg/dose (0,03 mL/kg) Dose máxima: 1 g	Gastrointestinais, *rash* cutâneo, anafilaxia, hipotensão transitória, síndrome de Stevens-Johnson, depressão medular	Não utilizar em pacientes com agranulocitose
Paracetamol (Acetaminofeno)	VO: 10 a 15 mg/kg a cada 4 a 6 horas Máximo: 35 gotas/dose Adultos: máximo 1 g/dose	Discrasia sanguínea, insuficiência hepática e lesão renal	Não exceder 5 doses ou 75 mg/kg ou 4 g em 24 horas Barbitúricos, hidantoína e carbamazepina potencializam hepatotoxicidade
Ibuprofeno	5 a 10 mg/kg/dose Máximo: 50 mg/kg/dia ou 1.600 mg	Intolerância gastrointestinal, trombocitopenia	Maior potência analgésica que paracetamol; evitar uso concomitante com este, outros AINEs e anti-hipertensivos
Cetoprofeno	IV ou VO: 1 mg/kg/dose Máximo: 300 mg/dia	Gastrointestinais, cefaleia, vertigem, sonolência, *rash* cutâneo, prurido, broncoespasmo, sangramento digestivo, úlcera péptica, perfuração intestinal, lesão renal	Ardor durante infusão Não utilizar em insuficiências hepática e renal graves Potencializa efeito anticoagulante da heparina e varfarina

Fonte: Desenvolvida pela autoria do capítulo.

Tabela 6.2. Analgésicos locais mais utilizados.

Fármaco	Particularidades
Bupivacaína	Dose sem adrenalina: 2 mg/kg Dose com adrenalina: 3 mg/kg Neonatos: dose 50% menor Efeito: 3 a 6 horas
Ropivacaína	Doses e duração são as mesmas da bupivacaína Vantagem: menor cardiotoxicidade
Lidocaína	Dose sem adrenalina: 5 mg/kg Dose com adrenalina: 7 mg/kg Neonatos: não utilizar Adição da adrenalina aumenta a duração em 50%
Emla	Uso tópico (lidocaína e prilocaína em emulsão de óleo em água) Capaz de penetrar 5 mm da profundidade da pele Uso: aplicar no local da pele a ser puncionado 1 hora antes e cobrir com curativo; pico de ação em 2 horas; duração por mais 1 hora após remoção

Fonte: Desenvolvida pela autoria do capítulo.

Analgesia

1) *Medicações não opioides:* acetaminofeno, ibuprofeno, cetoprofeno e dipirona. Alívio da dor fraca a moderada por bloqueio central e periférico das prostaglandinas; menos uso para procedimentos.
2) *Opioides:* morfina, fentanil, metadona, remifentanil, alfentanil, sulfentanil e tramadol. Variação na potência analgésica; o mais utilizado em procedimentos é o fentanil.
3) *Analgesia local e regional:* bupivacaína, ropivacaína, lidocaína e Emla. Boa opção para alívio da dor; pode ser combinado com sedação leve.

Tabela 6.3. Fármacos na sedoanalgesia para procedimentos.

Fármaco	Efeito	Efeitos colaterais comuns	Indicação	Doses	Início de ação	Duração
Midazolam	Sedação e ansiólise	Depressão respiratória e hipotensão	Procedimentos que requeiram sedação	IV: 0,1 a 0,2 mg/kg/dose IN/IM: 0,4 mg/kg/dose	1 a 3 minutos	30 a 60 minutos
Propofol	Sedação rápida e curta	Dor na infusão, hipotensão, bradicardia, apneia, Síndrome da infusão	Procedimentos de curta duração	IV: 1 a 3 mg/kg Pode-se repetir 0,5 mg/kg a cada 3 a 5 minutos	1 minuto	5 a 15 minutos
Etomidato	Sedação rápida e curta	Dor local, mioclonias, supressão adrenal transitória	Procedimentos de curta duração Mais utilizada em SRI de TCE instável	0,2 a 0,3 mg/kg	30 a 60 segundos	5 a 15 minutos
Dexmedetomidina	Sedação e analgesia	Hipotensão e bradicardia	Exames de imagem, endoscopia e EEG	IV: 1 mcg/kg em 10 minutos IN: 1 a 3 mcg/kg	5 a 10 minutos	1 a 2 horas
Fentanil	Analgesia e sedação leve	Depressão respiratória, hipotensão, rigidez torácica	Procedimentos dolorosos (dor moderada intensa)	2 a 4 mcg/kg > 50 kg: 25 a 50 mcg	< 60 segundos	30 a 60 minutos
Morfina	Analgesia	Bradicardia, hipotensão, prurido, broncoespasmo, rigidez muscular, depressão respiratória, convulsões	Procedimentos com dor moderada a severa	IV: 0,05 a 0,1 mg/kg a cada 30 a 120 minutos > 50 kg: 5 a 10 mg IM/SC: 0,05 a 0,2 mg/kg Máx. 15 mg	1 a 60 minutos	4 horas
Cetamina	Analgesia e sedação	Secreção nas vias aéreas, laringoespasmo, alucinações, bradicardia ou taquicardia, elevação da pressão arterial e intraocular	Procedimentos dolorosos de curta duração	IV: 1 a 2 mg/kg IM: 1 a 4 mg/kg	1 a 2 minutos	30 a 60 minutos
Tramadol	Analgesia	Convulsões, diaforese, taquicardia transitória, vômitos	Pouco usado em procedimentos	1 a 2 mg/kg/dose 6/6 horas Máx. 500 mg/dia	20 a 30 minutos	3 a 7 horas
Flumazenil	Antagonizar diazepínicos	Redução do limiar convulsivo, aumento da pressão intracraniana, arritmias, risco de ressedação	Reverter efeitos indesejáveis	0,01 mg/kg Pode-se repetir a cada 2 minutos até 1 mg	1 a 2 minutos	30 a 60 minutos
Naloxone	Antagonizar opioides	Arritmias ventriculares, assistolia, edema agudo de pulmão, convulsões	Reverter efeitos indesejáveis	0,4 mg (1 mL): diluir em 9 mL de água destilada, infundir até reversão Máx. 2 mg	3 a 5 minutos	30 a 60 minutos

Fonte: Desenvolvida pela autoria do capítulo.

Sedação

1) *Benzodiazepínicos:* midazolam, diazepam e lorazepam, sendo o primeiro mais utilizado por ter início rápido e curta duração em relação ao diazepam. Além disso, não há lorazepam IV disponível no Brasil.
2) *Barbitúricos:* tiopental e pentobarbital. Não costumam ser usados para procedimentos, pois causam sedação profunda e depressão cardiovascular.
3) *Outros:* propofol e etomidato. O primeiro é útil em procedimentos rápidos; e o segundo é mais indicado em intubação em casos de trauma.

Outros sedoanalgésicos

1) *Cetamina:* agente dissociativo que promove sedação e analgesia.
2) *Dexmedetomidina:* alfa-2-agonista seletivo que causa sedação e analgesia, preservando a respiração espontânea.

Com relação às escalas para avaliação de nível de sedação e dor, são indicadas a CONFORT-B e a FLACC. Essas avaliações são aplicadas principalmente em situações de sedoanalgesia contínua e manejo da dor durante a internação. Para situação de procedimentos rápidos, não costumam ser utilizadas.

Quadro 6.4. Uso de sedativos e analgésicos em diferentes procedimentos.

Tipo de procedimento	Exemplos	Objetivo	Fármacos sugeridos
Não invasivos	Tomografia, ecocardiograma, eletroencefalograma, ultrassonografia	Controle motor	Midazolam (exceto EEG) Dexmedetomidina
Associado a dor leve e ansiedade	Troca de traqueostomia, troca de gastrostomia, procedimentos dentários, nasofibroscopia, punção venosa periférica, sutura e punção lombar	Analgesia, sedação, controle motor e redução da ansiedade	Midazolam, cetamina e analgesia tópica ou local
Alto nível de dor e/ou ansiedade	Drenagem de abscesso, artrocentese, aspiração de medula óssea, pericardiocentese, cardioversão, punção venosa central, debridamento de queimaduras, redução de fraturas/hérnias/parafimose, toracocentese, drenagem torácica, paracentese, exame físico de vítimas de violência sexual	Sedação, analgesia, controle motor, redução da ansiedade e amnésia	Fentanil, midazolam + fentanil, Cetamina, cetamina + midazolam, cetamina + propofol

Fonte: Desenvolvido pela autoria do capítulo.

Referências bibliográficas

1. Ramalho CE et al. Sedation and analgesia for procedures in the pediatric emergency room. Jornal de Pediatria. Nov 2017;93;2-18. Elsevier BV. Disponível em: http://dx.doi.org/10.1016/j.jped.2017.07.009. Em 27 de dezembro de 2021.

2. Gaiga L et al. Sedação e analgesia em pediatria. In: Troster EJ et al., organizadores. Curso de Atualização em Medicina Intensiva Pediátrica. São Paulo: Associação de Medicina Intensiva Brasileira; 2016-2017. p. 75-116.
3. Goes ALLS, Fioretto JR. Sedação e analgesia para procedimentos. In: Martin JG, Fioretto JR, Carpi MF. Emergências pediátricas. Rio de Janeiro: Atheneu; 2019. p. 778-790.
4. Goes ALLS, Fioretto JR. Sequência rápida de intubação. In: Martin JG, Fioretto JR, Carpi MF. Emergências pediátricas. Rio de Janeiro: Atheneu; 2019. p. 778-790.
5. Goes ALLS, Fioretto JR. Sedação e analgesia. In: Fioretto JR, Carpi MF, Ribeiro CF. UTI pediátrica. 2. ed. Rio de Janeiro: Guanabara Koogan; 2020. p. 778-790.

7 Intoxicações exógenas agudas

Renata Tamie Akasawa
Marcos Aurélio de Moraes
Joelma Gonçalves Martin

As intoxicações são importantes causas de procura por atendimento em urgência e emergência, sendo que a população pediátrica responde por mais da metade da procura por atendimento em pronto-socorro. Os eventos são na maioria acidentais (geralmente com ingestão em menor quantidade de uma de substância) e apresentam mortalidade menor em comparação à dos adultos (geralmente com ingestões voluntárias e com vários tóxicos simultâneos). Apesar de ocorrer menor mortalidade, deve-se agir considerando **todos** os eventos como potencialmente fatais.

Para isso, todo suporte (avaliação e conduta das vias aéreas, respiração, circulação, déficits e exposição) e estabilização devem ser feitos agressivamente, para só então se investir no diagnóstico (síndrome toxicológica, exames) e condutas específicas (descontaminação, eliminação e antídotos).

Condutas gerais
Descontaminação
Pele

Utilizar equipamentos de proteção individual (EPIs), retirar roupas contaminadas e lavar o paciente com água ou salina morna. Usar xampu ou sabão para substâncias oleosas.

Olhos

Remover lentes, utilizar anestésicos tópicos, irrigar os olhos com ringer lactato, salina ou água morna (geralmente um litro para cada olho) e realizar avaliação oftalmológica.

Inalatória

Utilizar equipamentos de proteção individual (EPIs), remover a vítima do local, fornecer oxigênio a 100%, observar evidências de edema nas vias respiratórias superiores, taquipneia, dispneia e hipoxemia. Proceder a intubação orotraqueal se houver evidências de comprometimento respiratório progressivo.

Gastrointestinal

Carvão ativado
- Indicado para qualquer ingestão potencialmente tóxica, é mais eficaz se administrado até 2 horas após a intoxicação.

- Dose: 1 g/kg para crianças ou 60 a 100 g para adultos, via oral (em pacientes alertas e cooperativos) ou por sonda gástrica (com adequada proteção das vias aéreas), diluído a 10% com água, suco ou leite; dose adicional após 1 a 2 horas de intervalo, após intoxicação de grande monta.
- Algumas substâncias são pouco adsorvidas (Quadro 7.1).

Quadro 7.1. Substâncias pouco adsorvidas pelo carvão ativado.

Alcaloides	Etilenoglicol	Sais inorgânicos	Potássio
Cianeto	Fluoreto	Ferro	Ácidos minerais
Álcool	Metais pesados	Lítio	Hidrocarbonetos

Fonte: Martin JG, 2019.

Lavagem gástrica

- Indicada em casos de ingestão de substância tóxica (líquidos ou sólidos) em grande quantidade; deve ser realizada nos primeiros 30 a 60 minutos; não deve atrasar a administração de carvão ativado.
- Contraindicada em pacientes com rebaixamento do nível de consciência, comatoso ou convulsionando, sem proteção prévia de vias aéreas com intubação endotraqueal (cânula com *cuff*); em intoxicação por substâncias corrosivas (ácidos, bases).
- Efeitos adversos: perfuração do esôfago ou estômago, sangramento da mucosa durante a passagem da sonda, intubação endotraqueal inadvertida, vômito e broncoaspiração em paciente sonolento sem proteção de vias aéreas.
- Técnica
   a) Proteger as vias aéreas (intubação orotraqueal caso o paciente esteja com depressão do SNC ou apresentando convulsões).
   b) Manter decúbito lateral esquerdo.
   c) Inserir sonda gástrica de maior calibre possível.
   d) Administrar carvão ativado antes de começar o procedimento.
   e) Instilar solução salina morna em alíquotas de 10 mL/kg em crianças ou 200 a 300 mL em adultos; retirar por gravidade ou por sucção, num total de 2 litros ou retorno de líquido claro.

Irrigação intestinal total

- Descontaminação a partir do piloro; indicada na ingestão de grande quantidade de substâncias pouco adsorvidas pelo carvão (ferro, lítio), corpo estranho, pacotes com drogas ilícitas, comprimidos com revestimento contra secreção gástrica e/ou liberação entérica (ácido valproico, teofilina, aspirina, verapamil, diltiazem).
- Contraindicada em casos de íleo, obstrução intestinal, rebaixamento do nível de consciência ou paciente convulsionando.
- Efeitos adversos: náuseas, diarreia, vômitos, aspiração pulmonar.
- Técnica
   a) Proteger as vias aéreas.
   b) Inserir sonda entérica.
   c) Administrar carvão ativado (0,5 g/kg ou 50 g) a cada 2 a 3 horas durante o procedimento.

d) Instilar solução para irrigação intestinal; geralmente se utiliza o polietilenoglicol, na velocidade 2 L/h em adultos e 35 mL/kg/h em crianças, até um total de 10 litros para adultos, 150 a 200 mL/kg para crianças ou retorno de líquido claro.

Eliminação

- Indicações:
    a) intoxicações graves com deterioração clínica apesar do suporte oferecido;
    b) via habitual de eliminação prejudicada (insuficiência renal);
    c) ingestão de dose letal ou nível sanguíneo letal;
    d) comorbidades que possam prejudicar a evolução do paciente (DPOC, ICC).

Substâncias dialisáveis

- A substância necessita ter baixo volume de distribuição (Vd), isto é, deve estar presente na corrente sanguínea ou no espaço extracelular (substâncias com alto volume de distribuição não são dialisáveis) (Tabela 7.1).
- O tóxico deve ter baixa ligação com proteínas plasmáticas.

Tabela 7.1. Volume de distribuição de algumas substâncias.

Alto Vd (> 5 a 10 L/kg)	Baixo Vd (< 1 L/kg)
Antidepressivos	Álcool
Digoxina	Carbamazepina
Lindano (pesticida)	Lítio
Opioides	Fenobarbital
Fenciclidina (anestésico)	Salicilatos
Fenotiazida (psicotrópico)	Teofilina

Fonte: Martin JG, 2019.

- Métodos:
    a) alcalinização (fenobarbital, salicilatos);
    b) hemodiálise;
    c) hemoperfusão;
    d) diálise peritoneal (menos eficaz que hemodiálise, porém com menor risco de instabilidade hemodinâmica);
    e) carvão ativado em doses repetidas pode ajudar na eliminação de algumas substâncias (principalmente naquelas com recirculação êntero-hepática). Dose: 0,5 a 1 g/kg para crianças ou 20 a 30 g para adultos a cada 2 a 3 horas (Quadro 7.2).

Quadro 7.2. Substâncias removidas por repetidas doses de carvão ativado.

Cafeína	Fenitoína
Carbamazepina	Teofilina
Digoxina	Salicilato
Fenobarbital	Fenilbutazona
Dapsona	Clordecone (pesticida)

Fonte: Martin JG, 2019.

A seguir, na Tabela 7.2, elencaremos as principais substâncias intoxicantes na faixa etária pediátrica com resumo sobre o diagnóstico e seus respectivos tratamentos.

Tabela 7.2. Principais substâncias envolvidas em intoxicações pediátricas.

Substância	Diagnóstico

Acetaminofeno

Toxicidade: acúmulo de metabólito que causa lesão hepática, renal, acidose lática e alteração do estado mental

Dose tóxica: 200 mg/kg (em crianças) ou 6 a 7 g (em adolescentes e adultos), sendo menor em usuários de isoniazida, desnutridos e alcoólatras

Apresentação clínica

30 minutos a 24 horas: anorexia, náusea e vômitos

Exames laboratoriais tipicamente normais, exceto pelo nível sérico do paracetamol

24 a 48 horas: dor abdominal, aumento das transaminases (AST > ALT), bilirrubinas

Encefalopatia hepática, hepatite fulminante (acidose metabólica com ânion gap aumentado, hipoglicemia, alteração progressiva do coagulograma) são sinais de pior prognóstico

3 a 5 dias: falência hepática e de outros sistemas, morte ou início da recuperação

4 dias a 2 semanas: resolução da função hepática

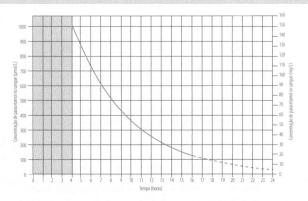

História, nível sérico de acetaminofeno a partir de 4 horas da ingesta (Normograma de Rumack-Matthew). É importante incluir a dosagem das transaminases hepáticas, função renal e provas de coagulação

Normograma de Rumack-Mattthew: preditor de hepatotoxicidade por acetaminofeno. Níveis séricos acima da linha devem receber antídoto

Os níveis plasmáticos tóxicos são dados por meio do Normograma de Rumack-Mattthew para a previsão e hepatotoxicidade após superdosagem aguda

Benzodiazepínicos

Toxicidade: aumento da ação de neurotransmissores GABA, diminuição dos reflexos, coma, insuficiência respiratória e parada respiratória

As substâncias mais conhecidas em nosso meio são: alprazolam, clonazepam, diazepam, lorazepam, midazolam, zolpidem

Dose tóxica: depende da via, dose e velocidade

Clínica: depressão do SNC, letargia, ataxia, coma, parada respiratória, hipotermia, miose

Capítulo 7 – Intoxicações exógenas agudas

Tratamento

A. Emergência

Vômitos: ondansentrona (dose: 0,15 mg/kg – máximo de 16 mg/dose – EV, infundidos em 15 minutos, diluídos em SF ou SG 5%.
Pode ser repetido a cada 4 horas); metoclopramida (dose: para sintomas leves: 10 a 20 mg/IM ou 0,1 mg/kg EV lento. Para sintomas intensos: 1 a 2 mg/kg diluídos em 50 mL de SF ou SG 5%; correr em 15 minutos. Pode ser repetido a cada 2 a 4 horas). Importante observar que em 2018 a Anvisa contraindica a metoclopramida para crianças menores de 1 ano e não a recomenda para crianças e adolescentes entre 1 e 18 anos de idade
Transplante hepático de emergência se houver sinais de insuficiência hepática fulminante

B. Antídoto: N-acetilcisteína

Diluição de NAC para administração VO		
	Volume de NAC (mL/kg)	**Volume aproximado de suco/refrigerante para solução 5%**
Dose ataque (140 mg/kg)		
NAC 20% (200 mg/mL)	0,7	2
NAC 10% (100 mg/mL)	1,4	1,4
Dose manutenção (70 mg/mL)		
NAC 20% (200 mg/mL)	0,35	1
NAC 10% (100 mg/mL)	0,7	0,7

VO → 140 mg/kg seguidos de 70 mg/kg a cada 4 horas, num total de 17 doses em 72 horas

Diluição de NAC para administração EV		
	Dose acetadote 20%	**Volume SG 5%**
Dose ataque (150 mg/kg)	0,75 mL/kg	3 mL/kg (crianças < 20 kg)
		100 mL (crianças 20 a 40 kg)
		200 mL (adultos)
Dose manutenção		
1ª dose (50 mg/kg)	0,25 mL/kg	7 mL/kg (crianças < 20 kg)
		250 mL (crianças 20 a 40 kg)
		500 mL (adultos)
2ª dose (100 mg/kg)	0,5 mL/kg	14 mL/kg (crianças < 20 kg)
		500 mL (crianças 20 a 40 kg)
		1.000 mL (adultos)

EV → 150 mg/kg (máximo 15 g) infundidos em 60 minutos, seguidos de 50 mg/kg por 4 horas e após 100 mg/kg em 16 horas
Melhor eficácia se administrado até 8 horas após a intoxicação

C. Descontaminação: carvão ativado em 60 a 120 minutos após ingestão
D. Eliminação: hemodiálise (geralmente não é necessária, pois o antídoto é muito eficaz se administrado prontamente)

A. Emergência: abordagem inicial, tratar hipotermia e coma
B. Antídoto: flumazenil 0,1 mg/mL (0,01 mg/kg EV em crianças; 0,2 mg EV em adultos; se não houver resposta, administrar 0,3 mg. Se ainda assim não houver resposta, administrar 0,5 mg)
Dose máxima total em crianças é de 1 mg e em adultos é de 3 mg
C. Descontaminação: carvão ativado
D. Eliminação: não é necessária

(Continua)

Tabela 7.2. Principais substâncias envolvidas em intoxicações pediátricas. (*Continuação*)

Substância	Diagnóstico
Cáusticos	
Toxicidade *Bases:* necrose de liquefação, causando lesões profundas *Ácidos:* necrose de coagulação, causando lesões bem delimitadas **Dose tóxica:** qualquer contato; depende da concentração e da forma	**Apresentação clínica:** oligossintomáticos, odinfagia, disfagia, sialorreia, dor retroesternal, vômitos, rouquidão, dispneia, estridor, dor abdominal **Diagnóstico:** ingestão, clínica, endoscopia, raio X
Ferro	
Toxicidade: efeito corrosivo nas mucosas, necrose de coagulação e perfurações, disfunção e morte celular, alteração da permeabilidade capilar, acidose láctica e disfunção de órgãos (cardiovascular e hepático) **Dose tóxica:** menor que 20 mg Fe/kg: sem sintomas; 20 a 40 mg Fe/kg: vômitos, dor abdominal, diarreia, falência hepática, sintomas neurológicos e choque. 40 a 60 mg Fe/kg; maior que 60 mg Fe/kg: potencialmente letal	**Diagnóstico:** história clínica, vômitos, diarreia, hipotensão, raio X com imagem de pílulas radiopacas, dosagem sérica de ferro (300 a 500 mcg/dL: sintomas gastrointestinais; 500 a 1.000 mcg/dL: toxicidade sistêmica; maior que 1.000 mcg/dL: alta morbimortalidade), outros exames laboratoriais
Opioides	
Toxicidade: sedação, depressão respiratória, apneia, aspiração As principais substâncias desse grupo são: codeína, fentanil, heroína, morfina, tramadol, oxicodona, meperidina **Dose tóxica:** depende dos componentes	**Apresentação clínica** *Leve/moderada:* letargia, miose, hipotensão, bradicardia, redução de ruídos hidroaéreos, hiporreflexia, hipotermia, flacidez muscular *Grave:* depressão respiratória, apneia, edema pulmonar, convulsões, cardiotoxicidade (prolongamento do intervalo QTc, *Torsade de Pointes*) **Diagnóstico:** história e alterações típicas ao exame físico, como miose, depressão de SNC e respiratória, reversão com naloxone Teste toxicológico qualitativo da urina identifica alguns opioides (codeína, morfina, hidrocodona e morfina)
Monóxido de carbono	
Toxicidade: gás inodoro, não irritante, incolor, com grande afinidade pela hemoglobina **Dose tóxica:** 25 partes por milhão (ppm)	**Apresentação clínica:** cefaleia, náuseas, zumbido, angina, infarto, desmaios, convulsão, coma, sequelas neurológicas **Diagnóstico:** história de exposição, saturometria falso-positiva, gasometria mede PaO_2 dissolvida no plasma
Hidrocarbonetos	
Toxicidade: pneumonite química por aspiração, sintomas sistêmicos graves por ingestão ou inalação, processo inflamatório grave se injetado ou irritação de pele e olhos por contato Exemplos: gasolina, combustível, tintas, fibras sintéticas, cosméticos, dissolventes, detergentes **Dose tóxica:** aspiração de pouco volume, ingestão de 10 a 20 mL, injeção de 1 mL são doses potencialmente tóxicas a depender da substância	**Apresentação clínica:** cefaleia, náuseas, zumbido, angina, infarto, desmaios, convulsão, coma, sequelas neurológicas **Diagnóstico:** história de exposição, saturometria falso-positiva, gasometria mede PaO_2 dissolvida no plasma
Carbamazepina	
Toxicidade: depressão da atividade neuronal, efeito anticolinérgico, altera função tronco vestíbulo-cerebelar, distúrbios de condução cardíaca, convulsões **Dose tóxica:** ingestão aguda de 10 mg/kg (nível sérico maior que 12 mg/L)	**Apresentação clínica** *Leve/moderada:* náusea, cansaço, fala arrastada, visão borrada, nistagmo, midríase, vertigem, ataxias, discinesias, oftalmoplegia, taquicardia sinusal, distonia e discinesia *Grave:* mioclonias, convulsões, hipertermia, hipotensão, insuficiência respiratória e coma, arritmias (alargamento do complexo QRS), síndrome neuroléptica maligna **Diagnóstico:** história, quadro clínico (principalmente ataxia, estupor e taquicardia), nível sérico (> 10 mg/L)

Tratamento

A. Emergência: abordagem inicial, avaliação cirúrgica se houver dor torácica, enfisema, pneumomediastino ou pneumotórax
B. Antídoto: não há
C. Descontaminação: remover do ambiente, O_2 a 100%, irrigação da pele e dos olhos, retirar roupas e dar banho
Se for ingerido, não estimular vômito, não fazer lavagem gástrica e não utilizar carvão ativado
D. Eliminação: depende do agente

Nos casos de sintomas gastrointestinais leves, autolimitados e assintomáticos: observação por 6 horas
A. Emergência: abordagem inicial, suporte (cristaloide, transfusão sanguínea, substâncias vasoativas)
B. Antídoto: deferoxamina EV, se intoxicação grave
Dose: 15 mg/kg/h (máximo de 6 g/dia), até clareamento da urina (complexo ferro-deferoxamina quelado dá a cor rosa-avermelhada para a urina na maioria dos casos) ou ferro sérico < 500 mcg/dL
C. Descontaminação: carvão ativado não é eficaz; lavagem gástrica pode ser útil
D. Eliminação: não recomendada

A. Emergência: abordagem inicial, tratamento de coma, convulsões, hipotensão
B. Antídoto: Naloxone (dura de 1 a 2 horas). Dose: 0,1 mg/kg (máximo de 2 mg/dose) EV ou IM a cada 3 minutos. Após acordado é seguro observar o paciente por 6 a 12 horas
C. Descontaminação: carvão ativado
D. Eliminação: não está indicada

A. Emergência: abordagem inicial, cuidado com adrenalina por risco de desenvolvimento de arritmia. Aspiração assintomática: observar por 4 horas. Se sintomático fornecer O_2, tratar broncoespasmo, não usar corticoide ou antibiótico profilático
B. Antídoto: não há

A. Emergência: abordagem inicial, cuidado com adrenalina por risco de desenvolvimento de arritmia. Aspiração assintomática: observar por 4 horas. Se sintomático, fornecer O_2, tratar broncoespasmo, não usar corticoide ou antibiótico profilático
B. Antídoto: não há

A. Emergência: abordagem inicial, tratar sintomas presentes, se assintomático observar por 12 horas
B. Antídoto: não há
C. Descontaminação: carvão ativado
D. Eliminação: considerar se nível sérico > 40 mg/L, hemodiálise, carvão ativado múltiplas vezes

(Continua)

Tabela 7.2. Principais substâncias envolvidas em intoxicações pediátricas. (*Continuação*)

Substância	Diagnóstico
Maconha	
Toxicidade: liga-se ao receptor canabinoide CB1 e CB2 no cérebro, causando alucinações, agitação ou sonolência **Dose tóxica:** varia com a forma de administração, concentração e tolerância do indivíduo	**Apresentação clínica:** euforia, consciência sensorial exacerbada, desorientação temporal, seguidas de sedação. Se intoxicação grave, ansiedade, prejuízo da memória de curto prazo, despersonalização, alucinação visual e psicose Taquicardia, hipertensão arterial, hipercinesia, hiperemia conjuntival, incoordenação, fala arrastada, ataxia, estupor com palidez, tremor fino, convulsões, síndrome coronariana aguda e pneumotórax. É comum rebaixamento do nível de consciência em crianças **Diagnóstico:** história e exame clínico típico com taquicardia e eritema conjuntival, além de alterações da função cognitiva e do humor
Salicilatos	
Toxicidade: estimulação do centro respiratório, causando hiperventilação, edema cerebral e pulmonar, alteração da função plaquetária Substância conhecida: aspirina **Dose tóxica** *Aguda:* 150 a 200 mg/kg (moderada), 300 a 500 mg/kg (grave) *Crônica:* 100 mg/kg/dia por 2 dias ou mais	**Apresentação clínica** *Aguda:* vômitos, hiperpneia, acidose metabólica e alcalose respiratória, coma, convulsões, hipertermia, hipoglicemia, edema pulmonar, choque *Crônica:* confusão, desidratação, acidose metabólica, edema pulmonar, alta morbidade e mortalidade **Diagnóstico:** história, síndrome hipermetabólica, nível sérico (> 300 mg/L), alterações laboratoriais com ânion gap, gasometria, coagulograma
Anti-histamínicos	
Toxicidade: principalmente pelos anti-histamínicos de 1ª geração (difenidramina, clorfeniramina, prometazina, hidroxizina), atuam em receptores muscarínicos, causando efeitos anticolinérgicos indesejáveis, além de atravessar a barreira hematoencefálica, causando estimulação ou depressão do SNC **Dose tóxica:** anti-histamínicos de 1ª geração: ingestão de 3 a 5 vezes a dose terapêutica; 2ª geração: menos relacionados a intoxicação	**Apresentação clínica:** sonolência, sintomas semelhantes à intoxicação por anticolinérgicos (agitação, midríase, secura da pele e da boca, rubor facial, febre, retenção urinária, taquicardia, redução do trânsito intestinal, *delirium*, alucinações, movimentos coreoatetóticos), convulsões, rabdomiólise, lesão renal aguda, pancreatite. Intoxicação por anti-histamínicos de 2ª geração apresenta quadros leves, com sonolência ou agitação, cefaleia e distúrbios gastrointestinais. Existem alguns relatos de alterações de condução cardíaca (prolongamento de QT, arritmias) **Diagnóstico:** história, síndrome anticolinérgica, teste qualitativo toxicológico com urina
Ibuprofeno	
Toxicidade: a ingestão de dose inferior a 200 mg/kg raramente causa toxicidade, a despeito de poderem ocorrer efeitos adversos como irritação gastrointestinal, diminuição do fluxo sanguíneo renal e disfunção plaquetária mesmo em doses terapêuticas. Entretanto, a ingestão de doses superiores a 400 mg/kg pode produzir alteração de sensório e acidose metabólica	**Apresentação clínica:** os sintomas em geral aparecem 4 a 6 horas após a ingestão e desaparecem em 24 horas: náuseas, vômitos e dor abdominal são comuns. Sangramentos gastrointestinais e úlceras são descritos com o uso crônico e, em intoxicações maciças, alterações de sensório, acidose metabólica e insuficiência renal **Diagnóstico:** história de exposição e achados clínicos
Glicosídeos cardíacos	
Toxicidade: inibe a bomba Na/K, causando aumento de K; potencializa tônus vagal. Substância digoxina **Dose tóxica:** crianças: 1 mg; adultos: 3 mg	**Apresentação clínica** *Aguda:* vômitos, hipercalemia, bradicardia sinusal, PCR, BAV, extrassístoles, fibrilação ventricular, edema agudo de pulmão não cardiogênico *Crônica:* distúrbios visuais, hipocalemia, anorexia, dor abdominal **Diagnóstico:** ingestão, clínica, nível sérico
Organofosforados	
Toxicidade: inibe acetilcolinesterase, aumentando acetilcolina em receptores nicotínicos, muscarínicos e no SNC **Dose tóxica:** depende de potência, tempo de exposição	**Apresentação clínica:** início dos sintomas em 1 a 12 horas. Efeito muscarínico: vômitos, diarreia, dor abdominal, broncoespasmo, miose, bradicardia, sudorese. Efeito nicotínico: fasciculações, tremores, fraqueza dos músculos respiratórios. Efeito no SNC: agitação, convulsões e coma. Síndrome intermediária: após 2 a 4 dias da exposição, fraqueza motora proximal, com risco de evoluir para acometimento da musculatura respiratória abruptamente, hiporreflexia

Capítulo 7 – Intoxicações exógenas agudas — 47

Tratamento

A. Emergência: abordagem inicial, agitação pode ser manejada com benzodiazepínicos (lorazepam 0,04 mg/kg EV, máximo 1 a 2 mg/dose ou 0,05 mg/kg IM, máximo 4 mg; diazepam 1 a 2 mg EV, midazolam 0,05 mg/kg EV); se sinais de intoxicação por opioide, naloxone (0,1 mg/kg – máximo de 2 mg/dose EV ou IM a cada 3 minutos), sendo que não reverte intoxicação por maconha
B. Antídoto: não há
C. Descontaminação: não indicado
D. Eliminação: não há

A. Emergência: abordagem inicial, tratar complicações descritas
B. Antídotos: não há
C. Descontaminação: carvão ativado, se intoxicação aguda
D. Eliminação: alcalinização urinária: bicarbonato de sódio: bólus 1 a 2 mEq/kg + manutenção: 150 mEq/L SG 5%, com infusão de 2 a 3 mL/kg/h + K: 20 a 40 mEq/L (meta: pH sérico até 7,6 e pH urinário ≥ 7,5) e hemodiálise, e carvão ativado em repetidas doses

A. Emergência: abordagem inicial, tratar coma, convulsões, arritmia, monitorizar até 6 horas após ingestão
B. Antídoto: não há
C. Descontaminação: carvão ativado
D. Eliminação: não há

A. Emergência: abordagem inicial e suporte. Pacientes assintomáticos após 4 a 6 horas de ingestão podem ser considerados livres de medicamento
B. Antídoto: não há
C. Descontaminação: carvão ativado até 2 horas após ingestão
D. Eliminação: não há método

A. Emergência: abordagem inicial, se K maior que 5,5 (medidas para hipercalemia). Se houver bradiarritmia, usar atropina (0,002 mg/kg); e nas taquiarritmias usar lidocaína (1 mg/kg em bólus + manutenção 20 a 50 mcg/kg/min)
B. Antídoto: anticorpo antidigoxina
C. Descontaminação: carvão ativado
D. Eliminação: repetidas doses de carvão; não são removidos por diálise

A. Emergência: abordagem inicial, cuidado com fraqueza muscular e parada respiratória
B. Antídotos: atropina na dose de 0,05 a 0,1 mg/kg EV, pode repetir a cada 5 a 10 minutos; pralidoxima: ataque: 20 a 50 mg/kg (máximo de 2 g/dose) em 30 minutos; manutenção: 20 a 50 mg/kg após 1 hora e, depois, a cada 10 a 12 horas ou 10 a 20 mg/kg/h EV por pelo menos 8 horas
C. Descontaminação: lavar paciente, carvão ativado, não induzir vômitos, lavagem gástrica

(Continua)

Tabela 7.2. Principais substâncias envolvidas em intoxicações pediátricas. (*Continuação*)

Substância	Diagnóstico
Organofosforados	
	Diagnóstico: história e sintomas muscarínicos (SLUDGE/BBB: sialorreia, lacrimejamento, incontinência urinária, diarreia, êmese gástrica/broncorreia, broncoespasmo, bradicardia), nicotínicos e do SNC
Descongestionantes nasais tópicos e sistêmicos	
Toxicidade: simpatomiméticos. Medicações de uso tópico: nafazolina e oximetazolina. Medicações de uso sistêmico: efedrina e pseudoefedrina **Dose tóxica:** variável, porém pequenos volumes (1 a 2 mL ingeridos da solução nasal dos imidazólicos) podem causar sintomas sistêmicos	**Apresentação clínica:** hipotermia, taquicardia, palidez, sudorese fria, sonolência. Se intoxicação grave: hipertensão nas primeiras horas, seguida de hipotensão e bradicardia (nos casos mais graves de intoxicação por imidazólicos), depressão respiratória, hipotonia, hiporreflexia. Podem ocorrer também convulsões, arritmias, alucinações e hemorragia intracraniana. A efedrina e a pseudoefedrina são encontradas facilmente em suspensões orais associadas a anti-histamínicos e causam síndrome simpatomimética clássica **Diagnóstico:** história, apresentação clínica; o ECG pode ajudar na identificação da taquicardia sinusal
Beta-adrenérgicos	
Toxicidade: o estímulo beta-2 causa sintomas simpatomiméticos, além do relaxamento de musculatura lisa. Exemplos: albuterol, metaproterenol, terbutalina **Dose tóxica:** salbutamol: 0,7 mg/kg; terbutalina: 1 mg/kg; formoterol: 1,5 mcg/kg; clenbuterol: qualquer quantidade	**Apresentação clínica:** taquicardia sinusal, tremores, agitação, hipertensão arterial, taquipneia, náuseas, vômitos, hiperglicemia e hipocalemia. Outros: hipotensão arterial, taquicardia supraventricular, fibrilação atrial, convulsão, acidose, hipofosfatemia, hipomagnesemia, infarto (com clenbuterol), aumento de troponina e creatinofosfoquinase muscular e cardíaca
Etanol	
Toxicidade: depressão do SNC, hipoglicemia por diminuição da gliconeogênese **Dose tóxica:** 0,4 g/kg de etanol	**Apresentação clínica:** euforia, incoordenação motora, ataxia, nistagmo, hipoglicemia, alteração de reflexo e da crítica. Pode ocorrer comportamento expansivo e agressivo. Em intoxicação grave: coma, depressão respiratória, broncoaspiração, miose, hipotermia, hipotensão e pulsos finos **Diagnóstico:** história, odor característico, nível sérico. Colher eletrólitos, glicemia

Fonte: Desenvolvida pela autoria do capítulo.

Referências bibliográficas

1. Albertson TE et al. TOX-ACLS: toxicologic-oriented advanced cardiac life support. Ann Emerg Med. 2001;37(4):78-90.
2. Bond GR. The role of activated charcoal and gastric emptying in gastrointestinal decontamination: a state-of-the-art-review. Ann Emerg Med. 2002;39(3):273-86.
3. Bryson PD. Comprehensive review in toxicology for emergency clinicians. 3rd. ed. Bristol, Pennsylvania: Taylor & Francis; 1996.
4. Ling L. Toxicology secrets. Philadelphia: Lippincott Williams & Wilkins; 2001.
5. Ford M, editor. Clinical toxicology. Philadelphia: WB Saunders; 2000.
6. Brok J et al. Interventions for paracetamol overdoses. Cochrane Database Syst Ver. 2002(3).
7. Hugh TB, Kelly MD. Corrosive ingestion and the surgeon. J Am Coll Surg. 1999;189(5):508-22.
8. Weaver LK et al. Hyperbaric oxygen for acute carbon monoxide poisoning. N Engl J Med. 2002;347(14):1057-67.
9. Shusterman EM et al. Soft tissue injection of hydrocarbons: a case report and review of the literature. J Emerg Med. 1999;17(1):63-5.
10. Tenenbein M. Hepatotoxicity in acute iron poisoning. J Toxicol Clin Toxicol. 2001;39(7):721-6.
11. Schmeir AB et al. Massive oxycontin ingestion refractory of naloxone therapy. Ann Emerg Med. 2002;40(4):425-8.

Tratamento

D. Eliminação: doses repetidas de carvão ativado

A. Emergência: abordagem inicial com utilização de carvão ativado caso a ingestão tenha ocorrido na última hora; atropina (0,02 mg/kg) EV, se bradicardia; cristaloide (10 a 20 mL/kg) EV, se hipotensão. Se assintomático, observação mínima por 6 horas
B. Antídoto: não há
C. Descontaminação: carvão ativado, se ingestão de efedrina ou pseudoefedrina
D. Eliminação: não há indicação

A. Emergência: abordagem inicial; se hipotensão, expansão volêmica com cristaloide; se refratariedade, noradrenalina
B. Antídoto: betabloqueador (nas taquiarritmias com repercussão hemodinâmica e hipotensão refratária). Propranolol VO 1 a 2 mg a cada 8 horas em crianças, 20 a 40 mg a cada 8 horas em adultos
C. Descontaminação: carvão ativado até 1 hora, se risco à vida do paciente
D. Eliminação: não há relato

A. Emergência: abordagem inicial, corrigir glicemia, aquecer
B. Antídoto: não há
C. Descontaminação: não está indicada
D. Eliminação: hemodiálise

12. Johnson MK et al. Evaluation of antidotes for poisoning: a systematic review of clinical trials QJM. 2002;95(5):275-83.
13. Spiller HÁ. Management of carbamazepine overdose. Pediatr Emerg Care. 2001;17(6):452-6.
14. Hicks LK, Mcfarlane PA. Valproic acid overdose and haemodialisys. Nephrol Dial Transplant. 2001;17(7):1483-6.
15. Olmedo R, Hoffman RS. Withdrawal syndromes. Emerg Med Clin North Am. 2000;18(2):273-8.
16. Olson KR. Poisoning & drug overdose. San Francisco: Lange; 2018.
17. Clardy PF. Carbon monoxide poisoning. 2018 [acesso em jan 2019]. Disponível em: https://www.uptodate.com/contents/carbon-monoxide-poisoning?search=monoxido%20de%20carbono%20intoxica%C3%A7%C3%A3o&source=search_result&selectedTitle=1~68&usage_type=default&display_rank=1.
18. Lewander WJ. Hydrocarbon poisoning. 2018 [acesso em jan 2019]. Disponível em: https://www.uptodate.com/contents/hydrocarbon-poisoning?search=hidrocarboneto%20intoxica%C3%A7%-C3%A3o&source=search_result&selectedTitle=1~13&usage_type=default&display_rank=1.
19. Sztajnkrycer MD. Valproic acid poisoning. 2018. [acesso em jan 2019]. Disponível em www.uptodate.com/contents/valproic-acid-poisoning?search=acido%20valproico%20intoxica%-C3%A7%C3%A3o&source=search_result&selectedTitle=1~24&usage_type=default&display_rank=1#H7533916.

20. Bird S. Organophosphate and carbamate poisoning. 2017 [acesso em jan 2019]. Disponível em https://www.uptodate.com/contents/organophosphate-and-carbamate-poisoning?search=organofosforado%20intoxica%C3%A7%C3%A3o&source=search_result&selectedTitle=1~21&usage_type=default&display_rank=1.
21. Hendrickson RG. Gastrointestinal decontamination of poisoned patient. 2017 [acesso em jan 2019]. Disponível em https://www.uptodate.com/contents/gastrointestinal-decontamination-of-the-poisoned-patient?search=laxantes%20pediatria%20descontamina%C3%A7%C3%A3o&source=search_result&selectedTitle=1~150&usage_type=default&display_rank=1.
22. Sociedade Brasileira de Pediatria. Intoxicações agudas por medicamentos de uso comum em pediatria. 2018 [acesso em jan 2019]. Disponível em www.sbp.com.br/fileadmin/user_upload/20028e-DocCient_-_Atualiz_IntoxAguda_por_medicamentos.pdf.
23. Andrade Filho A. Toxicologia na prática clínica. Belo Horizonte: Folium; 2013.

8 Síncope em crianças e adolescentes

Juliana Rodrigues Ortiz
Rossano Cesar Bonatto

Definição

Perda repentina e breve da consciência, associada a perda do tônus postural, com recuperação espontânea. Aproximadamente 15% das crianças apresentam um episódio de síncope até o final da adolescência. Corresponde a aproximadamente 1% dos atendimentos em serviços de urgência e emergência pediátricas.

De acordo com a causa, os episódios de síncope podem ser divididos em:

- autonômicas (neurocardiogênicas ou vasovagais);
- situacionais;
- síndromes ortostáticas;
- de origem cardíaca;
- de origem metabólica;
- de origem conversiva.

Aproximadamente 80% dos atendimentos dos casos de síncope em salas de urgência e emergência pediátricas são de causas autonômicas. Etiologias neurológicas, como convulsões ou migrânea, estão presentes em até 20% dos pacientes. Outras causas, como hipoglicemia, anafilaxia, arritmias cardíacas ou doenças estruturais do coração, não são frequentes, mas representam 1% a 2% dos casos, devendo ser também consideradas como diagnóstico diferencial, tendo em vista o possível prognóstico ruim.

O Quadro 8.1 mostra as definições utilizadas no diagnóstico de síncope na faixa etária pediátrica.

A avaliação inicial pode ocorrer em diferentes locais, como salas de urgência/emergência ou em consultórios de médicos generalistas ou especialistas. Assim, o primeiro atendimento se baseia em alguns pilares importantes para direcionar a investigação da causa. Torna-se fundamental a realização de anamnese adequada, exame clínico cuidadoso, avaliação da necessidade de exames auxiliares e tratamento, quando necessário.

Quadro 8.1. Definições e conceitos importantes.

Termo	Definição/comentários
Intolerância ortostática	Síndrome que abrange um conjunto de sintomas: tontura, palpitação, tremores, fraqueza generalizada, turvamento visual, intolerância a exercício e cansaço quando permanece em posição ortostática, de forma recorrente e persistente. Esses sintomas podem ocorrer ou não acompanhados de taquicardia ou hipotensão ortostática, pré-síncope ou síncope. Os pacientes apresentam um ou mais sintomas relatados com uma capacidade reduzida de permanecer em pé
Pré-síncope	Sintomas que precedem o evento de síncope em si, podendo incluir tontura e vertigem, turvamento ou escurecimento da visão, sensação de palpitação, boca seca, dor no peito, falta de ar, formigamento, distúrbio sensitivo, sem a perda de consciência. A pré-síncope pode ou não evoluir para síncope
Síncope	Perda da consciência de maneira abrupta e transitória, associada à incapacidade de manter o tônus postural, seguido de uma recuperação rápida e espontânea do nível de consciência. O mecanismo presumido é por hipoperfusão cerebral e não deve apresentar características atribuídas a outros fenômenos
Síncope vasovagal (neurocardiogênica)	A causa mais comum de síncope reflexa mediada por resposta vasovagal. Pode ocorrer em posição vertical (sentada ou deitada), exposição a estresse emocional, dor ou ambientes hospitalares. É tipicamente caracterizada pelo relato de diaforese, sensação de calor, náusea e palidez. É associada a hipotensão vasodepressora e/ou bradicardia. Frequentemente é seguida da sensação de fadiga. Geralmente há gatilhos precedentes reconhecidos, configurando um pródromo característico. Na avaliação inicial, colher uma história detalhada, exame físico e coleta de informações com indivíduos que presenciaram o evento
Hipotensão ortostática	Queda na pressão sistólica de pelo menos 20 mmHg ou diastólica de pelo menos 10 mmHg no mesmo critério de alteração de decúbito para a posição ortostática. Pode ainda ser dividida em: imediata, clássica, tardia e neurogênica, conforme tolerância da posição vertical no tempo de exame (imediato, até 3 minutos, mais do que 3 minutos e aquelas causadas por lesões de nervos autonômicos centrais ou periféricos). Apresenta ECG normal
Síndrome da taquicardia postural ortostática (STPO)	Caracterizada por: 1) Sintomas frequentes que ocorrem quando fica em pé (p. ex., tontura e vertigem, palpitações, tremores, fraqueza generalizada, visão turva, intolerância ao exercício e fadiga) 2) Aumento de pelo menos 30 bpm na frequência cardíaca na mudança de posição supina para em pé (maior ou igual a 40 bpm nos maiores de 12 anos) 3) Ausência de critério de hipotensão ortostática 4) Ser mais frequente no sexo feminino. Além dos sintomas clássicos associados à STPO, incluem-se também aqueles que não estão associados a mudanças posturais, como sensação de inchaço, diarreia e dor abdominal, ou outros sistêmicos, como fadiga, sonolência e migrânea
Síncope situacional	Síncope reflexa associada a uma ação específica, como tossir, rir, engolir, durante micção ou evacuação. Esse tipo de síncope está intimamente relacionado a uma função fisiológica específica
Síndrome do seio carotídeo	Síncope reflexa associada a hipersensibilidade do seio carotídeo. Pode-se encontrar essa causa quando há uma pausa maior ou igual a 3 segundos e/ou uma queda de 50 mmHg na pressão sistólica durante a estimulação do seio carotídeo. Ocorre principalmente em adultos, porém pode ser encontrada em crianças maiores e adolescentes
Síncopes não cardíacas	Aquelas representadas por causas não cardiológicas, como hipotensão ortostática, desidratação, depleção de volume, perda sanguínea, síncope reflexa, e aquelas desencadeadas por eventos externos, como intoxicação exógena
Síncope cardíaca	Causada por bradicardia ou taquicardia, hipotensão com quadros de baixo débito cardíaco, obstrução do fluxo sanguíneo por causas anatômicas congênitas ou adquiridas, vasodilatação ou dissecção vascular aguda
Síncope psicogênica	Caracterizada por uma perda da consciência aparente, mas não verdadeira, uma simulação. Diagnóstico de exclusão
Síncopes de causa indeterminada	São representadas por aquelas cuja causa não foi possível determinar, após a avaliação inicial, por profissional capacitado ou consultando um especialista. A avaliação inicial deve conter, porém não estar limitada, a uma história completa, exame físico detalhado e ECG

Fonte: Adaptado de Shen et al., 2017.

O objetivo na avaliação de síncope é a identificação de condições que representem alto risco para morte súbita ou que possam estar associadas a lesões significativas, com evolução e prognóstico desfavoráveis.

A Figura 8.1 mostra o direcionamento do diagnóstico da causa de síncope de acordo com história clínica e exame físico.

Capítulo 8 – Síncope em crianças e adolescentes

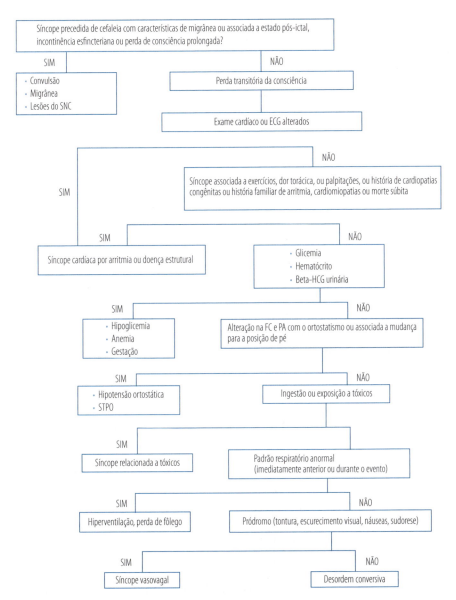

Figura 8.1. Fluxograma – Diagnóstico de síncope em crianças e adolescentes no pronto-socorro.
Fonte: Adaptada de Salerno, 2021.

Anamnese

Uma história detalhada é a ferramenta mais importante para identificar a etiologia e direcionar as condutas subsequentes ao evento. Deve ser direcionada para abranger o maior número de informações, tendo como objetivo diferenciar a síncope de origem cardíaca daquelas de origem neurogênicas, tendo em vista o prognóstico da primeira.

Ao entrevistar acompanhantes e pacientes, é importante recolher dados de ambos, tendo em vista a provável limitação quanto à lembrança do ocorrido por meio do indivíduo que sofreu a síncope, mas também não podendo descaracterizar a importância de sua autopercepção.

Os seguintes aspectos devem constar no corpo da história:

- Caracterização do episódio com descrição do evento com o maior número de detalhes possível, tendo por base os diagnósticos diferenciais, incluindo a duração parcial e total do ocorrido, abrangendo fase pré-síncope e pós-síncope se houver, e as circunstâncias nas quais o evento ocorreu (como posição, atividade, mudança de decúbito, exercício associado etc.).
- Sintomas associados, como movimentos estereotipados, sialorreia, desvio ocular, emissão de sons, presença de febre etc.
- Recorrência dos eventos com detalhamento de sua frequência.
- Atentar para informações pessoais, como condições socioeconômicas, presença de comorbidades, uso de medicações, antecedentes familiares pertinentes.

Atentar para a relação de cada informação com uma patologia ou condição que possa ter desencadeado o evento:

- Exercício físico: síncopes que ocorrem durante exercícios são bem sugestivas de causas cardíacas, bem como etiologia autonômica.
- Estímulos sonoros súbitos: alguns gatilhos estão associados a distúrbios elétricos primários específicos, por exemplo em portadores de síndrome do QT longo, em episódios de sobressalto ou sons agudos e altos, como alarmes de incêndio e sirenes.
- Mudanças posturais: crianças com síndrome vasovagal como causa de síncope tipicamente têm na posição vertical prolongada ou nas mudanças súbitas de posição.
- Dor aguda ou estresse emocional: podem ser predecessores de síncope, como em coleta de exames séricos com punção venosa e retirada de amostra de sangue. Mais raramente, crianças com antecedente familiar de taquicardia ventricular polimórfica catecolaminérgica podem desenvolver arritmias em associação a estresse emocional.
- Palpitações ou dor precordial precedendo ou durante o evento de síncope: podem ser sugestivas de causa cardíaca; ocasionalmente podem estar relacionadas também à síncope vasovagal (neurocardiogênica).
- Perda de consciência seguida de atividades motoras anormais (p. ex., movimentos tônico-clônicos ou posturais): podem ocorrer no final do evento de síncope e são mais comumente relacionadas a causas neurocardiogênicas, embora arritmias também devam ser suspeitadas. A duração geralmente é breve, com retorno do nível de consciência e recuperação rápidas.
- Atividade motora: começa simultaneamente ao evento e apresenta um período prolongado de recuperação, muitas com fala arrastada e desorientação, é mais consistente com convulsão.
- Pacientes com hipotensão ortostática ou síncope vasovagal: podem relatar que os sintomas retornam assim que tentam se levantar ou se sentar após o episódio inicial.
- Crianças com síncope neurocardiogênica: frequentemente relatam sintomas que precedem o evento (sintomas de pré-síncope), podendo incluir tontura, vertigem,

sudorese, náusea, fraqueza e alterações visuais (visão turva, visão em túnel, perda visual progressiva), e podem apresentar fadiga por horas após o evento.

- Crise de perda de fôlego é uma variedade da síncope vasovagal: ocorre na faixa etária de 6 meses a 2 anos e geralmente é desencadeada por choro, raiva ou medo. Pode ser: cianótica, na qual a apneia inicia a crise, que evolui para cianose e perda da consciência; ou pálida, na qual a perda da consciência ocorre antes da apneia. Geralmente se apresentam episódios tônicos de curta duração durante ou logo após o episódio. O curso clínico é benigno e deve-se interromper o episódio por estimulação da respiração por meio de contração abdominal ou torácica. Raramente ocorre após os 5 anos de idade.
- Paciente portador de cardiopatia congênita, corrigida ou não cirurgicamente, cardiopatia adquirida com disfunção cardíaca residual (p. ex., doença de Kawasaki, cardite reumática, miocardiopatias) ou arritmias: deve-se atentar para uma etiologia cardíaca potencialmente grave.
- Eventos pregressos de síncope sugerem causas neurocardiogênicas, psicogênicas (menos comuns) ou cardíaca.
- Outros elementos da história que podem sugerir causas específicas: doenças associadas a hipoglicemia, como diabetes *mellitus*; histórico menstrual; acesso a medicamentos e drogas ilícitas.

Exame físico

Um exame físico detalhado voltado ao sistema cardiovascular é a base deste tópico.

Pontos a serem ressaltados:

- A aferição da pressão arterial deve ser feita preferencialmente em MSD e frequência cardíaca inicialmente em decúbito dorsal horizontal, logo após sentado, imediatamente depois se levantar e por fim, ao término de 3 minutos, permanecendo em posição ortostática. Considera-se um exame alterado quando apresenta uma queda na PA sistólica de 20 mmHg ou mais e da FC em 20 bpm ou mais, sendo que, se apresentar um aumento de 30 bpm ou mais, pode ser consistente com a síndrome da taquicardia postural ortostática. Caso haja diferença na palpação dos pulsos entre os membros superiores e inferiores, a aferição da pressão arterial deve ser realizada nos demais membros.
- Realizar palpação de pulsos em membros superiores e inferiores, observando-se intensidade e simetria.
- Proceder a ausculta, com determinação do ritmo cardíaco, presença de 3ª ou 4ª bulhas, sopros audíveis (especialmente os que sugerem obstrução ao fluxo), atrito pericárdico, abafamento de bulhas, que possam indicar doença estrutural do coração.
- O exame neurológico básico deve ser feito visando identificar alterações focais ou outras alterações neurológicas que sugiram avaliação complementar ou seguimento ambulatorial com a especialidade.

Exames auxiliares

- *Eletrocardiograma (ECG):* relacionado ao atendimento inicial do paciente, é considerado um exame padrão e de fácil acesso à maioria dos serviços. ECGs alterados são encontrados em cerca de 10% dos pacientes com síncope, porém menos de 1% destes apresentam cardiopatia com repercussão importante.

Deve-se observar:
- Presença de ritmo não sinusal, bradicardia importante, bloqueios atrioventriculares ou alterações de intervalos PR e QTc.
- Sinais de lesão miocárdica.
- QTc alargado, avaliando-se inclusive a morfologia da onda "T".
- Achados sugestivos da síndrome de Brugada: elevação de segmento ST em uma ou mais derivações precordiais direitas (V1 a V3), pseudobloqueio de ramo direito.
- Presença de intervalo PR curto e/ou presença de onda delta, sugestivos de pré-excitação ventricular (síndrome de Wolff-Parkinson-White).
- Presença de sinais sugestivos de cardiomiopatia arritmogênica do ventrículo direito, como presença de ondas "épsilon" (deflexão de baixa amplitude e longa duração e nas derivações V1, V2 e V3) e ondas T negativas em D1, aVL, e de V1 a V6, amplas e assimétricas.
- Achados sugestivos de cardiomiopatia hipertrófica, incluindo desvio do eixo para a esquerda, presença de ondas Q proeminentes, especialmente nos segmentos inferiores (DII, DIII e aVF), sobrecarga atrial esquerda ou sobrecarga biatrial.
- Sinais de hipertrofia do ventrículo esquerdo e/ou miocardiopatia congestiva.
- Hipertrofia do ventrículo direito pode ocorrer em tetralogia de Fallot ou hipertensão pulmonar primária ou secundária a cardiopatia congênita.

Testes laboratoriais

Apesar de esses exames serem solicitados rotineiramente no atendimento de pacientes no pronto-socorro com quadro de síncope, eles têm pouca especificidade e baixa utilidade na condução do caso, devendo-se direcionar sua coleta na suspeição de alguma patologia específica. Dessa maneira, os resultados podem ser diagnósticos e, assim, úteis para direcionar a terapia. Também não há na literatura evidência que comprove relação entre alteração de enzimas cardíacas na fase aguda e causas cardíacas de síncope, a não ser que haja história clínica para essa hipótese.

Alguns testes se destacam, por serem específicos e essenciais no diagnóstico imediato na admissão, respeitando-se as observações anteriores:
- glicemia capilar;
- eritrograma, para investigar anemias, inclusive em meninas em idade menstrual;
- teste de gravidez urinário em meninas em período pós-menarca;
- toxicológico urinário.

Assim, em pacientes assintomáticos, que muitas vezes são atendidos horas ou mesmo dias após o evento, não é recomendada a coleta de diversos marcadores laboratoriais, salvo quando forem justificados pela clínica apresentada.

Exames de imagem

Devem ser solicitados preferencialmente após consultar-se o especialista:
- *Ecocardiograma*: deve ser reservado para aqueles pacientes com forte suspeita de etiologia cardiológica em razão de sinais de alerta presentes na história, exame físico ou

ECG alterado. Para pacientes com uma avaliação inicial normal, etiologia cardíaca é pouco provável e não há indicação de ecocardiograma.
- *Holter 24 horas:* mostra-se de pouca utilidade em pacientes que apresentaram síncope isolada, porém devem ser considerados em pacientes com sensação de palpitação, síncopes frequentes ou naquelas ocorridas durante esforço.
- *Teste ergométrico:* pode ser útil em pacientes com a síndrome do QT longo, pacientes com taquicardia ventricular polimórfica catecolaminérgica ou outras taquiarritmias.
- *Tilt test (teste de inclinação):* apresenta sensibilidade baixa (65% a 75%), porém com boa especificidade (90%) para diagnóstico de síncope vasovagal (neurocardiogênica); além disso, a reprodutibilidade para o mesmo paciente pode apresentar variações. Embora também seja utilizado para apoiar o diagnóstico da síndrome da taquicardia postural ortostática (STPO), os achados de taquicardia excessiva (p. ex., maior ou igual a 40 bpm/min da FC basal) antes dos sintomas nem sempre distinguem STPO das síncopes vasovagais em crianças, pois se trata de um conjunto de achados clínicos e o diagnóstico requer mais do que a alteração da frequência cardíaca para ser feito.
- *Neuroimagem:* para a maioria dos pacientes pediátricos com síncope, a neuroimagem não é necessária, com exceção daqueles em que há déficit focal, alteração do nível de consciência ou presença de história de traumatismo cranioencefálico precedendo o episódio.
- *Eletroencefalograma:* exame indicado para realização ambulatorial em pacientes que apresentam síncope associada a uma perda de consciência prolongada, presença de sinais sugestivos de crise convulsiva e presença de pós-ictal bem caracterizado. Entretanto, epilepsia é uma causa rara de síncope.

Diagnóstico

Uma primeira abordagem sistemática e direcionada na avaliação de crianças com síncope no serviço de emergência, pode estratificar de maneira satisfatória a maioria dos casos (Figura 8.1).
- Exame cardiológico e/ou ECG alterados devem ser devidamente discutidos com o especialista.
- Crianças com exame cardiológico normal associado a um ECG sem alterações geralmente terão a origem de sua síncope em outras causas que não as cardíacas; porém, se se apresentar em sua história algum fator de risco, pessoal ou familiar, deverá ser avaliado ambulatorialmente pelo especialista.

A síncope vasovagal (ou neurocardiogênica) é usualmente o diagnóstico mais frequente, tendo como diagnósticos diferenciais:
- Exames laboratoriais alterados, que podem explicar a síncope por hipoglicemia, gravidez e anemia.
- Exposição a agentes tóxicos, como monóxido de carbono ou drogas ilícitas, incluindo etanol.
- História de respiração anormal precedendo o episódio de síncope pode sugerir hiperventilação ou mesmo sua interrupção como etiologia. A hiperventilação é comum em adolescentes que experimentam níveis variados de estresse emocional, podendo acrescentar à história dor no peito, tremores, parestesia e distúrbio visual.

- Perda de consciência associada a interrupção da respiração em lactentes entre 6 e 24 meses de vida.
- Pacientes com síncope associada a transtornos de personalidade estriônica e/ou distúrbios conversivos também são comuns entre adolescentes. Os sinais fisiológicos esperados na perda de consciência geralmente estão ausentes (como sudorese, palidez ou alterações de FC e PA) e, além disso, os pacientes acabam revelando detalhes que não condizem com uma síncope.
- Pacientes, em especial adolescentes, adeptos de "jogos de sufocamento", que podem se autoprovocar ou contar com a participação de terceiros, buscam um estado de euforia que precede a hipóxia cerebral. Podem acabar com desfecho de morte, principalmente aqueles que o praticam com certa frequência e fazem uso de instrumentos como cordas e cordões quando estão sozinhos.

Mesmo com exames normais, consideram-se manifestações preocupantes, como ausência de pródromos significativos, palpitações associadas ou dor torácica, ou história familiar de síncope ou morte súbita, que assim podem necessitar de avaliação cardíaca adicional.

Indicação de internação ou seguimento ambulatorial

A maioria dos casos nos quais a criança apresenta episódio único de síncope, na ausência de sintomas compatíveis com síncope de origem cardíaca, podem ser seguidos ambulatorialmente. Aqueles com síncope vasovagal recorrente, que não respondem ao tratamento empírico, necessitam de uma avaliação eletiva do cardiologista pediátrico.

Já pacientes com suspeita de síncope de origem cardiológica, com base na história, exame físico ou resultado de eletrocardiograma, devem ser encaminhados para uma avaliação mais urgente com o especialista.

Consulta com neurologista é necessária quando os achados na criança sugerem crise convulsiva, geralmente com história de perda prolongada de consciência, sinais pós--ictais com fala empastada e desorientação, ou pelo resultado do eletroencefalograma.

Internação hospitalar, para observação e avaliações imediatas, raramente é necessária, porém podem ser indicadas se o paciente apresentar:
- evidência de doença cardiovascular (p. ex., insuficiência cardíaca descompensada, arritmias, tanto taquiarritmias como bradiarritmias);
- achados neurológicos anormais;
- hipotensão ortostática seguida de síncope postural que não se resolve após reposição de fluidos.

Tratamento

Para tratamento adequado, é necessário reconhecimento apropriado da causa de base.

Para crianças com síncope neurocardiogênica (vasovagal), sugere-se:
- Aumentar a ingesta hídrica de água para aproximadamente 30 a 50 mL/kg por dia (1,5 a 2,5 litros por dia em adolescentes). Importante observar a presença de diurese clara.

- Adotar ingestão mais permissiva de alimentos com sódio.
- Evitar bebidas que contenham cafeína (efeito diurético).
- Realizar técnicas que auxiliem o retorno venoso, incluindo o *tilt training*, que consiste em permanecer encostado numa parede, ligeiramente inclinado para trás, por pelo menos 30 minutos por dia, todos os dias da semana. Também se pode utilizar manobras de manter os joelhos ligeiramente flexionados ao ficar de pé e por um longo tempo, com contração isométrica dos músculos das extremidades, elevações dos dedos dos pés, dobrar os braços e/ou cruzar as pernas.

Resumo e recomendações

Síncope é caracterizada por uma repentina e breve perda de consciência associada a perda do tônus postural, com consciência recobrada espontaneamente.

Apesar de as causas de síncope em crianças e adolescentes serem, em sua maioria, benignas, a amostra responsável por causas de origem cardíaca pode apresentar um potencial maior de gravidade, com risco para morte súbita.

A combinação de história clínica, exame físico e achados eletrocardiográficos geralmente identifica os casos de causas cardíacas que podem ameaçar a vida. Esses pacientes devem ser urgentemente avaliados por um cardiologista pediátrico.

Exames laboratoriais, como HGT, hematócrito, beta-HCG urinário (mulheres pós-menarca) e toxicológico na urina, podem ser úteis em alguns pacientes.

Ecocardiograma de emergência deve ser reservado para aqueles pacientes com alta suspeita de etiologia cardíaca.

Se o ECG é normal na avaliação inicial, porém se apresentam outros dados relevantes na história ou antecedente familiar, o paciente deve ser encaminhado ao cardiologista pediátrico, para então ser direcionado quanto a necessidade e indicação de outros exames diagnósticos.

Na maioria dos pacientes com síncope, exames de neuroimagem não são necessários. Eletroencefalograma é indicado nos pacientes com síncope seguida de uma perda de consciência prolongada, atividade epileptiforme e fase de pós-ictal. Entretanto, epilepsia é uma causa rara de síncope.

O manejo adequado da síncope na faixa etária pediátrica requer reconhecimento e tratamento apropriado da causa-base, visando reconhecer casos de potencial gravidade que possam evoluir para morte súbita, tendo nas causas cardiológicas o seu representante principal.

Referências bibliográficas

1. Shen WK, Sheldon RS, Benditt DG, Cohen MI, Forman DE, Goldberger ZD et al. 2017 ACC/AHA/HRS guideline for the evaluation and management of patients with syncope: a report of the American College of Cardiology/American Heart Association Task Force on Clinical Practice Guidelines, and the Heart Rhythm Society. Circulation. 2017;136(5):e60/e122. DOI: 10.1161/CIR.0000000000000499.
2. Salerno JC. Causes of syncope in children and adolescents. In: UpToDate, Woodward GA, Triedman JK, editors. Willey JF deputy ed. 2021 [acesso em 30 abr 2021]. Disponível em: http://www.uptodate.com/online.

3. Friedman KG, Alexander ME. Chest pain and syncope in children: a practical approach to the diagnosis of cardiac disease. J Pediatr. 2013;163:896.
4. Massin MM, Bourguignont A, Coremans C et al. Syncope in pediatric patients presenting to an emergency department. J Pediatr. 2004;145:223.
5. Gillette PC, Garson A Jr. Sudden cardiac death in the pediatric population. Circulation. 1992;85:I64.
6. Mivelaz Y, Di Bernardo S, Pruvot E et al. Brugada syndrome in childhood: a potential fatal arrhythmia not always recognised by paediatricians: a case report and review of the literature. Eur J Pediatr. 2006;165:507.
7. Probst V, Denjoy I, Meregalli PG et al. Clinical aspects and prognosis of Brugada syndrome in children. Circulation. 2007;115:2042.
8. Skinner JR, Chung SK, Nel CA et al. Brugada syndrome masquerading as febrile seizures. Pediatrics. 2007;119:e1206.
9. Basso C, Corrado D, Rossi L, Thiene G. Ventricular preexcitation in children and young adults: atrial myocarditis as a possible trigger of sudden death. Circulation. 2001;103:269.
10. Schimpf R, Wolpert C, Gaita F et al. Short QT syndrome. Cardiovasc Res. 2005;67:357.
11. Maron BJ. Sudden death in young athletes. N Engl J Med. 2003;349:1064.
12. Driscoll DJ, Jacobsen SJ, Porter CJ, Wollan PC. Syncope in children and adolescents. J Am Coll Cardiol. 1997;29:1039.
13. Strieper MJ. Distinguishing benign syncope from life-threatening cardiac causes of syncope. Semin Pediatr Neurol. 2005;12:32.
14. DiMario FJ Jr. Prospective study of children with cyanotic and pallid breath-holding spells. Pediatrics. 2001;107:265.

9 Dor torácica em pediatria

Mariana Colbachini Polo

Rossano Cesar Bonatto

A dor torácica em crianças é uma queixa comum que leva pacientes a buscarem avaliações médicas e a investigações diagnósticas onerosas e extensas, mas que raramente está associada a patologias cardíacas graves. Embora a etiologia seja benigna na maioria dos casos, esse sintoma pode ser responsável por faltas escolares e restrição das atividades físicas, além de causar muita ansiedade nos pacientes, familiares e equipes de saúde.

Ao contrário do que ocorre com adultos, a precordialgia na faixa etária pediátrica não está associada, na maior parte dos casos, a doenças potencialmente graves, sendo em sua maioria de origem musculoesquelética. A etiologia cardíaca é pouco frequente (0,3% a 5%) e determinar quais são os pacientes pediátricos com causas cardíacas de dor torácica é um desafio.

A Tabela 9.1 mostra as principais etiologias de dor torácica na faixa etária pediátrica.

Etiologia
Musculoesqueléticas

Em sua maioria, estão relacionadas a trauma direto ou lesão muscular durante exercícios físicos e práticas esportivas, com pico doloroso geralmente após dois dias da atividade. Tem como característica ser localizada, podendo ser reproduzida com a palpação ou com estímulo do grupo muscular específico. Deformidades ósseas, como *pectus excavatum* e *pectus carinatum*, também podem causar dor torácica. As costocondrites em geral são secundárias a pequenos traumas, tosse e reação pós-viral. Outras etiologias mais raras são: síndrome da costela deslizante, síndrome da captura precordial (síndrome Twinge Texidor), dor relacionada às glândulas mamárias (principalmente na telarca), a mastite, herpes-zóster e fibromialgia.

Respiratórias

Geralmente são agudas, aumentam com a inspiração e são acompanhadas de outros sinais e sintomas:
- *Tosse persistente, pneumonia e asma:* dor relacionada ao uso excessivo de musculatura respiratória.

Tabela 9.1. Incidência das causas de dor torácica em pediatria de acordo com o local de atendimento.

Musculoesquelética PS: 7% a 69% Ambulatório: 31% a 89%	Contração da parede do tórax (exercício, lesão excessiva, tosse) Deformidades torácicas Traumas Costocondrites/síndrome de Tietze Síndrome da costela deslizante Mastalgia/mastite Cutâneo (herpes-zóster)
Respiratória PS: 8% a 24% Ambulatório: 1% a 12%	Asma Pneumonia Pneumotórax/pneumomediastino Embolia pulmonar Pleurite/derrame pleural (lúpus eritematoso sistêmico) Tosse crônica Corpo estranho da via aérea
Abdominal e gastrointestinal PS: 0,6% a 7% Ambulatório: 3% a 12%	Esofagites Corpo estranho no esôfago Espasmo/dismotilidade esofágica Gastrite Dor por trauma abdominal Colecistite
Psicogênica PS: 5% a 9% Ambulatório: 1% a 19%	Ansiedade Pânico Transtorno somatoforme (conversão) Depressão
Cardíaca PS: 0,6% a 5% Ambulatório: 0,3% a 7%	Arritmias Doenças coronarianas Infarto agudo do miocárdio Vasoespasmo da artéria coronária (ingestão toxicológica; p. ex., cocaína e derivados) Estrutural (cardiomiopatias, estenose valvular, prolapso válvula mitral) Miocardite Pericardite Endocardite Ausência congênita de pericárdio Aneurisma ou dissecção da aorta (síndromes de Marfan e Turner)
Hematológica/oncológica	Doença falciforme Tumor torácico ou mediastinal
Idiopática PS: 12% a 61% Ambulatório: 37% a 54%	Diagnóstico de exclusão

PS = pronto-socorro.
Fonte: Desenvolvida pela autoria do capítulo.

- *Derrame pleural, pleurite:* podem ser observados em processos infecciosos, doença vascular do colágeno, na malignidade (metástases) e na febre do mediterrâneo.
- *Pneumotórax:* dor de início agudo que é agravada pela inspiração. Pode ser traumático ou secundário a doenças pulmonares primárias (asma, fibrose cística), doenças inflamatórias e do tecido conjuntivo (síndrome de Marfan, síndrome de Ehlers-Danlos, lúpus eritematoso sistêmico, sarcoidose), infecções (pneumocistose, tuberculose, pneumonia necrotizante, abscesso), doenças malignas (linfoma, metástases), aspiração de corpo estranho, malformação congênita (cisto adenomatoide, enfisema lobar congênito). Outros fatores de risco para pneumotórax espontâneo são o uso de drogas (p. ex., inalação de cocaína, tabagismo por maconha), além dos eventos

relacionados ao aumento agudo da pressão transpulmonar (voo, levantamento de peso e manobra de Valsalva).
- *Outras causas que dificilmente apresentam dor torácica isoladamente:* presença de corpo estranho, pneumomediastino e embolia pulmonar em paciente com fatores de risco para tromboses.

Gastrointestinais

A doença do refluxo gastroesofágico (DRGE) é o distúrbio gastrointestinal mais frequentemente associado a dor torácica em crianças e adolescentes, e os sintomas variam de acordo com a idade. A esofagite pode se manifestar como dor torácica decorrente de inflamação esofágica, dismotilidade e refluxo, podendo ser secundária a DRGE, bulimia, esofagite induzida por medicação (ferro, tetraciclinas e agentes anti-inflamatórios não esteroides), esofagite eosinofílica. A presença de corpo estranho esofágico pode ocasionar dor retroesternal associada a disfagia e sialorreia.

Psicogênicas

São mais prevalentes em adolescentes e muitas vezes recorrentes. A dor geralmente é desencadeada por fatores estressores particulares, como morte recente, doença ou acidente na família, separações familiares ou mudanças na escola, ou mesmo *bullying*. O diagnóstico é de exclusão, realizado com anamnese e exame físico normal. A maioria das crianças com dor torácica funcional tem outras queixas somáticas recorrentes, incluindo cefaleia, dor abdominal ou em membros, e aproximadamente um terço tem distúrbios significativos do sono.

Cardíacas

Cardiopatias congênitas

- *Cardiomiopatias:* são a causa mais comum de insuficiência cardíaca em crianças, sendo que a cardiomiopatia dilatada corresponde a 50% a 60% dos casos e a cardiomiopatia hipertrófica, a 25% a 40%. A dor torácica é causada por isquemia subendocárdica, sendo tipicamente de esforço. Outros sintomas são relacionados a insuficiência cardíaca (IC) ou arritmias, como dispneia, congestão pulmonar e hepatomegalia.
- *Lesões obstrutivas da via de saída de ventrículo esquerdo (VE) ou ventrículo direito (VD):* dor geralmente associada ao exercício físico, com risco de morte súbita.
- *Coarctação da aorta:* causa cardiomiopatia hipertrófica secundária à hipertensão arterial sistêmica. É frequentemente associada à síndrome de Turner e à válvula aórtica bicúspide.
- *Malformações relacionadas às artérias coronárias:* origem anômala do tronco da coronária esquerda (ALCAPA) ou da artéria coronária direita, seio contralateral de valsalva e artérias coronárias hipoplásicas.
- *Prolapso da válvula mitral:* prevalentes em adolescentes, com incidência aumentada de arritmias, principalmente extrassístoles ventriculares. Dor geralmente em pontada associada a situações de estresse.

Cardiopatias adquiridas
- *Doença de Kawasaki:* pode causar formação de aneurismas, estenoses e outras lesões coronarianas, que podem resultar em isquemia miocárdica e se manifestar em qualquer idade.
- *Miocardite:* geralmente é aguda e grave, principalmente de etiologia infecciosa e predominantemente viral, causada por enterovírus, adenovírus, parvovírus B19, vírus Epstein-Barr, citomegalovírus e herpes humano 6.
- *Pericardite:* pode ser de origem infecciosa, associada a cirurgia cardíaca aberta (síndrome pós-pericardiotomia), ou complicação de uma comorbidade prévia, como distúrbio do colágeno, uremia ou neoplasia.
- *Taquiarritmias:* taquicardias supraventriculares, com ou sem síndrome de Wolff-Parkinson-White subjacente e taquicardia ventricular. Geralmente são indolores, mas, se prolongadas, podem causar dor torácica em decorrência da redução do fluxo sanguíneo ao miocárdico.
- *Dissecção da raiz da aorta:* provoca dor intensa, de início súbito, que pode ser localizada no tórax anterior ou posterior, com irradiação para outras partes do tórax, dorso ou abdome. Está associada a anomalias congênitas (como coarctação da aorta e estenose valvar aórtica), trauma, uso de cocaína e levantamento de peso, síndrome de Marfan e síndrome de Ehlers-Danlos tipo IV.
- *Outras causas menos comuns:* hipercolesterolemia familiar, transplante cardíaco prévio, mixoma cardíaco, estados hipercoaguláveis, abuso de drogas, êmbolos de endocardite ou próteses valvulares e certas condições metabólicas, como homocistinúria e mucopolissacaridose.

Hematológicas/oncológicas

Pacientes com doença falciforme podem apresentar síndrome torácica aguda, caracterizada por dor torácica, presença de um novo infiltrado pulmonar na radiografia de tórax, febre (T > 38,5º C), taquipneia, sibilância, tosse, hipoxemia. É um evento grave e potencialmente fatal. Outras causas graves que podem raramente cursar com dor torácica na criança são tumores da parede torácica, pulmonares ou mediastinais em decorrência de infiltração, rechaçamento de estruturas adjacentes ou hemorragia espontânea no tumor. Na faixa pediátrica, as principais neoplasias que podem envolver o tórax incluem os sarcomas de partes moles, os tumores neuroectodérmicos primitivos e o sarcoma de Ewing.

Idiopática

Mesmo com investigações diagnósticas minuciosas, nem sempre são encontradas causas da dor torácica em muitas crianças e adolescentes (21% a 45%), sendo diagnóstico de exclusão.

Exames complementares

Os exames mais solicitados na investigação da etiologia da dor torácica são radiografia de tórax, eletrocardiograma (ECG), ecocardiograma (ECO), teste ergométrico (TE) e holter. O Quadro 9.1 mostra as indicações dos exames complementares com base na história clínica, sintomas e sinais apresentados.

Quadro 9.1. Indicações dos principais exames na investigação de dor torácica em pediatria baseados na história clínica, sintomas e sinais.

Exame	História/sintomas	Sinais
ECG	Dor relacionada ao exercício físico	Exame cardíaco alterado
	Síncope ou palpitações	Taquicardia (> 180 bpm)
	Uso de drogas	Aparecimento de terceira bulha cardíaca
	Considerar na febre	Considerar na febre
	Comorbidades associadas	
Radiografia de tórax	Trauma	Taquipneia, estertores
	Febre	Aparecimento de terceira bulha
	Tosse	Taquicardia
	Respiração curta	Alteração de ausculta cardíaca
	Dor de início agudo	Diminuição ou ausência de murmúrio vesicular
	Dor associada a exercício	Palpação de enfisema subcutâneo
	Dor com despertar noturno	Engasgos, sialorreia
	História de ingestão de corpo estranho	
ECO	Dor torácica intensa aos esforços	Novo sopro
	Dor torácica associada a síncope	Galope
	Febre (> 38,5 °C)	Hipofonese de bulhas cardíacas
	Dor torácica anginosa	Atrito pericárdico
	Comorbidades	Hiperfonese de B2
	História familiar suspeita	Edema periférico
		ECG alterado

Fonte: Desenvolvido pela autoria do capítulo.

Radiografia de tórax

Está indicada nos pacientes com dor torácica aguda inexplicada, doenças respiratórias, dor pleurítica, trauma, febre, ingesta de corpo estranho, alteração de ausculta cardíaca ou pulmonar. Os achados podem ser variados, devendo-se atentar para sinais de fratura óssea, principalmente em casos de trauma. Sinais de aumento cardíaco podem estar presentes em condições que causam obstrução do fluxo de saída do ventrículo esquerdo, IC, miocardite, pericardite ou derrame pericárdico. Em pacientes com suspeita de doenças pulmonares, a radiografia de tórax pode mostrar infiltrados causados por pneumonia ou áreas de atelectasia e aprisionamento aéreo causado pela aspiração de corpo estranho. A hiperinsuflação é tipicamente observada em pacientes com asma. Além disso, podem ser detectados pneumotórax, pneumomediastino ou derrames pleurais.

Em casos de ingesta de corpo estranho radiopaco, a incidência anteroposterior e lateral pode ajudar a localizar e a identificar o tipo de objeto.

Eletrocardiograma

Deve ser realizado quando houver suspeita de cardiopatia com base na história e/ou no exame físico, investigando o uso de drogas ou a presença de febre. As arritmias podem ser intermitentes e, quando há suspeita e o ECG é normal, deve-se encaminhar o paciente para um cardiologista pediátrico para investigação ampliada com holter ou monitor de eventos.

O traçado do ECG nessa faixa etária possui algumas particularidades, em razão de aspectos anatômicos e fisiológicos que se modificam com a idade, as quais devem ser conhecidas para não ocorrerem erros nas interpretações, sendo pouco ou muito valorizados os achados encontrados. Como exemplo, a onda Q nas crianças, ao contrário do que ocorre nos adultos, é frequente e raramente traduz patologia; a onda T nas derivações direitas deverá ser positiva na primeira semana de vida, mantendo-se negativa até o início da adolescência. Anormalidades no ECG podem ser sugestivas de patologias específicas, como segue no Quadro 9.2.

Quadro 9.2. Principais achados no ECG em patologias associadas a dor torácica.

Patologia	Achados ECG
Miocardites	Taquicardia sinusal
	QRS estreito (< 5 mm)
	Elevação do segmento ST
	Ondas T achatadas ou invertidas
	Contrações ventriculares prematuras
	Bloqueios de condução atrioventriculares incompletos
	Bloqueios de condução intraventricular
Pericardites	Taquicardia sinusal
	Elevação generalizada do segmento ST (ou depressão)
	Alterações inespecíficas do segmento ST/onda T
	Depressão PR com ondas P verticais
	Baixa amplitude QRS se grande efusão presente
Embolia pulmonar	Normal em 25% dos pacientes
	Taquicardia sinusal
	Bloqueio de ramo direito
	Ondas T invertidas nas derivações anteriores
	Hipertrofia ventricular direita – desvio do eixo
	Onda S em DI e onda Q e onda T invertida em DIII (< 25%)
Cardiopatia hipertrófica	Alterações de repolarização localizadas ou generalizadas
	Ondas Q profundas nas derivações inferior e lateral
	Anormalidades da onda P
	Desvio do eixo para esquerdo
	Ondas T invertidas
Origem anômala da artéria coronária esquerda da artéria pulmonar	Ondas Q profundas e amplas e inversões da onda T nas derivações DI, aVL, V5 e V6 (padrão típico infarto anterolateral)

Fonte: Desenvolvido pela autoria do capítulo.

Ecocardiograma

Possibilita o diagnóstico de doenças cardíacas graves. Está indicado em casos com história alterada, como dor torácica intensa aos esforços ou síncope, febre (T > 38,5 °C), dor torácica que irradia para as costas, mandíbula, braço esquerdo ou ombro esquerdo, ou que aumenta com a posição supina, história médica pregressa de cardiopatia congênita, transplante cardíaco, síndrome de Kawasaki ou doenças que aumentam o risco cardíaco (p. ex., neoplasias, doença vascular do colágeno, estado de hipercoagulabilidade, imobilização). História familiar de cardiomiopatia, morte súbita ou estado de hipercoagulabilidade em parentes de primeiro grau com menos de 60 anos de idade também são sinais de alarme, com indicação de exame ecocardiográfico. Alterações no exame, como novo sopro, galope, hipofonese de bulhas cardíacas, atrito pericárdico, hiperfonese de B2 ou edema periférico, assim como ECG anormal, também indicam esse exame.

Teste ergométrico

O exame analisa a resposta cardiovascular do paciente durante o exercício físico aeróbico, avalia perfusão coronariana e arritmias associadas. Em crianças pequenas, o exame requer considerações e acomodações especiais. Além do equipamento de tamanho apropriado ou ajustável, a equipe deve estar treinada com técnicas eficazes para motivar as crianças a despender esforços adequados para chegar ao esforço máximo ou quase máximo e, assim, os dados serem confiáveis.

Holter

Indicado em pacientes com sintomas sugestivos de arritmias cardíacas ou anormalidade de condução. Pode ser utilizado também para crianças com risco de arritmia (cardiomiopatias, transposição congenitamente corrigida das grandes artérias e pós-operatórios da cirurgia de Fontan ou troca valvar).

Troponina

A troponina (TnC) é um biomarcador altamente sensível de dano celular miocárdico. A dosagem de troponina é empregada principalmente em adultos com dor torácica como triagem, como marcador de alta sensibilidade para isquemia secundária ao infarto agudo do miocárdio (IAM), além de ser preditor de morbidade e mortalidade. Em pediatria, é um biomarcador com alta especificidade (89%) e baixa sensibilidade (34%) na miocardite em crianças, sendo o diagnóstico mais comum (27%) em pacientes com dor torácica e aumento do nível de troponina. Concentrações sanguíneas aumentadas de TnC também podem ser vistas em várias outras doenças, como sepse, fibrilação atrial, IC, embolia pulmonar, miocardite, contusão miocárdica e insuficiência renal.

Ressonância magnética cardíaca

Teste não invasivo que pode fornecer informações precisas e detalhadas sobre anatomia cardíaca, função ventricular, inflamação do miocárdio e infiltração de tecido adiposo e fibroso. O exame pode ser uma alternativa ao cateterismo cardíaco na identificação de inflamação do miocárdio e na diferenciação com IAM em casos com alta suspeita de miocardite e baixo risco de doença arterial coronariana.

Biópsia endomiocárdica

Padrão-ouro para confirmar o diagnóstico clínico de miocardite; entretanto, a sensibilidade desse teste é baixa e o exame requer cateterismo cardíaco invasivo, o que acarreta risco de perfuração cardíaca.

Outros exames

A ultrassonografia (US) pulmonar à beira do leito pode confirmar rapidamente o diagnóstico de pneumotórax e derrames pericárdicos e orientar intervenções emergentes. Outro exame que pode auxiliar na investigação é a espirometria, principalmente nas queixas induzidas pelo exercício físico, pois podem estar relacionadas a asma. Na suspeita de causas gastrointestinais ou nas idiopáticas, pode-se ampliar a investigação com endoscopia ou phmetria.

Protocolo de atendimento

O algoritmo de atendimento tem por base a história clínica e o exame físico detalhados dos pacientes com dor torácica. O Quadro 9.3 contém sinais de alarme relacionados às características da dor torácica e a sintomas associados, história pessoal e familiar, além de dados do exame clínico. Quando presentes, esses sinais aumentam a probabilidade de etiologia cardíaca, desencadeando, desse modo, a necessidade de exames complementares e/ou a avaliação do paciente pelo especialista. A Figura 9.1 mostra o protocolo de atendimento sugerido para a abordagem da dor torácica na faixa etária pediátrica.

Tratamento

O tratamento da dor torácica em pediatria é individualizado, de acordo com a etiologia. A avaliação do cardiologista pediátrico deve ser solicitada sempre que houver história pessoal suspeita, palpitação associada, alteração no exame físico cardíaco, história familiar suspeita ou dor induzida ao exercício físico sem associação a doenças respiratórias, de acordo com o fluxograma (Figura 9.1).

Quadro 9.3. Sinais de alarme indicativos de causa cardíaca.

História atual do paciente	História médica pregressa	História familiar	Exame físico
• Dor torácica aos esforços • Síncope durante exercício • Dor torácica com irradiação para dorso, mandíbula, braço esquerdo ou ombro esquerdo • Dor torácica que aumenta com posição supina • Dor torácica associada a febre (> 38,4 °C)	• Estado de hipercoagulabilidade • Artrite/vasculite • Imobilização	• Morte inexplicável repentina • Cardiomiopatia • Estado de hipercoagubilidade	• FR > 40 • Temperatura > 38,4 °C • Mau estado geral • Extremidades dolorosas • Sopro não inocente • Hipofonese de bulhas • Ritmo de galope • Hiperfonese de B2 • Atrito pericárdico • Edema periférico

Fonte: Desenvolvido pela autoria do capítulo.

A terapia medicamentosa específica deve ser realizada após diagnóstico da causa da dor torácica e o uso de analgésicos comuns para alívio dos sintomas. Quando necessário, encaminhar para especialistas, como psicólogos, gastroenterologistas e pneumologistas pediátricos. A dor torácica de causa idiopática deve ser acompanhada pela pediatra geral sem necessidade de outras especialidades.

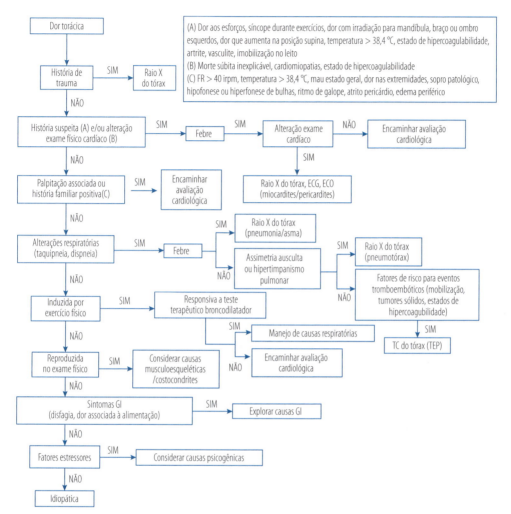

Figura 9.1. Protocolo de atendimento de dor torácica em pediatria.
Fonte: Desenvolvida pela autoria do capítulo.

Referências bibliográficas

1. Driscoll DJ, Glicklich LB, Gallen WJ. Chest pain in children: a prospective study. Pediatrics. 1976;57:648-51.
2. Danduran MJ, Earing MG, Sheridan DC, Ewalt LA, Frommelt PC. Chest pain: characteristics of children/adolescents. Pediatr Cardiol. 2008;29:775-81.
3. Friedman KG, Alexander ME. Chest pain and syncope in children: a practical approach to the diagnosis of cardiac disease. J Pediatr 2013;163:896.
4. Saleeb SF, Li WY, Warren SZ, Lock JE. Effectiveness of screening for life-threatening chest pain in children. Pediatrics. 2011;128:e1062-8.
5. Sert A, Aypar E, Odabas D, Gokcen C. Clinical characteristics and causes of chest pain in 380 children referred to a paediatric cardiology unit. Cardiol Young. 2013;23(3):361-7.
6. Massin MM, Bourguignont A, Coremans C et al. Chest pain in pediatric patients presenting to an emergency department or to a cardiac clinic. Clin Pediatr (Phila). 2004;43(3):231-8.

7. Friedman KG, Kane DA, Rathod RH, Renaud A, Farias M, Geggel R et al. Management of pediatric chest pain using a standardized assessment and management plan. Pediatrics. 2011;128:239-45.
8. Trull-Freendman J. Evaluation of chest pain in the pediatric patient. Med Clin North Am. 2010;94(2):327-47.
9. Selbst SM, Ruddy R, Clark BJ. Chest pain in children. Follow-up of patients previously reported. Clin Pediatr (Phila). 1990;29:374.
10. Verghese GR, Friedman KG, Rathod RH et al. Resource utilization reduction for evaluation of chest pain in pediatrics using a novel standardized clinical assessment and management plan (SCAMP). J Am Heart Assoc. 2012;1.
11. Saleeb SF, Friedman KG, McLaughlin MP et al. Resource reduction in pediatric chest pain: standardized clinical assessment and management plan. Congenital Heart Disease. 2018;13:46-51.
12. Hamburger EK, Lane JL, Agrawal D et al. The referral and consultation entrustable professional activity: defining the components in order to develop a curriculum for pediatric residents. Acad Pediatr. 2015;15:5-8.
13. Selbst, SM. Approach to the child with chest pain. Pediatr Clin North Am. 2010;57:1221-34.
14. Kane DA, Fulton DR, Saleeb S, Zhou J, Lock JE, Geggel RL. Needles in hay: chest pain as the presenting symptom in children with serious underlying cardiac pathology. Congenit Heart Dis. 2010;5(4):366-73.
15. Crawford MH, Bernstein SJ, Deedwania PC et al. ACC/AHA guidelines for ambulatory electrocardiography: executive summary and recommendations. A report of the American College of Cardiology/American Heart Association task force on practice guidelines (committee to revise the guidelines for ambulatory electrocardiography). Circulation. 1999;100:886.
16. Thygesen K, Mair J, Katus H et al. Recommendations for the use of cardiac troponin measurement in acute cardiac care. Eur Heart J. 2010;31:2197.
17. Attili AK, Parish V, Valverde I et al. Cardiovascular MRI in childhood. Arch Dis Child. 2011;96:1147.
18. Angoff GH, Kane DA, Giddins N et al. Regional implementation of a pediatric cardiology chest pain guideline using SCAMPs methodology. Pediatrics. 2013;132:e1010-17.
19. Kane DA, Friedman KG, Fulton DR, Geggel RL, Saleeb SF. Needles in hay II: detecting cardiac pathology by the pediatric chest pain standardized clinical assessment and management plan. Congenit Heart Dis. 2016;11(5):396-402.

10 Substâncias vasoativas em emergência

Jairon Carvalho Moura
Mário Ferreira Carpi

Estima-se que cerca de 5% dos pacientes até 18 anos de idade são internados com sepse, e este número dobra ao se considerar apenas as internações em unidades de terapia intensiva. A mortalidade nessas crianças pode chegar a até 50%, dependendo da gravidade da doença, com grande parte desses desfechos ocorrendo nas primeiras 72 horas de tratamento, após a instalação do choque circulatório. Assim, o rápido reconhecimento e tratamento adequado do choque, ainda no atendimento inicial em sala de emergência, são fundamentais para a recuperação desses pacientes.

Convém definir, então, o **choque** como **desequilíbrio entre oferta (DO_2) e consumo de oxigênio (VO_2) e demais nutrientes para as células**, provocando o estado de hipoperfusão dos tecidos e consequente insuficiência orgânica vital. Ressalta-se que a DO_2 está diretamente relacionada ao débito cardíaco (DC), o qual é determinado pelo produto da frequência cardíaca (FC) pelo volume sistólico (VS), que, por sua vez, sofre influência da pré-carga e da pós-carga, bem como do próprio inotropismo.

$$\text{Pré-carga} \times \text{inotropismo} \times \text{pós-carga} \rightarrow \text{VS}$$
$$\text{FC} \times \text{VS} \rightarrow \text{DC}$$

Dessa maneira, a correção do choque inclui o manejo dos distúrbios circulatórios e hemodinâmicos dos pacientes, após controle da causa etiológica inicial, seja com administração de antibióticos (**choque séptico**), administração de fluidos e hemoderivados (**choque hipovolêmico**), administração de corticoesteroides (**choque anafilático**), desobstrução das vias circulatórias (**choque obstrutivo**) e/ou correção de arritmias e defeitos cardíacos (**choque cardiogênico**).

Se, após adequada reposição volêmica, ou na impossibilidade desta, persistir resposta clínica inadequada, o referido manejo hemodinâmico deve incluir drogas vasoativas (DVA) ainda na primeira hora de tratamento do choque.

Inotrópicos

As catecolaminas (Tabela 10.1) são as medicações mais comumente utilizadas em choque pediátrico, com efeitos em receptores beta-adrenérgicos, alfa-adrenérgicos e dopaminérgicos, estimulando o inotropismo, o cronotropismo e a vasoconstrição sistêmica.

É importante conhecer os efeitos das catecolaminas nos receptores adrenérgicos, bem como suas respectivas afinidades, a fim de adaptar o tratamento às necessidades hemodinâmicas presentes. O uso da dopamina como agente inotrópico, especialmente em casos de choque séptico, tem sido cada vez mais desencorajado, em razão da superioridade clínica da epinefrina e da norepinefrina, da qual ela é precursora.

Tabela 10.1. Efeito das principais catecolaminas exógenas utilizadas no choque pediátrico nos receptores α, β-1 e β-2 adrenérgicos.

Catecolamina	α (↑ RVP)	β-1 (↑ FC, ↑ C)	β-2 (↑ FC, ↑ C, ↓ RVP)
Epinefrina	2+/4+	2+/4+	3+/4+
Dobutamina	1+/4+	4+/4+	3+/4+
Norepinefrina	3+/4+	1+/4+	1+/4+
Dopamina	1+/4+	2+/4+	3+/4+

FC = frequência cardíaca; C = contratilidade; RVP = resistência vascular periférica.
Fonte: Friedman G et al., 2017.

- *Epinefrina:* dose em infusão contínua de 0,1 a 0,3 mcg/kg/min. Recomendada principalmente para casos de choque séptico hipodinâmico (frio). Aumenta a DO_2, mas também pode aumentar a VO_2, especialmente no miocárdio.
- *Dobutamina:* dose em infusão contínua de 2,5 a 15 mcg/kg/min. Recomendada para casos de choque séptico hipodinâmico (frio) e cardiogênico, por também aumentar a condução elétrica pelo nó atrioventricular.
- *Norepinefrina:* dose em infusão contínua de 0,1 a 2 mcg/kg/min. Recomendada principalmente para casos de choque séptico hiperdinâmico (quente).
- *Dopamina:* dose em infusão contínua de 5 a 10 mcg/kg/min. Os efeitos são dose-dependentes, atuando sobre os receptores dopaminérgicos em doses baixas (< 5 mcg/kg/min), predomínio de ação em receptores beta-adrenérgicos em doses de 5 a 9 mcg/kg/min e em receptores alfa-adrenérgicos em doses ≥ 10 mcg/kg/min, com aumento da resistência vascular pulmonar e do metabolismo cerebral.
- *Levosimendana:* dose em infusão contínua de 0,1 a 0,2 mcg/kg/min, precedida por dose de ataque de 6 a 12 mcg/kg. Fármaco sensibilizador dos canais de cálcio no retículo sarcoplasmático, com uso restrito mesmo na população adulta. Atua como inotrópico, ao abrir canais celulares dependentes de ATP, que disponibilizam mais cálcio para a ação da actina-miosina.

Vasopressores

As DVA vasopressoras são utilizadas principalmente no manejo do choque séptico hipodinâmico (quente), isoladas ou em associações às DVA inotrópicas.

- *Vasopressina (ou hormônio antidiurético):* dose em infusão contínua de 0,01 a 0,04 UI/kg/h. Tem potente ação sobre receptores V_1 da musculatura lisa vascular, promovendo vasoconstrição sistêmica, e sobre receptores V_2 dos ductos coletores renais, promovendo

absorção de água. É especialmente utilizada em associação a outras medicações, por gerar aumento da pressão arterial por mecanismos não catecolaminérgicos.
- *Terlipressina:* dose em infusão contínua de 0,01 a 0,04 mcg/kg/min. É um análogo sintético da vasopressina, especialmente útil pela maior seletividade nos receptores V_1 e meia-vida mais longa (4 a 6 horas).

Vasodilatadores

Em pediatria, são medicações com indicações de uso específicas, principalmente nos quadros de choque cardiogênico. O milrinone também está indicado como inotrópico nos casos de choque séptico frio sem hipotensão, refratários a outras DVA.
- *Milrinone:* dose em infusão contínua de 0,375 a 0,75 mcg/kg/min. Age pela inibição da fosfodiesterase tipo III, disponibilizando mais monofosfato de adenosina cíclico (AMPc) no miocárdio, o que aumenta a força de contração e a velocidade de relaxamento ventriculares, ao mesmo tempo em que causa vasodilatação da circulação periférica e pulmonar. Salienta-se sua meia-vida prolongada, em torno de 3 a 4 horas, podendo chegar a 10 horas em prematuros.
- *Nitroprussiato:* dose em infusão contínua de 0,5 a 8 mcg/kg/min. Provoca potente dilatação arterial e venosa diretamente ao estimular a enzima guanilato-ciclase, que disponibiliza mais monofosfato de guanosina cíclica (GMPc) na musculatura lisa vascular. Essa DVA, por sua vez, tem meia-vida ultracurta e seus efeitos desaparecem concomitantemente à suspensão.

Sugestão de tratamentos iniciais

Seguem algumas sugestões de DVA nos diferentes casos clínicos pediátricos. Em cada sequência, considere preferencialmente as medicações citadas primeiro, associando-as ("e") às seguintes ou substituindo-as por elas ("ou"):
- *Choque séptico frio, sem hipotensão:* epinefrina; e/ou norepinefrina; e/ou milrinone; e levosimendana.
- *Choque séptico frio, com hipotensão:* epinefrina; e norepinefrina; e dobutamina ou levosimendana ou milrinone.
- *Choque séptico quente:* norepinefrina; e epinefrina; e vasopressina; e terlipressina.
- *Choque cardiogênico:* dobutamina; e/ou milrinone; e/ou epinefrina; e/ou levosimendana.
- *Choque neurogênico:* norepinefrina; e epinefrina.

Considerações práticas

- O uso de DVA é rotineiro em unidades de terapia intensiva, mas não deve ser restrito apenas a elas, principalmente no atendimento inicial de crianças em choque. A sequência de tratamento dessas crianças começa na própria sala de emergência.
- A terapia vasoativa depende de todos os determinantes da função cardíaca; enquanto fatores externos como hipovolemia/hipervolemia, acidemia, hipotermia, hipoglicemia, ventilação mecânica etc. não estiverem controlados, a chance de sucesso com essa terapia diminui. Assim, no processo de titulação dessas DVA, é muito importante a constante reavaliação do quadro clínico geral da criança.

- O perfil hemodinâmico inicialmente apresentado pela criança pode se alterar, de acordo com a evolução da doença e com a própria terapêutica instituída. Dessa maneira, a associação e a substituição de DVA devem sempre ser consideradas se a resposta clínica não for favorável.
- A infusão de todas as DVA é recomendada apenas em acessos venosos centrais, mas nos casos em que estes ainda não estiverem disponíveis, elas podem ser administradas em veias periféricas e mesmo em acessos intraósseos. Nesses casos, é preferível usar diluições maiores em velocidades de infusão também maiores.
- Para administrar DVA, é possível usar o esquema de cálculo habitual para as demais medicações de infusão contínua, acrescentando-se depois o volume necessário para completar o volume e a velocidade pretendidos, de acordo com a fórmula a seguir:

$$\text{Volume de DVA (mL)} = \frac{\text{peso (kg)} \times \text{dose (mcg/kg/min)} \times \text{tempo de infusão (min)}}{\text{Apresentação da DVA (mcg/mL)}}$$

Referências bibliográficas

1. Friedman G, Moraes RB, Patiño CR, Poblete GH. Medicações vasoativas. In: Youssef NCM, Macedo GL, organizadores. Associação de Medicina Intensiva Brasileira. PROAMI Programa de atualização em medicina intensiva: Ciclo 15. Porto Alegre: Artmed Panamericana; 2017.
2. Carvalho WB, Hirschheimer MR, Matsumoto T, editores. Terapia intensiva pediátrica. 3. ed. Rio de Janeiro: Atheneu; 2010.
3. Fioretto JR, editor. UTI pediátrica. 2. ed. Rio de Janeiro: Guanabara Koogan; 2020.
4. Weiss SL, Peters MJ, Alhazzani W et al. Surviving sepsis campaign international guidelines for the management of septic shock and sepsis-associated organ dysfunction in children. Intensive Care Med 2020;46 (S1):S10-S67.

11 Suporte respiratório no pronto-socorro pediátrico

Vitória Silva Souza Dias
Mário Ferreira Carpi

Introdução

A insuficiência respiratória é a principal causa de parada cardiorrespiratória (PCR) na faixa etária pediátrica. Assim, deve ser rapidamente detectada e corrigida em pronto-socorro para evitar a deterioração do paciente e piores prognósticos.

Abordagem inicial

Intervenções iniciais para paciente com quadro respiratório são descritas no Quadro 11.1 e detalhadas nos tópicos a seguir.

Quadro 11.1. Intervenções iniciais para paciente com queixa respiratória.

Avaliação	Intervenções
Via aérea	• Mantenha via aérea pérvia garantindo posição de conforto para a criança ou realizando as manobras de **elevação do queixo** ou **tração da mandíbula** • Desobstrua a via aérea, se indicado, por meio de aspiração de boca e narinas ou remoção de corpo estranho visualizado • Considere **cânulas orofaríngea (Guedel)** ou **nasofaríngea** para melhorar a abertura/patência da via aérea, particularmente em paciente inconsciente
Respiração	• Monitore saturação de O_2 via oximetria de pulso • **Administre O_2**, preferencialmente umidificado. Se paciente com desconforto respiratório intenso ou insuficiência respiratória, utilizar máscara não reinalante • Auxilie a ventilação com **bolsa-valva-máscara** se ausência de respiração espontânea • Prepare inserção de via aérea avançada se indicado
Circulação	• Monitore frequência cardíaca, ritmo cardíaco e pressão arterial • Estabeleça acesso vascular
Causa	• Após estabilização inicial, identifique o tipo de problema respiratório e o tratamento específico direcionado para a patologia

Fonte: Adaptado de American Heart Association, 2020.

Elevação do queixo e tração da mandíbula

Devem ser realizadas para abertura de via aérea superior em crianças com obstrução antes da utilização de dispositivos. Auxiliam no posicionamento da via aérea, deslocando língua e palato mole da parede posterior da faringe. Não realizar elevação do queixo se houver suspeita de lesão de pescoço ou cabeça.

Cânulas orofaríngea (Guedel) e nasofaríngea

Permitem desobstrução da via aérea superior por meio de deslocamento de base da língua e palato mole, facilitando a ventilação. Via aérea orofaríngea só pode ser utilizada em pacientes inconscientes.

Administração de oxigênio

Fornecimento adequado de oxigênio é essencial no cuidado de pacientes críticos e existe extensa variedade de sistemas disponíveis para pacientes em respiração espontânea. Para a escolha do dispositivo adequado, deve-se avaliar qual a fração inspirada de oxigênio (FiO_2) que o paciente necessita e sua tolerância ao equipamento. Os dispositivos mais frequentemente utilizados são descritos a seguir:

- *Cateter nasal de baixo fluxo:* fornece FiO_2 entre 25% e 40%, variando com frequência respiratória, volume corrente e abertura bucal. Fluxos acima de 3 L por minuto podem causar ressecamento da mucosa nasofaríngea e prejuízo da função mucociliar em decorrência da baixa temperatura e umidificação do gás. Uso recomendado para pacientes que não necessitam de altas concentrações de oxigênio. Permite que o paciente se alimente.
- *Cateter nasal de alto fluxo (CNAF):* dispositivo que fornece mistura aquecida e umidificada de ar e oxigênio em fluxos mais elevados do que a inspiração espontânea, permitindo o fornecimento completo do volume/minuto sem mistura com o ar ambiente.

O sistema tem sido amplamente utilizado em quadros de insuficiência respiratória, especialmente bronquiolite, e tem potenciais benefícios em situações de dispneia, asma, traqueomalácia e pré-oxigenação para intubação. É contraindicado em pacientes com alteração grave do nível de consciência ou risco de aspiração, para os quais há indicação de intubação imediata.

Para iniciar o uso, é necessário selecionar:

- Cânula de tamanho ideal, ocupando cerca de 50% do diâmetro interno das narinas e sem tocar o septo nasal.
- Valores de fluxo, dependentes da idade/tamanho do paciente e gravidade da patologia. A Tabela 11.1 mostra valores iniciais e máximos sugeridos por peso. Fluxo pode ser iniciado a partir dos valores listados e aumentado gradativamente até o valor máximo se necessário. Uma alternativa é iniciar com valores de 1 a 2 L/kg por minuto e aumentar conforme a necessidade até o valor máximo para a idade.
- FiO_2, que pode variar de 21% até 100% com base na circunstância clínica. Geralmente, objetiva-se saturação de oxigênio acima de 94%.
- Temperatura da mistura de gás, geralmente ajustada entre 36 e 37 °C.

Tabela 11.1. Valores de fluxo para CNAF em crianças.

Peso do paciente (kg)	Fluxo inicial (L/min)	Fluxo máximo (L/min)
< 5	6	8
5 a 10	8	15
10 a 20	15 a 20	20
20 a 40	25 a 30	40
> 40	25 a 30	40 a 60

Fonte: Adaptada de Nagler, 2021.

A resposta à terapia é confirmada por meio de melhora dos sinais vitais (frequências cardíaca e respiratória), do esforço respiratório e da oxigenação.

- *Máscara facial:* máscaras simples, com 6 a 10 L por minuto de fluxo de oxigênio, fornecem FiO_2 de 35% a 50% (variável de acordo com modelo e sistema de válvulas) e são utilizadas para pacientes em respiração espontânea que necessitam baixas concentrações de oxigênio. Máscaras parcialmente reinalantes com reservatórios de oxigênio fornecem FiO_2 de até 60%. Máscaras não reinalantes fornecem concentração mais elevada de oxigênio, podendo aproximar-se de 95% de FiO_2. Utilizar preferencialmente máscaras transparentes, avaliar tamanho adequado para cada paciente e atentar para vômitos. A máscara deve cobrir nariz e boca sem ultrapassar o queixo ou ficar sobre os olhos.

Ventilação com bolsa-valva-máscara

Deve ser realizada se a criança não respira espontaneamente ou antes de proceder a intubação traqueal (pré-oxigenação).

- *Garantir posicionamento adequado do paciente para alinhamento dos eixos oral, faríngeo e laríngeo:* posição supina; evitar hiperextensão do pescoço; avaliar necessidade de coxim escapular para recém-nascidos e lactentes e occipital para maiores de 2 anos.
- *Preparar o equipamento:* máscara facial deve cobrir da ponte nasal ao queixo, recobrindo nariz e boca sem cobrir os olhos. Preferir bolsa autoinsuflável, checar fonte de oxigênio, funcionamento do reservatório e da válvula limitadora de pressão. Filtro HEPA ou HMEF adequado para a idade deve ser colocado entre a bolsa e a máscara.
- *Executar ventilações:* podem ser executadas por 1 ou 2 profissionais. Realizar vedação da máscara com a técnica C-E (polegar e indicador vedam a máscara contra o rosto, formando um "C", e os demais dedos da mão elevam a mandíbula, formando um "E"). Aplicar cada ventilação por cerca de um segundo, observando a elevação do tórax. Aplicar de 12 a 20 ventilações por minuto.
- *Ventilação com bolsa-valva-máscara:* também é técnica utilizada em casos de parada cardiorrespiratória (PCR). Como estudado no Capítulo 1 – Suporte Básico e Avançado de Vida em Pediatria.

Ventilação não invasiva

Definição

Ventilação não invasiva (VNI) é uma técnica de fornecimento de suporte ventilatório mecânico com aplicação de pressão positiva por meio de uma interface, sem a utilização de prótese traqueal.

Pacientes elegíveis

Avaliação adequada da elegibilidade do paciente é essencial para o sucesso da VNI. As seguintes condições devem ser avaliadas antes da introdução:

- Presença de contraindicações à VNI: condições que exigem intubação orotraqueal imediata, como PCR, comprometimento agudo do nível de consciência, alto risco de aspiração e necessidade de proteção das vias aéreas. VNI deve ser evitada em casos de instabilidade hemodinâmica com uso de vasopressores, sangramento do trato gastrointestinal superior, lesões faciais e pneumotórax não tratado.
- Probabilidade de o paciente tolerar o modo de suporte planejado e do quadro inicial ser estabilizado ou revertido com a VNI: a VNI pode ser indicada nas seguintes situações: insuficiência respiratória aguda pós-extubação, asma, bronquiolite viral aguda, síndrome do desconforto respiratório agudo leve, exacerbação de sintomas na fibrose cística, obstrução respiratória alta, edema pulmonar, apneia obstrutiva do sono.
- Riscos potenciais de complicações secundárias à falha da VNI.

Como iniciar

Os seguintes tópicos devem ser considerados na introdução da VNI:

- *Monitoração:* contínua, com oxímetro de pulso e cardioscópio; medidas frequentes de pressão arterial; relação SaO_2/FiO_2 (> 221 e < 264); índice de saturação de O_2 < 5 (ISO = $FiO_2 \times Paw \times 100/SaO_2$); gasometria arterial.
- *Interface:* a escolha da interface tem por objetivo garantir o máximo conforto do paciente, o melhor encaixe e menos efeitos adversos. Dependerá do tamanho e da idade da criança, disponibilidade, gravidade do quadro e prática local. Em geral, opta-se pelo uso de interfaces nasais em lactentes e crianças mais jovens e máscaras faciais para escolares e adolescentes. É essencial garantir proteção da pele (rotação de interfaces, curativo hidrocoloide, coxim na máscara) e fixação adequada do equipamento.
- *Parâmetros iniciais:* variam de acordo com modo ventilatório, etiologia, gravidade e tolerância do paciente. Recomenda-se iniciar com EPAP/PEEP de 4 a 6 cmH_2O, IPAP de 8 a 12 cmH_2O, frequência respiratória de *backup* de 8 a 12 irpm, sensibilidade a fluxo de 0,5 a 1 L por minuto. A escolha do tempo inspiratório e fluxo é dependente da idade e patologia de base. FiO_2 deve ser ajustada conforme alvo de saturação de oxigênio, no geral acima de 94%.
- *Sedação:* utilizar se necessário para diminuir ansiedade ou agitação e melhorar colaboração e conforto. Podem ser utilizados dexmedetomedina ou benzodiazepínicos em doses baixas e infusão contínua.
- *Avaliação de resposta à terapia:* avaliar frequências cardíaca e respiratória, dispneia, necessidade de oxigênio e hipercarbia. Melhora clínica e laboratorial é esperada em 1 ou 2 horas do início da terapia; a não melhora, apesar de parâmetros ventilatórios otimizados, sugere necessidade de progressão do suporte ventilatório.

Complicações

Algumas possíveis complicações da VNI são barotrauma, aspiração, instabilidade hemodinâmica, lesões de pele, trauma de mucosa nasal, distensão gástrica e irritação ocular.

Intubação orotraqueal

Indicações

Indicações específicas de intubação orotraqueal (IOT) se encaixam em quatro categorias:

- Incapacidade de manter oxigenação ou ventilação adequadas: ocorre em casos de insuficiência respiratória secundária a patologias pulmonares ou outros processos associados a comprometimento respiratório.
- Incapacidade de manter ou proteger a via aérea: ocorre em casos de obstrução total da via aérea, obstrução parcial sem melhora com medidas iniciais ou rebaixamento do nível de consciência (Escala de Coma de Glasgow ≤ 8, intoxicação exógena etc.).
- Potencial para deterioração clínica: ocorre, por exemplo, em casos de epiglotite, inalação de fumaça ou choque séptico.
- Transporte de paciente instável ou necessidade de exames diagnósticos por tempo prolongado.

Preparação do equipamento e do paciente

- *Monitoração*: oximetria de pulso, cardioscópio, pressão arterial intermitente, avaliação clínica da frequência e padrão respiratório.
- *Equipe*: pelo menos três profissionais envolvidos.
- *Equipamento*: garantir equipamento adequado ao tamanho do paciente e testar funcionamento. Preparar máscara de oxigênio não reinalante, bolsa-valva-máscara, filtro HEPA ou HMEF, aspirador, fio-guia, laringoscópio e lâminas, cânula orotraqueal (COT), fixador, sonda nasogástrica ou orogástrica.
    - Laringoscópio: o tamanho do cabo a ser utilizado (pediátrico ou adulto), assim como o tipo de lâmina (reta ou curva), varia conforme a idade e o peso do paciente. Cabo pediátrico e lâminas retas são usadas em menores de 3 anos ou 20 kg. Cabo adulto e lâminas curvas são usadas a partir dos 3 anos de idade ou 20 kg de peso. A escolha do tamanho da lâmina depende da idade do paciente (Tabela 11.2).
    - COT: com exceção do período neonatal, COT com *cuff* são preferidas na maioria das circunstâncias, especialmente em paciente com risco de aspiração, queimados ou patologia pulmonar com alteração da complacência ou resistência do sistema respiratório. Para estimar o tamanho da COT, a partir dos 2 anos de idade, utilizam-se as seguintes fórmulas:

> COT sem *cuff*: 4 + (idade em anos/4)
> COT com *cuff*: 3,5 + (idade em anos/4)

- *Posicionamento do paciente:* garantir alinhamento dos eixos oral, faríngeo e laríngeo, na "posição olfativa". Se necessário, adicionar coxim occipital ou escapular.

Tabela 11.2. Tamanho dos equipamentos.

Idade	Lâmina do laringoscópio	COT sem *cuff* (mm)	COT com *cuff* (mm)	Fio-guia	Profundidade de inserção da COT (cm)
Recém-nascido	1 reta	3 a 3,5	N/A	Pediátrico	9 a 10
6 meses	1 reta	3,5 a 4	3 a 3,5	Pediátrico	11 a 12
1 ano	1 a 1,5 reta	4	3,5	Pediátrico	12
2 anos	1,5 a 2 retas	4,5	4	Pediátrico	13 a 14
3 anos	2 retas ou curvas	5	4,5	Pediátrico x 2*	14 a 15
5 anos	2 retas ou curvas	5	4,5	Pediátrico x 2*	14 a 15
8 anos	2 retas ou curvas	6	5,5	Adulto	16 a 18
10 anos	2 a 3 retas ou curvas	6,5	6	Adulto	18 a 20
12 anos	2 a 3 retas ou curvas	7	6,5	Adulto	20 a 21
15 anos	3 retas ou curvas	7	6,5	Adulto	20 a 21

* Use dois fio-guias pediátricos para garantir firmeza da COT.
Fonte: Adaptada de UpToDate, 2020.

Procedimento

- Pré-oxigenação: ofertar oxigênio a 100% por 3 a 5 minutos. Se paciente em apneia ou com respiração irregular, realizar ventilação com bolsa-válvula-máscara.
- Medicações: realizar pré-medicações, hipnóticos e bloqueadores neuromusculares (vide Capítulo 22 – Sequência Rápida de Intubação), de acordo com indicações individualizadas.
- Laringoscopia direta: abrir a boca do paciente, introduzir o laringoscópio pelo canto direito da boca e aprofundar, empurrando a língua para a esquerda, até visualização da epiglote. Com uso de lâmina reta, pinçar a epiglote; se lâmina curva, posicionar na valécula. Não realizar movimento de alavanca.
- Passagem da COT: realizar passagem entre as cordas vocais. Inserir até que o centímetro marcado na altura dos lábios seja 3 vezes o diâmetro interno da COT. Remover o fio-guia.
- Ventilação com pressão positiva.
- Confirmação da IOT: o método mais confiável é a capnografia e deve ser utilizado quando disponível. Confirmação clínica pode ser feita por meio de: elevação do tórax visível, ausculta de sons pulmonares nas axilas e ausência de ruídos no epigástrio, adequada oxigenação em oximetria de pulso, presença de condensação na COT.
- Fixação da COT.
- Após o procedimento: solicitar radiografia de tórax para confirmar posicionamento adequado da COT. Realizar passagem de sonda oro/nasogástrica para descompressão gástrica. Acoplar paciente em ventilador com parâmetros adequados para condição clínica ou, se indisponível, manter ventilação com bolsa-válvula-máscara.

Complicações

Algumas complicações que podem ocorrer antes, durante ou após o procedimento são distensão gástrica, hipoxemia, bradicardia, traumas mecânicos, aspiração, barotrauma, PCR.

Referências bibliográficas

1. Fioretto JR, Bonatto RC, Carpi MF, Ribeiro CF. UTI pediátrica. Rio de Janeiro: Guanabara Koogan; 2019.
2. Guimaraes HP et al., editores. Manual de suporte avançado de vida em pediatria. Texas: American Heart Association (AHA); 2019.
3. Carpi MF. Insuficiência respiratória aguda. In: Martin JG, Fioretto JR, Carpi MF, editores. Emergências pediátricas. Rio de Janeiro: Atheneu; 2019. Seção 11, Capítulo 81, p. 518-22.
4. Milési C, Boubal M, Jacquot A et al. High-flow nasal cannula: recommendations for daily practice in pediatrics. Ann Intensive Care. 2014;4:29.
5. Najaf-Zadeh A, Leclerc F. Noninvasive positive pressure ventilation for acute respiratory failure in children: a concise review. Ann Intensive Care. 2011;1:15.
6. Fine GF, Borland LM. The future of the cuffed endotracheal tube. Paediatr Anaesth. 2004;14:38.
7. Destaques das diretrizes de RCP e ACE de 2020 da American Heart Association; © 2020 American Heart Association JN-1088.
8. Nagler J. High-flow nasal cannula oxygen therapy in children. Acesso: www.uptodate.com/contents/high-flow-nasal-cannula-oxygen-therapy-in-children 19/12/2021.

12 Acidentes por animais peçonhentos

Joelma Gonçalves Martin

Thamyres Caetano Coelho Morato

Os acidentes por animais peçonhentos mais frequentes no Brasil são os causados por serpentes, escorpiões, abelhas, lagartas e aranhas. Eles fazem parte de um grupo importante de acidentes na prática clínica em razão da sua gravidade e da necessidade de terapêutica imediata. A identificação da espécie é fundamental para que o tratamento seja adequado.

Lacraias

Apresentam um quadro clínico benigno, com dor local em queimação, acompanhada ou não de prurido, hiperemia, edema com evolução para necrose superficial e sintomas gerais, como cefaleia, vômito, ansiedade, pulso irregular, tonturas, linfadenite e linfangite.

O tratamento é sintomático, podendo-se utilizar analgésicos sistêmicos, bloqueio anestésico local ou troncular, calor local e, se necessário, bloqueio anestésico no local da picada ou tronco nervoso, infiltrando-se lidocaína 2%, sem vasoconstritor, 1 a 2 mL em crianças. Não se recomenda o uso de corticosteroides, anti-inflamatórios ou anti-histamínicos.

Lagartas venenosas

As três principais formas de manifestações clínicas são as dermatológicas, hemorrágicas e osteoarticulares, sendo estas últimas sem conduta terapêutica específica, mas podendo evoluir com manifestações crônicas de artropatia e necessitar de acompanhamento especializado. Na maioria das vezes, porém, o quadro é benigno, como descrito anteriormente. A Tabela 12.1 mostra a classificação dos acidentes.

Abelhas e vespas

Os acidentes por picadas de abelha e vespas apresentam manifestações clínicas distintas, dependendo da sensibilidade do indivíduo ao veneno e do número de picadas.

O acidente mais frequente é aquele no qual um indivíduo não sensibilizado ao veneno é acometido por poucas picadas. Nesses casos, o quadro clínico limita-se a reação inflamatória local, com presença de pápulas eritematosas, dor e calor, podendo resolver-se de maneira espontânea sem condutas ou então com necessidade de anti-histamínicos sistêmicos e corticosteroides tópicos.

Tabela 12.1. Classificação de gravidade e orientação terapêutica nos acidentes por lagartas do gênero *Lonomia*.

Quadro clínico e gravidade	Quadro local	Tempo de sangramento	Sangramento	Tratamento
Leve	Presente	Normal	Ausente	Sintomático
Moderado	Presente ou ausente	Alterado	Ausente ou presente em pele e mucosas	Sintomático Soroterapia: 5 ampolas de SALon*
Grave	Presente ou ausente	Alterado	Presente em vísceras Paciente com risco de morte	Sintomático Soroterapia: 10 ampolas de SALon intravenoso

* SALon = soro antilonômico.
Fonte: Adaptada de Ministério da Saúde, 2001.

Outra forma clínica é aquela na qual o indivíduo previamente sensibilizado a um ou mais componentes do veneno manifesta reação de hipersensibilidade imediata. É uma ocorrência grave, podendo ser desencadeada por uma picada, e necessita de atendimento médico emergencial. O quadro clínico apresenta-se por edema de glote e broncoespasmo, acompanhado de choque anafilático. O tratamento é o mesmo referido para as reações anafiláticas.

A terceira forma de apresentação é a de múltiplas picadas. Nesse caso, ocorre a inoculação de grande quantidade de veneno, sendo sempre uma emergência médica e configurando quadro conhecido com envenenamento.

Tratamento

Para reações graves, inicialmente o paciente necessita de monitorização cardioscópica e oximetria, veia periférica cateterizada, sondagem vesical para quantificação de diurese, coleta de eletrólitos e tratamento dos distúrbios. Deve-se checar creatina fosfoquinase e função renal. Administrar anti-histamínicos (via intramuscular: prometazina 0,5 a 1 mg/kg/dose ou endovenosa: difenidramina) na chegada do paciente e repetir se necessário; corticosteroide via endovenosa (hidrocortisona 10 mg/kg – dose de ataque) e repetir a cada 6 horas se necessário (5 mg/kg), por 3 a 5 dias. Em suspeita de choque anafilático (hipotensão, sem pulso palpável ou acometimento simultâneo de dois sistemas orgânicos), injetar via intramuscular epinefrina 0,01 mL/kg (máximo: 0,3 mL em crianças e 0,5 mL em adultos), além de terapêutica adjuvante com oxigênio, reposição volêmica, posição de Trendelenburg e associação de corticoide e anti-histamínico.

Para evitar o choque hemodinâmico, preservar a função renal, diminuir edema cerebral e prevenir as disfunções decorrentes da hemoglobinúria, propõe-se repor a volemia hidratando vigorosamente com SF 0,9%, objetivando estabilidade hemodinâmica, usar medicações vasoativas para tratar hipotensão refratária a volume, suspeitar de rabdomiólise quando creatina fosfoquinase (CPK) estiver acima de 5.000 U/mL. A presença de urina escura, oligúria e/ou anúria pode também demonstrar rabdomiólise. Nesse caso, o volume de SF 0,9% será de 20 mL/kg, correndo aberto, podendo ser repetido até 3 vezes. O objetivo será manter diurese em 2 a 3 mL/kg/h e a hidratação deve ser mantida até CPK inferior a 1.000 U/mL.

Na presença de oligúria ou anúria, solicitar avaliação da nefrologia para eventual indicação de hemodiálise. Em caso de broncoespasmo, utilizar broncodilatador B-2 agonista inalatório (salbutamol, fenoterol) em doses habituais. Em caso de laringoespasmo, associar adrenalina inalatória. A retirada dos ferrões deve ser realizada de maneira cuidadosa para evitar a inoculação do veneno neles contido. Aplicar permanganato de potássio, na diluição 1:40.000, para antissepsia das áreas picadas.

Tratamento específico é feito com o soro antiapílico e varia com o número de picadas: até 5 picadas: não há tratamento específico; entre 5 e 200 picadas: 2 ampolas de soro antiapílico; entre 201 e 600 picadas: 6 ampolas de soro antiapílico; e entre 601 e 1.000 picadas: 10 ampolas de soro antiapílico (protocolo de tratamento aprovado pela ANVISA, ainda em fase de estudos clínicos).

Escorpiões

Os escorpiões do gênero *Tityus* são os principais causadores de acidentes, sendo o *Tityus serrulatus* o maior causador de mortes no Brasil, na sua grande maioria em crianças com menos de 7 anos de idade. O tratamento do escorpionismo consta na Tabela 12.2. A grande maioria dos quadros graves cursa com vômito, dor abdominal e aumento da amilase sanguínea. Todos os pacientes devem ficar em observação, entre 4 e 6 horas, após a picada.

Tabela 12.2. Classificação e tratamento do escorpionismo.

Classificação	Manifestações clínicas	Tratamento Geral	Específico
Leve	Manifestações locais, dor, vômitos, taquicardia e agitação de pequena intensidade	Analgesia e/ou anestésicos locais. Observar manifestações sistêmicas durante 6 a 12 horas em ambiente hospitalar	—
Moderado	Manifestações locais e sistêmicas, como agitação, sonolência, sudorese, náuseas, vômitos, hipertensão arterial, taquicardia e taquipneia	Combate à dor. Observação clínica por 12 a 24 horas em ambiente hospitalar	Para menores de 7 anos, está indicado SAE*: 2 a 4 ampolas IV
Grave	Manifestações locais e sistêmicas. Vômitos profusos e frequentes, náuseas, sialorreia, lacrimejamento, sudorese profusa, agitação, alteração da temperatura (hipotermia), taquicardia, hipertensão arterial, alterações do ECG, taquipneia, tremores, espasmos musculares, paralisia, até convulsões. Casos graves podem evoluir com bradicardia, bradipneia, edema agudo pulmonar, colapso cardiorrespiratório, prostração, coma e morte	Combate à dor. Internação hospitalar, cuidados intensivos, monitorização das funções vitais e cuidados de UTI	5 a 10 ampolas IV de SAE*

* SAE = soro antiescorpiônico; 1 ampola = 5 mL.
Fonte: Adaptada de Ministério da Saúde, 2001.

Aranhas

No Brasil, as principais aranhas com significado patológico pertencem aos gêneros *Phoneutria*, *Loxosceles*, *Latrodectus* e *Lycosa*.

Acidente por *Phoneutria*

Trata-se de aranhas bastante agressivas, cujo veneno tem efeito neurotóxico periférico, sendo a dor imediata, com irradiação para o membro acometido. São conhecidas como armadeiras (Tabela 12.3).

Para o acompanhamento dos casos moderados ou graves, deve-se solicitar hemograma, glicemia, ECG seriado e raio X de tórax. A soroterapia específica deve ser indicada para os acidentes moderados e graves ou quando a analgesia não promover melhora da dor.

Tabela 12.3. Foneutrismo – Classificação quanto à gravidade, manifestação clínica e tratamento.

Classificação	Manifestações clínicas	Tratamento	
		Geral	Específico
Leve	Dor local, eventualmente taquicardia e agitação	Observação até 6 horas + analgesia**	–
Moderado	Dor local intensa associada a sudorese e/ou vômitos ocasionais e/ou agitação e/ou hipertensão arterial	Internação + analgesia**	2 a 4 ampolas de SAAr* (crianças) Via intravenosa
Grave	As anteriores mais uma ou mais das seguintes: sudorese profusa, sialorreia, vômitos frequentes, hipertonia muscular, priapismo, choque e/ou edema agudo de pulmão	Unidade de cuidados intensivos + analgesia**	5 a 10 ampolas de SAAr* Via intravenosa

* SAAr = soro antiaracnídico; 1 ampola = 5 mL.
** Analgesia deve ser feita com lidocaína a 2% sem vasoconstritor, injetando pelo menos 5 mL do anestésico no local da picada ou na região troncular correspondente.
Fonte: Adaptada de Ministério da Saúde, 2001.

Acidente por *Loxosceles*

O veneno loxoscélico possui atividades proteolíticas (responsável por lesões necróticas e isquêmicas na região da picada), hemolítica (produz hemólise intravascular) e coagulante (capaz de produzir coagulação intravascular disseminada). O acidente pode se apresentar sob duas formas clínicas: cutânea e cutaneovisceral. É conhecida como aranha-marrom.

Na forma cutânea, as ações proteolítica e hemolítica manifestam-se tardiamente, em torno de 12 a 24 horas. Apresenta-se com edema local, eritema e dor semelhantes aos de queimaduras. A necrose torna-se evidente após o final da primeira semana da picada. A forma cutaneovisceral tem manifestações sistêmicas e instala-se em um pequeno número de casos, principalmente em crianças. A ação hemolítica do veneno se manifesta por icterícia e hemoglobinúria. A urina torna-se escura e pode evoluir para oligúria, anuria e insuficiência renal aguda. O emprego do soro específico deve ser feito até 36 horas após o acidente. Em caso de evidência de infecção bacteriana, iniciar antibioticoterapia (Tabela 12.4).

Acidente por *Latrodectus*

Acidente provocado pela conhecida aranha viúva-negra, cujo veneno é neurotóxico central e periférico, causando quadro clínico no local da picada e no sistema nervoso central, com tratamento descrito a seguir (Tabela 12.5). Alterações hemodinâmicas do tipo bradicardia e hipotensão podem acabar determinando choque hipovolêmico e insuficiência renal aguda. A morte, quando ocorre, deve-se ao choque.

Tabela 12.4. Loxoscelismo – Classificação dos acidentes quanto à gravidade, manifestações clínicas e tratamento.

Classificação	Manifestações clínicas	Tratamento
Leve	Loxosceles identificado como agente, lesão incaracterística, sem comprometimento do estado geral, sem alterações laboratoriais	Sintomático: acompanhamento até 72 horas após a picada*
Moderado	Com ou sem identificação do Loxosceles, lesão sugestiva ou característica, alterações sistêmicas (rash cutâneo, petéquias), sem alterações laboratoriais de hemólise	Soroterapia: 5 ampolas de SAAr** via intravenosa e/ou prednisona 1 mg/kg/dia durante 5 dias
Grave	Lesões características, alteração no estado geral: anemia aguda, icterícia, evolução rápida, alterações laboratoriais indicativas de hemólise	Soroterapia: 10 ampolas de SAAr** via intravenosa e prednisona 1 mg/kg/dia durante 5 dias

* Pode haver mudança de classificação durante esse período.
** SAAr = soro antiaracnídico.
Fonte: Adaptada de Ministério da Saúde, 2001.

Tabela 12.5. Latrodectismo – Classificação, manifestações clínicas e tratamento.

Classificação	Manifestações clínicas	Tratamento
Leve	Sudorese e dor local*, edema local discreto, dor nos membros inferiores, parestesia em membros, tremores**, câimbras** e contraturas**	Sintomático: analgésicos, gluconato de cálcio 10%, observação
Moderado	Os já referidos, adicionados de dor abdominal/mialgia, sudorese generalizada, ansiedade/agitação, dificuldade de deambulação, cefaleia, tontura, hipertermia	Sintomático: analgésicos, sedativos SALatr*** — 1 ampola via intramuscular
Grave	Todos os anteriores, acrescidos de taquicardia/bradicardia, hipertensão arterial, taquipneia/dispneia, náuseas/vômitos, priapismo e retenção urinária, fácies latrodectísmica	Sintomático: analgésicos, sedativos SALatr* — 1 a 2 ampolas via intramuscular

* Realizar anestésicos regionais à base de lidocaína sem vasoconstritor.
** Realizar benzodiazepínicos (diazepam 1 a 2 mg/dose intravenoso a cada 4 horas), além do gluconato de cálcio (1 mg/kg intravenoso lentamente a cada 4 horas) e clorpromazina (0,55 mg/kg intramuscular a cada 8 horas se necessário).
*** SALatr: soro antilatrodético. Tratamento obrigatório.
Fonte: Adaptada de Ministério da Saúde, 2001.

Acidente por *Lycosa*

Acidente provocado por aranhas-de-jardim, aranhas-de-grama ou tarântula. É benigno e o diagnóstico diferencial deve ser feito com as aranhas *Loxosceles*, sendo necessário reavaliar o paciente em 12 a 24 horas após o acidente. O tratamento é sintomático e, caso haja reação alérgica local ou infecção secundária, pode-se utilizar pomadas compostas por antibióticos e corticosteroides. Não há necessidade de terapêutica específica.

Acidentes ofídicos

As espécies de serpentes venenosas encontradas no Brasil são *Bothrops* (jararaca, jararacuçu, urutu, caiçara), *Crotalus* (cascavel), *Lachesis* (surucucu, pico-de-jaca) e *Micrurus* (coral-verdadeira). Diagnóstico de certeza deve ser feito pela identificação da serpente, mas, se não for possível, devemos nos orientar pelo quadro clínico a seguir (Tabela 12.6).

Tabela 12.6. Acidentes ofídicos.

Gênero da serpente	Ações do veneno		Sintomas e sinais (até 12 horas do acidente)	Sintomas e sinais (12 horas após o acidente)
Bothrops/Botrópico	Proteolítica Coagulante Hemorrágica	Alterações locais evidentes	Dor, edema, calor e rubor imediatos no local da picada Aumento do tempo de coagulação Hemorragias e choque nos casos graves	Bolhas, equimoses, necrose, oligúria e anuria (insuficiência renal aguda)
Lachesis/Laquético	Proteolítica Coagulante Hemorrágica Neurotóxica		Quadro clínico semelhante ao do acidente botrópico, acrescido de bradicardia, diarreia e hipotensão arterial	
Micrurus (coral-verdadeira)/ Elapídico	Neurotóxica	Alterações locais discretas ou ausentes	Ptose palpebral (fácies miastênica-neurotóxica), diplopia, oftalmoplegia, sialorreia, dificuldade de deglutição e insuficiência respiratória aguda de instalação precoce	
Crotalus/Crotálico	Coagulante Mitotóxica Neurotóxica		Aumento do tempo de coagulação, mialgia generalizada, alterações visuais: diplopia, anisocoria, ptose palpebral, dores musculares (fácies neurotóxica de Rosenfeld)	Urina cor de "água de carne" Evolui com mioglobinúria, anuria e insuficiência renal aguda

Fonte: Adaptada de Ministério da Saúde, 2001.

Tratamento

De maneira geral, o paciente necessita ser internado, monitorizado, com suporte ventilatório se necessário, puncionando veia periférica com hidratação suficiente para manter diurese 1 a 2 mL/kg/h. Coletar hemograma, eletrólitos, ureia, creatinina, AST, ALT, CPK, tempo de protrombina (TP), tempo de tromboplastina parcial ativada (TTPa), tempo de sangramento e tempo de coagulação, urina tipo 1 e ácido úrico.

A antibioticoterapia (Gram-negativas, anaeróbios) é indicada a depender da evolução da lesão, e o uso de torniquete com a finalidade de reter o veneno no local da picada é contraindicado. A imunização antitetânica é indicada para vítimas de acidente botrópico e caso a dose esteja em atraso (> 5 anos). A analgesia pode ser feita com dipirona e/ou morfina, e distúrbios hidreletrolíticos e anemia devem ser corrigidos.

O soro antiofídico deve ser específico para o gênero da serpente e iniciado precocemente. As reações inerentes à soroterapia podem ser imediatas (alérgicas ou anafiláticas) ou tardias, manifestando-se 6 a 10 dias depois. Nesses quadros, deve ser pausada a infusão do soro, o paciente deve ser tratado com hidrocortisona e difenidramina e, em quadros de anafilaxia, realizar adrenalina via IM (0,01 mL/kg – máximo: 0,3 mL em crianças e 0,5 mL em adultos) e retomar a infusão mais lentamente após estabilização. Em casos de reação anterior e contato com cavalos, podem ser realizadas essas medidas imediatamente antes da administração do soro. Complementar terapêutica em caso de anafilaxia, segundo protocolo já descrito.

Acidente botrópico

O paciente deve ser mantido internado, classificado e reclassificado quanto à gravidade durante a internação. Um bom parâmetro de eficácia da dose de antiveneno é o tempo de coagulação e, se após 24 horas do início, o sangue apresentar-se incoagulável, está indicada dose adicional de 2 ampolas de antiveneno (Tabela 12.7).

Na avaliação laboratorial, é possível encontrar leucocitose no hemograma, redução ou não da atividade da protrombina, TTPA e plaquetas, redução no fibrinogênio, urina 1 pode apresentar-se precocemente com hematúria, proteinúria e glicosúria. Também deve ser realizada avaliação da função renal.

Tabela 12.7. Classificação quanto à gravidade e soroterapia recomendada pelo acidente botrópico.

Manifestações clínicas e tratamento proposto	Classificação de gravidade		
	Leve	Moderado	Grave
Manifestações locais (dor, edema, equimose)	Discretas	Evidentes	Intensas
Manifestações sistêmicas (hemorragia grave, choque, anúria)	Ausente	Ausente ou presente	Evidentes
Tempo de coagulação (TC)	Normal (até 10 minutos)	Normal ou alterado (10 a 30 minutos)	Alterado
Quantidade aproximada de veneno a ser neutralizada	100 mg	200 mg	300 mg
Uso do garote	Ausente	Ausente e/ou presente	Ausente e/ou presente
Tempo entre o acidente e atendimento	< 6 horas	6 horas	> 6 horas
Soroterapia (número de ampolas) (SAB, SABC, SABL)*	2 a 4	4 a 8	8 a 12
Via de administração	Intravenosa	Intravenosa	Intravenosa

* SAB = soro antibotrópico; SABC = soro antibotrópico-crotálico; SABL = soro antibotrópico-laquético.
Fonte: Adaptada de Ministério da Saúde, 2001.

Acidente crotálico

O doente deve ser colocado em repouso absoluto e encaminhado imediatamente ao hospital, onde permanecerá internado. A avaliação laboratorial deve conter provas de coagulação, hemograma (podendo apresentar leucocitose), dosagem de CPK e DHL (que podem estar aumentados), função renal, gasometria arterial, ionograma, urina 1 (para identificar mioglobinúria) e eletrocardiograma (para avaliar arritmias).

O tratamento específico é realizado com soro anticrotálico ou pela fração específica de soro antiofídico, via intravenosa ou subcutânea. O tratamento complementar, a fim de se evitar a insuficiência renal, consiste em hidratar o doente por via intravenosa, infundindo-se de 1 a 2 litros de soro fisiológico. A rabdomiólise (CPK > 5.000 U/mL ou urina escura, oligúria e/ou anúria) deve ser controlada hidratando-se com solução fisiológica 0,9% 20 mL/kg, que deve correr aberto, para atingir um volume urinário entre 2 e 3 mL/kg/h. Repetir até 3 vezes se necessário, visando atingir CPK < 1.000 U/mL.

Após 12 horas de internação, reavaliar o tempo de coagulação e, se ainda se encontrar alterado, suplementar a soroterapia anticrotálica na dose de 100 mg. Se o paciente evoluir com anúria, avaliar a função renal pela dosagem de ureia, creatinina, bem como níveis de sódio, potássio e cálcio. Constatada insuficiência renal, indicar hemodiálise. As manifestações clínicas renais e neurológicas são reversíveis (Tabela 12.8).

Tabela 12.8. Classificação quanto à gravidade e soroterapia recomendada pelo acidente crotálico.

Manifestações clínicas e tratamento proposto	Classificação de gravidade		
	Leve	Moderado	Grave
Fácies miastênica/visão turva	Ausente ou tardia	Discreta ou evidente	Evidente
Mialgia	Ausente ou tardia	Discreta	Intensa
Urina vermelha ou marrom	Ausente	Pouco evidente ou ausente	Presente
Oligúria/anuria	Ausente	Ausente	Presente ou ausente
Tempo de coagulação	Normal	Normal ou alterado	Alterado
Quantidade de veneno para neutralizar (SAC, SABC)*	100 mg	200 mg	300 mg
Soroterapia (número de ampolas)	5	10	20
Via de administração	Intravenosa	Intravenosa	Intravenosa

* SAC = soro anticrotálico; SABC = soro antibotrópico-crotálico.
Fonte: Adaptada de Ministério da Saúde, 2001.

Acidente elapídico

O tratamento da insuficiência respiratória poderá ser iniciado com anticolinesterásicos enquanto o paciente é removido para um centro médico com ventilação mecânica. O esquema indicado é: 5 doses intravenosas de 0,05 mg/kg de neostigmina, com intervalo de 30 minutos entre elas; em seguida, administrar a mesma quantidade em intervalos progressivamente maiores, até a recuperação completa em 24 horas.

Cada dose de neostigmina deve ser precedida de uma injeção intravenosa de 0,05 mg/kg de sulfato de atropina, para se obter aumento da frequência de pulso. Na ausência de resposta aos colinesterásicos, recomenda-se administrar 0,25 mg/kg de cloridrato de edrofônio (Tensilon) por via intravenosa e, em caso de melhora, deve-se usar o esquema de uso de anticolinesterásicos citado.

Acidente laquético

Essas serpentes inoculam grande quantidade de veneno; preconiza-se o uso de 10 a 20 ampolas de soro antilaquético ou antibotrópico-laquético pela via intravenosa. O tratamento complementar e os cuidados são semelhantes aos da terapia antibotrópica. Pode ser necessário o uso de atropina caso o paciente apresente bradicardia e hipersecreção pulmonar.

Referências bibliográficas

1. Fundação Nacional de Saúde. Manual de diagnóstico e tratamento de acidentes por animal peçonhento. 2. ed. Brasília: Ministério da Saúde; 2001.
2. Acidentes com animais peçonhentos. In: Martin JG, Fioretto JR, Carpi MF. Emergências pediátricas. Rio de Janeiro: Atheneu; 2019.

13 Via aérea difícil

Regina Grigolli Cesar

O reconhecimento de uma via aérea difícil (VAD) é fundamental quando se pretende evitar surpresas potencialmente letais durante procedimentos que visam garantir uma adequada ventilação.

VAD deve ser considerada como hipótese em face do insucesso em intubar após duas tentativas, dificuldade em ventilar com máscara facial, ou ambos. Em termos práticos, é um tema que pode ser abordado sob dois pontos de vista distintos:

- Como um diagnóstico prévio aos procedimentos de ventilação e intubação, isto é, VAD previsível.
- Como uma hipótese diagnóstica quando do insucesso nas tentativas de intubação ou ventilação, isto é, VAD não previsível.

Dificuldade em realizar laringoscopia/intubar

É previsível em pacientes com choro de padrão anormal (p. ex., choro fraco) ou piora do desconforto durante agitação ou exercício, uso de musculatura acessória, obesidade, malformações craniofaciais (p. ex., micrognatia, assimetria facial mandibular, macroglossia), limitação à abertura da boca[A] e da movimentação do pescoço, sinais sugestivos de lesões inflamatórias, infecciosas, tumorais e traumáticas de vias aéreas superiores, cirurgias craniofaciais, trauma maxilofacial; fratura, instabilidade ou fixação cervical, suspeita de corpo estranho, queimaduras extensas; radioterapia.

A dificuldade no procedimento de intubação é uma questão relativa, considerando-se a evolução do equipamento disponível e o grau de treinamento em educação continuada para utilização do crescente número de dispositivos coadjuvantes da laringoscopia direta e da intubação. Sempre que possível, diante de um caso de via aérea difícil, devemos acionar o broncoscopista, mas muitas vezes esse profissional não está disponível

---

[A] Escores de avaliação da dificuldade de intubação, como o escore de Mallampati, não estão validados para crianças, com uma elevada probabilidade (50%) de falsos-positivos. Além disso, crianças podem não cooperar com testes à beira do leito.

em tempo hábil para realizar a intubação com broncoscópio. Na sua ausência, a intubação pode ser facilitada **diretamente** com "estiletes" introdutores e trocadores de tubos (*Lighted stylets,* como *Trachlight* e *Trachlite,* e os *Intubating fiberoptic stylets*) e fios-guia para troca de cânula e intubação (*Aintree catheter, Frova intubating introducers, Gum elastic bougie* e *Airway-exchange catheter*), ou **indiretamente**, com o uso de dispositivos que geram imagem da via aérea durante a laringoscopia, como é o caso do laringofibroscópio, dos laringoscópios (de fibra óptica flexível e EVO 2), do fibroscópio e do Airtraq®.

Airtraq® (Prodol Meditec S.A., Vizcaya, Spain) (Figura 13.1) é um videolaringoscópio que permite estender o período de pré-oxigenação, incluindo um canal para intubação, garantindo a possibilidade de oxigenação durante a laringoscopia[1]. É um dos dispositivos que têm sido cada vez mais utilizados em nosso meio, pelo relativo baixo custo, por ser descartável (evita contaminação cruzada) e por gerar imagem de alta definição, permitindo visão panorâmica ampliada da via aérea sem necessidade de monitor externo, mas dispondo de *wireless video system* opcional indicado para treinamento. Possui formato anatômico, de fácil manejo, e torna o procedimento de intubação menos traumático por não necessitar de excessiva extensão cervical. A introdução da cânula é facilitada por meio de um canal-guia. Limitações da videolaringoscopia incluem microstomia, presença de sangue e/ou secreções e deslocamento de tecidos moles[2].

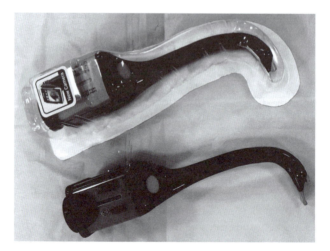

Figura 13.1. Airtraq®.
Fonte: Acervo da autoria do capítulo.

Dificuldade em ventilar com máscara facial

Se não houve sucesso na intubação traqueal até a segunda tentativa, num primeiro momento deve-se descartar ou corrigir sedação inadequada (agitação), laringoespasmo, rigidez de parede torácica (por fentanil), broncoespasmo, pneumotórax, superdistensão do estômago, problemas com o equipamento. Fatores de risco que predispõem à dificuldade na ventilação bolsa-máscara em pacientes críticos podem ser diferentes daqueles associados à intubação traqueal difícil; e incluem obstrução das vias aéreas superiores, espaço tireomental e abertura da boca menores que três dedos, limitação da extensão cervical[3].

É fundamental na laringoscopia a visualização das cordas vocais, para descartar ou corrigir obstrução de via aérea (corpo estranho ou aspiração maciça) e deslocamento ou obstrução do tubo traqueal: a confirmação da locação correta da cânula é dada pela ausculta e pela capnografia.

Se esses problemas foram descartados ou corrigidos e a hipoxemia persiste[4], deve-se remover a cânula traqueal e utilizar um dispositivo supraglótico para garantir ventilação e oxigenação enquanto se aguarda possibilidade de nova laringoscopia/tentativa de intubação.

Dispositivos supraglóticos

Os dispositivos mais empregados em pediatria e disponíveis em unidades de poucos ou médios recursos são as **máscaras laríngeas** (Figura 13.2) e o **tubo laríngeo** (Figura 13.3).

Máscaras laríngeas

De instalação fácil e rápida, são ferramentas úteis para resgate de uma ventilação difícil[5]. Podem garantir ventilação e oxigenação durante a tentativa subsequente de garantir a via aérea definitiva de modo fácil, sem laringoscopia, sendo uma excelente via para passagem de broncoscópio, laringoscopia por fibra óptica e passagem de cânula traqueal[5]. Geralmente estão mais disponíveis por serem mais baratas e seu uso na VAD pediátrica já foi exaustivamente investigado. São modelos de segunda geração, como a Pro Seal, mais adaptada ao uso pediátrico, a I-Gel Airway e a Cobra PLA (Perilaryngeal airway), que podem permitir a passagem de sonda gástrica ou também a visualização da laringe durante a intubação; alguns sem *cuff*.

Restrições ao uso de máscara laríngea incluem risco de regurgitação (politrauma com estômago cheio, hérnia de hiato, obesidade mórbida), abertura limitada da boca, instabilidade cervical, lesões traumáticas e obstrutivas da laringe.

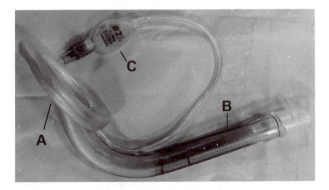

Figura 13.2. Máscara laríngea.
A: manguito pneumático com borda inflável que se adapta ao formato da laringe e sela a área supraglótica com baixa pressão, com lúmen voltado para a abertura glótica; B: tubo condutor largo, flexível, transparente, para visualização de secreções, com linha de referência longitudinal preta na face convexa para correto posicionamento e conector universal macho θ 15 mm para acoplamento a dispositivos de ventilação e C: balão piloto.
Fonte: Acervo da autoria do capítulo.

Tubo laríngeo

Utilizado como uma alternativa à máscara laríngea, ou se há restrições ao seu uso. Variante do Combitube que pode ser utilizada em crianças menores (inclusive no período neonatal), possui duplo lúmen e dois balonetes (o proximal que age como obturador esofágico). Uma via tem fundo cego e perfurações na altura da faringe; a outra, com extremidade distal aberta, funciona como se fosse uma cânula traqueal. Fabricado em silicone, tem marcas que indicam a posição correta: devem estar alinhadas com os incisivos superiores (Figura 13.3). Pode ser introduzido "às cegas" e proporciona uma adequada ventilação, independentemente de a posição ser esofágica ou traqueal.

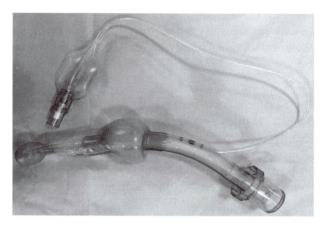

Figura 13.3. Tubo laríngeo.
Fonte: Acervo da autoria do capítulo.

Entretanto, para garantir a ventilação em situações críticas extremas conhecidas como *Can't intubate, Can't ventilate*, são necessárias medidas mais invasivas, com o emprego de **dispositivos infraglóticos**.

Dispositivos infraglóticos

Cricotireoidotomia por punção percutânea ou traqueostomia por punção percutânea estão indicadas quando a ventilação com bolsa-valva-máscara e/ou a intubação orotraqueal não foram bem-sucedidas, e a ventilação e a oxigenação do paciente não foram possíveis a despeito da utilização de dispositivos supraglóticos. Realizados preferencialmente pela equipe de cirurgia, quando a presença desse profissional não é imediata esses procedimentos devem ser realizados pelo profissional habilitado em utilizar o *kit* de cricotireoidotomia.

A cricotireoidotomia com agulha pode não ser viável em crianças pequenas (idade inferior a 8 anos), porque a membrana cricotireoidiana é difícil de localizar e muito pequena para acomodar um tubo de tamanho apropriado[5]. A principal contraindicação é o trauma de laringe, em que há fratura ou ruptura de traqueia, com retração da traqueia distal em direção ao mediastino. Contraindicações relativas são: distúrbios de coagulação, sangramentos importantes, anomalias anatômicas, edemas ou hematomas da região anterior do pescoço (prejudicando a marcação dos pontos anatômicos de referência). Não há *kit* de traqueostomia para crianças.

Referências bibliográficas

1. Windpassinger M, Plattner O, Gemeiner J, RÖder G, Baumann A et al. Pharyngeal oxygen insufflation during airtraq laryngoscopy slows arterial desaturation in infants and small children. Anesth Analg 2016;122:1153-7.
2. Heninger J, Phillips M, Huang A, Jagannathan N. Management of the difficult pediatric airway. Current Anesthesiology Reports. 2020. Disponível em: https://doi.org/10.1007/s40140-020-00408-3.
3. Daigle CH, Fiadjoe JE, Laverriere EK, Bruins BB, Lockman JL et al. Difficult bag-mask ventilation in critically ill children is independently associated with adverse events. Crit Care Med 2020; 48(9):e744-e752.
4. Dean PN, Hoehn EF, Geis GL, Frey ME, Cabrera-Thurman MK et al. Identification of the physiologically difficult airway in the pediatric emergency department. Academic Emergency Medicine. 2020;00:1-8. doi:10.1111/acem.14128. 2020;27 (12):1241-1248.
5. Fiadjoe J, Nishisaki A. Normal and difficult airways in children: "What's New": current evidence. Pediatric Anesthesia. 2020;30:257-63.

14 Abordagem do grande queimado

Joelma Gonçalves Martin
Luciana Gomes Portasio

Queimaduras são lesões teciduais secundárias a trauma de origem térmica resultante da exposição e do contato com chamas, líquidos aquecidos, superfícies quentes, eletricidade, substâncias químicas ou radiação.

Classificação quanto à profundidade e à extensão da queimadura

- Queimadura de primeiro grau ou superficial: atinge a epiderme e causa grande desconforto ao paciente (p. ex., queimadura solar). Não entra no cálculo de extensão para reposição volêmica quando presente no paciente grande queimado. Cicatrização: 3 a 6 dias.
- Queimadura de segundo grau ou de espessura parcial: atinge a epiderme e a derme. Principal característica: presença de bolhas e dor importante. As superficiais cicatrizam em 10 a 15 dias e as mais profundas em 3 a 4 semanas ou podem necessitar de enxerto.
- Queimadura de terceiro grau ou de espessura total: atinge epiderme, derme e subcutâneo. É indolor, pois a inervação sensitiva foi lesada. Tem característica seca, dura e coloração branco- amarronzada. Não reepiteliza, podendo cicatrizar a partir da periferia, com retração das bordas. Requer enxertos cutâneos.
- Uma queimadura pode ter componentes de espessura múltipla que podem se aprofundar nas primeiras 24 a 48 horas, por isso é importante o debridamento precoce.

Para o cálculo da extensão das queimaduras, utiliza-se a tabela de Lund-Browder (Figura 14.1), em que se considera a superfície corpórea queimada (SCQ) de acordo com a idade do paciente. Para maiores de 15 anos, uma opção é a regra dos nove. Outro método relativamente preciso em crianças é o uso da mão do paciente (palma da mão e dedos aduzidos): 1% da SCQ[3].

Há evidências na literatura mostrando que as avaliações iniciais de SCQ são imprecisas e frequentemente hiperestimadas. Valores erroneamente altos podem resultar em transferências desnecessárias, uso excessivo de recursos e aumento de custos. Além disso, implicam em reposição hídrica excessiva, com todo o efeito adverso da sobrecarga volumétrica: pneumonia, síndrome compartimental de extremidades, infecções, síndrome do desconforto respiratório agudo (SDRA), insuficiência cardiovascular, falência de múltiplos órgãos, morte.

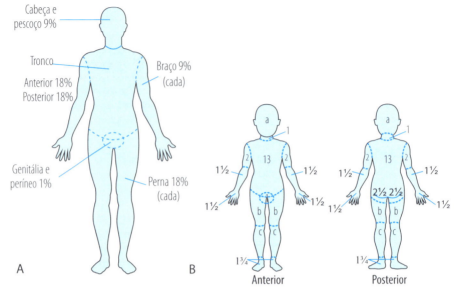

Figura 14.1. A: Regra dos nove (para adultos) e B: Tabela de Lund-Browder (para crianças) para estimar a extensão das queimaduras.
Fonte: Adaptada de Artz e Moncrief, 1969.

Atendimento inicial ao paciente queimado

O paciente queimado deve ser conduzido como uma vítima de traumatismo, segundo as recomendações do ATLS (advanced trauma life suport e em português Suporte Avançado de Vida no Trauma), com atendimento sistematizado, identificação, tratamento e reavaliação (Figura 14.2).

As lesões inalatórias estão associadas a 20% a 30% dos traumas graves. O dano às vias aéreas superiores acontece por lesão térmica direta, que pode evoluir para edema significativo nas primeiras 24 horas. A árvore traqueobrônquica é lesada, manifestando-se como sibilância, edema e consolidação do parênquima pulmonar e alterações importantes da relação ventilação-perfusão. A apresentação clínica inicial pode ser assintomática e evoluir nas primeiras 48 horas com estridor, dispneia, rouquidão ou chiado. Agitação e confusão mental podem ser sinais de inalação de fumaça. Achados como pelos nasais chamuscados, fumaça no nariz e face e fuligem na orofaringe são sinais inespecíficos de exposição à fumaça[2].

Deve-se considerar intubação precoce (eventualmente com cânula < do que a utilizada para a idade) em pacientes que apresentem sinais de insuficiência respiratória apesar

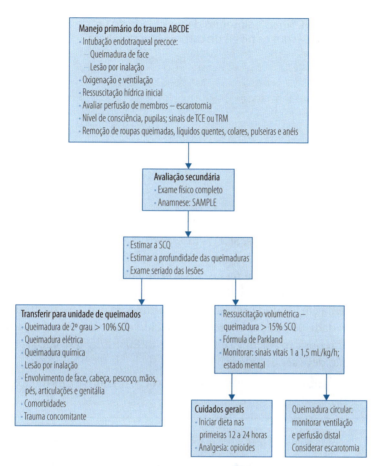

Figura 14.2. Atendimento inicial ao paciente grande queimado.
Fonte: Adaptada de Barcellos e Silva, 2019.

da oferta de O_2 suplementar. Beta-agonistas inalatórios (albuterol, epinefrina) podem ajudar a diminuir o broncoespasmo e o laringoespasmo[2].

Pacientes encontrados em locais fechados têm grandes chances de terem sido expostos a fumaça. Aproximadamente 5% das lesões por inalação pediátricas envolvem inalação de CO. O monóxido de carbono tem mais afinidade pela hemoglobina do que o oxigênio, resultando em hipóxia. Os valores do monitor de saturação de O_2 podem estar normais, porque as alterações de comprimento de onda no infravermelho para hemoglobina saturada com O_2 *versus* hemoglobina saturada com CO são as mesmas.

Se a suspeita de exposição ao CO for alta, deve-se administrar imediatamente FIO_2 a 100% até os níveis de carboxi-hemoglobina voltarem ao normal.

Menos comum é a intoxicação por cianeto, que causa déficits neurológicos, acidose persistente inexplicável, lactato sérico > 8 mmol/L, hipotensão persistente e arritmias cardíacas. Entre os tratamentos, estão a hidroxicobalamina e o tiossulfato de sódio.

Tabela 14.1. Sinais e sintomas da toxicidade do CO de acordo com os níveis de carboxi-hemoglobina.

Níveis de COHb	Sinais e sintomas
15% a 20%	Cefaleia, confusão mental
20% a 40%	Desorientação, distúrbios visuais
40% a 60%	Agitação e obnubilação
> 60%	**Morte**

Fonte: Barcellos e Silva, 2019.

Ressuscitação

Pacientes grandes queimados, SCQ > 15%, podem apresentar síndrome de resposta inflamatória sistêmica (SIRS) e devem receber reposição volêmica adequada para prevenir choque e morte. Atrasos na ressuscitação aumentam as chances de complicação, principalmente em pacientes pediátricos, que têm pequeno volume circulante. A punção venosa deve ser feita em locais de pele sã, mas a reanimação não deve ser atrasada mesmo se houver necessidade de punção em região de tecido queimado. Caso o paciente esteja em choque, fazer reposição volêmica em alíquotas de 20 mL/kg de solução cristaloide. A seguir, a reposição deve ser calculada.

A fórmula mais utilizada para o cálculo da oferta de líquidos é a fórmula de Parkland:

$$\text{volume de reposição nas primeiras 24 horas} = \frac{2 \text{ a } 4 \text{ mL/kg}}{\text{SCQ} + 1.500 \text{ mL/m}^2 \text{ SC/dia}}$$

Metade da necessidade de fluidos calculada é infundida nas primeiras 8 horas, contadas a partir do momento da queimadura; a outra metade, nas próximas 16 horas. O volume infundido durante o transporte e o volume infundido antes de chegar ao centro de referência devem ser descontados do volume total infundido.

O esquema de hidratação da Carvajal é mais adequado para os lactentes por propor um volume menor de fluidos nas primeiras 24 horas:

$$\text{Reposição: } 5.000 \text{ mL} \times \text{SCQ} + \text{Manutenção} \times \text{SC*}$$

$$\text{*Superfície corpórea (SC)} = \frac{4 \times P \text{ (kg)} + 7}{P \text{ (kg)} + 90}$$

A segunda metade deve ser reposta nas próximas 16 horas, podendo ser na forma de soro de manutenção com glicose e eletrólitos[4].

Capítulo 14 – Abordagem do grande queimado

> **Exemplo prático:** criança de 30 kg com 40% de SCQ
>
> O volume para o primeiro dia será:
>
> $$SC = \frac{127}{120} = 1,0583$$
>
> **Reposição:** 5.000 × SCQ = 5.000 × 0,4 × 1,0583 = 2.116 mL
>
> **Manutenção:** 2.000 × SC = 2.000 × 1,0583 = 2.116 mL
>
> Total = 4.232 mL

As fórmulas para o cálculo da reposição fluídica são apenas estimativas para fornecer ressuscitação suficiente que mantenha a perfusão tecidual, sem causar sobrecarga hídrica[2]. A oferta exagerada de líquidos pode resultar em complicações, como edema pulmonar, derrame pleural, derrame pericárdico e síndrome compartimental, SDRA, pneumonia e infecções. Dessa maneira, a reposição hídrica deve ser avaliada a cada hora e ajustada conforme as necessidades do paciente. O débito urinário é o principal parâmetro a ser avaliado, mas devemos nos atentar também ao nível de consciência, tempo de enchimento capilar, pressão arterial e lactato sérico.

> - < 30 kg: DU 1 a 1,5 mL/kg/h
> - > 30 kg: DU 0,5 mL/kg/h

Se a diurese não atingir o alvo, aumentar o volume infundido em 20%; e diminuir o volume em 10% a 20% em caso de diurese excessiva.

Caso se reconheça que o uso exclusivo de cristaloides não é capaz de restaurar a pré-carga no momento do choque, deve-se utilizar albumina 5%, mas, em geral, é introduzida depois das 24 horas.

Se a hipotensão não for revertida pela ressuscitação hídrica, deve-se lançar mão de medicações vasoativas: adrenalina, noradrenalina ou dobutamina, visto que pacientes com > 40% da SCQ apresentam grandes chances de choque cardiogênico.

Desde o início da assistência até a condução de casos de pacientes queimados sugere-se coleta de alguns exames laboratoriais para monitoramento, descritos na Tabela 14.2.

Tabela 14.2. Exames laboratoriais solicitados para acompanhamento do paciente grande queimado.

Exames	Frequência
Hemograma Plaquetas Eletrólitos Função renal Lactato sérico Gasometria arterial	A cada 4 a 6 horas
CPK Mioglobinúria	A cada 24 horas
Raio X do tórax Carboxi-hemoglobina	Se há suspeita de lesão inalatória

Fonte: Juang HJ, Cesana M, 1995.

Manejo das feridas

O fechamento das queimaduras tem relação direta com tempo de internação, risco de infecção e chance de sobrevida[2].

O desbridamento deve ser realizado com o paciente sob sedoanalgesia, fazendo-se limpeza vigorosa com gazes e compressas com água corrente ou SF 0,9% e sabão neutro. A água fria pode aliviar a dor e reduzir o edema, mas pode aumentar o risco de hipotermia em pacientes com SCQ > 25%. Não é recomendado o rompimento de bolhas íntegras, porém as bolhas rotas devem ser completamente retiradas. As lesões devem ser degermadas com iodopovidina a 1% ou clorexidina a 1%. A seguir, cobrir os ferimentos com campos limpos e secos e aquecer o paciente.

São indicações de antimicrobiano tópico na fase aguda[5]:
- queimaduras de espessura total em qualquer percentual SCQ;
- queimaduras acima de 10% SCQ em crianças e 20% SCQ em adultos;
- pós-escarotomias ou fasciotomias, lesões de exposição tendínea, muscular ou óssea;
- comprometimento de pavilhão auricular na profilaxia da condricte;
- queimadura em qualquer extensão ou profundidade, apresentando grande contaminação, como terra, lama, fezes, urina etc.

Agentes tópicos com propriedades anti-infecciosas, cicatrizantes ou debridantes podem ser utilizados: sulfadiazina de prata é um creme solúvel em água com efeitos bacteriostáticos, porém apresenta efeito tóxico sobre fibroblastos e queratinócitos, atrasando a reepitelização. Quando utilizada em grandes áreas de SCQ, pode ter o efeito de toxicidade medular; além disso, não deve ser usada em menores de 2 meses, pelo risco de *kernicterus*.

Toda queimadura em criança deve ser investigada quanto a abuso e negligência[5]. Algumas características das lesões nos chamam a atenção para a possibilidade de maus-tratos:
- uniformidade da profundidade das lesões;
- ausência de marca de respingos;
- margem da queimadura bem definida;
- marca de lesões em articulações;
- padrão em luva ou meia;
- localização dorsal da queimadura por contato das mãos;
- lesões muito profundas.

Se houver hipótese de maus-tratos, a criança deve ser internada para afastamento do possível agressor até que as autoridades responsáveis esclareçam o caso.

Sedação e analgesia

Analgesia e sedação adequadas devem ser promovidas, a fim de: controlar dor, ansiedade e agitação; prevenir perda de dispositivos e extubação acidental; melhorar a sincronia do paciente com a ventilação mecânica.

A utilização de opioides é uma das bases para sedoanalgesia. Nos grandes queimados, pode-se iniciar morfina por via endovenosa em infusão contínua, na dose de 0,01 a 0,04 mg/kg/h. Essa dose costuma ser eficaz e não costuma causar depressão respiratória. Bolos de 0,05 a 0,1 mg/kg podem ser administradas até atingir-se a analgesia adequada. Com o início da alimentação enteral, pode-se substituir a dose EV por codeína VO na dose de 0,5 a 1 mg/kg/dose a cada 4 a 6 horas.

Analgésicos comuns (dipirona, paracetamol, ibuprofeno) podem ser utilizados para aliviar dores leves e diminuir a necessidade de uso de opioides.

Sedação complementar pode ser usada para realização de procedimentos.

Tabela 14.3. Principais medicações utilizadas em sedoanalgesia no paciente queimado.

Medicação	Dose para uso contínuo	Dose para procedimento	Vantagens	Desvantagens
Morfina	0,01 a 0,04 mg/kg/h	0,05 a 0,1 mg/kg	Início de ação em 1 minuto; duração de 4 horas	Liberação de histamina – prurido; instabilidade hemodinâmica
Midazolam	0,1 a 0,4 mg/kg/h	0,1 a 0,3 mg/kg	Sedação e ansiólise; rápido início de ação; duração do efeito de 30 a 120 minutos	Não possui propriedade analgésica; hipotensão, depressão respiratória
Cetamina	10 a 40 mcg/kg/min	2 a 4 mg/kg	Sedação e analgesia; preserva a função respiratória	Delírio, hipersalivação; hipotensão
Dexmedetomedina	0,2 a 1 mcg/kg/h	1 mcg/kg	Sedação e analgesia; preserva a função respiratória	Hipotensão e bradicardia

Fonte: Desenvolvida pela autoria do capítulo.

Infecções

O paciente queimado deve ser examinado por inteiro diariamente, na busca de possíveis infecções. A febre é um sinal importante quando maior que 39 °C ou quando há vários picos de 38,5 °C durante o dia. Qualquer mudança no aspecto da queimadura pode ser atribuída a infecção, sendo o sinal mais comum o espessamento da queimadura com áreas de necrose ou hemorrágicas escuras.

Deve-se fazer busca ativa do foco infeccioso e solicitar culturas de sangue, urina e da secreção da queimadura, urina I, raio X de tórax e outros exames, conforme o quadro clínico.

Lesões inalatórias e grande SCQ não são indicações de antibioticoterapia. Os antibióticos sistêmicos podem ser indicados quando na fase inicial houver grande contaminação das lesões e procedimentos invasivos em áreas queimadas (intracath, flebotomia, traqueostomia, escarotomia, fasciotomia).

A escarotomia deve ser feita em toda região de cinta constritiva. A incisão deve penetrar toda a escara até o tecido subcutâneo, possibilitando a separação completa das bordas.

Empiricamente, utiliza-se a cefazolina ou oxacilina + amicacina ou amoxacilina + clavulanato até 48 horas da lesão. Após esse período, recomenda-se o uso de oxacilina e amicacina ou clindamicina e ceftriaxona nas lesões em área de maior contaminação. Em caso de evolução para sepse ou contaminação hospitalar, escalonar para vancomicina e imipenem/meropenem[5].

Profilaxia antitetânica (Tabela 14.4)

Tabela 14.4. Profilaxia de tétano acidental.

Idade	Procedimento	
Crianças < 7 anos	Vacina tríplice (DPT), 5 doses: 2, 4, 6, 18 meses e entre 4 e 6 anos	
Crianças > 7 anos	Vacina dupla = DT tipo adulto Evitar toxoide tetânico puro em crianças	
Adultos	Pacientes não vacinados, vacinados há mais de 5 anos ou com imunização duvidosa	**Imunização ativa:** anatoxina tetânica (anatox) 0,5 mL IM em 3 doses: 0, 2 meses e 6 meses após a segunda dose **Imunização passiva:** em associação com imunização ativa em caso de lesões extensas, contaminação grosseira, infecção por HIV Gamaglobulina hiperimune = imunoglobulina antitetânica humana *Adultos:* 250 UI – IM em local diferente da injeção de anatoxina *Crianças:* 150 UI – IM
	Pacientes vacinados	**Há menos de 1 ano:** imunização atualizada **Há mais de 1 ano e menos de 5 anos:** reforço com anatoxina IM em dose única

Fonte: Ferreira e Gragnani, 2019.

Situações especiais

Trauma elétrico

Tipo de queimadura menos comum, mas com grande gravidade, por provocar lesões complexas que podem atingir vários órgãos.

A corrente elétrica passa pelos tecidos do corpo, gerando calor e promovendo a destruição dos tecidos. Observa-se quadro clínico semelhante ao da síndrome do esmagamento, com precipitação de produtos da degradação muscular, alto risco de insuficiência renal, acidose metabólica e alta chance de mortalidade.

A reposição volêmica nesses casos deve ser mais agressiva, objetivando um DU de 2 a 3 mL/h em crianças e 100 mL/h em adultos. Se a diurese não for satisfatória, utilizar manitol 20% 5 a 10 mL/kg EV em 10 a 30 minutos. Nos adultos, a dose é de 100 mL EV em 30 minutos. Administrar bicarbonato para alcalinizar a urina[6].

O desbridamento inicial deve ser agressivo, com retirada de todo o tecido necrótico para evitar infecção. Deve-se ficar atento para sinais de síndrome compartimental e proceder à fasciotomia precocemente.

Queimaduras químicas

São provocadas principalmente por álcalis e ácidos inorgânicos, atingindo principalmente mão, face e olhos.

O profissional que presta socorro deve usar luvas e óculos. Caso a substância esteja sob a forma de pó, deve-se primeiro retirá-la com uma escova, antes de iniciar a irrigação. Retirar as roupas contaminadas.

Deve-se iniciar irrigação copiosa com água corrente por no mínimo 30 minutos. Procurar atendimento médico e continuar a irrigação por várias horas: 2 horas para ácidos e 12 horas para álcalis. Lesões oculares devem ser irrigadas copiosamente com solução salina e avaliadas por oftalmologista[6].

Hipermetabolismo

Ocorre catabolismo muscular intenso, com perda de até 16% da proteína corporal total nos primeiros 21 dias; resistência à insulina e hiperglicemia; aumento da lipólise. Essas mudanças metabólicas não se resolvem na fase de recuperação e podem permanecer por até 2 a 3 anos.

Entre as estratégias não farmacológicas para controle do hipermetabolismo, estão o desbridamento e a enxertia precoce, controle da temperatura ambiente, fisioterapia, em razão de diminuição da perda muscular e prevenção de retrações; suporte nutricional, sendo este último o ponto mais definitivo no tratamento do hipercatabolismo nos pacientes queimados.

O início da alimentação é recomendado em 6 a 12 horas após a lesão, VO ou VG[2]. A alimentação precoce está relacionada a diminuição da resposta hipermetabólica, aumento da produção de imunoglobulinas, redução de úlceras gástricas, diminuição de hormônio de estresse, redução da desnutrição e do déficit energético. Em pacientes que necessitam de medicações vasoativas, considerar nutrição enteral trófica.

Encaminhamento

Indicações de internação em centro especializado de tratamento de queimaduras são:
- queimaduras de segundo grau com SCQ > 10% da superfície corporal, em qualquer idade;
- queimaduras que envolvam face, mãos ou pés, genitália, períneo, pescoço, grandes articulações;
- queimaduras de terceiro grau;
- queimaduras causadas por eletricidade e por raio;
- queimaduras químicas;
- lesão por inalação;
- queimaduras em pacientes com doenças preexistentes: diabetes *melittus*, imunodeficiências, câncer, insuficiência renal crônica, insuficiência cardíaca, drogadição, síndrome convulsiva;
- qualquer paciente com queimadura e trauma concomitante.

Referências bibliográficas
1. Artz CP, Moncrief JA. The treatment of burns. 2nd. ed. Philadelphia: WB Saunders Company; 1969.
2. Barcellos LG, Silva APP. Queimados: manejo atual. In: Piva JP, Carvalho WB, organizadores. Associação de Medicina Intensiva Brasileira, Sociedade de Pediatria; Programa de Atualização em Terapia Intensiva Pediátrica (PROTIPED): Ciclo 10. Porto Alegre: Artmed Panamericana; 2019. p. 9-56. (Sistema de Educação Continuada a Distância, v. 4).

3. Pascolat G, Batista LC, Becker AC, Torres FACF. Abordagem a pacientes pediátricos vítimas de queimaduras. In: Simon Junior H, Pascolat G, organizadores. Sociedade Brasileira de Pediatria; Programa de Atualização em Emergência Pediátrica (PROEMPED): Ciclo 3. Porto Alegre: Artmed Panamericana; 2019. p. 53-77. (Sistema de Educação Continuada a Distância, v. 1).
4. Juang HJ et al. Atendimento aos grandes queimados. In: Martin JG, Fioretto JR, Carpi MF, editores. Emergências pediátricas. Rio de Janeiro: Atheneu; 2019. Seção 17, Capítulo 107. p. 700-9.
5. Ferreira LM, Gragnani A. Grande queimado. In: Manso JEF, Silva AO, organizadores. Colégio Associação Brasileira de Medicina de Emergência; Programa de Atualização em Urgência e Emergência (PROURGEM): Ciclo 4. Porto Alegre: Artmed Panamericana; 2015. p. 100-42. (Sistema de Educação Continuada a Distância, v. 3).
6. Silva GAM, Rodrigues DM, Candelario K, Lopez LEF, Cruz PFS, Ribeiro RC. Queimaduras. In: Manso JEF, Silva AO, organizadores. Colégio Brasileiro de Cirurgiões; Programa de Atualização em cirurgia (PROACI): Ciclo 11. Porto Alegre: Artmed Panamericana; 2015. p. 37-78. (Sistema de Educação Continuada a Distância, v. 4).

15 Febre sem sinais localizatórios

Joelma Gonçalves Martin
Mariela Ribeiro Moura Mondini

Febre é a elevação da temperatura corpórea em decorrência de estímulo que desencadeia uma resposta imunológica, sendo a mais confiável a tomada por via oral ou retal. Quando tomada por via axilar, devemos considerá-la 0,3 a 0,4 °C menor do que a temperatura retal. A maioria classifica como febre a temperatura retal acima de 38 °C.

Se, na avaliação inicial do paciente, a identificação do foco infeccioso não ocorre, estamos diante de febre sem sinais localizatórios (FSSL).

A FSSL é a ocorrência de febre por menos de sete dias de duração numa criança cuja história e exame físico cuidadoso não revelam a causa.

Algumas dessas crianças têm bacteremia ou doença infecciosa grave ou potencialmente grave, reconhecidamente: bacteremia oculta, pneumonia, infecção urinária, meningite bacteriana, artrite séptica, osteomielite e celulite. A bacteremia refere-se à presença de bactéria em hemocultura numa criança com febre, sem um foco identificável, e que esteja clinicamente bem. É a mais preocupante das doenças bacterianas graves, uma vez que nem sempre o diagnóstico é realizado rapidamente, e pode evoluir para quadros sépticos com comprometimento hemodinâmico.

Os agentes mais comuns da FSSL são *Streptococcus pneumoniae* (70%), *Haemophilus influenzae* tipo b (20%), *Neisseria meningitidis* (5%) e *Salmonella* sp. (5%). Menos frequentemente surgem *Staphylococcus aureus* e *Streptococcus pyogenes*, tendo prevalência média de 2% a 3% após a imunização em massa contra *H. influenzae* tipo B e *S. pneumoniae*.

Para abordar esses pacientes, é importante identificar fatores de risco para desenvolvimento de infecções graves em crianças com FSSL, o que orientará quanto à necessidade de investigação.

Os **pacientes de maior risco** são:
1) Crianças de até 3 anos de idade, sendo que alguns textos utilizam subdivisão de grupos em três faixas etárias, com risco decrescente de infecção conforme maior a idade. A saber: recém-nascidos; 1 a 3 meses; e 3 a 36 meses.
2) Crianças com temperatura > 39 °C, com aumento do risco de bacteremia quanto maior a temperatura, particularmente em crianças maiores de 3 meses.

3) Crianças com valores de leucócitos inferiores a 5.000/mm^3 ou superiores a 15.000/mm^3, com valor preditivo negativo de 97%.

Laboratorialmente, as proteínas de fase aguda podem ser úteis:

- *PCR*: valores acima de 40 mg/L são sugestivos de bacteremia, mas o seu papel na detecção de bacteremia oculta, na criança com FSSL, não está estabelecido. A análise evolutiva é mais fidedigna que a transversal.
- *Pro-calcitonina*: valores acima de 0,5 ng/mL são sugestivos de infecção bacteriana, e a queda de 50% ou mais após 24 a 48 horas de antibioticoterapia sugere terapia assertiva.

Outras provas ainda não têm valor diagnóstico para detecção de doença bacteriana grave.

Estado geral

A relação entre toxemia e presença de doença bacteriana grave está bem estabelecida. Dessa maneira, qualquer criança com febre que se apresente com evidências de alteração hemodinâmica, do estado de consciência, taquipneia, taquicardia, hipotensão, oligúria ou evidência de coagulopatia deve receber o diagnóstico presuntivo de sepse, que deve ser tratada. Importante lembrar que o exame deve ser idealmente realizado na ausência de alteração de temperatura. Outros exames que podem ajudar:

Exame de urina

A infecção urinária é a infecção bacteriana mais comum em crianças com FSSL e deve ser considerada em todo lactente de até 3 meses ou com temperatura ≥ 39 °C.

Em meninas de 3 a 24 meses, a presença de 2 de 5 variáveis (temperatura de 39 °C; febre por 2 dias ou mais; raça branca; idade inferior a 1 ano; e ausência de outra fonte potencial de febre) tem uma sensibilidade de 95% e especificidade de 31% para infecção do trato urinário (ITU). Em meninos acima de 3 meses, haverá pelo menos 1 dos seguintes fatores de risco: < 6 meses; não circuncidado; ausência de outra fonte potencial de febre.

A coleta deve ser feita por um método confiável (sondagem vesical ou punção suprapúbica; o saco coletor tem papel apenas de triagem, tendo valor preditivo negativo alto). A urocultura faz o diagnóstico de certeza e deve ser sempre solicitada na suspeita de ITU febril.

Raio X de tórax

Deve ser pedido apenas na suspeita clínica de pneumonia ou se saturação abaixo de 95% em ar ambiente. É sugerido caso a contagem de leucócitos seja alterada, especialmente se acima de 20.000 leucócitos/campo (20% a 30% dos casos com pneumonia radiológica).

Liquor

Nas crianças imunizadas, o risco de meningite bacteriana é muito baixo quando o único sinal presente é a febre. Indicado caso a criança esteja toxêmica, na ausência de outro diagnóstico alternativo e quando for necessário o início de antibioticoterapia empírica.

Manejo do paciente febril

Protocolos foram criados com a finalidade de nortear a coleta de exames, o início de antibioticoterapia e a observação do paciente em regime ambulatorial ou hospitalar.

Os critérios mais divulgados em crianças menores de 90 dias estão listados na Tabela 15.1.

Tabela 15.1. Critérios para condução de FSSL em < 90 dias de vida.

	Rochester	Philadelphia	Boston
Idade	< 2 meses	29 dias a 2 meses	28 dias a 3 meses
Temperatura	> 38 °C	> 38,2 °C	> 38 °C
Estado geral	BEG, EF normal	BEG, EF normal	BEG, EF normal
Contagem de leucócitos periféricos (mm^3)	5.000 a 15.000 células jovens < 1.500	< 15.000 imaturos/totais < 0,2	< 20.000
Urina 1	< 5 leucócitos/campo	< 5 leucócitos/campo	< 5 leucócitos/campo ou leucoesterase negativa
Fezes	< 5 leucócitos/campo no exame de fezes em crianças com diarreia	< 8 leucócitos/campo	< 10 leucócitos/campo
Liquor			< 10 leucócitos/campo
Fatores de risco (deve preencher todos os critérios para ser considerado baixo risco)	RNT (> 37 semanas de gestação) Sem antibioticoterapia perinatal Sem hospitalização Sem hiperbilirrubinemia inexplicada Sem antibioticoterapia atual, não esteve hospitalizado, sem doença crônica	Sem bactérias na coloração de GRAM Raio X de tórax: normal se solicitado Exame de fezes sem leucócitos (se solicitado)	Sem antibioticoterapia ou vacina nas últimas 48 horas Sem sinais de desidratação clínica Raio X de tórax: normal (quando solicitado)
Conduta: baixo risco	Observação, retorno ambulatorial (24 horas)	Observação clínica, retorno (24 horas)	Observação clínica, retorno (24 horas)
Conduta: alto risco	Internação e ATB EV	Internação e ATB EV	Internação e ATB EV
Performance	Sensibilidade/especificidade: 92%/50% VPN: 98,9% VPP: 12%	Sensibilidade/especificidade: 98%/42% VPN: 99,7% VPP: 14%	Sensibilidade, especificidade, VPP: não avaliados VPN: 94,6%

Fonte: Desenvolvida pela autoria do capítulo.

Particularmente os lactentes jovens podem apresentar-se com bacteremia chamada de oculta, ou seja, presença de bactéria em hemocultura numa criança com febre, sem um foco identificável, e que esteja clinicamente bem. Assim, é importante descrever sinais clínicos e/ou laboratoriais que nos ajudem a identificar estas que podem ser as crianças de risco e que sevem ser investigadas. O risco de bacteremia oculta está descrito na Tabela 15.2.

Tabela 15.2. Risco de bacteremia oculta.

Fator	Alto risco	Baixo risco
Idade	≤ 24 meses	> 36 meses
Temperatura	≥ 40 °C	≤ 39,4 °C
Leucócitos	≥ 15.000/mm^3	< 15.000/mm^3

(Continua)

Tabela 15.2. Risco de bacteremia oculta. (*Continuação*)

Fator	Alto risco	Baixo risco
Esfregaço de sangue periférico	Granulações tóxicas/vacuolização em leucócitos polimorfos nucleares, trombocitopenia	Não há alterações
Doença crônica	Anemia falciforme, imunodeficiência, desnutrição	Nenhuma
Contato infeccioso	Contato com *Neisseria meningitidis* ou *Haemophilus influenzae*	Nenhuma
Aparência clínica	Aparenta estar doente, toxemiada, infeliz, inconsolável, irritada, letárgica, não bebe nem come o suficiente	Aparentemente bem, não está irritada, brincando e comendo normalmente

Fonte: Pallazi e Feign, 2009.

Protocolo de Baraff

O protocolo de Baraff (Tabela 15.3) estratifica as crianças em faixas etárias e ainda, dentro de cada faixa, em "baixo risco" e "não baixo risco", pelos critérios clínicos a seguir:

- *Crianças toxêmicas:* devem ser hospitalizadas, investigadas para sepse e tratadas com antibióticos.
- *Recém-nascidas:* devem ser hospitalizadas, submetidas a investigação e receber antibioticoterapia até o resultado das culturas.
- *Entre 29 e 90 dias de idade:* podem ser manejadas ambulatorialmente ou em regime hospitalar, porém necessitam de investigação. Não necessariamente necessitam de antimicrobiano. Devem ser reavaliadas a cada 24 horas de cuidado ambulatorial.

Tabela 15.3. Protocolo de Baraff.

Idade	29 dias a 3 meses	3 a 36 meses e temperatura > 39 °C	3 a 36 meses e temperatura < 39 °C
Tipo de manejo	**Hospitalar** HMG, PCR, urina I, liquor, culturas: urina (URC), sangue, liquor **Ambulatorial** HMG, PCR, urina I, liquor, culturas: urina, sangue e liquor ou apenas HMG, PCR, urina I e urocultura	**Ambulatorial** Urina I: se sugestiva de infecção, incluir urocultura e URC em todos os meninos < 1 ano e meninas < 2 anos, independentemente da urina I) **Hemocultura:** apenas se leucócitos acima de 15.000 Raio X de tórax: apenas se sinais de pneumonia ou exclusas outras causas, leucocitose	**Ambulatorial** Sem necessidade de exames até 72 horas de febre. Após, seguir algoritmo da coluna 3
Antimicrobiano de escolha	Ceftriaxone 50 mg/kg/dia IM 1 vez ao dia	**Apenas se leucócitos acima de 15.000** Ceftriaxone 50 mg/kg/dia IM 1 vez ao dia ou Amoxacilina + clavulanato 80 mg/kg/dia em 3 doses	Sem necessidade
Reavaliação	Entre 18 e 24 horas ou se sinais de piora	Entre 24 e 48 horas ou se sinais de piora	Entre 24 e 48 horas ou se sinais de piora

Fonte: Desenvolvida pela autoria do capítulo.

Esses protocolos têm sido seguidos por diversos serviços ao longo dos anos e têm sido referência para abordagens mais atuais e menos invasivas, minimizando o uso desnecessário de antimicrobianos e a coleta excessiva de exames, prosseguindo-se da seguinte maneira:

> Amoxacilina + clavulanato, assim como o tratamento ambulatorial, estão indicados apenas nos casos de baixa probabilidade ou exclusão do diagnóstico de meningite.
>
> **Vacinação completa:** criança com pelo menos 2 doses de vacina contra *Haemophilus influenza* tipo B, *Pneumococco* e *Meningococco*.

Em crianças acima de 36 meses, só está indicada a investigação, independentemente da temperatura, se apresentarem sinais de toxemia.

Controvérsias
Tempo de febre

O tempo de início e evolução dos sintomas é parte importante do raciocínio clínico que propicia o diagnóstico. Crianças com história de apenas um pico febril, sem toxemia, geralmente têm exame físico normal e o valor preditivo negativo para infecções graves apenas com esses dados é alto. Deve ser lembrado que também os exames laboratoriais e de imagem alteram-se no decorrer do tempo. Os pais devem ser informados que, nesses casos, na maioria das vezes não há necessidade de investigação.

Valor da temperatura

Embora a maioria dos protocolos indique a investigação em picos acima de 39 °C, deve-se lembrar de que patologias de etiologia tanto viral como bacteriana, com bom prognóstico ou má evolução, podem ter os mais variados graus de temperatura e intervalos entre picos febris. A resposta a antitérmicos também não diferencia a gravidade ou etiologia do quadro. Portanto, a investigação, mais uma vez, deve ser individualizada e considerar outros fatores que não só a febre em si.

Considerações finais

A presença de FSSL ainda representa desafio diagnóstico, e o seguimento dessas crianças continua sendo objeto de intensa discussão. Os protocolos são confiáveis e validados, embora nenhuma combinação de exames laboratoriais e avaliação clínica identifique, na avaliação inicial, todos os pacientes que têm infecção bacteriana grave (IBG).

A reavaliação e a instrução dos responsáveis, para que retornem se houver qualquer deterioração da condição da criança, são pontos fundamentais.

Qualquer protocolo de atendimento da criança febril deve servir como um suplemento, e não como um substituto, para a avaliação clínica.

A investigação laboratorial e o manejo da febre devem ser individualizados e considerar outros fatores que não só a febre em si.

Referências bibliográficas

1. American College of Emergency Physicians Clinical Policies Committee; American College of Emergency Physicians Clinical Policies Subcommittee on Pediatric Fever. Clinical policy for children younger than three years presenting to the emergency department with fever. Ann Emerg Med. 2003 Oct;42(4):530-45.
2. Trotta EA, Gilio AE. Febre aguda sem sinais de localização em crianças menores de 36 meses de idade. J Pediatr (Rio J). 1999;75:s214-22.

3. Avner JR, Baker D. Management of fever in infants children. Emerg Med Clin North Am. 2002;20:49-67.
4. Slater M, Krug SE. Evaluation of the infant with fever without source: an evidence-based approach. Emerg Med Clin North Am. 1999;17:97-126.
5. Carvalho WB, Filho EM. Current management of occult bacteremia in infants. J Pediatr (Rio J). 2015;91(6 Suppl 1):S61-6.
6. Allen CH, Fleisher GR. Fever without a source in children 3 to 36 months of age: evaluation and management. Disponível em: https://www.uptodate.com/contents/fever-without-a-source-in-children-3-to-36-months-of-age-evaluation-and-management. 2020.
7. Feverish illness in children: assessment and initial management in children younger than 5 years. NICE clinical guideline 160 in guidance. [2013]. Disponível em: nice.org.uk/cg160.
8. Marques HHS, Sakane PT. Febre sem sinais de localização. In: Sato HK, Marques SR. Atualidades em doenças infecciosas: manejo e prevenção. 2. ed. Rio de Janeiro: Atheneu; 2009. p. 179-86.
9. Palazzi DL and Feigin RD. Fever without source and fever of unknown origin. In: Feigin RD and Cherry JD. Textbook of pediatric infection diseases. 6th ed. Philadelphia. Sauders; 2009: 851-862.
10. Machado BM, Cardoso DM, Paulis M, Escobar AM, Gilio AE. Fever without source:evaluation of a guideline. J Pediatr (Rio J). 2009 set-out;85(5):426-432.

16 Atendimento à criança vítima de violência

Haroldo Teófilo de Carvalho
Joelma Gonçalves Martin

A violência contra crianças e adolescentes é um problema complexo de saúde pública que faz aproximadamente 1 bilhão de vítimas entre 1 e 17 anos por ano em todo o mundo, resultando em alterações psicossociais e cognitivas importantes que impactarão ao longo de toda a vida no bem-estar do indivíduo e nas gerações futuras, além de ocasionar ferimentos muitas vezes graves, quando não a morte[1].

Ocorre quando um familiar, responsável ou terceiros, em condições de superioridade (idade, força, autoridade, posição social ou econômica), comete ato ou omissão capaz de causar dano físico, psicológico ou sexual, contrariamente à vontade da vítima, ou consentimento obtido a partir de indução ou sedução enganosa[2,3].

Pode ser desencadeada por um somatório de fatores socioeconômicos, como desemprego, injustiça, exclusão social, baixo nível de escolaridade, marginalidade, alcoolismo e uso de drogas ilícitas, que levam um indivíduo à frustração e a reagir com maus-tratos contra aqueles que o cercam[4].

Neste capítulo, abordaremos os principais tipos e formas de violência, enfatizando a identificação e o manejo nas unidades de urgências e emergências pediátricas. Cada um desses tipos de violência pode se expressar de formas diferentes, não excludentes entre si.

Tipos e formas de violência[4-8]

Violência física

É a forma de violência mais comum nas crianças menores de 3 anos. Caracterizada pelo uso de força física de maneira intencional e agressiva, com o objetivo de demonstrar superioridade, podendo causar lesões graves, deixando ou não marcas evidentes. Dentre o amplo espectro de apresentação das formas de violência física, destaca-se a "síndrome do bebê sacudido" (*shaken baby syndrome*), tipificada pelo ato de chacoalhar violentamente um bebê, resultando em contusão cerebral e cisalhamento dos vasos entre a dura-máter e a aracnoide (hematoma subdural).

Violência psicológica

É marcada por humilhação, desqualificação, culpabilização, indiferença, ameaças, responsabilização excessiva, causando danos psicológicos, afetivos, emocionais e sociais.

Violência social

É uma forma de violência generalizada, caracterizada pela ausência de suporte biopsicossocial à pessoa, um grupo de pessoas ou toda uma população, deixando evidentes a desigualdade social e o desrespeito para com os menos favorecidos.

Bullying

Compreende todas as atitudes agressivas, intencionais e repetidas, executadas entre iguais, mas dentro de uma relação desigual, que ocorrem sem motivação evidente, ocasionando dor e angústia. Pode ser consequência da diferença de idade, tamanho, desenvolvimento físico ou emocional, ou do menor apoio dos demais.

Negligência

Consiste na omissão de cuidados básicos, intencional ou não, de maneira crônica, com prejuízos na saúde, nutrição, educação, higiene e, sobretudo, no desenvolvimento. A proteção e a afetividade estão comprometidas, em graus variados, sendo o abandono o grau máximo.

Sinais de alerta relacionados à negligência: descaso ou má adesão ao tratamento de doenças da criança, doenças parasitárias ou infecciosas de repetição, dermatite de fralda de repetição, cáries dentárias, descuido no preparo de alimentos, descuido com a higiene, exposição ao frio por vestimentas inadequadas, falta de acompanhamento escolar e desatenção às necessidades de afeto, amor e proteção.

Síndrome de Munchausen por transferência

Forma de violência em que os pais ou responsáveis provocam de modo compulsivo e deliberado sinais e sintomas, ou informam falsamente a existência deles, com o objetivo de chamarem a atenção para si mesmos. Geralmente, os genitores aparentam-se devotados aos cuidados dos filhos, com múltiplas passagens por atendimento médico, impondo sofrimentos físicos e danos psicológicos diante das intervenções e até internações sem motivo real.

A suspeita se dá diante de doença prolongada inexplicável, quadros repetidos, cíclicos ou contínuos, sintomas que parecem impróprios ou incongruentes, que só aparecem na presença da mãe ou na iminência de alta hospitalar.

Violência sexual

Qualquer atividade erótica ou sexual não consentida ou consentida a partir de indução ou sedução enganosa. Geralmente, há o envolvimento de pessoa sexualmente imatura para satisfação sexual de pessoa mais velha, responsável ou familiar, de convivência e confiança, afetando intensamente todos os envolvidos, incluindo a equipe assistencial.

As situações de violência sexual incluem desde beijos, carícias não genitais, manipulação do genital, exibicionismo, até a consumação, com penetração oral, anal ou vaginal.

Autoagressão

É um distúrbio do comportamento caracterizado pela procura direta, constante e inconsequente de maneiras de lesar a si mesmo. Está associada, de maneira independente, a sintomas de depressão, ansiedade e comportamento antissocial. Esse comportamento é manifestado numa variedade de formas, como cortes, arranhões, queimaduras, socos, golpes, autoamputação, até o suicídio.

Abordagem da criança vitimizada

O atendimento a crianças e adolescentes vítimas de violência deve ser sistemático e humanizado, objetivando acolher a vítima e sua família, protegê-las, intervir e, sobretudo, instituir ações de prevenção primária e promoção da saúde física e mental (Figura 16.1). Evite a abordagem incisiva, agressiva ou pautada em "pré-diagnósticos", o que pode inibir e afastar tanto a vítima quanto o agressor.

A suspeita clínica se baseia nos dados de anamnese e exame físico e, raramente, em exames complementares. Alguns dados da história podem sugerir a vitimização física intencional:

- demora injustificada na procura de atendimento;
- omissão total ou parcial da história do trauma;
- incompatibilidade entre a história e os achados do exame físico;
- divergência entre familiares ou acompanhantes;
- falta de relatos por parte da vítima por medo de represárias;
- família desestruturada;
- pais ou responsáveis usuários de drogas ilícitas ou alcoólatras.

Durante a realização do exame físico, deve-se buscar características peculiares que sugiram a vitimização. Em situações de risco de vida, o paciente deve ser encaminhado à sala de emergência, despido de suas vestes, monitorizado, procedendo-se então à avaliação das vias aéreas, da respiração, da circulação e do estado neurológico, até a estabilização.

- *Estado geral:* agressividade, apatia, desnutrição e desidratação são sinais relativamente frequentes quando há negligência ou violência física.
- *Ectoscopia:* hematomas, escoriações, queimaduras e mordeduras, por vezes, sugerem o trauma intencional e o objeto utilizado.
- *Quedas com trauma cranioencefálico:* são frequentes nos dois primeiros anos de vida, entretanto, quando há fraturas complexas ou hematomas extensos, a cinética do trauma deve justificar a magnitude do dano neurológico. Alterações no nível de consciência, vômitos, postura em opistótono ou convulsões requerem a realização imediata de tomografia.
- *Examinar os olhos, a boca e as orelhas:* em busca de edema e hematoma nas pálpebras, hemorragia conjuntival e retiniana, deformidades da orelha e lesões na boca e nos dentes.

- *Respiração:* a presença de dispneia pode ser resultado de fraturas de costelas, pneumotórax ou hemotórax.
- *Dor abdominal:* pode sugerir traumas fechados, perfuração de vísceras ocas, rupturas de fígado ou baço. Atentar-se a hematomas na topografia abdominal.
- *Fraturas espiraladas, fraturas de ossos longos ou distais por arrancamento:* estão presentes em até 40% das vítimas de maus-tratos.
- *Presença de escoriações, ferimentos e sangramento genital:* podem sugerir violência sexual.

Os exames complementares devem ser direcionados pelo quadro clínico da vítima. Exames toxicológicos devem ser solicitados na suspeita de intoxicação por medicações ou drogas ilícitas. A radiografia de todo o esqueleto deve ser realizada na evidência de fraturas ao exame físico. A tomografia é útil na avaliação neurológica e nos traumas fechados de tórax e abdome.

O atendimento de situações envolvendo violência psicológica, social, negligência, autoagressão, *bullying* e síndrome de Munchausen por transferência deve ser realizado necessariamente por equipe multidisciplinar e interprofissional. Ao médico cabe identificar ou levantar suspeita por meio da anamnese e do exame físico, prestar o atendimento emergencial necessário e garantir a continuidade do atendimento em nível ambulatorial.

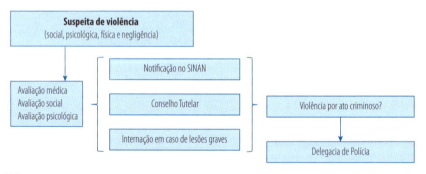

Figura 16.1. Fluxograma – Abordagem da criança com suspeita de violência.
SINAN = Sistema de Informação de Agravos de Notificação.
Fonte: Desenvolvida pela autoria do capítulo.

Abordagem da vítima de violência sexual[4,8]

Nesse tipo de atendimento, deve-se dividir as situações de violência sexual em agudas ou crônicas, instituindo demandas específicas para cada uma das categorias:
- *Violência aguda:* demanda atendimento de urgência. É mais frequente em adolescentes e adultos, sendo o agressor desconhecido na maioria dos casos, e o ato é consumado sob intensa ameaça ou violência física.
- *Violência crônica:* é a forma mais frequente em crianças. Tende a aumentar a intensidade à medida que o tempo passa, visto que, na maioria das vezes, o agressor é próximo à família, podendo gerar um sentimento de culpa à criança.

A complexidade das situações de violência sexual demanda atendimento e acompanhamento multidisciplinar, cada qual com seu papel, foco de intervenção, linguagem e metodologia próprios, embora essas situações também sejam alvo da atenção de setores investigativos, jurídicos e sociais.

Em nenhuma hipótese deve-se negar atendimento em situações de violência sexual. Deve-se prezar pela proteção profissional e confidencialidade das informações colhidas. Deve-se relatar a fala do entrevistado, evitando traduzir tecnicamente o que foi relatado, garantindo a imparcialidade, a fim de permitir a análise posterior de possíveis contradições e omissões. A escuta deve ser aberta, atenciosa, acolhedora e em espaço físico que preserve a privacidade dos envolvidos.

O exame físico deve ser realizado de maneira cuidadosa e abrangente, examinando todo o corpo da criança, a fim de identificar lesões indicativas de violência. O exame ginecológico visa detectar a presença de traumas, lacerações ou sangramentos que demandem intervenção cirúrgica imediata, além de diagnosticar eventuais DSTs ou gestação, e não deve constituir uma nova experiência traumática. A Figura 16.2 orienta a abordagem nessas situações:

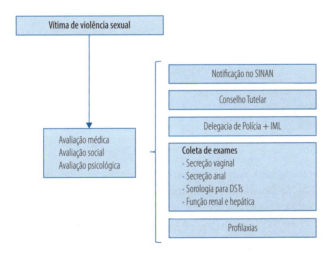

Figura 16.2. Fluxograma – Abordagem da criança com suspeita de violência sexual.
SINAN = Sistema de Informação de Agravos de Notificação; IML = Instituto Médico Legal; DSTs = doenças sexualmente transmissíveis.
Fonte: Desenvolvida pela autoria do capítulo.

A avaliação laboratorial deve incluir as sorologias para HIV, sífilis e hepatites. Considerando a possibilidade de se instituir a profilaxia pós-exposição ao HIV com medicamentos antirretrovirais, a função renal e hepática deve ser monitorada.

Profilaxias

Estão indicadas nos casos de violência sexual aguda nas primeiras 72 horas após o agravo.
- Anticoncepção de emergência: indicada em pacientes que já menstruaram.
  - Levonogestrel 0,75 mg: 2 comprimidos por via oral em dose única.

- Profilaxia da hepatite B: indicada em pacientes que ainda não foram vacinados ou com situação vacinal desconhecida.
  - Imunoglobulina anti-hepatite B (HBIG)
    - Recém-nascidos: 40 UI/kg por via intramuscular
    - Menores de 4 anos: 200 UI por via intramuscular
    - Entre 5 e 9 anos: 300 UI por via intramuscular
    - Maiores de 10 anos: 500 UI por via intramuscular
  - Completar calendário vacinal
    - Vacina anti-hepatite B 12 UI ou 0,06 mL/kg por via intramuscular
- Profilaxia das DSTs não virais (Tabela 16.1).

Tabela 16.1. Profilaxia das doenças sexualmente transmissíveis.

Doença	Agente etiológico	Tratamento
Sífilis	Treponema pallidum	Penicilina benzatina 50.000 UI/kg IM dose única ou Eritromicina 50 mg/kg/dia VO de 6/6 horas por 15 dias
Clamídia e cancro mole	Chlamydia trachomatis Haemophilus ducreyi	Azitromicina 30 mg/kg VO dose única
Gonorreia	Neisseria gonorrhoeae	Ceftriaxona 250 mg IM em dose única Ciprofloxacino 500 mg VO dose única Ofloxacina 400 mg VO dose única
Tricomoníase	Trichomonas vaginalis	Metronidazol 15 mg/kg/dia VO de 8/8 horas por 7 dias

IM = intramuscular; VO = via oral.
Fonte: Adaptada de Hirschheimer MR, 2019.

- Aborto: constatada gestação decorrente de violência sexual, o aborto legal é permitido pela legislação brasileira. A vítima deve ser orientada a proceder à notificação criminal na delegacia de polícia por meio do boletim de ocorrência; entretanto, o procedimento não deve ser negado a quem não queira registrar o crime junto à autoridade policial[9].
- Profilaxia antirretroviral (Tabela 16.2).

Tabela 16.2. Esquema para profilaxia em crianças e adolescentes de acordo com faixa etária.

Faixa etária	Esquema preferencial – Duração de 28 dias
0 a 14 dias	AZT + 3TC + NVP **Zidovudina (AZT)** Até 4 kg: 4 mg/kg/dose 12/12 horas 4 a 9 kg: 12 mg/kg 12/12 horas 9 a 30 kg: 9 mg/kg 12/12 horas ≥ 30 kg: 300 mg 12/12 horas **Lamivudina (3TC)** Recém-nascidos: 2 mg/kg 12/12 horas > 28 dias: 4 mg/kg 12/12 horas

(Continua)

Tabela 16.2. Esquema para profilaxia em crianças e adolescentes de acordo com faixa etária. (*Continuação*)

Faixa etária	Esquema preferencial – Duração de 28 dias
14 dias a 2 anos	**Nevirapina (NVP)** Entre 1,5 e 2 kg: 8 mg/dose 12/12 horas > 2 kg: 12 mg/dose 12/12 horas 14 dias a 8 anos: 200 mg/m² 1x/dia por 14 dias, depois: 200 mg/m² 12/12 horas **AZT + 3TC + LPV/r** **Lopinavir/ritonavir (LPV/r) solução oral (80/20 mg/mL)** ≥ 14 a 28 dias: 300 mg/75 mg/m² 12/12 horas 1 mês a 6 meses: 1 mL 12/12 horas 6 a 12 meses: 1,5 mL 12/12 horas 1 a 3 anos: 2 mL 12/12 horas 3 a 6 anos: 2,5 mL 12/12 horas 6 a 9 anos: 3 mL 12/12 horas 9 a 14 anos: 4 mL 12/12 horas **Lopinavir/ritonavir comprimido infantil (100 mg/25 mg)** 10 a 13,9 kg: 2 comprimidos de manhã e 1 à noite 14 a 19,9 kg: 2 comprimidos de manhã e 2 à noite 20 a 24,5 kg: 3 comprimidos de manhã e 2 à noite 25 a 29,5 kg: 3 comprimidos de manhã e 3 à noite > 35 kg: 400 mg/100mg 12/12h
2 a 12 anos	**AZT + 3TC + RAL** **Raltegravir (RAL)** 14 a < 20 kg: 100 mg 12/12 horas 20 a < 28 kg: 150 mg 12/12 horas 28 a < 40 kg: 200 mg 12/12 horas ≥ 40 kg: 300 mg 12/12 horas
> 12 anos	**TDF + 3TC + DTG** Tenofovir + Lamivudina comprimido coformulado (300 mg + 300 mg) 1 comprimido por via oral 1 vez ao dia **Dolutegravir (DTG) comprimido de 50 mg** 1 comprimido por via oral 1 vez ao dia

Fonte: Adaptada de Hirschheimer MR, 2019.

Referências bibliográficas

1. Hilis S, Mercy J, Amobi A, Kress H. Global prevalence of past-year violence against children: a systematic review and minimum estimates. Pediatrics. 2016;137(3):e20154097.
2. Pires ALD, Miyasaki MCOS. Maus-tratos contra crianças e adolescentes: revisão da literatura para profissionais da saúde. Arq Ciênc Saúde. 2005;12(1):42-9.
3. Sociedade Brasileira de Pediatria; Centro Latino-Americano de Estudos de Violência e Saúde Jorge Carelli; Escola Nacional de Saúde Pública; Fundação Oswaldo Cruz; Secretaria dos Direitos Humanos; Ministério da Justiça. Guia de atuação frente a maus-tratos na infância e adolescência: orientação para pediatras e demais profissionais da saúde. 2. ed. Rio de Janeiro; 2001.
4. Hirschheimer MR. Atendimento à criança vitimizada. In: Martin JG, Fioretto JR, Carpi MF. Emergências pediátricas. Rio de Janeiro: Atheneu; 2019.
5. Jorge MHPM, Waksman RD, Pfeiffer L, Haranda MJCS. Formas de violência contra a criança e o adolescente. In: Waksman RD, Hirschheimer MR, Pfeiffer L, editores. Manual de atendimento às crianças e adolescentes vítimas de violência. 2. ed. Brasília: CFM; 2018. p. 31-52.

6. Cardoso ACA, Hirschheimer MR, Pfeiffer L. Síndrome de Munchausen por transferência. In: Waksman RD, Hirschheimer MR, Pfeiffer L, editores. Manual de atendimento às crianças e adolescentes vítimas de violência. 2. ed. Brasília: CFM; 2018. p. 115-30.
7. Pfeiffer L, Waksman RD. Diagnóstico das apresentações da violência na infância e adolescência. In: Burns DAR, Campos Junior D, Silva LR, Borges WG, organizadores. Tratado de pediatria. 4. ed. Barueri: Manole; 2017. Seção 3; p. 92-9.
8. Lerner T, Vázques ML. Violência sexual. In: Waksman RD, Hirschheimer MR, Pfeiffer L, editores. Manual de atendimento às crianças e adolescentes vítimas de violência. 2. ed. Brasília: CFM; 2018. p. 131-44.
9. Brasil. Presidência da República, Casa Civil, Subchefia para Assuntos Jurídicos. Decreto-lei n. 2.848, de 7 de dezembro de 1940. Código Penal Brasileiro. [Acesso em 25 mar 2021]. Disponível em: http://www.planalto.gov.br/ccivil_03/decreto-lei/Del2848compilado.htm.
10. Brasil. Ministério da Saúde, Secretaria de Vigilância em Saúde, Departamento de DST, Aids e Hepatites Virais. Protocolo clínico e diretrizes terapêuticas para profilaxia antirretroviral pós-exposição de risco à infecção pelo HIV. Brasília: Ministério da Saúde; 2018. 93p.

17 Transporte do paciente crítico

Marcelo Barciela Brandão

O transporte do paciente crítico requer:
- uma equipe de transporte;
- responsabilidades da equipe de transporte;
- equipamentos, suprimentos e medicamentos;
- eficiência de transporte e comunicação;
- protocolos de transporte e diretrizes clínicas;
- documentação e registros médicos.

Equipe de transporte

A equipe de transporte deve ser competente para executar todo o monitoramento e cuidado que será oferecido na unidade que receberá o paciente. A certificação recomendada na literatura médica inclui suporte básico de vida em pediatria, suporte avançado de vida em pediatria e o programa de reanimação neonatal[1,2]. Em decorrência dessa natureza de trabalho, a seleção do pessoal da equipe de transporte merece uma atenção especial, com cuidados para certas qualidades, como independência, flexibilidade, liderança, trabalho em equipe e capacidade de raciocínio crítico e rápido[1,2].

Responsabilidades da equipe de transporte

As responsabilidades incluem o acompanhamento do paciente, inspeção de equipamentos com a reposição ou troca dos suprimentos fora de data, programação de melhoria da qualidade e educação continuada[1].

Equipamentos, suprimentos e medicamentos

Os equipamentos e medicamentos devem ser exclusivos da equipe de transporte, não devendo ser usados como estoque de uma unidade adicional. Uma lista-padrão é mandatória; os equipamentos devem estar em boas condições de funcionamento; e os medicamentos e suprimentos, presentes e dentro do prazo de validade. A verificação deve ocorrer diariamente e antes e depois de cada transporte. Todos os dispositivos devem ter bateria com reserva de energia totalmente carregada para o dobro do esperado para transferência de pacientes fora do veículo de transporte e em caso de emergência.

As Tabelas 17.1, 17.2 e 17.3 mostram os principais medicamentos e materiais recomendados para um transporte adequado.

Tabela 17.1. Medicamentos habitualmente recomendados no transporte de pacientes críticos.

Medicamentos	Exemplos
Sedativos/hipnóticos	Midazolam, tiopental, etomidato, cetamina
Analgésicos narcóticos	Fentanil, morfina
Bloqueadores neuromusculares	Rocurônio, succinilcolina, pancurônio
Medicações na ressuscitação	Epinefrina, atropina, cloreto de cálcio
Antiarrítmicos	Adenosina, amiodarona, lidocaína, procainamida, sulfato de magnésio
Anticonvulsivantes	Fenitoína, fenobarbital, diazepan
Anti-hipertensivos	Enalapril, labetalol, hidralazina
Antimicrobianos	Ampicilina, gentamicina, ceftriaxone
Broncodilatadores/terapia para asma	Fenoterol, salbutamol, brometo de ipratrópio, terbutalina, metilprednisolona
Terapia para anafilaxia	Epinefrina, difenidramina, ranitidina
Agentes antagonistas	Flumazenil, naloxona
Medicamentos de infusão contínua	Dopamina, dobutamina, epinefrina, lidocaína, prostaglandina E1, terbutalina, insulina
Fluidos intravenosos	NaCl 0,9%, ringer lactato, SG 5% e 10%, albumina 5%
Miscelânea	Dipirona, carvão ativado, gluconato de cálcio, dextrose, furosemida, heparina, hidrocortisona, manitol, bicarbonato de sódio, surfactante

Fonte: Desenvolvida pela autoria do capítulo.

Tabela 17.2. Equipamentos habitualmente recomendados no transporte de pacientes críticos.

Tipos de equipamento	Exemplos
Equipamentos de monitorização	Oxímetro de pulso (probes e cabos), eletrocardiógrafo, estetoscópio, termômetro, lanterna, manguitos de pressão
Equipamento endovenoso/intraósseo	Cânulas venosas, agulhas intraósseas, talas, fitas adesivas, torniquete, bandagem, curativos de película transparente, gaze, conector em T
Equipamento nasogástrico/genitourinário	Sondas gástricas, sondas de Foley, seringas
Equipamentos de campo estéril	Compressas embebidas em álcool, luvas estéreis
Equipamento de sucção	Cateteres de aspiração, aparelhagem de aspiração, ponteira Yankauer para aspiração
Tubos e agulhas torácicas	Dreno, pleurovac, cânulas venosas, cateteres butterfly, seringas, stopcocks (torneirinhas) com várias vias
Miscelânea	Pás de desfibrilação, gaze vaselinada, fitas adesivas, agulhas, cateteres butterfly, colares cervicais, seringas, cobertores térmicos

Fonte: Adaptada de Horowitz R, Ranna A, Rozenfeld RA, 2007.

Tabela 17.3. Equipamentos relacionados à manipulação das vias aéreas habitualmente recomendados no transporte de pacientes críticos.

Tipos de equipamento	Exemplos
Equipamentos de intubação	Tubo endotraqueal, detector de dióxido de carbono expirado, pinça de Magill, cânula orofaríngea, cânula nasofaríngea, máscara laríngea
Equipamentos de laringoscopia	Cabos e lâminas de laringoscópio, lâmpadas, baterias
Máscaras	Máscaras simples, máscara de Venturi, máscaras não reinalantes, máscaras de ressuscitação
Bolsas de ventilação	Bolsa autoinsuflável, bolsa insuflável por fluxo
Oxigênio relacionado	Cânula nasal, tubo de oxigênio, capuz/tenda, fluxômetro
Aerossol relacionado	Máscara de aerossol, *kit* nebulizador, diluente
Traqueostomia/cricotireoidotomia relacionada	*Kits* de cricotireoidotomia, tubos de traqueostomia, laços, estiletes

Fonte: Horowitz R, Ranna A, Rozenfeld RA, 2007.

Eficiência de transporte e comunicação

Requer coordenação e comunicação entre várias partes, incluindo os prestadores de cuidados dos serviços de referência, pessoal do controle, pessoal da equipe de transporte, pessoal de terra e/ou tripulações de voo (quando for o caso de transporte aéreo), segurança pública e pessoal administrativo. Um centro de expedição ou de comunicação pode facilitar essas interações[1].

Protocolos de transporte e diretrizes clínicas

Muitas equipes de transporte desenvolvem protocolos específicos ou diretrizes clínicas para os tipos de pacientes que serão transportados. Podem estar inclusos protocolos neonatal, pediátrico e cirúrgico/trauma[1].

Documentação e registros médicos

O registro dos cuidados do transporte deve incluir a avaliação inicial na solicitação de envio, a preparação para o transporte, o tratamento oferecido pela equipe de transporte e os sinais vitais em uma base contínua. Também deve incluir os cuidados prestados durante o transporte, as mudanças na condição do paciente durante o transporte, a condição do paciente na chegada ao destino, a quem o paciente foi entregue e o relatório para quem foi entregue. Todos os registros devem ser datados e cronometrados[1].

Tipos de transporte

A transferência pode ser por terra, por veículo aéreo, ou por uma combinação dos dois. A determinação do tipo de transporte adequado para cada paciente é uma decisão complexa, influenciada por um número de fatores. Estes incluem distância, hora do dia, condições do trânsito, geografia, tempo, gravidade e estabilidade do paciente. O fator mais crítico na escolha é a segurança da equipe e do paciente[3,4].

Com relação à distância, a decisão do tipo de transporte passa a ser desafiante quando excede 50 quilômetros de distância entre o local do acidente e a unidade que receberá o paciente[5]. Quanto à gravidade do caso, se as equipes de transporte estiverem muito bem equipadas e bem treinadas, serão capazes de oferecer uma ampla gama de medidas de suporte vital em matéria de transporte, mesmo em uma ambulância. Já os casos com lesões ou doenças neurológicas significativas muitas vezes exigem intervenção cirúrgica de urgência, assim como a manipulação das vias aéreas e dos quadros respiratórios podem estar além das capacidades da equipe de transporte[5]. Essas duas situações de instabilidade ou gravidade, neurológica e respiratória, vêm mostrando se beneficiar quando é realizado transporte aéreo, com relação principalmente ao tempo de chegada[3,5].

A ambulância terrestre apresenta como vantagens a disponibilidade e ser de acionamento imediato; o espaço físico costuma ser suficiente para a instalação de todo o equipamento necessário, permitindo uma melhor movimentação interna; e o custo de manutenção não é elevado[4]. Com o aparecimento de equipamentos médicos cada vez menores e com autonomia de energia cada vez maior, os helicópteros puderam ser equipados com toda a estrutura necessária para o suporte básico e avançado de vida. Suas principais vantagens estão em atingir regiões de difícil acesso e em seu rápido tempo de trânsito. Já suas desvantagens incluem o espaço físico exíguo, bem como o nível de ruído e vibração, que pode dificultar e, por vezes, impedir uma avaliação clínica adequada em voo e uma intervenção de urgência; além disso, somente podem realizar o transporte com condições climáticas favoráveis e, de maneira geral, com visibilidade adequada[4,5].

Referências bibliográficas

1. Horowitz R, Ranna A, Rozenfeld RA. Pediatric critical care interfacility transport. Clin Ped Emerg Med. 2007;8:190-202.
2. Orr RA et al. Pediatric specialized transport teams are associated with improved outcomes. Pediatrics 2009;124(1):40-8.
3. Allen CJ et al. Prehospital care and transportation of pediatric trauma patients. J Surg Res. 2015;197(2):240-6.
4. Schvartsman C, Carrera R, Abramovici S. et al. Avaliação e transporte da criança traumatizada. J Pediatr (RJ). 2005;81(5):S223-9.
5. Quinn JM et al. Factors associated with mode of transport decision making for pediatric-neonatal interfacility transport. Air Medical Journal. 2015;34(1):44-51.

18 Transporte inter-hospitalar do recém-nascido de alto risco

João César Lyra
Denise Caroline Cáceres Dutra Lyon

Introdução

A melhor maneira de realizar o transporte de um provável recém-nascido (RN) de risco é quando ainda dentro do útero materno. Para isso, sempre que houver fatores no pré-natal que indiquem probabilidade de o neonato necessitar de assistência em um centro de atendimento secundário/terciário, a gestante deverá ser encaminhada para realização do parto nesse local.

Quando isso não for possível, é importante que o RN seja transportado após o nascimento de modo seguro, para minimizar intercorrências que agravem ainda mais sua condição clínica.

As principais indicações para o transporte inter-hospitalar para centro secundário ou terciário são:

- prematuridade (< 34 semanas) e/ou peso < 1.500 g;
- necessidade de cirurgia;
- problemas respiratórios, cardiocirculatórios ou neurológicos;
- infecções, sangramentos/coagulopatias;
- hipoglicemia persistente e outros distúrbios metabólicos que necessitem de investigação;
- asfixia perinatal;
- anomalias congênitas que necessitem de intervenção.

Cuidados antes de iniciar o transporte (Quadro 18.1)

Quadro 18.1. O que providenciar antes do transporte.

Vaga	Comunicação de médico para médico – sempre que possível via centro de regulação de vagas
Relatório médico	Informações da evolução clínica, incluindo exames e prescrições
Termo de consentimento	Assinatura pela mãe (na impossibilidade, por outro responsável)
	Se risco iminente de vida, pode-se realizar o transporte sem a autorização

(Continua)

Quadro 18.1. O que providenciar antes do transporte. (*Continuação*)

Vaga	Comunicação de médico para médico – sempre que possível via centro de regulação de vagas
Equipe	Obrigatória a presença de: • Médico, preferencialmente pediatra/neonatologista, que realize todos os procedimentos necessários • Enfermeiro com conhecimento e prática em neonatologia O técnico de enfermagem pode acompanhar o transporte, desde que esteja sob a supervisão do enfermeiro
Veículo	Considerar distância, gravidade, segurança, custo para escolha • Ambulância tipo D (até 160 km), helicóptero (até 240 km), avião (> 240 km)
Materiais, medicações, equipamentos	Organizar materiais, medicações, equipamentos que o neonato possa precisar
Estabilização clínica	Temperatura, manutenção das vias aéreas e suporte ventilatório, acesso vascular, suporte metabólico e ácido básico, hemodinâmico, antibioticoterapia, avaliação da dor

Fonte: Desenvolvido pela autoria do capítulo.

Como estabilizar o recém-nascido para o transporte

Temperatura

- Manter temperatura corporal entre 36,5 e 37,5 °C.
- Superfície corporal deve estar seca.
- Todo o corpo (exceto a cabeça) deve ser envolto em filme transparente de PVC ou, para os menores de 1.500 g, utilizar saco plástico de polietileno de 30 x 50 cm.
- Cobrir cabeça com touca de lã ou de malha tubular.
- Pode-se utilizar colchão térmico quando temperatura externa < 25 °C.
- Não utilizar bolsas e luvas de água quente, pelo risco de queimadura da pele.
- Ajustar temperatura da incubadora de transporte de acordo com a Tabela 18.1.

Tabela 18.1. Temperatura a ser ajustada na incubadora de transporte segundo o peso ao nascer.

Peso ao nascer	Temperatura da incubadora
< 1.001 g	36 a 37 °C
1.001 a 2.000 g	35 a 36 °C
2.001 a 3.000 g	34 a 35 °C
> 3.000 g	32 a 34 °C

Fonte: Adaptada de Marba et al., 2017.

Vias aéreas e respiração

Recomendações para diminuir o risco de obstrução de vias aéreas durante o transporte

- Utilizar coxim sob espáduas para manter pescoço em leve extensão.
- Travesseiro de baixa espessura de ar ou gel sob a cabeça.

- Aspirar excesso de secreções de boca, narinas, hipofaringe.
- Avaliar uso de cânula de Guedel, máscara laríngea ou intubação traqueal na suspeita de obstrução de vias áreas superiores.

Quando e como utilizar oxigênio inalatório

- Necessidade de uso de concentração de oxigênio até 40% para manter saturação entre 90% e 95% em neonato clinicamente estável.
- RN com espiração regular e gasometria com pH > 7,2; PaO_2 > 50 mmHg e $PaCO_2$ < 50 mmHg.
- O oxigênio inalatório pode ser fornecido por meio de:
    - Halo ou capacete (possível titular melhor a concentração de oxigênio).
    - Cateter bi-nasal curto, de baixo fluxo (fácil manuseio).
    - Não é indicada nebulização na incubadora (grande variação de concentração).

Quando e como utilizar CPAP nasal

- Necessidade de suporte pressórico (sem indicação de intubação).
- RN estável em *Continuous Positive Airway Pressure* CPAP há pelo menos 30 minutos antes do transporte, com CPAP ≤ 6 cm H_2O e FiO_2 ≤ 0,4.
- O CPAP pode ser feito com uso de prongas nasais, acoplado ao ventilador. Garantir fixação adequada.
- Quando a idade gestacional for abaixo de 32 semanas, pode ser realizada cafeína antes do início do transporte, pelo maior risco de apneia.

Quando e como utilizar suporte respiratório invasivo

Indicações de intubação para o transporte neonatal, de acordo com as diretrizes da Sociedade Brasileira de Pediatria:

- Risco de obstrução de vias aéreas.
- Respiração irregular ou superficial.
- Presença de apneias nas últimas 12 horas.
- Necessidade de concentração de O_2 > 40% para manter saturação entre 90% e 95%.
- $PaCO_2$ > 50 mmHg.
- Peso < 1.000 g, com risco de fadiga muscular.
- A cânula a ser utilizada deve ser sem balonete, preferencialmente nasotraqueal, cuja fixação é mais estável.
- O diâmetro correto da cânula e o comprimento a ser inserido podem ser ajustados de acordo com o peso do RN (Tabela 18.2).
- Dar preferência para a utilização de ventiladores eletrônicos, devendo sempre haver disponível balão autoinflável para eventuais falhas dos equipamentos de ventilação.

- O ventilador mecânico manual com peça T pode ser utilizado na falta do ventilador eletrônico.
- Certificar-se de que os gases utilizados sejam aquecidos e umidificados, podendo ser utilizado filtro umidificador condensador higroscópico neonatal.
- Ajustar parâmetros ventilatórios para estabilidade do paciente, considerando sua doença de base. Evitar a hiperoxigenação e a hiperventilação.

Tabela 18.2. Diâmetro interno e comprimento da cânula endotraqueal (CET) de acordo com o peso do RN.

Peso ao transporte	Diâmetro interno	Comprimento a ser inserido de cânula (marca nível do lábio superior)	
		Orotraqueal	Nasotraqueal
< 1 kg	2,5 mm	6 a 7 cm	7 a 8 cm
1 a 2 kg	3 mm	7 a 8 cm	8 a 9 cm
2 a 3 kg	3,5 mm	8 a 9 cm	9 a 10 cm
3 a 4 kg	3,5 a 4 mm	9 a 10 cm	10 a 11 cm

Fonte: Adaptada de Marba et al., 2017.

Acesso vascular

- Obter no mínimo um acesso venoso periférico (preferencialmente dois, para intercorrências de perda de um acesso).
- Para pacientes graves, obter cateter venoso central:
  - Cateter central de inserção periférica (PICC) ou cateter umbilical.
  - Considerar via intraóssea apenas se não for possível obter um acesso intravenoso.

Suporte metabólico e ácido básico

- O neonato deve ser transportado sempre em jejum, com sonda orogástrica aberta para evitar aspiração.
- Prescrever soro de hidratação, cuja oferta deve ser calculada de acordo com o peso e a idade do RN (Tabela 18.3).
- Para cálculo da oferta de glicose, considerar que neonatos geralmente necessitam de velocidade de infusão de glicose (VIG) de 4 a 6 mg/kg/min:
  - Ajustar a VIG para manter glicemia entre 50 e 100 mg % nas primeiras 24 horas de vida e entre 60 e 100 mg % após 48 horas de vida.
- Quanto à infusão de eletrólitos:
  - Não se recomenda infusão de cálcio em acesso periférico, pelo risco de extravasamento com necrose tecidual.
  - Evitar infusão de potássio, pois a infusão rápida pode causar intercorrências graves, como arritmias.
  - Utilizar preferencialmente bomba de infusão, tanto para soro quanto para medicamentos, evitando o uso de bomba peristáltica e equipo de microgotas.

Tabela 18.3. Oferta hídrica em mL/kg/dia para o transporte neonatal de acordo com o peso ao nascer e a idade pós-natal.

Dias de vida	Peso de nascimento (g)		
	< 750 g	750 a 999 g	> 1.000 g
1º	80 a 90	70 a 80	60 a 70
2º	90 a 100	80 a 90	80 a 90
3º	110 a 120	100 a 110	100
4º	130 a 140	120	110
5º	140	130	120
6º	140 a 150	140	130
7º	150	150	150
>7	150	150	150

Fonte: Adaptada de Marba et al., 2017.

Suporte hemodinâmico

- É recomendada a estabilização hemodinâmica do paciente antes do início do transporte.
- Monitorizar frequência cardíaca, pressão arterial, diurese, pulsos e perfusão periférica.
- Não transportar RN com FC < 100 bpm, exceto se diagnóstico de bloqueio atrioventricular.
- Considerar os valores de pressão arterial média de acordo com a idade gestacional.
- Avaliar a necessidade do uso de medicações vasoativas.
- Considerar início de prostaglandina se houver suspeita de cardiopatia congênita dependente de canal arterial:
  - Atenção para efeitos adversos, como apneia e hipertermia.

Controle infeccioso

Se houver suspeita de infecção, recomenda-se:
- Coleta de amostras de exames (hemocultura, hemograma, proteína C reativa), as quais podem ser transportadas em isopor até o hospital de destino.
- Iniciar antibioticoterapia de amplo espectro antes de início do transporte.

Controle da dor

- Avaliar dor do neonato, utilizando a Neonatal Infant Pain Scale (NIPS), para instituir suporte adequado (Tabela 18.4):
  - Se pontuação > 3, considerar uso de medicação analgésica.
  - Se necessidade de infusão de opioides, transportar o neonato intubado, pelo risco de depressão respiratória.

Tabela 18.4. Neonatal Infant Pain Scale – NIPS (Lawrence et al., 1993).

	0 pontos	1 ponto	2 pontos
Expressão facial	Relaxada	Contraída	
Choro*	Ausente	Resmungo	Vigoroso
Respiração	Regular	Diferente do basal	
Braços	Relaxados	Fletidos/estendidos	
Pernas	Relaxadas	Fletidas/estendidas	
Estado de alerta	Dormindo e/ou calmo	Desconfortável e/ou irritado	

* RN intubado, dobrar a pontuação da expressão facial e não pontuar choro.
Fonte: Adaptada de Marba et al., 2017.

Cuidados durante o transporte

A Tabela 18.5 apresenta os principais aspectos a serem observados e monitorados durante o trajeto do transporte.

Tabela 18.5. Cuidados durante o transporte.

Temperatura	Medir a cada 30 minutos e mantê-la entre 36,5 e 37,5 °C
Jejum	Manter sonda orogástrica aberta
Acesso vascular	Checar permeabilidade do acesso vascular e manter infusão de fluidos, glicose e medicações
Glicemia	Manter entre 50 e 100 mg (primeiras 24 horas de vida) Entre 60 e 100 mg (após 48 horas de vida)
Condição hemodinâmica	Monitorizar pulsos, perfusão, diurese e pressão arterial e avaliar uso de medicações para suporte
Condição respiratória	Observar a perviedade das vias aéreas e padrão respiratório, fornecendo o suporte ventilatório necessário Avaliar necessidade de aspiração, reposicionamento de cabeça e pescoço, uso de coxim sob os ombros e travesseiro de gel Observar obstrução da cânula, posicionamento do cateter ou pronga do CPAP
Sinais vitais	Aferição constante dos sinais vitais
Equipamentos	Observação rigorosa do funcionamento adequado dos equipamentos: incubadora, bomba de infusão, monitores, ventiladores, circuitos e cilindros de oxigênio
Intercorrências	Atentar para intercorrências, como: • **Extubação acidental:** se transporte terrestre, parar ambulância e realizar nova intubação orotraqueal • **Obstrução de vias aéreas:** reposicionar (mantendo cabeça em leve extensão), aspirar vias aéreas, checar torção de cânula traqueal e funcionamento dos equipamentos • **Pneumotórax:** drenagem de tórax, conectando o dreno à válvula de Heimlich. Não transportar paciente com agulha ou escalpe em espaço intercostal • **Parada cardiorrespiratória:** estacionar ambulância para realizar os procedimentos de reanimação. Se ocorrer o óbito, retornar ao hospital de origem

Fonte: Desenvolvida pela autoria do capítulo.

Cálculo do risco relacionado ao transporte (*California Transport Risk Index of Physiologic Stability* – CA-TRIPS)

O cálculo do risco relacionado ao transporte pode ser feito por meio do escore CA-TRIPS (Tabela 18.6), realizado ao início e ao final de cada transporte. Quanto mais alto o valor encontrado, maior o risco de óbito nos sete dias subsequentes ao transporte (Tabela 18.7).

Tabela 18.6. *California Transport Index of Physiologic Stability* (CA-TRIPS).

Variáveis	Pontos
Temperatura axilar	
< 36,1 ou > 37,6 °C	6
36,1 a 37,6 °C	0
Pressão arterial sistólica	
< 20 mmHg	24
20 a 30 mmHg	19
31 a 40 mmHg	8
> 40 mmHg	0
Estado neurológico	
Sem respostas a estímulos, convulsão ou em uso de relaxante muscular	14
Letárgico, não chora	10
Ativo, chorando	0
***Status* respiratório**	
Apneia ou *gasping*	21
Em suporte ventilatório com FiO_2 0,75 a 1	20
Em suporte ventilatório com FiO_2 0,5 a 0,74	18
Em suporte ventilatório com FiO_2 0,21 a 0,49	15
Sem necessidade de suporte ventilatório	0
Vasopressores	
Sim	5
Não	0

Fonte: Adaptada de Marba et al., 2017.

Tabela 18.7. Probabilidade prevista de morte nos 7 dias subsequentes ao transporte.

Pontos	Probabilidade prevista de morte nos 7 dias subsequentes ao transporte
0 a 8	0,4% a 0,9%
9 a 16	0,9% a 1,9%
17 a 24	2,1% a 4%
25 a 34	4,4% a 10,2%
35 a 44	11,1% a 23,4%
45 a 70	25,2% a 80,1%

Fonte: Adaptada de Gould et al., 2013.

Considerações especiais

Diante de condições clínicas específicas do neonato, adotar medidas adicionais para o transporte.

- *Prematuridade:* se diagnóstico de síndrome do desconforto respiratório, é recomendada administração de surfactante por via endotraqueal no hospital de origem, se disponível.
- *Defeitos de parede abdominal:* utilizar compressa estéril para proteção do defeito de parede, posicionar paciente em decúbito lateral, atentar para perda hídrica (principalmente em caso de gastrosquise). Evitar calor radiante. Avaliar antibioticoprofilaxia pré-operatória.
- *Atresia de esôfago:* decúbito elevado, com aspiração contínua com sonda calibrosa (no mínimo n. 8) em coto esofágico.
- *Defeitos de fechamento de tubo neural:* utilizar compressa estéril para proteger o defeito e, se houver rotura de tecido, utilizar plástico poroso acima da compressa. Posicionar neonato em decúbito ventral. Evitar calor radiante. Avaliar antibioticoprofilaxia pré-operatória.
- *Hérnia diafragmática:* neonato deve ser intubado, posicionado em decúbito lateral do mesmo lado da hérnia para otimizar ventilação do pulmão menos afetado pela malformação. Utilizar sonda gástrica calibrosa, para reduzir distensão das alças intestinais e melhorar a expansibilidade torácica.
- *Encefalopatia hipóxico-isquêmica:* considerar > 36 semanas, com necessidade de reanimação extensa ou Apgar de 10 minutos < 6, pH arterial < 7 e déficit de bases > 16, que evoluem com sinais de encefalopatia hipóxico-isquêmica. Transportar em incubadora desligada, com portinholas abertas, com o objetivo de manter temperatura do neonato de 33,5 °C (retal ou esofágica) ou entre 33 e 34 °C (axilar). Monitorização contínua da temperatura ou no mínimo a cada 15 minutos. Finalizar o transporte idealmente até no máximo 6 horas de vida para início da hipotermia terapêutica no hospital de destino.
- *Pneumotórax:* não transportar neonato com escalpe alocado em espaço intercostal. Pode ser realizada drenagem de alívio com escalpe, até a passagem de dreno conectado à válvula de Heimlich. Finalizar o procedimento antes do início do transporte ou estacionar a ambulância para realizar a drenagem, caso ocorra durante o trajeto.

Referências bibliográficas

1. Marba STM, Caldas JPS, Nader PJH, Ramos JRM, Machado MGP, Almeida MFB et al. Transporte do recém-nascido de alto risco: diretrizes da Sociedade Brasileira de Pediatria. 2. ed. Rio de Janeiro: SBP; 2017.
2. Brennan G, Colontuono J, Carlos C. Neonatal respiratory support on transport. Neoreviews. 2019;20(4):e202-12.
3. Gould JB, Danielsen BH, Bollman L, Hackel A, Murphy B. Estimating the quality of neonatal transport in California. J Perinatol. 2013;33(12):964-70.

19 Atendimento em situações de desastres e incidentes com múltiplas vítimas

Joelma Gonçalves Martin
Lui Perdoná Rodrigues da Silva

Introdução

O Manual de Regulação Médica de Urgências do Ministério da Saúde caracteriza o acidente com múltiplas vítimas como um evento súbito no qual ocorre um desequilíbrio entre os recursos disponíveis e a capacidade de atendimento, sendo que desastre é definido como resultado de evento adverso, natural ou provocado pelo homem, sobre um ecossistema, causando danos humanos, materiais e/ou ambientais e consequentes prejuízos econômicos e sociais.

Assim, desastres não seguem regras e não se pode prever hora, local e número de vítimas, sendo imprescindível, portanto, que o departamento de emergência, com atendimento à população pediátrica, possua um plano de resposta pré-planejado e eficiente para o atendimento em uma situação de catástrofe ou envolvendo várias vítimas, já que o aumento repentino da demanda pode trazer grande vulnerabilidade para o sistema de saúde.

A preparação e o treinamento, antes que ocorra o evento catastrófico, são fundamentais. O intuito disso é tentar equiparar a resposta dos serviços pré-hospitalar e intra-hospitalar à necessidade do evento. Expor a equipe a essas situações de treinamento também tem a função de preservar o raciocínio clínico dos profissionais de saúde diante das inúmeras situações.

Triagem

Atualmente, não há padrão ou consenso sobre o melhor método de triagem pediátrica em eventos com múltiplas vítimas. Entretanto, a presença de uma versão do Simple Triage And Rapid Treatment (START) – JumpStart ou Sacco Triage Method (STM), métodos que contam com evidências científicas, pode auxiliar na triagem dos pacientes e evitar a supertriagem.

No ambiente pré-hospitalar, a triagem organizada de pacientes por critérios objetivos ajuda no correto encaminhamento deles. O método de triagem conhecido como START utiliza código de cores para identificação da gravidade.

As cores do código são as seguintes:

- *Verde:* lesões menores (o paciente pode caminhar). Esse paciente está estável e pode esperar.
- *Amarelo:* lesões graves que podem esperar por assistência. Esse paciente em geral tem incapacidade para andar, mas mantém frequência respiratória (FR) dentro da normalidade, com enchimento capilar normal e com capacidade de cumprir ordens simples, portanto há baixo risco para óbito imediato.
- *Vermelho:* necessidade de socorro imediato por risco de vida. Em geral, essa vítima tem alteração do nível de consciência, e/ou só respira após abertura de via aérea, ou apresenta dificuldade para respirar, e/ou perfusão tecidual prejudicada, ou ausência de pulso radial.
- *Preto:* vítimas inviáveis/óbito.

Para poder fazer a estratificação desses pacientes, a observação do cenário de ocorrência é prioritária:

1) Vá até a cena do acidente:
   a) Não há risco para o socorrista?
   b) A cena pode ser avaliada com segurança?
   c) Pacientes com queixas semelhantes levantam a hipótese de envenenamento/intoxicação?
2) Avalie as vítimas.
3) Determine o número de pacientes, comunique o fato às centrais reguladoras, estabeleça o comando da crise e determine o encaminhamento correto.

   Ainda nessa etapa, a triagem pode ser dividida em:
   a) Triagem de campo: avaliação de grupos de vítimas e classificação em críticas e não críticas.
   b) Triagem 2: realizada por médico especialista, em local seguro, individualmente. Confirma, ou não, a triagem de campo.
   c) Triagem 3: deve-se priorizar pacientes que necessitem de transporte para outros hospitais.

Se necessário, a equipe de atendimento extra-hospitalar deve iniciar as primeiras terapêuticas e abordagem dos pacientes, antes mesmo do transporte. É necessário fazer o melhor para o maior número possível de vítimas e no menor tempo, reduzindo-se a morbidade e a mortalidade. O objetivo, então, é priorizar as vítimas mais graves e classificá-las conforme a gravidade das lesões para atribuir prioridades ao atendimento médico e ao transporte para unidade de saúde adequada. Inicia-se, assim, o protocolo START.

Ao chegar ao cenário de múltiplas vítimas, a identificação das que são **verdes** é prioritária, pois as que caminham demonstram menor gravidade e já permitem a triagem por elas mesmas. Embora apresentem baixo risco para o óbito imediato, não estão isentas de lesões e deverão ser avaliadas após encaminhamento de todas as vítimas **amarelas** e **vermelhas**. Depois disso, a avaliação deve começar pelo primeiro paciente que for encontrado e pode-se usar o acrônimo RPM:

R = *Respiratory*

P = *Perfusion*

M = *Mental status*

As especificidades pediátricas serão descritas após apresentação inicial de algoritmo clássico.

No quesito *Respiratory*, devemos considerar as seguintes etapas:

1) Há respiração?
2) Se a resposta for **NÃO**: abra a via aérea.
3) Se ainda não respirar, considere **óbito** (código **preto**).
4) Se voltar a respirar, considere código **vermelho**: avaliação imediata.
5) Se FR > 30: avaliação e encaminhamento imediato.
6) Se FR < 30: proceda à avaliação perfusional.

No quesito *Perfusion*:

1) Se tempo de enchimento capilar > 2 segundos: encaminhamento imediato – considere estratificação **vermelha**.
2) Se tempo de enchimento capilar < 2 segundos: avalie o estado mental.

No quesito *Mental Status*:

1) Não segue simples comandos: inconsciente ou com estado mental alterado – classifique como **vermelha**.
2) Segue simples comandos: classifique como **amarela** – pode esperar.

Importante pontuar que a triagem deve ser feita sequencialmente, paciente a paciente. Ao estratificar um deles, siga para outro, apenas observando a necessidade de manutenção de vias aéreas abertas e de controle externo de sangramento. Para tal, deve-se acionar equipe de enfermagem ou mesmo pacientes triados como **verde** e que conseguem deambular e podem ajudar. Todos devem ser protegidos contra possíveis contágios infecciosos.

As vítimas triadas como **vermelhas** e **amarelas** devem ser mantidas em pranchas rígidas, posicionadas paralelamente, com a cabeça de fácil acesso para manipulação de vias aéreas.

Após ser encaminhado para um hospital (local ou em outra região próxima), o paciente deve passar por nova triagem.

Para a faixa etária pediátrica, existe uma adaptação desse protocolo, conhecida como JumpSTART.

Trata-se de uma ferramenta desenvolvida especificamente para assistir pacientes pediátricos em cenários com múltiplas vítimas, com os seguintes objetivos:

1) Otimizar a triagem inicial de crianças.
2) Aumentar a disponibilidade de recursos para a faixa etária pediátrica.
3) Diminuir a influência de fatores emocionais na triagem de crianças.

Parte 1 – Temas Gerais

Ajuda a estruturar a assistência para que o socorro da criança seja feito com a "cabeça", e não com o "coração", do socorrista. Veja o protocolo a seguir (Figura 19.1).

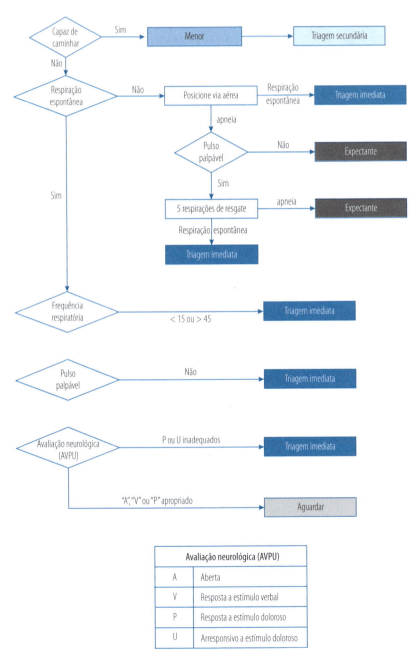

Figura 19.1. Protocolo JumpSTART.
Fonte: Adaptada de Romig LE, 2002.

Atendimento intra-hospitalar

Ao chegarem ao hospital, os pacientes pediátricos devem passar por nova triagem, principalmente em razão da rápida deterioração desses pacientes em caso de injúrias.

Para o atendimento, o departamento de emergência deve possuir um sistema de atendimento hierarquizado e com funções bem definidas, de modo a automatizar e agilizar procedimentos, visando atender o maior número possível de pacientes, com qualidade.

Também se recomenda que haja cartazes de protocolos e fitas de Broselow no departamento de emergência. Essa fita se baseia no comprimento da criança, sendo uma ferramenta ideal para a rápida determinação de peso, conforme o comprimento, para volumes de reposição volêmica apropriados, dose de medicações e tamanhos de equipamentos. Por meio da aferição da altura da criança, seu peso estimado pode ser determinado prontamente. Um lado da fita provê as medicações e suas doses recomendadas para doentes pediátricos, de acordo com o peso. O outro lado identifica os equipamentos necessários para os doentes pediátricos com base no seu comprimento.

Além disso, todo transporte e assistência na unidade deve reconhecer a necessidade de manutenção da temperatura corporal da criança, pois ela tem mais facilidade de perda de calor corporal e, se não for controlada a temperatura ambiental, a queda pode ser mais pronunciada e de risco.

O detalhamento sobre a assistência às vítimas de trauma será abordado em capítulo apropriado (Capítulo 96 – A Criança Politraumatizada).

Referências bibliográficas

1. Rosen P. Rosen's emergency medicine. Rio de Janeiro, Elsevier; 2018. Disponível em: https://canadiem.org/start-triage-protocol-rpm-30-2-can-do/.
2. Romig LE. Pediatric triage, a system to JumpSTART your triage of young patients at MCIs. JEMS. 2002;27(7):52-8, 60-3 (pubmed citation).
3. JumpSTART pediatric multiple casualty incident triage. Disponível em: http://www.jumpstart-triage.com/. A modification was published in 2001.

20 Acidentes por submersão

José Roberto Fioretto

Definições[1]

Afogamento é a dificuldade respiratória (aspiração de líquido) durante o processo de imersão ou submersão em líquido.

Imersão significa ter o corpo coberto por água ou outro líquido. Para que ocorra afogamento, pelo menos a face e a via respiratória devem estar imersas.

Submersão implica que todo o corpo, incluindo a via respiratória, deve estar abaixo da água ou de outro líquido. A vítima pode não ter sequelas, morbidades ou morrer.

Resgate ocorre quando a pessoa é resgatada da água, sem sinais de aspiração de líquido; e cadáver é a morte por afogamento, sem chances de iniciar a reanimação cardiopulmonar (RCP).

Fisiopatologia do afogamento

Independentemente do local do acidente, água doce ou salgada, a gravidade das lesões dependerá da intensidade da hipoxemia, da lesão pulmonar e da capacidade do paciente de adaptar-se à submersão.

O quadro respiratório que decorre do acidente de submersão está representado na Figura 20.1.

Tratamento

Resgate da água

- Remover a vítima da água o mais rapidamente possível.
- Prover ventilação/oxigenação por meio da respiração de resgate.
- Não há necessidade de desobstruir a via aérea de água aspirada, nem realizar manobras de compressão abdominal.

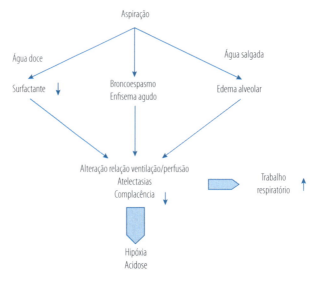

Figura 20.1. Fluxograma do desenvolvimento da insuficiência respiratória no afogamento.
Fonte: Adaptada de Szpilman, 2002.

- Na área seca, colocar o afogado em decúbito dorsal, com o tronco e a cabeça no mesmo nível (geralmente paralelos à linha da água).
- Realizar os protocolos-padrão para o Suporte Básico de Vida. Se a pessoa estiver inconsciente, mas respirando, a posição de decúbito lateral deve ser utilizada. Se não estiver respirando, a ventilação de resgate é essencial.
- A parada cardíaca deve-se principalmente à falta de oxigênio. Por essa razão, é importante que a RCP siga a tradicional sequência do ABC (vias aéreas – respiração – circulação).
- Em casos de afogamento, o Conselho Europeu de Ressuscitação recomenda cinco insuflações iniciais em vez de duas, porque as ventilações iniciais podem ser menos eficientes, já que a água nas vias aéreas pode interferir com a expansão pulmonar efetiva.

Medidas após o resgate inicial

A Tabela 20.1 resume os procedimentos iniciais nas vítimas de acidente por submersão.

Tabela 20.1. Procedimentos em acidentes por submersão.

Grau	Sinais e sintomas	PaO$_2$/PaCO$_2$/pH	Procedimentos iniciais
Resgate	• Vítima consciente • Ausência de tosse ou espuma na boca e no nariz • Possibilidade de apresentar hipotermia, náuseas, vômitos, mal-estar, cansaço, dores musculares, dor no tórax e diarreia	–	Liberação do próprio local do acidente após avaliação

(Continua)

Tabela 20.1. Procedimentos em acidentes por submersão. (*Continuação*)

Grau	Sinais e sintomas	PaO$_2$/PaCO$_2$/pH	Procedimentos iniciais
I	• Tosse sem espuma na boca ou no nariz • Pulmonar = roncos e sibilos presentes • Paciente lúcido, sonolento ou agitado	PaO$_2$ = normal PaCO$_2$ = normal ou diminuída pH = normal ou aumentado	Repouso, aquecimento e medidas que tranquilizem o acidentado Sem necessidade de O$_2$ ou hospitalização
II	• Pouca espuma na boca ou no nariz • Paciente lúcido, sonolento ou agitado • Pulmão = roncos e sibilos presentes e estertores leves a moderados	PaO$_2$ = diminuída PaCO$_2$ = normal ou diminuída pH = acidose metabólica leve	O$_2$ nasal a 5 L/min Aquecimento corporal + tranquilização + repouso Observação hospitalar por 6 a 24 horas
III	• Muita espuma na boca e/ou nariz • Pulso radial palpável	PaO$_2$ = diminuída PaCO$_2$ = aumentada pH = acidose metabólica leve	O$_2$ por máscara facial a 15 L/min no local Posição lateral de segurança (lado direito) No hospital: internação em UTI
IV	• Muita espuma na boca e/ou no nariz • Pulso radial palpável • Coma	PaO$_2$ < 50 mmHg PaCO$_2$ = variável pH = acidose de grau variável	O$_2$ por máscara a 15 L/min no local até que seja realizada intubação orotraqueal (100% dos casos) Avaliação da respiração (existe respiração?) Posição lateral de segurança (lado direito) Ambulância (melhor procedimento: ventilação e infusão venosa de líquidos) No hospital: internação em UTI
V	• Parada respiratória com pulso central presente	PaO$_2$ = muito baixa PaCO$_2$ = alta pH = acidose de grau variável	Ventilação boca a boca Sem massagem cardíaca externa Com retorno da respiração espontânea, abordagem igual ao grau IV No hospital: internação em UTI
VI	• Parada cardiorrespiratória	PaO$_2$ = muito baixa PaCO$_2$ = alta pH = acidose mista	Reanimação cardiopulmonar (RCP) e cerebral Após retorno de pulso e respiração, abordagem igual à do grau IV No hospital: internação em UTI
Cadáver	• PCR + tempo de submersão da primeira hora • Rigidez cadavérica • Livores presentes • Decomposição corporal	–	Recomendação de não iniciar RCP Convocação de autoridade policial – expedição de guia para IML

Fonte: Adaptada de Szpilman, 2000.

A avaliação neurológica inicial e seriada é de fundamental importância para determinar o prognóstico evolutivo e a melhor conduta de tratamento. Sugere-se a atribuição de três a quatro escores para cada paciente, em diferentes intervalos de tempo da evolução, por exemplo:

- *T0*: tempo de salvamento;
- *T1*: tempo de chegada no pronto-socorro;
- *T2*: no 5° minuto de atendimento hospitalar;
- *T3*: no 15° minuto após a estabilização do pulso e da pressão arterial, porém antes de iniciar a administração de substâncias vasoativas e anestésicas.

Os exames a serem obtidos são apresentados no Quadro 20.1.

Quadro 20.1. Exames solicitados para vítimas de acidente de submersão e os achados mais frequentes.

Exame	Achados
Hemograma completo	Leucocitose em metade dos casos Hematócrito raramente é anormal
Eletrólitos	Normais
Glicemia	Normal ou reduzida, em especial nos casos de hipotermia, ingestão de álcool e jejum
Gasometria arterial	Variável
Função renal	Normal ou com alterações relacionadas a choque, hipóxia ou hemoglobinúria
ECG	Alterações isquêmicas + sobrecargas de câmaras
EEG	Atenuação ou ausência de atividade elétrica, convulsões
Tomografia computadorizada de crânio	Precoce (1 a 3 dias após o acidente): normal ou com edema cerebral difuso Tardiamente: difusa perda da diferenciação entre massa cinzenta e branca, perda de simetria e alteração de densidade nos gânglios da base (quadro sugestivo de combinação de isquemia e infarto cerebral e edema vasogênico)
Potencial evocado somatossensorial	Ausência bilateral relacionando-se a pior prognóstico
Raio X de tórax	Congestão, atelectasias e síndrome do desconforto respiratório agudo
Avaliação urinária para substâncias lícitas e ilícitas	Investigação em pré-adolescentes e adolescentes

Fonte: Adaptado de Martin e Souza, 2020.

Medidas específicas de tratamento
Suporte respiratório
- *Com respiração espontânea:* ofertar oxigênio utilizando máscara facial ou cânula nasal, ou ainda na ventilação mecânica não invasiva. A intubação traqueal está indicada quando a Escala de Glasgow for menor ou igual a 8, quando houver apneia ou desconforto respiratório importante.
- *Ventilação mecânica protetora:* empregar.
- *Corticoterapia e broncodilatadores:* estão indicados em quadros de broncoespasmo.
- *Antibióticos profiláticos:* quando o acidente ocorrer em água potencialmente contaminada. Pode-se utilizar a associação de clindamicina (40 mg/kg/dia de 8 em 8 horas) e gentamicina (7,5 mg/kg/dia também de 8 em 8 horas).

Suporte cardiovascular
- *Hipovolemia ou choque:* cristaloides em alíquotas de 10 a 20 mL/kg.
- *Hipervolemia:* restrição de volume a 70% das necessidades basais.
- *Dobutamina:* pode ser necessária a administração (2 a 10 ug/kg/min), conforme determinem as condições clínicas e laboratoriais e ecocardiográficas do paciente[1].
- *Diuréticos:* na hipervolemia comprovada, ou nos casos em que o débito urinário estiver protraído depois de restaurada a volemia. Uso em doses habituais (1 a 2 mg/kg/dia[1]).

Controle de convulsões
- *Fenitoína:* dose de ataque de 20 a 30 mg/kg; e manutenção de 5 mg/kg/dia.

Controle da pressão intracraniana (PIC)[1]
- Diagnosticar e tratar prontamente hipotensão, hipóxia, hiperglicemia e hipertermia.
- Decúbito a 30° com cabeça centrada e atenção às manobras diárias que gerem estímulos nocivos (estresse, dor, agitação etc.).
- Manter oferta de 60% a 70% das necessidades, mantendo débito urinário maior que 1 mL/kg/h.
- Controlar glicemia.
- Ventilação mecânica: manter normocapnia e normóxia.
- Utilizar protocolo de TCE específico.

Controle da temperatura corporal[1]
- Se a submersão ocorrer em água gelada (< 5 °C), a hipotermia pode se desenvolver rapidamente e prover alguma proteção contra hipóxia, principalmente em crianças.
- A hipotermia pode também ser secundária. Nessas vítimas, não é protetora.
- Em pacientes que apresentem temperatura corporal abaixo de 32 °C, está indicado o reaquecimento ativo; já em pacientes com temperatura maior que 32 °C, realiza-se o aquecimento passivo. O reaquecimento deve ser feito com velocidade de 0,5 a 1 °C por hora.

Referências bibliográficas
1. Martin JG, Souza MR. Acidentes por submersão. In: UTI pediátrica. Fioretto JR, Bonatto RC, Carpi MF, Ribeiro CR, editores. 2. ed. Rio de Janeiro: Guanabara Koogan; 2020. p. 296-304. ISBN: 9788527735988.
2. Szpilman D. Definition of drowning and other water-related injuries. The World Congress on Drowning, 2002 June 11-14; Amsterdam, Netherlands. Disponível em: www.drowning.nl. 27. Dez. 2021.
3. Szpilman D. Afogamento. Rev Bras Med Esporte. 2000;6:131-44.

21 Distúrbios hidreletrolíticos e acidobásicos na emergência

Mário Ferreira Carpi
Ana Luiza Longhi de Sampaio Goes

Os distúrbios hidreletrolíticos e acidobásicos são frequentes na criança grave e sua interpretação deve ser da competência do pediatra que atua em sala de emergência. Identificar o desequilíbrio e sua causa é essencial para instituir tratamento apropriado.

Distúrbios do sódio

A concentração sérica desse íon reflete a osmolaridade plasmática por ser o principal íon do compartimento extracelular. Seus distúrbios acometem grande parte dos pacientes hospitalizados e aumentam a morbimortalidade.

Hiponatremia

Define-se por concentração sérica abaixo de 135 mEq/L, sendo grave se menor que 120 mEq/L. Também é classificada, conforme o tempo de instalação, em aguda (< 48 horas) ou crônica (> 48 horas). Pode ocorrer por redistribuição da água intracelular em razão de outros solutos osmóticos (hiperglicemia, uso de manitol); perda de sódio e água com hipovolemia[1]; diluição plasmática com normovolemia e valor do sódio corporal total normal[2]; reabsorção desproporcional de água e consequente hipervolemia[3]. As principais causas estão descritas no Quadro 21.1.

Quadro 21.1. Causas de hiponatremia.

Mecanismo	Etiologia
Sódio corporal total baixo[1]	• Diarreia e vômitos • Doenças tubulares renais • Diuréticos • Pancreatite • Síndrome perdedora de sal cerebral
Sódio corporal total normal[2]	• Síndrome da secreção inapropriada de hormônio antidiurético (SSIHAD) • Hipotireoidismo • Insuficiência adrenal • Iatrogenia (oferta de soro hipotônico)

(Continua)

Quadro 21.1. Causas de hiponatremia. (*Continuação*)

Mecanismo	Etiologia
Sódio corporal total aumentado[3]	• Insuficiência cardíaca congestiva • Insuficiência hepática • Síndrome nefrótica

Fonte: Adaptada de Carpi et al., 2020; Carlotti, 2015; Fioretto e Leiderman, 2019.

As manifestações clínicas são mais exuberantes quanto menor o tempo de instalação do distúrbio e incluem cefaleia, vômitos, convulsões, coma, hipertensão intracraniana e até herniação cerebral. Nos casos crônicos, o cérebro desenvolve mecanismos adaptativos para preservar o volume intracelular e os sintomas costumam ser mais sutis, como quedas e déficits de atenção.

O tratamento deve considerar a causa-base, a condição volêmica, a intensidade dos sintomas e o tempo de instalação. Quando há ganho de água, realizar restrição hídrica, sendo mandatória na SSIHAD, enquanto nos casos de perda de sódio, deve-se fazer a reposição, lembrando-se de restaurar a volemia primeiro.

Nas hiponatremias graves (Na+ < 120 mEq/L) ou sintomáticas, reestabelecer o equilíbrio sérico do íon, elevando no máximo em 12 mEq/L/dia nos casos agudos e 8 mEq/L/dia nos crônicos. Calcula-se o déficit de sódio pela fórmula:

$$Na^+ (mEq) = (Na\ desejado - Na\ encontrado) \times 0,6 \times peso\ (kg),$$
em que sódio desejado igual a 130 para os agudos e 120 para os crônicos

A solução salina a 3% tem concentração de 0,5 mEq/mL, sendo preparada ao se acrescentar 15 mL de NaCl 20% em 85 mL de soro glicosado 5%. Metade do seu volume (calculado pelo valor do déficit de sódio) deve ser administrado em 30 minutos; e o restante, em 24 horas. Em casos sintomáticos graves, pode-se infundir essa solução a 4 a 5 mL/kg/h por até 2 horas, com medida do sódio sérico após 1 hora do início da infusão, reavaliação do paciente e novo cálculo do déficit de sódio. Pacientes com hiponatremia devem receber soro de manutenção isotônico com acréscimo de glicose a 5% para manter normoglicemia.

A complicação mais temida do aumento rápido do sódio é a desmielinização osmótica pontinha, que surge após alguns dias, com deterioração neurológica progressiva e, em muitos casos, irreversível, não existindo tratamento específico. A tomografia computadorizada ou ressonância magnética de crânio evidenciam as lesões até 4 semanas após o início dos sintomas.

Hipernatremia

Define-se por concentração sérica acima de 150 mEq/L, sendo grave se maior que 160 mEq/L. Também é classificada, conforme a instalação, em aguda (< 48 horas) ou crônica (> 48 horas). Geralmente ocorre por perda de água livre e, raramente, por ganho de Na+. As principais causas estão descritas no Quadro 21.2.

Quadro 21.2. Causas de hipernatremia.

Mecanismo	Etiologia
Perda renal de água (hipovolêmica)	• Diabetes *insipidus* • Diurese osmótica (glicose, ureia, salina, manitol) • Diuréticos
Perda extrarrenal (hipovolêmica)	• Diarreia • Sudorese • Febre • Taquipneia
Ganho de sódio (hipervolêmica)	• Hiperaldosteronismo primário • Síndrome de Cushing • Administração excessiva de soluções contendo sódio
Outras causas (euvolêmica)	• Distúrbios hipotalâmicos • Hipodipsia grave • Transitória por exercício físico, rabdomiólise e convulsão

Fonte: Adaptada de Carpi MF et al., 2020.

As manifestações clínicas ocorrem principalmente nos estados agudos e incluem sede, irritabilidade, febre, confusão mental, hiper-reflexia, convulsão, espasticidade, coma e hemorragia intracraniana. Nos casos crônicos, usualmente é assintomática em razão dos mecanismos adaptativos cerebrais (ativação de osmóis idiogênicos).

Com relação ao tratamento, é importante identificar e tratar a causa-base, além de restaurar a volemia, quando necessário, com bólus de cristaloide 10 a 20 mL/kg.

A melhor maneira para reposição de água livre é por via oral ou enteral; quando não for possível, evitar o uso de soluções glicosadas hipotônicas, que podem causar diurese osmótica e piora da hipernatremia. Pode-se utilizar água destilada (VG/VO/IV acrescida ao soro de manutenção) ou solução salina 0,45% intravenosa. O cálculo do déficit de água livre (DAC) é realizado por meio da fórmula:

$$\text{DAC (litros)} = [(\text{Na encontrado}/140) - 1] \times 0{,}6 \times \text{peso (kg)}$$

A reposição deve ser programada para 48 a 72 horas. A redução máxima é de 1 mEq/dL/h, não devendo ultrapassar 10 mEq/dL em 24 horas, sendo que nos casos crônicos esse limite é de 8 mEq/dL/dia. Os riscos da redução rápida do íon consistem em edema cerebral, que pode resultar em hipertensão intracraniana e óbito.

Caso o paciente apresente diabetes *insipidus* (DI) central, iniciar o tratamento com análogo sintético de vasopressina (DDAVP), *spray* intranasal, 0,5 mcg (1 jato em cada narina), ajustando-se doses posteriores conforme a resposta individual. Para lactentes abaixo de 18 meses, recomenda-se a via subcutânea, de 0,02 a 1 mcg/dose. Até que o DDAVP esteja disponível, pode-se usar diuréticos tiazídicos.

Quando a DI tem causa nefrogênica, o tratamento é difícil, visando restrição salina e uso de diuréticos tiazídicos (hidroclorotiazida, 3 mg/kg/dia, para redução de 40% da diurese). Outro fármaco indicado é a indometacina, 1,5 a 3 mg/kg/dia. Pode-se associar diurético poupador de potássio, caso ocorra sua espoliação. Nas hipernatremias por ganho de sódio (hipervolemia), recomenda-se o uso de diurético de alça.

Distúrbios do potássio

Trata-se do principal íon do compartimento intracelular, essencial para osmolaridade das células, transmissão neuronal, excitabilidade e contratilidade muscular, inclusive do miocárdio. Os distúrbios costumam ocorrer por alterações em sua ingestão, distribuição e excreção.

Hipopotassemia

Define-se por concentração sérica abaixo de 3,5 mEq/L, sendo grave se menor que 2,5 mEq/L. As manifestações clínicas costumam ocorrer nos casos graves, cursando com alterações cognitivas (letargia, irritabilidade, confusão, depressão), neuromusculares (fraqueza, hiporreflexia, hipoventilação, parestesias, fasciculações), gastrointestinais (náuseas, vômitos, distensão abdominal, íleo paralítico), eletrocardiográficas (diminuição de amplitude da onda T, depressão do segmento ST, prolongamento do intervalo PR, inversão de onda T e ondas U), entre outras, como hipotensão postural, palpitações, poliúria e polidipsia. O Quadro 21.3 apresenta as principais causas.

Quadro 21.3. Causas de hipocalemia.

Mecanismo	Etiologia
Baixa ingesta	• Pode estar relacionada a perdas • Desnutridos crônicos
Perda renal	• Diuréticos • Estados diuréticos-*like* (síndromes de Bartter e Gitelman) • Hiperaldosteronismo
Perda extrarrenal	• Diarreia • Vômitos • Íleo adinâmico
Redistribuição para o intracelular	• Uso de bicarbonato de sódio, insulina, beta2-agonistas • Anabolismo • Paralisia periódica hipocalêmica

Fonte: Adaptado de Carpi MF et al., 2020.

O tratamento consiste em estabilização clínica e reposição de potássio, sendo recomendado na forma de fosfato, se hipofosfatemia associada, ou citrato, se acidose.

- *Hipopotassemia leve:* reposição oral com solução de KCl a 6% (1 mL: 0,8 mEq) ou comprimido de 600 mg (1 cp: 8 mEq) na dose de 2 a 4 mEq/kg/dia.
- *Hipopotassemia grave:* reposição intravenosa, respeitando-se as concentrações de potássio recomendadas (central 80 a 100 mEq/L e periférico 40 a 60 mEq/L), na velocidade máxima de 0,5 mEq/kg/h. Realizar ECG antes e durante a infusão; nova dosagem em até 6 horas.

Hiperpotassemia

Define-se por concentração sérica acima de 5 mEq/L, sendo leve quando abaixo de 6 mEq/L, moderada entre 6 e 8 mEq/L e grave acima de 8 mEq/L. As manifestações cardiológicas costumam ocorrer a partir de 7 mEq/L, com alterações eletrocardiográficas como onda T apiculada e prolongamento do intervalo PR, evoluindo para supressão da onda P e alargamento progressivo do complexo QRS, até fibrilação ventricular e assistolia. Outras manifestações incluem câimbras, paralisias, parestesias, tetania e déficits neurológicos. O Quadro 21.4 apresenta as principais causas, com exceção da pseudo-hipercalemia por punção venosa traumática, hemólise *in vitro* ou plaquetose/leucocitose graves.

Quadro 21.4. Causas de hiperpotassemia.

Mecanismo	Etiologia
Maior ingesta ou aumento da infusão	• Pode estar combinada a baixa excreção
Prejuízo na excreção	• Lesão renal aguda • Doença renal crônica • Hipoaldosteronismo • Uso de IECA, BRA ou diuréticos poupadores de potássio
Desvio do intracelular para o extracelular	• Acidose metabólica • Uso de betabloqueador • Lise celular intensa

Fonte: Adaptado de Carpi MF et al., 2020.

O tratamento inclui estabilização da membrana celular, interrupção de qualquer oferta de potássio para o paciente, tratamento específico se arritmias e redução do potássio sérico por meio da redistribuição para o intracelular ou eliminação corporal (Tabelas 21.1 e 21.2). Nos casos leves e com ECG normal, apenas o uso de furosemida (1 mg/kg/dose) pode ser suficiente. A estabilização da membrana celular do miocárdio é feita por meio de infusão de gluconato de cálcio 10%, 0,5 a 1 mL/kg, infusão máxima de 0,5 mL/kg/min, com monitoração cardíaca contínua (adultos: 10 a 20 mL IV em 2 a 5 minutos). O efeito é imediato, porém com curta duração, entre 20 e 30 minutos.

Tabela 21.1. Medidas para redistribuição corporal do potássio.

Bicarbonato de sódio 8,4%	1 a 2 mEq/kg intravenoso em 5 minutos, início de ação em 30 minutos e duração de 2 horas. Pode-se repetir a dose
Solução polarizada	0,5 a 1 g/kg de glicose e insulina regular 1 U para cada 4 g de glicose. Infusão em 15 a 30 minutos. Início de ação em 30 minutos e duração de 4 a 6 horas (adultos: glicose 50% 50 mL + insulina regular 10 U IV em 5 minutos)
Beta2-agonistas	4 mg/kg IV em 20 minutos Se via inalatória: 10 gotas (< 25 kg) ou 20 gotas (> 25kg)

Fonte: Adaptada de Carpi MF et al., 2020.

Tabela 21.2. Medidas para eliminação do potássio corporal.

Furosemida 1 mg/kg/dose	
Resinas trocadoras de potássio: poliestireno de cálcio por via oral (1 a 2 g/kg, diluindo-se em glicose a 10%, 3 mL a cada grama, de 6 em 6 horas) ou via retal (mesma dose com diluição em glicose a 20%, 5 mL a cada grama, com retenção de 1 a 2 horas) (adultos: 20 a 50 g VO a cada 4 ou 6 horas; ou 50 g em 200 mL de glicose a 5% VR em 1 hora)	
Diálise	

Fonte: Adaptada de Carpi MF et al., 2020.

Distúrbios do cálcio

O cálcio (Ca+) é responsável por diversos processos enzimáticos essenciais à vida. A maior parte encontra-se nos ossos e 1% no plasma, sendo que 40% deste é sua fração ativa, o cálcio ionizado (iCa).

Hipocalcemia

Define-se por iCa abaixo de 1 mEq/L ou Ca+ sérico menor que 8 mg/dL. Em recém-nascidos prematuros, esse valor corresponde a 6 mg/dL; e nos nascidos a termo, corresponde a 7 mg/dL. As manifestações clínicas acometem principalmente os sistemas cardíaco e neuromuscular, causando fraqueza, espasmos, clônus, parestesias, sinais de Chvostek e Trousseau, hiper-reflexia, convulsões, bloqueios cardíacos, prolongamento do intervalo QT, bradicardia, hipotensão e parada cardiorrespiratória.

As principais causas são: sepse, queimaduras, hemotransfusões (pela presença do citrato), pós-operatórios, distúrbios do magnésio, pancreatite, hipoalbuminemia, má absorção, medicações (fenobarbital, difenilidantoína, aminoglicosídeo, furosemida, correção rápida de acidose), lise tumoral, falência renal, alcalose.

O tratamento leva em conta a presença ou a ausência de sintomas e o tempo de instalação. Nos casos assintomáticos, não realizar dose de ataque e proceder à reposição intravenosa na dose de 4 a 8 mL/kg/dia de gluconato de cálcio a 10% por 3 a 4 dias, dose máxima de 60 mL ao dia. Quando há sintomas, realizar ataque intravenoso lento de 1 mL/kg de gluconato de cálcio 10%, com velocidade de infusão de 0,5 mL/kg/min e monitoração cardíaca; a manutenção é feita nas próximas 24 horas, com 2 a 4 mL/kg/dia. Para adolescentes e adultos, dose de ataque de 100 a 300 mg de Ca+ elementar em 5 a 10 minutos. Cada 10 mL de gluconato de Ca+ 10% contêm 90 mg de cálcio elementar. Os pacientes crônicos devem receber de 500 a 1.000 mg/m² SC/dia de Ca+ elementar por via oral.

Hipercalcemia

Define-se por iCa acima de 2,7 mEq/L ou Ca+ sérico maior que 10,5 mg/dL. As manifestações clínicas podem ser inespecíficas (hiporexia, fadiga, mal-estar), mas também renais (litíase, hematúria, nefrite, poliúria, nefrocalcinose), cardíacas (arritmias, bradicardia sinusal e hipertensão arterial), digestivas (constipação e dor abdominal), cutâneas (prurido e calcificações), esqueléticas (fraturas e dor óssea) e neurológicas (de transtornos psiquiátricos a coma). As principais causas incluem hiperparatireoidismo, hipertireoidismo, insuficiência adrenal, doenças neoplásicas, medicamentos (tiazídicos, vitaminas D e A, antiácidos e lítio), doenças granulomatosas, hemoconcentração.

O tratamento específico encontra-se na Tabela 21.3. Em todos os casos, deve-se tratar a doença de base, reduzir ingesta de cálcio e corrigir outros distúrbios eletrolíticos.

Tabela 21.3. Tratamento da hipercalcemia.

Restauração da volemia e aumento da excreção renal de Ca+	Soro fisiológico 0,9%, 10 a 20 mL/kg/h ou 1 L/1,73m² SC/h Furosemida 1 a 2 mg/kg/dose a cada 2 a 4 horas (monitorar potássio e magnésio)
Redução da mobilização óssea	Calcitonina 4 UI/kg, de 12 em 12 horas, IM ou SC, também aumenta excreção renal Pamidronato 0,5 a 1 mg/kg IV em 6 horas
Redução da absorção intestinal	Hidrocortisona 5 mg/kg/dia IV ou Prednisolona 1 a 2 mg/kg/dia VO por 2 a 3 dias
Eliminação do cálcio sérico	Diálise

Fonte: Adaptada de Carpi MF et al., 2020.

Distúrbios do magnésio

Esse íon intracelular é cofator de diversos processos enzimáticos e metabólicos essenciais, como síntese proteica, transporte de Na+ e K+ pela membrana celular, neurotransmissão, contração muscular e cardíaca.

Hipomagnesemia

Define-se por magnésio (Mg+) sérico menor que 1,8 mg/dL. O quadro clínico é semelhante ao da hipocalcemia, podendo ocorrer também convulsões, hiper-reflexia, agitação e coma. As principais causas são: desnutrição, síndromes de má absorção, pancreatite aguda, diabetes *melittus*, cetoacidose diabética, medicamentos (tiazídicos, beta-agonistas, ciclosporina, anfotericina B, aminoglicosídeos), insuficiência renal, hipercalcemia, hipofosfatemia, hipervolemia, hiperaldosteronismo, hipertireoidismo, hemotransfusões.

O tratamento para pacientes assintomáticos é a reposição oral, com aumento da oferta na dieta. Para pacientes sintomáticos ou quando a causa for má absorção, realiza-se reposição intravenosa com sulfato de magnésio a 10%, 0,2 mEq/kg/dose de 6 em 6 horas (1 mL = 0,8 mEq). Adolescentes e adultos: 50 mEq IV em 8 a 24 horas. Em caso de arritmias, fazer de 8 a 16 mEq em 5 minutos, seguidos de 8 a 16 mEq em 2 horas e, depois, 4 a 8 mEq/dia. Importante monitorar função renal e nível sérico do íon.

Hipermagnesemia

Define-se por magnésio (Mg+) sérico maior que 3 mg/dL. As manifestações clínicas são hiporreflexia, hipotonia, depressão respiratória, sonolência, alterações eletrocardiográficas (aumento do intervalo PR, alargamento de QRS, maior amplitude da onda T), hipotensão arterial e parada cardiorrespiratória. As principais causas são: insuficiência renal aguda ou crônica; iatrogenia (doses excessivas no tratamento da hipomagnesemia, pré-eclâmpsia, eclâmpsia); insuficiência adrenal, hiperparatireoidismo, hipotireoidismo, lise tumoral, rabdomiólise.

O tratamento tem o objetivo de estimular a perda renal de magnésio; também se deve suspender qualquer administração do íon.

- *Paciente estável e reflexos preservados:* observação rigorosa, manutenção da hidratação e do débito urinário.
- *Paciente instável ou com hiporreflexia:* gluconato de cálcio a 10% na dose de 0,5 mL/kg IV lenta (adultos: 5 a 10 mEq). Considerar diurético de alça ou diálise, especialmente se os sintomas persistirem, houver insuficiência renal ou hiperdosagem.

Fósforo

Esse íon exerce funções na produção de energia celular, estrutura da membrana celular, mineralização óssea e excreção ácida renal. Valor normal: entre 2,7 e 4,5 mg/dL.

Hipofosfatemia

Define-se por fósforo sérico menor que 2,5 mg/dL, sendo grave se menor que 1,5 mg/dL. Todos os sistemas podem ser afetados, no entanto o respiratório é o que mais sofre, com prejuízo no *drive* respiratório. Principais causas: desnutrição crônica, alcalose respiratória, nutrição parenteral, cetoacidose diabética, queimadura extensa, intoxicação alcoólica e medicações que reduzem a reabsorção intestinal de fósforo (hidróxido de alumínio ou de magnésio).

O tratamento deve ser realizado quando o nível sérico for inferior a 2,5 mg/dL, havendo preferência pela via oral/enteral, podendo ser realizada reposição IV na impossibilidade destas.

- *Quadro agudo ou paciente assintomático:* 0,08 mEq/kg/dose de 6 em 6 horas.
- *Quadro crônico, múltiplas causas ou sintomas:* 0,16 mEq/kg/dose de 6 em 6 horas.

Utiliza-se principalmente o fosfato de potássio, 2 mEq/mL (1 mL = 2 mEq de potássio) diluídos em soro fisiológico 0,9%. Portanto, a diluição e a velocidade de infusão não devem ultrapassar os limites já descritos na reposição de potássio. Para pacientes com disfunção renal grave sem terapia de substituição renal, recomenda-se administrar metade da dose.

Hiperfosfatemia

Define-se por nível sérico acima de 4,5 mg/dL. As manifestações clínicas relacionam-se com hipocalcemia, sendo crises convulsivas, coma, arritmia cardíaca e parada cardiorrespiratória. As principais causas são insuficiência renal, síndrome da lise tumoral, infusão rápida de fosfato de potássio e uso de enemas de fosfato de sódio.

Os primeiros passos do tratamento são suspender a oferta de fósforo, identificar e corrigir a causa e tratar distúrbios eletrolíticos associados. As demais medidas estão na Tabela 21.4.

Tabela 21.4. Tratamento da hiperfosfatemia.

Quelantes orais	Hidróxido de alumínio: 5 a 10 mL/dia junto às refeições. Uso prolongado contraindicado
	Sais de cálcio: 500 a 1.000 mg/m² SC/dia junto às refeições, preferível se insuficiência renal
Sevelâmer	Impede a absorção intestinal
	Utilizado para hiperfosfatemia com hipercalcemia ou hiperfosfatemia refratária
Eliminação do fósforo corporal	Diálise

Fonte: Adaptada de Carpi MF et al., 2020.

Acidose metabólica

Define-se por pH sérico abaixo de 7,35. O cálculo do *anion gap* (AG) deve ser realizado em todos os casos para classificação e identificação da etiologia. Como resposta compensatória, ocorre hiperventilação, existindo um valor esperado da pressão arterial de gás carbônico ($PaCO_2$) para considerar o distúrbio compensado. As principais causas encontram-se nos Quadros 21.5 e 21.6.

Fórmula para cálculo do AG	$Na - (Cl + HCO_3) = 12 (\pm 2)$
Fórmula para $PaCO_2$ esperada	$PaCO_2 = [(1,5 \times HCO_3) + 8] \pm 2$

Quadro 21.5. Acidose metabólica hiperclorêmica (AG normal).

Mecanismo	Etiologia
Perda de bicarbonato pelo TGI	• Diarreia • Fístula ou drenagem de intestino delgado ou pâncreas • Condutos ureteroentéricos
Perda renal de bicarbonato	• Acidose tubular renal (tipos I, II e IV) • Fase precoce da lesão renal aguda • Inibidores de aldosterona • Deficiência de mineralocorticoides
Outras causas	• Hiperalimentação • Diluicional (infusão de solução salina) • Hiperparatireoidismo • Ingestão de compostos com cloro

Fonte: Adaptado de Carpi MF et al., 2020.

Quadro 21.6. Acidose metabólica normoclorêmica (AG aumentado).

Mecanismo	Etiologia
Maior produção de ácido acetoacético e beta-hidroxibutírico	• Cetoacidose diabética • Jejum prolongado • Intoxicação por etanol
Maior produção de ácido lático	• Hipóxia tecidual (choque) • Exercício muscular • Erros inatos do metabolismo • Doenças sistêmicas graves (leucemia, cirrose hepática, pancreatite)
Menor excreção ácida	• Lesão renal aguda • Doença renal crônica
Intoxicações	• Salicilatos • Anti-inflamatórios não esteroidais • Isoniazida • Ferro

Fonte: Adaptado de Carpi MF et al., 2020.

As manifestações clínicas incluem respiração de Kussmaul (profunda e rápida), menor contratilidade cardíaca, arritmias cardíacas, vasodilação arterial, vasoconstrição venosa e distensão abdominal.

O tratamento tem como base a correção ou controle do mecanismo responsável pela acidose. A indicação de repor bicarbonato (Tabela 21.5) faz-se em pH abaixo de 7,1 ou HCO_3^- sérico abaixo de 10 mEq/L, especialmente quando o mecanismo for perda direta de bicarbonato. Com relação à cetoacidose diabética, considerar reposição apenas se pH abaixo de 6,9 e HCO_3^- abaixo de 5 mEq/L. Os efeitos colaterais da reposição são hipocalemia, hipocalcemia, hipernatremia, hipervolemia, acidose paradoxal central com hiperventilação e alcalose respiratória, alcalose sobreposta com prejuízo da dissociação da oxi-hemoglobina para os tecidos.

Tabela 21.5. Reposição de bicarbonato na acidose metabólica.

HCO_3 (mEq) = (15 – HCO_3 encontrado) × 0,3 × peso (kg)

Solução: diluir quantidade encontrada em 1:3 com água destilada e infundir em 1 a 2 horas

Fonte: Adaptada de Carpi MF et al., 2020.

Atenção: não se recomenda o uso rotineiro de bicarbonato de sódio em parada cardiorrespiratória. Utilizar 1 mEq/kg IV ou IO, em bólus, na diluição 1:1 (solução 8,4% = 1 mEq/mL), quando a causa for hiperpotassemia ou em duração superior a 30 minutos.

Alcalose metabólica

A alcalose metabólica pode ser desencadeada por déficit de sais de Cl^- (NaCl, HCl e/ou KCl) ou, mais raramente, ingestão e retenção de HCO_3^- no organismo. Define-se por pH sérico acima de 7,45. Sua classificação e suas causas encontram-se listadas na Tabela 21.6 e no Quadro 21.7.

Tabela 21.6. Classificação da alcalose metabólica.

Classificação	Mecanismo
Salino (cloreto)-responsiva	Perda de cloreto causa a contração volumétrica (hipovolemia) e cloro urinário < 10 mEq/L
Salino (cloreto)-resistente	Atividade mineralocorticoide e da aldosterona aumentada, reabsorção de HCO_3^- e hipocalemia, sem contração volumétrica e cloro urinário > 10 mEq/L. Pode haver hipertensão

Fonte: Adaptada de Carpi MF et al., 2020.

Quadro 21.7. Causas da alcalose metabólica.

Mecanismo	Etiologia
Administração de substâncias precursoras ou alcalinas	• Bicarbonato de sódio, citrato, acetato
Perda de H+	• Vômitos, sondagem gástrica em drenagem, estenose hipertrófica de piloro, fibrose cística, cloridrorreia congênita
Alteração na excreção de H+	• Diuréticos, aumento da renina
Maior atividade mineralocorticoide	• Hiperaldosteronismo primário, síndrome de Cushing
Outras	• Hipoparatireoidismo

Fonte: Adaptado de Carpi MF et al., 2020.

As manifestações clínicas são diminuição do *drive* respiratório, hipóxia, hipercapnia e menor liberação de oxigênio aos tecidos pelo desvio da curva de dissociação da oxi-hemoglobina.

O tratamento varia conforme a etiologia. Nos casos cloreto-responsivos, restaurar a volemia e reduzir a reabsorção urinária de bicarbonato por meio da infusão de 20 mL/kg de solução salina 0,9%. Nos casos cloreto-resistentes, corrigir demais distúrbios hidreletrolíticos, tratar a causa do aumento da atividade mineralocorticoide, se possível, ou reduzir sua atividade por meio do uso de antagonistas de aldosterona (espironolactona – colocar a dose espironolactona: 1 mg/kg/dia; máximo de 3,3 mg/kg/dia até 100 mg/dia – 1 ou 2 doses).

Referências bibliográficas

1. Carpi MF et al. Desequilíbrios hidreletrolíticos e acidobásicos. In: Fioretto JR, Bonatto RC, Carpi MF, Ribeiro CF. UTI pediátrica. 2. ed. Rio de Janeiro: Guanabara Koogan; 2020. p. 175-91.
2. Carlotti APCP. Distúrbios hidreletrolíticos. In: Carlotti APCP, Carmona F. Rotinas em terapia intensiva pediátrica. São Paulo: Blucher; 2015. p. 175-97.
3. Fioretto JR, Leiderman ID. Diabetes insipidus. In: Martin JG, Fioretto JR, Carpi MF. Emergências pediátricas. Rio de Janeiro: Atheneu; 2019. p. 366-7.
4. Fioretto JR, Leiderman ID. Síndrome da secreção inapropriada do hormônio antidiurético (SSIHAD). In: Martin JG, Fioretto JR, Carpi MF. Emergências pediátricas. Rio de Janeiro: Atheneu; 2019. p. 372.
5. Carlotti APCP. Abordagem clínica dos distúrbios do equilíbrio ácido-base. Medicina FMRP-USP, Ribeirão Preto. 2012;45(2):244-62.

22 Sequência rápida de intubação

Regina Grigolli Cesar

Sequência rápida de intubação (SRI) era a denominação dada por anestesiologistas, na década de 1980, ao procedimento que se seguia à sequência rápida de indução anestésica. O uso de pré-medicamentos facilitava o procedimento e o tornava mais seguro e com maior índice de sucesso.

A SRI difere essencialmente do procedimento básico por envolver o uso de bloqueadores neuromusculares. O fato de estar com o paciente imóvel, bem oxigenado e em apneia minimiza a possibilidade de trauma de via aérea e aumenta a probabilidade de sucesso na primeira tentativa, além de minimizar a probabilidade de vômitos e regurgitação e o tempo entre a perda dos reflexos protetores e o correto posicionamento da cânula[1].

Durante a pandemia de Covid-19, o Pediatric Difficult Intubation Collaborative (PeDI-C) recomendou a indução de sequência rápida ou a sequência rápida modificada para reduzir o risco de formação de aerossóis pela ativação reflexa das vias aéreas durante a intubação.

Descartadas as situações de parada (intubação traqueal não faz parte do fluxo inicial de atendimento da parada cardiorrespiratória), bem como casos de via aérea difícil (VAD), quando a manutenção do paciente em apneia durante as tentativas de intubação pode resultar em agravamento da hipoxemia e da hipercarbia, a SRI é o procedimento-padrão para o gerenciamento definitivo das vias aéreas do paciente pediátrico em situações emergenciais[2,3].

A história clínica continua sendo de grande importância para afastar casos de VAD. Infelizmente, nem todas as situações são previsíveis. Em caso de insucesso na segunda tentativa de intubação, recomenda-se reverter o bloqueio neuromuscular e a sedação e adotar medidas para VAD, incluindo o emprego de dispositivos infraglóticos.

Além da VAD, asma, trauma cranioencefálico (TCE) e o choque séptico podem acrescentar mais risco à SRI, mas não contraindicam sua aplicação.

Procedimento

A sequência consiste em pré-oxigenação, administração de sedativo e anestésico intravenoso, paralisia por meio de relaxamento muscular farmacológico e intubação endotraqueal[1].

A pré-medicação com atropina permanece controversa, na medida que a bradicardia comumente encontrada durante a intubação pediátrica, principal justificativa da sua indicação, geralmente resulta de hipoxemia associada, e não apenas da resposta vagal pela estimulação da hipofaringe durante a laringoscopia, de modo que o efeito parassimpatomimético da atropina pode não ser suficiente para prevenir a bradicardia[2].

Pré-oxigenação

O que impacta mais o prognóstico, **hipoxemia** ou **hipercapnia**?

Certamente a hipoxemia. Crianças apresentam maior demanda metabólica (maior consumo basal de oxigênio por quilograma de peso) em comparação aos adultos. Apresentam maior risco de dessaturação em razão de diferenças na anatomia das vias aéreas e menor volume pulmonar total, além de características da fisiologia cardiorrespiratória, como menor capacidade funcional residual[2], associadas ao início mais rápido da dessaturação da oxi-hemoglobina durante a apneia, de modo que hipoxemia é a complicação mais comum.

A pré-oxigenação garante período médio de apneia de 2 a 3 minutos (5 a 6 minutos em adultos), pois crianças têm maior consumo basal de oxigênio por quilograma de peso.

Deve-se administrar oxigênio a 100% através de máscara não reinalante ou bolsa-máscara por 3 a 5 minutos para "lavar" o nitrogênio alveolar. A dificuldade em ventilar com bolsa-máscara pré-intubação pode ser um dos preditores de VAD, incluindo obstrução significativa das vias aéreas[2].

Modificações dos procedimentos realizados em adultos incluem ventilação com pressão positiva liberada de modo lento e suave para evitar a dessaturação durante a intubação, recebendo a denominação de SRI "modificada" ou "controlada"[2].

Sedação

A escolha do agente depende do quadro hemodinâmico da criança.

Midazolam

Sedativo benzodiazepínico com características hipnóticas, sem efeito analgésico, com efeito anticonvulsivante e neuroprotetor, indicado especialmente em caso de TCE e/ou hipertensão intracraniana. Contraindicado em casos de hipotensão e de choque cardiogênico. Dose pediátrica: 0,2 mg/kg; máxima: 5 mg.

Etomidato

Sedativo potente não barbitúrico mediado por ácido gama-aminobutírico (GABA), com início de ação relativamente rápido (10 a 15 segundos) e tempo de ação curto (3 a 12 minutos). Tem propriedades hipnóticas, mas não analgésicas, e efeito neuroprotetor (mantém perfusão cerebral adequada, reduz a hipertensão intracraniana e a taxa metabólica). Tem efeito cardiovascular mínimo, sendo a medicação de escolha no choque descompensado, especialmente em politrauma com grande perda sanguínea. Promove supressão adrenocortical via inibição da 11-beta-hidroxilase, o que contraindica seu uso em caso de choque séptico e outras condições de risco de insuficiência adrenal. Dose pediátrica: 0,3 mg/kg IV[4].

Propofol

Anestésico não barbitúrico com efeito sedativo por supressão direta da atividade cerebral via potencialização de efeitos inibitórios de GABA. Tem propriedades hipnótica e amnéstica, mas não analgésica. Tem efeitos inibidores da atividade simpática, causando vasodilatação e supressão miocárdica, devendo ser evitado em pacientes hemodinamicamente instáveis. A despeito da popularidade na SRI de casos com TCE, tem sido associado a complicações, incluindo laringoespasmo, bradicardia e arritmia, e a um risco dose-dependente de hipotensão e depressão respiratória com o uso de propofol, em razão das propriedades sobre canais de cálcio como antagonista de receptores beta-adrenérgicos[5]. Início de ação extremamente rápido (15 a 45 segundos), com duração de ação de 5 a 10 minutos. Dose pediátrica: bólus inicial com 1,5 a 3 mg/kg via IV (lactentes necessitam de doses maiores que crianças mais velhas)[4].

Analgesia
Fentanil

Analgésico narcótico, aproximadamente 100 vezes mais potente que a morfina, mas não libera histamina e tem pouco efeito hemodinâmico, mesmo em doses anestésicas. Entretanto, em doses elevadas administradas rapidamente, pode causar bradicardia e rigidez da parede torácica. Seu efeito pode ser revertido pelo Naloxone. Início de ação em menos de 1 minuto; duração de 30 a 60 minutos. Promove depressão respiratória dose-dependente. Pode aumentar o fluxo sanguíneo intracraniano em proporção ao aumento da $PaCO_2$, mas se uma hipercarbia for evitada, diminui a taxa metabólica cerebral e o fluxo sanguíneo. Dose pediátrica: 1 mcg/kg[1].

Cetamina

Anestésico dissociativo com ação analgésica, amnéstica e ansiolítica, que age sobre receptores N-methyl-D-aspartate (NMDA), sendo agonista de receptores alfa-adrenérgicos e beta-adrenérgicos e bloqueador da recaptação de catecolaminas, de modo que apresenta efeitos simpatomiméticos, como elevação da frequência cardíaca e da pressão arterial, e broncodilatação, sendo especialmente indicado em pacientes com broncoespasmo grave. Embora aumente a produção de saliva e de secreções traqueobrônquicas, não altera reflexos protetores das vias aéreas. Rápido início de ação (45 a 60 segundos), com duração de 10 a 20 minutos. Dose pediátrica: 1 a 2 mg/kg IV[4].

Relaxamento muscular

Evidências sugerem que as taxas de sucesso da intubação são maiores quando um relaxante muscular é utilizado. Entretanto, se há algum indício de VAD, esse procedimento deve ser considerado com cuidado[2].

A maioria dos bloqueadores musculares não despolarizantes produz boas condições para intubação, quase tão rapidamente quanto a succinilcolina (bloqueador despolarizante), sem os efeitos adversos, mas com ação mais prolongada. Rocurônio é a melhor alternativa[1], sendo o agente mais usado na SRI pediátrica pelo início de ação mais rápido (menos de um minuto) e pela duração mais breve do efeito. Efeitos cardiovasculares são mínimos, limitados a taquicardia e hipertensão leves. Dose: 0,6 a 1,2 mg/kg via IV[4].

Referências bibliográficas

1. Thompson AE, Salonia R. Airway management. In: BP Fuhrman, JJ Zimmerman, editors. Pediatric critical care. 5th ed. Philadelphia, PA: Elsevier Saunders; 2017. p. 1751-75.
2. Miller KA, Nagler J. Advances in emergent airway management in pediatrics. Emerg Med Clin N Am. 2019;37:473-91.
3. Overmann KM, Boyd SD, Zhang Y, Kerrey BT. Apneic oxygenation to prevent oxyhemoglobin desaturation during rapid sequence intubation in a pediatric emergency department. Am J Emerg Med. 2019;37(8):1416-21. doi:10.1016/j.ajem.2018.10.030.
4. Sulton CD, Middlebrooks LS, Taylor T. The pediatric airway and rapid sequence intubation. Pediatric Emergency Medicine Reports. 2020;25(1). Published online 1 jan 2020.
5. Mudri M, Williams A, Priestap F, Davidson J, Merritt N. Comparison of drugs used for intubation of pediatric trauma patients. J Pediatr Surg. 2020;55(5):926-9. doi:10.1016/j.jpedsurg.2020.01.041. Epub 31 jan 2020.

23 Hidratação em pediatria

Thamyres Caetano Coelho Morato
Mário Ferreira Carpi

A distribuição de líquidos corporais e as necessidades hídricas variam ao longo do crescimento e do desenvolvimento da criança. Fluidos intravenosos são muito utilizados em pediatria, mas estão associados a efeitos adversos, sendo então necessário compreender a composição dos fluidos prescritos e administrá-los nas taxas adequadas.

Tipos de fluidos

Os fluidos são classificados como cristaloides (Tabela 23.1), que são soluções de primeira escolha na terapia de manutenção, e coloides (Tabela 23.2), que são suspensões com proteínas de alto peso molecular e mais capacidade de expansão intravascular com menores volumes, em razão da pressão oncótica mais alta quando comparada à dos cristaloides.

Tabela 23.1. Principais soluções cristaloides e sua composição em comparação com o plasma humano.

Propriedades	Plasma humano	Solução salina 0,9%	Solução Hartmann	Ringer lactato	Plasma Lyte
Ph	7,35 a 7,45	5,5	6,5	6,5	7,4
Osmolaridade (mOsm/L)	291	308	279	273	294
Sódio (mmol/L)	135 a 145	154	131	130	140
Potássio (mmol/L)	4,5 a 5,5	–	5	4	5
Cálcio (mmol/L)	2,2 a 2,6	–	2	1,5	–
Magnésio (mmol/L)	0,8 a 1	–	–	–	1,5
Cloreto (mmol/L)	94 a 111	154	111	109	98
Bicarbonato (mmol/L)	23 a 27	–	–	–	–
Lactato (mmol/L)	1 a 2	–	29	28	–
Acetato (mmol/L)	–	–	–	–	27
Gluconato (mmol/L)	–	–	–	–	23

Fonte: Adaptada de Izidoro e Koliski, 2019.

Tabela 23.2. Principais soluções coloides e sua composição.

Propriedades	Albumina 5%	Albumina 25%	Hidroxietilamido	Dextran	Gelatinas
Peso molecular	69	–	100 a 450	40 a 70	30 a 35
Osmolaridade (mOsmL/L)	300	1.500	300 a 326	280 a 324	300 a 350
Pressão oncótica (mmHg/L)	19 a 30	74 a 120	23 a 82	20 a 60	25 a 42
Expansão plasmática (%)	70 a 100	200 a 300	100 a 160	100 a 200	70 a 100
Duração da expansão plasmática (h)	< 24	< 24	< 12	< 8	2 a 9
Meia-vida plasmática (h)	16 a 24	16 a 24	2 a 12	2	2 a 9

Fonte: Adaptada de Izidoro e Koliski, 2019.

Terapia de fluidos e eletrólitos

Para realizar uma boa assistência, devemos selecionar o melhor tipo de fluido, o volume e a indicação de sua infusão (correção de déficits, terapia de reposição, terapia de manutenção ou ressuscitação volêmica).

Correção de déficits

A terapia de correção de déficits se baseia na perda de fluidos e eletrólitos, como na gastroenterite com vômito e diarreia, em lesões traumáticas com perda de sangue e na ingestão inadequada de fluidos. O manejo dessas situações tem por base duas ações principais: estimar a gravidade da desidratação por meio dos sinais clínicos (Tabela 23.3), estratégia apontada pela Organização Mundial da Saúde – OMS); e reparar o déficit.

A desidratação com concentração sérica de sódio menor que 135 mmol/L é considerada hipotônica; e quando maior que 145 mmol/L é hipertônica, situação que requer mais cuidado, pelo risco de complicações durante a reidratação, como edema cerebral e convulsões, sendo necessária uma correção em 48 horas.

Tabela 23.3. Avaliação do estado de hidratação para crianças com diarreia.

Observar	A	B	C
Condição	Bem alerta	Irritado	Comatoso, hipotônico*
Olhos	Normais	Fundos	Muito fundos
Lágrimas	Presentes	Ausentes	Ausentes
Boca e língua	Úmidas	Secas	Muito secas
Sede	Bebe normalmente	Sedento, bebe rapidamente e avidamente	Bebe mal ou não é capaz de beber
Examinar			
Sinal da prega	Desaparece rapidamente	Desaparece lentamente	Desaparece muito lentamente (mais de 2 segundos)

(Continua)

Tabela 23.3. Avaliação do estado de hidratação para crianças com diarreia. (*Continuação*)

Observar	A	B	C
Pulso	Cheio	Rápido, débil	Muito débil ou ausente*
Enchimento capilar[1]	Normal (até 3 segundos)	Prejudicado (3 a 5 segundos)	Muito prejudicado (mais de 5 segundos)*
Conclusão	Não tem desidratação	Se apresentar dois ou mais dos sinais descritos, existe desidratação	Se apresentar dois ou mais dos sinais descritos, incluindo pelo menos um dos assinalados com asterisco, existe desidratação grave**
Tratamento	Plano A Tratamento domiciliar	Plano B Terapia de reidratação oral no serviço de saúde	Plano C Terapia de hidratação parenteral

[1] Para avaliar o enchimento capilar, a mão da criança deve ser mantida fechada e comprimida por 15 segundos. Abrir a mão da criança e observar o tempo no qual a coloração da palma volta ao normal.
** Considerar desidratação grave como choque hipovolêmico.
Fonte: Adaptada de Sociedade Brasileira de Pediatria (SBP), 2017.

No Plano A, deve ser ingerida maior quantidade de líquido do que a habitual para prevenir a desidratação. Podem ser usados soro caseiro, chá, sucos, sopas ou solução de reidratação oral (SRO) após cada evacuação diarreica (Tabela 23.4); não utilizar refrigerantes e não adoçar o chá ou suco.

Tabela 23.4. Volume de líquido orientado no Plano A pela idade da criança.

Idade	Quantidade de líquidos que devem ser administrados/ingeridos após cada evacuação diarreica
Menores de 1 ano	50 a 100 mL
De 1 a 10 anos	100 a 200 mL
Maiores de 10 anos	Quantidade que o paciente aceitar

Fonte: Adaptada de Sociedade Brasileira de Pediatria (SBP), 2017.

No Plano B, deve ser administrada a SRO (50 a 100 mL/kg, em 2 a 4 horas) na unidade de saúde, de maneira frequente, em quantidades pequenas após cada evacuação, sob supervisão médica, sendo mantida até que despareçam os sinais de desidratação. É importante manter o aleitamento materno e suspender outros alimentos durante a terapia de reidratação oral. Considera-se fracasso se as dejeções aumentarem, ocorrerem vômitos incoercíveis ou se a desidratação evoluir para grave. Durante a reidratação, deve-se reavaliar o paciente conforme os sinais indicados na Tabela 23.3.

O Plano C (Tabela 23.5) é indicado na correção da desidratação grave, em casos de contraindicação de hidratação via oral (íleo paralítico, abdome agudo, alteração do estado de consciência ou convulsões) e choque hipovolêmico. Essa terapia de reidratação é por via parenteral, sendo necessário um acesso venoso calibroso ou dois em caso de choque hipovolêmico. O paciente deve ser mantido na unidade de saúde, por pelo menos 6 horas, até que tenha condições de se alimentar e receber líquidos via oral.

Tabela 23.5. Plano C – Tratamento de desidratação grave.

Plano C		
O Plano C contempla duas fases para todas as faixas etárias: a fase rápida e a fase de manutenção e reposição		
Fase rápida (expansão) – menores de 5 anos		
Solução	Volume	Tempo de administração
Soro fisiológico 0,9%	Iniciar com 20 mL/kg de peso. Repetir essa quantidade até que a criança esteja hidratada, reavaliando os sinais clínicos após cada fase de expansão administrada (máximo: 60 mL/kg)	30 minutos
	Para recém-nascidos e cardiopatas graves, começar com 10 mL/kg de peso	
Fase rápida (expansão) – maiores de 5 anos		
Solução	Volume	Tempo de administração
1ª) Soro fisiológico 0,9%	30 mL/kg	30 minutos
2ª) Ringer lactato	70 mL/kg	2 horas e 30 minutos
Avaliar o paciente continuamente		
Fase de manutenção e reposição para todas as faixas etárias		
Solução	Volume em 24 horas	
Soro glicosado a 5% + soro fisiológico a 0,9% (4:1 – fase de manutenção)	Peso até 10 kg	100 mL/kg
	Peso de 10 a 20 kg	1.000 mL + 50 mL/kg de peso que exceder 10 kg
	Peso acima de 20 kg	1.500 mL + 20 mL/kg de peso que exceder 20 kg
Soro glicosado a 5% + soro fisiológico a 0,9% na proporção de 1:1 (fase de reposição)	Iniciar com 50 mL/kg/dia. Reavaliar essa quantidade de acordo com as perdas do paciente	
KCl a 10% ou KCl 19%	2 mL para cada 100 mL de solução de fase de manutenção ou 1 mL para cada 100 mL de solução de fase de manutenção	

Fonte: Adaptada de Sociedade Brasileira de Pediatria (SBP), 2017.

O paciente deve ser avaliado continuamente e, se não houver melhora da desidratação, a velocidade de infusão deverá ser aumentada. Caso aceite ingerir líquidos, geralmente 2 a 3 horas após o início da reidratação venosa, pode ser introduzida a reidratação via oral com SRO; o volume desta dependerá da quantidade das evacuações e não deve ser descontado da hidratação venosa calculada.

A hidratação endovenosa pode ser interrompida quando o paciente se mantiver hidratado com a SRO. Observar o paciente por pelo menos 6 horas.

Os critérios para internação hospitalar são: choque hipovolêmico, desidratação grave (perda de peso maior ou igual a 10%), manifestações neurológicas (p. ex., letargia e convulsões), vômitos biliosos ou de difícil controle, falha na terapia de reidratação oral, suspeita de doença cirúrgica associada ou falta de condições satisfatórias para tratamento domiciliar ou acompanhamento ambulatorial.

Terapia de manutenção

Os fluidos de manutenção não corrigem alteração de equilíbrio hidreletrolítico e são utilizados para compensar as perdas hídricas diárias.

Terapia de reposição

Utilizado em situações como vômitos incoercíveis, diarreia e drenos, em que há perda contínua de líquidos que não é suprida pelos fluidos de manutenção.

Terapia de ressuscitação volêmica

Segundo a American Academy of Pediatrics/American Heart Association (AAP/AHA), nos casos de choque hipovolêmico devem ser administrados rapidamente 20 mL/kg em bólus de solução fisiológica a 0,9%, em cerca de 20 minutos, podendo chegar a 60 a 80 mL/kg em 1 hora. A cada volume infundido, deve ser realizada avaliação da melhora da perfusão ou da sobrecarga hídrica, evidenciada por novos ritmos cardíacos, aumento do esforço respiratório, hipoxemia por edema pulmonar e hepatomegalia.

Em casos de choque séptico ou disfunção orgânica relacionada a sepse, devem ser utilizados cristaloides balanceados e tamponados (Ringer lactato ou Plasma Lyte) em vez de colides, e o volume a ser infundido dependerá do padrão hemodinâmico da criança e da existência de serviço de unidade de terapia intensiva pediátrica (UTIP) (Tabela 23.6).

Tabela 23.6. Reposição volêmica no choque séptico.

	Choque séptico		
	Serviço de saúde sem UTIP		Serviço de saúde com UTIP
Padrão hemodinâmico	Perfusão anormal sem hipotensão	Perfusão anormal com hipotensão	Perfusão anormal com/sem hipotensão
Sinais de sobrecarga hídrica (crepitação pulmonar, rebaixamento de fígado, ritmo cardíaco de galope)	–	Ausência	Ausente
Ressuscitação volêmica	Não administrar bólus. Iniciar fluidos de manutenção	Bólus de cristaloide 10 a 20 mL/kg até 40 mL/kg	Bólus de cristaloide 10 a 20 mL/kg até 40 a 60 mL/kg
Observações	• Monitorização hemodinâmica cuidadosa • Considerar medicações vasoativas	• Reavaliação frequente de sinais de sobrecarga hídrica e perfusão tecidual • Considerar medicações vasoativas se persistir hipotensão	• Avaliar sinais de sobrecarga hídrica após cada expansão volêmica • Considerar uso de epinefrina ou norepinefrina se persistência do choque
	Demais orientações no Capítulo 2 – Sepse e Choque Séptico.		

Fonte: Adaptada de Sociedade Brasileira de Pediatria (SBP), 2021.

Fluidos hipotônicos

O soro hipotônico, **como o de Holliday e Segar**, é muito difundido nas condutas pediátricas por se acreditar que seja uma terapia próxima ao fisiológico para a criança, porém já há estudos que sugerem um potencial nocivo de encefalopatia hiponatrêmica e mortalidade com o uso dessas soluções.

Holliday e Segar estimaram que o gasto energético das crianças hospitalizadas se situava entre a taxa metabólica basal e a despesa calórica associada à atividade normal, sendo então realizado o cálculo para estimar o volume com soro glicosado a 5% (SG 5%) e quantidade necessária de eletrólitos (Tabela 23.7).

Tabela 23.7. Cálculo da necessidade de volume com SG 5%, segundo Holliday e Segar.

Peso	Volume de SG 5%
Até 10 kg	100 mL/kg
De 10 a 20 kg	1.000 mL/kg + 50 mL para cada kg acima de 10 kg
Maior que 20 kg	1.500 mL + 20 mL para cada kg acima de 20 kg
Maior que 30 kg	1.700 x superfície corpórea (SC)

Fonte: Adaptada de Izidoro e Koliski, 2019.

A recomendação para as concentrações de sódio, potássio e cloretos, para fluidoterapia de manutenção, tomou por base valores intermediários entre o que é ofertado normalmente pelo leite de vaca e pelo leite materno, como descrito na Tabela 23.8:

Tabela 23.8. Recomendações eletrolíticas na fluidoterapia de Holliday e Segar.

Sódio	3 a 5 mEq/100 kcal/dia
Potássio	2 a 4 mEq/100 kcal/dia
Cloreto	2 mEq/100 kcal/dia

Fonte: Adaptada de Izidoro e Koliski, 2019.

O peso calórico é calculado conforme descrito a seguir:
- Até 10 kg: 1 kcal/kg.
- De 10 a 20 kg: 10 + 0,5 kcal/kg que ultrapassa 10 kg.
- De 20 a 30 kg: 15 + 0,2 kcal/kg que ultrapassa 20 kg.
- Mais de 30 kg: SC = (4 x peso +7)/90 + peso ou peso calórico = SC × 17

As concentrações eletrolíticas por mL variam conforme descrito na Tabela 23.9:

Tabela 23.9. Apresentações e concentrações eletrolíticas mais frequentemente disponíveis.

Eletrólitos	Apresentação – mEq/mL	Apresentação – mEq/mL
Sódio	NaCl 20% 3,4 mEq/mL	NaCl 10% 1,73 mEq/mL
Potássio	KCl 19% 2,5 mEq/mL	KCl 10% 1,34 mEq/mL
Cálcio	Gluc de cálcio 10% 0,48 mEq/mL	Cloreto de cálcio 10% 1,4 mEq/mL
Magnésio	MgSO4 10% 0,8 mEq/mL	–

Fonte: Desenvolvida pela autoria do capítulo.

Essas recomendações, desenvolvidas há 50 anos, utilizaram valores próximos às necessidades dos adultos e aplicáveis em crianças saudáveis, porém podem ter efeitos indesejáveis em crianças doentes com habilidades limitadas para excretar a água livre.

Exemplo prático da montagem desse soro em uma criança de 20 kg:

- Primeiro passo: calcular oferta hídrica total com SG 5%: 1.000 + 50 × 10 = 1.500 mL SG 5%.
- Segundo passo: calcular o peso calórico e os mEq por kg de cada eletrólito e transformá-los em mL.

Peso calórico: 10 + 0,5 × 5 = 15	
NaCl 20%: 3 × Pcal/3,4 = 13,2 mL	KCl 19,1%: 2 × Pcal/2,5 = 12 mL
Gluc Ca 10%: 1 mEq × Pcal/0,48 = 30 mL (máx. 60 mL)	Sulf. Mg 10%: 0,3 × Pcal/0,8 = 5,6 mL

- *Terceiro passo:* montar a solução somando os volumes calculados:

SG 5% 1.500 mL + NaCl 10% 13,2 mL + KCl 19% 12mL + Gluc Ca 10% 30 mL + Sulf Mg 10% 5,6 mL
Correr esse soro em 24 horas ou prescrever 1/3 desses volumes de 8 em 8 horas

Para calcular a quantidade de mEq por litro, podem ser utilizadas as seguintes concentrações:

Sódio: 30 a 50 mEq/L	Potássio: 25 a 40 mEq/L	Demais devem ser calculados em mEq/kg

Mantendo-se o exemplo anterior, em que o paciente tem peso de 20 kg, Pcal de 15 kg e uma oferta hídrica total de 1.500 mL de SG 5%, devemos fazer os cálculos de sódio e potássio da seguinte maneira:

Sódio na concentração de 40 mEq/L	Potássio na concentração de 20 mEq/L
40 mEq 1.000 mL	20 mEq 1.000 mL
X mEq 1.500 mL	X mEq 1.500 mL
X = 60 mEq de sódio	X = 30 mEq de potássio
60/3,4 = 17,6 mL NaCl 20%	30/2,5 = 12 mL de KCl 19%
SG 5% 1.500 mL + NaCl 20% 17,6 mL + KCl 19% 12 mL + Gluc Ca 10% 30 mL + Sulf Mg 10% 5,6 mL.	
Correr esse soro em 24 horas	

Fluidos isotônicos

O soro isotônico é o que tem a concentração de sódio próxima aos níveis normais encontrados no plasma (136 mEq/L), ou seja, uma osmolaridade próxima à do plasma (280 a 300 mOsm/L).

A osmolaridade de uma solução é definida pela relação entre a concentração de solutos e o volume de água em que se encontram dissolvidos. Como é o principal soluto encontrado no plasma, o sódio apresenta maior influência no cálculo da osmolaridade (OSM = 2 × Na + ureia/6 + glicose/18).

O ADH é o principal regulador da absorção de água, não absorvendo eletrólitos. A administração de mais sódio e menos água livre pode reduzir o risco de hipervolemia, hiponatremia e queda da osmolaridade plasmática. Por esse motivo, novas recomendações sugerem o uso de fluidoterapia com formulação isotônica como primeira opção para a hidratação de manutenção de pacientes pediátricos graves.

A oferta hídrica deve ser uma decisão individualizada, levando em consideração as necessidades de cada paciente. Em casos de pacientes cardiopatas com necessidade de restrição de volume e dos intubados (risco de retenção hídrica), atentar para oferta hídrica reduzida (50% a 80% do volume total proposto por Holliday e Segar).

Optar por soluções balanceadas, como Ringer lactato e Plasma Lyte, em vez de soro fisiológico, pelo risco de acidose hiperclorêmica. Se se utilizar o SG 5%, devem ser acrescidos neste soro os eletrólitos nas concentrações descritas no parágrafo a seguir.

A natremia deve ser mantida em torno de 135 a 145 mEq/L; a velocidade de infusão de glicose (VIG) inicial, entre 2 e 4; e o potássio, inicialmente em torno de 25 mEq/L. Devem ser dosados os eletrólitos na admissão do paciente e após 24 horas de uso da fluidoterapia; caso o paciente apresente natremia maior que 150 mEq/L, deve ser reavaliada a prescrição.

Exemplo de prescrição de fluidoterapia de manutenção isotônica em criança de 10 kg, previamente hígida:

- *Parâmetros para o cálculo:* oferta hídrica 100 mL/kcal, sódio 136 mEq/L, potássio 25 mEq/L.
- *Prescrição de soro de manutenção para 24 horas:* SG 5% 1.000 mL + NaCl a 20% 40 mL + KCl a 19,1% 10 mL

É contraindicado o soro isotônico nas seguintes condições: natremia maior que 150 mEq/L, período neonatal, doenças de perda de água livre, como diabetes *insipidus*, hipertensão arterial sistêmica, doenças renais preexistentes que necessitem de restrição de sódio.

Referências bibliográficas

1. Bertagnon JR, Pedreira MC. Necessidades hidroeletrolíticas. In: Hirschheimer MR, Carvalho WB, Matsumoto T, editores. Terapia intensiva pediátrica e neonatal. Rio de Janeiro: Atheneu; 2018. p. 1007-18.
2. Sociedade Brasileira de Pediatria, Departamento Científico de Gastroenterologia. Diarreia aguda: diagnóstico e tratamento. Guia Prático de Atualização. 2017 Mar 1:1-15.
3. Alves JT, Troster EJ, de Oliveira CA. Isotonic saline solution as maintenance intravenous fluid therapy to prevent acquired hyponatremia in hospitalized children. J Pediatr (RJ). 2011;87(6):478-86.
4. Izidoro EJ, Koliski A. Fluidoterapia de manutenção em crianças doentes: estado da arte. Residência Pediátrica. 2019;9(3):347-54.
5. Corrêa TD, Rocha LL, Pessoa CM, Silva E, de Assunção MS. Fluid therapy for septic shock resuscitation: which fluid should be used? Einstein (São Paulo). 2015;13(3):462-8.
6. Snyder LC, Robert KM. Fluid management for the pediatric surgical patient. MedScape. 2017. [Acesso em 4 abr 2017]. Disponível em: http://emedicine.medscape.com/article/936511-overview.
7. Novas diretrizes do Surviving Sepsis Campaign 2020 para o tratamento da sepse e choque séptico em pediatria. Documento científico. Sociedade Brasileira de Pediatria, Departamento Científico de Terapia Intensiva. 2021 Feb 12;(6):1-7.
8. Choong K, Mcnab S. IV fluid choices in children: have we found the solution? J Pediatr (RJ). 2015;91(5):407-9.

Parte 2

Cardiologia

24 Eletrocardiograma na infância

Luciana Gomes Portasio
Rossano Cesar Bonatto

O eletrocardiograma é um exame simples, de baixo custo e não invasivo. Pode ser usado na sala de emergência para avaliar o ritmo cardíaco, detectar isquemia miocárdica, diagnóstico etiológico de insuficiência cardíaca e alterações no sistema de condução, além de alguns distúrbios metabólicos.

Eletrodos e derivações

Os eletrodos devem ser posicionados nos membros superiores e inferiores, que correspondem às seis derivações-padrão do plano frontal, sendo três bipolares (D1, D2 e D3) e três unipolares (aVR, aVL e aVF). As cores dos eletrodos são padronizadas em nosso país (eletrodo vermelho no braço direito, amarelo no braço esquerdo, preto na perna direita e verde na perna esquerda), porém nem sempre essa padronização é utilizada. Entretanto, os eletrodos costumam vir com identificação do local onde devem ser colocados, geralmente utilizando siglas em inglês, em que RA = braço direito, LA = braço esquerdo, RL = perna direita e LL = perna esquerda. Além disso, são utilizados eletrodos para a avaliação do plano precordial (derivações V1 a V6), em que V1 = 4º EICD, V2 = 4º EICE, V3 = entre V2 e V4, V4 = 5º EICE na linha hemiclavicular, V5 = 5º EICE na linha axilar anterior e V6 = 5º EICE na linha axilar média. A colocação dos eletrodos é mostrada na Figura 24.1.

O registro eletrocardiográfico é feito em papel milimetrado especial (Figura 24.2). Cada quadrado grande tem 0,5 cm de lateral. No eixo horizontal, cada quadrado grande representa 0,2 s a uma velocidade de 25 mm/s. Esse quadrado é dividido em 5 quadrados pequenos, e cada um deles representa 0,04 s. No eixo vertical, o quadrado maior também possui 5 subdivisões, com 1 mm de altura. De acordo com a calibração-padrão do EEG (N), 10 mm equivalem a 1 mV.

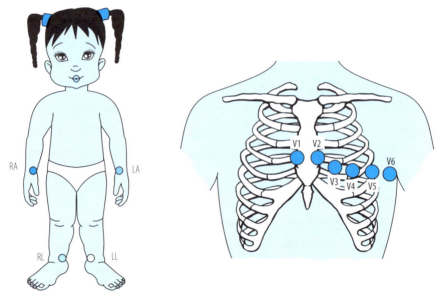

Figura 24.1. Posicionamento dos eletrodos nas derivações bipolares e precordiais.
RA = braço direito, LA = braço esquerdo, RL = perna direita, LL = perna esquerda, V1 a V6 = derivações precordiais
Fonte: Adaptada de Digiovanni, Prestes, Carmo e Vita, 2020.

Papel para registro

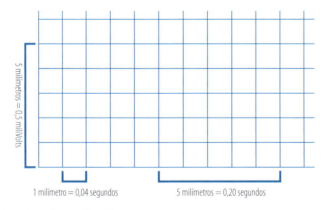

Figura 24.2. Folha de registro eletrocardiográfico.
Fonte: Adaptada de Digiovanni, Prestes, Carmo e Vita, 2020.

Interpretação do eletrocardiograma na criança

O traçado do ECG na faixa etária pediátrica tem diversas particularidades, por razões anatômicas e fisiológicas de cada faixa etária, por isso devemos interpretá-lo de maneira sistematizada, iniciando pela idade da criança. A Tabela 24.1 mostra os valores de referência dos parâmetros eletrocardiográficos em crianças nas diversas idades.

Capítulo 24 – Eletrocardiograma na infância

Tabela 24.1. Valores de referência dos parâmetros eletrocardiográficos em crianças nas diversas idades.

	0 a 1 dia	1 a 3 dias	3 a 7 dias	7 a 30 dias	1 a 3 meses	3 a 6 meses	6 a 12 meses	1 a 3 anos	3 a 5 anos	5 a 8 anos	8 a 12 anos	12 a 16 anos
FC (bat/min)	94	91	90	106	120	105	108	89	73	65	62	60
SâQRS	155	158	166	182	179	185	169	152	137	133	130	120
SâQRS	59	189	197	160	115	105	96	102	104	139	116	9
PR DII (ms)	80	64	76	70	30	7	6	7	6	10	6	9
PR DII (ms)	80	120	140	160	140	70	70	80	80	90	90	128
QRS V5 (ms)	80	80	70	140	130	0	160	150	160	160	170	180
QRS V5 (ms)	20	10	20	20	80	80	80	80	70	80	90	90
P DII (mV)	20	20	20	20	20	20	30	30	30	30	40	40
P DII (mV)	0,01	0,03	0,07	0,07	0,07	0,04	0,06	0,07	0,03	0,04	0,03	0,03
Duração de P (ms)	0,28	0,28	0,29	0,30	0,26	0,27	0,25	0,25	0,25	0,25	0,25	0,25
Duração de P (ms)	64	64	64	85	65	64	63	63	67	73	78	78
	85	85	85	85	98	103	113	113	102	108	117	122
SâP	13	13	13	13	10	−5	9	−12	−13	−54	−17	−24
	99	99	99	99	73	70	87	19	69	72	76	76
QâvF (mV)	0,01	0,01	0,01	0,35	0,01	0,00	0,00	0,00	0,00	0,00	0,00	0,00
	0,34	0,33	0,35	0,35	0,34	0,33	0,33	0,32	0,29	0,25	0,27	0,24
QV1 (mV)	0,00	0,00	0,00	0,00	0,00	0,00	0,00	0,00	0,00	0,00	0,00	0,00
	0,00	0,00	0,00	0,00	0,00	0,00	0,00	0,00	0,00	0,00	0,00	0,00
QV6 (mV)	0,00	0,00	0,00	0,00	0,00	0,00	0,00	0,00	0,01	0,01	0,01	0,00
	0,17	0,22	0,28	0,28	0,26	0,26	0,30	0,28	0,33	0,46	0,28	0,29
RV1 (mV)	0,50	2,60	2,70	2,50	1,20	1,90	2,00	1,80	1,80	1,40	1,20	1,00
	0,50	0,50	0,30	0,30	0,30	0,30	0,20	0,20	0,10	0,10	0,10	0,10
RV6 (mV)	0,00	1,20	1,20	1,60	2,10	2,20	2,30	2,30	2,50	2,60	2,50	2,30
	0,00	0,50	0,10	0,10	0,50	0,60	0,60	0,60	0,80	0,80	0,90	0,70
SV1 (mV)	0,10	2,30	2,00	1,70	1,30	1,80	1,80	2,10	2,20	2,30	2,50	2,20
	0,10	0,10	0,10	0,10	0,00	0,00	0,10	0,10	0,20	0,30	0,30	0,30
SV6 (mV)	0,00	1,00	0,90	1,00	0,70	1,00	0,80	0,70	0,60	0,40	0,40	0,40
	0,00	0,00	0,00	0,00	0,00	0,00	0,00	0,00	0,00	0,00	0,00	0,00
TV1 (mV)	−0,30	0,40	0,40	0,30	−0,60	−0,60	−0,60	−0,60	−0,60	−0,50	−0,40	−0,40
	0,35	−0,40	−0,50	−0,50	−0,10	−0,10	−0,20	−0,10	−0,10	−0,20	−0,30	−0,30
TV6 (mV)	−0,05	0,00	0,00	0,10	0,10	0,10	0,10	0,10	0,15	0,20	0,20	0,10
	0,35	0,35	0,40	0,50	0,50	0,60	0,55	0,60	0,70	0,75	0,70	0,70
R/SV1	0,10	0,10	0,10	0,30	0,10	0,10	0,10	0,10	0,03	0,02	0,02	0,02
	9,90	6,00	9,80	7,00	7,40	6,00	4,00	4,30	2,70	2,00	1,90	1,80
R/SV6	0,10	0,10	0,10	0,10	0,20	0,20	0,20	0,30	0,60	0,90	1,50	1,40
	9,00	12,00	12,00	10,00	14,00	18,00	22,00	27,00	30,00	30,00	33,00	39,00
Intervalo de QTc (ms)	378	378	378	378	381	386	379	381	377	365	365	362
	462	462	462	462	458	453	449	455	448	447	447	449

FC = frequência cardíaca; bat/min. = batimentos por minuto; SâQRS = ângulo SâQRS; PR DII (ms) = intervalo PR na derivação DII em milissegundos; QRS V5 (ms) = complexo QRS em V5 em milissegundos; Duração de P (ms) = duração da onda P em milissegundos; SâP = ângulo SâP na derivação DII; QâvF (mV) = amplitude da onda Q na derivação avF em milivolts; QV1 (mV) = amplitude da onda Q na derivação V1 em milivolts; QV6 (mV) = amplitude da onda Q na derivação V6 em milissegundos; RV1 (mV) = amplitude da onda R na derivação V1 em milivolts; RV6 (mV) = amplitude da onda R na derivação V6; SV1 (mV) = amplitude da onda S na derivação V1; SV6 (mV) = amplitude da onda S na derivação V6 em milivolts; TV1 (mV) = amplitude da onda T na derivação V1 em milivolts; TV6 (mV) = amplitude da onda T na derivação V6 em milivolts; R/SV1 = relação entre a amplitude da onda R e onda S na derivação V1; R/SV6 = relação entre a amplitude da onda R e onda S na derivação V6; Intervalo Q Tc (ms) = intervalo de tempo em milissegundos entre a onda Q e T.

Fonte: Adaptada de Pastore et al., 2016.

Primeira etapa: avaliação dos complexos e intervalos (Figura 24.3)

Na Figura 24.3 são mostrados as ondas e os intervalos de um eletrocardiograma normal.

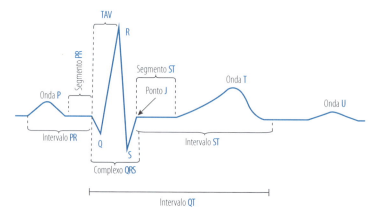

Figura 24.3. Complexos, intervalos e ondas do ECG.
TAV = tempo de ativação atrioventricular.
Fonte: Adaptada de Curso de Eletrocardiografia (ECG).

Segunda etapa: ritmo

O ritmo sinusal é caracterizado pela onda P entre 0° e 90°, ou seja, onda P positiva ou isoelétrica em D1, positiva em D2, negativa em aVR e positiva ou isoelétrica em aVF.

Terceira etapa: frequência cardíaca (FC)

Varia de acordo com idade, temperatura, tônus do sistema nervoso autônomo e atividade física. Se a velocidade do registro for 25 mm/s e o ritmo for regular, basta dividir 1.500 pelo número de quadrados pequenos (milímetros) entre 2 complexos QRS. Caso o ritmo seja irregular, contam-se quantos complexos QRS existem em 150 mm (15 cm), o que corresponde a 6 segundos, e multiplica-se o número de complexos QRS por 10.

Quarta etapa: determinação do eixo cardíaco

A determinação pode ser realizada para avaliar o eixo das ondas P e T e do complexo QRS. Quanto ao QRS, há necessidade de conhecer a idade da criança, pois quanto menor a idade, mais para a direita o eixo estará. Normalmente, para os adolescentes considera-se:

- eixo normal: entre −30° e 90°;
- desvio do eixo para a esquerda: entre −30° e −90°;
- desvio de eixo para a direita: entre 90° e 180°.

A Figura 24.4 mostra o sistema hexa-axial ou rosa dos ventos que demonstra as derivações do plano frontal e sua relação com o coração.

Capítulo 24 – Eletrocardiograma na infância

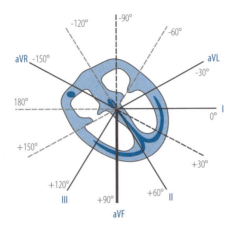

Figura 24.4. A rosa dos ventos (sistema hexa-axial do plano frontal).
Fonte: Adaptada de Digiovanni, Prestes, Carmo e Vita, 2020.

A maneira mais prática para determinar o eixo QRS corresponde à observação das derivações DI, DII e aVF.

- Caso o complexo QRS seja positivo nas derivações DI e aVF, o eixo estará entre 0° e +90°.
- Se o complexo QRS for positivo na derivação DI, mas negativo na derivação aVF, o eixo estará entre 0° e −90°.
- Se o complexo for negativo em DI e positivo em aVF, o eixo estará entre +90° e 180°, desviado para a direita, podendo ser normal em crianças mais jovens.
- Se o complexo for negativo em DI e aVF, o eixo será extremo (−90° e 180°).
- A seguir, deve-se determinar qual o complexo QRS com maior amplitude no quadrante determinado pela avaliação das derivações DI e aVF, e o eixo estará próximo a essa derivação.
- Outro modo é determinar, antes da avaliação do quadrante, se há algum complexo QRS que seja isoelétrico e, havendo essa condição, o eixo do complexo QRS estará perpendicular a essa derivação isoelétrica.

Quinta etapa: morfologia da onda P

A onda P reflete a despolarização atrial. Seu vetor é orientado de cima para baixo e da direita para a esquerda, refletindo a progressão da despolarização do nó sinoatrial para os átrios direito e esquerdo. Tem duração de aproximadamente 0,10 s (2,5 mm ou 2,5 quadrados pequenos), possui amplitude inferior a 0,3 mV (3 mm ou 3 quadrados pequenos). Na derivação V1, a deflexão positiva inicial corresponde à despolarização do AD e a segunda deflexão negativa corresponde à despolarização do AE.

Sexta etapa: intervalo PR

É a medida do início da onda P ao início do QRS. Corresponde ao tempo necessário para que a despolarização iniciada no nó sinusal se propague pelos átrios, atravesse o nó atrioventricular e chegue aos ventrículos. A duração normal é de 0,10 a 0,20 s (2,5 a 5 quadrados pequenos). Varia conforme a FC – mais curto em FC mais elevada e mais longo em FC mais baixa. Intervalos curtos podem sugerir síndrome de pré-excitação (WPW, p. ex.) e intervalos longos são observados no BAV de primeiro grau.

Sétima etapa: o complexo QRS

Reflete a despolarização ventricular e não sofre variação com a FC. Tem duração entre 0,06 e 0,11 s (1,5 a 2,5 quadrados pequenos). A sua amplitude representa a massa ventricular. Intervalos longos indicam bloqueios de ramo, pré-excitação ventricular, estimulação ventricular, extrassístoles ventriculares ou taquicardia ventricular. A onda Q é resultante da despolarização septal inicial; a onda R representa a despolarização do miocárdio do VE e do VD; a onda S representa a despolarização terminal da parede lateral superior. Por causa da progressão da onda R através do precórdio, em escolares e adolescentes, semelhantemente ao que ocorre em adultos, ela deve aumentar de amplitude através das derivações V1 aV6, ao passo que a onda S diminui de amplitude.

Oitava etapa: segmento ST

Momento de silêncio eletrocardiográfico que ocorre após o término da despolarização ventricular e antes do início da repolarização. Esse segmento é geralmente isoelétrico, no entanto, em algumas situações, como isquemia, IAM ou pericardite, pode apresentar-se infradesnivelado ou supradesnivelado.

Nona etapa: intervalo QT

Corresponde ao intervalo do início do QRS até o final da onda T. Reflete a despolarização ventricular seguida pela sua repolarização. Varia com a FC e deve ser calculado pela fórmula de Bazett:

$$QTc = \frac{QT}{\sqrt{RR}}$$

O limite superior normal é de 460 ms, sendo considerados QT curto os valores menores que 350 ms.

Décima etapa: morfologia da onda T e onda U

A onda T indica a repolarização ventricular. Normalmente tem amplitude entre 2 e 7 mm nas derivações frontais e ao redor de 10 mm nas derivações precordiais. Geralmente, a sua amplitude não ultrapassa de metade a 1/3 da amplitude do complexo QRS.

A onda U é localizada após a onda T e antes da onda P do ciclo seguinte. Tem sua origem atribuída a repolarização tardia das fibras de Purkinje ou potenciais tardios. É frequentemente observada em situações clínicas como hipocalemia e bradicardia.

Referências bibliográficas

1. Bonatto RC, Carvalho HT. Arritmias cardíacas. In: Fioretto JR, Bonatto RC, Carpi MF, Ribeiro CF. UTI pediátrica. 2. ed. Rio de Janeiro: Guanabara Koogan; 2020. Seção 2, Capítulo 30, p. 324-35.
2. Digiovanni M, Prestes ABC, Carmo ALS, Vita WP. Interpretação do eletrocardiograma e do eletroencefalograma na emergência pediátrica. In: Sociedade Brasileira de Pediatria; Simon Junior H, Pascolat G, organizadores. Programa de Atualização em Emergência Pediátrica (PROEMPED): Ciclo 4. Porto Alegre: Artmed Panamericana; 2020. p. 9-52. (Sistema de Educação Continuada a Distância, v. 1).
3. Bonatto RC, Gonçalves RS, Bandeira LF. Arritmias cardíacas: abordagem no pronto-socorro. In: Martin JG, Fioretto JR, Carpi MF, editores. Emergências pediátricas. Rio de Janeiro: Atheneu; 2019. Seção 1, Capítulo 2, p. 6-11.
4. Pastore CA, Pinho JA, Pinho C, Samesima N, Pereira-Filho HG, Kruse JCL et al. III Diretrizes da Sociedade Brasileira de Cardiologia sobre Análise e Emissão de Laudos Eletrocardiográficos. Arq Bras Cardiol. 2016;106(4Supl.1):1-23.

25 Arritmias cardíacas

Fabio Joly Campos
Vitória Silva Souza Dias

Introdução
Arritmias cardíacas são alterações do ritmo cardíaco classificadas em taquiarritmias e bradiarritmias.

Diagnóstico
- *História clínica*: palpitações, síncope, palidez, sudorese, dor torácica, sintomas de insuficiência cardíaca, história familiar de morte súbita.
- *Exame físico*: inspeção, palpação e ausculta cardíaca; palpação de pulsos; sinais de comprometimento cardiopulmonar (avaliar pressão arterial, nível de consciência, sinais de choque).
- *Eletrocardiograma*: exame rápido, simples e indolor. ECG de 12 derivações proporciona análise mais detalhada do ritmo cardíaco, auxiliando no diagnóstico e nas condutas.
- *Ecocardiograma*: afastar causas estruturais.

Manejo
Importante avaliar: frequência cardíaca, alterações hemodinâmicas e se QRS é largo ou estreito.

Principais distúrbios de ritmo
Bradicardias
- Frequência cardíaca (FC) abaixo do normal para a idade.
- Pode ser classificada em:
  - Primária: causada por disfunção intrínseca ou lesão ao sistema de condução cardíaco
  - Secundária: decorrente de quadros não cardíacos que alteram a função normal do coração.

Apresentação clínica

- *Bradicardia sintomática com comprometimento cardiopulmonar*: débito cardíaco insuficiente, resultando em perfusão sistêmica inadequada, choque e, possivelmente, parada cardiorrespiratória. Mais comumente resulta de hipoxemia, hipotensão e acidose metabólica.
- *Bradicardia leve*: pacientes normalmente assintomáticos.

Diagnóstico

- *Bradicardia sinusal*:
  - Onda P aparentemente normal, porém frequência cardíaca baixa para a idade.
  - Comumente vista em crianças assintomáticas, com curso benigno e sem patologia associada.
- *Hipervagotonia*:
  - Bradicardia induzida por atividade vagal exacerbada.
- *Disfunção do nó sinusal*:
  - Bradicardia sinusal inapropriada ou falha em elevar FC como resposta ao estresse.
- *Bloqueios atrioventriculares* (Tabela 25.1):

Tabela 25.1. Bloqueios atrioventriculares (BAV).

Tipo	Características
BAV primeiro grau	Intervalo PR prolongado (> 0,2s), com QRS normal
BAV segundo grau Mobitz I	Prolongamento progressivo do intervalo PR até que uma onda P não seja seguida por um complexo QRS (impulso não conduzido aos ventrículos)
BAV segundo grau Mobitz II	Algumas ondas P (mas nem todas) são bloqueadas antes de chegarem ao ventrículo, sem alteração no intervalo PR dos impulsos conduzidos
BAV total	Nenhuma relação entre ondas P e complexos QRS, sem correlação entre impulsos atriais e ventriculares

Fonte: Adaptada de American Heart Association, 2019.

Manejo

- Depende da frequência e da severidade dos sintomas, tipo de defeito de condução e presença de comprometimento cardiopulmonar.
- Bradicardia sinusal assintomática não necessita de tratamento.
- Pacientes com comprometimento cardiopulmonar (hipotensão, estado mental agudamente alterado, sinais de choque) devem ser tratados de acordo com algoritmo (Figura 25.1).
- Considerar e tratar possíveis **causas subjacentes:** hipóxia, acidose, alterações eletrolíticas, hipotermia, hipoglicemia, hipovolemia, intoxicações, tamponamento cardíaco, trauma.

Capítulo 25 – Arritmias cardíacas

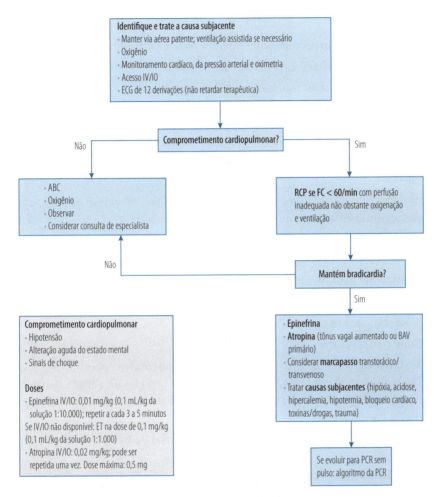

Figura 25.1. Algoritmo de bradicardia com comprometimento cardiopulmonar.
IV = via intravenosa; IO = via intraóssea; ECG = eletrocardiograma; RCP = reanimação cardiopulmonar; BAV = bloqueio atrioventricular; PCR = parada cardiorrespiratória.
Fonte: Adaptada de American Heart Association, 2019.

Taquicardias

- Frequência cardíaca alta em comparação com a frequência cardíaca normal para a idade.
- Causas são diversas e de gravidade variável.
- Reconhecimento de história pessoal de cardiopatia, avaliação de sinais de choque e determinação do ritmo cardíaco são pontos-chave para avaliação da criança com taquicardia.
- Com exceção da taquicardia sinusal, as demais taquicardias são raras em crianças. História pessoal de cardiopatia congênita, cirurgia cardíaca ou morte súbita familiar aumentam a chance de arritmias atriais e ventriculares com risco de vida.

Apresentação clínica

- Sinais e sintomas inespecíficos que diferem com a idade:
    - Crianças maiores: palpitações, sensação de desfalecimento, síncope.
    - Lactentes: pode ser assintomática de início, evoluindo para sinais de insuficiência cardíaca congestiva, irritabilidade, inapetência e taquipneia.
- Pode estar associada a sinais de **instabilidade hemodinâmica**: hipotensão, alteração do estado mental, sinais de choque, colapso súbito, insuficiência respiratória.

Diagnóstico

- *Classificadas de acordo com a largura do complexo QRS*: complexo estreito se duração ≤ 0,09 segundos e largo se duração > 0,09 segundos.
- *Taquicardias de complexo QRS estreito*:
    - Taquicardia sinusal (TS) (Tabela 25.2)
    - Taquicardia supraventricular (TSV) (Tabela 25.2)
    - *Flutter* atrial e fibrilação atrial.
- *Taquicardias de complexo QRS largo*:
    - Taquicardia ventricular (TV) (Tabela 25.2).
    - *Torsades de pointes*: presença de complexos bizarros, com QRS e segmento ST de limites imprecisos. Tratamento com correção de causas subjacentes e, como primeira opção farmacológica, sulfato de magnésio, 25 a 75 mg/kg IV em 30 segundos.
    - TSV com condução aberrante: presente em menos de 10% das crianças com TSV.

Tabela 25.2. Características da taquicardia sinusal (TS), taquicardia supraventricular (TSV) e taquicardia ventricular (TV).

Característica	TS	TSV	TV
História	Início gradual; história compatível (febre, dor, desidratação, hemorragia)	• Início ou término abrupto • Associada a síndrome de Wolff-Parkinson-White, exposição a medicamentos, cardiopatias congênitas • Bebês: letargia, inapetência, irritabilidade • Criança: início súbito de palpitações, dor torácica, dispneia	Associada a cardiopatias congênitas, pós-operatórios, miocardiopatia, efeitos tóxicos de medicações, tumores cardíacos, displasia arritmogênica do ventrículo direito, anormalidades metabólicas
Frequência cardíaca	• Lactente: normalmente < 220 bpm • Criança: normalmente < 180 bpm • Variável com atividade	• Lactente: normalmente ≥ 220 bpm • Criança: normalmente ≥ 180 bpm • Nenhuma ou mínima variabilidade com atividade	Frequência ventricular de pelo menos 120 bpm e regular
ECG	Ondas P presentes e normais nos eletrodos I/aVF; intervalo R-R variável; QRS estreito (≤ 0,09 s)	Ondas P ausentes ou anormais nos eletrodos II/III/aVF; intervalo R-R frequentemente constante; QRS normalmente estreito (≤ 0,09 s)	Ondas P frequentemente não identificáveis e, quando presentes, podem não estar relacionadas ao QRS; QRS largo (> 0,09 segundos); ondas T normalmente de polaridade oposta ao QRS

Fonte: Adaptada de American Heart Association, 2019.

Manejo

- Avaliar se há comprometimento cardiocirculatório.
- Considerar e tratar possíveis **causas subjacentes:** hipóxia, acidose, hipoglicemia, alterações eletrolíticas, hipovolemia, infecção, alterações decorrentes de trauma, intoxicações (Figura 25.2).

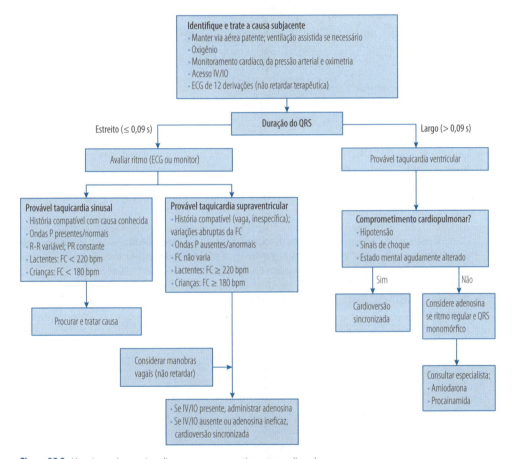

Figura 25.2. Algoritmo de taquicardia com comprometimento cardiopulmonar.
IV = via intravenosa; IO = via intraóssea; ECG = eletrocardiograma; s = segundos; FC = frequência cardíaca.
Fonte: Adaptada de American Heart Association, 2019.

Tabela 25.3. Tratamentos nas taquicardias.

Tratamento	Dosagem/administração
Manobras vagais	• Reflexo de imersão: toalha embebida em água gelada por 10 a 30 segundos sobre a face • Manobra de Valsalva
Adenosina	• Monitorização contínua de ECG • **0,1 mg/kg IV** (dose máxima 6 mg), técnica de bólus rápido com 5 a 10 mL de solução salina • Se não tiver efeito, administrar segunda dose **0,2 mg/kg IV** (dose máxima 12 mg)

(Continua)

Tabela 25.3. Tratamentos nas taquicardias. (*Continuação*)

Tratamento	Dosagem/administração
Amiodarona	• Monitorização de pressão arterial • **5 mg/kg IV** por 20 a 60 minutos (dose máxima única 300 mg) • Dose máxima de 15 mg/kg/dia • Precaução: não administrar com procainamida
Procainamida	• Monitorização de pressão arterial e contínua de ECG • **15 mg/kg IV** por 30 a 60 minutos • Precaução: não administrar com amiodarona; contraindicada em pacientes com TV induzida por drogas
Cardioversão sincronizada	• Sedação e analgesia prévios, sempre que possível • Iniciar com **0,5 a 1 J/kg** • Se carga ineficaz, aumentar para 2 J/kg

Fonte: Adaptada de American Heart Association, 2019.

Referências bibliográficas

1. Fioretto JR, Bonatto RC, Carpi MF, Ribeiro CF. UTI pediátrica. Rio de Janeiro: Guanabara Koogan; 2019.
2. Martin JG, Fioretto JR, Carpi MF. Emergências pediátricas. Rio de Janeiro: Atheneu; 2019.
3. Identificação de arritmias. In: Guimaraes HP et al., editores. Manual de suporte avançado de vida em pediatria. Texas: American Heart Association; 2019. p. 239-75.
4. Al-Khatib SM, Stevenson WG, Ackerman MJ et al. 2017 AHA/ACC/HRS Guideline for management of patients with ventricular arrhythmias and the prevention of sudden cardiac death: a report of the American College of Cardiology/American Heart Association Task Force on Clinical Practice Guidelines and the Heart Rhythm Society. Circulation 2018;138:e272.
5. Doniger SJ, Sharieff GQ. Pediatric dysrhythmias. Pediatr Clin North Am. 2006;53:85.
6. Kaltman J, Shah M. Evaluation of the child with an arrhythmia. Pediatr Clin North Am. 2004;51:1537.

26 Hipertensão arterial aguda grave

Lui Perdoná Rodrigues da Silva
Rossano Cesar Bonatto

Definições

A hipertensão arterial sistêmica (HAS) na faixa etária pediátrica é uma doença relativamente rara, acometendo entre 1% e 3% dos indivíduos, grande parte subdiagnosticada. O atraso no diagnóstico de HAS em crianças e adolescentes pode elevar as taxas de mortalidade e complicações cardiovasculares na vida adulta. Na maioria dos casos, a HAS tem origem secundária; porém, com o aumento na prevalência da obesidade e síndrome metabólica, tem se tornado mais comum o diagnóstico de HAS primária.

Recentemente, houve a substituição do termo crise hipertensiva por hipertensão aguda grave (HAG). Esta se caracteriza pela elevação aguda e súbita da pressão arterial (PA) sistêmica, fruto de várias alterações em mecanismos reguladores, podendo resultar em morte ou lesões em órgãos-alvo. Por definição, a enfermidade caracteriza-se por elevação em 12 mmHg da pressão arterial (sistólica [PAS] ou diastólica [PAD]) acima do percentil 95 para sexo, idade e estatura.

Aferição da pressão arterial

De acordo com os vários estudos, a aferição da PA deve ser iniciada precocemente. Nos acompanhamentos pediátricos de rotina, para crianças saudáveis, devem ser realizadas aferições da PA pelo menos uma vez por ano, a partir dos 3 anos de idade. Deve-se salientar que, idealmente, a PA deve ser aferida em toda consulta ambulatorial ou de urgência/emergência. Entretanto, os indivíduos portadores de cardiopatias congênitas ou adquiridas, doenças renais, com sobrepeso ou obesidade, além de crianças que fazem uso de medicações que podem causar hipertensão como efeito colateral, devem ter a PA aferida em todas as consultas a partir de 1 ano de idade.

A medida deve ser feita em ambiente tranquilo, com o paciente em repouso, sem febre, taquicardia, choro ou agitação. A câmara do manguito escolhido deve seguir algumas normas: largura com pelo menos 40% da circunferência braquial, medida no ponto médio entre o olecrano e o acrômio; e comprimento entre 80% e 100% da circunferência braquial.

Firma-se o diagnóstico de HAS na faixa etária pediátrica após três medidas da PA, em três consultas diferentes, com resultados acima do percentil 95 para idade, sexo e altura (Tabela 26.1), considerando-se os valores nas Tabela 26.2 e 26.3. Por sua vez, o diagnóstico de HA grave é feito com medidas da PA, sistólica e/ou diastólica, que excedam 12 mmHg do percentil 95 (hipertensão arterial estágio 2). A Tabela 26.4 mostra os percentis da PA dos recém-nascidos de acordo com a idade gestacional.

Tabela 26.1. Definição de hipertensão arterial sistêmica na criança.

Critérios	Crianças de 1 a 13 anos de idade	Crianças com idade ≥ 13 anos
PA normal	PA < P90 para sexo, idade e altura	PA < 120 / < 80 mmHg
Pressão elevada	PAS e/ou PAD entre os P90 e P95 para idade, sexo e altura	PA 120 / < 80 mmHg a 129 / < 80 mmHg
HAS Estágio 1	PAS e/ou PAD > P95 para idade, sexo e altura e < P95 + 12 mmHg ou PA entre 130/80 e 139/89 mmHg (o que for menor)	PA 130/80 até 139/89 mmHg
HAS Estágio 2	PAS e/ou PAD > P95 + 12 mmHg para idade, sexo e altura ou PA ≥ 140/90 mmHg (o que for menor)	PA ≥ 140/90 mmHg

Fonte: Adaptada de Flynn JT et al., 2017.

Tabela 26.2. Valores da PA para o sexo masculino de acordo com o percentil da altura.

Idade (anos)	Percentil da PA	Pressão sistólica — Percentil da altura							Pressão diastólica — Percentil da altura						
		5%	10%	25%	50%	75%	90%	95%	5%	10%	25%	50%	75%	90%	95%
1	Altura (cm)	77,2	78,3	80,2	82,4	84,6	86,7	87,9	77,2	78,3	80,2	82,4	84,6	86,7	87,9
	50	85	85	86	86	87	88	88	40	40	40	41	41	42	42
	90	98	99	99	100	100	101	101	52	52	53	53	54	54	54
	95	102	102	103	103	104	105	105	66	66	67	67	68	69	69
	P95 + 12 mmHg	114	114	115	115	116	117	117	66	66	67	67	68	69	69
2	Altura (cm)	86,1	87,4	89,6	92,1	94,7	97,1	98,5	86,1	87,4	89,6	92,1	94,7	97,1	98,5
	50	87	87	88	89	89	90	91	43	43	44	44	45	46	46
	90	100	100	101	102	103	103	104	55	55	56	56	57	58	58
	95	104	105	105	106	107	107	108	57	58	58	59	60	61	61
	P95 + 12 mmHg	116	117	117	118	119	119	120	69	70	70	71	72	73	73
3	Altura (cm)	92,5	93,9	96,3	99	101,8	104,3	105,8	92,5	93,9	96,3	99	101,8	104,3	105,8
	50	88	89	89	90	91	92	92	45	46	46	47	48	49	49
	90	101	102	102	103	104	105	105	58	58	59	59	60	61	61
	95	106	106	107	107	108	109	109	60	61	61	62	63	64	74
	P95 + 12 mmHg	118	118	119	119	120	121	121	72	73	73	74	75	76	76
4	Altura (cm)	98,5	100,2	102,9	105,9	108,9	111,5	113,2	98,5	100,2	102,9	105,9	108,9	111,5	113,2
	50	90	90	91	92	93	94	94	48	49	49	50	51	52	52
	90	102	103	104	105	105	106	107	60	61	62	62	63	64	64
	95	107	107	108	108	109	110	110	63	64	65	66	67	67	68
	P95 + 12 mmHg	119	119	120	120	121	122	122	75	76	77	78	79	79	80

(Continua)

Capítulo 26 – Hipertensão arterial aguda grave

Tabela 26.2. Valores da PA para o sexo masculino de acordo com o percentil da altura. (*Continuação*)

Idade (anos)	Percentil da PA	Percentil da altura - Pressão sistólica							Percentil da altura - Pressão diastólica						
		5%	10%	25%	50%	75%	90%	95%	5%	10%	25%	50%	75%	90%	95%
5	Altura (cm)	104,4	106,2	109,1	112,4	115,7	118,6	120,3	104,4	106,2	109,1	112,4	115,7	118,6	120,3
	50	91	92	93	94	95	96	96	51	51	52	53	54	55	55
	90	103	104	105	106	107	108	108	63	64	65	65	66	67	67
	95	107	108	109	109	110	111	112	66	67	68	69	70	71	71
	P95 + 12 mmHg	119	120	121	121	122	123	124	78	79	80	81	82	82	83
6	Altura (cm)	110,3	112,2	115,3	118,9	122,4	125,6	127,5	110,3	112,2	115,3	118,9	122,4	125,6	127,5
	50	93	93	94	95	96	97	98	54	54	55	56	57	57	58
	90	105	105	106	107	109	110	110	66	66	67	68	38	69	69
	95	108	109	110	111	112	113	114	69	70	70	71	72	72	73
	P95 + 12 mmHg	120	121	122	123	124	125	126	81	82	82	83	84	84	85
7	Altura (cm)	116,1	118	121,4	125,1	128,9	132,4	134,5	116,1	118	121,4	125,1	128,9	132,4	134,5
	50	94	94	95	97	98	98	99	56	56	57	58	58	59	59
	90	106	107	108	109	110	111	111	68	68	69	70	70	71	71
	95	110	110	111	112	114	115	116	71	71	72	73	73	74	74
	P95 + 12 mmHg	122	122	123	124	126	127	128	83	83	84	85	85	86	86
8	Altura (cm)	121,4	123,5	127	131	135,1	138,8	141	121,4	123,5	127	131	135,1	138,8	141
	50	95	96	97	98	99	99	100	57	57	58	59	59	60	60
	90	107	108	109	110	111	112	112	69	70	70	71	72	72	73
	95	111	112	112	114	115	116	117	72	73	73	74	75	75	75
	P95 + 12 mmHg	123	124	124	126	127	128	129	84	85	85	86	87	87	87
9	Altura (cm)	126	128,3	132,1	136,3	140,7	144,7	147,1	126	128,3	132,1	136,3	140,7	144,7	147,1
	50	96	97	98	99	100	101	101	57	58	59	60	61	62	62
	90	107	108	109	110	112	113	114	70	71	72	73	74	74	74
	95	112	112	113	115	116	118	119	74	75	75	76	76	77	77
	P95 + 12 mmHg	124	124	125	127	128	130	131	86	86	87	88	88	89	89
10	Altura (cm)	130,2	132,7	136,7	141,3	145,9	150,1	152,7	130,2	132,7	136,7	141,3	145,9	150,1	152,7
	50	97	98	99	100	101	102	103	59	60	61	62	63	63	64
	90	108	109	111	112	113	115	116	72	73	74	74	75	75	76
	95	112	113	114	116	118	120	121	76	76	77	77	78	78	78
	P95 + 12 mmHg	124	125	126	128	130	132	133	88	88	89	89	90	90	90
11	Altura (cm)	134,7	137,3	141,5	146,4	151,3	155,8	158,6	134,7	137,3	141,5	146,4	151,3	155,8	158,6
	50	99	99	101	102	103	104	116	61	61	62	63	63	63	63
	90	110	111	112	114	116	117	118	74	74	75	75	75	76	76
	95	114	114	116	118	120	123	124	77	78	78	78	78	78	78
	P95 + 12 mmHg	126	126	128	130	132	135	136	89	90	90	90	90	90	90

(*Continua*)

Tabela 26.2. Valores da PA para o sexo masculino de acordo com o percentil da altura. (*Continuação*)

Idade (anos)	Percentil da PA	Percentil da altura - Pressão sistólica 5%	10%	25%	50%	75%	90%	95%	Pressão diastólica 5%	10%	25%	50%	75%	90%	95%
12	Altura (cm)	140,3	143	147,5	152,7	157,9	162,6	165,5	140,3	143	147,5	152,7	157,9	162,6	165,5
	50	101	101	102	104	106	108	109	61	62	62	62	62	63	63
	90	113	114	115	117	119	121	122	75	75	75	75	75	76	76
	95	116	117	118	121	124	126	128	78	78	78	78	78	79	79
	P95 + 12 mmHg	128	129	130	133	136	135	140	90	90	90	90	90	91	91
13	Altura (cm)	147	150	154,9	160,3	165,7	170,5	173,4	147	150	154,9	160,3	165,7	170,5	173,4
	50	103	104	105	108	110	111	112	61	60	61	62	63	64	65
	90	115	116	118	121	124	125	126	74	78	78	78	80	81	81
	95	119	120	122	125	128	130	131	90	90	90	90	92	93	93
	P95 + 12 mmHg	131	132	134	137	140	142	143	90	90	90	90	92	93	93
14	Altura (cm)	153,8	156,9	162	167,5	172,7	177,4	180,1	153,8	156,9	162	167,5	172,7	177,4	180,1
	50	105	105	109	111	112	113	113	60	60	62	64	65	66	67
	90	119	120	123	125	127	128	129	74	74	75	77	78	79	80
	95	123	125	127	130	137	133	134	77	78	79	81	82	83	84
	P95 + 12 mmHg	135	137	139	142	144	145	146	89	90	91	93	94	95	96
15	Altura (cm)	159	162	166,9	172,2	177,2	181,6	184,2	159	162	166,9	172,2	177,2	181,6	184,2
	50	108	110	112	113	114	114	114	61	62	64	65	66	67	68
	90	123	124	126	128	129	130	130	75	76	78	79	80	81	81
	95	127	129	131	132	134	135	135	78	79	81	83	84	85	85
	P95 + 12 mmHg	139	141	143	144	146	147	147	90	91	93	95	96	97	97
16	Altura (cm)	162,1	165	169,6	174,6	179,5	183,8	186,4	162,1	165	169,6	174,6	179,5	183,8	186,4
	50	111	112	114	115	115	116	116	63	64	66	67	68	69	69
	90	126	127	128	129	131	131	132	77	78	79	80	81	82	82
	95	130	131	133	134	135	136	137	80	81	83	84	85	86	88
	P95 + 12 mmHg	142	143	145	146	147	148	149	92	93	95	96	97	98	98
17	Altura (cm)	163,8	166,5	170,9	175,8	180,7	184,9	187,5	163,8	166,5	170,9	175,8	180,7	184,9	187,5
	50	114	115	116	117	117	118	118	65	66	67	68	69	70	70
	90	128	129	130	131	132	133	134	78	79	80	81	82	82	83
	95	144	145	146	147	149	150	150	81	82	84	85	86	86	87
	P95 + 12 mmHg	144	145	146	147	149	150	150	93	94	96	97	98	98	99

Fonte: Adaptada de Flynn JT et al., 2017.

Capítulo 26 – Hipertensão arterial aguda grave

Tabela 26.3. Valores da PA para o sexo feminino de acordo com o percentil da altura.

Idade (anos)	Percentil da PA	\multicolumn{7}{c	}{Pressão sistólica – Percentil da altura}	\multicolumn{7}{c	}{Pressão diastólica – Percentil da altura}
		5%	10%	25%	50%	75%	90%	95%	5%	10%	25%	50%	75%	90%	95%
1	Altura (cm)	75,4	76,6	78,6	80,8	83	84,9	86,1	75,4	76,6	78,6	80,8	83	84,9	86,1
	50	84	85	86	86	87	88	88	41	42	42	43	44	45	46
	90	98	99	99	100	101	102	102	54	55	56	56	57	58	58
	95	101	102	102	103	104	105	105	59	59	60	60	61	62	62
	P95 + 12 mmHg	113	114	114	115	116	117	117	71	71	72	72	73	74	74
2	Altura (cm)	84,9	86,3	88,6	91,1	93,7	96	97,4	84,9	86,3	88,6	91,1	93,7	96	97,4
	50	87	87	88	89	90	91	91	45	46	47	48	49	50	51
	90	101	101	102	103	104	105	106	58	58	59	60	60	62	62
	95	104	105	106	106	107	108	109	62	63	63	64	65	66	66
	P95 + 12 mmHg	116	117	118	118	119	120	121	74	75	75	76	77	78	78
3	Altura (cm)	91	92,4	94,9	97,6	100,5	103,1	104,6	91	92,4	94,9	97,6	100,5	103,1	104,6
	50	88	89	89	90	91	92	93	48	48	49	50	51	53	53
	90	102	103	104	104	105	106	107	60	61	61	62	63	64	65
	95	106	106	107	108	109	110	110	64	65	65	66	67	68	69
	P95 + 12 mmHg	118	118	119	120	121	122	122	76	77	77	78	79	80	81
4	Altura (cm)	97,2	98,8	101,4	104,5	107,6	110,5	112,2	97,2	98,8	101,4	104,5	107,6	110,5	112,2
	50	89	90	91	92	93	94	94	50	51	51	53	54	55	55
	90	103	104	105	106	107	108	108	62	63	64	65	66	67	67
	95	107	108	109	109	110	111	112	66	67	68	69	70	70	71
	P95 + 12 mmHg	119	120	121	121	122	123	124	78	79	80	81	82	82	83
5	Altura (cm)	103,6	105,3	108,2	111,5	114,9	118,1	120	103,6	105,3	108,2	111,5	114,9	118,1	120
	50	90	91	92	93	94	95	96	52	52	53	55	56	57	57
	90	108	109	109	110	111	112	113	64	65	66	67	68	69	70
	95	120	121	121	122	123	124	125	68	69	70	71	72	73	73
	P95 + 12 mmHg	120	121	121	122	123	124	125	80	81	82	83	84	85	85
6	Altura (cm)	110	111,8	114,9	118,4	122,1	125,6	127,7	110	111,8	114,9	118,4	122,1	125,6	127,7
	50	92	92	93	94	96	97	97	54	54	55	56	57	58	59
	90	105	106	107	108	109	110	111	67	67	68	69	70	71	71
	95	109	109	110	111	112	113	114	70	71	72	72	73	74	74
	P95 + 12 mmHg	121	121	122	123	124	125	126	82	83	84	84	85	86	86
7	Altura (cm)	115,9	117,8	121,1	124,9	128,8	132,5	134,7	115,9	117,8	121,1	124,9	128,8	132,5	134,7
	50	92	93	94	95	97	98	99	55	55	56	57	58	59	60
	90	106	106	107	109	110	111	112	68	68	69	70	71	72	72
	95	109	110	111	112	113	114	115	72	72	73	73	74	74	75
	P95 + 12 mmHg	121	122	123	124	125	126	127	84	84	85	85	86	86	87

(Continua)

Tabela 26.3. Valores da PA para o sexo feminino de acordo com o percentil da altura. (*Continuação*)

Idade (anos)	Percentil da PA	Pressão sistólica - 5%	10%	25%	50%	75%	90%	95%	Pressão diastólica - 5%	10%	25%	50%	75%	90%	95%
8	Altura (cm)	121	123	126,5	130,6	134,7	138,5	140,9	121	123	126,5	130,6	134,7	138,5	140,9
	50	93	94	95	97	98	99	100	56	56	57	59	60	61	61
	90	107	107	108	110	111	112	113	69	70	71	72	72	73	73
	95	110	111	112	113	115	116	117	72	73	74	74	75	75	75
	P95 + 12 mmHg	122	123	124	125	127	128	129	84	85	86	86	87	87	87
9	Altura (cm)	125,3	127,6	131,3	135,6	140,1	144,1	146,6	125,3	127,6	131,3	135,6	140,1	144,1	146,6
	50	95	95	97	98	99	100	101	57	58	59	60	60	61	61
	90	108	108	109	111	112	113	114	71	71	72	73	73	73	73
	95	112	112	113	114	116	117	118	74	74	75	75	75	75	75
	P95 + 12 mmHg	124	124	125	126	128	129	130	86	86	87	87	87	87	87
10	Altura (cm)	129,7	132,2	136,3	141	145,8	150,2	152,8	129,7	132,2	136,3	141	145,8	150,2	152,8
	50	96	97	98	99	101	102	103	58	59	59	60	61	61	62
	90	109	110	111	112	113	115	116	72	73	73	73	73	73	73
	95	113	114	114	116	117	119	120	75	75	76	76	76	76	76
	P95 + 12 mmHg	125	126	126	128	129	131	132	87	87	88	88	88	88	88
11	Altura (cm)	135,6	138,3	142,8	147,7	152,8	157,3	160	135,6	138,3	142,8	147,7	152,8	157,3	160
	50	98	99	101	102	104	105	106	60	60	60	61	62	63	64
	90	111	112	113	114	116	118	120	74	74	74	74	74	75	75
	95	115	116	117	118	120	123	124	76	77	77	77	77	77	77
	P95 + 12 mmHg	127	128	129	130	132	135	136	88	89	89	89	89	89	89
12	Altura (cm)	142,8	145,5	149,9	154,8	159,6	163,8	166,4	142,8	145,5	149,9	154,8	159,6	163,8	166,4
	50	102	102	104	105	107	108	108	61	61	61	62	64	65	65
	90	114	115	116	118	120	122	122	75	75	75	75	76	76	76
	95	118	119	120	122	124	125	126	78	78	78	78	79	79	79
	P95 + 12 mmHg	130	131	132	134	136	137	138	90	90	90	90	91	91	91
13	Altura (cm)	148,1	150,6	154,7	159,2	163,7	167,8	170,2	148,1	150,6	154,7	159,2	163,7	167,8	170,2
	50	104	105	106	107	108	108	109	62	62	63	64	65	65	66
	90	116	117	119	121	122	123	123	75	75	75	76	76	76	76
	95	121	122	123	124	126	126	127	79	79	79	79	80	80	81
	P95 + 12 mmHg	133	134	135	136	138	138	139	91	91	91	91	92	92	93
14	Altura (cm)	150,6	153	156,9	161,3	165,7	169,7	172,1	150,6	153	156,9	161,3	165,7	169,7	172,1
	50	105	106	107	108	109	109	109	63	63	64	65	66	66	66
	90	118	118	120	122	123	123	123	76	76	76	76	77	77	77
	95	123	123	124	125	126	127	127	80	80	80	80	81	81	82
	P95 + 12 mmHg	135	135	136	137	138	139	139	92	92	92	92	93	93	94

(*Continua*)

Capítulo 26 – Hipertensão arterial aguda grave

Tabela 26.3. Valores da PA para o sexo feminino de acordo com o percentil da altura. (*Continuação*)

Idade (anos)	Percentil da PA	Percentil da altura - Pressão sistólica							Percentil da altura - Pressão diastólica						
		5%	10%	25%	50%	75%	90%	95%	5%	10%	25%	50%	75%	90%	95%
15	Altura (cm)	151,7	154	157,9	162,3	166,7	170,6	173	151,7	154	157,9	162,3	166,7	170,6	173
	50	105	106	107	108	109	109	109	64	64	64	65	66	67	67
	90	118	119	121	122	123	123	124	76	76	76	77	77	78	78
	95	124	124	125	126	127	127	128	80	80	80	81	82	82	82
	P95 + 12 mmHg	136	136	137	138	139	139	140	92	92	92	93	94	94	94
16	Altura (cm)	152,1	154,5	158,4	162,8	167,1	171,1	173,4	152,1	154,5	158,4	162,8	167,1	171,1	173,4
	50	106	107	108	109	109	110	110	64	64	65	66	66	67	67
	90	119	120	122	123	124	124	124	76	76	76	77	78	78	78
	95	124	125	125	127	127	128	128	80	80	80	81	82	82	82
	P95 + 12 mmHg	136	137	137	139	139	140	140	92	92	92	93	94	94	94
17	Altura (cm)	152,4	154,7	158,7	163	167,4	171,3	173,7	152,4	154,7	158,7	163	167,4	171,3	173,7
	50	107	108	109	110	110	110	111	64	64	65	66	66	66	67
	90	120	121	123	124	124	125	125	76	76	77	77	78	78	78
	95	125	125	126	127	128	128	128	80	80	80	81	82	82	82
	P95 + 12 mmHg	137	137	138	139	140	140	140	92	92	92	93	94	94	94

Fonte: Adaptada de Flynn JT et al., 2017.

Tabela 26.4. Valores correspondentes aos percentis 50, 95 e 99 da pressão arterial para recém-nascidos de acordo com a idade gestacional.

Idade pós-gestacional		Percentil 50	Percentil 95	Percentil 99
	44 semanas			
	PAS	88	105	110
	PAD	50	65	73
	PAM	63	80	85
	42 semanas			
	PAS	85	98	102
	PAD	50	65	70
	PAM	62	76	81
	40 semanas			
	PAS	80	95	100
	PAD	50	65	70
	PAM	60	75	80
	38 semanas			
	PAS	77	92	97
	PAD	50	65	70
	PAM	59	74	79

(*Continua*)

Tabela 26.4. Valores correspondentes aos percentis 50, 95 e 99 da pressão arterial para recém-nascidos de acordo com a idade gestacional. (*Continuação*)

44 semanas		Percentil 50	Percentil 95	Percentil 99
36 semanas				
	PAS	72	87	92
	PAD	50	65	70
	PAM	57	72	71
34 semanas				
	PAS	70	85	90
	PAD	40	55	60
	PAM	50	65	70
32 semanas				
	PAS	68	83	88
	PAD	40	55	60
	PAM	48	62	69
30 semanas				
	PAS	65	80	85
	PAD	40	55	60
	PAM	48	65	68
28 semanas				
	PAS	60	75	80
	PAD	38	50	54
	PAM	45	58	63
26 semanas				
	PAS	55	72	77
	PAD	30	50	56
	PAM	38	57	63

Idade pós-gestacional

PAS = pressão arterial sistólica; PAD =: pressão arterial diastólica; PAM = pressão arterial média.
Fonte: Adaptada de Dionne et al., 2012.

Classificação

A HAG pode ser dividida em urgências e emergências hipertensivas, sendo que nas emergências hipertensivas há lesões de órgãos-alvo, independentemente do valor da PA. Pacientes portadores de HAS de longa evolução podem ser assintomáticos, com níveis pressóricos maiores que os de indivíduos com HAS de início recente. Portanto, o mais importante é a presença ou a ausência de lesões em órgãos-alvo para caracterizar emergência ou urgência hipertensiva, respectivamente (Quadro 26.1).

Capítulo 26 – Hipertensão arterial aguda grave

Quadro 26.1. Classificação da hipertensão aguda grave.

Emergência hipertensiva	Urgência hipertensiva
Encefalopatia hipertensiva acompanhada ou não de acidente vascular encefálico	Hipertensão acelerada ou maligna, hipertensão crônica
Insuficiência cardíaca (edema agudo de pulmão)	Hipertensão grave em paciente transplantado, em período pós-operatório
Lesão renal aguda	Hipertensão associada a cardiopatias congênitas ou adquiridas
Lesões oculares (hemorragia ou exsudatos retinianos e/ou papiledema)	Eclâmpsia e pré-eclâmpsia

Fonte: Adaptado de Bonatto RC e Carvalho HT, 2020.

Etiologia

Sabe-se que a gênese da hipertensão arterial está relacionada a inflamação e disfunção do tecido endotelial. Na HAS primária, observa-se cada vez mais, na faixa etária pediátrica, a associação com obesidade e síndrome metabólica.

As principais causas da HAS de origem secundária são:

- *Renais:* pielonefrite crônica, glomerulonefrite difusa aguda (GNDA), lesão renal aguda, nefrite lúpica, púrpura de Henoch-Schönlein e síndrome hemolítico-urêmica (SHU).
- *Cardiovasculares:* coarctação de aorta, estenose de artéria renal, cateterismo umbilical, vasculites e fístulas.
- *Endocrinológicas:* hiperplasia adrenal congênita, hipertireoidismo, crise tireotóxica, síndrome de Cushing, obesidade, feocromocitoma, hiperparatireoidismo, hiperaldosteronismo e tumor secretor de renina.
- *Neurológicas:* neoplasias do sistema nervoso central, hidrocefalia, meningites, traumatismo cranioencefálico e síndrome de Guillain-Barré.
- *Outras:* suspensão de medicamentos hipotensores, distúrbios hidreletrolíticos, intoxicações medicamentosas (anfetaminas, simpatomiméticos), síndrome da apneia obstrutiva do sono.

Quadro clínico

A apresentação varia de acordo com a existência de lesões em órgãos-alvo e com a etiologia da hipertensão. Portanto, faz-se necessária uma análise sistematizada para facilitar o diagnóstico, ter uma visão holística do paciente e conduzir a terapêutica.

- *Neurológico:* cefaleia, tontura, alterações de visão e fala, déficits focais ou de pares cranianos, alterações do nível de consciência (agitação, apatia, confusão mental e coma) e convulsões.
- *Cardiovascular:* sintomas de baixo débito cardíaco, palpitações ou outras alterações de frequência e ritmo cardíacos, dor torácica, estase jugular, ritmo de galope, pulsos periféricos (ritmo, amplitude e simetria), perfusão e temperatura de membros.
- *Respiratório:* sinais de congestão pulmonar com taquidispneia e crepitações.
- *Fundo de olho:* atentar para sinais como cruzamentos arteriovenosos, artérias em fio de prata ou cobre, exsudatos, vasoespasmos, papiledema e hemorragias retinianas.

- *Renal:* pesquisar sinais de edema ou congestão (rebaixamento de fígado), avaliar volume e débito urinários, disúria e hematúria.
- *Gastrointestinal:* avaliar hepatomegalia, massas pulsáteis, sopros abdominais; perguntar sobre episódios de vômitos, fezes com sangue ou melena.

Principais emergências hipertensivas e suas formas de apresentação

- Encefalopatia hipertensiva: sintomas neurológicos e visuais, náuseas, vômitos, podendo ocasionar acidente vascular encefálico.
- Insuficiência cardíaca esquerda: sintomas de baixo débito e congestão (rebaixamento de fígado, congestão pulmonar com crepitações).
- Hipertensão maligna.
- Dissecção aguda de aorta: dor torácica abrupta e muito intensa; cefaleia, náuseas, vômitos, hemoptise, dispneia, melena e hematêmese; pode cursar com insuficiência renal aguda.
- Feocromocitoma: hipertensão sustentada, sudorese profusa, taquicardia, perda de peso e hiperglicemia.
- Crise tireotóxica.

Diagnósticos diferenciais

Com relação aos diagnósticos diferenciais, há diversas outras doenças que cursam com sintomas em diferentes órgãos e sistemas, previamente citados. Desses diagnósticos, é prudente descartar distúrbios hidreletrolíticos (hipoglicemia e hipocalcemia), outras causas de encefalopatia, hipertensão intracraniana, psicose, síndrome hepatorrenal, outras hepatopatias e cetoacidose diabética.

Exames complementares

Exames complementares devem ser solicitados de acordo com as hipóteses diagnósticas iniciais, para confirmar as lesões em órgãos-alvo e para excluir os diagnósticos diferenciais.

Geralmente são realizados:
- Sangue: hemograma, eletrólitos, glicemia, ureia e creatinina.
- Urina: urina tipo I, proteinúria isolada e de 24 horas, *clearence* de creatinina e urocultura.
- Gasometria arterial ou venosa.
- Eletrocardiograma e ecocardiograma.
- Tomografia computadorizada: sistema nervoso central, tórax e abdome.
- Ultrassonografia renal com doppler.
- Dosagem de epinefrina, norepinefrina e ácido vanilmandélico na urina na suspeita de feocromocitoma.

Tratamento

A rapidez no diagnóstico e na instituição de tratamento está correlacionada a melhores prognósticos.

Atendimento inicial

Suporte básico e avançado de vida; monitoração da saturação arterial de oxigênio, frequência e ritmo cardíacos, aferição adequada da PA, visando-se minimizar erros; adequar volemia e temperatura do paciente. Atenção para sinais de hipertensão intracraniana.

Urgência hipertensiva

Dada a escassez de estudos na faixa etária pediátrica, a tomada de decisões para tratar urgências hipertensivas baseia-se em dados da literatura de adultos. A redução abrupta da pressão arterial é controversa, posto que não há evidências da diminuição de risco cardiovascular ou mudança de morbimortalidade com a administração de anti-hipertensivos por via intravenosa (IV) ou sublingual (SL).

A administração deve ser feita por via oral, dando-se preferência ao nifedipino. Deve-se também observar o paciente por 6 horas ou mais. Após controle da pressão arterial, pode ser considerada alta do paciente, com encaminhamento para acompanhamento ambulatorial.

Emergência hipertensiva

Para o tratamento de emergências hipertensivas, foram estabelecidas metas e cuidados:
- Utilizar medicações com resposta rápida, curta duração e intravenosa: nitroprussiato de sódio.
- Evitar reduções drásticas da PA (pelo risco de lesões isquêmicas em órgãos-alvo).
- Redução de 50% da PA aferida, nas primeiras 24 horas de internação (25% nas primeiras 8 horas e 25% nas 16 horas seguintes).
- Em pacientes com AVE isquêmico, a PA deve ser reduzida mais lentamente – cerca de 20% nas primeiras 24 horas, se a PA diastólica for maior que 120 mmHg. Caso haja clínica de hipertensão intracraniana, deve-se realizar um TC de crânio antes de reduzir-se a PA.
- O alvo terapêutico do percentil normal para sexo/idade/altura deve ser buscado após 24 horas (P90).
- Em hipertensos crônicos, a redução deve ser lenta e gradual: com redução de 10% nas primeiras 24 horas; 10% entre 24 e 96 horas; e ajuste de medicações usadas previamente pelo paciente.

Situações especiais

- *Feocromocitoma ou paragangliomas:* fármaco de escolha: fentolamina. Também podem ser usados o nitroprussiato de sódio, prazosin e nifedipina. Resseção cirúrgica tão logo o diagnóstico seja confirmado. Evitar betabloqueadores.

- *Intoxicação por drogas simpaticomiméticas (cocaína etc.):* a hipertensão geralmente é transitória. Podem ser utilizados benzodiazepínicos (diazepam ou midazolam). Caso haja necessidade de medicações anti-hipertensivas, podem ser utilizados nitroprussiato de sódio, fentolamina ou nitroglicerina.
- *Picada de escorpião:* controle da dor, soro antiescorpiônico e prazosin.
- *Dissecção aórtica:* betabloqueadores.
- *Glomerulonefrite difusa aguda:* diuréticos, nifedipina, hidralazina.
- *Hemorragia intracraniana:* captopril.
- *Hipertensão secundária à corticoterapia:* nifedipina, captopril, enalapril.
- *Doenças renovasculares:* captopril, enalapril.
- *Insuficiência renal crônica refratária:* hemodiálise, hidralazina.
- *Acidente vascular encefálico hemorrágico:* nitroprussiato, nicardipino.

Medicações utilizadas no tratamento

- *Anlodipino:* dose inicial de 0,1 mg/kg/dose a cada 24 horas, com dose máxima de 0,5 mg/kg/dia.
- *Captopril:* dose inicial de 0,03 a 0,15 mg/kg a cada 8 a 24 horas, com dose máxima de 2 mg/dia, no período neonatal; e dose inicial de 0,3 a 0,5 mg/kg/dose a cada 6 a 8 horas, com dose máxima de 6 mg/dia, em crianças fora do período neonatal.
- *Enalapril:* dose inicial de 0,08 mg/kg/dose a cada 12 a 24 horas, com dose máxima de 0,6 mg/kg/dia.
- *Esmolol:* dose de ataque de 100 a 500 mcg/kg, seguida de infusão de 50 a 300 mcg/kg/min. Início de ação: segundos. Duração da ação: 10 a 30 minutos.
- *Fentolamina:* dose de 0,05 a 0,1 mg/kg em bólus. Dose máxima: 5 mg. Início da ação: segundos. Duração da ação: 15 a 30 minutos.
- *Hidralazina:* dose de 0,2 a 0,6 mg/kg em bólus, seguida de infusão de 50 a 300 mcg/kg/min. Início da ação: segundos. Duração da ação: 4 a 12 horas. Também pode ser administrada inicialmente IM.
- *Nicardipino:* dose de 1 a 3 mcg/kg/min, com início de ação de 2 a 5 minutos. Duração da ação: 30 minutos a 4 horas.
- *Nifedipino:* dose inicial de 0,25 a 0,5 mg/kg/dose a cada 12 a 24 horas, com dose máxima de 3 mg/kg/dia.
- *Nitroprussiato de sódio:* dose de 0,5 a 10 mcg/kg/min. Início da ação: imediata. Duração da ação: enquanto estiver sendo administrada. Risco de intoxicação pelos metabólitos cianeto e tiocianato com doses acima de 5 mcg/kg/min por tempo prolongado.
- *Prazosin:* dose inicial de 0,05 a 0,1 mg/kg/dose a cada 8 horas, com dose máxima de 0,5 mg/kg/dia.

Referências bibliográficas

1. Wu HP, Yang WC, Wu YK et al. Clinical significance of blood pressure ratios in hypertensive crisis in children. Arch Dis Child. 2012;97:200.
2. Flynn JT, Kaelber DC, Baker-Smith CM, Blowey D, Carroll AE, Daniels SR et al. Clinical practice guideline for screening and management of high blood pressure in children and adolescents. Pediatrics. 2017;140(3):e20171904.
3. Dionne JM, Abitbol CL, Flynn JT. Hypertension in infancy: diagnosis, management and outcome. Pediatr Nephrol. 2012;27(1):17-32.
4. Bresolin NL, Sylvestre LC, Kaufman A, Uhlmann A, Garcia CD, Andrade OVB, Lipinski RW. Hipertensão arterial na infância e adolescência. Manual de orientação. Departamento Científico de Nefrologia da Sociedade Brasileira de Pediatria. 2019;abril(02):1-24.
5. Adelman RD, Coppo R, Dillon MJ. The emergency management of severe hypertension. Pediatr Nephrol. 2000;14:422.
6. Flynn JT, Tullus K. Severe hypertension in children and adolescents: pathophysiology and treatment. Pediatr Nephrol. 2009;24:1101.
7. Lee GH, Lee IR, Park SJ et al. Hypertensive crisis in children: an experience in a single tertiary care center in Korea. Clin Hypertens. 2015;22:10.
8. Lim AM, Chong SL, Ng YH et al. Epidemiology and management of children with hypertensive crisis: a single-center experience. J Pediatr Intensive Care. 2020;9:45.
9. Fenves AZ, Ram CV. Drug treatment of hypertensive urgencies and emergencies. Semin Nephrol. 2005;25:272.
10. Varon J, Marik PE. Clinical review: the management of hypertensive crises. Crit Care. 2003;7:374.
11. Patel HP, Mitsnefes M. Advances in the pathogenesis and management of hypertensive crisis. Curr Opin Pediatr. 2005;17:210.
12. Xiao N, Tandon A, Goldstein S, Lorts A. Cardiogenic shock as the initial presentation of neonatal systemic hypertension. J Neonatal Perinatal Med. 2013;6:267.
13. Chandar J, Zilleruelo G. Hypertensive crisis in children. Pediatr Nephrol. 2012;27:741.
14. Lurbe E, Agabiti-Rosei E, Cruickshank JK, Dominiczak A, Erdine S, Hirth A et al. 2016 European Society of Hypertension guidelines for the management of high blood pressure in children and adolescents. J Hypertens. 2016;34:1887-1920.
15. Raghunath CN, Padmanabhan, Vani HN. Hypertensive crisis in children. Indian J Pract Pediatr. 2012;14(3):331-8.

27 Crise hipoxêmica na emergência

Ana Luiza Longhi de Sampaio Goes
José Roberto Fioretto

Caracterizada por diminuição abrupta do conteúdo arterial, do transporte e da oferta tecidual de oxigênio, em decorrência de desvio de parte do sangue venoso para a circulação arterial (*shunt* direita-esquerda), resulta em piora da cianose preexistente em criança portadora de cardiopatia congênita cianótica, principalmente tetralogia de Fallot. Outras cardiopatias associadas são atresia de tricúspide, atresia pulmonar, transposição das grandes artérias e síndrome de Eisenmenger.

Diversos estímulos (Quadro 27.1) podem alterar as resistências pulmonar e sistêmica, aumentar o *shunt* direita-esquerda (D-E) e ocasionar, então, hipercapnia, acidemia, taquipneia e agitação. Secundário ao aumento da frequência respiratória, ocorre aumento do retorno venoso para as câmaras direitas, promovendo um círculo vicioso de piora do *shunt* e da hipoxemia (mecanismo de Guntheroth). É a condição mais associada a óbito em tais grupos de cardiopatia e, portanto, deve ser tratada pronta e adequadamente.

Quadro 27.1. Fatores desencadeantes de maior *shunt* D-E.

Espasmo infundibular	Choro
Exercícios	Febre
Calor	Menor resistência vascular sistêmica
Uso de inotrópicos positivos	Poliglobulia ou anemia
Desidratação	Pneumonia

Fonte: Desenvolvido pela autoria do capítulo.

As crises são paroxísticas e podem ser rápidas, com resolução espontânea, ou prolongadas, com necessidade de intervenção médica. Suas manifestações clínicas são hiperpneia, taquipneia, respiração acidótica, irritabilidade, agitação, choro, piora da cianose prévia e diminuição da intensidade do sopro. Se não for revertida, evolui para hipotonia muscular, crise convulsiva, síncope e colapso circulatório.

Em relação aos exames complementares, recomenda-se coleta de hematócrito e hemoglobina, gasometria arterial, eletrólitos séricos, glicemia e radiografia de tórax. Avaliar necessidade de eletrocardiograma, ecocardiograma e cateterismo cardíaco para estudo hemodinâmico e/ou terapêutico.

Tratamento no setor de emergência pediátrica

- Realizar monitorização cardíaca e da saturação de O_2.
- Confortar e acalmar o paciente.
- Manter posição genupeitoral ou cócoras, objetivando aumento da resistência vascular periférica e redução do *shunt* D-E.
- Administrar oxigenoterapia por cateter nasal ou máscara facial, lembrando que, no caso de recém-nascidos, pode haver cardiopatia congênita dependente do canal arterial e o oxigênio causará seu fechamento. Esses pacientes devem receber prostaglandina intravenosa e ser transferidos precocemente para leito de terapia intensiva neonatal.
- Administrar analgesia com morfina 0,05 a 0,1 mg/kg IV, IM ou SC. É controverso se há efeito direto de redução do espasmo do infundíbulo do VD. Opções: cetamina 1 a 2 mg/kg IV ou IM, meperidina 1 a 6 mg/kg IV, fentanil 1 mcg/kg intranasal.
- Se houver manutenção da hipoxemia após as medidas acima, é imperioso acesso venoso para as próximas condutas, puncionar venóclise ou acesso intraósseo.
- Cristaloide 5 a 10 mL/kg intravenoso.
- Corrigir acidemia com bicarbonato de sódio 1 mEq/kg e, a seguir, conforme gasometria arterial.
- Betabloqueadores (relaxamento infundibular): propranolol 0,1 a 0,25 mg/kg IV lentamente, ou metoprolol 0,1 a 0,2 mg/kg IV em 5 a 10 min, ou esmolol 0,1 mg/kg IV. Se necessário, infusão contínua de esmolol na dose de 50 a 75 mcg/kg/min.
- Vasoconstritores: aumento da pós-carga e redução do *shunt* D-E; a pressão arterial deve aumentar em 20%. As opções são fenilefrina 5 a 20 mcg/kg de ataque (bólus), seguida de infusão contínua 0,1 a 0,5 mcg/kg/min (1 mL = 10 mg); ou norepinefrina 0,5 a 2 mcg/kg/min em infusão contínua.
- Prostaglandina para manutenção do canal arterial (cardiopatias congênitas dependentes do canal arterial em recém-nascidos): PGE-1 na dose de 0,01 a 0,5 mg/kg/min.
- Manter Hb > 15 d/dL.
- Sempre pesquisar e tratar outros distúrbios metabólicos, eletrolíticos e processos infecciosos.
- Assistência ventilatória não invasiva ou ventilação pulmonar mecânica costumam ser necessárias em crises prolongadas; deve-se trabalhar com a menor pressão média de via aérea possível.
- Pacientes que não melhorarem com as medidas iniciais e necessitarem de betabloqueador ou vasoconstritor em infusão contínua ou que apresentem crises prolongadas devem ser transferidos para UTI pediátrica.

Referências bibliográficas

1. Marcondes CA, Bonatto RC. Crise hipoxêmica. In: Martin JG, Fioretto JR, Carpi MF. Emergências pediátricas. Rio de Janeiro: Atheneu; 2019. p. 543-6.
2. Bonatto RC, Pereira NA. Crise hipoxêmica. In: Fioretto JR, Bonatto RC, Carpi MF, Ribeiro CF. UTI pediátrica. 2. ed. Rio de Janeiro: Guanabara Koogan; 2020. p. 222-4.
3. Buller A. Hypercyanotic episodes in tetralogy of Fallot. Elaborado para GG&C Paediatric Guidelines. 2020. [Acesso em 21 ago 2020]. Disponível em: https://www.clinicalguidelines.scot.nhs.uk/ggc-paediatric-guidelines/ggc-guidelines/emergency-medicine/hypercyanotic-episodes-in-tetralogy-of-fallot/.
4. Park MK. Cardiopatias congênitas cianóticas: tetralogia de Fallot. In: Park MK. Manual Park de cardiologia pediátrica. 5. ed. Rio de Janeiro: Elsevier; 2016. p. 215-1. Tradução de Alcir Fernandes, Frederico José Neves Mancuso, Ivana Picone Borges.
5. Perth Children's Hospital (Austrália). Hypercyanotic spells. 2018. [Acesso em 21 ago 2020]. Disponível em: https://pch.health.wa.gov.au/For-health-professionals/Emergency-Department-Guidelines/Hypercyanotic-spells.

28 Insuficiência cardíaca e edema agudo de pulmão

Fabio Joly Campos
Ana Elisa Aguiar Barcellos Machado

Insuficiência cardíaca

Introdução

A insuficiência cardíaca (IC) é uma síndrome clínica complexa, que resulta na incapacidade do coração de manter um débito cardíaco adequado às demandas metabólicas. Desordens estruturais e funcionais, associadas a respostas neuro-humorais e celulares, desencadeiam a IC e causam a deterioração progressiva da função miocárdica.

Na fase aguda, há um desbalanço entre os mecanismos compensatórios e a função miocárdica, o que resulta em alteração súbita da homeostase e consequente aparecimento dos sintomas. Já na fase crônica, a ativação das respostas compensatórias ocorre de maneira lenta e silenciosa, ocasionando a perda progressiva da função cardíaca.

Causas

Do período neonatal até o primeiro ano de vida, as cardiopatias congênitas são a principal causa de IC, em especial as com *shunt* esquerdo-direito e as lesões obstrutivas de via de saída do ventrículo esquerdo (VE): persistência do canal arterial (PCA), comunicação interventricular (CIV), estenose aórtica, transposição das grandes artérias (TGA), coarctação da aorta etc.

Em crianças maiores e em adolescentes, outras condições são mais associadas ao desenvolvimento de IC, entre elas: arritmias, miocardites, sepse, anemias, doença de Kawasaki, doenças de depósito e do tecido conectivo, cardiopatias congênitas (corrigidas ou não), hipertensão arterial, entre outras.

Classificação

A classificação de Ross para crianças, adotada desde 2001, utiliza como base para a estratificação as manifestações clínicas, mas correlaciona-se diretamente com o grau de ativação do sistema nervoso simpático (Quadro 28.1).

Já em 2002, a American Heart Association (AHA) e o American College of Cardiology (ACC) propuseram um novo modelo de classificação, em que consideram não apenas os sintomas, mas também o risco para descompensação (Quadro 28.2).

Quadro 28.1. Classificação funcional de Ross para IC em crianças.

Classe	Interpretação
I	Assintomático
II	Taquipneia ou sudorese leve às mamadas, em lactentes; dispneia leve aos exercícios, em crianças maiores Sem atraso de crescimento
III	Taquipneia ou sudorese acentuada às mamadas e tempo de mamada prolongado, em lactentes; dispneia acentuada aos exercícios, em crianças maiores Baixo ganho ponderal
IV	Taquipneia, retrações intercostais, gemência ou sudorese em repouso

IC = insuficiência cardíaca.
Fonte: Adaptado de Ross, 2012.

Quadro 28.2. Estadiamento da IC em crianças, de acordo com a AHA e o ACC.

Estágio	Interpretação
A	Pacientes com risco para IC, com função cardíaca normal e sem evidências de sobrecarga de volume (pacientes com exposição a cardiotóxicos, miocardiopatia familiar hereditária, coração univentricular, transposição corrigida das grandes artérias)
B	Pacientes com morfologia ou função cardíaca anormal, sem sintomas de IC sistólica de VE (insuficiência aórtica com dilatação de VE, história de uso de antraciclinas com redução da função sistólica)
C	Pacientes com doença estrutural ou funcional, com sintomas prévios ou atuais de IC
D	Pacientes em estágio final de IC, necessitando de agentes inotrópicos contínuos, assistência circulatória, transplante cardíaco ou internação domiciliar

IC = insuficiência cardíaca; AHA = American Heart Association; ACC = American College of Cardiology; VE: ventrículo esquerdo.
Fonte: Adaptado do AHA e ACC, 2001.

Manifestações clínicas

Os achados clássicos da IC são taquipneia (ou dispneia), taquicardia, cardiomegalia e hepatomegalia. Entretanto, essas manifestações podem variar de acordo com a faixa etária do paciente e com a gravidade do quadro. Nos lactentes, predominam as manifestações citadas, e o edema pulmonar pode ser encontrado na radiografia de tórax. Já nas crianças maiores, as manifestações típicas são a fadiga e a intolerância ao exercício, podendo o atraso de desenvolvimento estar presente. Nos adolescentes, por sua vez, predominam os sintomas semelhantes aos dos adultos: dispneia, fadiga, ortopneia, dispneia paroxística noturna e sintomas gastrointestinais.

Outros achados que podem ser encontrados nos pacientes com IC são estase jugular e edema de membros.

A Figura 28.1 mostra o perfil clínico em que se pode classificar os pacientes, de acordo com as manifestações apresentadas.

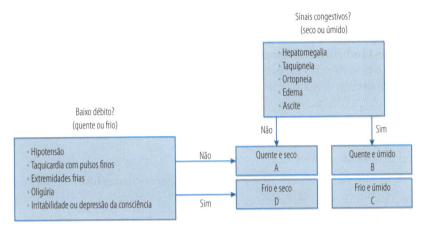

Figura 28.1. Perfil clínico do paciente com insuficiência cardíaca congestiva aguda, segundo Warner Stevenson.
Fonte: Adaptada de Canadian Journal of Cardiology, 2013.

Diagnóstico

O diagnóstico da IC é clínico e baseia-se na história do paciente, em seus antecedentes pessoais e familiares, na análise de seu crescimento e desenvolvimento, bem como em um exame físico minucioso.

Os exames complementares, isoladamente, não fecham diagnóstico, porém são de grande importância na avaliação etiológica, no estadiamento de risco e para ajudar a delinear a terapêutica a ser instituída.

- *Exames laboratoriais:* hemograma, função renal, eletrólitos, gasometria arterial e venosa, lactato, TGO e TGP, coagulograma, proteínas totais e frações, PCR, VHS e urina I. Os marcadores de lesão isquêmica/necrose do miocárdio, como troponina T e I, PCK e CK-MB, também podem ser solicitados quando há suspeita de lesões, para controle evolutivo e estratificação de risco. O peptídeo natriurético cerebral (BNP) também tem mostrado papel importante na monitoração dos pacientes com IC.
- *Raio x de tórax:* permite avaliar a área cardíaca e o fluxo sanguíneo pulmonar, além do formato do coração.
- *Eletrocardiograma (ECG):* permite identificar distúrbios do ritmo cardíaco, presença de sobrecarga de câmaras ou isquemias.
- *Ecodopplercardiograma:* avalia a morfologia e a função do coração.
- *Cintilografia com gálio:* utilizada na investigação de processo inflamatório miocárdico agudo.
- *Angiotomografia ou angiorressonância:* utilizadas para avaliação anatômica intracardíaca e extracardíaca, incluindo-se os grandes vasos.
- *Cateterismo:* reservado para casos em que há dúvidas no ecocardiograma, além de permitir biópsia endocárdica para diagnóstico endocárdico.

Tratamento

Os objetivos do tratamento são aliviar os sintomas congestivos, melhorar o desempenho miocárdico e eliminar/reduzir os fatores agravantes. É direcionado de acordo com os sintomas, o tipo de sobrecarga e disfunção cardíaca, além do tempo de instalação do quadro. É importante lembrar que a terapêutica pode necessitar de modificações, a depender da evolução do paciente.

Medidas gerais

- Decúbito elevado: 45º.
- Restrição hídrica: ofertando de 60% a 80% das necessidades hídricas diárias.
- Dieta hipossódica e hipercalórica.
- Oxigenioterapia: procurar manter SpO_2 acima de 90% nos pacientes com coração anatomicamente normal ou nas cardiopatias acianogênicas; e acima de 80% nas cianogênicas.
- Correção dos distúrbios hidreletrolíticos e acidobásicos.
- Manter temperatura corporal adequada: evitando aumento do metabolismo.
- Sedoanalgesia: se necessário. Atentar para o efeito cardiodepressor de alguns analgésicos e sedativos.
- Identificar e tratar processos infecciosos: que possam ter desencadeado o quadro ou estar atrasando a estabilização do paciente.
- Manter Hb adequada: Hb ≥ 10 g/dL e Ht ≥ 30% para cardiopatias acianóticas; Hb ≥ 15 g/dL e Ht ≥ 45% nas cardiopatias cianóticas.
- Manter volemia adequada: nem sempre os pacientes estarão com volemia aumentada, podendo ser necessário corrigi-la.
- Tratamento das arritmias, miocardites e derrame pericárdico: que são causas contributivas.
- Ventilação mecânica ou VNI: a pressão expiratória final positiva (PEEP) acarretará melhora da congestão, podendo ser benéfica ao paciente. Entretanto, deve-se estar atento, pois valores muitos altos de PEEP podem acarretar hipotensão e hipoperfusão em razão da queda do débito cardíaco.

Medidas específicas

- Diuréticos: indicado para pacientes quando houver sinais de congestão. Deve-se evitar os diuréticos nas crianças com miocardiopatia hipertróficas, pois necessitam de pré-carga elevada. Os diuréticos de alça (furosemida) têm ação mais rápida e potente, sendo os mais indicados na fase inicial e mais severa.
  - Furosemida: 1 a 6 mg/kg/dia, divididos em 2 a 4 vezes/dia, por via endovenosa.
- Agentes inotrópicos:
  - Catecolaminas: são fundamentais quando há sinais de baixo débito cardíaco, hipoperfusão tecidual e hipotensão arterial:
    - Dobutamina: 5 a 20 mcg/kg/min, IV;

Capítulo 28 – Insuficiência cardíaca e edema agudo de pulmão

- Epinefrina: 0,05 a 0,3 mcg/kg/min, IV;
- Norepinefrina: 0,1 a 2 mcg/kg/min, IV.
- Inibidores da fosfodiesterase III: opção à dobutamina, porém com início de ação mais lento. Pode ser usada em associação com a epinefrina quando há hipotensão:
  - Milrinona: 0,375 a 0,75 mcg/kg/min, IV.
- Inibidores da enzima conversora de angiotensina (IECA): indicados em praticamente todos os tipos de IC, diminuem a mortalidade quando utilizados em longo prazo.
  - Captopril: 1 a 6 mg/kg/dia, 2 a 3 vezes/dia, VO.
  - Enalapril: 0,1 a 0,5 mg/kg/dia, 1 a 2 vezes/dia, VO.
- Antagonista da aldosterona: em adultos, promove bloqueio do SRAA e reduz remodelação miocárdica, alterando significativamente a mortalidade, além de apresentar efeito diurético. Esses efeitos ainda não foram comprovados na faixa etária pediátrica.
  - Espironolactona: 1 a 3 mg/kg/dia, 1 a 4 vezes/dia, VO.
- Betabloqueadores: devem ser usados com cautela na disfunção ventricular grave, introduzindo-se doses baixas e aumentando-as gradativamente. Não devem ser iniciados na fase aguda da IC.
  - Carvedilol: iniciar com 0,01 a 0,08 mg/kg/dia, 2 vezes/dia, e aumentar até 0,5 mg/kg/dia, VO, dependendo da resposta.
  - Propranolol: 1 a 4 mg/kg/dia, 2 a 4 vezes/dia, VO.
- Agentes antiplaquetários: indicados em pacientes com disfunção sistólica grave, miocardiopatias restritivas e pós-operatório de Fontan.
  - Ácido acetilsalicílico: 2 a 5 mg/kg/dia, 1 vez/dia, VO.
- Diálise peritoneal/hemodiálise: quando o paciente não responde aos diuréticos ou apresenta lesão renal.

Edema agudo de pulmão

Introdução

O edema agudo de pulmão (EAP) é considerado uma urgência clínica, na qual o paciente se apresenta extremamente dispneico e pode evoluir rapidamente para depressão respiratória e ainda parada cardiorrespiratória (PCR).

Fisiopatologia

O EAP ocorre quando há um desbalanço entre as forças que mantêm as trocas de fluidos entre o meio intravascular e o interstício; acarreta a ruptura da membrana alveolocapilar, preenchendo de líquido os alvéolos.

Independentemente da etiologia, a sequência de eventos que resultará no EAP é sempre a mesma: aumento do fluxo de líquidos dos capilares para o interstício, o qual inicialmente é drenado pelo sistema linfático; quando este atinge sua capacidade máxima de drenagem, ocorre acúmulo de líquido no interstício. O aumento gradativo do líquido no interstício provoca a distensão dos septos interalveolares, com consequente preenchimento dos alvéolos.

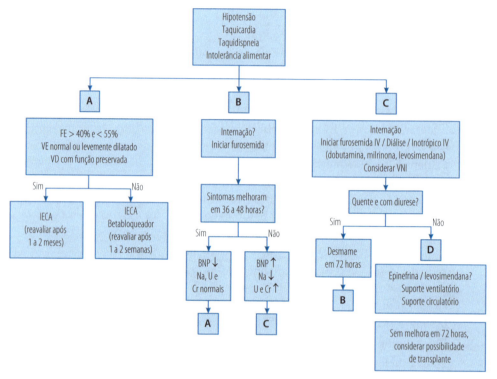

Figura 28.2. Algoritmo para tratamento da insuficiência cardíaca congestiva (ICC) com base na classificação hemodinâmica. BNP = peptídeo natriurético cerebral; FE = fração de ejeção; IECA = inibidor da enzima conversora de angiotensina; IV = via intravenosa; VD = ventrículo direito; VE = ventrículo esquerdo; VNI = ventilação não invasiva.
Fonte: Adaptada de Sociedade Brasileira de Cardiologia.

O edema pulmonar pode ser de origem cardiogênica, quando há sobrecargas agudas de volume para o ventrículo esquerdo (insuficiências valvares, cardiopatia congênita), por causarem aumento da pressão capilar pulmonar. Entretanto, existem outras situações que podem resultar no acúmulo de líquido no interior do alvéolo, como nos casos de síndrome do desconforto respiratório agudo (SDRA), em que o processo inflamatório local causará a ruptura da membrana alveolocapilar e depósito de líquidos, proteínas e células nos alvéolos.

Manifestações clínicas

Na fase inicial, apenas a dispneia durante o esforço é observada. À medida que o líquido vai se acumulando no interstício pulmonar e comprometendo as vias aéreas terminais, sintomas como taquipneia e sibilância podem surgir. Com a progressão do quadro, os sintomas tornam-se mais severos, evoluindo para dispneia intensa, agitação, desconforto respiratório com tiragens intercostais, palidez cutânea, extremidades frias e cianose, enquanto se nota a presença de estertores crepitantes à ausculta pulmonar. As vias aéreas ficam preenchidas por líquido de coloração rósea, que pode ser visualizado quando se realiza intubação orotraqueal (IOT).

Diagnóstico

É majoritariamente clínico, de acordo com a história, sintomas e achados do exame físico. A radiografia de tórax pode ser solicitada, apesar de o diagnóstico não depender dela. Nas imagens, estão presentes infiltrados de padrão alveolar de variados graus.

Tratamento

Considerando-se que a grande maioria dos casos de EAP são de origem cardiogênica, a associação de edema pulmonar com choque cardiogênico é muito frequente. Por isso, os objetivos do tratamento são, assim como na insuficiência cardíaca, aliviar os sintomas congestivos e melhorar o desempenho miocárdico.

Medidas gerais, como manter cabeceira elevada (45º) e fornecer oxigênio, devem ser rapidamente estabelecidas, logo após a admissão do paciente. Em razão da chance de rápida deterioração do quadro, IOT e ventilação mecânica podem ser necessárias.

Tratamento farmacológico: como na IC grave, usam-se os agentes inotrópicos e diuréticos.

Referências bibliográficas

1. Fioretto JR et al. UTI pediátrica. 2. ed. Rio de Janeiro: Guanabara Koogan; 2020.
2. Campos Junior D, Burns DAR, organizadores. Tratado de pediatria. 3. ed. Barueri: Manole; 2014.
3. Schvartsman C, Reis AG, Farhat SCL. Pronto-socorro. 2. ed. Barueri: Manole; 2013.
4. Castro RBP. Edema pulmonar agudo. Ribeirão Preto; 2003. Disponível em: http://www2.ebserh.gov.br/documents/147715/393018/6_edema_pulmonar_agudo.pdf.
5. Azeka E, Vasconcelos LM, Cippriani TM, Oliveira AS, Barbosa DF, Leite RMG, Gapit VL. Insuficiência cardíaca congestiva em crianças: do tratamento farmacológico ao transplante cardíaco. São Paulo; 2018. J Pediatr 2001 May;138(5):618-20. Disponível em: https://www.revistas.usp.br/revistadc/article/download/51651/55721/64336.
6. Ross RD. Grading the graders of congestive heart failure in children. The Journal of Pediatrics. 2001;138.

29 Miocardite

Rossano Cesar Bonatto

Introdução e definição

Miocardite é uma doença inflamatória do miocárdio, causada por diferentes agentes infecciosos ou não infecciosos e considerada uma precursora para cardiomiopatia dilatada (CMD). As causas infecciosas de disfunção ventricular esquerda (miocardite) associada ao fenótipo de CMD são comuns, incluindo infecções virais, bacterianas, fúngicas, parasitárias, rickéttsias e espiroquetas.

Clinicamente, as miocardites podem se apresentar como um quadro leve ou mais grave, com arritmias, choque cardiogênico e/ou morte súbita. São raras em crianças (1 a 2 casos por 100 mil crianças por ano), com prevalência de 0,5 caso por 10 mil consultas de pronto-socorro. Estudos relatam apresentação bimodal, com picos em lactentes e adolescentes. Há relatos da presença de miocardite em 10% a 20% de crianças e adolescentes com morte súbita que foram submetidos a autópsias.

Miocardite aguda é um desafio diagnóstico em crianças. O prognóstico na miocardite pediátrica é melhor do que na CMD de modo geral, com maior recuperação em crianças, e aproximadamente 10% dos casos são encaminhados para transplante.

Etiologia

As principais causas na faixa etária pediátrica são as infecções virais, principalmente os enterovírus (*coxsackievírus*), parvovírus, adenovírus, citomegalovírus, vírus de Epstein-Barr e herpes-vírus humano. O Quadro 29.1 mostra as causas de miocardite.

Quadro 29.1. Etiologia das miocardites.

Infecciosas	Não infecciosas
Virais: *coxsackie* B, parvovírus, adenovírus, arbovírus, citomegalovírus, dengue, echovírus, vírus de Epstein-Barr, vírus da hepatite B, vírus da hepatite C, herpes-vírus, HIV, vírus da caxumba, poliomielite, raiva, sarampo, rubéola, varicela, febre amarela, varíola, vacínia	**Tóxicas:** antraciclinas, álcool, catecolaminas, cocaína, ciclofosfamida, monóxido de carbono, chumbo, cobre, ferro, metisergida (derivado do ergot), arsênico etc.
Bacterianas: bartonela, brucelose, clamídia, *clostridium*, difteria, gonococo, *haemophilus*, *legionella*, micoplasma, meningococo, pneumococo, salmonela, cólera, estafilococo, estreptococo, actinomicose, tétano, tuberculose, tularemia, leptospirose, doença de Lyme, sífilis	**Reações de hipersensibilidade:** antibióticos (penicilinas, cefalosporinas, sulfas), diuréticos (tiazídicos, furosemida), dobutamina, picada de insetos (escorpião, aranha, abelha, vespa), lítio, picada de cobra, toxoide tetânico
Fúngicas: aspergilose, blastomicose, candidíase, criptococose, histoplasmose, esporotricose, nocárdia, paracoccidioidomicose	**Doenças sistêmicas:** doença de Kawasaki, doença celíaca, hipereosinofilia, doença de Crohn, retocolite ulcerativa, sarcoidose, tireotoxicose, colagenoses
Rickéttsia	**Radiação**
Protozoários e helmintos: amebíase, leishmaniose, malária, doença do sono, toxoplasmose, ascaridíase, equinococose, filariose, esquistossomose, estrongiloidíase, triquinose, paragonimíase	

Fonte: Adaptado de Allan e Fulton.

Quadro clínico

O quadro clínico é variável.

Pode haver pródromo de infecção viral respiratória ou gastrointestinal, uma a duas semanas antes do início da miocardite propriamente dita. Esse pródromo é caracterizado por febre, mialgia e mal-estar e persiste por vários dias antes do início dos sintomas de insuficiência cardíaca. São sintomas não específicos que podem resultar em um diagnóstico incorreto.

Lactentes e crianças geralmente apresentam sinais e sintomas de insuficiência cardíaca no início do quadro. Esses sinais e sintomas incluem dispneia em repouso, intolerância ao exercício, síncope, taquipneia, taquicardia persistente e hepatomegalia. Arritmias cardíacas podem estar presentes na apresentação clínica ou durante a internação (taquicardia supraventricular, taquicardia ventricular ou bloqueio atrioventricular total), podendo ser responsáveis por morte súbita.

Uma parte dos pacientes pode apresentar miocardite fulminante de início agudo, com grave comprometimento hemodinâmico e sinais de diminuição do débito cardíaco, com hipotensão, pulsos finos, perfusão periférica ruim, hepatomegalia e acidose metabólica. Pode haver choque cardiogênico e evolução rápida para o óbito. Arritmias graves podem estar presentes.

Ao exame clínico, frequentemente estão presentes taquipneia, tiragens intercostais, estertores pulmonares, ritmo de galope por terceira e/ou quarta bulhas, sopros de insuficiência mitral e/ou insuficiência tricúspide. Em casos graves, estão presentes hipotensão arterial, pulsos finos, perfusão periférica ruim, edema, hepatomegalia e alteração do estado mental. A presença de atrito pericárdico significa a presença de pericardite.

Exames complementares

- *Eletrocardiograma*: geralmente é anormal, porém as alterações não são específicas ou sensíveis. Podem ser encontradas alterações do segmento ST e ondas T invertidas, eixo do SÂQRS anormal, sobrecarga de átrios ou ventrículos, geralmente esquerdos, e diminuição da voltagem dos complexos QRS. O ritmo predominante é taquicardia sinusal, podendo haver extrassístoles atriais ou ventriculares, além de taquiarritmias, como taquicardia supraventricular ou ventricular, além de bloqueio atrioventricular total.
- *Exame radiológico de tórax*: anormal em aproximadamente 50% dos casos. Os principais achados são cardiomegalia, congestão pulmonar e derrame pleural.
- *Ecocardiograma*: geralmente mostra diminuição da função sistólica global do ventrículo esquerdo, porém pode haver anormalidades regionais ou segmentares. Também podem ser encontradas alterações na geometria ventricular, com tendência a uma forma esférica do ventrículo esquerdo, anormalidades na movimentação das paredes e insuficiência mitral causada por dilatação do ventrículo esquerdo. Outro achado é a presença de derrame pericárdico. O exame é importante ainda para excluir causas não inflamatórias, como origem anômala da artéria coronária esquerda a partir da artéria pulmonar (ALCAPA).
- *Troponina*: valores elevados das troponinas I e T são encontrados na presença de lesão miocárdica, porém não ocorrem em todos os pacientes com miocardite. Níveis muito elevados nem sempre se correlacionam à gravidade da doença. Níveis elevados estão mais relacionados a quadros agudos do que a cardiomiopatia dilatada crônica.
- *Peptídeo natriurético cerebral (BNP) ou fração N-terminal do pró-peptídeo natriurético cerebral (NT-ProBNP)*: encontram-se elevados nas miocardites e podem ajudar a diferenciar sintomas respiratórios relacionados a insuficiência cardíaca e sintomas respiratórios de outras causas pulmonares.
- *PCR e VHS*: frequentemente estão elevados.
- *Hemogasimetria arterial*: pode mostrar acidose metabólica em casos de baixo débito importante, como na miocardite aguda fulminante.
- *Hemograma*: inespecífico.
- *Outros exames complementares*: exames específicos para avaliação de doenças autoimunes podem ser solicitados conforme a história clínica.

Confirmação diagnóstica

- *Biópsia endomiocárdica*: é considerada padrão-ouro para confirmação do diagnóstico de miocardite, utilizando os critérios de Dallas. Entretanto, apresenta sensibilidade baixa e há necessidade de cateterismo cardíaco invasivo, com riscos elevados de complicações, principalmente em crianças pequenas e em doentes graves.
- *Ressonância magnética cardíaca*: vem substituindo a biópsia endomiocárdica pelo fato de ser não invasiva, apesar das dificuldades técnicas de sua realização, principalmente

em lactentes. Apresenta acurácia em 45% a 78% para diagnóstico de miocardite aguda, em comparação à biópsia endomiocárdica, na presença de dois dos três seguintes parâmetros: realce precoce, edema e/ou realce tardio; e na miocardite crônica, com um dos três parâmetros, a acurácia variou de 49% a 72%.
- *Cintilografia com gálio-67*: o citrato de gálio-67 injetado na circulação liga-se aos sítios livres de ferro da transferrina e é carreado para as áreas inflamadas, localizando-se no interstício em razão do aumento da permeabilidade capilar. O valor preditivo negativo é de 83% a 98%; e a sensibilidade é de cerca de 83%.
- *Identificação do agente etiológico*:
    - sorologias e isolamento do vírus na mucosa nasal e retal;
    - culturas virais e bacterianas.

O Quadro 29.2 apresenta as indicações de investigação diagnóstica invasiva e não invasiva e de tratamento da miocardite, com as classes de recomendação e nível de evidência.

Quadro 29.2. Indicações de investigação diagnóstica invasiva e não invasiva e de tratamento da miocardite.

Classe de recomendação	Indicações	Nível de evidência
I	Imunossupressão na presença de miocardite de células gigantes, confirmada por biópsia endomiocárdica	B
IIa	Biópsia endomiocárdica em IC com dilatação ventricular e arritmias ventriculares frequentes, bloqueio atrioventricular de segundo ou terceiro grau, com refratariedade após o tratamento clínico otimizado após exclusão de outros fatores causais	B
	Ressonância magnética com técnicas de realce precoce e edema, e de realce tardio em IC com até três meses no seu início	B
IIb	Imunossupressão na miocardiopatia inflamatória (tratamento clínico otimizado, acima de seis meses de sintomas de IC) comprovada por biópsia endomiocárdica por meio de imuno-histoquímica, na ausência de genoma viral por biologia molecular	B
	Imunoglobulina intravenosa na miocardiopatia dilatada idiopática (tratamento clínico otimizado, acima de um ano de sintomas de IC), com presença de altos títulos de genoma viral de parvovírus B19 no tecido miocárdico, comprovado por biópsia endomiocárdica e biologia molecular	B
	Cintilografia miocárdica para avaliação de inflamação com gálio-67, em pacientes com quadro de IC com até três meses do seu início	B
	Imunoglobulina na miocardite comprovada por biópsia endomiocárdica por meio de imuno-histoquímica e presença de genoma viral no tecido miocárdico por biologia molecular	B
	Coleta de sorologias virais na investigação de miocardite e miocardiopatia dilatada idiopática	B

Fonte: Azeka et al., 2014.

Diagnóstico diferencial

- Insuficiência cardíaca secundária a cardiopatias estruturais, como a origem anômala da artéria coronária esquerda a partir da artéria pulmonar (ALCAPA), ou doença valvar.
- Cardiomiopatias de outras causas: cardiomiopatia hipertrófica, restritiva ou cardiomiopatia arritmogênica do ventrículo direito.
- Cardiomiopatia dilatada idiopática ou familiar.

- Choque séptico.
- Doença de Kawasaki.
- Síndrome inflamatória multissistêmica pediátrica secundária à Covid-19.
- Arritmias primárias com taquicardiomiopatia.
- Insuficiência respiratória de causas pulmonares.

Evolução clínica

A miocardite viral pode ser considerada um processo contínuo de duas ou três fases, que evoluem de uma para a outra de maneira contínua.

- *Fase viral*: na fase de infecção, frequentemente ocorre um período prodrômico de febre, mialgia e mal-estar alguns dias antes do início dos sintomas de disfunção cardíaca. Os sintomas respiratórios e gastrointestinais são comuns nessa fase. A infecção viral pode causar lesão direta dos miócitos. O uso de agentes antivirais foi proposto nessa fase; entretanto, sua eficácia não está comprovada no tratamento da miocardite.
- *Fase inflamatória autoimune*: causada pela ativação do sistema imunológico do hospedeiro pela infecção viral primária. A lesão do miócito resulta da inflamação desencadeada pela ativação das células T e citocinas, que pode ser detectada pela biópsia endomiocárdica. A lesão de miócitos causa comprometimento da função ventricular, insuficiência cardíaca e/ou arritmias. Na maioria dos pacientes, a resposta imune aguda diminui com a eliminação viral, e a função ventricular esquerda recupera-se sem sequelas dentro das primeiras duas a quatro semanas. Durante essa fase, uma minoria de pacientes desenvolve arritmias, com risco de morte súbita, distúrbios de condução e/ou choque cardiogênico. O tratamento nessa fase, geralmente, inclui medidas de suporte. Terapias imunossupressoras ou imunomoduladoras para reduzir a inflamação também são comumente usadas, porém os dados de literatura disponíveis não demonstram sua eficácia.
- *Fase da cardiomiopatia dilatada*: ocorre numa porcentagem dos pacientes; e a razão pela qual ocorre dilatação crônica permanece incerta. Um mecanismo proposto apresenta uma base imunogenética predisponente que torna o indivíduo mais suscetível a uma resposta autoimune prolongada em razão da liberação incompleta dos genomas virais cardíacos ou antígenos miocárdicos do próprio paciente. A tratamento durante essa fase consta de medidas específicas para a insuficiência cardíaca e, em alguns pacientes, do transplante cardíaco.

Tratamento

- Todos os pacientes devem ser internados para monitorização na fase aguda, mesmo que a função cardíaca esteja preservada, pois o estado hemodinâmico pode deteriorar ao longo dos dias.
- Indicações de internação em Unidades de Terapia Intensiva Pediátrica: sinais de insuficiência cardíaca com função ventricular esquerda gravemente deprimida e/ou arritmias.

Tratamento da fase aguda

- *Tratamento de suporte*: cuidados para manter a estabilidade hemodinâmica e a perfusão sistêmica adequada. Em casos de doença fulminante, pode haver necessidade de suporte mecânico da circulação usando oxigenação extracorpórea de membrana (ECMO) ou um dispositivo de assistência ventricular (VAD), seguido de transplante cardíaco.
- Se houver insuficiência cardíaca sem instabilidade hemodinâmica com poucos ou nenhum sintoma e função cardíaca levemente deprimida:
    - Oxigenoterapia e adequação da volemia.
    - Diuréticos: furosemida (1 a 4 mg/kg/dia, divididos em 2 ou 4 tomadas) ou hidroclorotiazida (2 a 4 mg/kg/dia, divididos em 2 tomadas), administradas via oral.
    - Inibidores da enzima de conversão da angiotensina: captopril (0,6 a 4 mg/kg/dia, divididos em 8/8 horas) ou enalapril (0,1 a 0,5 mg/kg/dia, divididos em 1 a 2 vezes por dia).
    - Antagonista da aldosterona: espironolactona (1 a 4 mg/kg/dia, divididos em 2 doses).
- Se houver insuficiência cardíaca grave/choque cardiogênico:
    - Oxigenoterapia por meio de cateter ou máscara de Venturi; ventilação mecânica não invasiva ou invasiva.
    - Diuréticos via intravenosa: furosemida (2 a 4 mg/kg/dia, divididos em 4 tomadas). Deve-se avaliar cuidadosamente a volemia, com o objetivo de evitar que o paciente tenha hipovolemia.
    - Drogas vasoativas: dobutamina (2,5 a 15 mcg/kg/min), milrinone (0,25 a 0,75 mcg/kg/min), epinefrina em dose beta-adrenérgica (0,01 a 0,1 mcg/kg/min), levosimendana (bólus: 6 a 12 mcg/kg, depois infusão contínua: 0,05 a 0,2 mcg/kg/min durante 24 a 48 horas).
- *Detecção e tratamento de arritmias*: a perda do ritmo sinusal pode causar deterioração aguda ou pode exacerbar os sintomas de insuficiência cardíaca. Estão relacionadas a função ventricular gravemente deprimida e pior evolução.
- *Taquicardias supraventricular ou ventricular com instabilidade hemodinâmica*: cardioversão elétrica sincronizada.
- *Taquicardia supraventricular sem instabilidade hemodinâmica*: manobras vagais, cardioversão medicamentosa ou cardioversão elétrica sincronizada, caso não haja resposta ao tratamento medicamentoso. Geralmente, quando o mecanismo for por focos automáticos o paciente não responde bem à adenosina e à cardioversão elétrica. Quando o mecanismo for por reentrada, a resposta é boa. A ectopia ventricular de alto grau deve ser tratada cautelosamente com medicamentos antiarrítmicos. Todos os medicamentos antiarrítmicos têm efeitos colaterais significativos e muitos têm efeitos inotrópicos, vasodilatadores ou proarrítmicos negativos. A lidocaína é a medicação de escolha, devendo-se tomar cuidado na administração de amiodarona, principalmente em indivíduos muito jovens.
- *Bloqueio atrioventricular total, com débito cardíaco ruim*: apesar de poder ser transitória. está indicada a colocação de marcapasso transitório ou definitivo, caso o bloqueio não se resolva.

- *Terapia de imunomodulação*: frequentemente utilizada, embora faltem fortes evidências de benefício.
- *Imunoglobulina intravenosa*: doses altas de Ig intravenosa (2 g/kg em 24 horas) para crianças com miocardite aguda grave (diagnosticada com base em achados clínicos, ressonância magnética cardíaca, ou biópsia endomiocárdica). Trata-se do agente imunomodulador preferido, porque a terapia com glicocorticoides parece não melhorar a mortalidade, além de estar associada a efeitos adversos.
- *Glicocorticoides*: geralmente reservado para miocardite associada a doenças autoimunes sistêmicas.
- *Anticoagulação*:
  - Indicações: fração de ejeção do ventrículo esquerdo muito baixa (< 30%) ou com formação de contraste espontâneo no exame ecocardiográfico e fatores de risco associados (obesidade, uso de contraceptivos orais etc.).
  - Heparina não fracionada (UFH), heparina de baixo peso molecular (LMWH) ou warfarina, assim como o AAS, podem ser consideradas antiagregantes plaquetários, após a retirada do anticoagulante. Caso haja trombos documentados, pode-se utilizar LMWH (lactentes ≤ 1 ano de idade) ou warfarin (crianças > 1 ano de idade).
- *Suporte mecânico*: lactentes e crianças com comprometimento circulatório grave podem precisar de suporte circulatório mecânico temporário, usando-se ECMO ou VAD. A ECMO é usada com mais frequência que o suporte VAD para miocardite aguda em crianças. O suporte circulatório mecânico temporário é usado para dar tempo para a recuperação da função cardíaca. Também pode ser usado como ponte para o transplante.
- *Terapias antivirais*: a eficácia da terapia antiviral para a miocardite é incerta e não é usada rotineiramente no tratamento da miocardite em crianças.

Fase crônica

O tratamento da fase crônica encontra-se no capítulo de tratamento da insuficiência cardíaca congestiva, sendo utilizados diuréticos, inibidores da enzima de conversão da angiotensina, antagonista da aldosterona, betabloqueadores e digoxina.

Prognóstico

Evidências disponíveis mostram que o risco de morbidade e mortalidade é maior durante a doença aguda. A maioria dos sobreviventes recupera a função ventricular sem comprometimento cardíaco em longo prazo (incluindo arritmias), embora uma parte desenvolva cardiomiopatia dilatada. A mortalidade na fase aguda varia de 6% a 14% e é de aproximadamente 5% na fase tardia. As principais causas de mortalidade na fase tardia são: insuficiência cardíaca; ou complicações pós-transplante. Os fatores associados ao risco de morte na fase aguda incluem apresentação fulminante, fração de ejeção do ventrículo esquerdo abaixo de 30%, necessidade de ECMO ou VAD, utilização de medicações inotrópicas positivas intravenosas, taquiarritmias, BNP acima de 10.000 pg/mL e transplante cardíaco.

Referências bibliográficas

1. Allan CK, Fulton DR. Clinical manifestations and diagnosis of myocarditis in children. Uptodate®, Graphic 56995 Version 8.0. [acesso em 18 mar 2021.
2. Azeka E, Jatene MB, Jatene IB, Horowitz ESK, Branco KC, Souza Neto JD et al. I Diretriz Brasileira de Insuficiência Cardíaca e Transplante Cardíaco, no Feto, na Criança e em Adultos com Cardiopatia Congênita. Sociedade Brasileira de Cardiologia. Arq Bras Cardiol. 2014;103(6Supl.2):1-126.
3. American Academy of Pediatrics. Active immunization of people who have recently recebido immune globulin and other blood products. In: Kimberlin DW, Brady MT, Jackson MA, Long SS, editors. Red Book: 2018 Report of the Committee on Infectious Diseases. 31st ed. Itasca, IL: American Academy of Pediatrics; 2018. p. 39.
4. Anderson BR, Silver ES, Richmond ME, Liberman L. Usefulness of arrhythmias as predictors of death and resource utilization in children with myocarditis. Am J Cardiol. 2014;114:1400.
5. Banka P, Robinson JD, Uppu SC et al. Cardiovascular magnetic resonance techniques and findings in children with myocarditis: a multicenter retrospective study. J Cardiovasc Magn Reson. 2015;17:96.
6. Batra AS, Epstein D, Silka MJ. The clinical course of acquired complete heart block in children with acute myocarditis. Pediatr Cardiol. 2003;24:495.
7. Butto A, Rossano JW, Nandi D et al. Elevated Troponin in the first 72 h of hospitalization for pediatric viral myocarditis is associated with ECMO: an analysis of the PHIS+ Database. Pediatr Cardiol. 2018;39:1139.
8. Butts RJ, Boyle GJ, Deshpande SR et al. Characteristics of clinically diagnosed pediatric myocarditis in a contemporary multi-center cohort. Pediatr Cardiol. 2017;38:1175.
9. Caforio AL, Pankuweit S, Arbustini E et al. Current state of knowledge on aetiology, diagnosis, management, and therapy of myocarditis: a position statement of the European Society of Cardiology Working Group on Myocardial and Pericardial Diseases. Eur Heart J. 2013;34:2636.
10. Canter CE, Simpson KE. Diagnosis and treatment of myocarditis in children in the current era. Circulation. 2014;129:115.
11. Chen HS, Wang W, Wu SN, Liu JP. Corticosteroids for viral myocarditis. Cochrane Database Syst Rev. 2013:CD004471.
12. Jefferies JL, Towbin JA. Dilated cardiomyopathy. Lancet. 2010;375:752-62.
13. Kindermann et al. Update on myocarditis. JACC. 2012 Feb 28;59(9):779-92.
14. Lin KY, Kerur B, Witmer CM et al. Thrombotic events in critically ill children with myocarditis. Cardiol Young. 2014;24:840.
15. Matsuura H, Ichida F, Saji T et al. Clinical Features of acute and fulminant myocarditis in children. 2nd Nationwide Survey by Japanese Society of Pediatric Cardiology and Cardiac Surgery. Circ J. 2016;80:2362.
16. Miyake CY, Teele SA, Chen L et al. In-hospital arrhythmia development and outcomes in pediatric patients with acute myocarditis. Am J Cardiol. 2014;113:535.
17. Morales DL, Almond CS, Jaquiss RD et al. Bridging children of all sizes to cardiac transplantation: the initial multicenter North American experience with the Berlin Heart EXCOR ventricular assist device. J Heart Lung Transplant. 2011;30:1.
18. Prasad AN, Chaudhary S. Intravenous immunoglobulin in children with acute myocarditis and/or early dilated cardiomyopathy. Indian Pediatr. 2014;51:583.
19. Råsten-Almqvist P, Eksborg S, Rajs J. Myocarditis and sudden infant death syndrome. APMIS. 2002;110:469.
20. Robinson J, Hartling L, Vandermeer B, Klassen TP. Intravenous immunoglobulin for presumed viral myocarditis in children and adults. Cochrane Database Syst Rev. 2015:CD004370.
21. Teele SA, Allan CK, Laussen PC et al. Management and outcomes in pediatric patients presenting with acute fulminant myocarditis. J Pediatr. 2011;158:638.
22. Wu MH, Wu ET, Wang CC et al. Contemporary postnatal incidence of acquiring acute myocarditis by age 15 years and the outcomes from a nationwide birth cohort. Pediatr Crit Care Med. 2017;18:1153.

30 Tamponamento cardíaco

Fabio Joly Campos
Irina Amorim Bueno Godoy

Definição

Tamponamento cardíaco é a presença de derrame pericárdico que causa compressão das câmaras cardíacas[1]. Derrame pericárdico é o aumento de volume no espaço pericárdico com qualquer tipo de fluido. Quando agudo, o derrame costuma apresentar sintomas; quando crônico, pode ser diagnosticado incidentalmente; e mesmo grandes derrames podem se apresentar sem tamponamento cardíaco[1], sendo que a velocidade de instalação contribui mais para o tamponamento do que o volume ou conteúdo[6].

Os seios pericárdicos transverso e oblíquo acomodam pequenas variações de volume, sendo que o saco pericárdico normal do adulto contém de 15 a 35 mL de fluido. O pericárdio parietal é espesso e inelástico, prevenindo dilatação excessiva, porém também aumentando a pressão intrapericárdica nos derrames agudos[1].

Por ser a câmara cardíaca com menor pressão e parede mais fina, o átrio direito é o primeiro a sofrer consequências do tamponamento pericárdico, reduzindo o enchimento do coração direito e aumentando a pressão venosa central. Esse processo é progressivo e culmina em parada cardiorrespiratória quando o débito cardíaco não é capaz de manter a perfusão sistêmica e coronariana[1].

Causas de derrame pericárdico (Quadro 30.1)

O aspecto do líquido pericárdico sugere a etiologia: líquido sanguinolento pode indicar perfuração cardíaca ou de grandes vasos; serossanguinolento sugere inflamação ou malignidade; purulento sugere infecção; e líquido seroso pode estar associado a quadros idiopáticos[1]. O líquido pericárdico pode ser coletado por pericardiocentese guiada por ecocardiografia e a biópsia pericárdica pode ser realizada durante cirurgia para janela pericárdica[1].

Nas paradas cardiorrespiratórias por trauma, 10% ocorrem por tamponamento pericárdico, apresentando potencial de reversão da parada, com bom prognóstico neurológico[11].

Em pacientes oncológicos, o derrame pericárdico pode ocorrer por infiltração direta de neoplasia, por infecção precipitada por imunodeficiência relacionada ao câncer e ao tratamento, ou por fibrose relacionada à radioterapia. Os cânceres que mais comumente invadem o pericárdio são leucemia e linfoma. Hemangioma cardíaco ou teratoma pericárdico podem resultar em derrame pericárdico no período neonatal[6]. Derrames idiopáticos devem ser investigados para descartar malignidade[1].

Quadro 30.1. Causas de derrame pericárdico.

- Pericardite pós-viral
- Pericardite idiopática
- Síndrome pós-pericardiotomia
- Doenças do colágeno e vasculares
- Uremia
- Pericardite purulenta por contiguidade com empiema por *Staphylococcus aureus* ou *Staphylococcus pneumoniae*
- Pericardite tuberculosa
- Neoplasias[12]
- Radiação
- Perfuração cardíaca pós-procedimentos
- Miocardite com envolvimento pericárdico
- Infarto transmural
- Mixedema
- Hipotireoidismo[1]

Fonte: Desenvolvido pela autoria do capítulo.

Apresentação clínica

O paciente pode apresentar inquietação, ortopneia e dor torácica[1,2]. Ao exame físico, pode apresentar ritmo de galope, estase jugular, abafamento de bulhas variável com respiração e pulso paradoxal. A pressão sistêmica é mantida por tônus adrenérgico por meio dos receptores alfa-adrenérgicos e, portanto, a pressão arterial não traduz a gravidade do quadro[1]. São indicadores mais confiáveis: taquicardia, taquipneia, instabilidade hemodinâmica, pulso paradoxal e aumento da pressão venosa central[1].

Pulso paradoxal é a redução maior ou igual a 10 mmHg na pressão sistólica durante a inspiração, em razão da redução na pressão intratorácica associada ao volume sistólico do ventrículo esquerdo diminuído[1]. A palpação da artéria radial pode perceber o pulso paradoxal quando ultrapassa 15 a 20 mmHg; a curva de pressão arterial invasiva mostra variação de 10 mmHg ou mais, sendo o método mais sensível; e o oxímetro de pulso apresenta variação na amplitude da curva[9]. Outras condições, como pneumotórax hipertensivo, hematoma mediastinal e pericardite constritiva, também podem apresentar pulso paradoxal[1,9].

Exames complementares

Ecocardiograma de urgência é o principal método para diagnóstico[1], sendo indicado em toda drenagem de derrame pericárdico, exceto se houver tamponamento com parada cardiorrespiratória[12]. O exame visualiza o conteúdo intrapericárdico, além de espessamento pericárdico ou tumores locais[6].

Deve-se avaliar:
- Volume, localização (derrame global ou localizado), aparência do líquido (trabéculas, derrame loculado ou coágulos)[2].
- Compressão de câmaras cardíacas, sendo a primeira a ocorrer inversão do átrio direito, observada no começo da sístole (sensibilidade 100%, especificidade 82% e valor preditivo positivo 50%). A inversão de ventrículo direito (sensibilidade 92%, especificidade 100% e valor preditivo positivo 100%) é visualizada no começo da diástole; a princípio, é visualizada na expiração, evoluindo para estar presente durante todo o ciclo cardíaco, e ocorre simultaneamente à redução do débito cardíaco. Raramente ocorre inversão das câmaras esquerdas[1,2].
- Variação dos volumes ventriculares durante a respiração: na inspiração, o enchimento do ventrículo direito aumenta, enquanto o do ventrículo esquerdo diminui. Na expiração, ocorre o oposto, sendo que em situações fisiológicas essa variação é de até 5% do débito cardíaco.
- Dilatação da veia cava inferior, com redução menor que 50% durante a inspiração.
- Redução excessiva do fluxo das válvulas mitral e aórtica durante a inspiração e das válvulas tricúspide e pulmonar durante a expiração[2]. Velocidade de fluxo da veia hepática pode estar reduzida ou invertida durante a diástole, indicando comprometimento do enchimento do átrio direito[2].

Deve ser reposto volume para melhorar a pré-carga do átrio direito e o débito cardíaco se a pressão estimada da veia cava é baixa. Entretanto, oferecer volume ao paciente com pressão venosa central elevada não promove melhora hemodinâmica[1].

Outros exames também indicam a presença de derrame pericárdico; radiografia de tórax mostra cardiomegalia com silhueta cardíaca globosa[6]; e tomografia computadorizada e ressonância magnética demonstram compressão das câmaras cardíacas pelo derrame e podem identificar massas, espessamento pericárdico ou hemorragia[2,6]. Eletrocardiografia evidencia taquicardia sinusal. Gasometria arterial apresenta aumento de $PaCO_2$ e lactato em decorrência da má perfusão tecidual[1].

Pericardiocentese

Pericardiocentese é a aspiração de fluido ou ar do espaço pericárdico, a qual deve ser preferencialmente guiada por imagem[12], sendo reportadas complicações em 3% dos casos com pericardiocentese guiada por ultrassonografia, contra 5% a 25% daqueles com punção sem visualização[2]. O procedimento tem indicação absoluta quando o derrame pericárdico evolui com tamponamento. Em grandes derrames sem tamponamento, pode ser realizado para diagnóstico e drenagem; em pequenos derrames, apenas para diagnóstico[12].

Indicações

Em pericardite purulenta, está indicada a drenagem para prevenção de pericardite constritiva, diagnóstico e resolução da infecção. A drenagem aberta tende a ser mais efetiva, em razão da dificuldade de drenagem do líquido espesso; pode ser considerado o uso de alteplase.

Derrame pericárdico por trauma penetrante comumente evolui para tamponamento cardíaco, por isso frequentemente necessita de drenagem cirúrgica.

Pneumopericárdio secundário a ventilação mecânica costuma ser bem tolerado, mas pode evoluir com tamponamento, especialmente em crianças pequenas[12].

Contraindicações

Em situação de emergência, não há contraindicação absoluta, porém devem ser consideradas contraindicações a presença de dissecção de aorta, ruptura do miocárdio, diátese hemorrágica, coagulopatia.

Drenagem aberta é preferida em tamponamento traumático e em parada cardiorrespiratória.

Em derrames loculados de difícil acesso pela via subxifoide, não deve ser realizada drenagem por agulha, em razão da baixa possibilidade de sucesso[12].

Equipamento

O tamanho da agulha ou cateter deve ser maior, quanto maior o paciente e mais espesso o líquido a ser drenado. Drenagem por agulha é preferida quando o derrame é pequeno, com intenção diagnóstica. Em derrames maiores, com tamponamento ou que provavelmente continuarão, deve-se preferir a inserção de cateter para drenagem contínua.

- Monitorização eletrocardiográfica e de oxímetro de pulso contínuas.
- Agulha entre 14 e 20 G. Cateteres flexíveis de punção venosa têm a vantagem de ser possível retirar a agulha, mantendo-se o cateter, o que reduz o risco de lesão cardíaca. Também podem ser utilizadas agulha de acesso vascular ou agulha de punção lombar.
- Seringas (de 5 ou 10 mL para punção e de 20 ou 30 mL para drenagem, de acordo com o volume esperado), torneira de três vias e extensor curto.
- Clorexidina a 2%, luvas estéreis e campos estéreis.
- Lidocaína 1%.
- Frascos para análise bioquímica, celular e microbiológica.
- Cateter, dilatador e fio-guia com ponta tipo J. Recomenda-se cateter Pigtail 5 a 8 Fr, com múltiplos furos laterais[12].

Técnica

A via mais segura e mais comum é a subxifoide, pois não atinge o espaço pleural ou vasos importantes, como as artérias torácicas internas, coronárias e artérias pericárdicas.

- Antissepsia da região subxifoide e margem costal inferior; colocação de campos estéreis.
- Infiltração com lidocaína da junção do osso xifoide, com a margem costal inferior esquerda.
- Inserção da agulha acoplada com seringa, em aspiração contínua, em ângulo entre 30° e 40°, direcionada para a clavícula esquerda. A introdução é interrompida quando houver aspiração de ar ou fluido.

- Para guiar a agulha por ultrassonografia, o probe pode ser posicionado de modo a visualizar o fluido; então, a agulha é inserida, e o seu caminho é direcionado pela imagem.
- A injeção de contraste salina com microbolhas (seringa com salina agitada) permite a visualização de bolhas no saco pericárdico se a agulha foi bem-posicionada, ou intracardíaca se a agulha estiver intracardíaca ou intravascular.
- Estando a agulha corretamente posicionada no saco pericárdico, introduzir o fio-guia, retirar a agulha, introduzir o dilatador, retirar o dilatador, introduzir o cateter, retirar o fio-guia, fixar o cateter com sutura na pele, acoplar a torneira de três vias e o extensor.
- Realizar radiografia de tórax ao final do procedimento e diariamente, para garantir o posicionamento do cateter.
- Quando houver redução da drenagem, pode ser infundida solução de heparina para desobstrução do cateter. Em derrame purulento, pode ser utilizado um agente fibrinolítico. Ecocardiografia pode ser realizada para determinar a presença de derrame residual. O cateter deve ser retirado se não houver mais derrame, a depender da condição clínica e da resolução da etiologia do derrame[12].

Complicações

Pode ocorrer punção ou laceração do miocárdio, lesão vascular, pneumotórax, embolia gasosa, arritmia ventricular ou supraventricular. Raramente ocorre laceração de coronária, evoluindo com infarto agudo do miocárdio. Perfuração peritoneal pode ocorrer, principalmente em fígado, com baixo risco de hemorragia significativa, ou muito raramente em vísceras ocas. Infecção associada ao cateter é rara, pois o cateter não costuma ser necessário por mais de 3 a 4 dias[12].

Referências bibliográficas

1. Appleton C, Gillam L, Koulogiannis K. Cardiac tamponade. Cardiology Clinics. 2017;35(4):525-37.
2. Pérez-Casares A et al. Echocardiographic evaluation of pericardial effusion and cardiac tamponade. Frontiers in Pediatrics. 2017;5, Apr 24;5:79.
3. Adamczyk M et al. Pericardial tamponade as a complication of invasive cardiac procedures: a review of the literature. Advances in Interventional Cardiology. 2019;15(4):394-403.
4. Alerhand S, Carter J. What echocardiographic findings suggest a pericardial effusion is causing tamponade? The American Journal of Emergency Medicine. 2019;37(2):321-6.
5. Bonardi C et al. Nontraumatic tension pneumopericardium in nonventilated pediatric patients: a review. Journal of Cardiac Surgery. 2019;34(9):829-36.
6. Handa A et al. Pediatric oncologic emergencies: clinical and imaging review for pediatricians. Pediatrics International. 2019;61(2):122-39.
7. York N, Kane C, Smith C. Identification and management of acute cardiac tamponade. Dimensions of Critical Care Nursing. 2018;37(3):130-4.
8. Kearns M, Walley K. Tamponade. Chest. 2018;153(5):1266-75.
9. Sarkar M et al. Pulsus paradoxus. The Clinical Respiratory Journal. 2018;12(8):2321-31.
10. Smith A, Watnick C, Ferre R. Cardiac tamponade diagnosed by point-of-care ultrasound. Pediatric Emergency Care. 2017;33(2):132-4.
11. Teeter W, Haase D. Updates in traumatic cardiac arrest. Emergency Medicine Clinics of North America. 2020;38(4):891-901.
12. Fuhrman BP, Zimmerman J, editors. Pediatric critical care. 5th ed. Philadelphia, PA: Mosby Elsevier; 2016.

31 Tromboembolismo pulmonar

Fabio Joly Campos
Irina Amorim Bueno Godoy

A incidência de tromboembolismo pulmonar (TEP) tem aumentado progressivamente, associada a maior sobrevida de crianças com doenças crônicas, maior uso de cateteres venosos centrais, uso de anticoncepcionais orais em adolescentes e mais disponibilidade de exames não invasivos para diagnóstico[1,2]. A prevalência estimada é de 8,4 a 57 em 100 mil crianças hospitalizadas e de 0,14 a 0,9 em 100 mil crianças não hospitalizadas[1]. A distribuição é bimodal, sendo mais comum no primeiro ano de vida (47% em recém-nascidos) e em adolescentes[2]. Não há diferença na incidência entre os sexos; e em crianças negras o risco é 2,38 vezes maior do que em crianças brancas[2].

Apesar de raro, é importante entender que o TEP em pediatria tende a ser subdiagnosticado, tendo um estudo de autópsias mostrado que apenas 15% das crianças com TEP haviam recebido esse diagnóstico em vida[1]. O diagnóstico tende a ser tardio, em média sete dias após o início dos sintomas[2]. É necessário um alto índice de suspeição clínica para prevenir progressão, necessidade de tratamentos invasivos, sequelas e óbito[1].

A mortalidade geral é de aproximadamente 10%, variando entre 5% para casos leves e 58% em pacientes que desenvolvem choque cardiogênico. Como complicação, pode ocorrer hipertensão pulmonar crônica por TEP. Recorrência ocorre em 7% a 18% dos casos[2].

Fatores de risco

Há ao menos um fator predisponente em 95% das crianças com TEP[2]. Existem duas variantes, o TEP clássico e a trombose *in situ* de artéria pulmonar, sendo que esta última é mais comum em crianças com cardiopatias congênitas ou malformações de artéria pulmonar[2]. O fator de risco mais importante no TEP clássico é a presença de cateteres venosos centrais[2,5]. Em crianças não hospitalizadas, o fator de risco mais comum é o uso de contraceptivos orais[2].

Pacientes com câncer possuem risco aumentado para TEP, e 25% das crianças com trombose sem outro fator possuem neoplasia subjacente[7]. Outros fatores de risco incluem infecção, síndrome nefrótica, doenças inflamatórias (lúpus eritematoso sistêmico, doença intestinal inflamatória), imobilização, pós-operatório, trombofilias congênitas e adquiridas (anticorpo anticardiolipina, deficiência de antitrombina, síndrome do anticorpo antifosfolípide, fator V de Leiden, deficiência de proteína C ou S), história pessoal de TEP ou doença venosa profunda, trauma ou cirurgia de membros inferiores, queimaduras, obesidade e esplenectomia[1-3,5,6]. Existe associação de doença falciforme e traço falciforme com TEP na literatura, porém não parece haver relevância clínica para a população pediátrica[2,4].

Apresentação clínica

Os sinais clássicos são dispneia (57%), dor pleurítica (32%) e hemoptise[2]. Podem estar associadas tosse, taquicardia, taquipneia, hipóxia; e apenas 28% dos casos apresentam sinais de trombose venosa profunda no início dos sintomas[1,2]. Deve-se considerar que em pediatria o TEP pode ocorrer sem os sinais clássicos, sendo assintomático em até 16% dos casos[1,2]. TEP maciço, em que ocorre obstrução do fluxo pulmonar e instabilidade hemodinâmica (hipotensão, síncope, insuficiência cardíaca direita, morte súbita), é raro em crianças e apresenta mortalidade superior a 50%[2].

Condições como pneumonia ou insuficiência cardíaca direita predispõem ao TEP e possuem sintomatologia semelhante à dele. É importante considerar a presença de TEP associado quando o paciente não apresenta melhora apesar do tratamento instituído[1]. Em adultos, existem critérios para predição diagnóstica, como os escores de Wells, de Genebra e *pulmonary embolism rule-out criteria* (PERC), porém não são validados para a população pediátrica[1].

Exames complementares

Testes diagnósticos

- A angiotomografia é o exame de escolha na atualidade, por ser amplamente disponível, de curta duração e não invasivo. Em adultos, apresenta sensibilidade de 83% e especificidade de 95% (em pediatria, não há descrição desses dados). Além disso, identifica outras patologias parenquimatosas e mediastinais[1,2]. No entanto, pode não diagnosticar trombos pequenos, expõe a radiação e é contraindicada em insuficiência renal[1].
- A angiografia pulmonar é o padrão-ouro, porém é altamente invasiva, possui custo mais elevado, também expõe a radiação e apresenta riscos de arritmia e sangramento[1,2].
- A cintilografia de inalação e perfusão pulmonares, apesar de segura, é difícil de ser realizada em crianças por exigir colaboração na inalação e apresenta falsos-positivos frequentes e baixa sensibilidade[1].

Avaliação de risco

- *Eletrocardiograma (ECG):* pode apresentar desvio de eixo para a direita, bloqueio de ramo direito, taquicardia sinusal, sobrecarga direita, alterações de segmento ST

e, raramente, padrão S1Q3T3 (onda S em D1, onda Q em D3 e onda T negativa em D3)[1,2]. ECG normal não descarta TEP[2].
- *Ecocardiografia:* dilatação de ventrículo direito, hipocinesia e movimentação anormal do septo interventricular, regurgitação tricúspide e ausência de colabamento da veia cava durante a inspiração[1].
- *Marcadores de lesão miocárdica:* troponina, peptídeo natriurético cerebral e FABP3. Quando elevadas, demonstram aumento de risco de desfechos adversos[1].

Exames para manejo clínico
- Hemograma completo, tempo de ativação de protrombina, tempo de tromboplastina parcial ativada, fibrinogênio, plasminogênio, função renal e hepática, gasometria arterial e, em meninas adolescentes, beta-HCG[1,2].
- D-dímero: coletar para seguimento, porém não tem valor diagnóstico em crianças[1,2].

Investigação etiológica
- Avaliação com hematologista pediátrico para triagem para trombofilia na ausência de fatores de risco, com história familiar de trombofilia, crianças pequenas, recorrência ou locais atípicos de trombose. Considerar investigação de trombofilias adquiridas: fator antinuclear, anticorpo anticardiolipina IgM ou IgG e anticoagulante lúpico[2].
- Ultrassonografia doppler dos quatro membros e de veias jugulares para identificação de trombose venosa profunda[1,2].
- Radiografia de tórax para identificação de outras patologias pulmonares[1].

Tratamento

Anticoagulação deve ser iniciada com heparina não fracionada ou heparina de baixo peso molecular.

Heparina de baixo peso molecular é a medicação de escolha em crianças, por apresentar efeito mais previsível, meia-vida mais longa e menor risco de sangramento. Contudo, em casos de risco aumentado de sangramento, a heparina não fracionada é preferível, em razão de sua curta meia-vida e da existência de antídoto[2].

A anticoagulação é recomendada pelo American College of Chest Physicians por 3 meses ou até a resolução do fator de risco, ou por 6 a 12 meses em TEP idiopático[2].

Trombólise mecânica, trombectomia ou embolectomia estão indicadas no TEP maciço com instabilidade hemodinâmica. Trombólise direcionada por cateter pode ser uma opção para evitar risco de sangramento com a trombólise sistêmica[2].

Trombólise farmacológica sistêmica é preferencialmente realizada com alteplase e deve ser considerada em casos de risco intermediário e, principalmente, em alto risco. Em razão de o plasminogênio ser fisiologicamente diminuído em recém-nascidos, deve-se medir o nível sérico e, se necessário, realizar reposição com plasma fresco congelado[2].

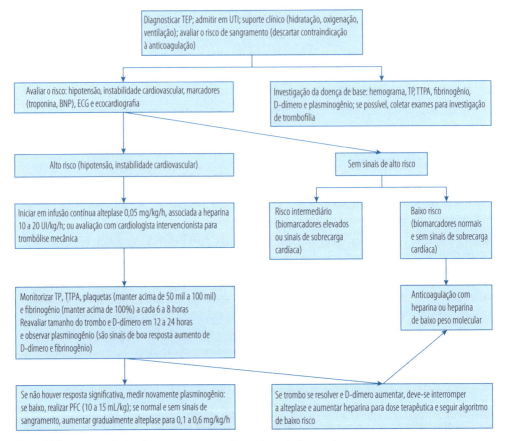

Figura 31.1. Algoritmo de abordagem e tratamento de tromboembolismo pulmonar.
Fonte: Adaptada de Zaidi, Hutchins e Rajpurkar, 2017.

Profilaxia

Para prevenção de TVP, e consequentemente de TEP, em crianças hospitalizadas de baixo risco, são indicadas deambulação precoce, hidratação adequada e retirada de cateteres venosos centrais assim que possível. Em casos de risco moderado, há indicação de profilaxia mecânica, como meias elásticas ou dispositivos de compressão intermitente. Se alto risco, deve ser avaliada profilaxia farmacológica com heparina de baixo peso molecular nos pacientes com baixo risco de sangramento[6,8]. Não há, entretanto, consenso para indicação da profilaxia farmacológica[8].

Referências bibliográficas
1. Zaidi A, Hutchins K, Rajpurkar M. Pulmonary embolism in children. Frontiers in Pediatrics. 2017;5. 10.3389/fped.2017.00170.
2. Ramiz S, Rajpurkar M. Pulmonary embolism in children. Pediatric Clinics of North America. 2018;65(3):495-507. 10.1016/j.pcl.2018.02.002.
3. Buzelé R et al. Medical complications following splenectomy. Journal of Visceral Surgery. 2016;153(4):277-86. 10.1016/j.jviscsurg.2016.04.013.

4. Naik R et al. Clinical outcomes associated with sickle cell trait. Annals of Internal Medicine. 2018;169(9):619. 10.7326/M18-1161.
5. Audu C, Wakefield T, Coleman D. Pediatric deep venous thrombosis. Journal of Vascular Surgery: venous and lymphatic disorders. 2019;7(3):452-62. 10.1016/j.jvsv.2018.12.012.
6. Faustino E, Raffini L. Prevention of hospital-acquired venous thromboembolism in children: a review of published guidelines. Frontiers in Pediatrics. 2017;5. 10.3389/fped.2017.00009.
7. Handa A et al. Pediatric oncologic emergencies: clinical and imaging review for pediatricians. Pediatrics International. 2019;61(2):122-39. 10.1111/ped.13755.
8. Petty J. Venous thromboembolism prophylaxis in the pediatric trauma patient. Seminars in Pediatric Surgery. 2017;26(1):14-20. 10.1053/j.sempedsurg.2017.01.001.

Parte 3

Respiratório

32 Infecções de vias aéreas superiores

Thamyres Caetano Coelho Morato

Joelma Gonçalves Martin

As infecções de vias aéreas superiores (IVAS) são um dos problemas mais comuns encontrados em serviços de atendimento médico pediátrico. A etiologia pode ser viral, mas é preciso estar atento, na apresentação clínica, aos sinais de infecção bacteriana primária ou secundária, para então indicar antibiótico, terapia adequada ou terapia antiviral específica e iniciar medidas de saúde pública na comunidade.

Etiologias virais

Influenza

A *influenza* é uma infecção viral aguda, de transmissibilidade elevada, com mais gravidade associada aos grupos de risco: idosos, crianças nos primeiros anos de vida, imunocomprometidos e portadores de doenças crônicas.

A transmissão ocorre principalmente de pessoa a pessoa, por meio de gotículas respiratórias (tosse, espirro, fala) ou de superfícies contaminadas por gotículas (fômites) que alcançam as mucosas. A incubação é de 1 a 4 dias, com pico da excreção viral entre 24 e 72 horas do início.

Tem início súbito e sintomas de coriza, tosse não produtiva, odinofagia e disfonia, associados a pelo menos um sinal de comprometimento sistêmico, como mialgia, calafrios, mal-estar geral, apatia, fadiga, cefaleia e febre (temperatura acima de 37,8 °C). A rouquidão e a linfonodomegalia cervical são achados comuns; e os sintomas gastrointestinais são menos comumente associados à gripe.

- *Síndrome respiratória aguda grave (SRAG)*: síndrome gripal associada a dispneia ou aos seguintes sinais de gravidade: saturação de O_2 < 95% em ar ambiente, desconforto respiratório (batimentos de aleta nasal, tiragem intercostal, gemência), cianose, desidratação, inapetência, taquipneia, piora nas condições clínicas de doença de base, hipotensão, ou quadro de insuficiência respiratória aguda, durante período sazonal. Os achados radiológicos na SRAG variam, desde infiltrado intersticial difuso a consolidações de tamanhos variáveis.

A infecção por *influenza* pode predispor a infecções bacterianas secundárias das vias aéreas superiores, como otite média aguda (OMA) e rinossinusite aguda. O quadro bacteriano cursa com rinorreia predominantemente unilateral, rinorreia posterior purulenta, febre alta, dificuldade respiratória, toxemia ou piora dos sintomas no quinto dia do início do quadro viral ou persistência dos sintomas por mais de 10 dias. A pneumonia é uma complicação potencialmente grave, que pode ser causada pelo próprio vírus *influenza* ou por infecções bacterianas secundárias, sendo protagonistas dessas infecções o *S. pneumoniae* e o *S. aureus*. Outras possíveis complicações graves desencadeadas pela gripe incluem miocardite, encefalite, polirradiculoneurite (síndrome de Guillain-Barré), miosite, rabdomiólise, sepse e falência de múltiplos órgãos.

Diagnóstico

O diagnóstico clínico da *influenza*, com base em sinais e sintomas, é dificultado pela similaridade do quadro com outras infecções respiratórias virais, sendo a confirmação realizada por testes laboratoriais colhidos idealmente nas primeiras 72 horas. Os testes rápidos positivos devem ser sempre valorizados pela sua elevada especificidade, porém quando negativos não excluem a infecção e, portanto, não devem impedir o início do tratamento antiviral empírico quando houver indicação clínica.

Tratamento

Além das medidas de suporte, hidratação, repouso e sintomáticas (analgésicos e antitérmicos), o uso de antivirais específicos deve ser iniciado precocemente (nas primeiras 48 horas) e mantido por 5 dias. No Brasil, os antivirais disponíveis e recomendados para o tratamento das infecções pelo vírus *influenza* são o oseltamivir (administrado via oral) e o zanamivir (inalatório).

Indicações do oseltamivir segundo o Ministério da Saúde no Brasil

- *Síndrome gripal em pacientes com condições e fatores de risco para complicações*: tratar todos, independentemente da situação vacinal, mesmo em atendimento ambulatorial (Tabela 32.1).

Tabela 32.1. Fatores de risco para complicações na síndrome gripal.

Crianças < 5 anos	Adultos ≥ 60 anos
Grávidas em qualquer idade gestacional	População indígena aldeada ou com dificuldade de acesso
Puérperas até 2 semanas após o parto (incluindo aborto e perda fetal)	Indivíduos menores de 19 anos de idade em uso prolongado de ácido acetilsalicílico
Indivíduos que apresentem: pneumopatias, tuberculose de todas as formas, cardiovasculopatias, nefropatias, hepatopatias, doenças hematológicas, distúrbios metabólicos, transtornos neurológicos e do desenvolvimento que possam comprometer a função respiratória ou aumentar o risco de aspiração, imunossupressão e obesidade	

Fonte: Ministério da Saúde, 2017.

- *Síndrome respiratória aguda grave:* nesses casos, deve-se realizar internação hospitalar e iniciar oseltamivir no momento da suspeita, mesmo após 48 horas do início dos sintomas.

- *Síndrome gripal em pacientes sem condições e fatores de risco para complicações*: nesses casos, a prescrição do oseltamivir deve ser considerada com base em julgamento clínico, preferencialmente nas primeiras 48 horas após o início da doença, assim como dos medicamentos sintomáticos e da hidratação.

A Tabela 32.2 apresenta as doses do oseltamivir e zanamivir conforme a idade.

Tabela 32.2. Doses de oseltamivir e zanamivir conforme a idade.

Medicação	Faixa etária		Posologia
Fosfato de oseltamivir (Tamiflu)	Adulto		75 mg, 12/12 h, 5 dias
	Criança maior de 1 ano de idade	≤ 15 kg	30 mg, 12/12 h, 5 dias
		> 15 kg a 23 kg	45 mg, 12/12 h, 5 dias
		> 23 kg a 40 kg	60 mg, 12/12 h, 5 dias
		> 40 kg	75 mg, 12/12 h, 5 dias
	Criança menor de 1 ano de idade	0 a 8 meses	3 mg/kg, 12/12 h, 5 dias
		9 a 11 meses	3,5 mg/kg, 12/12h, 5 dias
Zanamivir (Relenza)	Adulto		10 mg: duas inalações de 5 mg, 12/12h, 5 dias
	Criança	≥ 7 anos	10 mg: duas inalações de 5 mg, 12/12h, 5 dias

Fonte: Ministério da Saúde, 2017.

A indicação de zanamivir somente está autorizada em casos de intolerância gastrointestinal grave, alergia e resistência ao fosfato de oseltamivir, sendo este contraindicado em menores de 5 anos.

Considerar investigar e tratar empiricamente coinfecção bacteriana em pacientes que não melhorem após 3 a 5 dias de tratamento com antiviral.

- *Indicações para internação em unidade de terapia intensiva (UTI)*: instabilidade hemodinâmica persistente, sinais e sintomas de insuficiência respiratória, evolução para outras disfunções orgânicas.

A quimioprofilaxia com antiviral não é recomendada se o período após a última exposição for maior que 48 horas. Está indicada nas seguintes situações:

- Pessoas com risco elevado de complicações, não vacinadas ou vacinadas há menos de duas semanas, após exposição a caso suspeito ou confirmado de *influenza*.
- Crianças com menos de 9 anos de idade, primovacinadas, com fatores de risco, que foram expostas a caso suspeito ou confirmado no intervalo entre a primeira e a segunda dose da vacina ou com menos de duas semanas após a segunda dose.
- Pessoas com graves deficiências imunológicas ou outros fatores que possam interferir na resposta à vacinação contra a *influenza*, após contato com pessoa com infecção.
- Residentes de alto risco em instituições fechadas, durante surtos na instituição.

Com relação à infecção pelo Influenzae ainda devemos considerar a indicação de droga profilática em algumas situações descritas cujas doses estão indicadas na Tabela 32.3.

Tabela 32.3. Doses profiláticas do oseltamivir e zanamivir.

Medicação	Faixa etária		Quimioprofilaxia
Fosfato de oseltamivir (Tamiflu)	Adulto		75 mg/dia, VO, 10 dias
	Criança maior de 1 ano de idade	≤ 15 kg	30 mg/dia, VO, 10 dias
		> 15 kg a 23 kg	45 mg/dia, VO, 10 dias
		> 23 kg a 40 kg	60 mg/dia, VO, 10 dias
		> 40 kg	75 mg/dia, VO, 10 dias
	Criança menor de 1 ano de idade	0 a 8 meses	3 mg/kg/dia, 10 dias
		9 a 11 meses	3,5 mg/kg/dia, 10 dias
Zanamivir (Relenza)	Adulto		10 mg: duas inalações de 5 mg, 1 vez ao dia, 10 dias
	Criança	≥ 5 anos	10 mg: duas inalações de 5 mg, 1 vez ao dia, 10 dias

Fonte: Ministério da Saúde, 2017.

A melhor maneira de se proteger contra o *influenza* é pela vacinação, a partir dos 6 meses de idade. Crianças menores de 9 anos, devem receber duas doses, com intervalo de quatro a seis semanas, por ocasião da primovacinação e depois anualmente.

Isolamento e medidas de controle, como higienização das mãos e uso de equipamento de proteção individual (EPI), devem ser preconizados.

Coronavírus

A Covid-19 é uma doença causada por um vírus RNA, denominado SARS-CoV-2 (síndrome respiratória aguda grave-coronavírus-2), sendo que as principais fontes de infecção são os pacientes já infectados por ele, com ou sem sintomas clínicos. O modo de transmissão é de pessoa a pessoa, por meio de gotículas respiratórias ou contato próximo. Apresenta período médio de incubação de 5 dias (entre 1 e 14 dias). Os quadros se tornam suspeitos caso a criança apresente síndrome respiratória, com ou sem febre, sem outro diagnóstico possível (Quadro 32.1).

Quadro 32.1. Definições de casos suspeitos e confirmados, segundo o Ministério da Saúde.

Casos suspeitos	
Situação 1 – Síndrome gripal	Quadro respiratório agudo: febre ou sensação febril acompanhada de tosse, ou dor de garganta, ou coriza, ou obstrução nasal, ou dificuldade respiratória. Excluir o uso de medicamentos que mascarem a febre
Situação 2 – Síndrome respiratória aguda grave	Síndrome gripal com dispneia/desconforto respiratório, ou pressão persistente no tórax, ou saturação de O_2 < 95% em ar ambiente, ou cianose. Observar batimentos de aletas nasais, cianose, tiragem intercostal, desidratação e inapetência
Situação 3 – Contactante	Queixas respiratórias e contactante próximo ou domiciliar de caso suspeito ou confirmado. Única condição em que a febre não é necessária
A – Contato próximo	Contato físico direto (aperto de mãos, uso dos mesmos talheres). Contato direto desprotegido com secreções infecciosas de pessoas afastadas por síndrome gripal, contato com profissional de saúde ou outra pessoa que cuide diretamente de um caso suspeito ou confirmado de Covid-19 ou trabalhadores de laboratório que manipulem amostras de um caso de Covid-19 sem EPI. Contato com passageiro de uma aeronave sentado no raio de dois assentos de distância de um caso suspeito ou confirmado de Covid-19, seus acompanhantes e tripulantes
B – Contato domiciliar	Pessoa que nos últimos 14 dias resida ou trabalhe no domicílio de caso suspeito ou confirmado para Covid-19
Situação 4 – Outras apresentações clínicas	Febre sem sinais localizatórios ou casos com diarreia e dor abdominal associados ou não a náuseas e vômito, mesmo sem sintomas respiratórios que não se enquadrem nas principais síndromes diarreicas

Fonte: Ministério da Saúde, 2020.

Se a resposta for negativa para as situações 1, 2 e 3, o diagnóstico é excluído; se for positiva, porém, trata-se de um caso suspeito.

Para confirmação diagnóstica da Covid-19 existem critérios já definidos na literatura, descritos no Quadro 32.2.

Quadro 32.2. Critérios diagnósticos para Covid-19.

Caso confirmado	Definição
Critério 1 – Laboratorial	A – Biologia molecular (RT-PCR) com detecção do vírus SARS-CoV-2. O aumento da positividade do teste é entre o 3º e o 6º dia da doença B – Imunológico (teste rápido) ou sorologia clássica para detecção de anticorpos: IgA, IgM ou IgG, em amostra coletada após 7 dias de sintomas. A detecção de anticorpos de fase aguda (IgA e IgM) pode ter reatividade cruzada com outros vírus ou vacinação contra *influenza*
Critério 2 – Clínico e epidemiológico	Paciente com síndrome gripal ou SRAG com histórico de contato próximo ou domiciliar, nos últimos 7 dias antes do aparecimento de sintomas, com caso confirmado laboratorialmente para Covid-19 e para o qual não foi possível realizar a investigação laboratorial específica

Fonte: Martin et al., 2020.

Aspectos clínicos

As apresentações clínicas da Covid-19 variam desde infecção assintomática até insuficiência respiratória grave, sendo descritos a seguir.

- *Infecção assintomática:* teste positivo para Covid-19 em pacientes sem sintomas.
- *Quadro leve:* paciente apresentando febre ou não, dor de garganta, coriza, tosse, espirros, mialgia e fadiga. Sem alterações na ausculta pulmonar.
- *Quadro moderado:* pneumonia sem desconforto respiratório, predominando tosse seca/produtiva, febre, roncos e/ou estertores. Tomografia sem alterações.
- *Quadro grave:* sintomas respiratórios associados a sintomas gastrointestinais, com progressão para hipoxemia.
- *Crítica:* evolução rápida para síndrome do desconforto respiratório agudo (SDRA) ou falência respiratória, choque, encefalopatia ou alterações cardíacas.
- *Síndrome inflamatória multissistêmica pediátrica (SIM-P):* definição no Quadro 32.3.

Quadro 32.3. Definição de caso de SIM-P potencialmente associado à Covid-19.

Definição

Casos que foram hospitalizados com:
• Presença de febre elevada (> 38 °C) e persistente (≥ 3 dias) em crianças e adolescentes (até 19 anos de idade)
E
• Pelo menos dois dos seguintes sinais e/ou sintomas:
   – Conjuntivite não purulenta ou lesão cutânea bilateral ou sinais de inflamação mucocutânea (oral, mãos ou pés)
   – Hipotensão arterial ou choque
   – Manifestações de disfunção miocárdica, pericardite, valvulite ou anormalidades coronarianas [incluindo achados do ecocardiograma ou elevação de troponina, ou N-terminal do peptídeo natriurético tipo B (NT-proBNP)]
   – Evidência de coagulopatia (por TP, TTPa ou D-dímero elevados)
   – Manifestações gastrointestinais agudas (diarreia, vômito ou dor abdominal)
E
• Marcadores de inflamação elevados (VHS, PCR ou procalcitonina, entre outros)
E
• Afastadas quaisquer outras causas de origem infecciosa e inflamatória, incluindo sepse bacteriana, síndromes de choque estafilocócico ou estreptocócico
E
• Evidência da Covid-19 (biologia molecular, teste antigênico ou sorológico positivos) ou história de contato com caso de Covid-19
Comentários adicionais
• Podem ser incluídas crianças e adolescentes que preencherem os critérios completos ou parciais para a síndrome de Kawasaki ou síndrome do choque tóxico
• Os profissionais de saúde devem considerar a possibilidade de SIM-P em qualquer morte pediátrica característica com evidência de infecção por SARS-CoV-2

TP = tempo de protrombina; TTPa = tempo de tromboplastina parcial ativada; VHS = velocidade de hemossedimentação; PCR = proteína C-reativa.

Fonte: Sociedade Brasileira de Pediatria, 2020.

O diagnóstico diferencial de SIM-P deve ser realizado entre as seguintes condições clínicas (Quadro 32.4):

Quadro 32.4. Diagnóstico diferencial de SIM-P.

Condição clínica	Evolução
Sepse bacteriana	Crianças que apresentam febre, choque e elevação dos marcadores inflamatórios. Devem ser coletadas hemoculturas e iniciada antibioticoterapia empírica. O comprometimento das artérias coronarianas é incomum na sepse bacteriana
Síndrome de Kawasaki	A SIM-P geralmente afeta crianças mais velhas e adolescentes, enquanto a síndrome de Kawasaki clássica normalmente afeta predominantemente, em cerca de 80%, bebês e crianças pequenas, abaixo dos 5 anos. As manifestações gastrointestinais, frequentes nos casos de SIM-P, são raramente observadas nos quadros de síndrome de Kawasaki. Além disso, os casos de SIM-P apresentam com maior frequência disfunção miocárdica e choque quando comparados aos quadros de síndrome de Kawasaki clássicos
Síndrome da pele escaldada (SSS)	Caracterizada por dor intensa e eritema generalizado na pele, sendo mais comum em crianças pequenas, menores de 5 anos de idade. Apresenta típicas lesões bolhosas, erosivas à fricção, com a progressão da doença
Síndrome do choque tóxico	A síndrome do choque tóxico estafilocócico e estreptocócico compartilham semelhanças com o espectro clínico da SIM-P. Os testes microbiológicos (tanto os realizados para a detecção do RNA do SARS-CoV-2 como os resultados das culturas colhidas) são úteis para essa distinção
Apendicite	A SIM-P, apresentando-se com febre e intensa dor abdominal e vômitos, pode mimetizar quadros de apendicite aguda, sendo que as crianças e adolescentes muitas vezes são submetidas a laparotomia exploradora
Outras manifestações virais	Outros patógenos virais que podem se manifestar com envolvimento de múltiplos órgãos/sistemas e/ou miocardite incluem o vírus da dengue, Epstein-Barr, citomegalovírus, adenovírus e enterovírus, devendo sua pesquisa ser considerada na investigação diagnóstica
Síndrome de ativação macrofágica (SAM)	Pode envolver múltiplos órgãos, citopenias, alterações da função hepática e manifestações neurológicas. A elevação dos níveis de ferritina acima de 500 ng/mL, apesar de não ser patognomônico, deve alertar o pediatra quanto à possibilidade da SAM. As manifestações cardíacas e gastrointestinais são observadas com menor frequência nos casos de SAM. Geralmente, essa condição está associada a doenças autoimunes (como artrite idiopática juvenil sistêmica, lúpus eritematoso sistêmico juvenil) e neoplasias. O mielograma em alguns pacientes com SIM-P pode evidenciar macrófagos proliferados e ativados, com fagocitose de um ou mais dos elementos hematopoiéticos: eritrofagocitose, fagocitose de trombócitos e fagocitose de leucócitos
Lúpus eritematoso sistêmico juvenil (LESJ)	Pode se apresentar com formas multissistêmicas fulminantes. Esses pacientes geralmente têm considerável envolvimento renal e do sistema nervoso central, características pouco observadas nos casos de SIM-P. Além disso, embora os pacientes com LESJ possam apresentar formas fulminantes agudas, a maioria tem apresentações insidiosas
Vasculites primárias	Além da síndrome de Kawasaki, outras vasculites primárias podem se apresentar, com febre, *rash* e elevação dos marcadores de atividade inflamatória, particularmente vasculite por IgA (antigamente conhecida como púrpura de Henoch-Schönlien) e poliarterite nodosa

Fonte: Sociedade Brasileira de Pediatria, 2020.

Exames laboratoriais e de imagem

Os exames a serem solicitados e os achados mais comuns estão descritos no Quadro 32.5.

Quadro 32.5. Exames a serem solicitados e achados mais comuns.

Hemograma: leucopenia com progressiva linfocitopenia nos casos graves	Elevação de enzimas hepáticas, musculares (CPK e CKMB) e do D-dímero em casos graves	Procalcitonina: se elevada (> 0,5), indica coinfecção bacteriana
Trombocitopenia	PCR normal ou aumentado	Teste para *influenza*, VSR e Covid-19

Fonte: Desenvolvido pela autoria do capítulo.

- *Raio X de tórax:* sem alterações no início da doença; 59% apresentam alterações radiológicas que consistem em vidro fosco periférico (20,1%), infiltrados algodonosos focais (28,1%) ou bilaterais (36,5%) e infiltrados intersticiais (4,4%).
- *Tomografia:* mostra mais precocemente alterações como opacidade de vidro fosco e consolidações segmentares.
- *Nos casos de SIM-P:* realizar sistematicamente eletrocardiograma (para avaliação de arritmias e de alterações da repolarização ventricular) e ecocardiograma (para avaliação da função miocárdica biventricular, avaliação das artérias coronárias e pesquisa de derrame pericárdico). Ressonância nuclear magnética cardíaca e angiotomografia computadorizada cardíaca podem ser necessárias para os casos graves com disfunções miocárdicas (fração de ejeção do ventrículo esquerdo inferior a 50%) ou aneurismas coronarianos[7].

Tratamento

- Manter isolamento de gotículas e utilizar os EPIs para manipular o paciente[6].
- Dieta: em casos de desconforto respiratório, optar pelo jejum com soro de manutenção basal até a estabilidade da criança e, na indicação de Intubação orotraqueal (IOT), realizar sondagem nasogástrica e mantê-la aberta.
- Suporte ventilatório e intubação: em casos leves, usar cateter nasal de oxigênio e, se não sustentar saturação > 94%, deve-se utilizar máscara não reinalante por até duas horas e, na ausência de melhora, outros modos de assistência ventilatória, como o CPAP ou VNI[4], que são preferíveis ao CNAF quando SpO_2/FiO_2 for > 221 e < 264. A VNI pode ser utilizada, mantendo-se a paramentação de toda a equipe, idealmente em uma sala com pressão negativa, sendo necessário observar a criança rigorosamente e, caso aumente a FC e/ou FR, não esperar mais do que 60 minutos para IOT[6].

O paciente deve ser intubado se evoluir com sinais de choque, hipoxemia grave, alteração do nível de consciência, disfunção de múltiplos órgãos e sistemas ou oligúria. A intubação deve ser realizada pelo médico mais experiente da equipe, com paramentação adequada[3]: pré-oxigenar (com cateter nasal de até 5 L/min, ou máscara não reinalante com o menor fluxo possível para manter $SatO_2$ > 94%, ou utilizando filtro HEPA ou HMEF entre a máscara e o ambu), infundir as medicações de sequência rápida de intubação (Tabela 32.4), optar pela cânula com *cuff*, intubar e insuflar o *cuff*, checar o posicionamento da cânula, se possível utilizar o capnógrafo entre o ambu e o filtro, e acoplar na ventilação mecânica com o filtro inserido na via expiratória[3].

Tabela 32.4. Medicamentos utilizados na SRI.

Pré-medicação	Atropina 0,01 a 0,02 mg/kg – máximo: 0,5 mg, se utilizar succinilcolina ou instabilidade hemodinâmica
	Lidocaína 2% sem vasoconstritor (1 a 2 mg/kg – máximo: 100 mg), 3 minutos antes da indução (evita tosse)
Sedação e analgesia	Midazolam (0,1 a 0,4 mg/kg) + cetamina (1 a 2 mg/kg – máximo: 100 mg) ou
	Midazolam + fentanil (2 a 4 mcg/kg; infundir lentamente, podendo-se diluir em SF 0,9% 5 mL). Cetamina é a medicação de escolha
Bloqueio neuromuscular	Succinilcolina (1 a 2 mg/kg – máximo: 150 mg)
	Rocurônio (0,6 a 1,2 mg/kg)

Fonte: Desenvolvida pela autoria do capítulo.

- *Oseltamivir*: indicado por reduzir a carga viral e em pacientes com SRAG ou síndrome gripal sem resultados dos testes virais, sendo mantido se confirmação da *influenza*.
- *Corticosteroide*: recomendado apenas para pacientes intubados com quadro de SDRA ou choque séptico refratário a catecolaminas.
    - Dexametasona: 0,15 mg/kg, via oral, endovenosa ou orogástrica, 1 vez ao dia (dose máxima: 6 mg).
    - Prednisolona: 1 mg/kg, via oral ou via gástrica, 1 vez ao dia (dose máxima: 40 mg).
    - Metilprednisolona: 0,8 mg/kg, via endovenosa (dose máxima: 32 mg).
    - Hidrocortisona: 1,3 mg/kg a cada 8 horas (dose máxima: 50 mg; dose máxima diária: 150 mg) ou 100 mg/m^2/sc/dia em casos de choque séptico refratário a catecolamina.
- *Antimicrobiano*: justificada na suspeita de infecção bacteriana associada.
- *Calendário vacinal*: deve ser rigorosamente obedecido.
- *Pacientes asmáticos*: devem ter o seu tratamento de base mantido: corticoides inalatórios, broncodilatadores de longa duração. A inalação com B2-agonistas pode ser mantida do modo habitual[6].
- *SIM-P*: o tratamento individualizado segue conforme descrito na Tabela 32.5.

Tabela 32.5. Tratamento SIM-P.

Medicação	Indicações	Tipo/Dose
Antivirais	Não são indicados mesmo em casos de RT-PCR+, pois se trata de uma síndrome pós-infecciosa	–
Antimicrobianos	Em casos com choque e com sinais de sepse, antibioticoterapia empírica deverá ser imediatamente iniciada, de acordo com apresentação clínica e a epidemiologia local	• **Ceftriaxone**: 100 mg/kg/dia, associado à clindamicina tem sido a associação mais frequentemente utilizada
Imunoglobulina endovenosa (IGEV)	Nos casos moderados e graves, nos que preenchem critérios completos ou parciais para Kawasaki e/ou síndrome de ativação macrofágica e considerada nos casos que têm apresentação como síndrome do choque tóxico	A dose é de 1 a 2 g/kg, em infusão endovenosa contínua de 12 horas. A IGEV pode ser repetida nos casos refratários à primeira dose
Corticosteroides	Seu uso deve ser considerado, junto com a IGEV, nos casos graves e nos que forem refratários à infusão dela, podendo ser administrada em forma de pulsoterapia	• **Metilprednisolona**: 10 a 30 mg/kg/dia, por 1 a 3 dias consecutivos, seguido de 2 mg/kg/dia por 5 dias, devendo sua dose ser diminuída gradualmente ao longo de 2 a 3 semanas
Anticoagulantes	• O ácido acetilsalicílico (AAS) nos casos de SIM-P com manifestações da síndrome de Kawasaki e/ou plaquetose ($\geq$ 450.000/μL) • A enoxaparina deverá ser associada ao AAS nos casos com aneurismas coronarianos com z-score $\geq$10 e mantida por tempo indefinido Na evidência de trombose ou nos casos que apresentem disfunção ventricular, com fração de ejeção < 35%, a enoxaparina deverá ser mantida por pelo menos 2 semanas após a alta hospitalar	• **AAS**: 30 a 50 mg/kg/dia (dose anti-inflamatória). Iniciar com 3 a 5 mg/kg/dia (máximo: 80 mg, dose antiplaquetária) após estado afebril por 48 horas e mantida até a normalização da contagem plaquetária e confirmação de coronárias sem alterações com pelo menos 4 semanas do diagnóstico Evitar em pacientes com plaquetas $\leq$ 80.000 • **Enoxaparina**: dose terapêutica (1 mg/kg/dose, 12/12h), seguida de dose profilática ou troca por AAS (até a repetição do ecocardiograma com melhora da FE e sem evidência de aneurisma de coronária com pelo menos 4 semanas de diagnóstico)

(Continua)

Tabela 32.5. Tratamento SIM-P. (*Continuação*)

Medicação	Indicações	Tipo/Dose
Suporte inotrópico	Disfunção ventricular e choque cardiogênico são frequentes, podendo ocorrer em mais de 50% dos pacientes • **Milrinone ou dobutamina:** sinais de baixo débito ou insuficiência cardíaca com pressão arterial normal • **Epinefrina:** medicação inicial de escolha na hipotensão arterial	Em infusão continua: • **Milrinone:** 0,375 a 0,750 mcg/kg/min • **Dobutamina:** 2,5 a 15 mcg/kg/min • **Epinefrina:** 0,1 a 0,3 mcg/kg/min
Imunomoduladores	Em casos refratários ao tratamento preconizado com IGEV e pulsoterapia com metilprednisolona. Deve ser acompanhado por um reumatologista pediátrico e/ou dentro de um estudo clínico amparado por comitê de ética	• **Anakinra** (não disponível no Brasil), **canaquinumabe** (anti-IL-1) ou **tocilizumabe** (anti-IL-6)

Fonte: Sociedade Brasileira de Pediatria, 2020.

- *Isolamento do paciente:* a SIM-P é uma condição clínica imunomediada, pós-infecciosa. Portanto, as medidas de isolamento devem ter por base as manifestações clínicas e os resultados virológicos (RT-PCR para o SARS-CoV-2), e não os resultados sorológicos.

Indicação de hospitalização

- *Leito de enfermaria:* é feito com 1 ou mais dos critérios descritos: aumento da FR (> 60 em menores de 2 meses, > 50 em crianças de até 1 ano incompleto e > 40 em maiores de 1 ano), hipoxemia com saturação < 94% ou sinais de aumento de trabalho respiratório (batimento de asa de nariz, tiragens, gemência, cianose e apneia), na gasometria PaO_2 < 60 mmHg, $PaCO_2$ > 50 mmHg, alteração do nível de consciência, convulsões, imunossuprimidos, distúrbios de coagulação, sinais de lesão miocárdica, disfunção gastrointestinal, aumento das enzimas hepáticas e rabdomiólise[6].
- *Leito de UTI pediátrica:* insuficiência respiratória aguda, com necessidade de assistência respiratória (VNI, CAF ou ventilação mecânica invasiva), choque séptico ou disfunção orgânica.
- *Casos de SIM-P:* é indicado leito de enfermaria em qualquer das condições a seguir (Quadro 32.6)[7]:

Quadro 32.6. Indicações de internação em casos de SIM-p.

Dor abdominal intensa, vômitos incoercíveis, incapacidade de se alimentar	Alteração dos sinais vitais (taquicardia, taquipneia, hipotensão arterial)	Alterações neurológicas (diminuição do nível de consciência; convulsões; encefalopatia; cefaleia intensa e persistente; déficit neurológico focal)
Choque	Lesão renal, hepática ou coagulopatia	Desconforto respiratório
Sinais de desidratação	Sinais de síndrome de Kawasaki (completo ou parcial)	Condições clínicas de base (pneumopatias ou cardiopatias crônicas, imunodeficiências primárias, doenças autoimunes sistêmicas, neoplasias, uso de imunossupressores)
Incapacidade de seguimento clínico ambulatorial	Marcadores inflamatórios muito alterados (PCR acima de 10 mg/dL), alterações eletrocardiográficas ou de uma das enzimas de lesão miocárdica	

Fonte: Desenvolvido pela autoria do capítulo.

Infecções de vias aéreas superiores de etiologia bacteriana

Amigdalite aguda

As amigdalites agudas são virais em sua maioria e se apresentam clinicamente como um quadro de dor de garganta, disfagia, mialgia, febre baixa, tosse, coriza hialina e espirros. Ao exame físico, encontram-se hiperemia e edema de mucosa faríngea e das amigdalas, com rara presença de exsudato e ausência de adenopatia[1].

O tratamento é feito com medidas de suporte, analgesia e anti-inflamatórios.

Quando a etiologia é bacteriana, o agente etiológico mais comum é o estreptococo beta-hemolítico grupo A.

Quadro clínico

Acomete mais usualmente as crianças a partir de 3 anos, com quadro de dor de garganta intensa, disfagia, otalgia reflexa, febre de intensidade variável, queda do estado geral.

É um diagnóstico clínico e, ao exame físico, apresenta hiperemia, aumento das tonsilas, exsudato purulento e adenomegalia. Porém como resultado demora pelo menos 48 horas para ficar pronto, pode atrasar tratamento em momento oportuno. Assim, na indisponibilidade deste e para agilidade diagnostica e para agilidade diagnóstica, recomenda-se a utilização dos testes rápidos. Vale pontuar que pacientes com tosse, coriza e/ou diarreia têm maior chance de terem quadro de etiologia viral.

Tratamento

O tratamento é realizado com analgesia e a penicilina G benzatina como primeira escolha. Em casos de potencial não adesão ao tratamento, amoxicilina 40 a 50 mg/kg/dia, VO, de 8 em 8 horas ou 12 em 12 horas, por 10 dias; ou eritromicina estolato (alérgicos a penicilina): 20 a 40 mg/kg/dia, em 4 doses por dia, por 10 dias.

Complicações

Escarlatina, glomerulonefrite, febre reumática, síndrome do choque tóxico, abscesso periamigdaliano, retrofaríngeo.

Otite média aguda

Definida como a presença de líquido (efusão) na orelha média sob pressão, com início abrupto dos sinais e sintomas causados pela inflamação dessa região e frequentemente precedida por infecção de via aérea superior (IVAS). O aleitamento materno é um fator de proteção[1].

Os sintomas são otalgia, choro excessivo, febre, alterações de comportamento e do padrão de sono, irritabilidade, inapetência e diarreia. À otoscopia, pode-se encontrar a membrana timpânica (MT) com hiperemia ou opacidade, abaulamento, diminuição da mobilidade e/ou otorreia aguda.

Diagnóstico de otite média aguda (OMA) deve sempre ser confirmado pela otoscopia, que evidenciará mudança de translucidez, forma, cor, vascularização e integridade, sendo o achado mais significativo o abaulamento da MT; e o melhor método para diagnosticar, a efusão da orelha à pneumo-otoscopia. Há melhora espontânea em 80% dos casos, sendo necessário acompanhar e monitorar o paciente. A idade da criança (< 6 meses), a gravidade dos sintomas, a presença de otorreia aguda e bilateralidade direcionam o tratamento de maneira mais agressiva, com início de antibioticoterapia.

A Academia Americana de Pediatria indica o seguinte tratamento: analgesia, antibiótico para crianças < 6 meses de idade, com sinais e sintomas graves (otalgia e temperatura alta: 39 °C), ou caso os sintomas persistam por mais de 48 horas, OMA bilateral, otites de repetição, ou falta de melhora do quadro com sintomáticos. Os demais podem ser reavaliados após terapêutica de suporte.

Em crianças entre 6 e 23 meses de idade sem sinais ou sintomas graves, ou OMA unilateral ou bilateral em crianças > 24 meses, sem sinais ou sintomas de gravidade, o médico deve monitorizar a evolução por até 48 a 72 horas e, em caso de piora, prescrever antibiótico (amoxicilina: 50 mg/kg/dia, por 10 dias), ou prescrevê-lo sem necessidade de observação.

Crianças maiores de 2 anos com sintomas mais graves devem tomar o antibiótico por 10 dias. Crianças entre 2 e 5 anos com OMA moderada por 10 dias e crianças menores de 6 anos com OMA leve, entre 5 e 7 dias. Alérgicos à penicilina: macrolídeo ou clindamicina.

Se a criança recebeu amoxicilina nos últimos 30 dias ou tiver conjuntivite purulenta ou histórico de OMA recorrente e não responsiva à amoxicilina, deve-se então prescrever amoxicilina com clavulanato ou cefalosporina, como cefuroxima ou ceftriaxona (que também têm indicação quando o paciente apresentar vômito em posologia restrita por 3 dias).

Sinusite aguda

Infecção bacteriana dos seios paranasais com duração < 30 dias, porém infecções virais também podem causá-la. Outros fatores envolvidos: rinite alérgica, rinofaringite viral, adenoidite, tabagismo ativo ou passivo, desvio de septo, corpo estranho, tumores nasais, asma e fibrose cística.

Sinais e sintomas

O início pode ser lento ou súbito. Podem estar associados a halitose, tosse diurna com piora à noite, febre em alguns quadros. Em outros, ocorre edema palpebral, cefaleia de maior intensidade pela manhã, prostração, desconforto ou dor nos seios da face.

Diagnóstico

História clínica e exame físico. Raramente há necessidade de estudo radiológico. O diagnóstico diferencial é feito com rinite alérgica, corpo estranho nasal e adenoidite[1].

Exames complementares

Na radiografia, pode haver nível hidroaéreo, opacificação completa da cavidade sinusal e espessamento da mucosa da parede lateral do seio maxilar maior que 4 mm, porém esse exame só tem indicação na sinusite aguda complicada. A tomografia computadorizada (TC) é útil nos casos de refratariedade ao tratamento adequado ou suspeita de complicações ósseas, orbitárias e intracranianas. A punção aspirativa é realizada em crianças com imunodeficiência ou casos graves refratários ao uso de antimicrobianos apropriados.

Tratamento

Repouso, utilização de umidificador de ar nos lugares muito secos, analgésicos e antitérmicos.

O antimicrobiano de primeira escolha é a amoxicilina, na dose de 50 mg/kg/dia, via oral, 8/8 horas, por 14 dias, ou azitromicina e claritromicina para os alérgicos à penicilina. Na ausência de resposta em 72 horas, está indicada a substituição do antimicrobiano por cefuroxima ou amoxicilina com clavulanato. Nos casos graves, deve ser realizado o tratamento endovenoso.

Em casos de pacientes com rinite alérgica ou asma, pode ser realizado o corticoide sistêmico e, nos casos de sinusite aguda, é possível associar ao antimicrobiano o corticoide tópico nasal.

Embora não sejam frequentes, as complicações são graves e podem acometer a região orbitária (mais comum), intracraniana e óssea. A criança com edema palpebral, com ou sem dor, alteração da mobilidade ocular e da acuidade visual após quadro de IVAS apresenta-se como suspeita de complicação orbitária, sendo necessário realizar TC para definir a extensão da infecção; o tratamento é com antibiótico endovenoso, sendo necessária drenagem cirúrgica.

Referências bibliográficas

1. Martin JG. Infecções de vias aéreas superiores. In: Martin JG, Carpi MF, Fioretto JR, organizadores. Emergências pediátricas. Rio de Janeiro: Atheneu; 2019. p. 296-302.
2. American Heart Association (AHA). Interim guidance for healthcare providers caring for pediatric patients. 2020. [acesso em 4 abr 2021]. Disponível em: https://professional.heart.org/-/media/cpr--files/resources/covid-19-resources-for-cpr-training/interim-guidance-pediatric-patients-march--27-2020.pdf?la=en.
3. Interim guidance for basic and advanced life support in adults, children, and neonates with suspected or confirmed Covid-19: from the Emergency Cardiovascular Care Committee and Get with the Guidelines®-Resuscitation Adult and Pediatric Task Forces of the American Heart Association in collaboration with the American Academy of Pediatrics, American Association for Respiratory Care, American College of Emergency Physicians, The Society of Critical Care Anesthesiologists, and American Society of Anesthesiologists. Supporting organizations: American Association of Critical Care Nurses and National EMS Physicians. 2020. [acesso em 4 abr 2021]. 10.1161/CIRCULATIONAHA.120.047463. Disponível em: http://ahajournals.org.
4. Edelson D, Sasson C, Chan P, Atkins D, Aziz K, Becker L et al. Interim guidance for basic and advanced life support in adults, children, and neonates with suspected or confirmed Covid-19. Circulation. 2020;141(25).
5. BRASIL. Ministério da Saúde. Departamento de Vigilância em Saúde. Informe técnico: MERS-CoV (Novo Coronavírus). 2014. [acesso em 4 abr 2021]. Disponível em: https://portalarquivos2.saude.gov.br/images/pdf/2014/junho/10/Informe-Tecnico-para Profissionais-da-Saude-sobre-MERS-CoV-09-06-2014.pdf.

6. Martin JG, Biazotto CHLD, Favero Jr E, Lecioli TA. Protocolo do PS pediátrico para manejo clínico dos casos confirmados ou suspeitos de Covid-19. Faculdade de Medicina de Botucatu – UNESP; 2020. Abril, 2021.
7. Sociedade Brasileira de Pediatria, Departamento Científico de Infectologia, Departamento Científico de Reumatologia, Departamento Científico de Cardiologia, Departamento Científico de Terapia Intensiva, Departamento Científico de Emergência. Notificação obrigatória no Ministério da Saúde dos casos de síndrome inflamatória multissistêmica pediátrica (SIM-P) potencialmente associada à Covid-19. Nota de alerta. 2020;Aug 07:1-11

33 Laringite viral aguda

Luciana Gomes Portasio
Mário Ferreira Carpi

A laringite viral aguda, também denominada crupe viral, é uma inflamação da porção subglótica da laringe, que ocorre durante infecção por vírus respiratórios. A congestão e o edema dessa região acarretam grau variável de obstrução da via aérea. Acomete com frequência lactentes e pré-escolares, com pico de incidência aos 2 anos de idade[1].

O início do quadro pode ser insidioso, com febre baixa, coriza e tosse. Em 24 a 48 horas, acentua-se o comprometimento da região infraglótica, com obstrução de grau leve a grave e proporcional dificuldade respiratória. Casos moderados apresentam-se com tosse rouca, disfonia, afonia ou choro rouco e estridor inspiratório. Em casos de obstrução mais grave, surge estridor mais intenso, tiragem supraesternal, batimento de asa nasal, estridor expiratório e agitação. Nos casos extremos, apresentam-se com palidez, cianose, torpor, convulsão, apneia e morte.

O diagnóstico é clínico. Exames complementares não são necessários na maioria das vezes. A história clínica e o exame físico podem ajudar a identificar os diagnósticos diferenciais (Figura 33.1).

A evolução natural, na maioria dos casos, é a persistência do quadro obstrutivo da via aérea por 2 a 3 dias e regressão no final de 5 dias. Os vírus parainfluenza 1 e 2 e o vírus sincicial respiratório são os agentes causais mais comuns.

Parte 3 – Respiratório

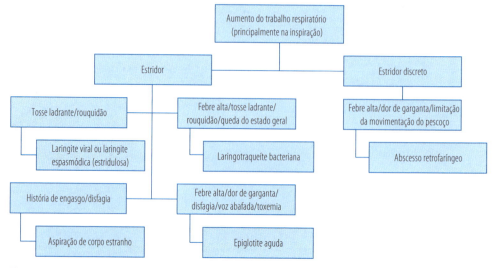

Figura 33.1. Diagnósticos diferenciais da laringite viral aguda.
Fonte: Adaptada de Petrocheilou et al., 2014.

Tratamento

O tratamento da laringite viral baseia-se na classificação de sua gravidade de acordo com o escore clínico para abordagem do estridor (Tabela 33.1) ou pelo escore de Westley[4] (Tabela 33.2).

Tabela 33.1. Escore de gravidade do estridor.

Sinal	0	1	2	3
Estridor	Ausente	Com agitação	Leve em repouso	Grave em repouso
Retração	Ausente	Leve	Moderada	Grave
Entrada de ar	Normal	Normal	Diminuída	Muito diminuída
Cor	Normal	Normal	Cianótica com agitação	Cianótica em repouso
Nível de consciência	Normal	Agitação sob estímulo	Agitação	Letárgico

Escore total: < 6 = leve; 7 a 8 = moderado; > 8 = grave.
Fonte: Adaptada de Sociedade Brasileira de Pediatria, 2017.

Tabela 33.2. Escore de Westley.

Manifestação clínica	Pontuação
Nível de consciência	Normal, dormindo = 0 Desorientado = 5
Cianose	Nenhuma = 0 Com agitação = 4 Em repouso = 5
Estridor	Nenhum = 0 Com agitação = 1 Em repouso = 2

(Continua)

Tabela 33.2. Escore de Westley. (*Continuação*)

Manifestação clínica	Pontuação
Entrada do ar	Normal = 0 Diminuída = 1 Marcadamente diminuída = 2
Retrações	Nenhuma = 0 Leve = 1 Moderada = 2 Grave = 3

1 a 2 = leve; 3 a 8 = moderada; > 8 = grave.
Fonte: Adaptada de Westley et al., 1978.

O objetivo do tratamento (Tabela 33.3) é a manutenção das vias aéreas patentes. O paciente deve ser mantido o mais calmo possível. O choro aumenta a pressão torácica negativa, podendo gerar maior colapso das vias aéreas extratorácicas, e transforma o fluxo de ar laminar em turbulento, aumentando a resistência ao influxo de ar nas vias aéreas[3].

Tabela 33.3. Tratamento da laringite viral.

Gravidade dos sintomas	Intervenção
Crupe leve	• Dexametasona 0,15 a 0,3 mg/kg VO • Alta para casa
Crupe moderado	• Nebulização com epinefrina: 5 mL • Dexametasona 0,3 a 0,6 mg/kg IM ou budesonide inalatório 2 mg • Observação por 3 a 4 horas e alta para casa ou admissão hospitalar
Crupe grave	• Nebulização com epinefrina: 5 mL • Dexametasona 0,6 mg IM • Admissão em UTIP

VO = via oral; IM = intramuscular.
Fonte: Sociedade Brasileira de Pediatria, 2017.

A maioria das crianças com crupe viral não requer intubação após o uso de epinefrina e dexametasona. Caso haja evidência de obstrução iminente de vias aéreas, a intubação deve ser feita em ambiente controlado, pelo profissional mais experiente, usando cânula de 0,5 mm a menos de diâmetro interno do que o diâmetro ideal calculado para a idade da criança[3].

Deve-se considerar internação hospitalar das crianças com toxemia, desidratação ou incapacidade de ingerir líquidos, estridor significativo ou retrações em repouso e ausência de resposta à administração de epinefrina ou piora clínica 2 horas após sua administração[3].

Referências bibliográficas

1. Martin JG. Infecções de vias aéreas superiores. In: Martin JG, Fioretto JR, Carpi MF, editores. Emergências pediátricas. Rio de Janeiro: Atheneu; 2019. Seção 5, Capítulo 43, p. 296-302.
2. Petrocheilou A, Tanou K, Kalampouka E, Malakasioti G, Giannios C, Kaditis AG. Viral croup: diagnosis and a treatment algorithm. Pediatric Pulmonology. 2014;49(5):421-9. Disponível em: https://doi.org/10.1002/ppul.22993.
3. Sociedade Brasileira de Pediatria. Guia prático de conduta: crupe viral e bacteriano. Porto Alegre: SBP; 2017.
4. Westley CR, Cotton EK, Brooks JG. Nebulized racemic epinephrine by IPPB for the treatment of croup: a double-blind study. Am J Dis Child. 1978;132(5):484-7.

34 Asma brônquica

José Roberto Fioretto
Mariela Ribeiro Moura Mondini

Definição

Doença inflamatória crônica caracterizada por hiper-responsividade brônquica e por limitação variável ao fluxo aéreo, reversível espontaneamente ou com tratamento, manifestando-se clinicamente por episódios recorrentes de dispneia, sibilância, tosse e constrição torácica, sobretudo à noite e pela manhã, ao despertar. Na fisiopatologia da asma, observam-se estreitamento das vias aéreas por inflamação das vias aéreas, broncoespasmo, edema, hiper-responsividade brônquica e remodelamento das vias aéreas inferiores.

Apresenta-se em dois principais fenótipos: a) asma não alérgica (neutrofílica), que é induzida por infecções, poluentes e por elementos da dieta e tem a interleucina 8 (IL-8) em destaque na cascata inflamatória; e b) asma alérgica (eosinofílica), que se desencadeia por alérgenos e tem a IL-5 como condutora da via inflamatória. Habitualmente, inicia-se na infância e tem antecedentes familiares e/ou pessoais de atopia envolvidos. Entre os endótipos, podemos exemplificar a inflamação tipo 2 (T2) alta e baixa. Os pacientes com inflamação T2 alta geralmente apresentam asma de início precoce, mais grave, associada à atopia/IgE e à eosinofilia nas vias aéreas e sistêmica, e são responsivos a corticoides, o que não ocorre na T2 baixa.

Quadro clínico e diagnóstico

O diagnóstico de asma baseia-se em sintomas característicos e evidências de limitação variável do fluxo de ar. Isso deve ser documentado por meio de testes de reversibilidade ao broncodilatador ou outros testes.

Dentre os principais sintomas, destacam-se:
- tosse, particularmente noturna ou pela manhã;
- dispneia;
- sibilância;
- constrição torácica.

Os critérios diagnósticos são:
1) Crises de insuficiência respiratória aguda que melhoram com broncodilatadores.

2) Níveis elevados de IgE e positividade em testes cutâneos de leitura imediata com aeroalérgenos.
3) Avaliação funcional com espirometria pré-broncodilatador e pós-broncodilatador e medida da hiper-responsividade brônquica, como a metacolina.

O diagnóstico é estabelecido quando há os itens 1 + 2 + 3, 1 + 2 ou 1 + 3.

O fluxograma a seguir representa a abordagem inicial do paciente distúrbio respiratório (Figura 34.1):

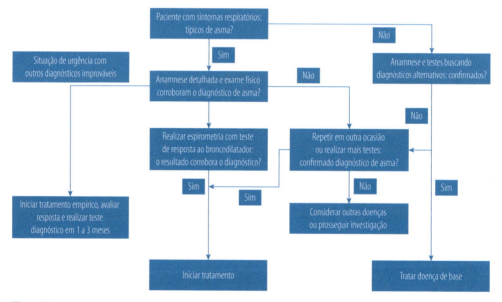

Figura 34.1. Fluxograma de abordagem inicial do paciente com problemas respiratórios.
Fonte: Adaptada de Global Initiative for Asthma (GINA), 2021.

Classificação de gravidade e grau de controle da asma

Uma vez classificada a gravidade da asma, o tratamento será ditado pelo grau de controle da doença. A avaliação do controle, em geral, é feita em relação às últimas quatro semanas. Atualmente, além do questionário de controle da asma da Global Initiative for Asthma (GINA), estão disponíveis outras formas para a monitoração, como o Questionário de Controle da Asma e o Teste de Controle da Asma. A vantagem do uso desses métodos é sua avaliação numérica, como segue.

A classificação da asma de acordo com nível de controle (> 5 anos de idade) está apresentada no Tabela 34.1.

Com relação aos valores espirométricos, o diagnóstico de certeza é estabelecido com base nos seguintes valores, para crianças:
1) VEF1 < 90% do predito, com aumento de mais de 12% após teste de resposta com broncodilatador.
2) Documentação de variação do PFE pelo menos 2 vezes ao dia nas últimas 2 semanas, com variabilidade acima de 13%.

Tabela 34.1. Avaliação do controle clínico atual (preferencialmente nas últimas 4 semanas).

Parâmetros	Asma controlada	Asma parcialmente controlada	Asma não controlada
	Todos os parâmetros a seguir	1 ou 2 dos parâmetros a seguir	≥ 3 parâmetros da asma parcialmente controlada
Sintomas diurnos	Nenhum ou ≤ 2 por semana	3 ou mais por semana	
Limitação de atividades	Nenhuma	Qualquer	
Sintomas/despertares noturnos	Nenhum	Qualquer	
Necessidade de medicação de alívio	Nenhuma ou ≤ 2 por semana	3 ou mais por semana	
Função pulmonar (PFE ou VEF1)	Normal	< 80% predito ou do melhor prévio (se conhecido)	
Avaliação dos riscos futuros (exacerbações, instabilidade, declínio acelerado da função pulmonar e efeitos adversos)			
Características associadas ao aumento dos riscos de eventos adversos no futuro: mau controle clínico, exacerbações frequentes no último ano, admissão prévia em unidade de terapia intensiva, baixo VEF1, exposição à fumaça do tabaco e necessidade de usar medicação em altas dosagens			

PFE = pico do fluxo expiratório; VEF1 = razão entre volume expiratório forçado em 1 segundo.
Fonte: Adaptada de GINA, 2017.

Tratamento

Objetivos
- Controlar os sintomas.
- Possibilitar sono repousante.
- Obter crescimento e desenvolvimento adequados.
- Frequentar escola regularmente.
- Praticar esportes.
- Diminuir as exacerbações.
- Evitar hospitalização e efeitos colaterais.

Etapas para a conduta
- Estabelecer o diagnóstico.
- Definir o fenótipo e a gravidade.
- Afastar comorbidades.
- Verificar e combater o uso do tabagismo e drogas.
- Definir controle total, parcial ou não controle.
- Verificar e estimular o uso correto de medicamentos.
- Aplicar plano de seguimento e educação.
- Estimular exercícios físicos.
- Seguir conduta de acordo com GINA 2017 e Sociedade Brasileira de Pneumologia e Tisiologia.
- Verificar e estimular a adesão ao tratamento.

Tratamento medicamentoso

De acordo com a Global Initiative for Asthma (GINA) 2020, a prescrição medicamentosa deve ser planejada de acordo com o nível de controle do paciente nas cinco etapas descritas a seguir. O controle ambiental deve ser fortemente implementado, principalmente nos casos de asma alérgica.

O controle da asma é avaliado em dois domínios: controle dos sintomas e risco futuro de resultados adversos. As reavaliações devem ser feitas a cada 4 semanas, até a estabilização do quadro.

A espirometria deve ser realizada na ocasião do diagnóstico, 3 a 6 meses após o início do tratamento do controlador e, a seguir, pelo menos 1 vez a cada 1 a 2 anos, mas com mais frequência em pacientes de risco e aqueles com asma grave.

Em todas as etapas, utilizam-se **beta-2-agonistas de curta duração** (por demanda). Em sua mais recente edição, a GINA indica também o uso de B2 de longa duração ou a associação de baixas doses de corticoide inalatório (CI) + formoterol nas etapas 1 e 2, conforme descrito a seguir:

- *Etapa 1:* pacientes com sintomas ocasionais e que necessitam de beta-2-agonista de curta duração para alívio de crises; ficam assintomáticos após crise e no período intercrises. Pode-se utilizar B2 de longa duração (acima de 12 anos).
- *Etapa 2:* pacientes que necessitam de medicação de alívio e de monoterapia para o controle dos sintomas. Corticosteroides inalatórios (CI) em baixa dose ou a associação CI e B2 de longa duração em doses baixas, por demanda, são as primeiras opções e, alternativamente, utilizam-se os antileucotrienos.
- *Etapa 3:* além do beta-2-agonista de curta duração, os pacientes precisam, como primeira escolha, da associação entre CI em doses baixas e beta-2-agonista de ação prolongada.
- *Etapa 4:* a primeira escolha é a associação entre CI em doses moderadas ou altas com um beta-2-agonista de ação prolongada.
- *Etapa 5:* paciente da etapa 4 que está sem controle. A conduta é manter a terapêutica da última etapa, deixando o CI em dose alta, e acrescentar corticosteroide oral (CO) na menor dose possível. Como alternativas, podem ser utilizados anti-IGE ou anti-IL-5, entre outros.

Além disso, deve-se controlar fatores de risco adicionais potencialmente modificáveis para exacerbações, como:

- Medicamentos: uso de B2 de curta duração em dose alta (mais de 200 doses/mês), má aderência, dose ou técnica incorreta do corticoide inalatório.
- Comorbidades: obesidade; rinossinusite crônica; doença do refluxo; alergia alimentar confirmada.
- Exposições: tabagismo; alérgenos aos quais o paciente é sensibilizado.
- Contexto: problemas psicológicos ou socioeconômicos.
- Necessidade de intubação.
- ≥ 1 exacerbação grave nos últimos 12 meses.

Medicações mais frequentemente prescritas

As opções farmacológicas para o tratamento de longo prazo da asma enquadram-se nas seguintes categorias principais:

- *Terapia de controle:* usada para reduzir a inflamação das vias aéreas, controlar os sintomas e reduzir riscos futuros, como exacerbações e declínio da função pulmonar.
- *Terapia de resgate:* prescrita para todos os pacientes para alívio das exacerbações, conforme a necessidade.
- *Terapias complementares para pacientes com asma grave:* podem ser consideradas quando os pacientes apresentam sintomas e/ou exacerbações persistentes, apesar do tratamento otimizado.

Classes de medicações

- *Corticosteroides inalatórios:* principal opção terapêutica para o processo inflamatório crônico do asmático. Há diferentes fármacos no mercado, com diversos potenciais.
  - Crianças < 6 anos (doses em mcg; DPI = dispositivo de pó inalatório; HFA = hidrofluoralcano, dispositivo pressurizado):
    - dipropionato de beclometasona: dose baixa diária sugerida: 100 (≥ 5 anos);
    - budesonida (flaconete): dose diária sugerida: 500 (≥ 1 ano);
    - propionato de fluticasona (HFA): dose diária sugerida: 100 (≥ 4 anos);
    - fluorato de mometasona (DPI): dose diária sugerida: 110 (≥ 4 anos).
  - Crianças de 6 a 11 anos (dose diária total em mcg; DPI = dispositivo de pó inalatório; pMDI= inalador pressurizado, partículas padrão, partículas extrafinas, HFA = hidrofluoralcano, dispositivo pressurizado):
    - dipropionato de beclometasona (pMDI, partícula padrão, HFA): dose baixa: 100 a 200; dose média: > > 200 a 400; e dose alta: > 400;
    - dipropionato de beclometasona (pMDI, partícula extrafina, HFA): dose baixa: 50 a 100; dose média: > 100 a 200; e dose alta: > 200;
    - budesonida (DPI): dose baixa: 100 a 200; dose média: > 200 a 400; e dose alta: > 400;
    - budesonida (flaconetes): dose baixa: 250 a 500; dose média: > 500 a 1.000; e dose alta: > 1.000;
    - propionato de fluticasona (DPI): dose baixa: 50 a 100; dose média: > 100 a 200; e dose alta: > 500; e DPI: dose baixa: 100 a 200; dose média: > 200 a 400; e dose alta: > 400;
    - fluorato de mometasona (DPI): dose baixa: 110; dose média: > 220 a 440; e dose alta: ≥ 440.
  - Adolescentes e adultos (≥ 12 anos) (dose diária total em mcg; DPI = dispositivo de pó inalatório; pMDI= inalador pressurizado, partículas padrão, partículas extrafinas, HFA = hidrofluoralcano, dispositivo pressurizado):
    - dipropionato de beclometasona (pMDI, partícula padrão, HFA): dose baixa: 200 a 500; dose média: > 500 a 1.000; e dose alta: > 1.000;

- dipropionato de beclometasona (DPI ou pMDI, partícula extrafina, HFA): dose baixa: 100 a 200; dose média: > 200 a 400; e dose alta: > 400;
- budesonida (DPI, pMDI, partícula extrafina, HFA): dose baixa: 200 a 400; dose média: > 400 a 800; e dose alta: > 800;
- propionato de fluticasona (DPI): dose baixa: 100 a 250; dose média: > 250 a 500; e dose alta: > 500;
- fluorato de mometasona (DPI): depende do aparelho (ver informação do produto).

- *Corticosteroides sistêmicos:* potencializam a ação dos beta-adrenérgicos por estimular a transcrição e a expressão de receptores na membrana em células do músculo liso. São bastante úteis em crises no pronto-socorro. Os corticoides orais mais usados são prednisona ou prednisolona (1 a 2 mg/kg/dose), com dose máxima de 20 mg por dia para crianças ≤ 2 anos e de até 30 mg por dia para crianças > 2 e ≤ 5 anos; e os intravenosos ou intramusculares, metilprednisolona (2 mg/kg/dose) e hidrocortisona (10 mg/kg/dose). Na terapêutica de controle, podem ser usadas via oral na etapa 5, com a ressalva de que o paciente conheça os potenciais efeitos colaterais (Figuras 34.2 e 34.3).
- *Beta-2-agonistas de ação curta:* fármacos de escolha. Administrados por nebulização ou aerossol, promovem a broncodilatação 1 a 5 minutos após a administração, com duração de ação de 2 a 6 horas. As medicações mais utilizadas são o fenoterol e o salbutamol (Figuras 34.2 e 34.3).
- *Beta-2-agonistas de ação prolongada:* nunca utilizados em monoterapia e para crianças menores de 4 anos, em razão das complicações cardiovasculares. São sempre associados a CI. São exemplos: formoterol e salmeterol.
- *Antileucotrieno:* o exemplo é o montelucaste (MC). Além da indicação em algumas etapas de tratamento da asma, é recomendado em quadros de sibilância recorrente após bronquiolite viral aguda em lactentes e em asma induzida por exercícios. A dose recomendada é de 4 mg para crianças de 2 a 5 anos e de 5 mg para crianças de 6 a 14 anos.
- *Bambuterol e terbutalina:* são beta-2-agonistas de ação prolongada orais que reduzem sintomas de asma à noite. Apresentam muitos efeitos colaterais cardiovasculares.
- *Anti-IgE:* omalizumabe é um anticorpo monoclonal recombinante humano específico que tem por funções a inibição da ligação do IgE ao seu receptor e a redução da hiper-responsividade das vias aéreas, com inibição da obstrução brônquica induzida pelo alérgeno.
- *Teofilina:* pode ser usada em monoterapia ou em associação ao CI em crianças maiores de 5 anos. Em crianças abaixo dessa faixa etária, não existem estudos que comprovem benefício clínico. Entre os efeitos colaterais mais comuns, há cefaleia, taquicardia, arritmia, náuseas, vômitos, diarreia, dor abdominal e anorexia.

Asma grave ou de difícil controle

Definida como aquela que permanece não controlada com o tratamento máximo otimizado (uso de doses altas de CI e de um segundo medicamento de controle no ano anterior ou o uso de CO em 50% ou mais dos dias no ano anterior), apesar da supressão ou minimização dos fatores que pioram o controle da asma. Nesses casos, é indicado o brometo de tiotrópio, os anticorpos monoclonais e a imunoterapia.

Tratamento esquemático nas exacerbações da asma

As crises devem ser tratadas com 200 μg de salbutamol ou equivalente, com o uso de espaçador com ou sem máscara. Repetir a cada 20 minutos a mesma dose se necessário. Se usar mais de 6 jatos de salbutamol nas 2 primeiras horas, pode-se associar brometo de ipratrópio, 80 μg (ou 250 μg por nebulização), a cada 20 minutos, por 1 hora. O uso de CO nas crises não é recomendado de rotina, devendo ser restrito às crises com necessidade de atendimento de urgência.

A Figura 34.2 ilustra o algoritmo da abordagem da exacerbação da asma para crianças de 6 anos ou mais, adolescentes e adultos.

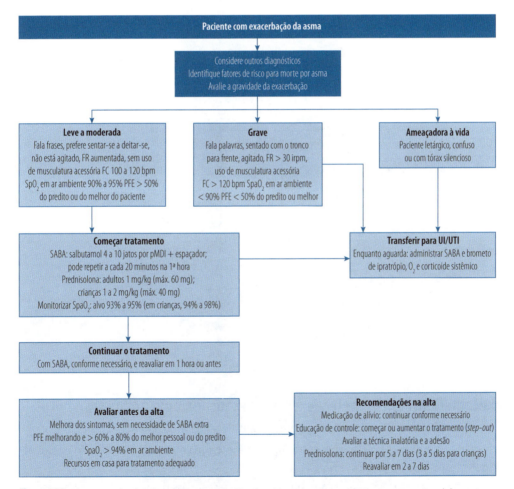

Figura 34.2. Algoritmo da abordagem da exacerbação da asma para crianças de 6 anos ou mais, adolescentes e adultos.
Fonte: Adaptada de Firminda e Borgli, 2017.

A Figura 34.3 ilustra o algoritmo da abordagem da exacerbação da asma para crianças de 5 anos ou menos.

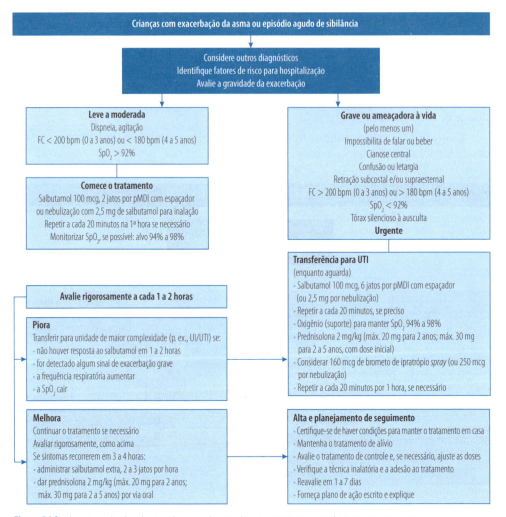

Figura 34.3. Algoritmo da abordagem da exacerbação da asma para crianças de 5 anos ou menos.
Fonte: Adaptada de Firminda e Borgli, 2017.

Recomendações com relação à doença causada pelo novo coronavírus

As medicações de controle devem ser mantidas, mesmo o corticoide inalatório.

Para os poucos casos que necessitem, a corticoterapia oral deve ser reduzida gradualmente e apenas se possível.

Evitar sempre que possível a nebulização, preferindo os dispositivos de liberação de aerossóis dosados em sistema fechado (espaçador). Evitar a realização de espirometria em pacientes suspeitos ou com confirmação pela doença causada pelo novo coronavírus.

Asma aguda grave

Definida como segue:

- *Asma aguda grave ou estado de mal asmático:* insuficiência respiratória aguda secundária à crise asmática grave que não responde à terapêutica habitual apropriada com doses repetidas de broncodilatadores inalatórios.
- *Asma crítica:* asma aguda grave que necessita de admissão à UTI em função de piora clínica ou ausência de melhora, havendo necessidade de intensificação do tratamento e monitoração contínua.
- *Asma quase fatal:* asma crítica com insuficiência respiratória progressiva, fadiga e alteração da consciência, com necessidade de intubação endotraqueal e ventilação mecânica.

É avaliada de acordo com o escore de Wood-Downes (Tabela 34.2).

Tabela 34.2. Escore clínico adaptado de Wood-Downes.

Variáveis	0	1	2
PaO_2 (mmHg)	70 a 100 em ar ($SaO_2 \geq 95\%$ em ar)	< 70 em ar ($SaO_2 < 95\%$ em ar)	< 70 com FiO_2 40% ($SaO_2 < 95\%$ em FiO_2 40%)
Cianose	Ausente	+ em ar	+ em FiO_2 40%
Murmúrio vesicular	Normal	Assimétrico	Diminuído ou ausente
Uso de musculatura acessória	Ausente	Moderado	Máximo
Sibilos expiratórios	Ausentes	Moderados	Máximos
Consciência	Normal	Deprimido/agitado	Coma

PaO_2 = pressão arterial de oxigênio; FiO_2 = fração inspirada de oxigênio; Escore ≥ 5 = insuficiência respiratória aguda em instalação; Escore ≥ 7 = insuficiência respiratória aguda instalada.
Fonte: Wood DW, Downes JJ, Lecks HI, 1972.

São indicações de internação em UTI pediátrica:
- Incapacidade de falar.
- Pulso paradoxal (diferença entre a pressão arterial sistólica medida na inspiração e na expiração) > 15 mmHg.
- Pulso alternante (diferença na amplitude de pulso avaliado na inspiração e na expiração).
- Nível de consciência alterado.
- Murmúrio vesicular ausente.
- Acidose ou hipóxia grave: PaO_2 < 60 mmHg.
- $PaCO_2$ normal ou com aumento progressivo (> 5 mmHg/h).
- Sinais de fadiga respiratória.
- Escore de Wood-Downes ≥ 5.

Tratamento da asma aguda grave

Segue o algoritmo apresentado na Figura 34.4.

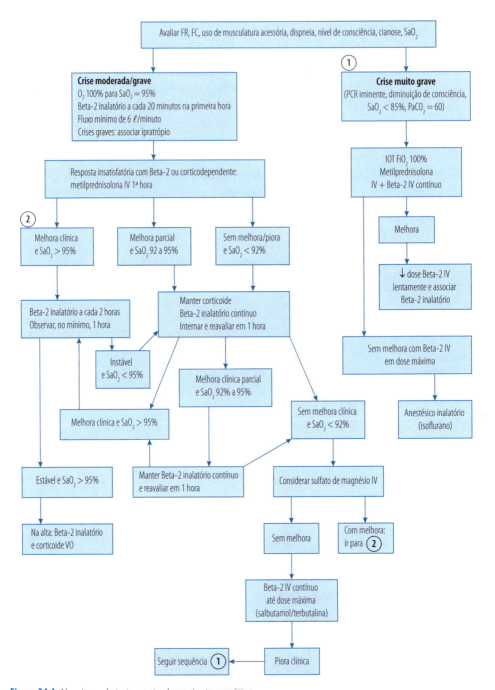

Figura 34.4. Algoritmo de tratamento do paciente asmático.

FR = frequência respiratória; FC = frequência cardíaca; PCR = parada cardiorrespiratória; IOT = intubação orotraqueal; FiO_2 = fração inspirada de oxigênio; SaO_2 = saturação arterial de oxigênio; $PaCO_2$ = pressão arterial de dióxido de carbono; IV = via intravenosa; VO = via oral.

Fonte: Desenvolvida pela autoria do capítulo.

Referências bibliográficas

1. Felix RG, Ferrari GF, Tostes LOS, Oliveira FQ. Asma brônquica. In: Rugolo LMSS, Martin JG, Fioretto JR, Bentlin MR, editores. Pediatria: do recém-nascido ao adolescente. São Paulo: Atheneu; 2020. p. 493-8.
2. Global Initiative for Asthma. Global Strategy for Asthma Management and Prevention, 2021. Available from: www.ginasthma.org.
3. Firminda M, Borgli D. Abordagem da exacerbação da asma em pediatria. Rev Ped SOPERJ. 2017;17:36-44.
4. Carpi MF, Fioretto JR. Asma aguda grave. In: UTI pediátrica. Fioretto JR, Bonatto RC, Carpi MF, Ribeiro CF, editores. 2. ed. Rio de Janeiro: Guanabara Koogan; 2020. p. 263-9.

35 Bronquiolite viral aguda

Marcos Aurélio de Moraes
Joelma Gonçalves Martin
Mário Ferreira Carpi

Introdução

Bronquiolite é a doença de vias aéreas inferiores mais comum no primeiro ano de vida, sendo causa frequente de hospitalização entre os lactentes. Classicamente descrita como o primeiro episódio de sibilância em um lactente com infecção respiratória aguda, tem nos vírus sua principal etiologia. Ocorrem processo inflamatório agudo, edema e necrose das células epiteliais dos bronquíolos, além do aumento da produção de muco, o que promove a obstrução deles.

O agente mais frequentemente envolvido na bronquiolite viral aguda (BVA) é o vírus sincicial respiratório (VSR). Outros vírus podem causar bronquiolite, como rinovírus, metapneumovírus, *influenza*, adenovírus, coronavírus, bocavírus e parainfluenza. Podem existir coinfecções virais, cuja frequência varia de 6% a 30%, de acordo com dados de literatura.

Quadro clínico

Inicialmente, o paciente apresenta-se com comprometimento das vias aéreas superiores: obstrução nasal, coriza, tosse e febre baixa. Ao ser atingida a via aérea inferior, aparecem desconforto respiratório (tiragem subcostal e batimento de asas de nariz), aumento de frequência respiratória, aumento do tempo expiratório, roncos, sibilos e/ou crepitações, dificuldade alimentar e, nos casos mais graves, gemência.

O quadro clínico completo tem duração média de 2 semanas, podendo se arrastar por mais tempo (3 semanas). Lactentes jovens têm mais propensão para quadros mais graves e apresentação atípica na forma de apneia.

Os fatores de risco para o desenvolvimento de doença grave (para os quais o médico deve ficar mais atento e indicar a internação) são:
- prematuridade (principalmente nos menores que 32 semanas de idade gestacional);
- idade abaixo de 3 meses;
- comorbidades (cardiopatia congênita, displasia broncopulmonar, imunodeficiência);
- toxemia;

- FR > 70 bpm;
- piora da intensidade dos sibilos e do desconforto respiratório;
- presença de atelectasia no raio X de tórax.

São diagnósticos diferenciais: lactente sibilante, doença cardíaca com hiperfluxo pulmonar, má-formação de vias aéreas (p. ex., anel vascular), aspiração de corpo estranho, coqueluche e pneumonia atípica (tosse paroxística).

Podem ocorrer infecções bacterianas, como otite média e pneumonia, que devem ser suspeitadas quando há novo episódio de febre e piora do quadro clínico durante o curso da doença, que costuma ser monofásico.

Diagnóstico

O diagnóstico de BVA se baseia na história clínica e no exame físico, não sendo necessário nenhum exame complementar na maioria dos casos.

Lactentes internados por desconforto respiratório e hipóxia podem ser investigados quanto à etiologia do quadro por meio de testes rápidos para identificação do agente viral, como imunofluorescência ou reação em cadeia de polimerase (PCR).

O uso de oximetria de pulso é importante na avaliação de hipóxia e indicação ou não de internação e oxigenoterapia.

Em crianças internadas com desconforto respiratório grave ou sinal de alguma complicação, o exame radiológico de tórax deve ser realizado e pode mostrar hiperinsuflação, espessamento peribrônquico, aerobroncogramas e/ou atelectasias (que não devem ser confundidos com pneumonia bacteriana).

A gasometria arterial só deve ser coletada em casos que evoluam com insuficiência respiratória grave, exigindo intubação endotraqueal e ventilação mecânica.

A intensidade da bronquiolite pode ser avaliada por meio de escore específico de gravidade (Tabela 35.1).

Tabela 35.1. Escore de gravidade da bronquiolite.

	Avaliação clínica	Pontos
Aparência geral	Calmo, dormindo	0
	Chorando quando tocado, mas facilmente consolável	1
	Moderadamente irritável, difícil de consolar	2
	Extremamente irritado, letargia, alimentação difícil	3
Ausculta pulmonar	Sem crepitações, sem sibilos	0
	Crepitações difusas ou sibilos expiratórios terminais	1
	Sibilos durante toda a fase expiratória	2
	Sibilos difusos inspiratórios e expiratórios	3
Dispneia	Nenhuma	0
	Leve (retrações intercostais)	1
	Moderada (retração esternal)	2
	Grave (retrações importantes com batimento de aleta nasal)	3

(Continua)

Tabela 35.1. Escore de gravidade da bronquiolite. (*Continuação*)

	Avaliação clínica	Pontos
Frequência respiratória	< 40 mpm	0
	40 a 55 mpm	1
	55 a 65 mpm	2
	> 65 mpm	3
Saturação de O_2	> 96%	0
	93% a 95%	1
	90% a 92%	2
	< 90%	3
Grau de gravidade	Leve: < 5	Moderado: 6 a 10	Grave: > 10

Fonte: Adaptada de Wang et al., 1992.

Tratamento

A maioria das crianças pode ser tratada no domicílio. Deve-se orientar os responsáveis quanto à hidratação adequada, ao controle da febre e esclarecê-los sobre a evolução da doença e sinais de piora, além de orientá-los quanto ao controle da disseminação da infecção por meio da higiene adequada das mãos antes e após o contato com a criança. Lavagem nasal também é importante, em razão da congestão nasal, que aumenta a resistência ao fluxo aéreo e dificulta a alimentação dos lactentes. A exposição passiva ao cigarro pode piorar o desconforto respiratório.

Devem ser hospitalizadas:

- crianças menores de 2 meses;
- aquelas com fatores de risco para maior gravidade;
- aquelas com dificuldade respiratória, hipóxia e/ou dificuldade em ingerir alimentos e manter-se hidratada.

A medidas farmacológicas não trazem qualquer benefício em casos de BVA, não modificam as taxas ou o tempo de internação e expõem os lactentes aos efeitos adversos desses tratamentos.

Tratamento de suporte

- Hidratar a criança por via nasogástrica ou via endovenosa, calculando-se as necessidades hídricas basais e monitorando-se a necessidade de ajustes. Se o paciente apresentar FR < 60 bpm e estiver sem desconforto, pode ser hidratado via oral, em livre demanda, e o aleitamento materno pode e deve ser mantido.
- Realizar higiene nasal por meio de lavagem nasal com soro fisiológico ou aspiração. A limpeza pode promover melhora da dinâmica respiratória.
- Fisioterapia respiratória não é formalmente recomendada para lactentes e crianças com BVA, porém, em casos moderados e graves, particularmente quando há atelectasias, pode auxiliar na melhora da dinâmica respiratória.

- O oxigênio suplementar deve ser administrado quando a saturação de O_2 está abaixo de 90%, embora alguns autores recomendem o uso de O_2 quando a saturação cai para menos de 92%. A administração do oxigênio pode ser realizada por meio de pronga ou cateter nasal, máscara de Venturi ou máscara não reinalante nas crianças que não necessitem de suporte ventilatório adicional. A administração de oxigênio pode corrigir a hipoxemia, fazendo o paciente respirar com mais tranquilidade, o que diminui o turbilhonamento do fluxo aéreo e o desconforto respiratório. A cânula nasal de alto fluxo (CNAF) é método não invasivo e promove a lavagem do espaço morto da nasofaringe, criando um reservatório de ar fresco, o que melhora a oxigenação e a ventilação. Esse dispositivo mantém alto fluxo de uma mistura de ar e oxigênio aquecido e umidificado ao longo de toda a via aérea, com FiO_2 regulável. Pode ser indicada em casos com desconforto leve/moderado. O CPAP nasal também pode ser utilizado, não sendo superior à CNAF.
- Cerca de 10% a 15% dos lactentes hospitalizados necessitarão de cuidados intensivos por meio de ventilação invasiva ou não invasiva (VNI). A VNI deve ser a primeira tentativa de suporte, mas tem que ser iniciada precocemente. Pode-se utilizar modo SIMV com controle de pressão + pressão de suporte. Sugere-se o início com pressão controlada de 6 a 8 cm de H_2O, PEEP de 2 a 4 cm de H_2O e pressão de suporte de 10 a 12 cm de H_2O.
- As indicações de ventilação mecânica invasiva são: FR >100 mrpm ou < 20 mrpm, apneia recidivante, bradicardia e irregularidade respiratória. São parâmetros sugeridos: VC: 8 mL/kg, PIP: 30 a 35 cm de H_2O, PEEP: 4 a 5 cm de H_2O, Ti: 0,5 a 0,6 segundos para lactentes com relação insp./exp.: 1:4 a 1:5 e FiO_2 mínima para manter SaO_2 > 92%. Deve-se promover sedação e analgesia contínuas.

Tratamento medicamentoso

- Os broncodilatadores beta-agonistas inalatórios não são recomendados, pois, além de não promover melhora significativa, podem causar taquicardia e agitação, resultando em piora da dinâmica respiratória (Evidência B; forte recomendação). Eventualmente, podem ser tentados como terapia de resgate em casos graves ou ser úteis em pacientes com sibilância recorrente.
- A epinefrina não é recomendada, pois não diminui a taxa geral de internação e não evita a progressão da doença (Evidência B; forte recomendação). Pode ser tentada em casos graves.
- Os corticosteroides não são recomendados para crianças com bronquiolite, pois não reduzem a taxa de internação hospitalar, além de poder aumentar o tempo de replicação viral (Evidência A, forte recomendação).
- A salina hipertônica (salina 3%) não deve ser recomendada rotineiramente, pois não há evidências claras sobre o real benefício dessa medida, apesar de sua aparente segurança. Pode ser utilizada em casos de pacientes internados, para possível redução do tempo de internação (Evidência B, moderada recomendação).
- A ribavirina é um agente antiviral com atividade demonstrada contra o VSR, entretanto não é recomendado o seu uso, por falta de evidências de sua eficácia, além de ser medicação de alto custo, ter efeitos colaterais importantes e sua utilização apresentar dificuldades técnicas.
- Não devem ser administrados antibióticos na bronquiolite, a não ser que infecção bacteriana concomitante seja comprovada ou fortemente suspeita.

Prevenção

Além das descritas em tratamento de suporte, temos:

- Deve ser incentivada a amamentação exclusiva nos primeiros 6 meses de vida.
- A indicação de imunoprofilaxia mensal com palivizumabe está indicada para lactentes nascidos antes de 29 semanas de gestação, para portadores de cardiopatia congênita com repercussão clínica ou doença pulmonar crônica da prematuridade, sendo que a administração de palivizumabe previne a infecção grave pelo VSR. Palivizumabe é um anticorpo monoclonal humano contra o VSR. A medicação deve ser aplicada no início da estação do VSR e a dose prescrita é de 15 mg/kg intramuscular, a cada 30 dias, máximo de 5 doses, no período de sazonalidade do vírus.

Referências bibliográficas

1. Baron J, El-Chaar G. Hypertonic saline for the treatment of bronchiolitis in infants and young children: a critical review of the literature. J Pediatr Pharmacol Ther. 2016;21(1):7-26.
2. Florin TA, Plint AC, Zorc JJ. Viral bronchiolitis. Lancet. 2017;389:211-24.
3. Lanari M, Prinelli F, Adorni F, di Santo S, Vandini S, Silvestri M et al. Risk factors for bronchiolitis hospitalization during the first year of life in a multicenter Italian birth cohort. Ital J Pediatr. 2015;41:40.
4. Meissner HC. Viral bronchiolitis in children. N Engl J Med. 2016;374:62-72.
5. Miller EK, Gebretsadik T, Carroll KN et al. Viral etiologies of infant bronchiolitis, croup and upper respiratory illness during 4 consecutive years. Pediatr Infect Dis J. 2013;32(9):950-5.
6. Raiston SL, Lieberthal AS, Meissner HC, Alverson BK, Baley JE, Gadomski AM et al. Clinical practice guideline: the diagnosis, management, and prevention of bronchiolitis. Pediatrics. 2014;134:e1474-502.
7. Ricard S, Marcos MA, Sarda M, Anton A, Muñoz-Almagro C, Pumarola T et al. Clinical risk factors are more relevant than respiratory viruses in predicting bronchiolitis severity. Pediatr Pulmonol. 2013;48:456-63.
8. Salomão Junior JB, Gardinassi LG, Simas PV, Bittar CO, Souza FP, Rahal P et al. Human respiratory syncytial virus in children hospitalized for acute lower respiratory infection. J Pediatr (Rio J). 2011;87:219-24.
9. Sigurs N, Aljassim F, Kjellman B et al. Asthma and allergy patterns over 18 years after severe RSV bronchiolitis in the first year of life. Thorax. 2010;65:1045-52.
10. Stein RT, Sherrill D, Morgan WJ et al. Respiratory syncytial virus in early life and risk of wheeze and allergy by age 13 years. Lancet. 1999;354:541-45.
11. American Academy of Pediatrics. Clinical practice guideline: the diagnosis, management and prevention of bronchiolitis. Pediatrics. 2014;134(5)1-31.
12. Amantea SL, Neto NL, Lotufo JPB et al. Bronquiolite viral aguda. In: Campos Junior D, Burns DAR, Lopez FA, editores. Sociedade Brasileira de Pediatria. Tratado de pediatria. 3. ed. Barueri-SP: Manole; 2014. Seção 24, cap. 4, p. 2537-48.
13. Gadomski AM, Scribani MB. Bronchodilator for bronchiolitis. Cochrane Database Syst Rev. 2014;(6):CD001266.
14. Hartling L, Fernandes RM, Bialy L et al. Steroids and bronchodilators for acute bronchiolitis in the first year of life: systematic review and meta-analysis. BMJ. 2011;342:d1714.
15. Zhang L, Mendoza-Sassi RA, Wainwright C, Klassen TP. Nebulized hypertonic saline solution for acute bronchiolitis in infants. Cochrane Database Syst Rev. 2008(4):CD006458.
16. Cesar RG, Bispo BRP, Felix PHCA et al. High-flow nasal cannula versus continuous positive airway pressure in critical bronchiolitis: a randomized controlled pilot. J Pediatr Intensive Care. Janeiro, 2021. Disponível em: https://doi.org/10.1055/s-0040-1709656.
17. Wang EE, Milner RA, Navas L, Maj H. Observer agrément for respiratory signs and oximetry in infants hospitalized with lower respiratory infections. Am Rev Respir Dis 1992;145(1):106-109.

36 Pneumonia

Vitória Silva Souza Dias
Mário Ferreira Carpi

Definição, epidemiologia e etiologia

Pneumonia é a inflamação do parênquima pulmonar (alvéolos e espaço intersticial), mais frequentemente de etiologia infecciosa. É a principal causa de internação em pediatria e uma das principais causas de morbimortalidade nos países em desenvolvimento.

Alguns fatores de risco que contribuem para sua incidência e morbimortalidade são baixa idade, ausência de aleitamento materno, baixo peso ao nascer, presença de comorbidades, exposição passiva ao cigarro, permanência em creche e variáveis socioeconômicas.

O diagnóstico etiológico da pneumonia adquirida na comunidade (PAC) é complexo, em razão da dificuldade de isolamento do agente e da semelhança do curso clínico nas diversas etiologias. Deve-se levar em consideração a faixa etária da criança, história clínica com dados epidemiológicos, estado geral, extensão de comprometimento pulmonar e presença de comorbidades para decisão do tratamento. A Tabela 36.1 mostra os agentes mais comuns por faixa etária.

Entre os vírus, grupo cada vez mais implicado na etiologia da PAC na infância, o vírus sincicial respiratório (VSR) é o principal agente. Agentes bacterianos são associados a maior gravidade e mortalidade, sendo o *Streptococcus pneumoniae* (pneumococo) responsável pela maioria dos casos. Infecção por *Staphylococcus aureus* está relacionada a menor idade (lactentes jovens), infecções cutâneas e maior gravidade clínica, com piora rápida e progressiva.

Tabela 36.1. Agentes mais comuns de PAC por faixa etária.

Faixa etária	Agente etiológico
Recém-nascidos	Estreptococo do grupo B, Gram-negativos entéricos (*E. coli, Klebsiella* sp.), *Listeria monocytogenes*
1 a 3 meses	Vírus (VSR, Rinovírus, Enterovírus, Influenza, Parainfluenza), *Chlamydia trachomatis, Streptococcus pneumoniae, Staphylococcus aureus*
3 meses a 5 anos	Vírus (VSR, Rinovírus, Enterovírus, Influenza, Parainfluenza), *Streptococcus pneumoniae, Haemophilus influenzae, Staphylococcus aureus, Mycoplasma pneumoniae*
> 5 anos	*Mycoplasma pneumoniae, Chlamydia pneumoniae, Streptococcus pneumoniae*

PAC = pneumonia adquirida na comunidade; VSR = vírus sincicial respiratório.
Fonte: Adaptada de Sociedade Brasileira de Pneumologia e Tisiologia e Sociedade Brasileira de Pediatria, 2007.

Apresentação clínica

O diagnóstico de PAC pode ser feito clinicamente em criança com febre e quadro clínico evidenciando processo infeccioso associado a sinais e sintomas de dificuldade respiratória.

A PAC comumente é precedida por quadro de infecção viral alta. Paciente geralmente apresenta febre e tosse de início agudo (menos de 2 semanas de duração). Outros sintomas associados são irritabilidade, cefaleia, vômitos, redução do apetite, dor pleurítica e dor abdominal. Toxemia, palidez, cianose, incapacidade de alimentar-se e convulsões têm associação com a gravidade.

No exame físico, aumento da frequência respiratória (taquipneia) é o achado mais frequente, particularmente em lactentes. Os pontos de corte utilizados para taquipneia são:

- < 2 meses: frequência respiratória (FR) ≥ 60 incursões respiratórias por minuto (irpm);
- 2 a 11 meses: FR ≥ 50 irpm;
- 1 a 4 anos: FR ≥ 40 irpm.

Ausculta torácica pode ser normal ou revelar crepitações, sibilância, sopro tubário, redução ou abolição do murmúrio vesicular. Tiragem subcostal, intercostal e de fúrcula, gemência, batimento de asa nasal, hipoxemia (saturação arterial de oxigênio: SaO_2 < 94% em ar ambiente) e cianose são sinais de comprometimento respiratório grave.

Considera-se o diagnóstico de pneumonia atípica quando presentes história clínica insidiosa, com duração superior a 1 semana, tosse paroxística e dissociação clínico-radiológica. Crianças maiores de 5 anos podem apresentar manifestações gerais, como cefaleia, mialgia e dor de garganta, com piora progressiva de tosse seca, sendo *Mycoplasma pneumoniae* e *Chlamydia pneumoniae* os principais agentes. Em lactentes no primeiro trimestre de vida, é em geral causada pela *Chlamydia trachomatis* e pode estar associada a história de conjuntivite no período neonatal, rinorreia e eosinofilia.

Exames complementares

O diagnóstico é clínico e não há necessidade de exames para iniciar o tratamento. Se disponível, pode ser solicitada radiografia de tórax para auxiliar na confirmação diagnóstica, avaliar a extensão do comprometimento pulmonar e a presença de complicações.

Ultrassonografia (US) de tórax também pode auxiliar no diagnóstico e na avaliação de complicações; e tomografia de tórax pode ser útil na suspeita de complicações mais graves. Outros exames podem ser solicitados em casos de PAC grave: hemograma, proteína C reativa (PCR), hemocultura com antibiograma e pesquisa de antígenos virais em secreção nasofaríngea.

Critérios de internação hospitalar

- Idade < 2 meses.
- Comprometimento do estado geral: toxemia, vômitos persistentes, incapacidade de mamar, palidez, agitação alternada com sonolência, convulsão.
- Comprometimento respiratório: tiragem subcostal, de fúrcula ou intercostal, batimento de asa de nariz, gemência, hipoxemia, cianose.

- Comorbidade grave associada: imunodeficiência, desnutrição grave, cardiopatias, pneumopatia crônica etc.
- Pneumonia muito extensa na radiografia de tórax.
- Complicações: derrame pleural, pneumatocele ou abscesso.
- Condições sociais: pais incapazes de cuidar.

Tratamento

A Tabela 36.2 mostra a posologia dos principais antimicrobianos utilizados no tratamento da PAC.

- *Ambulatorial*:
  - Amoxicilina via oral para crianças maiores de 2 meses, considerando pneumococo o agente mais provável.
  - Reavaliação da resposta ao tratamento em 48 horas. No paciente sem melhora dos sintomas, avaliar possíveis complicações e, se não houver indicação de internação, trocar terapia antimicrobiana para amoxicilina + clavulanato via oral.
  - Na suspeita de pneumonia atípica ou em crianças alérgicas à penicilina e derivados, utilizar macrolídeos (azitromicina ou claritromicina).
  - Orientar família a respeito do uso de analgésicos e antitérmicos para controle da dor e temperatura, manutenção de ingesta hídrica adequada, identificação de sinais de alarme e procura de atendimento se necessário.
- *Hospitalar*:
  - Iniciar tratamento com antibioticoterapia intravenosa. A escolha vai variar de acordo com a faixa etária e a gravidade do quadro:
    - < 2 meses: associação de ampicilina com aminoglicosídeo, garantindo cobertura de agentes do período neonatal e pneumococo. Na suspeita de infecção por *S. aureus*, associar oxacilina.
    - 2 meses a 5 anos: penicilina cristalina ou ampicilina, considerando pneumococo o principal agente. Em casos muito graves (sepse ou insuficiência respiratória aguda com necessidade de assistência ventilatória), utilizar amoxicilina + clavulanato ou ceftriaxona + oxacilina.
    - 5 anos: penicilina cristalina ou ampicilina; amoxicilina + clavulanato para quadros muito graves; macrolídeos para pneumonia atípica.
  - Oxigenioterapia e suporte ventilatório de acordo com condição clínica, objetivando $SaO_2 > 94\%$.
  - Administração de líquidos e alimentos preferencialmente por via oral. Hidratação intravenosa se paciente com desidratação grave, choque séptico ou em situações em que a via oral não possa ser utilizada.
  - Analgésicos e antitérmicos conforme a necessidade.
  - No paciente sem melhora após 48 horas de tratamento, considerar: presença de complicação, diagnóstico de pneumonia incorreto, possibilidade de melhora clínica mais lenta que a habitual, adequação do tratamento antimicrobiano instituído e outros agentes etiológicos (patógenos atípicos ou resistentes ao tratamento).

Tabela 36.2. Antibioticoterapia para tratamento das PAC.

Antimicrobiano	Dose diária	Intervalo entre doses	Via	Tempo de tratamento
Amoxicilina	50 mg/kg	8/8 horas	VO	7 a 10 dias
Amoxicilina + clavulanato	50 mg/kg (amoxicilina)	8/8 horas	VO/IV	7 a 10 dias
Ampicilina	150 mg/kg	6/6 horas	VO/IV	7 a 10 dias
Penicilina cristalina	200.000 UI/kg	6/6 horas	IV	7 a 10 dias
Ceftriaxona	80 mg/kg	12/12 horas	IV	7 a 10 dias
Oxacilina	200 mg/kg	6/6 horas	IV	7 a 10 dias
Azitromicina	10 mg/kg 1º dia 5 mg/kg 4 dias	24/24 horas	VO	5 dias
Claritromicina	15 mg/kg	12/12 horas	VO/IV	7 a 10 dias
Eritromicina	50 mg/kg	6/6 horas	VO	7 a 10 dias
Gentamicina	7,5 mg/kg	24/24 horas	IV	7 a 10 dias

PAC = pneumonia adquirida na comunidade; VO = via oral; IV = intravenoso.
Fonte: Adaptada de Sociedade Brasileira de Pneumologia e Tisiologia e Sociedade Brasileira de Pediatria, 2007.

Complicações
Derrame pleural

Trata-se da complicação mais frequente da PAC. Consiste no acúmulo de líquido inflamatório entre as pleuras visceral e parietal.

Ao exame físico, pode-se encontrar murmúrio vesicular diminuído ou abolido e percussão maciça, alterações difíceis de serem percebidas em crianças pequenas. Exames complementares, como radiografia de tórax e US, auxiliam o diagnóstico. US pode também auxiliar demarcação para punção torácica.

Presença de derrame pleural de pelo menos 10 mm de espessura é indicação de toracocentese. Drenagem cirúrgica é indicada em casos de derrame extenso, derrame loculado, empiema (toracocentese evidenciando aspecto purulento, bacterioscopia ou cultura positiva, pH < 7,2, glicose < 40 mg/dL ou DHL > 1.000 UI/L), comprometimento respiratório ou ausência de melhora clínica.

Pacientes drenados que não apresentam melhora do quadro devem ser avaliados quanto à eficácia da drenagem antes da troca de antibiótico. Tratamentos de pneumonias com derrame têm tempo de antibioticoterapia individualizado de acordo com a eficácia da drenagem e a evolução clínica; no entanto, a medicação deve ser mantida por pelo menos 10 dias da resolução da febre.

Outras complicações

- Abscesso pulmonar: área de cavitação do parênquima pulmonar resultante de necrose e supuração. Diagnóstico em geral por radiografia de tórax (cavidade > 2 cm, parede espessa e nível hidroaéreo). Tratamento clínico com antibioticoterapia prolongada resolve a maioria dos casos.

- Pneumatocele: cavidade pulmonar cística de paredes finas. Radiografia de tórax é suficiente para diagnóstico. Na maioria das vezes, tem involução espontânea em período variável (de semanas a até mais de 1 ano).
- Atelectasia; pneumonia necrosante; pneumotórax; piopneumotórax; fístula broncopleural; bronquiectasia.

Prevenção

- Incentivo ao aleitamento materno, prevenção da desnutrição e do baixo peso ao nascer.
- Vacinação: vacinas polissacarídicas conjugadas (Pneumo 10; Pneumo 13; contra *Haemophylus influenzae* tipo B) e anual contra *influenza*.

Referências bibliográficas

1. Martin JG, Fioretto JR, Carpi MF. Emergências pediátricas. Rio de Janeiro: Atheneu; 2019.
2. Sociedade Brasileira de Pneumologia e Tisiologia; Sociedade Brasileira de Pediatria. Diretrizes brasileiras em pneumonia adquirida na comunidade em pediatria. J Bras Pneumol. 2007;33(Suppl1):S31-50.
3. Nascimento-Carvalho CM. Community-acquired pneumonia among children: the latest evidence for an updated management. J Pediatr (Rio J). 2020;96(S1):29-38.
4. Shah SN, Bachur RG, Simel DL, Neuman MI. Does this child have pneumonia?: the rational clinical examination systematic review. JAMA. 2017;318:462.
5. Bradley JS, Byington CL, Shah SS et al. The management of community-acquired pneumonia in infants and children older than 3 months of age: clinical practice guidelines by the Pediatric Infectious Diseases Society and the Infectious Diseases Society of America. Clin Infect Dis. 2011;53:e25.

ative="" # Parte 4

Gastroenterologia

37 ALTE e BRUE

Joelma Gonçalves Martin
Lui Perdoná Rodrigues da Silva

- *Apparent life-threatening event (ALTE):* "episódio assustador ao observador; caracterizado por uma combinação dos seguintes sintomas: apneia, mudança de coloração da pele (cianose ou palidez), modificação do tônus muscular (hipertonia ou hipotonia) e engasgo ou sufocação".

  Não é um diagnóstico específico, e sim uma forma de apresentação clínica ou um sintoma, que pode representar diversas doenças.

  Em geral, os lactentes que tiveram um episódio de ALTE são levados a unidades de pronto-atendimento com total recuperação do quadro, o que dificulta o raciocínio clínico inicial.

- *Brief resolved unexplained event (BRUE):* constitui-se em episódio súbito, breve, já resolvido no momento da apresentação, ocorrido em uma criança de até 1 ano de idade, que dura tempo inferior a 1 minuto e é acompanhado de pelo menos um dos seguintes sinais:
  - cianose ou palidez;
  - ausência, diminuição ou irregularidade de movimentos respiratórios;
  - alteração do tônus muscular (hipertonia ou hipotonia);
  - alteração de responsividade.

  Como o próprio nome diz, o evento não é explicado por uma causa específica após anamnese e exame físico detalhados.

  Assim, a Academia Americana de Pediatria sugeriu, em *guideline* recente, a eliminação da terminologia ALTE, para não alarmar em demasia as famílias e para não forçar os clínicos a fazerem investigações exaustivas e desnecessárias na maioria dos casos.

  Outros dados são importantes nessa nova terminologia: as crianças devem retornar ao seu estado basal no momento da avaliação médica. Crianças que se encontrem febris, com história de tosse ou qualquer outra alteração ao exame físico têm o diagnóstico de BRUE afastado. O termo BRUE aplica-se apenas a eventos em que não se encontre uma causa após história e exame físico detalhados e não se aplica a apresentações clínicas similares com causa primária identificada. Neste último caso, mantém-se a terminologia ALTE. Muitas são as prováveis etiologias de ALTE: origem neurológica, cardiocirculatória, digestória, endocrinológica ou infecciosa, ou por negligência e/ou maus-tratos dos cuidadores (envenenamento, sufocamento e síndrome do bebê sacudido).

As causas digestivas são as mais comuns, principalmente a doença do refluxo gastroesofágico (DRGE). Mas não é possível estabelecer claramente uma relação de causa e efeito entre DRGE e ALTE, posto que o paciente pode apresentar episódio de ALTE e ter a DRGE, tendo em vista a alta prevalência dessa condição em lactentes.

Após as causas digestivas, estão as neurológicas, respiratórias e cardiovasculares.

ALTE × BRUE – história cuidadosa

A história clínica deve conter o local do evento, bem como sua duração, a posição em que estava o lactente, atividade como alimentação ou sono, regurgitação, engasgo ou vômito acompanhantes. Evidenciar se houve estímulo por parte dos cuidadores, como estímulo cutâneo leve ou vigoroso, respiração boca a boca ou ressuscitação cardiopulmonar.

Também são importantes:
- Antecedentes recentes do bebê, como presença de febre, lesões de pele, baixa ingesta alimentar, desenvolvimento neuropsicomotor; doenças recentes, irritabilidade e letargia.
- Antecedentes mórbidos, como história pré-natal e neonatal, episódios prévios semelhantes; doenças previamente diagnosticadas.
- Situação vacinal com possíveis eventos adversos ocorridos previamente.
- Antecedentes familiares: doenças cardíacas na família, histórico de morte súbita ou de doenças congênitas.
- Avaliação da condição social da família e dos cuidadores, para investigar possíveis eventos de negligência ou violência.
- Medicamentos em uso da criança e de familiares, com possível contato.

Não há consenso sobre a investigação necessária de casos diagnosticados como ALTE, mas algumas sugestões são feitas, principalmente em casos considerados de alto risco: presença de ALTE recorrente, durante o sono, em prematuros, antecedentes familiares de ALTE, baixo nível socioeconômico e com fatores para síndrome de morte súbita do lactente (tabagismo e idade maternas, posição prona, dormir em superfície macia, mães jovens, bebês do sexo masculino, crianças afro-indígenas, pré-termos ou baixo peso ao nascer).

Os exames indicados podem ser os seguintes:
- Séricos: hemograma, glicemia, sódio, potássio, cálcio, magnésio e fósforo séricos, gasometria venosa, lactato sérico, triagem para erros inatos do metabolismo.
- Urina tipo I (para avaliar sinais de infecção, resíduos e ácidos).
- Radiografia de tórax (para avaliar área e contorno cardíacos).
- Eletrocardiograma.

Outros exames deverão ser solicitados de acordo com antecedentes relevantes do paciente e de familiares e com características específicas do episódio de ALTE:
- *Se houver relação do episódio com a alimentação*: raio X contrastado com deglutograma; pHmetria esofágica; cintilografia; impedanciometria.

- *Em episódios com sinais sugestivos de comprometimento neurológico, convulsões ou maus-tratos*: tomografia computadorizada de crânio.
- *Coleta de LCR*: para investigar causas infecciosas de SNC.

Esses exames devem obedecer a uma sequência lógica e cronológica, com base nos aspectos clínicos de cada paciente, quando necessários.

Quando se define o evento como BRUE, a literatura sugere que se encaixe esse bebê em eventos de baixo ou alto risco de recorrência, e a conduta se baseará nessa classificação.

São determinantes de baixo risco:
- idade acima de 60 dias;
- prematuros (idade gestacional > 32 semanas): idade gestacional corrigida > 45 semanas;
- primeiro episódio;
- duração menor que 1 minuto;
- sem necessidade de reanimação cardiopulmonar (RCP) por pessoa treinada para realizá-la;
- nenhum dado significativo na anamnese;
- nenhum dado significativo no exame físico.

As recomendações em pacientes com BRUE de baixo risco são as seguintes:
- *Deve-se fazer*: orientação e educação de cuidadores e pais e orientação em RCP.
- *Pode-se indicar*: teste para pertússis e eletrocardiograma, além de breve monitoração de oximetria e sinais vitais.
- *Não se deve fazer*: coleta desnecessária de exames como liquor, culturas, eletrólitos, raio X de tórax, ecocardiograma, eletroencefalograma e investigação para refluxo gastroesofágico. Não é necessário iniciar monitoração domiciliar, nem prescrever antiácidos e/ou bloqueadores de bomba de prótons.
- *Não é necessário*: realizar testes de vírus respiratórios, urina 1, glicemia, gasometria, ácido lático, neuroimagem, hemograma, nem internar o paciente para monitoração.

Tratamento

Nos casos de ALTE, a internação tem os seguintes objetivos: observação do vínculo mãe-bebê; observação técnica de amamentação, de rotina do sono e despertar; monitorização contínua (maior recorrência nas primeiras 24 horas do evento); avaliação clínica completa; exames complementares iniciais; e tratamento da doença de base se identificada.

Após o período de observação intra-hospitalar, com exames complementares normais, com antecedentes prévios dentro da normalidade e sem recorrência do quadro, o paciente pode receber alta hospitalar. Para outros pacientes, com histórico prévio importante ou com alterações nos exames de triagem, deve-se prosseguir com investigação e tratamento, se necessário.

O tratamento de um evento de ALTE deve ser dirigido para tratar a doença de base do paciente, se for identificável. Além disso, deve-se orientar familiares sobre posicionamento durante a mamada, posicionamento do bebê para dormir e objetos dentro do berço da criança que possam prejudicá-la durante o sono, além de treinamento em RCP.

Pacientes que têm critério para BRUE, mas não se encaixam na definição de baixo risco devem ser investigados como ALTE, com *screening* laboratorial mínimo, coleta de vírus respiratórios, eletrocardiograma e internação para observação e exames.

O acompanhamento, em geral, deve ser mantido com pediatra ou em unidade básica de saúde. Entretanto, em casos específicos, em que causas subjacentes são identificadas, podem ser necessários acompanhamentos com outras especialidades.

Ainda não há consenso sobre o benefício dos monitores domiciliares de apneia e bradicardia. Há aumento da ansiedade e do estresse dos cuidadores, com repercussão na relação familiar, no cuidado e no desenvolvimento da criança, no primeiro ano de vida. Assim, as orientações quanto ao diagnóstico correto ajudam a minimizar o risco e a ansiedade da família e dos médicos assistentes.

Referências bibliográficas

1. Merck Manual-professional version by: Christopher P. Raab, MD Sidney Kimmel Medical College of Thomas Jefferson University, modified in 2019. https://www.merckmanuals.com/professional/pediatrics/miscellaneous -disorders-in-infants-and-children/alte-and-brue. 20/03/2021 visualização.
2. McFarlin A. What to do when babies turn blue: beyond the basic brief resolved unexplained event. Emerg Med Clin N Am. 2018;36(2):335-47.
3. Tieder JS, Bonkowsky JL, Etzel RA et al. Brief unexplained events and evaluation of lower-risk infants. Pediatrics. 2016;25 e 1-e32. DOI: 10.1542/peds.2016-0590.

38 Pancreatite

Mary de Assis Carvalho
Nilton Carlos Machado

Definição, epidemiologia e mecanismos fisiopatológicos

- A pancreatite é um processo inflamatório do pâncreas.
- Estima-se a incidência de pancreatite aguda em ~1/10.000 crianças por ano. Geralmente reversível, ~10% dos pacientes apresentarão recorrência.
- Após um insulto pancreático, ocorre a ativação intra-acinar de enzimas pancreáticas, o que resulta em autodigestão e lesão do pâncreas. Além de haver dano local ao parênquima pancreático, que compromete a função do órgão, as enzimas ativadas podem danificar o tecido peripancreático e também ativar o sistema complemento e a cascata inflamatória, produzindo citocinas e causando inflamação sistêmica grave.

Etiologia

A litíase ou barro biliar, as medicações, as doenças sistêmicas e o trauma abdominal fechado são as causas mais frequentes em crianças (Quadro 38.1). Na pancreatite biliar, a microlitíase (cálculos < 3 milímetros) e a lama biliar estão mais envolvidos etiologicamente do que cálculos maiores, e sua incidência vem aumentando em associação com o incremento nas taxas de obesidade pediátrica. Até 20% dos episódios de pancreatite são atribuíveis a mais de uma etiologia contribuinte. Até um terço em crianças pode não apresentar causa identificável.

Quadro 38.1. Etiologia das pancreatites agudas.

Doenças genéticas	Gene catiônico do tripsinogênio (PRSS1), gene quimotripsina C (CTRC), gene da fibrose cística (CFTR), gene inibidor da tripsina (SPINK1); CPA1, gene lipase carboxil-éster (CEL); gene híbrido lipase carboxil-éster (CEL-HYB)
Doenças obstrutivas	Ascaridíase, colelitíase, microlitíase e coledocolitíase (cálculos ou barro biliar), disfunção do esfíncter de Oddi, doença da papila de Vater, complicação de colangiopancreatografia retrógrada endoscópica (CPRE), anormalidades do ducto pancreático, malformações do trato biliar (cisto de colédoco, coledococele, cisto de duplicação, malformações da junção pancreatobiliar, pâncreas anular, pâncreas *divisum*), pós-operatório, tumor

(Continua)

Quadro 38.1. Etiologia das pancreatites agudas. (*Continuação*)

Doenças sistêmicas	Acidemia orgânica, anemia falciforme, desnutrição, diabetes *mellitus* (cetoacidose), doença de Crohn, doenças vasculares do colágeno, doença de Kawasaki, hemocromatose, hiperparatireoidismo/hipercalcemia, hipertrigliceridemia (> 1.000 mg/dL), insuficiência renal, lúpus eritematoso sistêmico, síndrome hemolítica urêmica, pancreatite autoimune (doença sistêmica relacionada a IgG4), periarterite nodosa, trauma de crânio, transplante (medula óssea, coração, fígado, rim, pâncreas), tumor cerebral, úlcera péptica, vasculite
Drogas/medicamentos/toxinas	Ácido valproico, álcool, L-asparaginase, azatioprina, carbamazepina, cimetidina, corticosteroides, enalapril, eritromicina, estrogênio, furosemida, agentes peptídicos do tipo glucagon-1, isoniazida, lisinopril, 6-mercaptopurina, metildopa, metronidazol, octreotide, organofosforados (envenenamento), paracetamol (superdose), pentamidina, retrovirais [DDC (didesoxicitidina), DDI (didesoxi-inosina), tenofovir], sulfonamidas (mesalazina, 5-aminossalicitatos, sulfasalazina, trimetoprim-sulfametoxazol), sulindac, tetraciclina, tiazidas, venenos (aranha, escorpião), vincristina, hidrocarbonetos voláteis
Infecções	*Coxsackie* B vírus, vírus Epstein-Barr, hepatites A e B, *influenza* A e B, sarampo, caxumba, rubéola, síndrome de Reye (varicela, *influenza* B), leptospirose, micoplasma, malária, ascaridíase, choque séptico
Traumas	Abuso infantil, hipotermia, trauma abdominal fechado, queimaduras, trauma cirúrgico
Idiopáticas	–

Fonte: Adaptado de Pohl JF, Uc A, 2015 e Sathiyasekaran M et al., 2016.

Apresentação clínica

História

- *Antecedentes:* investigar a ocorrência prévia de trauma abdominal, uso de drogas/medicamentos, estado nutricional (especialmente obesidade), ocorrência prévia de crise de dor abdominal com ou sem icterícia, ocorrência de doenças predisponentes (p. ex., anemia hemolítica, dislipidemia e fibrose cística) e história familiar de litíase e de pancreatite crônica.
- *Sintomas clássicos:* dor abdominal, náuseas, vômitos e anorexia.
  - Dor abdominal: caráter contínuo ou em "facada" no epigástrio, quadrante superior direito ou região periumbilical, às vezes em faixa, com irradiação para o dorso ou para a parte inferior do tórax e piora com o decúbito dorsal. Quanto mais jovem a criança, menos característica é a dor.
  - A dor abdominal e os vômitos (conteúdo gástrico ou bilioso) pioram com a alimentação. Em crianças menores, é comum a associação a febre.
  - Nos quadros associados à obstrução de vias biliares, podem ocorrer icterícia e colúria.

Exame físico

- Podem ocorrer taquicardia (achado frequente), hipotensão, febre baixa, dor à palpação do epigástrio ou abdome superior, e o paciente pode se recusar a ficar em decúbito dorsal.
- Podem ocorrer sinal de Blumberg positivo (dor à descompressão brusca do abdome), distensão abdominal e diminuição dos ruídos aéreos intestinais, sugestivos de abdome agudo cirúrgico.

- Pode ocorrer icterícia, especialmente nas causas obstrutivas.
- Sinais de ascite (macicez móvel, sinal da onda líquida ou piparote) ou derrame pleural (diminuição do murmúrio vesicular, macicez torácica à percussão, atrito pleural) podem estar presentes na doença grave.
- Na pancreatite hemorrágica, o hemoperitônio pode raramente se apresentar como coloração azul dos flancos (sinal de Grey-Turner) ou do umbigo (sinal de Cullen).

Diagnóstico

O diagnóstico da pancreatite baseia-se em uma associação de critérios clínico, laboratorial e radiológico. A pancreatite pode ser classificada, de acordo com o seu curso, em pancreatite aguda, pancreatite aguda recorrente e pancreatite crônica, e os critérios diagnósticos estão apresentados na Tabela 38.1. Neste capítulo, abordaremos especialmente os aspectos relacionados à pancreatite aguda.

Tabela 38.1. Critérios diagnósticos de pancreatite aguda, pancreatite aguda recorrente e pancreatite crônica, segundo o International Study Group of Pediatric Pancreatitis (INSPPIRE Group).

Condição	Critérios diagnósticos
Pancreatite aguda	≥ 2 de 3 critérios: 1. Dor abdominal sugestiva ou compatível com pancreatite aguda 2. Dosagem de amilase e/ou lipase sérica 3 vezes maior que o limite superior do normal 3. Achados de imagem característicos ou compatíveis com pancreatite aguda
Pancreatite aguda recorrente	≥ 2 episódios de pancreatite aguda associados a: 1. Resolução completa da dor (intervalo livre de dor ≥ 1 mês entre os diagnósticos de pancreatite aguda) OU 2. Normalização completa de amilase e lipase entre os episódios
Pancreatite crônica	≥ 1 dos seguintes 3 critérios: 1. Dor abdominal consistente com origem pancreática e achados de imagem sugestivos de pancreatite crônica 2. Evidência de insuficiência pancreática exócrina e achados de imagem pancreáticos sugestivos 3. Evidência de insuficiência pancreática endócrina e achados de imagem pancreáticos sugestivos

Fonte: Morinville et al. e INSPPIRE Group, 2012.

Exames laboratoriais úteis no diagnóstico e no seguimento:
- hemograma;
- PCR;
- amilase (os níveis aumentam mais rápido que os de lipase, mas podem normalizar-se após 24 horas do início de sintomas);
- lipase (mais específica, com aumento dentro de 6 horas do início, pico em 24 a 30 horas, e pode manter-se elevada por mais de 1 semana);
- bilirrubina total e frações, transaminases, gama-glutamiltranspeptidase (GGT) e fosfatase alcalina (FA);
- desidrogenase lática (DHL);

- eletrólitos, em especial o cálcio sérico;
- ureia e creatinina;
- perfil lipídico.

Exames de imagem úteis no diagnóstico e no seguimento:

- *Ultrassonografia abdominal*: sempre a primeira escolha, indicada em todos os casos, mas tem limitações. Pode detectar alterações da ecogenicidade, dilatação dos ductos pancreáticos e biliares, cálculos biliares e lama biliar, calcificações pancreáticas, cistos de colédoco e coleções císticas peripancreáticas.
- *Radiografia de tórax/abdome*: útil para avaliação de obstrução intestinal, derrame pleural (mais comum à esquerda), cálculo biliar radiopaco e calcificações pancreáticas.
- *Tomografia contrastada de abdome*: auxilia na avaliação do prognóstico. É a modalidade de escolha para estadiar gravidade e complicações, pois apresenta mais sensibilidade para elucidar edema pancreático, processo inflamatório peripancreático, necrose, hemorragia, abcesso e pseudocisto de pâncreas. Deve ser usada apenas em casos graves (mais irradiação da criança), preferencialmente após 72 a 96 horas de evolução.
- *Colangiopancreatografia por ressonância magnética (CPRM)*: melhor na identificação de malformações ductais e quando há suspeita de um possível microcálculo resultando em obstrução e/ou colangite, com pouca irradiação da criança.
- *Ultrassonografia endoscópica*: idem à CPRM, normalmente realizadas antes da CPRE, mas ainda pouco utilizada em crianças.
- *Colangiopancreatografia endoscópica retrógrada (CPRE)*: controversa na pancreatite aguda, pois o edema pode obstruir a entrada do contraste e este pode amplificar a pancreatite. Pode estar indicada em casos de pancreatite inexplicada, recorrente ou prolongada, na suspeita de ruptura de ductos biliares ou defeito estrutural. Possui potencial terapêutico (esfincterotomia), especialmente nas coledocolitíases deflagradoras de pancreatite biliar.

Critérios de gravidade da pancreatite aguda

A pancreatite aguda foi recentemente classificada quanto à gravidade, pela North American Society for Pediatric Gastroenterology, Hepatology, and Nutrition (NASPGHAN), em pancreatite aguda leve, moderadamente grave e grave, conforme a Tabela 38.2. Os critérios para considerar disfunção de órgãos em pancreatite estão descritos na Tabela 38.3.

Não há relação dos níveis da amilase e lipase com a gravidade da pancreatite. Na faixa etária pediátrica, pode-se utilizar escores de gravidade que levam em consideração critérios clínico-laboratoriais ou os critérios tomodensitométricos de Baltazar. Entretanto, nenhum deles é ainda considerado ideal.

Tabela 38.2. Classificação e gravidade da pancreatite aguda, conforme recomendações da North American Society for Pediatric Gastroenteroptose, Hepatology and Nutrition (NASPGHAN).

Pancreatite aguda leve	Pancreatite aguda moderadamente grave	Pancreatite aguda grave
Ausência de complicações pancreáticas locais* ou sistêmicas** e de disfunção de órgãos***, resolvendo-se geralmente na primeira semana após a apresentação	Presença de complicações pancreáticas locais ou sistêmicas e/ou disfunção de órgãos transitórias (duração inferior a 48 horas)	Presença de disfunção de órgãos persistente (duração superior a 48 horas): cardiovascular, respiratória e/ou renal

* São consideradas complicações pancreáticas locais: coleção peripancreática, necrose pancreática e peripancreática (estéril ou infectada) e o desenvolvimento de pseudocistos.
** São consideradas complicações sistêmicas: exacerbação de comorbidades previamente diagnosticadas (p. ex., doença pulmonar, cardíaca ou renal).
*** São consideradas disfunção de órgãos (cardiovascular, respiratória ou renal) as definições do International Consensus Conference on Pediatric Sepsis, de 2005.
Fonte: Abu-El-Haija et al. e NASPGHAN, 2017.

Tabela 38.3. Critérios para definição de disfunção de órgãos, conforme o Consenso Internacional de Sepse Pediátrica, a serem utilizados para classificação de gravidade de pancreatite aguda.

Sistema	Disfunções

Cardiovascular	Apesar da administração de fluidos endovenosos ≥ 40 mL/kg em 1 hora, presença de:
	• Hipotensão arterial, definida como pressão arterial sistólica (PAS) < percentil 5 para idade ou PAS < 2 desvios-padrão abaixo do normal para a idade **OU**
	• Necessidade de medicação vasoativa para manter a PAS dentro dos valores normais (exceto dopamina ≤ 5 mcg/kg/min) **OU**
	• 2 dos seguintes parâmetros de perfusão orgânica inadequada:
	   – Tempo de enchimento capilar (TEC) prolongado
	   – Diferença entre a temperatura central e a periférica > 3 °C
	   – Oligúria (débito urinário < 1 mL/kg/h)
	   – Acidose metabólica inexplicável: déficit de bases > 5 mEq/L
	   – Lactato acima de 2 vezes o valor de referência

Respiratório	• $PaCO_2$ > 20 mmHg acima da $PaCO_2$ basal **OU** • PaO_2/FiO_2 < 300 na ausência de cardiopatia cianótica ou doença pulmonar preexistente **OU** • Necessidade de FiO_2 > 50% para manter $SatO_2$ ≥ 92% **OU** • Necessidade de ventilação não invasiva (VNI) ou ventilação mecânica (VM)
Renal	• Creatinina ≥ 2 vezes o limite superior para a idade **OU** • Aumento de creatinina ≥ 2 vezes em relação ao basal

As disfunções de outros sistemas, como o neurológico, o hepático e o hematológico, não são usadas para a classificação de gravidade de pancreatite aguda.
Fonte: Goldstein et al. e International Consensus Conference on Pediatric Sepsis, 2005.

Diagnóstico diferencial

- *Apendicite*: dor periumbilical, migrando para o abdome inferior direito.
- *Ruptura apendicular (precoce), torção ovariana*: dor aguda, grave, focal (abdome inferior).
- *Intussuscepção*: dor intermitente, cólicas.
- *Gastroenterite*: dor difusa ou vaga.
- *Hepatite e colecistite*: dor em quadrante superior direito.
- *Gastrite, úlcera gástrica*: dor epigástrica em queimação.
- *Cálculo renal*: dor de flanco irradiando para abdome lateral médio e inferior.

Tratamento

- *Monitoramento*: sinais vitais (incluir saturação de oxigênio e avaliação de pressão arterial) pelo menos a cada 4 horas nas primeiras 48 horas de internação e durante períodos de hidratação agressiva. Persistência de anormalidades em sinais vitais devem indicar avaliação especializada.
- *Oxigenioterapia*: o necessário para manter saturometria > 95%.
- *Fluidos intravenosos:*
  - A ressuscitação hídrica precoce e agressiva, com soluções cristaloides (soro fisiológico ou ringer lactato), parece melhorar os resultados e prevenir a necrose pancreática. Pode-se inicialmente infundir um bólus de 10 a 20 mL/kg (máximo: 1.000 mL). Com base na avaliação do estado de hidratação/estado hemodinâmico, a seguir deve ser prescrito um soro de manutenção IV, contendo 1,5 a 2 vezes o volume hídrico basal nas próximas 24 a 48 horas, com monitoramento de débito urinário, o qual deve ser mantido em 0,5 a 1 mL/kg/hora.
  - Monitorização de ureia e creatinina nas primeiras 48 horas: alterações nesses exames ou diminuição do débito urinário devem indicar a avaliação do nefrologista.
  - Monitorização rigorosa e correção precoce do balanço hídrico e de distúrbios eletrolíticos: em especial da hipocalcemia e hipomagnesemia.
  - Monitorização de ureia e creatinina.
  - Considere acréscimos conforme perdas por vômitos: para o 3º espaço, ou via SNG.
- *Analgesia*: anti-inflamatórios não hormonais e narcóticos da dor via oral ou parenteral intermitente (dor leve a moderada) ou via PCA/analgesia controlada pelo paciente (dor moderada a grave).
  - Dor leve a moderada:
    - Dipirona: 10 a 15 mg/kg/dose VO a cada 6 horas (máximo: 1.000 mg/dose em > 50 kg).
    - Dipirona: 15 mg/kg/dose IV a cada 6 horas (máximo: 1.000 mg/dose em > 50 kg).
    - Paracetamol: 15 mg/kg/dose VO a cada 6 horas (máximo: 750 mg/dose).
    - Paracetamol: 15 mg/kg/dose VO a cada 6 horas (máximo: 750 mg/dose em < 50 kg e máximo 1.000 mg/dose em > 50 kg).
    - Ibuprofeno (se ureia e creatinina normais): 10 mg/kg/dose VO a cada 6 horas (máximo: 800 mg/dose).
    - Cetorolaco (se ureia e creatinina normais): 0,5 mg/kg/dose IV a cada 6 horas (máximo: 30 mg/dose). Não exceder o uso por mais de 72 horas contínuas.
  - Dor grave: opioides são os analgésicos de escolha; podem aumentar a pressão no esfíncter de Oddi, mas raramente pioram o curso da doença:
    - Morfina: 0,05 mg/kg/dose IV a cada 4 horas, se necessário (máximo: de 1 a 2 mg/dose para < 50 kg e de 2 a 5 mg/dose para > 50 kg).
    - Fentanil: 0,5 a 1 mcg/kg/dose IV a cada 1 a 2 horas, se necessário.
    - Hidromorfona: 0,01 mg/kg/dose IV a cada 6 horas, se necessário (no momento, indisponível no Brasil).

- Considere a morfina ou o fentanil em bomba de PCA se não houver melhora com a dosagem necessária.
- Serviços especializados em dor devem ser consultados em caso de dor mais grave, para otimizar o manejo.

- *Antieméticos:*
  - Ondansetrona: 0,1 mg/kg/dose IV a cada 8 horas, se náusea ou vômitos (dose máxima: 8 mg, 8/8 horas).
  - Ondansetrona: 0,1 mg/kg/dose VO a cada 8 horas, se náusea ou vômitos (dose máxima: 8 mg, 8/8 horas).

- *Outros medicamentos:*
  - Antiácidos/inibidores H2/inibidor de bomba de prótons para prevenir gastrite.
  - Antibióticos: uso profilático não está indicado; utilizar especialmente na suspeita de necrose pancreática infectada. Os antimicrobianos (carbapenêmicos, quinolonas e/ou metronidazol) utilizados contra organismos Gram-negativos do trato gastrointestinal devem ser usados por 10 a 14 dias. É aconselhável coleta de material para cultura por aspiração com agulha, guiada por tomografia computadorizada.

- *Terapia nutricional:*
  - Repouso pancreático: jejum
    - Pilar da terapia, ainda usado na maioria das instituições, mas há pouca evidência para apoiar essa abordagem.
    - Não é necessário jejum para pancreatite aguda leve.
    - Deve-se iniciar a alimentação precocemente, preferencialmente nas 24 a 48 horas após a admissão, depois da estabilização do doente, na ausência de íleo, náusea ou vômitos. Em adultos, o tempo de internação é menor em doentes que iniciam precocemente a alimentação em comparação com o daqueles sob jejum prolongado.
  - Dieta:
    - Via oral: em pancreatites leves, na ausência de íleo ou náusea significante e/ou vômitos, e geralmente quando o paciente refere fome e a dor está diminuindo, pode-se iniciar com dieta geral. No Serviço de Gastroenterologia Pediátrica da Faculdade de Medicina de Botucatu, iniciamos com líquidos claros, avançamos para dieta de baixo resíduo, hipogordurosa e leve e a seguir para dieta geral, conforme tolerância. Entretanto, não há evidência científica favorecendo o uso da dieta hipogordurosa sobre a dieta habitual.
    - Via nasogástrica *versus* nasojejunal: em pacientes com pancreatites moderadas a graves, a alimentação oral pode não ser tolerada, em razão de dor pós-prandial, náuseas e vômitos. Informações derivadas de adultos sugerem benefício em oferecer alimentação via jejunal, após ângulo de Treitz, precocemente (24 a 72 horas da admissão). Em crianças, essa opção só deve ser considerada se houver intolerância à via nasogástrica.
    - Benefícios da via nasojejunal:
      - Menor estimulação do pâncreas exócrino.

Parte 4 – Gastroenterologia

– *Bypass* do estômago para aqueles com retardo de esvaziamento gástrico, relacionados a inflamação gastroduodenal e/ou compressão extrínseca por fluidos ou coleções.
– Descompressão do estômago.
• Nutrição parenteral: apenas para pacientes que não toleram a via oral nem jejunal, após 5 a 7 dias.

■ *Tratamento da causa:* um algoritmo resumido do tratamento está mostrado na Figura 38.1.

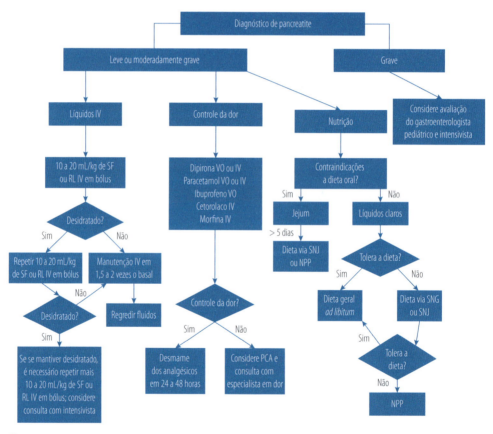

Figura 38.1. Algoritmo do tratamento da pancreatite aguda.
SF = soro fisiológico; RL = ringer lactato; SNG = sonda nasogástrica; SNJ = sonda nasojejunal; NPP = nutrição parenteral; PCA = analgesia controlada pelo paciente.
Fonte: Adaptada de Sellers et al., 2019.

■ *Monitorar complicações:*
– choque;
– insuficiência renal aguda;
– derrame pleural;

- fístula pancreatopleural;
- necrose pancreática (rara) estéril ou infectada;
- pseudocistos pancreáticos;
- insuficiência pancreática, comum na pancreatite crônica;
- diabetes (complicação tardia);
- dor crônica grave.
- *Tratamento cirúrgico*: raramente necessário, mas pode incluir:
  - esfincterotomia endoscópica +/– colocação de *stent*;
  - ressecção pancreática parcial;
  - pancreatectomia total com autotransplante de células de ilhotas.

Referências bibliográficas

1. Abu-El-Haija M, Kumar S, Quiros JA, Balakrishnan K, Barth B, Bitton S et al. Management of acute pancreatitis in the pediatric population: a clinical report from the North American Society for Pediatric Gastroenterology, Hepatology and Nutrition Pancreas Committee. J Pediatr Gastroenterol Nutr. 2018 Jan;66(1):159-76.
2. Abu-El-Haija M, Kumar S, Szabo F, Werlin S, Conwell D, Banks P et al.; NASPGHAN Pancreas Committee. Classification of acute pancreatitis in the pediatric population: clinical report from the NASPGHAN Pancreas Committee. J Pediatr Gastroenterol Nutr. 2017 Jun;64(6):984-90.
3. Abu-El-Haija M, Uc A, Werlin SL, Freeman AJ, Georgieva M, Jojkić-Pavkov D et al. Nutritional considerations in pediatric pancreatitis: a position paper from the NASPGHAN Pancreas Committee and ESPGHAN Cystic Fibrosis/Pancreas Working Group. J Pediatr Gastroenterol Nutr. 2018 Jul;67(1):131-43.
4. Balthazar EJ. Acute pancreatitis: assessment of severity with clinical and CT evaluation. Radiology. 2002 Jun;223(3):603-13.
5. Goldstein B, Giroir B, Randolph A; International Consensus Conference on Pediatric Sepsis. International pediatric sepsis consensus conference: definitions for sepsis and organ dysfunction in pediatrics. Pediatr Crit Care Med. 2005 Jan;6(1):2-8.
6. Morinville VD, Husain SZ, Bai H, Barth B, Alhosh R, Durie PR et al.; INSPPIRE Group. Definitions of pediatric pancreatitis and survey of present clinical practices. J Pediatr Gastroenterol Nutr. 2012 Sep;55(3):261-5. doi: 10.1097/MPG.0b013e31824f1516. Erratum in: J Pediatr Gastroenterol Nutr. 2013 Apr;56(4):459. Abu-Al-Haija, Maisam [corrected to Abu-El-Haija, Maisam].
7. Pohl JF, Uc A. Paediatric pancreatitis. Curr Opin Gastroenterol. 2015 Sep;31(5):380-6.
8. Sathiyasekaran M, Biradar V, Ramaswamy G, Srinivas S, Ashish B, Sumathi B et al. Pancreatitis in Children. Indian J Pediatr. 2016 Nov;83(12-13):1459-72.
9. Sellers ZM, Barakat MT, Abu-El-Haija M. A practical approach to management of acute pancreatitis: similarities and dissimilarities of disease in children and adults. J Clin Med. 2021 Jun 8;10(12):2545.
10. Sellers ZM, Dike C, Zhang KY, Giefer MJ, Uc A, Abu-El-Haija M. A unified treatment algorithm and admission order set for pediatric acute pancreatitis. J Pediatr Gastroenterol Nutr. 2019 Jun;68(6):e109-11.

39 Síndrome colestática

Mary de Assis Carvalho
Nilton Carlos Machado

Definição de colestase

Condição patológica caracterizada por diminuição ou ausência do fluxo de bile para o intestino, decorrente de defeitos funcionais na secreção biliar dos hepatócitos ou obstruções/lesões estruturais dos canais biliares intra-hepáticos ou extra-hepáticos.

Definição laboratorial de colestase

- Embora não seja o único marcador de colestase, o mais utilizado é a presença de hiperbilirrubinemia conjugada ou direta, avaliada pela dosagem sérica da bilirrubina conjugada (BC) ou direta (BD). A hiperbilirrubinemia conjugada em uma criança nunca é normal e indica anormalidade hepatobiliar.
- Definição laboratorial em recém-nascidos (RN) e lactentes de até 3 meses completos: bilirrubina total (BT) elevada (maior que 1,3 mg/dL) e BD maior que 1 mg/dL.
- Definição laboratorial em crianças maiores de 3 meses completos: BT elevada (maior que 1,3 mg/dL) e BD maior que 1 mg/dL (se BT for menor ou igual a 5 mg/dL) ou BD maior que 20% da BT (se BT for superior a 5 mg/dL).

Fisiopatologia e etiologia

A retenção dos constituintes da bile (sais biliares, lipídios, bilirrubina, entre outros) e a redução da concentração dos sais biliares na luz intestinal desencadeiam uma série de eventos, como a lesão hepatocelular e/ou biliar, o prurido, a icterícia, a dislipidemia, a deficiência de vitaminas e a desnutrição, como demonstrado na Figura 39.1. A toxicidade hepática associada a colestase decorre especialmente do acúmulo de ácidos biliares e colesterol no parênquima hepático, uma vez que a BC é atóxica.

Parte 4 – Gastroenterologia

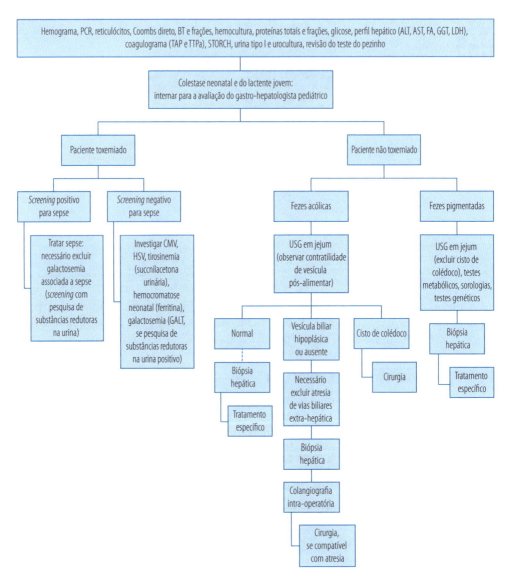

Figura 39.1. Abordagem da colestase do recém-nascido e lactente jovem.
ALT = alanina aminotransferase; AST = aspartato aminotransferase; BT = bilirrubinas totais; STORCH = sorologia para sífilis, toxoplasmose, rubéola, citomegalovírus e herpes simples vírus; CMV = citomegalovírus; FA = fosfatase alcalina; GALT = enzima galactose uridiltransferase; GGT = gama-glutamil transpeptidase; EBV = Epstein-Barr vírus; HSV = herpes simples vírus; LDH = lactato desidrogenase; PCR = proteína C reativa; TAP = tempo e atividade de protrombina; TTPa = tempo de tromboplastina parcial ativado; USG = ultrassonografia.
Fonte: Adaptada de Bhatia et al., 2014.

A etiologia das colestases pode ser dividida conforme mecanismo fisiopatogênico e local de lesão (hepatócito *versus* vias biliares intra-hepáticas *versus* vias biliares extra-hepáticas) e por faixa etária (recém-nascidos e lactentes jovens *versus* crianças maiores e adolescentes), conforme Quadros 39.1 e 39.2.

Quadro 39.1. Etiologia de colestase em recém-nascidos e lactentes jovens.

Obstrução/lesão de vias biliares extra-hepáticas	Lesão de hepatócitos
Atresia biliar Cisto de colédoco Estenose do ducto biliar Perfuração espontânea do ducto biliar comum Barro biliar e colelitíase **Obstrução/lesão de vias biliares intra-hepáticas** • **Hipoplasia ductal** Sindrômica (síndrome de Alagille) Não sindrômica • **Malformação da placa ductal** Fibrose hepática congênita Doença de Caroli	• **Hepatite neonatal idiopática** Colestase neonatal transitória = colestase multifatorial (geralmente recém-nascidos prematuros) • **Doenças genéticas/metabólicas/endócrinas** Colestase intra-hepática familiar progressiva (PFIC) Defeitos da síntese de sais biliares Galactosemia Intolerância hereditária à frutose Tirosinemia Deficiência de alfa1-antitripsina Fibrose cística Lipidoses: doença de Wolman, Niemann-Pick, Gaucher Síndrome de Zellweger/Refsum Hipotireoidismo Pan-hipopituitarismo • **Doenças tóxicas** Nutrição parenteral total Medicamentos • **Doenças infecciosas** Vírus: rubéola, CMV, HSV, HAV, HBV, HCV, HIV, parvovírus 19, varicela, paramixovírus, sepse entérica viral (*echo*, *coxsackie* e adenovírus) Bactérias: sepse bacteriana, infecção urinária, sífilis, listeriose, tuberculose Parasitas: toxoplasmose • **Doenças imunológicas** Hemocromatose neonatal (doença gestacional aloimune) Lúpus eritematoso neonatal Hepatite neonatal com anemia hemolítica autoimune • **Doenças cromossômicas** Síndrome de Down • **Miscelânea** Histiocitose Choque Asfixia neonatal

CMV = citomegalovírus; EBV = Epstein-Barr vírus; HAV = hepatite A vírus; HBV = hepatite B vírus; HCV = hepatite C vírus; HEV = hepatite E vírus; HIV = vírus da imunodeficiência humana; HSV = herpes simples vírus.
Fonte: Adaptado de Hassan e Balistreri, 2016.

Quadro 39.2. Etiologia de colestase em crianças e adolescentes.

Obstrução/lesão de vias biliares extra-hepáticas	Lesão de hepatócitos
Cisto de colédoco Barro biliar e coledocolitíase Colecistite Colangite esclerosante primária ou secundária Parasita (*Ascaris*) Tumores **Obstrução/lesão de vias biliares intra-hepáticas** • **Hipoplasia ductal** Sindrômica (síndrome de Alagille) Não sindrômica • **Malformação da placa ductal** Fibrose hepática congênita Doença de Caroli	• **Autoimune** Hepatite autoimune • **Doenças genéticas/metabólicas/endócrinas** Síndrome de Rotor Síndrome de Dubin-Johnson Deficiência de alfa1-antitripsina Fibrose cística Doença de Wilson Hemocromatose hereditária Colestase intra-hepática familiar progressiva (PFIC) Colestase intra-hepática benigna recorrente (BRIC) Doenças mitocondriais Hipotireoidismo

(Continua)

Quadro 39.2. Etiologia de colestase em crianças e adolescentes. (*Continuação*)

• Miscelânea Colangite esclerosante primária Colangite biliar primária	• Doenças infecciosas Vírus: HAV, HBV, HCV, HEV, CMV, EBV, HSV, HIV Sepse entérica viral (*echo*, *coxsackie* e adenovírus) Bactérias: sepse bacteriana, enterocolite • Doenças tóxicas Nutrição parenteral total Medicamentos • Doenças vasculares Síndrome de Budd-Chiari Síndrome da obstrução sinusoidal Choque e insuficiência cardíaca • Doenças cromossômicas Síndrome de Down

CMV = citomegalovírus; EBV = Epstein-Barr virus; HAV = hepatite A vírus; HBV = hepatite B vírus; HCV = hepatite C vírus; HEV = hepatite E vírus; HIV = vírus da imunodeficiência humana; HSV = herpes simples vírus.
Fonte: Adaptado de Hassan e Balistreri, 2016.

Quadro clínico *versus* etiologia *versus* faixa etária

Caracteriza-se pela tríade icterícia, colúria e hipocolia/acolia fecal. A icterícia só é clinicamente visível em RN quando maior que 5 mg/dL e em crianças maiores e adultos quando maior que 2,5 a 3 mg/dL. A hipocolia fecal persistente e progressiva é sugestiva de obstrução de vias biliares. Podem ocorrer outros sinais/sintomas, como prurido, xantomas e xantelasmas, hepatomegalia, esplenomegalia e ascite, além de sinais de circulação colateral na parede abdominal.

Colestase em recém-nascidos e lactentes jovens

Inicialmente, deve-se classificar a criança quanto ao seu estado geral. Há doenças que não afetam o estado geral (p. ex., atresia de vias biliares); e outras em que ocorrem sinais e sintomas que são potencialmente sérios, com a criança apresentando aspecto agudamente enfermo (p. ex., infecções e doenças metabólicas). No Quadro 39.3, estão mostradas as pistas clínicas para o diagnóstico etiológico.

Quadro 39.3. Pistas para o diagnóstico etiológico de colestase em crianças e adolescentes.

Dado clínico	Suspeita diagnóstica
↓ peso de nascimento	Infecção congênita, síndrome de Alagille
Estado geral comprometido	Infecção congênita, sepse, galactosemia, tirosinemia
Microcefalia/coriorretinite	Infecção congênita
Hipodesenvolvimento do SNC	Doença de Zellwegger
Vômito	Sepse, galactosemia, frutosemia, infecção urinária
Má rotação intestinal	Atresia de vias biliares extra-hepáticas
Íleo meconial/pneumopatia crônica	Fibrose cística
Catarata	Galactosemia, rubéola congênita
Embriotóxon posterior	Síndrome de Alagille
Hipoglicemia	Galactosemia, frutosemia, hipopituitarismo idiopático

(*Continua*)

Quadro 39.3. Pistas para o diagnóstico etiológico de colestase em crianças e adolescentes. *(Continuação)*

Dado clínico	Suspeita diagnóstica
Fácies sindrômico	Síndrome de Alagille, síndrome de Down
Cardiopatia congênita	Síndrome de Alagille, atresia de vias biliares extra-hepáticas, rubéola congênita
Miocardite	Coxsackiose
Síndrome de poliesplenia/dextrocardia	Atresia de vias biliares extra-hepáticas
Vértebra: asa de borboleta	Síndrome de Alagille
Micropênis/hipogonadismo	Hipopituitarismo idiopático
Raquitismo renal	Tirosinemia, cistinose
Linfedema	Síndrome de Aagenaes
Anel de Kayser-Fleischer	Doença de Wilson
Autoanticorpos ANA, SMA, LKM1	Hepatite autoimune
Pródromo de febre, vômitos, dor em hipocôndrio direito e a seguir hepatomegalia	Hepatite aguda viral
Anemia hemolítica, gravidez, obesidade/perda de peso	Colelitíase
Diagnóstico pré-natal por ultrassonografia	Cisto do colédoco
Anemia	Doenças hemolíticas

ANA = anticorpo antinúcleo; SMA = anticorpo antimúsculo liso; LKM1 = anticorpo antimicrossomal fígado-rim do tipo 1.
Fonte: Desenvolvido pela autoria do capítulo.

A colestase intra-hepática por lesão hepatocelular pode ser secundária a:

- *Infecções congênitas*: muitas vezes associadas a retardo do crescimento intrauterino, microcefalia e anormalidades oftalmológicas (catarata, coriorretinite, embriotóxon posterior), outras anomalias congênitas e hepatoesplenomegalia.

- *Infecção do trato urinário (ITU)*: é uma etiologia comum e pode envolver bactérias Gram-negativas, como a *Escherichia coli*, sendo muitas vezes a causa de sepse bacteriana. Nessas infecções, em geral, o paciente está gravemente enfermo, mas a icterícia, em alguns casos, pode ser a única manifestação de infecção.

- *Várias anormalidades metabólicas*: embora incomuns, podem resultar em hiperbilirrubinemia conjugada, como a deficiência de alfa-1-antitripsina, fibrose cística e galactosemia. A maioria desses transtornos metabólicos terá manifestações clínicas, além da icterícia, que levarão ao diagnóstico; na galactosemia, o paciente geralmente está toxemiado, apresenta vômitos, hipoglicemia, catarata e, eventualmente, sepse por *Escherichia coli*.

- *Hepatite neonatal idiopática*: diagnosticada quando não há uma etiologia óbvia, depois de terem sido excluídas causas infecciosas, metabólicas e genéticas.

A colestase intra-hepática por doença ductal é principalmente causada pela hipoplasia/rarefação de ductos biliares intra-hepáticos sindrômica:

- *Síndrome de Alagille, caracterizada por cinco alterações principais*: colestase crônica associada à hipoplasia ductal, alterações faciais típicas, defeitos oculares, anormalidades cardiovasculares e anormalidades nos arcos vertebrais. O paciente geralmente tem baixo peso ao nascer e encontra-se em bom estado geral, sem acometimento neurológico.

As causas extra-hepáticas compreendem um terço das etiologias nessa faixa etária:

- *Atresia biliar:* principal causa extra-hepática, caracterizada pela obstrução biliar completa em algum ponto entre o hilo hepático e o duodeno, com o paciente geralmente com bom peso ao nascer e em bom estado geral. Os pacientes se apresentam com icterícia, colúria e fezes hipocólicas/acólicas, persistente e progressivamente, e hepatomegalia de consistência firme. A história de fezes hipocólicas favorece a hipótese de etiologia obstrutiva.
- *Cisto do colédoco:* uma dilatação sacular congênita da via biliar comum, pode apresentar-se com icterícia e uma massa do quadrante superior direito, ou com sintomas de colangite, incluindo febre e leucocitose.

Colestase em crianças maiores e adolescentes

Em crianças maiores, as doenças colestáticas são mais raras que em lactentes e incluem as hepatites virais, a hepatite tóxica, hepatite autoimune, a colangite esclerosante primária (CEP) e secundária, além das colangites agudas (pós-cirurgia de Kasai, por cálculos biliares ou na doença de Caroli, associada ou não à colelitíase).

- Hepatites virais são mais comumente causadas pelos vírus da hepatite A (HAV), hepatite B (HBV) ou hepatite C (HCV), sendo a primeira originária de transmissão oro-fecal e as demais de transmissão vertical, sexual ou por sangue contaminado. Geralmente se manifestam com início agudo da icterícia, tipicamente associada a dor no quadrante superior direito, hepatomegalia, náuseas e mal-estar e febre variável.
- A hepatite tóxica pode ter origem associada ao uso de vários fármacos, incluindo antibióticos (eritromicina, tetraciclina), anticonvulsivantes (valproato, fenitoína), paracetamol, aspirina, álcool, clorpromazina, hormônios (estrogênios, androgênios), isoniazida e antineoplásicos. As crianças em nutrição parenteral total também estão sob risco, com icterícia que surge geralmente após a segunda semana da introdução da parenteral. A suspensão dessas hepatotoxinas tende a resolver o problema.
- Doenças genéticas, como a deficiência de alfa-1-antitripsina ou a doença de Wilson, podem se apresentar como doença hepática aguda (com sintomas como mal-estar, anorexia, náuseas, vômitos, icterícia) ou como doença hepática crônica. A doença de Wilson é um transtorno autossômico recessivo do metabolismo do cobre que se apresenta na faixa etária pré-adolescente ou adolescente. Achados neurológicos adicionais, como tremor, incoordenação motora fina, alterações comportamentais, alterações na marcha e movimentos involuntários, sugerem o diagnóstico. O exame ocular em lâmpada de fenda, *a posteriori*, pode revelar anéis de Kayser-Fleischer na córnea, secundário ao depósito local de cobre.
- Hepatite autoimune, com apresentação aguda ou crônica, pode estar associada a outros problemas autoimunes, como anemia hemolítica, trombocitopenia autoimune, artrite, tiroidite, vasculite, nefrite, diabetes *mellitus* ou doença inflamatória intestinal.
- Outras doenças, como síndrome da imunodeficiência adquirida (Aids), fibrose cística, distúrbios hemolíticos, hemoglobinopatias e doença inflamatória intestinal, estão associadas a complicações hepáticas específicas.

Assim, na anamnese deve-se indagar sobre viagens, atividade sexual, tatuagens, uso de drogas e álcool e possível exposição a um surto de hepatite. História familiar de icterícia, anemia, doença pulmonar, doença renal, doença hepática, esplenectomia ou colecistectomia sugere uma doença hereditária. Fígado de tamanho reduzido ao exame é consistente com uma doença hepática crônica (hepatite ou cirrose). Fígado aumentado sugere hepatite aguda ou insuficiência cardíaca congestiva. A esplenomegalia ocorre em distúrbios hemolíticos, em algumas doenças metabólicas e distúrbios oncológicos, ou como expressão de complicação por hipertensão portal.

Diagnóstico
Avaliação da colestase em recém-nascidos e lactentes jovens

Investigação detalhada deve ser direcionada a descartar anormalidades anatômicas, infecciosas, doenças metabólicas e síndromes colestáticas familiares (Figura 39.1).

Ao contrário da hiperbilirrubinemia por BNC dessa faixa etária, a hiperbilirrubinemia por BC é sempre patológica e requer um diagnóstico precoce e preciso para que a terapia apropriada, clínica ou cirúrgica, possa ser instituída. Toda colestase nessa faixa etária é considerada urgência pediátrica e requer encaminhamento imediato para internação em centro de referência que disponha de equipe experiente de gastro-hepatologista pediátrico e cirurgião, além de recursos propedêuticos adequados. Deve-se indicar internação em UTI se houver sinais de sepse ou de insuficiência hepática aguda.

- *Exames laboratoriais iniciais*: hemograma, coagulograma, bioquímica mínima (perfil hepático, glicemia, função renal), urina tipo I e urocultura. Os achados laboratoriais de lesões hepatobiliares podem ser divididos em dois padrões: o padrão de lesão do ducto biliar ou obstrutivo, em que a gama-glutamil transpeptidase (GGT) e a fosfatase alcalina (FA) tendem a predominar em relação às aminotransferases (a AST ou aspartato aminotransferase e a ALT ou alanina aminotransferase); e o padrão de lesão hepatocelular, em que ocorre o contrário. Entretanto, deve-se considerar que há sobreposições consideráveis entre os tipos de lesões, especialmente na faixa etária pediátrica. Na icterícia obstrutiva, há frequentemente um tempo e atividade de protrombina (TAP) prolongado, com relação normalizada internacional (RNI) alargada, em associação à diminuição da absorção de vitaminas lipossolúveis, que se corrige com a administração de vitamina K injetável. As doenças hepatocelulares em que a elevação predominante das transaminases séricas se acompanhar de diminuição da função sintética, demonstrada por hipoalbuminemia e aumento do TAP/RNI não corrigível pela administração de vitamina K, indicam a presença de falência hepática. A alteração do RNI e a presença adicional de hipoglicemia refletem dano hepatocelular significativo e indicam a presença de doença grave, com falência hepática aguda e necessidade de investigação e intervenção emergencial.

- *Estudos adicionais bioquímicos e sorológicos, durante a internação, para o diagnóstico de entidades clínicas específicas*: sorologia para pesquisa das hepatites virais, dosagem de alfa-1-antitripsina, pesquisa para erros inatos (dosagem de GALT, perfil tandem de aminoácidos e acilcarnitinas, TSH, cortisol, dosagem urinária de ácidos orgânicos, dosagem de succinilacetona urinária ou em sangue total, pesquisa de substâncias redutoras na urina, cloro no suor), ferro e ferritina sérica, entre outros.

- *Ultrassonografia de abdome total com enfoque em fígado e vias biliares*: realizada sob jejum de 4 a 6 horas. Esse exame tem ótima acurácia para o diagnóstico de cisto de colédoco. A hipoplasia ou ausência de vesícula biliar, especialmente se associada ao sinal do cordão triangular (cone fibroso no hilo hepático), pode sugerir atresia biliar. Deve-se observar alterações em outros órgãos, em especial nos rins, em que podem estar presentes alterações malformativas ou tóxicas.
- *Biópsia hepática*: indicada durante a internação, com avaliação por patologista pediátrico experiente. Se a biópsia hepática demonstrar proliferação dos ductos biliares, rolhas biliares e fibrose portal e periportal intensas, indica-se a colangiografia intraoperatória, para a confirmação da atresia biliar. O protocolo investigatório para atresia biliar deve possibilitar o diagnóstico em no máximo 5 dias úteis, para rápida abordagem cirúrgica. Achados histopatológicos de doença hepatocelular grave e difusa, com distorção da arquitetura lobular, infiltração de células inflamatórias e necrose hepatocelular focal, ductos biliares com pouca alteração e com ou sem transformação celular gigante (achado inespecífico), sugerem hepatite neonatal idiopática, se houverem sido excluídos outros diagnósticos.

Avaliação da colestase em crianças maiores e adolescentes

A abordagem diagnóstica para a criança mais velha com colestase está sumarizada na Figura 39.2.

- *Hepatite viral*: diagnosticada pela positividade de sorologias. Na suspeita de hepatopatia aguda, deve-se solicitar anti-HAV IgM (hepatite A), HBsAg e anti-HBc IgM (hepatite B) e anti-HCV (hepatite C). Em investigação de hepatopatia crônica, solicitam-se HBsAg e anti-HBc IgG total (hepatite B) e anti-HCV (hepatite C). Ocorre elevação dos níveis de AST e ALT, em geral pelo menos 2 a 3 vezes o limite superior do normal, embora o grau de hiperbilirrubinemia possa ser variável.
- *Hepatite autoimune*: avaliação laboratorial revela níveis elevados de transaminases, hiperbilirrubinemia moderada, hipergamaglobulinemia, bem como autoanticorpos positivos (anticorpo antinúcleo – ANA, anticorpo anti-músculo liso – SMA e anticorpos antimicrossomal fígado-rim tipo1 – LKM1).
- *Doença de Wilson*: diagnóstico sugerido pelo baixo nível de ceruloplasmina sérica, elevada excreção urinária de cobre e aumento do nível de cobre hepático na biópsia hepática.
- *Deficiência de alfa-1-antitripsina*: diagnóstico sugerido pela sua baixa concentração sérica e confirmada pela fenotipagem anômala da alfa-1-antitripsina.
- *Biópsia hepática e/ou diagnóstico genético*: realizados *a posteriori* para confirmação dessas doenças, o que fica a critério do gastro-hepatologista pediátrico.

Tratamento

- *Medidas gerais de suporte*: conforme faixa etária, estado geral e estado hemodinâmico.
- *Suspeita de hepatite por medicações*: deve-se suspendê-las e considerar sua substituição.

Capítulo 39 – Síndrome colestática

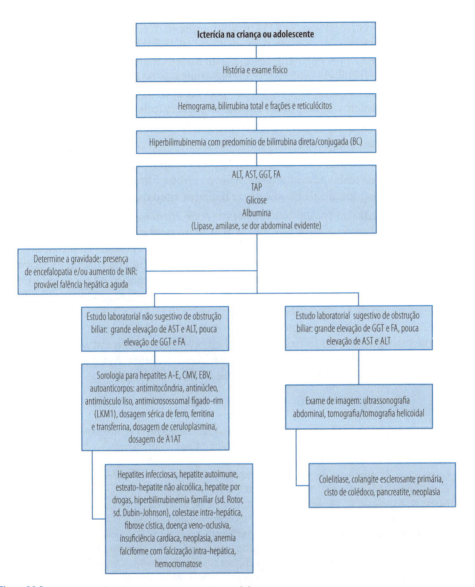

Figura 39.2. Abordagem da colestase na criança maior e adolescente.
A1AT = alfa-1-antitripsina; ALT = alanina aminotransferase; AST = aspartato aminotransferase; CMV = citomegalovírus; FA = fosfatase alcalina; G6PD = glicose 6-fosfato desidrogenase; GGT = gama-glutamil transpeptidase; EBV = Epstein-Barr vírus; TAP = tempo e atividade de protrombina.
Fonte: Adaptada de Pomeranz et al., 2016.

- *Hepatite viral aguda e hepatite neonatal idiopática*: sem terapia específica, costumam apresentar evolução benigna, com resolução espontânea. Indicam-se conduta expectante e medidas de suporte, com acompanhamento pediátrico.
- *Doenças passíveis de tratamento específico*: devem ser rapidamente tratadas: dieta sem galactose para a galactosemia; dieta sem frutose para a intolerância hereditária

a frutose; antibioticoterapia, se ITU; imunossupressão, se hepatite autoimune; quelantes de cobre para a doença de Wilson; e cirurgia, se atresia biliar, coledocolitíase ou cisto de colédoco. A portoenterostomia de Kasai, cirurgia indicada para a atresia biliar, deve ser realizada preferencialmente antes dos 60 dias de vida para se obter melhor drenagem biliar; se o diagnóstico ocorrer após os 4 meses, o paciente provavelmente já apresenta cirrose biliar secundária, e será indicado transplante hepático.

- *Tratamento específico*: também necessário quando o diagnóstico subjacente de insuficiência cardíaca congestiva ou sepse for evidente.
- *Se o paciente apresentar coagulopatia (INR prolongado), hipoglicemia ou encefalopatia, ou se houver retornado ao pronto-socorro com icterícia progressiva*: é necessário suspeitar do diagnóstico de insuficiência hepática aguda, com avaliação apropriada.
- *Doenças crônicas sem tratamento específico (p. ex., deficiência de alfa-1-antitripsina; síndrome de Alagille)*: indica-se acompanhamento pelo gastro-hepatologista pediátrico, com medidas de suporte direcionadas à prevenção e ao tratamento de complicações, como a hipertensão portal, além do monitoramento da função hepática em longo prazo para indicação apropriada de transplante hepático. O suporte nutricional pode incluir dieta hipercalórica, hiperproteica (exceto se encefalopatia hepática), suplementação de triglicerídeos de cadeia média (TCM) e vitaminas lipossolúveis (ADEKs). Pode-se adicionalmente indicar tratamento colerético, anti-inflamatório ou antipruriginoso (ácido ursodesoxicólico, contraindicado em obstrução biliar completa, colestiramina, rifampicina, naltrexone, ondansetron, fenobarbital, dexclorfeniramina) para as hepatopatias crônicas.

Referências bibliográficas

1. Bhatia V, Bavdekar A, Matthai J, Waikar Y, Sibal A. Management of neonatal cholestasis: consensus statement of the Pediatric Gastroenterology Chapter of Indian Academy of Pediatrics. Indian Pediatr. 2014;51(3):203-10.
2. Carvalho E, Ivantes CA, Bezerra JA. Extrahepatic biliary atresia: current concepts and future directions. J Pediatr (Rio J). 2007;83:105-20.
3. Fawaz R, Baumann U, Ekong U, Fischler B, Hadzic N, Mack CL et al. Guideline for the evaluation of cholestatic jaundice in infants: joint recommendations of the North American Society for Pediatric Gastroenterology, Hepatology, and Nutrition and the European Society for Pediatric Gastroenterology, Hepatology, and Nutrition. J Pediatr Gastroenterol Nutr. 2017;64(1):154-68.
4. Hassan HHAK, Balistreri WF. Neonatal cholestasis. In: Robert M, Kliegman RM, Stanton BF, St Geme III JW, Schor NF, Eilinger WH et al., editors. Nelson textbook of pediatrics. 20th ed. Philadelphia: Elsevier; 2016. p. 1928-35.
5. Lane E, Murray KF. Neonatal cholestasis. Pediatr Clin North Am. 2017;64(3):621-39.
6. Pomeranz AJ. Jaundice. In: Pomeranz AJ, Sabnis S, Busey SL, Kliegman RM, editors. Pediatric decision-making strategies. 2nd ed. Philadelphia: Saunders; 2016. p. 98-101.
7. Horslen S. Phenotypes of liver diseases in infants, children, and adolescents. In: Murray KF, Horslen S, editors. Diseases of the liver in children. New York: Springer; 2014. p. 107-31.
8. Evans HM, Siew SM. Neonatal liver disease. J Paediatr Child Health. 2020;56(11):1760-8.
9. Karpen SJ. Pediatric cholestasis: epidemiology, genetics, diagnosis, and current management. Clin Liver Dis (Hoboken). 2020;15(3):115-9.

40 Hemorragia digestiva

José Roberto Fioretto

Classificação

A hemorragia digestiva (HD) é classificada em alta ou baixa, conforme descrito a seguir[1,2]:

- *Hemorragia digestiva alta (HDA)*: lesões proximais ao ligamento de Treitz (junção duodeno-jejunal). É evidenciada clinicamente por hematêmese e/ou melena e eventualmente, em casos de grande vulto, pode haver enterorragia.
- *Hemorragia digestiva baixa (HDB)*: sangramento distal ao ligamento de Treitz, ou seja, sangramento no intestino delgado e nos cólons, evidenciado clinicamente por hematoquezia ou enterorragia. Ocasionalmente, melena está incluída no espectro de HDB.

Principais causas por faixa etária pediátrica[1-4]

HDA

Nos **recém-nascidos** (RN) e lactentes, as principais causas são: esofagite; gastrite; úlcera gastroduodenal; deficiência de vitamina K; e deglutição de sangue no parto. Nos **pré-escolares, escolares e adolescentes**, entretanto, destacam-se: esofagite; síndrome de Mallory-Weiss; úlcera gastroduodenal; gastrite; infecção por *Helicobacter pylori*; varizes esofágicas.

HDB

- *Recém-nascidos*: fissura anal; alergia à proteína do leite de vaca; enterocolite necrosante; má rotação intestinal com volvo; doença de Hirschsprung; coagulopatia; deficiência de vitamina K.
- *Lactentes*: colites infecciosas; fissuras anais; intussuscepção; colite alérgica; divertículo de Meckel; hiperplasia linfonodular; cisto de duplicação intestinal; doença gastrointestinal eosinofílica; doença inflamatória intestinal infantil muito precoce.

- *Pré-escolares, escolares e adolescentes*: fissuras anais; intussuscepção e síndrome hemolítica urêmica (pouco comuns em adolescentes); divertículo de Meckel; colite infecciosa; pólipos juvenis; doença inflamatória intestinal muito precoce; síndrome da úlcera solitária retal.

Indicadores clínicos de sangramento grave[5]
- Melena ou hematoquezia associada a instabilidade hemodinâmica.
- Frequência cardíaca > 20 batimentos por minuto acima da frequência cardíaca média para a idade.
- Tempo de enchimento capilar prolongado.
- Queda no Hb > 2 g/dL.
- Necessidade de fluidoterapia.
- Necessidade de transfusão de sangue (administrada se Hb < 8 g/dL).

Profilaxia[6,7]
Omeprazol ou ranitidina são indicados para crianças que apresentem dois ou mais dos três fatores de risco a seguir, considerados fatores de risco independentes para HDA:
- falência respiratória;
- coagulopatia;
- Pediatric Risk of Mortality Score (PRISM) ≥ 10.

Avaliação laboratorial básica[1]
- Hemograma.
- Tipagem sanguínea.
- Função hepática.
- Coagulograma.
- Creatinina sérica.
- Amilase e lipase (diferencial com pancreatite, que ocasionalmente está associada a gastrite, duodenite e úlcera péptica).

Exames de imagem[8]
- *Radiografias de tórax e rotina para abdome agudo*: descarta corpo estranho se suspeito na história; avalia obstrução intestinal, perfurações do trato gastrointestinal (TGI).
- *USG abdominal*: avalia esplenomegalia, hipertensão portal, intussuscepção.
- *Endoscopia*: se paciente estável, para fins diagnósticos e terapêuticos em HDA.
- *Colonoscopia*: se paciente estável, para fins diagnósticos e terapêuticos em HDB.
- *Angiografia*: avalia sítios ocultos de sangramento ativo de 0,5 a 1 mL/minuto; pode ser terapêutica (anomalias vasculares, hemobilia, úlceras com sangramento ativo).

- *Angiotomografia*: avalia sítios ocultos de sangramento ativo de 0,3 a 0,5 mL/minuto.
- *Cintilografia com hemácias marcadas*: teste mais sensível, detecta sangramentos ativos de 0,1 a 0,5 mL/minuto de maneira generalizada em setor abdominal.

Conduta emergencial[1,9]

Reposição volêmica

Se houver instabilidade hemodinâmica. Deve-se ter cuidado para utilizar o mínimo possível de cristaloides e dar preferência à reposição com concentrado de hemácias. Em casos de HDA por varizes esofagianas, manter a pressão arterial sistólica (PAS) mínima necessária para adequada perfusão tecidual, a fim de se evitar novo sangramento e ascite.

Terapia antissecretora gástrica

Indicada em HDA de etiologia não varicosa (lesão aguda da mucosa gastroduodenal, úlcera péptica, esofagites etc.).
- *Medicação indicada*: inibidores de bomba protônica: omeprazol, 0,6 a 0,7 mg/kg/dose, 1 vez/dia; para adultos e adolescentes: 20 a 40 mg/dia. Na eventual falta de formulações IV, a utilização de doses dobradas VO podem ser eficazes (0,6 mg/kg, de 12/12 horas).

Medicações vasoconstrictoras

Indicadas, inicialmente, em casos de HDA secundária à hipertensão portal e, menos frequentemente, em HDA não varicosa e refratária à terapia antissecretora gástrica. Tempo de manutenção: 2 a 5 dias. Medicações utilizadas:
- *Octreotide (análogo sintético da somatostatina)*: ampola: 0,05/0,1/0,5 mg/mL, frasco-ampola: 10, 20 e 30 mg; dose: 1 mcg/kg IV em bólus, seguido de infusão contínua a 1 mcg/kg/h; para adultos e adolescentes: 100 mcg IV em bólus, seguidos de infusão contínua a 50 mcg/h. Reduzir a dose em 50% a cada 12 horas, após 24 horas sem sangramento ativo, e suspender quando atingir 25% da dose inicial.
- *Somatostatina*: ampola: 3 mg/mL; dose: 3,5 mcg/kg IV em bólus, seguidos de infusão contínua a 3,5 mcg/kg/h (doses de até 10 mcg/kg/h são descritas); para adultos e adolescentes: 250 mcg IV em bólus, seguidos de infusão contínua de 250 a 500 mcg/h.
- *Terlipressina*: frasco-ampola: 1 mg; dose: 2 mg IV em bólus, de 4/4 horas, nas primeiras 24 horas, seguidos de 1 mg IV, de 4 em 4 horas, para adolescentes e adultos.

Avaliação cirúrgica

Muitas das etiologias das hemorragias digestivas requerem resolução cirúrgica, devendo ser solicitada sempre avaliação multidisciplinar na falha terapêutica e/ou de identificação etiológica primária.

Hemostasia

- *HDA*: está indicada a endoscopia digestiva alta (EDA) para realização de escleroterapia ou ligadura elástica em casos de suspeita de fonte varicosa. Preferencialmente, a EAD deve ser realizada nas primeiras 12 horas após o sangramento, uma vez obtida estabilidade hemodinâmica. Lavagem gástrica prévia com SF 0,9% (não gelado) melhora as condições para a endoscopia e aumenta a acurácia do exame. Havendo retorno do sangramento, pode ser necessária nova intervenção endoscópica. Persistindo o sangramento, está indicada a colocação de balão de Sengstaken-Blakemore. Este deve ser mantido por no máximo 24 horas, em razão do alto risco de complicações (necrose e perfuração de esôfago, aspiração traqueal), até resolução cirúrgica definitiva.
- *HDB*: indica-se a colonoscopia em crianças que se apresentem com sinais de sangramento de TGI para os quais tenha havido falha em se identificar a origem por EDA. É difícil identificar origem de sangramento com preparo colônico inadequado, mas é factível preparar crianças relativamente estáveis. As terapêuticas são similares às realizadas por endoscopia (polipectomia, cauterização, escleroterapia, ligadura e clipagem).

Algoritmos de condução dos casos[1,8]

A Figura 40.1 ilustra o algoritmo para os casos de HDA não varicosa.

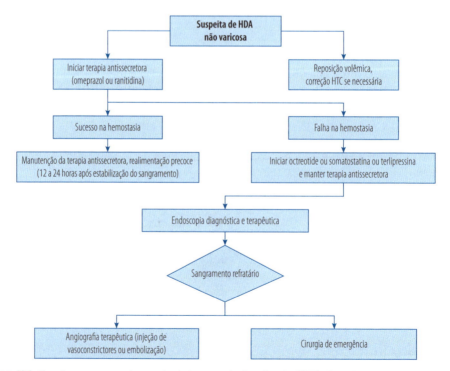

Figura 40.1. Algoritmo para casos de suspeita de hemorragia digestiva alta (HDA) não varicosa.
HTC = hematócrito.
Fonte: Adaptada de Strate e Gralnek, 2016.

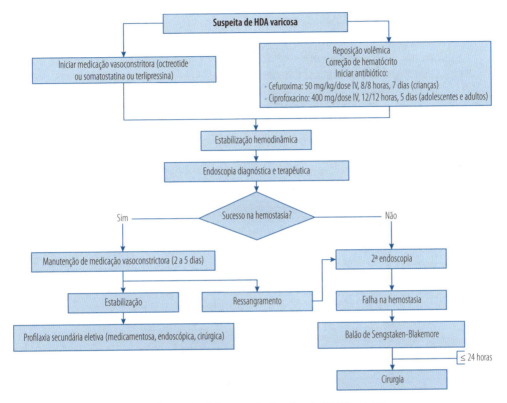

Figura 40.2. Algoritmo para casos de suspeita de hemorragia digestiva alta (HDA) varicosa.
Fonte: Adaptada de Strate e Gralnek, 2016.

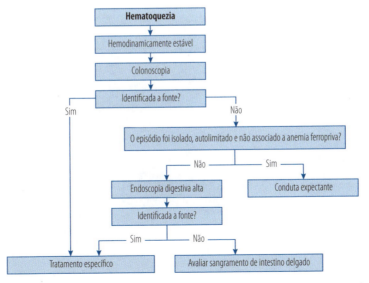

Figura 40.3. Algoritmo de conduta em caso de hematoquezia em paciente hemodinamicamente estável.
Fonte: Adaptada de Strate e Gralnek, 2016.

Parte 4 – Gastroenterologia

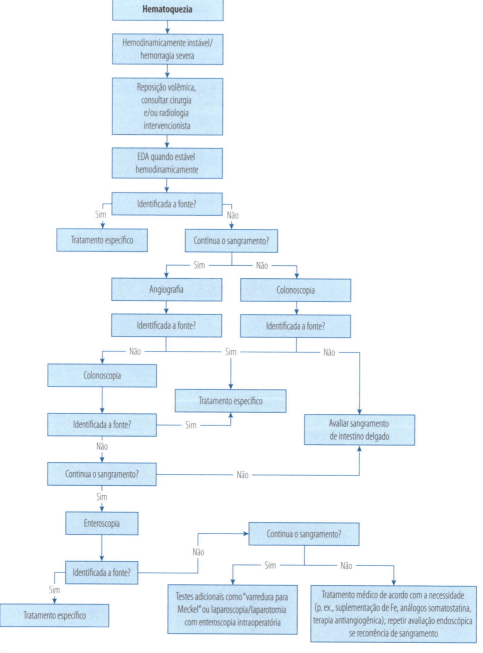

Figura 40.4. Algoritmo de conduta na suspeita de hematoquezia em paciente hemodinamicamente instável.
Fonte: Adaptada de Strate e Gralnek, 2016.

Referências bibliográficas

1. Carpi MF, Laraia IO. Hemorragia digestiva. In: UTI pediátrica. Fioretto JR, Bonatto RC, Carpi MF, Ribeiro CF, editores. 2. ed. Rio de Janeiro: Guanabara Koogan; 2020. p. 407-413.
2. Bhanu Pillai R, Tolia V. Gastrointestinal bleeding in infants and children. Therapy. Jul 2008;5(4):465-73.
3. Ferreira RPB, Eisig JN. Federação Brasileira de Gastroenterologia. Hemorragias digestivas. In: Projeto Diretrizes da Associação Médica Brasileira e Conselho Federal de Medicina. 17 abr 2008;14.
4. Patel N, Kay M, Teach SJ, Heyman MB, Hoppin AG. Lower gastrointestinal bleeding in children: causes and diagnostic approach. 2021. [acesso em 14 mar 2021]. Waltham, MA: UpToDate Inc. Disponível em: https://www.uptodate.com/contents/lower-gastrointestinal-bleeding-in-children-causes-and-diagnostic-approach.
5. Rogers MC. Gastrointestinal bleeding. In: Textbook of pediatric intensive care. 4th ed. Baltmore, Williams & Wilkins; 2008. p. 1577-80.
6. Pei-Chin L, Chia-Hsuin C, Ping-I H et al. The efficacy and safety of proton pump inhibitors *vs* histamine-2 receptor antagonists for stress ulcer bleeding prophylaxis among critical care patients: a meta-analysis. Crit Care Med. 2010;38(4):1197-205.
7. Saltzman JR, Feldman M, Travis AC. Overview of the treatment of bleeding peptic ulcers. 2021. [acesso em 14 mar 2021]. Waltham, MA: UpToDate Inc. Disponível em: https://www.uptodate.com/contents/overview-of-the-treatment-of-bleeding-peptic-ulcers.
8. Strate LL, Gralnek IM. ACG clinical guideline: management of patients with acute lower gastrointestinal bleeding. The American Journal of Gastroenterology. Abr 2016;111(4):459-74.
9. Villa X, Melvin BH, Stephen JT, Alison GH. Approach to upper gastrointestinal bleeding in children. 2021. [acesso em 1º nov 2021]. Waltham, MA: UpToDate Inc.; Disponível em: https://www.uptodate.com/contents/approach-to-upper-gastrointestinal-bleeding-in-children.41.

41 Insuficiência hepática aguda na emergência

Ana Luiza Longhi de Sampaio Goes
José Roberto Fioretto

Definição

Insuficiência hepática aguda (IHA) é caracterizada por lesão e disfunção hepática de evolução geralmente inferior a 8 semanas, sendo ou não acompanhada por encefalopatia clínica, quando não há doença crônica do fígado conhecida. Pode ocorrer em qualquer faixa etária e não apresenta diferenças entre sexo e etnia.

A perda da função e a morte dos hepatócitos desencadeiam resposta multissistêmica, resultando em edema cerebral, coagulopatia, disfunção renal, suscetibilidade a infecções, comprometimento cardiovascular e síndrome do desconforto respiratório agudo.

Após "fígado conhecida", introduzir: "como relatado pelo Pediatric Acute Liver Failure Study Group (Tabela 41.1) em 2006.

Tabela 41.1. Critérios diagnósticos – Pediatric Acute Liver Failure Study Group.

Lesão hepática aguda evidenciada bioquimicamente
Ausência de doença hepática crônica
Tempo de protrombina (TP) > 15 segundos ou razão normalizada internacional (RNI) > 1,5 não corrigidos pela administração de vitamina K, na presença de encefalopatia
Tempo de protrombina (TP) > 20 segundos ou razão normalizada internacional (RNI) > 2 não corrigidos pela administração de vitamina K, independentemente de encefalopatia

Fonte: Squires Jr RH, Shneider BL, Bucuvalas J et al., 2006.

Etiologia

Identificar a causa (Quadro 41.1) tem valor prognóstico, especialmente porque pacientes com etiologia desconhecida apresentam maior mortalidade. Infelizmente, em mais de 50% dos casos a causa é indeterminada. Dentre as causas infecciosas, destacam-se o herpes simples, parvovírus, adenovírus, enterovírus, mononucleose, hepatites A e B e, com menor frequência, vírus da imunodeficiência humana. As causas metabólicas respondem por 10% das IHA (galactosemia em neonatos e doença de Wilson em pré-escolares e escolares, p. ex.). Paracetamol, ácido valproico e fenitoína fazem parte da etiologia medicamentosa. A hepatite autoimune, por sua vez, corresponde a 6% dos casos, acometendo preferencialmente adolescentes.

Quadro 41.1. Principais etiologias por faixa etária.

Neonatos	• **Infecciosas:** herpes simples, enterovírus, adenovírus, hepatite B • **Metabólicas:** galactosemia, tirosinemia, doença mitocondrial, defeito da glicosilação e do ciclo da ureia • **Perfusão alterada:** cardiopatia congênita, asfixia, alteração anatômica ou vascular • **Imunológicas:** hemocromatose neonatal
Lactentes	• **Infecciosas:** hepatite A e B, herpes simples • **Medicamentos:** paracetamol, isoniazida, valproato, fenitoína, carbamazepina, fenobarbital, ácido acetilsalicílico (síndrome de Reye) • **Metabólicas:** intolerância hereditária à frutose • **Imunológicas:** hepatite autoimune, síndrome de ativação macrofágica e hemofagocítica • **Perfusão anormal:** *vide* neonatos • **Outras:** malignidade
Crianças	• **Infecciosas:** hepatites A e B, mononucleose • **Medicamentos:** *vide* lactentes • **Imunológicas:** *vide* lactentes • **Perfusão anormal:** *vide* lactentes, miocardite e síndrome de Budd-Chiari • **Metabólicas:** doença de Wilson • **Outras:** hipertermia maligna

Fonte: Desenvolvido pela autoria do capítulo.

Quadro clínico

Inicialmente, há um período prodrômico, com sintomas inespecíficos de uma "síndrome viral" (febre, náuseas, vômitos, hiporexia, dor abdominal), o que pode durar de horas a algumas semanas, evoluindo para icterícia, vômitos, hepatoesplenomegalia, ascite e acometimento do sistema nervoso central (encefalopatia hepática – Tabela 41.2).

Na história clínica, atentar para exposição a pessoas com hepatite aguda, herpes simples, área endêmica para doenças infecciosas, atividade sexual (adolescentes), possibilidade de intoxicação exógena, antecedentes familiares de doenças hepáticas, situação vacinal e, a depender da faixa etária, teste do pezinho e antecedentes gestacionais maternos. No exame físico, além de icterícia, avaliar se há outras lesões de pele, ascite, o tamanho das vísceras abdominais, o *status* neurológico e a presença de *fetor hepaticus*.

Com relação às alterações laboratoriais, observam-se hipoglicemia, TP/RNI aumentado, elevação de transaminases e bilirrubinas totais e/ou conjugadas.

Tabela 41.2. Estágios da encefalopatia hepática na IHA em pediatria.

Grau	Estado mental	Reflexos	Neurológico	EEG
I (até 4 anos)	Choro inconsolável, inversão do sono, desatenção, alteração comportamental	Normais ou hiperreflexia	Difícil testar adequadamente	Usualmente normal
I (> 4 anos)	Alterações do humor, confusão leve, dificuldade de fala, inversão do sono	Normais	Tremor, apraxia, alterações da caligrafia	Alterado
II (até 4 anos)	Choro inconsolável, inversão do sono, desatenção, alteração comportamental	Normais ou hiperreflexia	Difícil testar adequadamente	Alterado

(Continua)

Tabela 41.2. Estágios da encefalopatia hepática na IHA em pediatria. (*Continuação*)

Grau	Estado mental	Reflexos	Neurológico	EEG
II (> 4 anos)	Letargia e comportamento inadequado	Hiperreflexia	Disartria e ataxia	Alterado
III (até 4 anos)	Sonolência, estupor, agressividade	Hiperreflexia	Difícil testar adequadamente	Alterado
III (> 4 anos)	Confusão marcada, incoerente, sonolência, paciente responde a comandos simples	Hiperreflexia e Babinski positivo	Rigidez	Alterado
IV (todos)	Paciente comatoso, responde a dor (IVa), não responde a dor (IVb)	Ausentes	Descerebração ou decorticação	Alterado

Fonte: Adaptada de Squires Jr RH, 2008.

Diagnóstico

Alta suspeição em casos de icterícia de aparecimento recente, devendo ser considerada também em casos de doença toxêmica grave (ainda que não haja icterícia) ou disfunção neurológica. Os exames laboratoriais devem abranger não apenas a avaliação hepática, uma vez que a IHA cursa com acometimento multissistêmico e existem testes que podem ser úteis no diagnóstico etiológico. Diariamente, coletar hemograma, eletrólitos, ureia, creatinina, transaminases, amônia, bilirrubinas e coagulograma, este último devendo ser avaliado a cada 12 horas. A glicemia deve ser monitorizada a cada 6 horas, pelo menos. Os Quadros 41.2 e 41.3 sintetizam os principais exames complementares.

Sugere-se tomografia computadorizada de crânio para avaliação de edema cerebral ou alterações irreversíveis. A biópsia hepática possui papel controverso no quadro agudo.

Quadro 41.2. Avaliação complementar multissistêmica inicial.

Hematológica	Hemograma completo, reticulócitos, coagulograma, tipagem sanguínea
Bioquímica	Bilirrubinas, transaminases, DHL, CPK, gama-GT, fosfatase alcalina, proteínas totais e frações, alfa-fetoproteína, glicemia, lactato, amônia, eletrólitos, gasometria arterial, ureia, creatinina, proteína C reativa
Culturas	Urina e sangue
Imagem	Raio X de tórax, ultrassonografia abdominal com *doppler* (vasos hepáticos), tomografia computadorizada de crânio
Neurofisiologia	Eletroencefalograma

Fonte: Desenvolvido pela autoria do capítulo.

Quadro 41.3. Avaliação etiológica da IHA.

Categoria	Suspeita clínica	Investigação
Infecções virais	Causa comum, sempre suspeitar	Anti-HAV IgM, HBsAg, anti-HBs, anti-Hbc IgM e IgG, anti-HCV, anti-HEV, anti-HIV, PCR para mononucleose, citomegalovírus, enterovírus, adenovírus, HHV 6, HSV 1 e 2, parvovírus
Outras infecções	História sugestiva de contato, viagem ou procedência de área endêmica	Sorologia e biologia molecular para leptospirose e malária
Toxinas	Suspeita de ingestão acidental, história de uso de medicações	Exame toxicológico urinário e níveis séricos, especialmente paracetamol e valproato

(*Continua*)

Quadro 41.3. Avaliação etiológica da IHA. (*Continuação*)

Categoria	Suspeita clínica	Investigação
Doenças metabólicas	Menores de 1 ano	Lactato e piruvato, substâncias redutoras na urina, teste do pezinho ampliado, dosagem de galactose uridiltransferase (GALT) no sangue, aminoácidos e acilcarnitinas séricos, succinilacetona urinária, ácidos orgânicos urinários
Doença de Wilson	Pré-escolares e escolares	Ceruloplasmina sérica, cobre urinário de 24 horas, anéis de Kayser-Fleischer (avaliação oftalmológica)
Autoimune	Causa comum em adolescentes	Teste de Coombs direto, ANA, AML (> 1:20), LKM-1, LC1 (> 1:10), imunoglobulina G
Linfo-histiocitose hemofagocítica	História clínica	Perfil lipídico, ferritina e biópsia de medula óssea
Hemocromatose neonatal	Faixa etária	Biópsia labial
Deficiência de alfa-1-antitripsina	Causa genética comum na infância, considerar diagnóstico	Dosagem e fenotipagem de alfa-1-antitripsina

Fonte: Desenvolvido pela autoria do capítulo.

Tratamento em unidade de emergência pediátrica

- Monitorização (cardioscópio e saturometria de pulso) e aferição dos sinais vitais.
- Aporte de oxigênio para manter saturação adequada (> 95%).
- Acesso venoso periférico.
- Hemoglicoteste (manter nível acima de 70 mg/dL).
- Se alteração importante do sensório, considerar via aérea definitiva e medidas para hipertensão intracraniana (tratamento da encefalopatia hepática será abordado em tópico específico).
- Avaliar sinais de colapso circulatório e, se sustentados apesar de volemia adequada, iniciar medicação vasoativa. Para falência circulatória hiperdinâmica, indica-se norepinefrina, que pode ser associada a inotrópico, se pertinente.
- Considerar antibioticoterapia de amplo espectro com cobertura para Gram-negativos e anaeróbios, especialmente se houver sinais de resposta inflamatória sistêmica ou encefalopatia em graus avançados.
- Coleta dos exames laboratoriais.
- Vitamina K intravenosa, a fim de comprovar a coagulopatia não responsiva. Doses de 2,5 mg para menores de 1 ano, 5 mg para maiores de 1 ano e 10 mg para maiores de 10 anos.
- Profilaxia de sangramento gastrointestinal com inibidores da secreção ácida gástrica.
- Manter balanço hídrico em 80% a 90% das necessidades basais para manter débito urinário adequado; iniciar soro de manutenção com glicose a 10% ou velocidade de infusão de glicose suficiente para normoglicemia.
- Correção de distúrbios hidreletrolíticos.
- Administração de plasma fresco congelado e/ou transfusão de plaquetas caso RNI > 1,5 e/ou plaquetas < 50 mil, respectivamente, se sangramento ativo ou necessidade de procedimento invasivo.

- Na intoxicação por paracetamol, administrar N-acetilcisteína (as doses e a forma de administração serão abordadas posteriormente, em tópico específico – Tabela 41.3).
- Instituir demais terapias específicas, conforme a identificação etiológica.
- Avaliar critérios para transplante hepático em todos os pacientes.
- Encaminhar paciente para leito de cuidados intensivos assim que disponível.

Encefalopatia hepática

Síndrome neuropsiquiátrica com manifestações que variam de confusão mental leve ao coma, podendo ser difícil sua avaliação na infância. Ocorre por aumento da amônia, subproduto do metabolismo proteico dos aminoácidos aromáticos que predominam em decorrência de lesão hepatocelular, e seu nível sérico não condiz com a gravidade da doença. Os astrócitos convertem amônia em glutamina intracelular, aumentando a osmolaridade na célula, o que causa edema cerebral. Outra ação da amônia é depressão do sistema nervoso central por estímulo direto de receptores do sistema inibitório.

Tratamento

- Estimulação sensorial mínima.
- Restrição ao leito, se agitação importante.
- Reavaliação neurológica constante.
- Garantir via aérea definitiva na encefalopatia de graus 3 e 4.
- Caso necessário sedoanalgesia ou medicações para sequência rápida de intubação, evitar benzodiazepínicos. Pode-se usar fentanil ou dexmedetomidina (esta última na ausência de instabilidade hemodinâmica). Preferir atracúrio ou cisatracúrio para bloqueio neuromuscular.
- Neomicina 50 a 100 mg/kg/dose, de 6 em 6 horas, por via gástrica, por 7 dias, objetivando esterilizar a flora intestinal, resultando em menor produção e absorção de amônia.
- Lactulose 1 mL/kg/dose, de 3 a 4 vezes ao dia (máximo 60 mL/dose), aumentando até obter-se 3 evacuações diárias líquidas. Esse tratamento também objetiva reduzir a produção e a absorção de amônia.
- Com relação à hipertensão intracraniana, seguir as recomendações atuais, lembrando que há preferência por solução salina hipertônica ao manitol e que o uso de anticonvulsivantes deve ser apenas terapêutico. O uso de monitorização invasiva da pressão intracraniana é controverso, uma vez que manter valores abaixo de 20 mmHg parece não impactar a sobrevida do paciente.

Insuficiência renal

Existem diversas causas de lesão renal aguda na IHA, como necrose tubular, hipovolemia, sepse, nefrotoxicidade por fármacos e a falência renal funcional. Esta última se assemelha à síndrome hepatorrenal e resulta da vasoconstrição intrarrenal; além disso, tem como característica ausência de resposta ao uso de diuréticos, sendo necessário descartar outras causas de lesão renal aguda para seu diagnóstico. Formas contínuas de hemofiltração ou diálise são preferíveis para o tratamento.

Suporte nutricional

As orientações nutricionais consistem em manter oferta hídrica total entre 80% e 90% das necessidades basais, podendo haver ajuste conforme a condição do paciente; restrição proteica de 0,5 a 1 g/kg/dia, sendo preferível a origem vegetal; utilizar aminoácidos de cadeia ramificada, se dieta enteral ou nutrição parenteral; quando jejum, iniciar com infusão de glicose de 6 mg/kg/min, ajustando conforme glicemia; atentar para a necessidade de suplementação de potássio, cálcio e magnésio.

Intoxicação por paracetamol

A dose tóxica do fármaco é de 200 mg/kg em crianças e de 6 a 7 g em adolescentes e adultos. O nomograma de Rumack-Matthew (Figura 41.1) prediz a hepatotoxicidade por meio do nível sérico do paracetamol em relação ao tempo desde a ingestão; portanto, deve-se realizar dosagem sérica em todos os pacientes, quando disponível. Valores acima dos limites de toxicidade devem receber antídoto, preferencialmente até 8 horas após a ingestão, conforme descrito a seguir:

- *VO*: 140 mg/kg (ataque), seguidos de 70 mg/kg a cada 4 horas por 72 horas (total: 17 doses).
- *IV*: 150 mg/kg em 15 minutos (máximo: 15 g), seguidos de 50 mg/kg em 4 horas e, depois, 100 mg/kg em 16 horas. A diluição deve ser feita em soro glicosado a 5% (SG 5%) conforme a Tabela 41.3.

Se necessário, esse fármaco pode ser eliminado por hemodiálise.

Tabela 41.3. Diluição de N-acetilcisteína para administração intravenosa.

Dose de ataque (150 mg/kg)	Abaixo de 20 kg: 3 mL/kg Entre 20 e 40 kg: 100 mL Acima de 40 kg: 200 mL
1ª dose de manutenção (50 mg/kg)	Abaixo de 20 kg: 7 mL/kg Entre 20 e 40 kg: 250 mL Acima de 40 kg: 500 mL
2ª dose de manutenção (100 mg/kg)	Abaixo de 20 kg: 14 mL/kg Entre 20 e 40 kg: 500 mL Acima de 40 kg: 100 mL

Fonte: Squires Jr RH, Shneider BL, Bucuvalas J et al., 2006.

Indicação de transplante hepático

Todo paciente com IHA deve ser considerado candidato potencial ao procedimento. Em razão da dificuldade de predizer o risco de evolução rápida e fatal sem o transplante, foram criados critérios específicos, levando em consideração haver ou não relação com paracetamol.

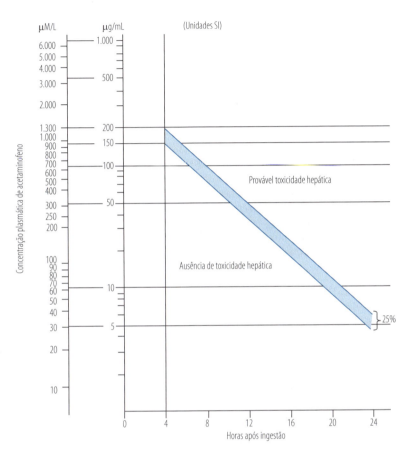

Figura 41.1. Nomograma de Rumack-Matthew.
Fonte: Adaptada de O'Malley e O'Malley, 2018.

Tabela 41.4. Critérios do King's College Hospital para indicação de transplante hepático.

IHA relacionada ao paracetamol	IHA não relacionada ao paracetamol
pH < 7,3 após ressuscitação hídrica	RNI > 6,5 (TP > 100 segundos)
OU os três critérios a seguir: • RNI > 6,5 (TP > 100 segundos) • Creatinina sérica > 3,4 mg/dL • Encefalopatia hepática grau 3 ou 4	OU três dos cinco critérios a seguir: • Idade < 11 anos ou > 40 anos • Bilirrubina sérica > 17,5 mg/dL • Tempo entre o início da icterícia e o desenvolvimento do coma > 7 dias • RNI > 3,5 (TP > 50 segundos) • Toxicidade por outro fármaco

Fonte: Castaldo ET e Chari RS, 2006.

Diagnósticos diferenciais

Sepse; meningite; intoxicações medicamentosas; síndrome de Reye e Reye-*like* sem falência hepática.

Referências bibliográficas

1. Carvalho MA, Machado NC, Hercos GN. Insuficiência hepática aguda. In: Martin JG, Fioretto JR, Carpi MF. Emergências pediátricas. Rio de Janeiro: Atheneu; 2019. p. 416-23.
2. Curtolo A, Carpi MF. Insuficiência hepática aguda. In: Fioretto JR, Carpi MF, Ribeiro CF. UTI pediátrica. 2. ed. Rio de Janeiro: Guanabara Koogan; 2020. p. 228-35.
3. Gugig R, Rosenthal P. Fulminant hepatic failure in children. Therapy. Jul 2008;5(4):451-63. Future Medicine Ltd. Disponível em: http://dx.doi.org/10.2217/14750708.5.4.451.
4. Alonso EM, Horslen SP, Behrens EM, Doo E. Pediatric acute liver failure of undetermined cause: a research workshop. Hepatology. 6 jan 2017;65(3):1026-37. Wiley. Acesso: 13 de dezembro de 2021. Disponível em: http://dx.doi.org/10.1002/hep.28944.
5. Lutfi R et al. Intensive care management of pediatric acute liver failure. Journal of Pediatric Gastroenterology and Nutrition. Maio 2017;64(5):660-70. Ovid Technologies (Wolters Kluwer Health). Acesso: 13 de dezembro de 2021. Disponível em: http://dx.doi.org/10.1097/mpg.0000000000001441.
6. O'Malley GF, O'Malley R. Intoxicação por paracetamol. 2018. [acesso em 19 ago 2020]. Manual MSD. Disponível em: https://www.msdmanuals.com/pt/profissional/lesões-intoxicação/intoxicação/intoxicação-por-paracetamol.

42 Síndrome diarreica

Mary de Assis Carvalho
Juliana Tedesco Dias
Nilton Carlos Machado

Diarreia

É um sintoma que consiste na alteração do padrão evacuatório habitual, caracterizado por diminuição da consistência das fezes, presença de maior conteúdo fluido e/ou aumento na frequência das evacuações. Tem origem predominantemente infecciosa e evolução potencialmente autolimitada.

História e exame físico

A avaliação de uma criança com diarreia aguda deve incluir uma história recente de ingestão e perdas para contrastar com a gravidade e a velocidade de instalação da desidratação. O padrão da diarreia pode ser mais bem definido segundo suas principais características, relacionadas a seguir.

Diarreia inflamatória

- Fezes pouco volumosas, aquosas ou semipastosas.
- Frequência evacuatória alta.
- Usualmente com tenesmo, sangue e/ou muco nas fezes.
- Não cessa durante o jejum.
- pH fecal maior que 5,5.
- Pesquisa de leucócitos fecais frequentemente positiva.

Os principais agentes etiológicos são: *E. coli enteroinvasora*, *Shigella* sp., *Salmonella* sp. e *Campylobacter jejuni*.

Diarreia osmótica

- Fezes moderadamente volumosas, aquosas, com odor ácido.
- Geralmente cessa durante o jejum no paciente internado recebendo fluidos intravenosos.

- Usualmente sem pus, sangue ou gordura nas fezes.
- pH fecal menor que 5,5.

Os principais agentes etiológicos são: norovírus, rotavírus, *E. coli* enteropatogênica, *E. coli* enteroaderente, *E. coli* enteroagregativa.

Diarreia secretora
- Fezes muito volumosas, aquosas, claras, tipo "água de arroz".
- Geralmente persiste durante o jejum.
- Sem pus, sangue ou gordura nas fezes.
- pH fecal próximo a 7.

Os principais agentes etiológicos são: *E. coli* enterotoxigênica, *Staphylococus aureus*, *Clostridium perfringens*.

Avaliação clínica
Estado de hidratação[1,3]

A escala clínica de desidratação (Tabela 42.1) foi validada e se compara com a avaliação do peso antes e depois da reidratação. O déficit de fluidos é expresso como a porcentagem do peso corporal (mL/kg de peso) e classificado como: desidratação leve, ≤ 5% (≤ 50 mL/kg); desidratação moderada, de 6% a 9% (60 a 90 mL/kg); desidratação grave, ≥ 10% (≥ 100 mL/kg).

Tabela 42.1. Escala clínica de desidratação.

Característica	Pontuação		
	0	1	2
Aspecto geral	Normal	Com sede; inquieto ou letárgico, mas irritável ao toque	Sonolento, flácido, extremidades frias e úmidas, comatoso
Olhos	Normal	Pouco encovados	Encovados
Mucosas	Úmidas	Pouco secas	Secas
Lágrimas	Presentes	Diminuídas	Ausentes

Escore de desidratação em pontos (grau): 0 (< 3%); 1 a 4 (leve, 3% a 6%); 5 a 8 (moderada a grave, > 6%).
Fonte: Friedman et al., 2004.

Condições especiais[1,2,4]
Diarreia associada a antibióticos e *Clostridioides difficile*
- Risco para aqueles que foram tratados com antibióticos (cefalosporinas, clindamicina e aminopenicilinas) nas últimas 8 a 12 semanas e/ou diarreia ocorrendo em hospitais. Avaliação laboratorial é recomendada para detecção de toxina de *C. difficile*. Casos leves geralmente se resolvem com a descontinuação do antibiótico usado. Para doença moderada ou grave, o tratamento de primeira linha é o metronidazol oral. A vancomicina oral é reservada para cepas resistentes.

Imunodeficiência
- Culturas bacterianas devem ser realizadas e o tratamento antibacteriano empírico deve ser considerado em crianças imunodeficientes.

Síndrome hemolítico-urêmica
- A síndrome hemolítico-urêmica (SHU) está associada a *E. coli* O157:H7. O uso de antibióticos ou medicações antimotilidade/agentes antidiarreicos nos estágios iniciais da diarreia aumenta o risco de SHU. Os sintomas da diarreia são: sangue nas fezes, náuseas, vômito e cólicas abdominais. A febre pode ser baixa ou ausente.
- Terapia de suporte (monitoramento rigoroso de fluídos e eletrólitos). Se houver falha terapêutica, iniciar diálise peritoneal ou hemodiálise.

Diagnosticar outros problemas importantes
- Desnutrição energético-proteica, prévia ou adquirida nessa infecção; infecção do trato urinário; pneumonia; meningite.

Investigar[1,2]
- Diarreia acompanhada de febre, fezes com sangue ou mucoides, cólica ou dor abdominal intensa ou sinais de sepse: as fezes devem ser testadas para *Salmonella*, *Shigella*, *Campylobacter*, *Clostridium difficile* e *E. coli* O157:H7.
- As hemoculturas devem ser realizadas em lactentes menores de 3 meses e em pacientes com sinais de septicemia ou com condições de alto risco, como os imunodeficientes.

Avaliar complicações[3]
- Distúrbios hidreletrolíticos e ácido-base.
- Avaliar a possibilidade de convulsão estar relacionada a febre, diarreia mucossanguinolenta por *Shigella*, distúrbio hidreletrolítico e meningite.
- Intussuscepção intestinal.
- Infecções a distância ou sepse.

Plano de tratamento
Os objetivos do tratamento são: prevenir a desidratação; tratar a desidratação; prevenir danos nutricionais; reduzir a duração e a gravidade da diarreia.

Tratamento da desidratação[4]
- A Organização Mundial da Saúde (OMS) sugere três planos para uma reidratação bem-sucedida. Solução de reidratação oral de osmolaridade reduzida (75 mEq/L de sódio e 75 mmol/L de glicose).

Plano A – desidratação leve (≤ 5%)
- A terapia de reidratação oral (TRO) é o tratamento preferido para o quadro leve a moderado.

- *Objetivos*: prevenir a desidratação e tratar a desidratação leve.
- *Após cada evacuação, recomenda-se administrar*: < 2 anos (50 a 100 mL); 2 a 10 anos (100 a 200 mL); também pode ser utilizado em crianças maiores e sem vômitos (à vontade).

Plano B – desidratação moderada (> 6%)
- O tratamento da desidratação moderada inclui a TRO e, se houver vômitos, a associação de ondansetrona: 2 mg (peso de 8 a 15 kg), 4 mg (peso de 15 a 30 kg) e 8 mg (peso superior a 30 kg). A dose pode ser repetida se a criança vomitar dentro de 15 minutos após a ingestão do medicamento.

Plano C – desidratação grave (≥ 10%)
- A hidratação endovenosa está indicada em: choque; alteração do nível de consciência; acidose grave; piora da desidratação ou não melhora com a TRO; distensão abdominal grave e íleo paralítico.

Monitoramento do tratamento da desidratação e realimentação
- Quando a reidratação é alcançada, um dieta normal apropriada para a idade deve ser iniciada. Na diarreia osmótica, o uso de fórmulas sem lactose pode ser indicado.

Tratamento com antimicrobianos[1-4]
Na prática, a maioria dos episódios de diarreia aguda causados por agente infeccioso são tratados sem identificação da etiologia.

Tratamento empírico com antimicrobianos
- A escolha do agente antimicrobiano depende da prevalência local dos três patógenos: *Shigella*, *Campylobacter* e *Salmonella*. As opções são: azitromicina, ceftriaxona e ciprofloxacina.
- A terapia antibacteriana empírica deve ser considerada para pacientes imunocomprometidos e com diarreia com sangue ou doença grave.
- O tratamento antiparasitário deve ser utilizado em casos confirmados de giardíase, criptosporidíase ou colite amebiana.

Probióticos e zinco[3,5]
- Considera-se que há um bom nível de evidências para recomendar o uso de *Lactobacillus* GG, *Saccharomyces boulardii*, *Lactobacillus reuteri* e *Lactobacillus rhamnosus* GG por até 7 dias.
- A suplementação oral de zinco pode ser realizada em crianças que residam em regiões com alta prevalência de deficiência de zinco ou que tenham sinais evidentes de desnutrição.

Referências bibliográficas

1. Hartman S, Brown E, Loomis E, Russell HA. Gastroenteritis in children. Am Fam Physician. 2019;99:159-65.
2. Shane AL, Mody RK, Crump JA, Tarr PI, Steiner TS, Kotloff K et al. 2017. Infectious Diseases Society of America Clinical Practice Guidelines for the diagnosis and management of infectious diarrhea. Clin Infect Dis. 2017;29(65):e45-80.
3. Guarino A, Ashkenazi S, Gendrel D, Lo Vecchio A, Shamir R, Szajewska H. European Society for Pediatric Gastroenterology, Hepatology, and Nutrition; European Society for Pediatric Infectious Diseases. European Society for Pediatric Gastroenterology, Hepatology, and Nutrition/European Society for Pediatric Infectious Diseases evidence-based guidelines for the management of acute gastroenteritis in children in Europe: update 2014. J Pediatr Gastroenterol Nutr. 2014;59:132-52.
4. Freedman SB, Ali S, Oleszczuk M, Gouin S, Hartling L. Treatment of acute gastroenteritis in children: an overview of systematic reviews of interventions commonly used in developed countries. Evid Based Child Health. 2013;8:1123-37.
5. Hill C, Guarner F, Reid G, Gibson GR, Merenstein_DJ, Pot_B et al. The International Scientific Association for Probiotics and Prebiotics consensus statement on the scope and appropriate use of the term probiotic. Nature Reviews Gastroenterology and Hepatology. 2014;11:506-14.
6. Friedman JN, Goldman RD, Srivastava R, Parkin PC. Development of a clinical dehydration scale for use in children between 1 and 36 months of age. J Pediatr. 2004;145:201-7.

43 Dor abdominal aguda

Mary de Assis Carvalho
Debora Avellaneda Penatti
Nilton Carlos Machado

A dor abdominal aguda (DAA), neste capítulo definida com duração < 5 dias, não é uma doença, mas pode ser um sintoma de várias doenças.

Abordagem do paciente[1-4]

Todos os pacientes com DAA devem ser submetidos a avaliação de história clínica detalhada e a exame completo, minucioso e adequado à faixa etária. A criança com DAA deve ser continuamente reavaliada, pelo mesmo médico, durante o processo de definição diagnóstica.

Diagnóstico clínico

Questões importantes a serem abordadas

- A idade da criança é um fator-chave na avaliação da causa e ajuda a restringir as possibilidades diagnósticas, pois diferentes condições variam de acordo com a idade (Tabela 43.1).
- Deve-se avaliar o histórico da criança para condição preexistente que seja relevante.

Tabela 43.1. Principais causas de dor abdominal aguda, segundo as faixas etárias.

< 1 ano	2 a 5 anos	6 a 11 anos	12 a 18 anos
Enterocolite necrosante	Gastroenterite	Gastroenterite	Apendicite
Má rotação intestinal	Infecção urinária	Infecção urinária	Gastroenterite
Atresia intestinal	Intussuscepção	Constipação	Constipação
Íleo meconial	Divertículo de Meckel	Apendicite	Dismenorreia
Intussuscepção	Má rotação intestinal	Linfadenite mesentérica	Torção testicular
Gastroenterite	Linfadenite mesentérica	Dor abdominal funcional	Torção de ovário
Constipação	Apendicite	Pneumonia	Gravidez ectópica
Infecção urinária	Constipação	Trauma	
Hérnia encarcerada	Volvo	Púrpura de Henoch-Schönlein	
Megacólon congênito	Trauma		

Fonte: Desenvolvida pela autoria do capítulo.

História clínica
Início súbito ou gradual
- A dor de início abrupto é sugestiva de obstrução aguda de uma víscera oca (obstrução do ducto biliar por um cálculo, perfuração ou isquemia aguda).
- A dor em uma apendicite tem início insidioso e geralmente aumenta ao longo de horas.
- A dor intermitente (crescente e decrescente) é típica da cólica; geralmente, é de origem intestinal.

Localização
- A dor epigástrica se origina de estruturas como estômago, duodeno, pâncreas, fígado e vias biliares.
- A dor periumbilical surge do envolvimento das estruturas do intestino médio (p. ex., jejuno, íleo e cólon até a flexura esplênica).
- A dor suprapúbica é produzida pelas estruturas do cólon (cólon distal e reto).
- A dor do cólon pode ser aliviada pela evacuação.
- A dor peritoneal é agravada pelo movimento, tosse ou esforço (manobra de Valsalva).

Intensidade e caráter
A DAA geralmente segue três padrões básicos:
- *Dor incapacitante*: compromete fisicamente a criança.
- *Padrão alternante*: dor intensa alternada com um período de alívio.
- *Padrão crescente de dor*: com aumento gradual do desconforto, geralmente vago e mal localizado no início, mas tornando-se mais localizado conforme a dor se intensifica.

Fatores agravantes e atenuantes
- A relação da dor com mudanças de posição do corpo, alimentação, evacuações e o estresse deve ser avaliada.
- Pacientes com peritonite evitam qualquer movimentação, enquanto aqueles com cólica renal podem se contorcer até encontrar uma posição confortável.
- Processos retroperitoneais, como a pancreatite, tendem a ser aliviados ao sentar-se e inclinar-se para a frente.
- O alívio após o vômito sugere uma lesão proximal do intestino delgado.

Sintomas e sinais de alarme
- Sinais e sintomas de choque e hemorragia gastrointestinal.
- Sinais de peritonismo (relutância em se movimentar, dor exacerbada à percussão, rigidez da parede abdominal e descompressão brusca dolorosa positiva).

Sintomas associados[1-3]

- Febre ou calafrios: em geral, a presença de febre antes da dor abdominal torna pouco provável que seja um processo agudo cirúrgico.
- Distensão abdominal gasosa geralmente significa acúmulo de gás no intestino, como resultado de obstrução mecânica ou íleo paralítico/adinâmico.
- Presença de hemorragia gastrointestinal.
- O vômito está associado a muitas condições cirúrgicas, e deve-se investigar a presença de bile ou sangue. Vômitos biliosos em um recém-nascido são altamente indicativos de uma emergência cirúrgica.
- O hábito intestinal deve ser revisto, assim como a presença de sangue nas fezes.
- A diarreia com sangue é mais comumente observada na colite infecciosa, enquanto a eliminação de sangue via retal é mais consistente com divertículo de Meckel.
- A ausência de fezes e de flatos sugere um íleo adinâmico ou obstrução intestinal.
- Sintomas respiratórios podem sugerir pneumonia. Infecção do trato respiratório superior ou sintomas virais podem sugerir adenite mesentérica.
- Sintomas urinários: disúria, polaciúria, hematúria. Dor lombar pode indicar pielonefrite.
- Nas adolescentes, avaliar história menstrual, sangramento ou corrimento vaginal, ou possibilidade de gravidez.
- História cirúrgica prévia mais remota pode sugerir obstrução intestinal por aderências.
- Erupção cutânea típica ou artralgias podem indicar vasculite de Henoch-Schönlein ou doença exantemática.

Exame físico[1-4]

Inspeção

- Avaliar a capacidade de conversar, respirar normalmente, adotar postura adequada, a posição na cama, o grau de desconforto e a expressão facial, além da capacidade de subir e descer da cama e deambular na chegada ao consultório.
- Paciente em posição fetal e relutante em se mover ou falar, com uma expressão facial angustiada, pode ter peritonite. Entretanto, um paciente que se contorce e muda de posição com frequência provavelmente tem dor visceral, como na obstrução intestinal ou gastroenterite.
- Observar o paciente em movimento, quando muda de posição nos braços dos pais ou na cama. Em caso de crianças maiores, observar a marcha ou quando estimuladas a pular da maca. Segurar o abdome aos movimentos implica dor significativa.
- A inspeção abdominal deve focar sobre a presença de distensão, peristaltismo visível, hérnias, cicatrizes e assimetria do abdome. A inspeção deve incluir orofaringe, tórax, genitália e regiões inguinais.

Ausculta

- Abdome silencioso ou com ruído metálico (agudo) e frequente sugere íleo ou obstrução.

- A ausculta pulmonar é necessária para identificar pneumonia, assim como achados pulmonares associados, como o derrame pleural na pancreatite ou peritonite.

Palpação abdominal

- A flexão do quadril ou o uso da chupeta podem transformar um abdome tenso em um abdome examinável.
- Para as crianças maiores, antes da palpação, peça para apontar o lugar onde a dor é mais intensa. Evite a área indicada inicialmente.
- A palpação deve identificar qualquer desconforto expresso verbalmente, por mudança facial ou choro na criança menor. Junto ao desconforto, rigidez abdominal e dor à descompressão brusca devem ser avaliadas.
- Massas ou organomegalias devem ser observadas. A palpação deve incluir a genitália nos meninos, e exame pélvico deve ser considerado em meninas pós-puberdade e sexualmente ativas.

Toque retal

- O passo final deve ser o exame retal. Observar: irritação peritoneal, massas, presença e consistência das fezes e/ou sangue.

Dados de história e exame físico listados na Figura 43.1 auxiliam o médico a decidir quais os próximos passo da investigação.

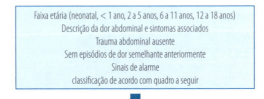

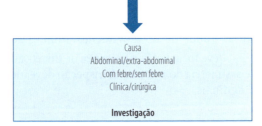

Figura 43.1. Avaliação inicial antes da investigação.
Fonte: Desenvolvida pela autoria do capítulo.

Investigação[1-3]

As investigações devem refletir a suspeita clínica durante a história e o exame clínico.

Avaliação laboratorial

Dependendo da condição da criança e das considerações diagnósticas, testes de laboratório devem ser solicitados:

- *Hemograma completo e contagem diferencial de leucócitos*: a hemoglobina é reduzida na presença de hemorragia intra-abdominal aguda. Contagem de leucócitos periféricos, velocidade de hemossedimentação ou proteína C reativa podem ser anormais na infecção.
- *Eletrólitos, ureia e creatinina*: avaliam as alterações resultantes de perdas de fluidos e função renal alterada. Podem ser indicados em crianças que tiveram perdas significativas por diarreia ou vômito.
- *Glicemia*: útil em pacientes com suspeita de cetoacidose diabética.
- *Testes de função hepática e níveis de amilase e lipase*: avaliar em pacientes com dor no abdome superior e suspeita de doença hepática, da vesícula biliar ou pancreática. A lipase sérica tem sensibilidade e especificidade superiores para pancreatite aguda e, quando disponível, é preferível à amilase sérica.
- *Exame de urina*: pode revelar hematúria e suspeita de infecção. Também pode sugerir etiologia urológica, como litíase renal ou obstrução ureteral. O teste de urina para gravidez deve ser realizado em adolescentes púberes com dor abdominal.

Estudos de imagem

- *Radiografia de abdome em pé e deitado*: avaliar a presença de gás no intestino delgado e no cólon, organomegalia e/ou massa abdominal visível, sinais de obstrução, constipação, urolitíase, nefrolitíase, perfuração intestinal e se a gordura pré-peritoneal está delineada e/ou deslocada. Avaliar as bases pulmonares e as cúpulas pleurais.
- *Enema com ar ou contrastado*: pode identificar obstruções inferiores, como intussuscepção ileocecal.
- *Radiografia de tórax*: pneumonia, fratura de costelas podem mimetizar DAA.
- *Ultrassonografia abdominal*: é um método seguro de avaliação de vários órgãos (fígado, baço, trato biliar, pâncreas, apêndice, rins e ovários).
- *Tomografia computadorizada abdominal*: fornece informações detalhadas sobre parede intestinal, mesentério e retroperitônio, rins, pâncreas, duodeno e aorta. Também fornece detecção sensível de ar livre, abscessos, calcificações e coleções de fluido intraperitoneal.

Com as informações obtidas, faz-se o diagnóstico topográfico mais provável (Quadro 43.1).

Quadro 43.1. Diagnóstico topográfico.

Gastrointestinal	Hepatobiliar/pancreático	Geniturinário	Respiratório	Outros

Fonte: Desenvolvido pela autoria do capítulo.

Plano terapêutico
- Estreitar o diagnóstico diferencial com história clínica, exame físico e exames laboratoriais iniciais disponíveis.
- Elaborar o plano de tratamento adequado para a etiologia mais provável da DAA.

Referências bibliográficas
1. Kim JS. Acute abdominal pain in children. Pediatr Gastroenterol Hepatol Nutr. 2013;16(4):219-24.
2. Smith J, Fox SM. Pediatric abdominal pain: an emergency medicine perspective. Emerg Med Clin North Am. 2016;34:341-61.
3. Reust CE, Williams A. Acute abdominal pain in children. Am Fam Physician. 2016;93(10):830-6.
4. Hijaz NM, Friesen CA. Managing acute abdominal pain in pediatric patients: current perspectives. Pediatric Health Med Ther. 2017;8:83-91.

Parte 5

Neurologia

Doenças cerebrovasculares na infância

José Roberto Fioretto
Cristiane Franco Ribeiro

Introdução

As doenças cerebrovasculares (DCV), também chamadas de acidentes vasculares encefálicos (AVE), são anormalidades que comprometem determinada área cerebral, transitória ou permanentemente, seja por isquemia ou sangramento, em que um ou mais vasos cerebrais sofreram lesão pelo processo patológico[1].

Na faixa etária pediátrica, as DCV apresentam particularidades em relação às observadas em adultos, principalmente no que se refere aos fatores etiológicos envolvidos, bem como em relação ao desafio do diagnóstico e do tratamento no momento do AVE[2].

Acidente vascular encefálico isquêmico

Etiologia[3]

Doença falciforme

A incidência de acidente vascular encefálico isquêmico (AVEi) em pacientes portadores de doença falciforme (DF) é 100 vezes maior que na população pediátrica geral. Os fatores de risco incluem eventos isquêmicos transitórios prévios, alta velocidade do fluxo sanguíneo ao *doppler* transcraniano, hipertensão arterial sistêmica (HAS), história de síndrome torácica aguda, níveis baixos de hemoglobina e níveis elevados de leucócitos[3-5].

Síndrome e doença de Moyamoya[6]

A doença de Moyamoya (DMM) é uma doença vascular, caracterizada por oclusão progressiva da porção intracraniana da artéria carótida interna e de outros vasos do polígono de Willis. Em razão do desenvolvimento de circulação colateral basal, assume um aspecto de "nuvem de fumaça" ("moyamoya", em japonês, significa algo nebuloso ou fumaça), representando o achado na arteriografia cerebral. O termo síndrome de Moyamoya é utilizado quando a arteriopatia é secundária a outras comorbidades, como anemia falciforme, neurofibromatose tipo I, síndrome de Down. Clinicamente, os pacientes podem apresentar AVEi, acidente vascular encefálico hemorrágico (AVEh) e ataque isquêmico transitório, com epilepsia, cefaleia e distúrbios cognitivos.

Dissecção arterial

A dissecção de parede arterial pode ser espontânea ou traumática, resultando em oclusão arterial. É uma causa significante de AVE pediátrico, ocorrendo em 7,9% a 20% dos AVEi. A partir do acidente agudo, com lesão da íntima do vaso, inicia-se a dissecção da parede arterial, que progressivamente estreita sua luz, comprometendo o fluxo dos ramos arteriais distais. Clinicamente, manifesta-se de acordo com o vaso lesado (carótida, vertebral, oftálmica), podendo provocar hemiparesia e alteração do nível de consciência[7].

Cardiopatias congênitas e adquiridas

As cardiopatias congênitas e adquiridas constituem causas frequentes de AVEi em crianças. Nas cardiopatias com comunicação direita-esquerda ou portadores de próteses valvares, existe a possibilidade de formação de aneurismas micóticos secundários a êmbolos sépticos por *Staphilococcus aureus* e *Streptococcus beta-hemoliticus* que se alojam na parede das artérias cerebrais. As cardiopatias adquiridas, como endocardite, doença reumática, cardiomiopatias e mixoma atrial, constituem fatores de risco para DCV na infância[8].

Vasculites[2,3]

As vasculites do sistema nervoso central (SNC) são primárias (quando nenhuma condição causa a inflamação dos vasos sanguíneos) ou secundárias (quando a vasculite resulta de infecção do SNC, vasculites sistêmicas, doença do colágeno vascular, malignidade ou exposição a drogas ou medicações). As vasculites no SNC devem ser consideradas nas crianças que apresentam um ou mais dos seguintes fatores: evolução clínica prolongada, fator de risco conhecido para vasculite (lúpus eritematoso sistêmico), déficits neurológicos difusos, sintomas de febre e perda de peso. Evidência laboratorial inclui elevada taxa de velocidade de hemossedimentação (VHS) ou proteína C reativa, anormalidades hematológicas, IgG anticardiolipina elevada e liquor com proteinúria ou pleocitose. No entanto, nenhum desses exames laboratoriais é diagnóstico e todos podem ser normais. O curso clínico da vasculite do SNC, bem como seu tratamento, depende em grande parte do processo subjacente. Inúmeras são as causas de vasculites cerebrais, cabendo destacar: arterite de Takayasu, poliarterite nodosa, lúpus eritematoso sistêmico, doença de Kawasaki, púrpura de Henoch-Schönlein, meningites bacterianas e por tuberculose, síndrome da imunodeficiência adquirida etc.

Distúrbios hematológicos

Os estados pró-trombóticos são comuns em crianças com AVE e, frequentemente, estão associados a outros fatores de risco, como cardiopatias congênitas. O espectro de anemias hemolíticas microangiopáticas, incluindo síndrome hemolítico-urêmica e púrpura trombocitopênica trombótica, pode apresentar manifestações neurológicas, incluindo AVEi. Em meninas adolescentes, gravidez ou uso de contraceptivos orais são considerados fatores de risco para AVCEi[8].

Manifestações clínicas[9]

As manifestações clínicas dependem da idade, da presença de fatores de risco e da localização da lesão.

De acordo com a idade

- *Lactentes:* letargia aguda, apneia, choro excessivo ou sonolência, hipotonia, irritabilidade, dificuldade de alimentação, vômitos e perfusão periférica lentificada.
- *Pré-escolar e escolar:* hemiparesia, afasia, déficits visuais e cefaleia. Quando os sintomas permanecem por menos de 24 horas, sem alterações na ressonância nuclear magnética de encéfalo, o episódio é denominado ataque isquêmico transitório (AIT).

Fatores de risco específicos

Podem nortear se o AVE ocorreu por trombose ou embolia gasosa. Cardiopatias congênitas ou adquiridas resultam mais frequentemente em AVE secundário a embolia gasosa; por sua vez, arterites cerebrais falam a favor de trombose.

De acordo com a localização da lesão e sintomas relacionados

- *Artéria carótida interna:* hemiparesia, afasia e hemianopsia.
- *Artéria cerebral anterior:* hemiparesia (principalmente em membros inferiores).
- *Artéria cerebral média:* hemiparesia (principalmente em membros superiores), hemianopsia e afasia.
- *Artéria cerebral posterior:* hemianopsia, ataxia, hemiparesia e vertigens.
- *Artéria basilar:* distúrbios respiratórios, sensoriais e hidreletrolíticos, ataxia, nistagmo, opistótono, tremor e vômitos.

Acidente vascular encefálico hemorrágico[7]

A hemorragia intracerebral em crianças é rara, porém é uma doença frequentemente incapacitante e causa altas taxas de morbidade e mortalidade nessa população. Pode ser: secundária a traumatismo cranioencefálico; ou espontânea.

As causas mais frequentes de quadros hemorrágicos espontâneos são: malformações arteriovenosas; aneurismas e angiomas cavernomatosos. Outras causas incluem alterações hematológicas adquiridas ou congênitas. Este capítulo se deterá nos casos espontâneos.

Malformações arteriovenosas

São responsáveis por metade dos AVE pediátricos. Constituem uma doença potencialmente fatal, com taxa de mortalidade de 30% e déficits permanentes em até 40% dos pacientes. Podem comprometer artérias, veias, capilares ou todos conjuntamente. São consideradas congênitas, mesmo quando diagnosticadas na vida adulta. Resultam de alteração embriológica no desenvolvimento capilar entre artéria e veia. Essas malformações desenvolvem alargamento das veias e desvio anormal do sangue, podendo estender-se da superfície meníngea até a cavidade ventricular. Os pacientes podem ser assintomáticos e as manifestações clínicas variam com a idade. A hemorragia intracraniana é a apresentação mais frequente, e esses eventos estão associados a alta mortalidade (25% dos casos). Alguns pacientes podem apresentar cefaleia crônica semelhante à enxaqueca e, subitamente, cefaleia de forte intensidade, vômitos, rigidez de nuca e crises epilépticas, podendo apresentar clínica de hipertensão intracraniana[9].

Aneurismas[10]

Os aneurismas cerebrais em crianças representam 1% de todas as ocorrências de aneurisma. Comprometem mais comumente a circulação anterior (72%). Em comparação aos dos adultos, os aneurismas de crianças apresentam taxa mais elevada de trombose, tornando o tratamento conservador e o acompanhamento de rotina uma opção viável em certos casos.

Tipos de aneurismas

- Aneurismas dissecantes e fusiformes são mais frequentes em crianças do que em adultos. Representam aproximadamente 50% de todos os aneurismas na população pediátrica, particularmente em lactentes e crianças mais jovens. A apresentação clínica pode ser extremamente variada e os sintomas podem estar relacionados a isquemia, hemorragia subaracnóidea ou efeito de massa, havendo, em certas circunstâncias, uma combinação de sintomas diferentes.
- Aneurismas traumáticos representam 5% a 39% dos aneurismas em crianças e, destes, 40% envolvem a artéria cerebral anterior distal. Geralmente, manifestam-se com episódio hemorrágico em 3 a 4 semanas pós-trauma. Embora a evolução possa ser favorável, com cura espontânea, a taxa de mortalidade pode chegar a 31%.
- Aneurismas secundários a infecção representam 15%, sendo a bactéria mais comum o *Staphylococcus aureus*, seguido por *Streptococcus viridans* e outras bactérias Gram-negativas. Entretanto, em até 1/3 dos casos o organismo causador não é encontrado no exame do sangue e do líquido cefalorraquidiano.
- Aneurismas gigantes (> 25 mm) são mais frequentes em crianças do que nos adultos. Esses aneurismas podem ser parcialmente trombosados e tendem a apresentar efeito de massa nas estruturas próximas; portanto, o tratamento deles também deve ter como alvo o efeito de massa.

Angiomas cavernomatosos

São malformações vasculares congênitas, compostas por espaços vasculares sinusoidais largos, sem interposição do parênquima cerebral. Aparecem como lesão circunscrita, compacta, situada profundamente no córtex, nos núcleos da base ou no tronco cerebral. A incidência de hemorragia sintomática é elevada (78%) quando comparada à dos adultos (27%). Os pacientes pediátricos apresentam clinicamente crise epiléptica, déficits neurológicos motores e sensitivos e cefaleia de padrão não enxaquecoso.

Trombose de seio venoso cerebral[11]

A trombose de seio venoso cerebral (TVC) é uma doença cerebrovascular que se apresenta com edema cerebral focal, infarto cerebral venoso, crises epilépticas e hipertensão intracraniana. Representa uma causa cada vez mais reconhecida de AVE na infância e no período neonatal, com incidência de 0,4 a 0,7 por 100.000 crianças/ano, porém com elevado risco de vida nessa faixa etária. Pode ser consequência de vários processos: estase venosa; estados de hipercoagulabilidade; desidratação; hiperosmolaridade; alterações na parede dos vasos por patologias regionais. Ocorre por obstrução ao fluxo sanguíneo, com congestão venosa e aumento da pressão capilar hidrostática, conduzindo o fluído para o interstício, com edema intersticial.

Exames complementares[9]
Exames de imagem
- *Tomografia de crânio:* muito útil nos casos de AVEh, revelando a área de hemorragia. No AVEi, caracteriza a região de edema perilesional, porém o quadro pode ser visível apenas a partir de 6 horas após o início dos sintomas.
- *RNM e espectroscopia:* possibilita a obtenção de informações bioquímicas regionais associadas às perdas neuronais (acúmulo de lactato, redução de N-acetil aspartato).
- *Angiorressonância:* possibilita o diagnóstico de estenoses e oclusões vasculares, bem como a constatação da doença de Moyamoya.
- *Angiografia:* padrão-ouro e sensível nas doenças de pequenos vasos, como vasculites, porém envolve os riscos de um procedimento invasivo e menos viável para acompanhamento longitudinal das patologias.

Exames laboratoriais[9]
- *Na admissão:* hemograma completo, coagulograma, eletrólitos, gasometria arterial, glicemia, colesterol total e frações, triglicérides, função renal e hepática.
- *Após confirmação do AVE:* proteína C e S, antitrombina III, mutação do fator V de Leiden, mutação do gene da protrombina, anticorpo anticardiolipina, anticorpo beta2-glicoproteína, homocisteína, lipoproteína, fator VII e VIII, fator antinuclear e anticorpo anticoagulante lúpico.
- *Estudo complementar:* aminoácidos plasmáticos e ácidos orgânicos urinários, sorologia para HIV, sorologia para varicela-zoster (soro e liquor), pesquisa de bactérias, vírus, fungos e parasitas (soro e liquor). Observação: a coleta de liquor deverá ser realizada após descartar-se hipertensão intracraniana.

Tratamento[9,12,13]
Medidas de suporte
- Segue os princípios do atendimento de emergência, ou seja, vias aéreas, respiração, circulação e déficits.
- Neuroproteção: minimizar a expansão das áreas isquêmicas, de lesões secundárias e edema cerebral:
  - Evitar hipertermia, hipotensão/hipertensão, hipovolemia/hipervolemia e hipoglicemia/hiperglicemia.
  - Detectar e tratar de imediato crises epilépticas (particularmente estado de mal epiléptico).
  - Realizar controle sistemático da pressão arterial. A pressão arterial sistólica deve ser mantida no percentil 50 para a idade.
- Intubação orotraqueal deverá ser realizada após pré-oxigenação adequada em crianças com piora do nível de consciência (Escala de Coma de Glasgow ≤ 8).

Pacientes com clínica de hipertensão intracraniana deverão receber tratamento específico. Nos pacientes com edema cerebral grave, pode ser necessária a realização de hemicraniectomia descompressiva.

Terapêuticas hiperagudas

- Ativador de plasminogênio tecidual (tPA): promove a trombólise intravenosa (IV) ou intra-arterial (IA) e a restauração da perfusão cerebral. Apresenta bons resultados em adultos, porém evidências na faixa etária pediátrica são escassas, permanecendo a critério de cada serviço a realização desse procedimento. Existem recomendações para crianças selecionadas com AVE secundário a trombose do seio venoso.

- Permanece a recomendação para a conduta conservadora; e terapêuticas de antiagregação plaquetária ou anticoagulação ficam a critério de cada serviço.

A Figura 44.1 apresenta fluxograma com protocolo para tratamento com tPA IV.

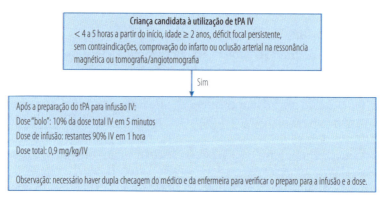

Figura 44.1. Fluxograma para tratamento com ativador de plasminogênio tecidual IV (tPA IV).
Fonte: Adaptada de Fioretto e Ribeiro, 2020.

Terapêutica antitrombótica

Geralmente recomendada para prevenção secundária do AVE, permanecendo controverso seu uso em crianças. Está bem estabelecida nos casos de trombose de seio venoso cerebral, em que se usa heparina de baixo peso molecular, seguida por warfarina por três a seis meses, ou até a recanalização completa. Nos casos de dissecção de artéria extracraniana associada a AVEi, a aspirina deve ser considerada na fase aguda, na dose de 5 mg/kg/dia, exceto se houver hemorragias.

Terapêuticas cirúrgicas

- *Craniectomia:* a craniectomia descompressiva oportuna pode ser ao mesmo tempo salvadora e funcional em crianças com AVEi arterial grande ou hemorragia intracerebral que exibem rápida deterioração no nível de consciência ou progressão para sinais e sintomas de herniação iminente.

- *Drenagem de hemorragia parenquimatosa:* crianças podem necessitar de intervenção mais urgente para redução da pressão intracraniana e consequente prevenção de herniação cerebral.
- *Tratamento de malformações vasculares:* incluem procedimentos endovasculares, radiocirurgia e terapia com feixe de prótons. O tratamento adequado para cada paciente é determinado pela localização e pela anatomia vascular da lesão.

Referências bibliográficas

1. Whisnant JP, Basford JR, Berstein EF et al. Special report from the national institute of neurological disorders and stroke. Classification of cerebrovascular disease III. Stroke. 1990;21:637-76.
2. Greenham M, Gordon A, Anderson V et al. Outcome in Childhood Stroke. Stroke. 2016;47: 1159-64.
3. Tsze DS, Valente JH. Pediatric stroke: a review. Emerg Med Int. 2011.
4. Putz R, Pabst R. Atlas de Anatomia Humana Sobotta. 21.ed. 2000;1(1):258-355.
5. Belisário AR, Silvac CM, Velloso-Rodrigues C et al. Genetic, laboratory and clinical risk factors in the development of overt ischemic stroke in children with sickle cell disease. Hematol Transfus Cell Ther. 2018;40(2):166-81.
6. Kim SJ. Moyamoya disease: epidemiology, clinical features, and diagnosis. J of Stroke. 2016;18(1):2-11.
7. Abbas Q, Merchant QA, Bushra N et al. Spectrum of intracerebral hemorrhage in children: a report from PICU of resource limited country. Crit Care Research Pratc. 2016.
8. Zidan I, Ghanem A. Intracerebral hemorrhage in children. Alexandria J Med. 2012;48:139-45.
9. Fioretto JR, Ribeiro CF. Doenças cerebrovasculares. In: Fioretto JR, Bonatto RC, Carpi MF, Ribeiro CF, editores. UTI pediátrica. 2. ed. Rio de Janeiro: Guanabara Koogan; 2020. p. 394-402.
10. Bhogal P, Pérez MA, Wendl C et al. Paediatric aneurysms: review of endovascular treatment strategies. Journal of Clinical Neuroscience. 2017;45:54-9.
11. Luo Y, Yian X, Wang X. Diagnosis and treatment of cerebral venous thrombosis: a review. Front Anging Neurosc. 2018.
12. Bernard TJ, Friedman NR, Stence NV et al. Preparing for a "Pediatric Stroke Alert". Pediatr Neurol. 2016.
13. Monagle P, Chalmers E, Chan A et al. Antithrombotic therapy in neonates and children. American college of chest physicians evidence-based clinical practice guidelines. 8th ed. Chest. 2008;133(6suppl);877S-968S.

45 Cefaleias na infância

Plínio Marcos Duarte Pinto Ferraz
Mário Ferreira Carpi

Introdução

A cefaleia é queixa frequente na infância e na adolescência, e os seus corretos diagnóstico e tratamento representam muitas vezes verdadeiro desafio para o pediatra, em razão de suas diferentes etiologias e apresentações. Saber sobre diferentes tipos de cefaleia e suas características é algo que tornará mais fácil e mais segura a prática pediátrica do dia a dia, evitando inclusive a realização de exames complementares (muitas vezes invasivos) desnecessários e tratamentos equivocados.

Segundo a International Headache Society (IHS), as cefaleias podem ser classificadas, a partir de sua etiologia, em: **primárias**, quando não há causa demonstrável na história clínica e no exame físico; ou **secundárias**, quando provocadas por outras doenças sistêmicas ou neurológicas, que são demonstráveis pela história clínica, por exame físico e exames complementares.

As cefaleias também podem ser divididas em agudas ou crônicas, de acordo com o curso temporal de sua evolução.

As cefaleias **primárias** correspondem a cerca de 40% das queixas de dores de cabeça na infância; apesar disso, são frequentemente negligenciadas por muitos colegas. A migrânea, também conhecida como enxaqueca, é a sua apresentação mais comum, seguida pela cefaleia do tipo tensional.

A migrânea é a cefaleia crônica mais comum da infância e será a mais abordada neste capítulo.

A sua prevalência aumenta conforme a idade da criança, sendo por volta de 3% entre crianças de 3 a 7 anos, de 7% em crianças de 7 a 11 anos e de 15% na adolescência, sendo nessa fase mais predominante no sexo feminino. A frequência das crises de migrânea é bastante variada e os sintomas nas crianças são praticamente os mesmos apresentados em adultos, mas há algumas diferenças. A dor pode ser tanto unilateral como bilateral e ter duração bem menor, além disso é menos comum nas crianças a presença de aura, que são distúrbios visuais que ocorrem no início ou precedendo as crises. No restante, porém, assemelha-se muito à migrânea do adulto, tratando-se de uma dor de cabeça do tipo latejante ou pulsátil e que frequentemente é acompanhada de outros sinais e sintomas, como náuseas e vômitos, fotofobia e fonofobia, irritabilidade e palidez, com intensidade de moderada a grave, comprometendo assim as atividades da vida diária.

A história familiar é bastante comum no caso das migrâneas, sendo que cerca de 70% das crianças e adolescentes que apresentam episódios de migrânea têm um parente próximo também migranoso.

Fatores desencadeantes ou gatilhos de crises de migrânea são bastante comuns em qualquer faixa etária, porém muitas vezes são pouco relatados pelas crianças. Os pais são orientados a observar, por exemplo, a relação do aparecimento da queixa com a ingestão de determinados alimentos, entre eles frituras, chocolates e embutidos, assim como com a privação de sono ou jejum prolongado.

No caso das cefaleias **secundárias**, como o próprio nome diz, são secundárias a outra doença sistêmica ou neurológica, muitas vezes sendo identificadas pela história clínica, por exame físico e confirmadas por exames complementares.

Diagnóstico clínico

É primordial uma boa anamnese, bem como exame físico geral e neurológico, para o correto diagnóstico etiológico e a identificação de sinais de alerta no caso de doenças graves subjacentes à queixa de cefaleia. A seguir estão os dados mais relevantes que devem ser obtidos na anamnese diante de um quadro de cefaleia em crianças e adolescentes:

- A cefaleia é de início recente ou crônica?
- Tem história familiar?
- Qual a frequência e a duração?
- Qual o tipo de dor?
- Como é o comportamento da criança durante a crise?
- Qual é a intensidade da dor?
- É incapacitante?
- Qual é a localização?
- Como foi o início?
- Foi precedido por algum sintoma (alterações visuais, aura)?
- Há fatores desencadeantes?
- Há fatores de melhora?
- A criança faz uso crônico de alguma medicação?

Em termos práticos, diante de uma cefaleia devemos estar atentos aos sinais de alerta de uma patologia mais grave, como:

- cefaleia acompanhada de febre, vômitos e/ou sinais meníngeos;
- cefaleia acompanhada de alterações do nível de consciência ou confusão mental;
- cefaleia associada a déficit motor de membro, de pares cranianos ou alterações da marcha e do equilíbrio;
- cefaleia concomitante a crise convulsiva em um paciente sem histórico de epilepsia prévia;

- cefaleia de forte intensidade com início recente, ou seja, inferior há 6 meses;
- cefaleia de caráter progressivo;
- cefaleia que desperta a criança durante o sono;
- cefaleia presente ao acordar;
- cefaleia que piora com a manobra de Valsalva ou com alterações posturais;
- cefaleia em crianças menores de 3 anos ou sem história familiar positiva para migrâneas;
- fator de risco secundário: imunossupressão ou câncer em tratamento.

Exames complementares

Não existem exames complementares específicos para a abordagem da criança com cefaleia; tudo dependerá da suspeita clínica. No caso de sinais de alerta para um processo expansivo do sistema nervoso central, por exemplo, está indicada a realização de exames de neuroimagem, como tomografia computadoriza (TC) ou ressonância magnética (RNM).

Exame de eletroencefalograma (EEG) em nada contribuirá para a investigação da cefaleia, a não ser nos casos em que haja sintomas que sugiram epilepsia.

É muito frequente a queixa de cefaleia ser seguida de solicitação de raio X de seios de face, o que na maioria das vezes resulta em interpretações equivocadas. Portanto, para uma boa prática, essa solicitação não deverá ser feita, não estando indicada nem mesmo para o diagnóstico de sinusite em crianças.

A Figura 45.1 traz um algoritmo para investigação e diagnóstico diferencial entre cefaleia primária e secundária.

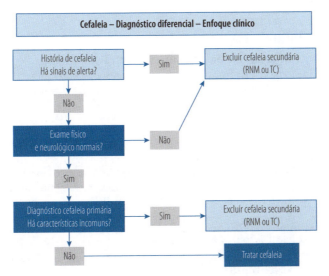

Figura 45.1. Algoritmo para investigação e diagnóstico diferencial entre cefaleia primária e secundária.
Fonte: Acervo da autoria do capítulo.

Tratamento dos episódios agudos de cefaleia

O uso racional de analgésicos é fundamental no caso das cefaleias, inclusive buscando evitar erros comuns, como o uso de subdoses pelos pais, o que não proporciona eficácia, ou o uso frequente e abusivo de analgésicos, por mais que 10 dias por mês, causando a cefaleia crônica diária.

Outra peculiaridade é que, no caso das migrâneas, quanto mais cedo é administrado o analgésico, melhores a resposta e a possibilidade de se abortar uma crise.

Em nosso país, a dipirona é uma excelente opção para o tratamento da cefaleia aguda, pois é um analgésico bastante comum e eficaz, que pode ser administrado por diferentes vias, como oral, endovenosa e retal. Atua na inibição principalmente da síntese de prostaglandinas, via inibição da ciclo-oxigenase, na dose de 10 a 25 mg/kg/dose, em até 4 doses ao dia.

O ibuprofeno também é excelente opção, pois possui boa eficácia analgésica e anti-inflamatória. Tem a propriedade de bloquear a síntese de prostaglandinas, via inibição da ciclo-oxigenase 1 e 2, reduzindo mediadores pró-inflamatórios neurogênicos na cascata do ácido araquidônico, na dose de 10 mg/kg, até 3 doses ao dia, por via oral.

No caso das migrâneas, não são incomuns sintomas concomitantes, principalmente gastrointestinais, que provocam náuseas e vômitos, sendo a metoclopramida bastante eficiente na inibição de vômitos associados a enxaqueca, na dose de 0,5 mg/dose, oral ou intramuscular, não ultrapassando 10 mg ao dia e sempre monitorando possíveis efeitos colaterais, como sedação ou síndrome extrapiramidal.

Na infância, muitas vezes o sono em local silencioso e escuro é suficiente para cessar as crises migranosas.

É importante orientar os pais para realizarem mudanças no estilo de vida da criança, como prática de exercícios físicos, diminuição do tempo de tela e melhora da qualidade de sono, bem como para observarem possíveis desencadeantes e anotarem em um calendário quantos crises a criança apresenta por mês.

Quando encaminhar

Quando for identificada cefaleia secundária a outra doença neurológica e, no caso da migrânea, quando ocorrer em frequência maior que 3 vezes no mês, a criança deve ser encaminhada ao especialista, para que seja instituído tratamento profilático.

Referências bibliográficas

1. Headache Classification Committee of the International Headache Society (IHS). The international classification of headache disorders. 3rd ed. Cephalalgia. Jan 2018;38(1):1-211.
2. American Migraine Foundation. Migraine in children. 2015. Acesso em 02/10/2021. Disponível em: https://americanmigrainefoundation.org/resource-library/migraine-in-children/.
3. Hershey AD, Winner P, Kabbouche MA, Powers Sw. Headaches. Curr Opin Pediatr. Dec 2007;19(6):663-9.
4. Arruda MA. Anamnese da criança com cefaleia. In: Arruda MA, Guidetti V, editores. Cefaleias na infância e adolescência. Ribeirão Preto: Instituto Glia; 2007. p. 21-32.
5. Wöber-Bingöl C. Epidemiology of migraine and headache in children and adolescents. Curr Pain Headache Rep. Jun 2013;17(6):341.
6. Cuvellier JC, Tourte M, Lucas C, Vallée L. Stability of pediatric migraine subtype after a 5-year follow-up. J Child Neurol. 2016, Vol. 31(9) 1138-1142.

46 Estado de mal epiléptico

José Roberto Fioretto

Definição[1]

Estado de mal epiléptico (EME) é uma condição resultante das falhas dos mecanismos responsáveis por cessar as crises epilépticas ou impedir que elas se iniciem, provocando crises anormalmente prolongadas. Essa condição pode resultar em consequências em longo prazo, incluindo alterações das redes neuronais, lesões e morte neuronal, dependendo do tipo e da duração das crises.

Etiologia[2]

De acordo com as recomendações da Liga Internacional contra a Epilepsia, a etiologia do EME pode ser dividida em três categorias (Figura 46.1): 1) conhecidas ou sintomáticas; 2) síndromes eletroclínicas definidas; e 3) idiopáticas ou criptogênicas. As causas sintomáticas são então subdivididas em: agudas, remotas e progressivas (Quadro 46.1).

O estado epiléptico febril é a causa mais comum de EME em pediatria, representando cerca de um terço dos casos, embora limitado à primeira infância (6 meses a 5 anos). Nas crianças maiores, as causas sintomáticas (remotas) e as criptogênicas são as mais comuns (20%).

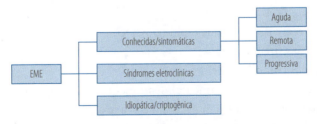

Figura 46.1. Etiologia do estado de mal epiléptico.
Fonte: Adaptada de Gurcharrana e Grinspan, 2018.

Parte 5 – Neurologia

Quadro 46.1. Etiologia do estado de mal epiléptico, segundo a causa conhecida/sintomática (aguda, remota ou progressiva).

Sintomática remota	Sintomática aguda	Sintomática progressiva
Lesão hipóxico-isquêmica	Convulsão febril	Erro inato do metabolismo
Tumor	Infecção em SNC	Epilepsia mioclônica progressiva
Malformação cerebral congênita	AVC	Leucodistrofia
	TCE	
	Intoxicação exógena	
	Distúrbio eletrolítico	
	Hipóxia/anóxia	

SNC = sistema nervoso central; AVC = acidente vascular cerebral; TCE = traumatismo cranioencefálico.
Fonte: Adaptado de Gurcharrana e Grinspan, 2018.

Tratamento[1,4,5]

É importante lembrar que quanto maior a duração da atividade epiléptica, pior o prognóstico.

Atualmente, recomenda-se o tratamento da atividade epiléptica em etapas subsequentes para diminuir a morbidade e a mortalidade, bem como as sequelas em longo prazo (Figura 46.2).

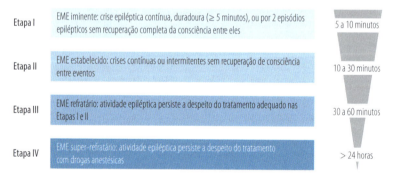

Figura 46.2. Evolução clínica do estado de mal epiléptico.
Fonte: Adaptada de Trinka e Kälviäien, 2017.

São prioridades do tratamento:
- Controle das convulsões o mais rápido possível.
- Manutenção das funções vitais.
- Tratamento das complicações.

O atendimento inicial é fundamental, sendo seus passos (Figura 46.3):
- Posicionamento do paciente em decúbito elevado a 30°, com a cabeça centrada.
- Oxigenoterapia apropriada (máscara 100% ou cateter de oxigênio).
- Manobras para remoção da língua do assoalho da boca.
- Aspiração de secreções da cavidade oral.

- Sondagem para descompressão gástrica.
- Monitorização: oximetria de pulso, frequência cardíaca, frequência respiratória, pressão arterial, perfusão periférica e diurese.
- Hemoglicoteste: se glicemia < 60 mg/dL, para lactentes e crianças ≥ 2 anos: 2 mL/kg de glicose 25%.
- Acesso venoso: obtido pelo profissional mais experiente; se não for possível, usar outras vias (intranasal, intramuscular, retal, sublingual ou intraóssea).
- Exames laboratoriais: eletrólitos, hemograma, triagem toxicológica e nível sérico de anticonvulsivante (se apropriado).
- Avaliação diagnóstica: obter dados da história clínica que ajudem na identificação da etiologia do EME. Causas corrigíveis devem ser identificadas e tratadas o mais rápido possível, incluindo hipoglicemia, hipocalcemia, hiponatremia e hipomagnesemia. Alguns pacientes podem necessitar de punção lombar, tomografia de crânio e eletroencefalograma.

Indicações de eletroencefalograma

O tratamento do EME em unidades de cuidados intensivos geralmente necessita de monitorização com eletroencefalograma (EEG) contínuo. As diretrizes da Sociedade de Cuidados Neurointensivos estipulam que o monitoramento EEG contínuo deve ser iniciado 15 a 60 minutos após o início da crise, para avaliar o estado epiléptico não convulsivo dos pacientes que não apresentem nível de consciência adequado após 10 minutos de a crise clínica ter cessado, ou dentro de 60 minutos nos pacientes com crises clínicas em andamento. Além disso, recomenda pelo menos 48 horas de monitorização nos pacientes em coma induzido, a fim de identificar o estado epiléptico não convulsivo[6]. O consenso da Sociedade Americana de Neurofisiologia Clínica fornece indicações de monitoramento EEG contínuo, visando o diagnóstico apropriado, com o objetivo de evitar a administração adicional de medicamentos anticonvulsivantes desnecessários, no que se que incluem:

- Nível de consciência persistentemente alterado após o término do EME.
- Lesão cerebral supratentorial aguda (incluindo hemorragia intraparenquimatosa de moderada a grave, traumatismo cranioencefálico, infecções do sistema nervoso central, procedimentos neurocirúrgicos recentes, tumores, AVC isquêmico agudo, encefalopatia hipóxico-isquêmica, encefalopatia associada a sepse, oxigenação por membrana extracorpórea), com nível de consciência alterado.
- EEG de rotina com descargas periódicas.
- Uso de bloqueador neuromuscular em pacientes com risco de crises epilépticas.
- Eventos paroxísticos suspeitos de serem convulsões.

Medicações anticonvulsivantes[1,4]

Benzodiazepínicos

São capazes de controlar prontamente as crises epilépticas em cerca de dois terços dos pacientes. Exercem propriedades antiepilépticas, aprimoram a neurotransmissão inibitória e aumentam a frequência de abertura do canal dos receptores $GABA_A$, com subsequente entrada do cloreto e hiperpolarização neuronal.

Fluxograma de atendimento (Figura 46.3)[1,4,5]

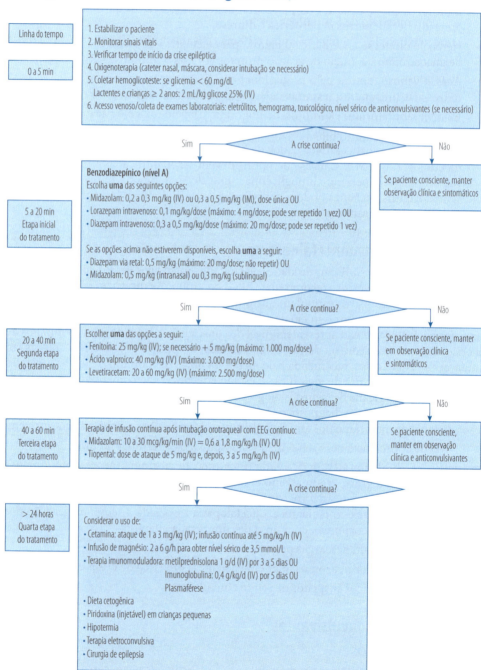

Figura 46.3. Fluxograma de atendimento ao paciente em estado de mal epiléptico.
IV = intravenoso; IM = intramuscular; ECG = eletroencefalograma.
Fonte: Adaptada de Glauser, Shinnar et al., 2016.

Diazepam
- Dose: 0,3 a 0,5 mg/kg (IV); 0,5 mg/kg (VR); 0,25 mg/kg (IM) (pode-se repetir uma vez, com intervalo de 5 minutos).
- Dose máxima: IV: – 5 mg (< 5 anos) e 10 mg (≥ 5 anos); VR: 10 mg.
- Farmacodinâmica: início de ação: 3 minutos (IV) ou 5 minutos (VR); duração: 20 a 30 minutos.
- Risco de depressão respiratória e laringoespasmo.
- Velocidade de infusão: 5 mg/min.
- Apresentação: solução injetável: 10 mg/2 mL.

Midazolam
- Dose: 0,2 a 0,3 mg/kg (IV/IO), 0,3 mg/kg (SL), 0,3 a 0,5 mg/kg (IM) ou 0,5 mg/kg (IN).
- Dose máxima: 5 a 10 mg/dose.
- Infusão contínua: 10 a 30 mcg/kg/min ou 0,6 a 1,8 mg/kg/h (IV) (no EME refratário, a dose deve ser otimizada rapidamente na primeira hora de infusão).
- Farmacodinâmica: início de ação: 1 a 2 minutos (IV); duração: 1 a 5 minutos.
- Causa menos depressão respiratória.
- Apresentação: solução injetável: 15 mg/3 mL, 5 mg/5 mL ou 50 mg/10 mL.
- Observação: midazolam IM tem boa resposta (90% a 93%), com ação em 5 a 10 minutos, sendo mais efetivo que diazepam VR, sendo a escolha em crianças de difícil acesso venoso. O uso IN é tão efetivo quanto diazepam IV (88% x 92% de resposta), porém sua ação se dá em 8 minutos. O uso SL parece mais eficaz que diazepam VR, com resposta rápida e menor taxa de recorrência.

Lorazepam
Estudos já indicam sua superioridade no controle das convulsões em relação ao diazepam, com menos risco de depressão respiratória. Formulação intravenosa não está disponível no Brasil.
- Dose: 0,1 mg/kg/dose IV, VR, SL ou IO; pode-se repetir em 10 minutos, uma vez.
- Dose máxima: 4 mg/dose.
- Farmacodinâmica: início de ação: 2 a 3 minutos; duração: até 8 horas.
- Efeitos adversos: hipotensão, vômitos, depressão respiratória, rebaixamento do nível de consciência.
- Apresentação: comprimidos: 2 mg.
- Solução injetável: 2 e 4 mg/mL (não disponível no Brasil).

Fenitoína
Interfere no transporte de sódio através da membrana neuronal e bloqueia o recrutamento de células neuronais vizinhas ao foco epiléptico, evitando a propagação das descargas.
- Dose: 25 a 30 mg/kg (IV); diluir em solução fisiológica 0,9%.

- Dose máxima: 1.000 mg.
- Velocidade de infusão: atenção: infusão lenta a 1 mg/kg/min (até 50 mg/min).
- Farmacodinâmica: início de ação: 10 a 30 minutos; duração: 12 horas.
- Não causa depressão respiratória ou alteração de nível de consciência, anticonvulsivante de escolha em pacientes com TCE.
- Efeitos adversos: hipotensão, prolongamento QT, arritmias, flebite (atribuídos ao diluente e a infusão rápida).
- Apresentação: solução injetável: 50 mg/mL.

Barbitúricos

Reduzem a excitabilidade neuronal por aumentar a inibição mediada pelo GABA por meio dos receptores $GABA_A$. A transmissão GABAérgica intensificada pelos barbitúricos no tronco encefálico suprime o sistema de ativação reticular, causando sedação, amnésia e perda da consciência. O aumento da transmissão GABAérgica nos neurônios motores da medula espinal relaxa os músculos e suprime os reflexos.

Fenobarbital

- Dose: 20 a 40 mg/kg (IV).
- Dose máxima: 1.000 mg.
- Velocidade de infusão: < 100 mg/min.
- Farmacodinâmica: início de ação: 10 a 20 minutos (se IM, 4 horas); duração: 1 a 3 dias.
- Efeitos adversos: depressão sensorial, respiratória e cardíaca, hipotensão.
- Escolha em recém-nascidos e na convulsão febril.
- Atualmente, medicação de terceira linha de tratamento.
- Apresentação: solução injetável: 200 mg/2 mL.

Tiopental

- Dose: ataque: 5 mg/kg (aumentar 1 a 2 mg/kg a cada 5 minutos, até controle das crises). Manutenção: 3 a 5 mg/kg/h (pode-se usar dose maior, se necessário).
- Farmacodinâmica: início de ação: 30 segundos; duração: ultracurta.
- Exige intubação orotraqueal e ventilação mecânica, além de monitoração rigorosa dos sinais vitais.
- Efeitos adversos: hipotensão, depressão miocárdica, lesão hepática, perda de padrão neurológico de avaliação.
- Apresentação: frascos de 1.000 mg (pó para reconstituição).

Outras medicações

Ácido valproico

Atua na via inibitória do SNC, por meio do aumento na síntese de GABA, além de inibir a transaminase GABA e estabilizar canais de sódio voltagem-dependentes.

- Dose: 15 a 30 mg/kg (VG); 40 mg/kg (IV).
- Dose máxima: 500 mg/dia.
- Farmacodinâmica: início de ação: 4 horas (VG) e 1 hora (IV); meia-vida: 9 a 16 horas.
- Efeitos adversos: hepatotoxicidade, disfunção de plaquetas, hiperamonemia, pancreatite hemorrágica aguda; contraindicado em pacientes com mitocondriopatia.
- Apresentação: xarope: 250 mg/5 mL; solução injetável: 100 mg/mL.

Levetiracetam

Estudos *in vitro* mostram que a substância ativa afeta os níveis de Ca_2+ intraneuronais, pela inibição parcial das correntes desse íon nas reservas intraneuronais. Adicionalmente, reverte parcialmente as reduções nas correntes de entrada do GABA e da glicina, induzidas pelo zinco e pelas beta-carbolinas. Estudos recentes sugerem que essa medicação também pode modular os receptores de glutamato (principalmente AMPA).

- Dose: 10 mg/kg/dose, podendo ser aumentada até 30 mg/kg/dose (VG), 2 vezes ao dia. 20 a 60 mg/kg/dose (IV) 2 vezes ao dia (infusão em 15 minutos).
- Dose máxima: 2.500 mg.
- Farmacodinâmica: absorção rápida e completa tanto VO quanto IV.
- Efeitos adversos: sonolência, hostilidade, nervosismo, instabilidade emocional, agitação, anorexia, astenia e cefaleia.
- Apresentação: solução oral: 100 mg/mL; comprimidos: 250, 500 e 1.000 mg. Solução injetável: 500 mg/5 mL (não disponível no Brasil).

Cetamina

Atua na via aspartato-glutamato, sendo forte antagonista do receptor do NMDA, além de interagir com outros receptores (opioides, monoaminérgicos, muscarínicos e nicotínicos), canais iônicos (L-cálcio e sódio) e modular citocinas (IL-1, 6, 8, 10; TNF-γ), o que confere propriedades anti-inflamatórias ao medicamento.

- Dose: ataque: 1 a 3 mg/kg; infusão contínua: até 5 mg/kg/h (IV).
- Farmacodinâmica: pico sérico aproximadamente em 20 minutos.
- Efeitos adversos: apneia, depressão respiratória, laringoespasmo, aumento da pressão intracraniana.
- Apresentação: solução injetável 10 mg/mL (20 mL), 50 mg/mL (10 mL) e 100 mg/mL (5 mL).

Sulfato de magnésio

Os íons magnésio são bloqueadores dos canais de cálcio presentes nos receptores NMDA, reduzindo sua atividade.

- Dose: ataque: 4 g; infusão contínua: 2 a 6 g/h para obter nível sérico de 3,5 mmol/L ou 10 a 20 mg/kg/h.
- Risco potencial ao interagir com digoxina, barbitúricos e outros bloqueadores de canal de cálcio, bem como influencia na transmissão neuromuscular.

Terapias imunomoduladoras
Em casos de etiologia suposta autoimune ou inflamatória.
- Metilprednisolona: 1 g/d (IV) por 3 a 5 dias.
- Imunoglobulina: 0,4 g/kg/d (IV) por 5 dias.
- Plasmaférese: deve ser usada paralelamente a outras imunoterapias, particularmente no EME super-refratário. Realizar 5 trocas ao longo de 5 dias.

Dieta cetogênica
A dieta cetogênica clássica, com alto teor de gordura e baixo teor de carboidrato (relação 4:1), gera cetose, com aumento dos ácidos graxos poli-insaturados livres, produzindo ação anti-inflamatória e estabilização da membrana neuronal. Essas dietas são possíveis de estabelecer em pacientes intubados, usando-se formulações entéricas comerciais específicas, administradas pela via gástrica. A confirmação da cetose deve ser preferencialmente feita com dosagem dos níveis de beta-hidroxibutirato, para atingir a meta de 3 mmol/L. As complicações mais frequentes são hipoglicemia, hiperlipidemia, perda de peso, pancreatite aguda e acidose metabólica. A administração simultânea de propofol e corticosteroides pode inibir a cetogênese, portanto deve ser evitada.

Piridoxina
Sua forma ativa, o fosfato de piridoxal, é uma coenzima para a conversão do ácido glutâmico em GABA. Sua indicação e sua eficácia no EME super-refratário permanecem desconhecidas.
- Dose: 100 a 300 mg/dose (IV).
- Usada em crianças < 3 anos, com história de convulsões desde o período neonatal.

Hipotermia
Reduz a troca de sódio e a diminuição da condutância ao potássio, a regulação glutamaérgica e a interrupção das descargas epilépticas sincronizadas.
- Manter temperatura: de 32 a 35 °C por 24 horas.
- Reaquecimento: 0,5 °C/h.
- Efeitos adversos: trombose venosa profunda, infecções, arritmias cardíacas, distúrbios eletrolíticos, isquemia intestinal e distúrbios de coagulação.
- Necessita de monitorização EEG contínua.

Terapia eletroconvulsiva
Aprimora a neurotransmissão GABAérgica, aumenta o limiar convulsivo e reduz a atividade e o metabolismo neuronal.
- Dose: varia de acordo com os protocolos.
- Efeitos adversos: pode induzir convulsões e EME não convulsivo após tratamento, amnésia, cefaleia, danos cognitivos.
- Contraindicação relativa em pacientes com patologias cardíacas.
- Necessita de EEG contínuo.

Cirurgia epiléptica

A intervenção cirúrgica pode ajudar pacientes em EME focal particularmente refratário. Em uma série de 10 crianças em EME focal, com terapia otimizada há duas semanas (todas com imagem focal), 7 ficaram livres de crises após procedimento cirúrgico para retirada da zona epileptogênica. Outros procedimentos úteis incluem ressecções lobar ou mesmo multilobar, podendo chegar a hemisferectomia funcional ou anatômica (geralmente em casos de epilepsias devastadoras da infância, incluindo encefalite de Rasmussen) e procedimentos de desconexão, como corpo-calosotomia.

Referências bibliográficas

1. Fioretto JR, Ribeiro CF. Estado de mal epiléptico. In: UTI pediátrica. Fioretto JR, Bonatto RC, Carpi MF, Ribeiro CF, editores. 2. ed. Rio de Janeiro: Guanabara Koogan; 2020. p. 355-64.
2. Trinka E, Kälviäien R. 25 years of advances in the definition, classification and treatment of status epilepticus. Seizure. 2017;44:65-73.
3. Gurcharrana K, Grinspan ZM. The burden of pediatric status epilepticus: epidemiology, morbidity, mortality, and costs. Seizure. European Journal of Epilepsy. 2018. Acesso em: 15 de janeiro de 2022. Disponível em: https://doi.org/10.1016/j.seizure.2018.08.021.
4. Cohena NT, Chamberlainb JM, Gaillarda WD. Timing and selection of first antiseizure medication in patients with pediatric status epilepticus. Epilepsy Research. 2019;149:21-5.
5. Glauser T, Shinnar S et al. Evidence-based guideline: treatment of convulsive status epilepticus in children and adults: report of Guideline Committee of American Epilepsy Society. Epilepsy Currents. 2016;16(1):48-61.
6. Brophy GM, Bell R et al. Guidelines for the evaluation and management of status epilepticus. Neurocritical Care. 2012;17:3-23.

47 Meningites e encefalites

Marcelo Barciela Brandão

A meningite é uma inflamação das meninges que afeta a pia-máter, a aracnoide e o espaço subaracnoide. Pode ocorrer em resposta a bactérias e produtos bacterianos ou por vírus, a partir da corrente sanguínea (disseminação hematogênica)[1]. Em alguns casos, os vírus podem ser reativados de um estado dormente no sistema nervoso[2]. Caso ocorra inflamação do parênquima cerebral, denomina-se encefalite[2].

A patogênese da meningite bacteriana se faz a partir da colonização e da penetração na nasofaringe, invadindo a corrente sanguínea. Fixa-se na microvasculatura e invade o sistema nervoso central. O mecanismo pelo qual o patógeno atravessa a barreira hematoencefálica ainda não está completamente entendido; uma das hipóteses seria pelo mecanismo denominado "Cavalo de Troia", em que o micro-organismo transpassaria a barreira através do fagócito infectado (*Escherichia coli*, estreptococos grupo B, *Streptococcus pneumoniae*)[1].

Epidemiologia

Os principais agentes microbianos envolvidos na meningite bacteriana estão apresentados na Tabela 47.1, correlacionados com a faixa etária.

Tabela 47.1. Agentes bacterianos envolvidos na meningite, por faixa etária.

Idade	Micro-organismo
0 a 1 mês (neonato)	*Streptococcus agalactiae* (estreptococos grupo B)
	Bacilos entéricos (*E. coli, Klebseilla pneumoniae, Proteus*)
	Listeria monocytogenes
> 1 a 3 meses	*S. agalactiae* (estreptococos grupo B)
	Bacilos entéricos (*E. coli, K. pneumoniae, Proteus*)
	L. monocytogenes
	S. pneumoniae, Neisseria meningitidis, Hemophilus influenzae tipo B
> 3 meses a 5 anos	*S. pneumoniae, N. meningitidis, H. influenzae* tipo B
> 5 anos	*S. pneumoniae, Neisseria meningitidis*

Fonte: Kim, 2010; Tan, Gill e Kim, 2015.

Com relação aos vírus, as principais famílias envolvidas são os picornavírus (vírus *Echo, Coxsackie* e o *Enterovirus* 71) e os herpes-vírus (vírus herpes simples tipo I e II e varicella-zóster)[2].

Diagnóstico
Clínico

Os sinais e sintomas dependem da idade da criança, da duração da doença e da resposta do hospedeiro à infecção. As características clínicas da meningite bacteriana em lactentes e crianças são geralmente sutis, variáveis, inespecíficas ou mesmo ausentes. Nos lactentes, podem incluir febre, hipotermia, letargia, irritabilidade, má alimentação, vômitos, diarreia, dificuldade respiratória, convulsões ou fontanela abaulada. Em crianças mais velhas, essas características podem incluir febre, dores de cabeça, fotofobia, náuseas, vômitos, confusão, letargia ou irritabilidade[1-4].

Ao exame físico, os achados incluem rigidez de nuca, sinal de Kernig (flexão do quadril e extensão do joelho podem provocar dor nas costas e nas pernas), sinal de Brudzinski (flexão passiva do pescoço provoca flexão do quadril), achados neurológicos focais e aumento da pressão intracraniana. Em 75% das crianças com meningite bacteriana, sinais de irritação meníngea são observáveis no momento da apresentação. A presença da tríade de Cushing (hipertensão arterial sistêmica, bradicardia e alterações respiratórias) é um sinal tardio de aumento da pressão intracraniana[1-4].

Laboratorial

O exame do líquido cefalorraquidiano (LCR) é fundamental para o diagnóstico de todas as formas de meningite. Pacientes com suspeita de meningite devem ser submetidos a punção lombar, após uma lesão de massa ter sido descartada, seja por meio de uma avaliação clínica ou por exame de tomografia computadorizada (TC) de crânio, e se não houver instabilidade cardiovascular. Outras contraindicações seriam durante o estado de mal epiléptico, qualquer anomalia anatômica subjacente à medula espinhal, coagulopatia não corrigida, abscesso epidural espinhal ou quando houver uma infecção do local da punção lombar (celulite ou abscesso da pele, tecido subcutâneo)[1-5].

Análise do LCR[1-4]

- *Coloração de Gram:* mostrará se as bactérias estão presentes no LCR. Uma coloração de Gram positiva mostra contagens bacterianas superiores a 1×10^3 células/mL.
- *Celularidade:* são úteis no diagnóstico diferencial de várias formas de meningite.
- *Análise bioquímica:* são de importância para o diagnóstico diferencial das diversas formas de meningite, em que devem ser analisadas proteína e glicemia.

A Tabela 47.2 apresenta as características da análise do LCR nas meningites virais e bacterianas.

A cultura do LCR pode ser negativa em crianças que recebam tratamento com antibióticos antes do exame do LCR. É descrito que, na meningite por *N. meningitidis*, pode ocorrer esterilização completa do LCR 2 horas após a administração de uma cefalosporina de terceira geração e, no caso do *S. pneumoniae*, após 4 horas de tratamento. O aumento da contagem de leucócitos, o aumento de proteína e a diminuição da glicorraquia geralmente

Tabela 47.2. Características do LCR de bactérias e vírus em relação a contagem de leucócitos, glicose e proteína.

	Contagem de leucócitos (x 10⁶ cel/L)	Glicose (mg/dL)	Proteína (mg/dL)
Bactérias			
• Comum	> 1.000	< 10	> 100
• Menos comum	5 a 1.000	10 a 45	50 a 100
Vírus			
• Comum	100 a 500	Normal	50 a 100
• Menos comum	> 500	10 a 45	> 100

Fonte: Desenvolvida pela autoria do capítulo.

são suficientes para estabelecer o diagnóstico de meningite bacteriana. As hemoculturas ou os testes de diagnóstico sem cultura podem ajudar a identificar o patógeno infectante[1,3,4].

O principal teste diagnóstico de identificação microbiana sem cultura é o teste de aglutinação do látex, apresentando sensibilidade para *H. influenzae* tipo B, mas menos sensível para *N. meningitidis*. Existem outros testes diagnósticos, mas nenhum com aplicação clínica até o momento[1,2].

Tratamento

O tratamento da meningite bacteriana depende inteiramente de antibióticos, que devem ser bactericidas e atravessar barreira hematoencefálica, sendo administrados por via endovenosa nas doses mais altas clinicamente validadas. Seu início não deve ser postergado e, mesmo em paciente em que por alguma razão a coleta de LCR não seja possível, hemoculturas devem ser obtidas e o tratamento antimicrobiano deve ser iniciado imediatamente. A seleção de regimes antimicrobianos empíricos é projetada para cobrir os prováveis patógenos com base na idade do paciente, e o descalonamento antimicrobiano deve se basear no resultado das culturas obtidas com seu respectivo antibiograma[1,3,4].

Os esquemas de antimicrobianos estão apresentados na Tabela 47.3.

Tabela 47.3. Regime antimicrobiano empírico para meningite bacteriana.

Idade	Antimicrobiano (doses)
< 1 mês	Ampicilina (50 a 100 mg/kg a cada 6 a 8 horas) + gentamicina (2,5 mg/kg a cada 12 horas) (ou cefotaxima, 50 mg/kg a cada 6 a 8 horas, podendo ser usada em caso de suspeita de bacilos Gram-negativos)
1 a 3 meses	Ampicilina (50 a 100 mg/kg a cada 6 horas) + cefotaxima (50 mg/kg a cada 6 a 8 horas) ou ceftriaxona (50 mg/kg a cada 12 horas)
3 meses a 5 anos	Ceftriaxona (50 mg/kg a cada 12 horas, dose máxima de 4 g/dia) ou cefotaxime (50 a 75 mg/kg a cada 6 a 8 horas, dose máxima de 12 g/dia)
> 5 anos	Ceftriaxona (50 mg/kg a cada 12 horas, dose máxima de 4 g/dia) ou cefotaxime (50 a 75 mg/kg a cada 6 a 8 horas, dose máxima de 12 g/dia)

Fonte: Kim, 2010; Tan, Gill e Kim, 2015; Hoen et al., 2019.

Em caso de infecção viral, o tratamento será sintomático. Na suspeita de encefalite herpética, deverá ser iniciado aciclovir. O diagnóstico e a condução da encefalite herpética não são o foco deste capítulo[2].

Terapias adjuvantes

O uso de corticosteroides é a principal terapia adjuvante no tratamento da meningite bacteriana, e seu uso permanece controverso. A dexametasona é o corticosteroide mais comumente estudado no que diz respeito ao tratamento da meningite bacteriana. Em crianças, os corticosteroides reduzem a perda auditiva grave em pacientes com meningite por *H. influenzae* tipo B se forem administrados imediatamente antes da terapia antimicrobiana inicial. Os mesmos benefícios não se estendem a crianças com meningite decorrente de espécies não *Haemophilus*[1,3,4].

Dessa maneira, não existe uma indicação universalmente definida. Quando prescrito o uso de corticosteroides, deve ser a dexametasona, antes da primeira dose do antimicrobiano, na dose de 0,15 mg/kg a cada 6 horas, durante 4 dias, principalmente naqueles pacientes com forte indício de infecção por *H. influenzae* tipo B[1,3,4].

A Figura 47.1 apresenta uma sugestão de algoritmo para condução diagnóstica e tratamento da meningite.

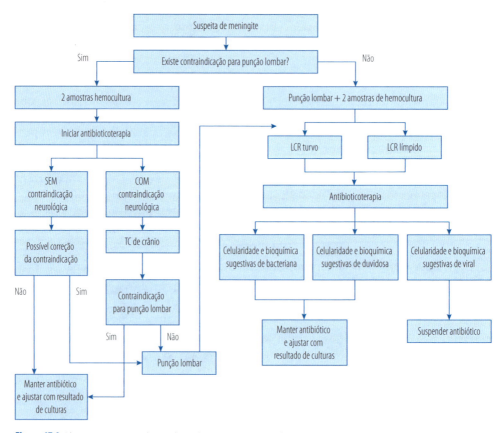

Figura 47.1. Algoritmo para condução diagnóstica e tratamento de meningite.
Fonte: Adaptada de Hoen et al., 2019.

Referências bibliográficas

1. Kim KS. Acute bacterial meningitis in infants and children. Lancet Infect Dis. 2010;10:32-42.
2. McGill F, Griffithsa MJ, Solomon T. Viral meningitis: current issues in diagnosis and treatment. Curr Opin Infect Dis. 2017;30:248-56.
3. Tan YC, Gill SK, Kim KS. Treatment strategies for central nervous system infections: an update. Expert Opin Pharmacother. 2015;16(2):187-203.
4. Hoen B et al. Management of acute community-acquired bacterial meningitis (excluding newborns): long version with arguments. Med Mal Infect. 2019;49(6):405-41.
5. Bonadio W. Pediatric lumbar puncture and cerebrospinal fluid analysis. J Emerg Med. 2014;46(1):141-50.

48 Ataxias agudas

Mariana Colbachini Polo
Joelma Gonçalves Martin

Ataxia é definida como distúrbio da coordenação do movimento voluntário, habitualmente com envolvimento da marcha. Frequentemente, é associada a doenças cerebelares, mas pode decorrer também de afecção vestibular ou de alterações de informações proprioceptivas aferentes para o cerebelo (medula ou nervo periférico).

Clinicamente, a ataxia se manifesta com marcha de base alargada, erros em amplitude e força dos movimentos dos membros (dismetria), erros na frequência e na regularidade de movimentos repetitivos e alternados (disdiadococinesia), tremor de intenção, disartria e nistagmo. Em crianças pequenas, a ataxia pode manifestar-se como simples incapacidade ou recusa a deambular.

As ataxias podem ser classificadas como agudas (quando instaladas em período menor que 72 horas), intermitentes ou crônicas.

Diagnóstico

A investigação diagnóstica deve ser dirigida com o objetivo de localizar o nível da disfunção e a provável causa, detalhando o início, a duração e a progressão dos sintomas. Na anamnese, devem-se explorar evidências de sintomas infecciosos (febre, *rash*, sintomas respiratórios, vômitos, lesões cutâneas), exposição a substâncias tóxicas e história de trauma. É necessário investigar sintomas associados, como alteração do estado mental, dores de cabeça, vômitos recorrentes, perda de visão ou diplopia e agravamento dos sintomas quando em decúbito dorsal.

A história do nascimento, além das questões usuais em torno da gravidez, eventos perinatais e neonatais, triagem neonatal, atrasos no desenvolvimento ou regressão nos marcos podem sugerir distúrbios metabólicos. Evento atáxico anterior em uma criança saudável pode sugerir um distúrbio paroxístico, e história anterior de fraqueza nas extremidades ou perda de visão pode indicar uma doença desmielinizante polifocal. Explorar a história psicossocial, principalmente em escolares, pode revelar ataxia de causa psicogênica.

No exame físico, além dos sinais vitais, devem-se buscar sinais de meningismo, sinais inflamatórios na orelha e/ou mastoide, perda auditiva, erupção cutânea curativa ou exantema, dor em membros inferiores ou dorso, sinais de escoliose e deformidades da coluna vertebral, anormalidades da pupila, torcicolo, inclinação anormal da cabeça.

No exame neurológico específico, devem-se avaliar o estado mental da criança e a marcha, observando-se o paciente ao entrar na sala de exame, ou ao se deslocar após ser solicitado a buscar um objeto. Deve-se atentar para a presença de nistagmo, dismetrias, alterações de força e sensibilidade, reflexos, equilíbrio. À fundoscopia, pode-se encontrar papiledema ou hemorragia retiniana.

Estado mental alterado, vômitos ou distúrbios visuais na presença de ataxia são bandeiras vermelhas para patologias intracranianas.

Exames laboratoriais, como hemograma e perfil metabólico, podem ser usados na triagem inicial. Demais exames devem ser dirigidos conforme suspeitas, ao exemplo da amônia e do lactato na investigação de doenças metabólicas. O exame toxicológico de urina ou sangue deve ser considerado rotina nos casos em que o paciente demonstra diminuição do nível de consciência, estado confusional agudo, início de novos sintomas psiquiátricos ou crise de pânico. As intoxicações podem ser desconhecidas ou não relatadas (p. ex., síndrome de Munchausen).

A punção lombar pode ser adiada na maioria dos casos, sendo indicada quando houver suspeita de infecção do sistema nervoso central (SNC), como meningite ou encefalite. Elevação moderada das proteínas do líquido cefalorraquidiano (LCR) pode ocorrer na ataxia cerebelar aguda, encefalomielite aguda disseminada (ADEM) e esclerose múltipla. Exame de neuroimagem deve ser realizado antes da punção lombar quando houver suspeita de aumento da pressão intracraniana.

Os exames de imagem devem ser realizados em crianças com alteração do nível de consciência, sinais neurológicos focais, neuropatias cranianas, hipótese de lesões expansivas ou história de trauma. A ressonância nuclear magnética (RNM) é superior à tomografia computadoriza (TC) na detecção de lesões inflamatórias ou vasculares na fossa posterior, além de lesões desmielinizantes. A TC geralmente é mais disponível e é muito útil em situações de emergência, como avaliação de hemorragia, efeito de massa ou obstrução da drenagem liquórica.

Eletroencefalograma (EEG) é indicado em crianças selecionadas com história de convulsões e suspeita de pseudoataxia epiléptica aguda ou com suspeita de intoxicação aguda (p. ex., atividade rápida pode sugerir intoxicação por benzodiazepínico). O estudo da condução nervosa é indicado em crianças com ataxia sensorial aguda e permite diferenciação entre as neuropatias desmielinizantes mais comuns e a neuropatia axonal.

No Quadro 48.1 elencamos as principais causas de ataxia aguda, com sua apresentação clínica característica e os exames necessários para melhor investigação.

Quadro 48.1. Principais etiologias das ataxias agudas pediátricas, clínica e sugestão de investigação.

Etiologia	Clínica sugestiva	Investigação
Ataxia cerebelar pós-infecciosa aguda	Febre, exantema Crianças ativas e alertas Doença febril ou vacinação prévias recentes	Diagnóstico de exclusão Exames de imagem normais LCR: celularidade e proteínas normais ou pouco elevadas
Cerebelite aguda	Febre, vômitos, cefaleia, alteração da consciência, alteração nos pares cranianos ou sinais meníngeos Parainfeccioso, pós-infeccioso ou pós-vacinal	TC ou RNM de crânio: hiperintensidade em cerebelo, edema ou efeito de massa
Encefalomielite aguda disseminada	Febre, vômito, dor de cabeça, mal-estar, sinais piramidais unilaterais ou bilaterais, hemiplegia aguda, paralisia dos nervos cranianos, perda visual de neurite óptica, convulsões e envolvimento da medula espinhal	RNM de crânio: múltiplas áreas de desmielinização
Síndrome de Guillain-Barré	Fraqueza simétrica de membros inferiores, associada a arreflexia com ascensão progressiva dos sinais e sintomas	LCR: dissociação proteinocitológica (após a 1ª semana) EMG
Síndrome de Opsoclonus-Myoclonus-ataxia	Movimentação caótica dos olhos, ataxia de tronco e membros, regressão de desenvolvimento e irritabilidade	TC ou RNM de abdome e tórax
Intoxicação	Quadro agudo inespecífico Contato com medicamentos, álcool etc.	*Screening* para intoxicação
Neoplasias	Sintomas progressivos de fraqueza e dificuldades de coordenação, alterações visuais, sinais focais, cefaleia, vômitos	RNM de encéfalo
Traumática	AVCh: vômitos, tontura, alteração de marcha, desequilíbrio para o lado afetado, nistagmo vertical, hemiplegia, alteração de consciência Síndrome pós-concussão: cefaleia, nistagmo e dismetria Dissecção da artéria vertebral: trauma cefálico ou cervical	TC de crânio RNM de crânio e angio-RM
Vascular	AVCi: fator de risco para episódios tromboembólicos ou AVCh: malformações arteriovenosas: vômitos, tontura, alteração de marcha, desequilíbrio para o lado afetado, nistagmo vertical, hemiplegia, alteração de consciência	RNM de crânio e angio-RM
Labirintite aguda	Perda de audição, vômitos e vertigem intensa exacerbada por movimentos da cabeça	Otoscopia Exame de imagem se necessário

LCR = líquido cefalorraquidiano; TC = tomografia computadorizada; RNM = ressonância nuclear magnética; EMG = eletromiografia; AVCh = acidente vascular cerebral hemorrágico; AVCi = acidente vascular cerebral isquêmico; angio-RM = angiografia por ressonância magnética.
Fonte: Desenvolvido pela autoria do capítulo.

Intoxicações exógenas

A incidência de ataxia na faixa etária pediátrica por intoxicação exógena varia de 10% a um terço dos casos. As principais substâncias que podem causar a ataxia são anticonvulsivantes (fenitoína, carbamazepina, fenobarbital e topiramato), antidepressivos tricíclicos, anti-histamínicos, chumbo, monóxido de carbono, inalantes (como o tolueno), álcool, benzodiazepínicos e outras drogas de abuso. Clinicamente podem ocorrer sintomas inespecíficos, podendo-se apresentar alteração de consciência, agitação, crise convulsiva, síndrome cerebelar. Quando os sintomas não se encaixam bem em uma síndrome clínica e melhoram espontaneamente em 12 a 24 horas, a ingestão deve ser suspeitada.

O *screening* toxicológico pode ser solicitado, principalmente para identificar substâncias como benzodiazepínicos e opioides, que podem causar depressão respiratória e demandam tratamento com urgência.

A conduta será específica para cada agente, avaliando-se a possibilidade de antídoto, lavagem gástrica e carvão ativado. Ao considerar a ingestão tóxica, também avaliar hipoglicemia, hiponatremia e hiperamonemia.

Imunomediada/pós-infecciosa
Ataxia cerebelar pós-infecciosa aguda

Ataxia cerebelar pós-infecciosa aguda (ACPIA) é a causa mais comum de ataxia em crianças, acometendo predominantemente pré-escolares e escolares. Ocorre normalmente cerca de 10 a 15 dias após doença prodrômica, geralmente febril viral, como varicela, caxumba, vírus Epstein-Barr, sarampo, coqueluche, vírus *Coxsackie*, rotavírus, echovírus, *Mycoplasma* ou imunização.

Geralmente, a ataxia aguda é mais proeminente no período de vigília e melhora ao longo de dias a semanas ou, raramente, meses. Ataxia troncular com dificuldade para sentar-se e tremor de intenção apendicular é achado típico. As crianças são afebris, alertas e têm boa impressão geral. O diagnóstico é de exclusão e deve-se eliminar a possibilidade de intoxicação. Exames de imagem, como TC e RNM, podem ser necessários para descartar processos expansivos, e a análise do LCR pode apresentar discreta pleocitose.

Cerebelite aguda

O processo inflamatório pode ser parainfeccioso, pós-infeccioso ou pós-vacinal, podendo ocorrer em razão de infecção direta do cerebelo ou doença sistêmica. Os agentes mais comumente associados à patologia são o rotavírus, herpes vírus-6, *Mycoplasma pneumoniae*, vírus Epstein-Barr, influenza A e B, caxumba, vírus varicela-zóster, vírus *Coxsackie*, echovírus. A apresentação inicial pode ser de forma fulminante ou subaguda. Os sintomas vão além de uma síndrome cerebelar pura, como cefaleia, vômitos, alteração do estado mental, sonolência ou convulsões, podendo ser encontrados rigidez de nuca, febre e envolvimento de nervos cranianos. Na investigação diagnóstica, a RNM é o exame mais indicado, evidenciando imagem alterada (hiperintensidade em cerebelo); e na análise do LCR, observa-se a presença de celularidade e proteína elevadas.

Encefalomielite aguda disseminada

Encefalomielite aguda disseminada (ADEM) é uma doença inflamatória autoimune e desmielinizante que acomete o sistema nervoso central e periférico (afetando preferencialmente a substância branca) e ocorre frequentemente no contexto de infecções virais ou pós-virais. Geralmente, é autolimitada e transitória, e sua clínica segue um pródromo de febre, vômito, dor de cabeça, mal-estar. Os sinais neurológicos são amplos: sinais piramidais unilaterais ou bilaterais (60% a 95%), hemiplegia aguda (76%), ataxia (18% a

65%), paralisia dos nervos cranianos (22% a 45%), perda visual de neurite óptica (7% a 23%), convulsões (13% a 35%) e envolvimento da medula espinhal (24%). A ressonância magnética auxilia no diagnóstico, com achados de lesões desmielinizantes multifocais.

O tratamento é a pulsoterapia imunossupressora com metilprednisolona; seguida por redução gradual do esteroide oral ao longo de 3 a 6 semanas. Imunoglobulina e plasmaférese também têm sido usadas em casos refratários ou recorrentes.

Síndrome de Opsoclonus-Myoclonus-ataxia

Encefalopatia paraneoplásica imunomediada, vista mais comumente em crianças menores de 4 anos. Clinicamente, apresenta-se com movimentação ocular conjugada caótica, ataxia de tronco e membros, regressão do desenvolvimento, dificuldade de alimentação, irritabilidade, distúrbios do sono e movimentos paroxísticos.

Degeneração cerebelar paraneoplásica

Anticorpos contra antígenos tumorais reagem de maneira cruzada com antígenos do tecido cerebelar, principalmente expressos pelas células de Purkinje, causando a degeneração. Está associada a neuroblastoma, tumores ovarianos, de mama, câncer de pulmão e de pequenas células, linfoma de Hodgkin.

Geralmente, tem início agudo ou subagudo, com náusea e vômitos, vertigem com evolução rápida para ataxia, disartria e nistagmo.

Mielite transversa

Mielite transversa (MT) é uma doença inflamatória focal rara da coluna, com distribuição bimodal de idade, entre as faixas de 10 a 19 anos e de 30 a 39 anos. Apresenta-se como um quadro agudo de fraqueza muscular, com sinais do neurônio motor superior e retenção urinária. Podem estar associadas dor nas costas, dor em queimação nos membros ou perda sensorial. Reflexos de alongamento muscular podem ser exagerados ou diminuídos.

MT é uma emergência neurológica, sendo urgente realizar avaliação por meio de ressonância magnética com contraste da coluna, para descartar compressão medular, e o tratamento empírico com corticosteroides deve ser considerado.

Labirintite

Causa incomum de ataxia, porém história de otite média deve levantar a suspeita da doença. Há manifestação aguda de ataxia, vertigem e nistagmo, podendo estar associados vômitos, e a criança se mantém imóvel para minimizar a exacerbação de sintomas.

A RNM é o meio mais sensível para detectar labirintite, com a cóclea afetada mostrando realce pelo contraste.

Síndrome de Guillain-Barré

Polineuropatia pós-infecciosa, com apresentação clássica de fraqueza simétrica de membros inferiores, associada a arreflexia, que pode ou não cursar com instabilidade autonômica. Sinais iniciais importantes incluem parestesia distal ou dormência. Crianças mais novas podem apresentar sintomas proeminentes de dor nas pernas, agitação, vômito e sinais meníngeos ao exame. Os reflexos estão diminuídos ou ausentes, mas podem estar presentes na apresentação inicial. O diagnóstico é essencialmente clínico; a análise do LCR pode ser normal na primeira semana da apresentação e, depois, demonstra dissociação entre células e proteínas, com proteína elevada e contagens de leucócitos limítrofes a normais. O tratamento é normalmente com imunoglobulina humana endovenosa, sendo que a maioria dos pacientes que são adequadamente tratados recuperam sua função neurológica dentro do primeiro ano após a apresentação inicial.

Síndrome de Miller Fisher

Variante de Guillain-Barré que apresenta início mais rápido e maior gravidade, com quadro clínico da tríade de ataxia, arreflexia e oftalmoplegia. O LCR é pouco útil no diagnóstico, apresentando proteína elevada em 25% dos pacientes durante a primeira semana de apresentação da doença.

Vascular

A malformação arteriovenosa é a causa mais comum de ataxia secundária a hemorragia intracerebral. Acidentes vasculares cerebrais (AVC) são raros na infância e podem cursar com ataxia quando acometem artéria vertebral ou basilar, sendo os isquêmicos (AVCi) geralmente associados a doença falciforme, estados hipercoaguláveis (trombofilias, lúpus eritematoso sistêmico, cardiopatias cianóticas etc.) e homocistinúria. Clinicamente, ocorrem sintomas agudos de vômito, tontura, alteração de marcha, desequilíbrio para o lado afetado, nistagmo vertical, afecção de Nervos cranianos, hemiplegia, alteração de consciência.

Os exames de imagem devem ser realizados com urgência, principalmente em suspeita de hemorragias intracerebrais, sendo a TC do crânio o melhor teste diagnóstico inicial. Para avaliação de infartos cerebelares, a RNM é o exame mais indicado, sendo discutida a possibilidade de terapia trombolítica (apesar de o uso em crianças ser *off-label*).

A dissecção da artéria vertebral também é uma das causas mais comuns de AVCi na infância e sintomatologia atáxica, sendo relacionada principalmente aos traumatismos cranioencefálicos (TCE) e traumatismos cervicais, como hiperextensão do pescoço, manipulação, esforço físico em esportes.

Trauma

É rara a ataxia no trauma sem estar relacionada a lesão axonal difusa causando encefalopatia, com exceção da presença de dissecção arterial causando AVCi. A contusão pode provocar acidente vascular cerebral hemorrágico (AVCh), devendo-se pesquisar sinais de alarme de acometimento de fossa posterior além da ataxia, como vertigem, vômito, diplopia e dor de cabeça e cervical.

A **síndrome pós-concussão** é causada por contusão ou hemorragia cerebelar, ou hemorragias extraparenquimatosas que causam hematoma de fossa posterior, podendo cursar com cefaleia, nistagmo e dismetria apendicular até semanas após o trauma. O diagnóstico é clínico, mas recomenda-se RNM de crânio, que pode estar normal.

Neoplásico

Os tumores cerebrais infantis ocorrem com mais frequência na fossa posterior; e os mais comuns são meduloblastoma, glioma de tronco cerebral, ependimoma e astrocitoma cístico. Geralmente, os sintomas são progressivos, com sinais sutis de fraqueza e dificuldades de coordenação que duram de semanas a meses, sendo a ataxia aguda presente em casos de aumento de pressão intracraniana secundário a hemorragias, obstrução aguda da drenagem liquórica ou edema.

Miscelânea

Erro inato do metabolismo

Distúrbios relacionados ao ciclo da ureia, da carnitina, aminoacidopatias, organoacidopatias e doenças mitocondriais podem manifestar-se com ataxia aguda ou intermitente. Geralmente, são desencadeados por fatores como quadros infecciosos ou alterações na dieta. Na suspeita diagnóstica, sugere-se coletar exames de triagem inicial, como eletrólitos, gasometria, lactato, amônia, glicemia, função hepática e pesquisa de cetonúria.

Vertigem paroxística benigna

Ocorre geralmente na faixa de 1 a 4 anos. Clinicamente, apresenta episódios de curta duração de vertigem e ataxia, nos quais a criança parece assustada, pálida e busca algo para se apoiar; mas, nos intervalos, ela permanece totalmente normal. O exame neurológico é normal, com exceção de possível nistagmo. Pode haver história familiar de enxaqueca, e alguns pacientes desenvolvem enxaquecas típicas mais tarde na vida.

Migrânea basilar

Mais frequente em escolares, geralmente está associada a outros sintomas, como vertigem, náuseas, vômitos, diplopia, *tinnitus*, parestesia de extremidades, alteração do nível de consciência, seguidos por quadro de cefaleia migranosa em até 1 hora. No primeiro episódio, pode ser necessária exclusão de outros diagnósticos, com exames de imagem, como RNM de encéfalo.

Síndrome conversiva

No exame físico, os pacientes geralmente apresentam achados fisiologicamente inconsistentes, com movimentos corporais que não combinam com os achados clínicos, laboratoriais e de imagem. Devem chamar atenção pacientes que apresentem melhoras espontâneas e súbitas ou que piorem muito rapidamente. O diagnóstico é de exclusão, sendo necessário investigar detalhadamente a história psicossocial e incluir exame toxicológico de urina. Em alguns pacientes, podem ser necessários exames de imagem para ter certeza de que não há lesão intracraniana significativa associada aos sintomas. Avaliação psicossocial ou encaminhamento devem ser considerados.

Na Figura 48.1, apresentamos algoritmo para a condução diagnóstica dos casos de ataxia aguda.

Parte 5 – Neurologia

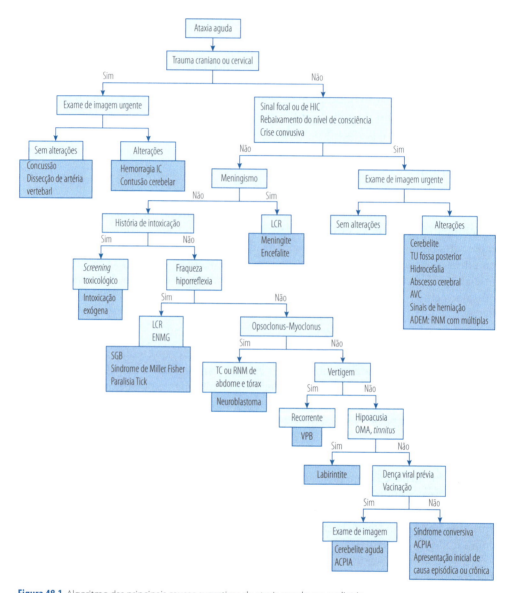

Figura 48.1. Algoritmo das principais causas sugestivas de ataxia aguda em pediatria.

IC = intracraniana; HIC = hipertensão intracraniana; LCR = líquido cefalorraquidiano; ENMG = eletroneuromiografia; SGB = síndrome de Guillain-Barré; TC = tomografia computadorizada; RNM = ressonância nuclear magnética; Tu = tumor; OMA = otite média aguda; VPB = vertigem paroxística benigna; ACPIA = ataxia cerebelar pós-infecciosa aguda; AVC = acidente vascular cerebral; ADEM = encefalomielite aguda disseminada.

Fonte: Desenvolvida pela autoria do capítulo.

Referências bibliográficas

1. Poretti A, Benson JE, Huisman TA, Boltshauser E. Acute ataxia in children: approach to clinical presentation and role of additional investigations. Neuropediatrics. 2013;44:127-41.
2. Overby P, Kapklein M, Jocobson RI. Acute ataxia in children. Pediatrics in Review. 2019;40(7):332-43.

3. Garone G, Reale A, Vanacore N et al. Acute ataxia in paediatric emergency departments: a multicentre Italian study. Arch Dis Child. 2019;104:768.
4. Whelan HT, Verma S, Guo Y et al. Evaluation of the child with acute ataxia: a systematic review. Pediatric Neurology. 2013;49(1):15-24.
5. Caffarelli M, Kimia AA, Torres AR. Acute ataxia in children: a review of the differential diagnosis and evaluation in the emergency department. Pediatr Neurol. 2016;65:14.
6. Ryan MM, Engle EC. Acute ataxia in childhood. J Child Neurol. 2003;18(5):309-16.
7. Kozer E, Bar-Hamburger R, Rosenfeld N et al. Strategy for increasing detection rates of drug and alcohol abuse in paediatric emergency departments. Acta Paediatrica. 2009;98(10):1637-40.
8. Thakkar K, Maricich SM, Alper G. Acute ataxia in childhood: 11-year experience at a major pediatric neurology referral center. J Child Neurol. 2016;31:1156.
9. Nussinovitch M, Prais D, Volovitz B, Shapiro R, Amir J. Post-infectious acute cerebellar ataxia in children. Clin Pediatr (Phila). 2003;42(7):581-4.
10. Transverse Myelitis Consortium Working Group. Proposed diagnostic criteria and nosology of acute transverse myelitis. Neurology. 2002;59(4):499-505.
11. Hegarty JL, Patel S, Fischbein N, Jackler RK, Lalwani AK. The value of enhanced magnetic resonance imaging in the evaluation of endocochlear disease. Laryngoscope. 2002;112(1):8-17.
12. Paradiso G, Tripoli J, Galicchio S, Fejerman N. Epidemiological, clinical, and electrodiagnostic findings in childhood Guillain-Barré syndrome: a reappraisal. Ann Neurol. 1999;46(5):701-7.
13. Hughes RAC, Swan AV, Raphaël J-C, Annane D, van Koningsveld R, van Doorn PA. Immunotherapy for Guillain-Barré syndrome: a systematic review. Brain. 2007;130(Pt 9): 2245-57.

49 Convulsão febril

Joelma Gonçalves Martin
Mariana Colbachini Polo

As convulsões febris são a forma mais comum de convulsão na infância e ocorrem entre os 6 meses e os 5 anos de idade, com a maioria ocorrendo em crianças de 12 a 18 meses. A incidência varia entre 2% e 5% das crianças menores de 5 anos de idade, sendo maior na população asiática (até 10%). Apesar de serem consideradas benignas e autolimitadas na maioria dos casos, trata-se de um evento de angústia para os pais e de procura aos prontos-socorros.

A Liga Internacional contra a Epilepsia (ILAE) define convulsão febril como uma convulsão que ocorre na infância após 1 mês de idade, associada a uma doença febril não causada por infecção do sistema nervoso central, sem convulsões neonatais prévias ou convulsão anterior não provocada, e não atendendo aos critérios para outras crises convulsivas sintomáticas agudas.

São classificadas como simples ou complexas, de acordo com a duração, características físicas e padrões de recorrência. As crises febris simples são generalizadas no início, têm curta duração e não ocorrem mais de 1 vez em 24 horas. As convulsões complexas são mais duradouras, podem ter sintomas focais (no início ou durante a convulsão) e podem reaparecer em 24 horas ou na mesma doença febril.

Apresentações clínicas

- *Simples:* ocorre em 70% a 75% dos casos, é comumente tônico-clônica generalizada, com tempo de duração menor que 15 minutos, não recorre em um período de 24 horas e não está associada a patologia pós-ictal.
- *Complexa:* crise focal ou prolongada, com duração acima de 15 minutos, ou mais de 1 crise em 24 horas, ou quando a criança pode não apresentar recuperação após 1 hora com alterações neurológicas pós-ictais. A hemiparesia transitória após uma convulsão febril (paresia de Todd) é rara, ocorrendo em 0,4% a 2% dos casos.
  - *Status* febril (SF): crise contínua ou crises intermitentes sem recuperação total da consciência entre elas por mais de 30 minutos. Tem maior risco de ter alteração

hipocampal e de recorrer o *status*. Os fatores de risco são: baixa idade, baixa temperatura ou tempo prolongado de febre, sexo feminino, alteração estrutural de lobo temporal documentada antes da crise febril, parente de primeiro grau com crise febril.

- Crise febril prolongada: crise complexa com mais de 15 e menos de 30 minutos.

Fatores de risco

- *Febre alta:* embora o assunto seja debatido, a temperatura máxima da febre, em vez da taxa de aumento, pode ser o principal determinante do risco de convulsões febris.
- *História familiar de crise febril:* entre parentes de primeiro grau de crianças com convulsões febris, 10% a 20% dos pais e irmãos também tiveram ou terão convulsões febris.
- *Infecção:* as infecções virais são comumente identificadas em associação com convulsões febris, enquanto as infecções bacterianas são raras.
- *Imunização:* o risco de convulsões febris aumenta após a administração de certas vacinas, incluindo difteria, toxoide tetânico e coqueluche de células inteiras (DTwP), bem como sarampo, caxumba e rubéola (MMR).

Diagnóstico

Em crianças com história típica de convulsão febril simples e exame físico sem alterações, testes de auxílio diagnóstico são desnecessários na maioria dos casos. Convulsões febris prolongadas ou focais, principalmente no primeiro episódio ou com crises que aconteceram após 48 horas do início do quadro febril, devem levantar suspeitas de diagnósticos diferenciais, como meningite, causa estrutural ou metabólica subjacente.

História

Investigação cuidadosa deve ser feita, buscando-se a descrição completa da convulsão: duração, presença de sinais focais, sintomas associados, febre. A história deve incluir avaliação do estado de imunização, história pessoal ou familiar de convulsão e história de alterações neurológicos ou atraso no desenvolvimento.

A maioria das crianças tem convulsões febris no primeiro dia de doença e, em alguns casos, é a primeira manifestação de que a criança está doente.

Exame físico

O exame físico deve ser normal e não deve haver sinais de alterações neurológicas ou de infecção do sistema nervoso central (SNC). Crianças com convulsões febris geralmente apresentam boa aparência, e a sonolência pós-ictal geralmente remite em 5 a 10 minutos, dependendo da duração e do tipo de convulsão. Durante o exame, atentar-se aos sinais vitais, nível de consciência, presença ou ausência de meningismo, abaulamento de fontanela e diferenças focais no tônus muscular, força ou movimentos espontâneos, lesões em pele ou orofaringe.

Diagnóstico laboratorial
Punção lombar
Está indicada sempre que houver suspeita clínica de meningite ou encefalite. Há recomendação de coleta de líquido cefalorraquidiano (LCR), pela Academia Americana de Pediatria (AAP), nas seguintes situações de convulsão febril:

- Deve ser realizada quando houver sinais ou sintomas meníngeos ou outras características clínicas que sugiram possível meningite ou infecção intracraniana (nível de evidência B).
- Deve ser considerada em crianças entre 6 e 12 meses se o *status* de imunização para Hib ou *Streptococcus pneumoniae* for incompleto ou indeterminado (nível de evidência D).
- Deve ser considerada em pacientes em uso de antibioticoterapia, uma vez que o tratamento antimicrobiano pode mascarar os sinais e sintomas de meningite (nível de evidência D).

Quando há suspeita clínica de infecção do SNC, ou quando as convulsões febris ocorrem após o segundo dia da doença ou em lactentes (possibilidade de ausência de sinais meníngeos), a coleta de LCR deve ser considerada.

Outros exames laboratoriais
Hemograma completo, eletrólitos séricos e glicemia são indicados apenas quando o paciente tem história de vômito, diarreia, baixa ingestão hídrica, ou quando existem achados físicos de desidratação ou edema.

Exames complementares
Exames radiológicos e de neuroimagem
Tomografia computadorizada (TC) e ressonância nuclear magnética (RNM) raramente podem ser úteis e não devem ser indicadas de rotina. Esses exames de urgência com contraste devem ser realizados em crianças com macrocrania, exame neurológico persistentemente anormal, particularmente com características focais, ou sinais e sintomas de aumento da pressão intracraniana.

Eletroencefalografia
Não é indicada de rotina nos casos de criança neurologicamente normal e com crise febril simples. Até um terço dos pacientes com crise febril podem ter alteração eletroencefalográfica transitória. Em crianças com convulsões febris complexas, a necessidade de um eletroencefalograma (EEG) depende de vários fatores e do julgamento clínico.

Teste genético
O teste genético não é recomendado para a maioria das crianças com convulsões febris, mesmo aquelas com histórico familiar positivo, mas pode ser indicado quando causa etiologia genética está sendo considerada.

Tratamento

A maioria das crianças com convulsão febril são avaliadas quando já não apresentam mais os sintomas, não sendo necessário o tratamento medicamentoso imediato. Convulsões com mais de 5 minutos, *status* febril ou convulsão febril recorrente devem ser tratados, e a abordagem envolve a estabilização com monitorização das vias aéreas e cardiorrespiratória, redução gradual de temperatura e administração intravenosa de benzodiazepínicos (Tabela 49.1). Se a convulsão persistir, uma dose adicional pode ser administrada. Quando o acesso intravenoso não está disponível ou não pôde ser obtido, o midazolam oral ou intranasal e o diazepam retal também são alternativas. Pacientes com convulsões prolongadas ou repetitivas, apesar da administração inicial de benzodiazepínicos, devem ser tratados imediatamente com medicamentos anticonvulsivantes adicionais, assim como outros pacientes com estado de mal epiléptico.

Tabela 49.1. Dose de benzodiazepínicos na crise convulsiva em pediatria.

	EV	VO	VR	IN
Midazolam	0,15 a 0,2 mg/kg	0,2 mg/kg	–	0,2 mg/kg
Diazepam	0,1 a 0,3 mg/kg	0,2 mg/kg	0,2 a 0,5 mg/kg	–
Lorazepam	–	0,05 a 0,1 mg/kg	–	–
Clonazepam	–	0,5 a 1 mg/kg/dia em 2 tomadas	–	–

Fonte: Adaptada de Martin JG, Fioretto JR, Carpi MF, 2019.

Crianças com convulsões febris simples não requerem internação hospitalar e podem receber alta com segurança para casa, com pais ou cuidadores devidamente orientados sobre o risco de convulsões febris recorrentes, a natureza benigna de convulsões febris e o manejo inicial caso as crises se repitam. Aquelas com convulsões focais ou prolongadas podem necessitar de um período de observação mais extenso, particularmente se houver recuperação tardia da linha de base ou pós-ictal prolongado. Além disso, outros fatores devem ser levados em consideração para a decisão de alta, como a confiança com a qual o acompanhamento ambulatorial pode ser indicado para alguns casos específicos, o nível de conforto dos pais ou cuidadores e a gravidade da doença febril subjacente (p. ex., estado de hidratação, capacidade de tomar fluidos orais).

O segmento ambulatorial de convulsões febris complexas e exames adicionais não é padronizado e os casos devem ser individualizados. EEG e RNM podem ajudar a estratificar ainda mais o risco de epilepsia futura em crianças com convulsões febris complexas e devem ser encaminhados para neurologista pediátrico para interpretação de resultados de testes anormais.

Ainda é controverso o uso de medicações profiláticas em crianças com convulsões febris (Tabela 49.2), com o objetivo de aumentar o limiar convulsivo, pois esses medicamentos não previnem o desenvolvimento de epilepsia, além de seus efeitos colaterais suplantarem os benefícios. A profilaxia com fenobarbital tem efeitos adversos, como irritabilidade, hiperatividade e distúrbio do sono, e pode até mesmo diminuir o desenvolvimento cognitivo das crianças. O valproato apresenta risco de hepatite fulminante, intolerância gástrica, ganho de peso e queda de cabelo. O uso intermitente de benzodiazepínicos pode ter efeitos adversos, como hiperatividade, letargia, ataxia e sedação.

Tabela 49.2. Medicações profiláticas na crise convulsiva febril.

	VO	VR
Fenobarbital	> 2 anos: 3 a 5 mg/kg/dia de 12/12 horas	–
Diazepam	0,5 a 1 mg/kg/dia de 12/12 horas	0,5 a 1 mg/kg/dia de 12/12 horas
Clonazepam	0,5 a 1 mg/kg/dia de 12/12 horas	–

Fonte: Adaptada de Martin JG, Fioretto JR, Carpi MF, 2019.

Para evitar os efeitos colaterais de medicamentos antiepilépticos contínuos, antiepilépticos de ação rápida administrados apenas durante os períodos de febre têm sido usados, na tentativa de reduzir o risco de recorrência de convulsões febris, e antipiréticos são usados para atenuar o efeito da febre como fator desencadeante.

Essas intervenções foram o tema de uma revisão da Cochrane em 2017, na qual ensaios clínicos randomizados de profilaxia contínua ou intermitente na convulsão febril foram analisados. Não foram observados benefícios significativos com o uso de fenobarbital intermitente, fenitoína, valproato, piridoxina, ibuprofeno ou sulfato de zinco *versus* placebo ou nenhum tratamento; nem para diclofenaco *versus* placebo seguido por ibuprofeno, acetaminofeno ou placebo; nem para fenobarbital contínuo *versus* diazepam, diazepam retal intermitente *versus* valproato intermitente, ou diazepam oral *versus* clobazam.

Houve redução significativa de convulsões febris recorrentes com diazepam oral ou retal intermitente *versus* placebo ou nenhum tratamento para pacientes com 6, 12, 18, 24 e 36 meses: razão de risco (RR) variando de 0,37 a 0,73 e um número necessário para tratar (NNT) de 5 a 14 pacientes.

Fenobarbital *versus* placebo ou nenhum tratamento reduziu as convulsões em 6, 12 e 24 meses, mas não em 18 e 60 a 72 meses: RR variaram de 0,54 em 12 meses a 0,69 aos 24 meses, com um NNT de 8 a 10.

Os efeitos adversos estiveram presentes em até 30% das crianças no grupo tratado com fenobarbitona e em até 36% no grupo tratado com benzodiazepina. Desse modo, uma vez que o resultado em longo prazo de crianças com convulsões febris é bom, independentemente de suas convulsões febris serem prevenidas com sucesso ou não, apenas benefícios de curto prazo podem ser esperados do tratamento e eles deveriam ser pesados contra possíveis eventos adversos relacionados ao medicamento.

Morbidade, mortalidade e recorrência

Cerca de um terço das crianças que apresentam convulsões febris simples apresentam recorrência do quadro e um fator importante que influencia a taxa de recorrência é a idade do bebê no momento da primeira convulsão. Pacientes que apresentam sua primeira crise convulsiva febril antes dos 12 meses de idade têm de 50% a 65% mais chances de ter recorrência; já para crianças mais velhas, essa probabilidade diminui em até 20%.

Os fatores de risco para recorrência são: baixa temperatura na hora da crise, crise com menos de 1 hora de febre, história familiar de primeiro grau de crise febril ou epilepsia, idade < 15 meses, atraso no desenvolvimento neuropsicomotor (ADNPM), frequentar creche. A crise febril complexa não é associada ao risco de recorrência, mas se a primeira crise for prolongada a recorrência também será. A presença de 3 ou mais fatores de risco aumenta a chance de recorrência para 80% a 100%, e a profilaxia pode ser considerada para pacientes com fator preditivo.

O risco de desenvolvimento de epilepsia na vida adulta de crianças com convulsões simples é em torno de 2,5%; mas para crianças que tiveram 3 características das crises complexas (crise focal, prolongada e recorrente em 24 horas), o risco aumenta para 49%.

Dada a natureza benigna das convulsões febris recorrentes e a alta prevalência de efeitos adversos dessas medicações, o modo de condução de cada caso deve ser individualizado, sendo importante e imprescindível a orientação dos pais ou cuidadores sobre sinais de alarme, gerenciamento de primeiros socorros e serviços de apoio, bem como informações sobre recorrência e raras associações com epilepsia e, o mais importante, sobre a benignidade da patologia, com a tendência de diminuir com a idade, à medida que o cérebro amadurece.

Referências bibliográficas

1. Subcommittee on Febrile Seizures, American Academy of Pediatrics. Neurodiagnostic evaluation of the child with a simple febrile seizure. Pediatrics. 2011;127:389.
2. Wilmshurst JM, Gaillard WD, Vinayan KP et al. Summary of recommendations for the management of infantile seizures: Task Force Report for the ILAE Commission of Pediatrics. Epilepsia. 2015;56:1185.
3. Offringa M, Newton R, Cozijnsen MA, Nevitt SJ. Prophylactic drug management for febrile seizures in children. Cochrane Database Syst Rev. 22 Feb 2017;2(2):CD003031.
4. Gupta A. Febrile seizures. Continuum: lifelong learning in neurology. Epilepsy. 2016;22(1):51-9.
5. Kimia AA et al. Febrile seizures. Current Opinion in Pediatrics. 2015;27(3):292-7.
6. Laino D et al. Management of pediatric febrile seizures. International Journal of Environmental Research and Public Health. 2018;15(10):2232.
7. Leung AKC et al. Febrile seizures: an overview. Drugs in Context. 2018;7:1-12.
8. Patel N, Ram D, Swiderska N, Mewasingh LD, Newton RW, Offringa M. Febrile seizures. BMJ. 18 Aug 2015;351:h4240.
9. Son YY et al. Need for lumbar puncture in children younger than 12 months presenting with simple febrile seizure. Pediatr Emer Care. 2016;00.

Parte 6

Nefrologia

50 Infecção do trato urinário

Marcia Camegaçava Riyuzo
Henrique Mochida Takase
Soraya Mayumi Sasaoka Zamoner

CID 10-N390 – Infecção do trato urinário não especificada

Introdução

A infecção bacteriana do trato urinário (ITU) acomete cerca de 4% das crianças até os 12 anos. Na infância, a ITU é mais comum no sexo feminino, na proporção de 4:1 a 20:1, com exceção do primeiro ano de vida, quando ocorre predomínio no sexo masculino. É definida como o conjunto de alterações patológicas decorrente das multiplicações de bactérias no trato urinário.

Etiologia

A *Echerichia coli* (*E. coli*) é prevalente em 80% a 90% das primoinfecções do trato urinário na criança. Outras bactérias comumente encontradas são *Enterobacter*, *Klebsiella* (em neonatos), *Proteus* (em 30% dos meninos) e *Staphylococcus saprophyticus* (em 30% dos adolescentes de ambos os sexos). Em paciente com malformação ou disfunção do trato urinário, os agentes são: enterococos, *Pseudomonas*, *Staphylococcus aureus* ou *epidermidis*, *Hemophilus influenza* e *Streptococcus* do grupo B.

Fisiopatologia

A principal via de contaminação do trato urinário é a via ascendente. Em neonatos, a via hematogênica contribui para o desenvolvimento da ITU. Ocorre distúrbio da flora periuretral normal (bactérias anaeróbicas e aeróbicas), colonização por cepas Gram-negativas, principalmente a *E. coli*, e ascensão ao trato urinário superior contra o fluxo urinário. As bactérias se multiplicam na bexiga se não forem eliminadas pelos mecanismos de defesa (esvaziamento vesical e morte das bactérias pelas células epiteliais). As *E. coli* P fimbriadas se aderem aos receptores glicolipídicos, ativam os receptores Toll-like (TLR4), que liberam fatores de transcrição como IRF3, estimuladores da liberação de citocinas e do recrutamento de neutrófilos para matar a bactéria. As células uroepiteliais secretam IL6 (que atua como pirogênio, ativa a produção de proteína C pelo fígado, estimula a produção de IgA pela mucosa). As células infectadas secretam IL 8 (que aumenta a migração e a ativação dos neutrófilos). A resultado da inflamação é a morte da bactéria, com resolução do processo e restauração do tecido renal normal ou a formação de cicatrizes renais.

Fatores de risco

Lactentes; crianças com tipo sanguíneo P1, mutações no promoter TLR4 ou polimorfismo simples no nucleotídeo no promoter IRF3; uretra curta nas meninas; presença de prepúcio íntegro ou fimose; refluxo vesicoureteral (RVU); malformações obstrutivas (válvula de uretra posterior, estenose da junção ureteropiélica); distúrbio miccional; constipação intestinal, hipercalciúria idiopática.

Quadro clínico

Nos primeiros 3 anos, o sintoma mais importante é a presença de febre, com exame clínico normal (febre sem sinais localizatórios). É fundamental realizar o exame de cultura de urina (com técnicas adequadas de antissepsia) e Urina I. A maioria dos casos de ITU nessa fase da vida se constitui em pielonefrite. Além da febre, os lactentes podem apresentar inapetência, baixo ganho de peso, irritabilidade, vômitos e diarreia. Depois dessa faixa etária, os sintomas de disúria, polaciúria e dor suprapúbica, acompanhados ou não de febre, chamam a atenção para o diagnóstico de infecção urinária.

Diagnóstico

O diagnóstico de ITU requer coleta adequada da urina.

Interpretação do resultado da cultura de urina

Estabelece-se resultado positivo da cultura de urina: 1) na coleta por punção suprapúbica, com qualquer número de colônias UFC/mL de urina; 2) na coleta por sondagem vesical, com 10.000 colônias UFC/mL de urina; e 3) na coleta por saco coletor ou jato intermediário, com valores acima de 100.000 colônias UFC/mL de urina. A Academia Americana de Pediatria estabeleceu que, para urina coletada por sondagem vesical ou punção suprapúbica em crianças de 2 a 24 meses de idade, o resultado seja de 50.000 colônias UFC/mL urina. O resultado da cultura de urina requer alguns dias; suspeita-se de ITU na avaliação ampliada da amostra urinária quando as fitas-teste para nitrito e leucócito esterase são positivas e a microscopia urinária demonstra leucocitúria e bacteriúria (sensibilidade de 88% para leucócito esterase ou nitrito e especificidade de 96% para a concomitância de positividade de ambos). A análise urinária ampliada poderá auxiliar com relação à valorização da cultura de urina obtida por saco coletor, ou poderá indicar a coleta invasiva de urina (cateterização vesical ou punção suprapúbica) em lactentes.

Tratamento

- *Objetivos:* eliminar a infecção e prevenir a urossepse; aliviar os sintomas agudos (febre, disúria) e prevenir a recorrência e complicações em longo prazo.
- *Indicações de internação:* menores de 28 dias de vida (todo o tratamento intravenoso), de 1 mês a 3 meses de idade e qualquer idade apresentando estado geral comprometido, vômitos (inicialmente antibiótico intravenoso e via oral após melhora clínica entre 48 e 72 horas, podendo completar o tratamento ambulatorial), falta de adequado seguimento do paciente (sem meios para contatar o paciente ou que mora distante do hospital), falta de resposta à terapêutica via oral em seguimento ambulatorial.
- *Tratamento é empírico (urina I alterada):* até resultado da cultura de urina, considerando E. coli como principal agente etiológico. Antibioticoterapia: duração de 10 a 14 dias.
- *Menores de 30 dias de vida:* todo o tratamento por via intravenosa – associação de aminoglicosídeo (gentamicina ou gentamicina) com ampicilina; cefepima.
- *Maiores de 30 dias de vida:* administração de antibióticos por via oral ou parenteral mostrou-se eficaz no tratamento da ITU de crianças de 2 meses a 2 anos de idade sem comprometimento do estado geral e sem vômitos.
- *Indica-se a profilaxia:* a) após a primeira infecção, até completar investigação por imagem; b) em pré-operatórios e pós-operatórios de patologia urinária; c) em pacientes com distúrbio miccional; d) em pacientes com RVU; d) em crianças com trato urinário normal e ITU recorrente; e) em recém-nascidos com diagnóstico intrauterino de hidronefrose antenatal, até que se conclua a investigação.
  - Antibióticos para profilaxia: 1) nitrofurantoína: 1 a 2 mg/kg/dia, 1 dose à noite; 2) ácido nalidíxico: 15 a 20 mg/kg/dia, de 12 em 12 horas; 3) sulfametaxazol/trimetoprima (TMP): 1 a 2 mg/kg/dia (TMP), de 12 em 12 horas ou 1 dose à noite (criança desfraldada); 4) cefalexina: 12,5 mg/kg/dia, de 12 em 12 horas ou 1 dose à noite (criança desfraldada).
  - Antibióticos (Tabela 50.1):

Tabela 50.1. Antibióticos.

Via oral	Via intravenosa
Cefalexina: 50 mg/kg/dia, 6 em 6 horas Máximo: 2.000 mg/dia	Cefalotina: 100 mg/kg/dia, 6 em 6 horas Máximo: 2.000 mg/dia
Cefuroxima: 30 mg/kg/dia, 12 em 12 horas Máximo: 500 mg	Cefuroxima: 100 mg/kg/dia, 12 em 12 horas Máximo: 1.500 mg
Cefixima: 10 mg/kg/dia, 12 em 12 horas ou 24 horas Máximo: 400 mg/dia	Ceftriaxona: Máximo: 2.000 mg 2 a 24 meses: 50 a 75 mg/kg/dia – 1 vez Maior de 24 meses: 50 mg/kg/dia – 1 vez
	Cefepima: Máximo: 2.000 mg 50 mg/kg/dose, 8 em 8 horas ou 12 em 12 horas

(Continua)

Tabela 50.1. Antibióticos. (*Continuação*)

Via oral	Via intravenosa
Amoxicilina + clavulanato 50 mg/kg/dia, 8 em 8 horas ou 12 em 12 horas Máximo de amoxicilina: 500 mg/dose	–
Nitrofurantoína: 5 a 6 mg/kg/dia, 6 em 6 horas Máximo: 100 mg/dose	–
Ácido nalidíxico: 15 a 20 mg/kg/dia, 6 em 6 horas	–
Sulfametaxazol/trimetoprima (TMP): 6 a 12 mg/kg/dia (TMP), 12 em 12 horas Máximo: 160 mg/dose	Sulfametaxazol/trimetoprima (TMP): 6 a 12 mg/kg/dia (TMP), 12 em 12 horas Máximo: 160 mg/dose
Ciprofloxacina: 30 mg/kg/dia, 12 em 12 horas Máximo: 750 mg/dose Crianças e adolescentes com ITU complicada, ITU recorrente por *Pseudomonas* sp. e bexiga neurogênica	Ciprofloxacina: 30 mg/kg/dia, 12 em 12 horas ou 8 em 8 horas Máximo: 400 mg/dose

Fonte: Adaptada de Martin JG, Fioretto JR, Carpi MF, 2019.

- *Outras medidas importantes:* ingestão adequada de água; tratamento eficaz da constipação intestinal, dos distúrbios miccionais, vulvovaginite, balanopostite, oxiuríase; orientações quanto à realização de micções em períodos regulares; orientações quanto aos cuidados de higiene; e orientações à família para a realização periódica de exames de urina e cultura em caso de febre sem sinais ou sintomas do trato urinário.

Investigação por imagem

Há controvérsias entre diversos *guidelines*. Recentes protocolos sugerem a realização de ultrassonografia renal e de vias urinárias (USR), enquanto a uretrocistografia miccional (UCM) e a cintilografia renal estática com ácido dimercaptosuccínico (DMSA^{Tc99}) seriam selecionados para crianças de risco.

- *USR:* exame não invasivo. Avalia número, forma e contorno dos rins; presença de dilatações nos sistemas coletores (hidronefrose) e eventual litíase; forma, conteúdo e tamanho da bexiga. Ureter normal não é visualizado. É o exame a ser solicitado após 72 horas do início do tratamento da ITU.
- *UCM:* exame invasivo (sondagem vesical e administração de contraste). Avalia alterações da uretra (válvula de uretra posterior), bexiga (irregularidade ou espessamento da parede, presença de divertículo) e diagnostica e classifica o RVU. O RVU é classificado em grau I, II, III, IV ou V, de acordo com a crescente dilatação do sistema coletor urinário. Quando indicado, o exame deve ser realizado a partir de 4 semanas do tratamento da fase aguda com antibiótico, sob tratamento profilático e com cultura negativa de urina I.
- *DMSA^{Tc99}:* estudo invasivo (solução intravenosa com DMSA^{Tc99}). O DMSA é secretado pelos túbulos renais, e o exame avalia a presença de pielonefrite aguda ou cicatrizes renais (quando realizado após 5 a 6 meses do episódio agudo).
- *Cistografia direta ou cistocintilografia direta com pertecnetato^{Tc99}:* exame semelhante à UCM, com a vantagem de menor irradiação às gônadas, porém com a desvantagem

de não permitir estudo da uretra. Avalia a presença ou ausência de RVU e é indicada como exame de evolução do RVU.

- *Cintilografia renal dinâmica/renograma dinâmico com ácido dietilenotriaminopentacético (DTPA^{Tc99}) com diurético:* exame invasivo (solução intravenosa com DTPA^{Tc99}). O DTPA é filtrado pelos glomérulos; avalia perfusão, função renal diferencial e drenagem do sistema coletor.

Prognóstico

A maioria das crianças com ITU tem prognóstico bom em longo prazo. As cicatrizes renais podem ocorrer em 5% a 18% das crianças com ITU, e os fatores de risco são: lactentes febris (20% a 64%), ITU recorrente, uropatias obstrutivas; bactéria incomum (diferente da *E. coli*); presença de RVU, tratamento tardio da ITU. De 6% a 13% das crianças com ITU e cicatrizes renais desenvolvem hipertensão arterial. De 5% a 21% das crianças com ITU e cicatrizes renais podem evoluir para doença renal crônica. Meninas com infecção urinária recorrente têm risco aumentado de novas ITU durante a gestação. Os cuidados primários no seguimento de crianças que tiveram ITU incluem monitorização regular de peso, estatura e pressão sanguínea, bem como realização de urina I e cultura periodicamente.

Referências bibliográficas

1. Hodson EM, Craig JC. Urinary tract infection in children. In: Avner ED, Harmon WE, Niaudet P, editors. Pediatric nephrology. 7th ed. Philadelphia: Lippincott Williams & Wilkins; 2016. p. 1695-714.
2. National Institute for Health and Care Excellence (NICE). Urinary tract infection in children: diagnosis, treatment and long-term management. NICE Clinical Guideline. Aug 2007;54. Disponível em: www.nice.org.uk/CG54.
3. Shaikh N, Hoberman A. Urinary tract infections in children: epidemiology and risks factors. In: Edwards SM, Mattoo TK, editors. UpToDate. 2017. Disponível em: http://www.uptodate.com/home/index.html.
4. Shaikh N, Hoberman A. Urinary tract infections in infants older than one month and young children: acute management, imaging and prognosis. In: Edwards SM, Mattoo TK, editors. UpToDate. 2017. Disponível em: http://www.uptodate.com/home/index.html.

51 Pielonefrite aguda

Carolina Rassi da Cruz
Mário Ferreira Carpi

Definição

A infecção do trato urinário (ITU) é definida como bacteriúria significativa de um uropatógeno em um paciente sintomático[1]. É a segunda infeção bacteriana mais prevalente em pediatria, mas possui distribuição que varia com a faixa etária.

Nos primeiros 12 meses de vida, afeta principalmente os meninos e, a partir de 1 ano de idade, essa relação se inverte, afetando mais crianças do sexo feminino do que do masculino. Possui como picos de incidência as faixas etárias: lactância, segunda infância e adolescência[2]. Em pacientes pediátricos, a ITU pode ser a primeira manifestação clínica da presença de anomalias congênitas do rim e trato urinário (CAKUT) ou estar relacionada a disfunções da bexiga[3].

As bactérias oriundas da flora fecal podem colonizar o períneo. Não é por acaso que a *Eschericha coli* (*E. coli*) é responsável por 80% a 90% dos episódios agudos de pielonefrite adquirida na comunidade, principalmente em crianças. Assim, por meio de mecanismo ascendente, alcançam a bexiga e se proliferam, causando um quadro de cistite (inflamação vesical). Entretanto, quando há a ascensão bacteriana até os rins, desencadeia-se uma resposta imunológica e inflamatória local, denominada pielonefrite aguda[4].

Apresentação clínica

A pielonefrite aguda (PNA) na infância pode manifestar-se por sinais e sintomas inespecíficos, sendo que a febre pode ser a única manifestação. Por isso, em todo lactente com febre sem foco há mais de 24 horas deve ser descartada a hipótese de pielonefrite[2].

Embora a presença de febre por mais de 24 horas esteja associada a risco aumentado de PNA, a avaliação diagnóstica não deve ser atrasada em crianças que apresentem possível ITU febril com duração ≤ 24 horas, particularmente se apresentar febre alta (≥ 39 °C). O risco de desenvolvimento de cicatrizes renais tornar-se maior com o aumento da duração da febre antes do início dos antibióticos[5].

Lactentes de 2 a 24 meses

A histórica clínica em menores de 2 anos pode se apresentar com sinais e sintomas inespecíficos, como febre sem foco aparente, irritabilidade, alimentação inadequada, ganho de peso insuficiente e quadro de sepse.

A última atualização da diretriz de ITU proposta pela Sociedade Brasileira de Pediatria (SBP) trouxe como ferramenta diagnóstica a UTICALC (https://uticalc.pitt.edu)[6], uma calculadora para estimar a probabilidade de ITU febril em lactentes e facilitar o diagnóstico e a terapêutica[2].

Crianças maiores de 2 anos

A constatação de febre associada a dor no flanco é altamente sugestiva de PNA. Os sintomas nas crianças maiores de 2 anos incluem febre, disúria, urgência miccional, polaciúria, incontinência urinária, urina fétida, dor abdominal, desconforto em região suprapúbica e enurese secundária em escolares[2]. Em adolescentes do sexo feminino, atentar para o início da atividade sexual.

Fatores de risco

A avaliação do quadro agudo deve abranger os antecedentes pessoais individuais e incluir um exame físico detalhado. Deve-se atentar para dados da história clínica, como[1,7]:

- disfunções vesicais: incontinência urinária, urgência miccional, presença de manobras de retenção urinária;
- constipação intestinal crônica;
- episódios prévios de ITU;
- refluxo vesicoureteral (RVU);
- antecedentes familiares de ITU e RVU;
- anormalidades renais com diagnóstico antenatal;
- atividade sexual.

Exame físico

O exame físico será tanto mais inespecífico quanto mais jovem for a criança.
- Aferição da pressão arterial de maneira adequada:
    - Se elevada, pode sugerir cicatriz renal.
- Aferição da temperatura de maneira adequada:
    - Acima de 39 °C, sugere PNA, em se tratando de ITU.
- Parâmetros do crescimento e desenvolvimento (ganho de peso adequado ou abaixo do esperado).
- Exame abdominal:
    - Sensibilidade suprapúbica está associada a ITU/PNA.
    - Bexiga ou rins aumentados indicam obstrução urinária.
    - Fezes palpáveis podem indicar constipação intestinal.

- Exame da região genital:
  - Masculino: presença de fimose, hipospádia ou aderências balanoprepuciais.
  - Feminino: presença de vulvovaginite, corpo estranho ou doenças sexualmente transmissíveis (DST).
- Exame da região inferior da coluna lombossacra quanto a sinais de mielomeningocele:
  - Alteração na pigmentação da linha média; presença de lipoma, lesão vascular, seio nasal ou tufo de cabelo: associados a bexiga neurogênica e ITU recorrente.

Diagnóstico

A decisão do método para a obtenção da amostra de urina para avaliação laboratorial deve ser tomada caso a caso, levando-se em consideração os seguintes critérios: idade do paciente, sexo, circuncisão, episódios prévios de ITU, antecedentes pessoais de disfunções intestinais ou vesicais e sinais e sintomas apresentados no quadro atual (duração da febre, temperatura máxima da febre, outros possíveis focos infecciosos)[8].

A coleta adequada da amostra de urina para exame simples e cultura é de suma importância para garantir um diagnóstico correto e abordagem clínica eficaz.

Para as crianças sem controle esfincteriano, a coleta é preferencialmente realizada por cateterismo vesical ou punção suprapúbica. Há ainda um terceiro método possível, denominado *clean catch*[9]. Nesse método, o lactente deve realizar a ingesta de 25 mL/kg de líquidos. Após 25 minutos da ingesta, o examinador deve segurar o paciente pelas axilas e realizar estímulos na região sacral e suprapúbica para estimular a micção e coletar o jato intermediário[4]. Já para as crianças com controle esfincteriano, pode-se utilizar a coleta por jato intermediário habitual[2].

Avaliação laboratorial

Exames de urina

Pode ser inicialmente utilizado, quando disponível, o teste da fita reagente. Se ao ser realizado o resultado for sugestivo de ITU, ou se a suspeita diagnóstica for alta apesar de não realizado o teste, deve-se prosseguir com a investigação. Nesses casos, deve-se realizar a avaliação do sedimento urinário (exame físico e químico), exame bacterioscópico (Gram) e urocultura para confirmação diagnóstica. A urocultura continua a ser o padrão-ouro para o diagnóstico de ITU[2]. O exame simples de urina (sedimento urinário) não é diagnóstico, mas será sugestivo de ITU quando houver piúria, bacteriúria, nitrito positivo e esterase leucocitária positiva.

Marcadores de inflamação

A elevação de marcadores de inflamação, como proteína C reativa (PCR), velocidade de hemossedimentação (VHS) e procalcitonina (PCT), está frequentemente associada à PNA no contexto de uma ITU. Entretanto, muitas vezes esses exames não estão disponíveis e podem estar alterados também em quadros de cistite.

Em uma meta-análise de estudos que avaliaram a precisão dos marcadores inflamatórios para o diagnóstico de pielonefrite em crianças com ITU confirmada por cultura, a sensibilidade variou de 81% a 93% e a especificidade de 37% a 76%. Embora PCR < 20 mg/L pareça ser útil na exclusão de pielonefrite e PCT > 0,5 ng/mL pareça ser útil na sua confirmação, limitações metodológicas impediram conclusões definitivas[10].

Exames de imagem

Ultrassonografia renal e de vias urinárias

Por ser exame não invasivo e não expor o paciente a radiação, deve ser realizado em todos os lactentes que apresentaram PNA, com o intuito de confirmar e/ou detectar malformações. Realizar no início do tratamento; se alterado, repetir ao final do tratamento. A ultrassonografia (USG) mostra grandes alterações anatômicas do trato urinário (uretero-hidronefrose, rins policísticos, duplicação ureteral, espessamento vesical, entre outras).

Cintilografia renal com DMSA (ácido dimercaptossuccínico marcado com Tc^{99})

Exame estático, padrão-ouro na detecção da cicatriz renal e, para esse fim, deve ser realizado 3 a 6 meses após a infecção. Também é o melhor exame para mostrar inflamação no parênquima renal na fase aguda da infecção, mas em geral não é solicitado com essa finalidade, a menos que haja dúvida quanto ao diagnóstico de PNA em lactentes e crianças que já estão em uso de antibioticoterapia e inadvertidamente não tiveram urocultura coletada.

Uretrocistografia miccional

A uretrocistografia miccional (UCM) é um exame radiológico realizado com administração de contraste iodado intravesical. Está reservada para pacientes que apresentam USG de rins e vias urinárias e/ou cintilografia com DMSA alterada e/ou quadros repetitivos de infecção urinária associados à disfunção miccional. É exame padrão-ouro para detecção e classificação do refluxo vesicoureteral (RVU). Deve-se salientar que o RVU está presente em mais de 30% dos lactentes com ITU confirmada por urocultura.

Cintilografia com DTPA (ácido dietilenotriaminopentacético ligado ao Tc^{99})

Exame dinâmico que permite a aquisição de imagens sequenciais, desde a captação pelos rins até a eliminação para a bexiga. Permite avaliar se o sistema excretor urinário está pérvio, diferenciando os processos obstrutivos funcionais dos anatômicos. Está, portanto, indicada nos casos de ITU associada à hidronefrose e não está indicada na presença de RVU.

Tratamento

O tratamento dos quadros suspeitos de PNA deve ser iniciado antes dos resultados confirmatórios (urocultura), quando o exame do sedimento urinário ou fita reagente forem sugestivos ou quando o quadro clínico for compatível, em razão do potencial de gravidade da infecção. Pelo Tratado da Sociedade Brasileira de Pediatria, pacientes menores de 3 meses devem receber tratamento internados, assim como as crianças que se apresentem desidratadas, com vômitos recorrentes, incapazes de realizar a ingesta de antibióticos, ou aquelas com suspeita de sepse.

Com relação à antibioticoterapia, não existe um antibiótico padrão-ouro, porém se recomenda iniciar empiricamente com terapia de menor espectro antimicrobiano possível, com base na coloração de Gram, se disponível. Deve-se priorizar a cobertura para *Escherichia coli*, conforme o padrão de sensibilidade bacteriana local[5].

Quanto à via de administração preferencial, para os maiores de 3 meses de vida é a via oral; e para os menores, como já mencionado, deve ser incialmente parenteral. Em ITU febril, é necessário que o nível de concentração do medicamento no parênquima renal seja suficiente para tratar PNA, contraindicando-se o uso de nitrofurantoína e ácido nalidíxico[2].

Na PNA, o tempo de tratamento com antibiótico é de 10 dias, em acordo com as diretrizes inglesa (NICE), italiana (ISPN) e australiana (KHA-Cari)[10]. Já as diretrizes canadense e americana (AAP) sugerem 7 a 14 dias e a Colaboração Cochrane afirma serem necessários novos estudos para definir o tempo de tratamento. A Tabela 51.1 mostra os antibióticos mais frequentemente utilizados no tratamento da ITU febril.

Tabela 51.1. Antibióticos utilizados no tratamento da infecção urinária febril (PNA).

Infecção urinária febril (PNA)	
Medicações parenterais	
Cefuroxima	150 mg/kg/dia (8 em 8 horas) IV
Gentamicina	5 a 7,5 mg/kg/dia (1 vez ao dia) IV ou IM
Amicacina	15 mg/kg/dia (1 vez ao dia) IV
Cefotaxima	150 a 200 mg/kg/dia (8 em 8 horas) IV
Ceftriaxone	100 mg/kg/dia (12 em 12 horas) IV ou (1 vez ao dia) IM
Piperacilina/tazobactam	300 mg/kg/dia (6 em 6 ou 8 em 8 horas) IV
Medicações de uso oral	
Cefuroxime	30 mg/kg/dia (12 em 12 horas)
Cefaclor	40 mg/kg/dia (8 em 8 horas)

Fonte: Adaptada de Sociedade Brasileira de Pediatria (SBP), 2021.

Referências bibliográficas

1. Infecções do trato urinário em bebês e crianças maiores de um mês: características clínicas e diagnóstico. UpToDate. [acesso em 17 de janeiro 2022]. Disponível em:. https://www.uptodate.com/contents/urinary-tract-infections-in-infants-older-than-one-month-and-young-children--acute-management-imaging-and-prognosis 550d0fc02eec&source=contentShare.
2. Sociedade Brasileira de Pediatria (SBP), Departamento Científico de Nefrologia. Documento científico: Infecção do trato urinário em pediatria – existe consenso entre os consensos? (2019-2021). 2021;1-7.
3. Silva ACS, Oliveira EA, Mak RH. Infecção do trato urinário em pediatria: uma visão geral. J Pediatr (RJ). 17 abr 2020;96(S1):65-79. [acesso em 5 out 2021]. Disponível em: http://www.scielo.br/j/jped/a/hJmnkXMprjY4jXrTRdzFNxm/?lang=pt.
4. Yamamoto S. Molecular epidemiology of uropathogenic Escherichia coli. J Infect Chemother. 2007;13(2):68-73. [acesso em 5 out 2021]. Disponível em: https://pubmed.ncbi.nlm.nih.gov/17458672/.
5. Marquez L, Palazzi DL. Antibiotic treatment for febrile urinary tract infection: the clock is ticking. JAMA Pediatr. 1º set 2016;170(9):834-5. [acesso em 5 out 2021]. Disponível em: https://jamanetwork.com/journals/jamapediatrics/fullarticle/2534475.

6. UTI Calculator. [acesso em 5 out 2021]. Disponível em: https://uticalc.pitt.edu/.
7. Majd M, Rushton HG, Jantausch B, Wiedermann BL. Relationship among vesicoureteral reflux, P-fimbriated Escherichia coli, and acute pyelonephritis in children with febrile urinary tract infection. J Pediatr. 1991;119(4):578-85. [acesso em 5 out 2021]. Disponível em: https://pubmed.ncbi.nlm.nih.gov/1681043/.
8. Shaikh N, Morone NE, Lopez J, Chianese J, Sangvai S, D'Amico F et al. Does this child have a urinary tract infection? JAMA. 26 dez 2007;298(24):2895-904. [acesso em 5 out 2021]. Disponível em: https://pubmed.ncbi.nlm.nih.gov/18159059/.
9. Fernández MLH, Merino NG, García AT, Seoane BP, Martínez MS, Abad MTC et al. A new technique for fast and safe collection of urine in newborns. Arch Dis Child. 1º jan 2013;98(1):27-9. [acesso em 5 out 2021]. Disponível em: https://adc.bmj.com/content/98/1/27.
10. Shaikh KJ, Osio VA, Leeflang MM, Shaikh N. Procalcitonin, C-reactive protein, and erythrocyte sedimentation rate for the diagnosis of acute pyelonephritis in children. Cochrane Database Syst Rev. 10 set 2020;9(9). [acesso em 5 out 2021]. Disponível em: https://pubmed.ncbi.nlm.nih.gov/32911567/.

52 Síndromes nefrótica e nefrítica

Marcia Camegaçava Riyuzo
Henrique Mochida Takase
Soraya Mayumi Sasaoka Zamoner

Síndrome nefrótica

Introdução

A síndrome nefrótica é doença glomerular caracterizada por edema, proteinúria maciça e hipoalbuminemia. A incidência da síndrome nefrótica idiopática (SNI) varia de acordo com idade, raça e área geográfica. Há predominância da SNI no gênero masculino, com relação masculino para feminino de até 3,8:1; na adolescência, ambos os sexos são afetados. A doença acomete, predominantemente, crianças menores de 6 anos de idade; mais habitualmente entre 2 e 7 anos.

Etiologia

A principal forma da síndrome nefrótica é idiopática. Em 90% dos casos, a síndrome é decorrente de lesão histológica mínima (LHM); este padrão histológico diminui à medida que aumenta a faixa etária. Outro padrão encontrado é o de glomerulosclerose segmentar e focal (GESF), que tem aumentado nos últimos 10 anos.

As causas secundárias são: 1) **infecciosas:** glomerulonefrite aguda pós-estreptocócica, lepra, sífilis, citomegalovírus, toxoplasmose, malária, esquistossomose, hepatite B, síndrome da imunodeficiência adquirida; 2) **alérgicas:** doença do soro, picadas de insetos, alergia alimentar; 3) **tóxicas:** sais de ouro, mercúrio, bismuto, contraste; 4) **neoplásicas:** doença de Hodgkin, leucemias, carcinomas; 5) **hereditária:** síndrome de Alport; 6) **metabólicas:** diabetes *mellitus*, amiloidose; 7) **colagenoses:** lúpus eritematoso sistêmico, poliarterite nodosa; 8) **miscelânea:** púrpura de Henoch-Schönlein, drepanocitose, trombose de veia renal, insuficiência cardíaca congestiva.

No primeiro ano de vida, a síndrome nefrótica, congênita ou infantil, pode ser idiopática ou decorrente de infecções perinatais, como sífilis, toxoplasmose, citomegalovirose e mutações genéticas (esclerose mesangial difusa e síndrome nefrótica congênita tipo finlandês).

Fisiopatologia

As alterações na membrana basal glomerular (MBG) e as anomalias imunológicas decorrentes da produção de fatores de permeabilidade circulantes ocasionam a proteinúria. A desordem eletroquímica da MBG, com perdas das cargas negativas, é responsável pela proteinúria observada na LHM (ausência de alterações histológicas na microscopia óptica). Os fatores de permeabilidade circulantes são produzidos por linfócitos T e constituem as citocinas IL 2, IL 13 ou IL14, a citocina cardiotrofina-1-like (CLC-1; diminui a expressão de nefrina em cultura de podócitos), a hemopexina (proteína secretada pelo fígado durante inflamação; causa desarranjo dependente de nefrina no citoesqueleto do podócito e interrupção da permesseletividade da barreira de filtração glomerular) e o receptor de uroquinase solúvel (suPAR, implicado na proteinúria da GESF). Com a proteinúria (albuminúria), há redução da pressão oncótica e ativação do sistema renina angiotensina-aldosterona, com retenção de sódio e água. Algumas crianças são gravemente hipovolêmicas, desenvolvem redução da filtração glomerular, que é usualmente reversível com o uso de furosemida e albumina. Concomitantemente à albuminúria, há síntese hepática aumentada do colesterol, triglicérides e lipoproteínas; diminuição do catabolismo das lipoproteínas em decorrência de atividade diminuída da lipase lipoproteica e diminuição da atividade do receptor de LDL e perda urinária de HDL, ocasionando a hiperlipidemia. Há perdas urinárias de outras proteínas:

- *Imunoglobulinas:* síntese prejudicada; perda urinária do fator B (cofator do C3b da via alternada do complemento com papel importante na opsonização de bactérias) e função deficiente de linfócitos T ocasionam propensão ao desenvolvimento de infecções por *Streptococcus pneumoniae*; *E. coli*; *Streptococcus B*; *Haemophilus influenzae* e outros micro-organismos Gram-negativos.
- *Antitrombina:* diminuição da atividade fibrinolítica associada a aumento de contagem de plaquetas, aumento de agregação plaquetária, aumento de proteínas coagulantes fibrinogênio, fatores V e VIII, hipovolemia, imobilização e/ou, infecção resulta em trombose.
- *Proteínas transportadoras de hormônios:* proteína transportadora de IgF1 e IgF2 ou da vitamina D pode afetar o crescimento e dos hormônios tireoidianos que ocasiona hipotireoidismo.

Quadro clínico

O edema é de aparecimento súbito; inicialmente edema periorbital, é dependente da gravidade, localizado nos membros inferiores na posição ereta e na parte dorsal do corpo quando em posição reclinada. Pode ocorrer anasarca, com edema escrotal, peniano e dos grandes lábios; ascite e derrames pleural ou pericárdico. A distensão abdominal é comum, mas dispneia é rara. Dor abdominal e mal-estar podem estar relacionados à hipovolemia. A pressão arterial usualmente é normal; e hematúria macroscópica pode ocorrer em cerca de 20% dos casos, sendo transitória.

Diagnóstico laboratorial

Exame de urina

- *Urina I:* na análise pelo *dipstick*, o resultado é expresso em +3 ou +4 cruzes. Na urina coletada em 24 horas, a proteinúria nefrótica é definida como > 50 mg/kg/dia ou 40 mg/m^2/hora. Em crianças pequenas, pode-se utilizar a relação proteína/creatinina em amostra isolada de urina. Os valores da relação proteína/creatinina (g/g) em cada faixa etária são: < 6 meses = 0,7; 6 a 12 meses = 0,55; 1 a 2 anos = 0,4; 2 a 3 anos = 0,3; 3 a 5 anos = 0,2; 5 a 17 anos = 0,15.

Exames sanguíneos

- *Hipoalbuminemia:* valores < 2,5 g/dL. Colesterol sérico pode estar elevado, principalmente as frações *very low density lipoproteins* (VLDL) e *low density lipoproteins* (LDL). Pacientes com intensa hipoalbuminemia têm elevação de triglicérides e VLDL. A dosagem do complemento hemolítico é normal. Valores de hormônios tireoidianos e calcitriol estão reduzidos na fase de descompensação da síndrome nefrótica. Ureia sérica pode estar elevada em decorrência da hipovolemia. Exames sorológicos (toxoplasmose, citomegalovirose, HIV, lues, hepatite B e C) são realizados para afastar causas infecciosas ou doença sistêmica da síndrome nefrótica.

Tratamento

O tratamento envolve a informação adequada sobre a doença e os efeitos das medicações aos familiares e ao paciente.

Medidas gerais – tratamento sintomático

O repouso no leito não é obrigatório. Deambulação regular, tratamento da hipovolemia e tratamento precoce das infecções previnem a trombose. As crianças com antecedentes de trombose podem ser medicadas com ácido acetilsalicílico, profilaticamente. Afastar a criança das atividades escolares nos períodos de descompensação e evitar aglomerações pelo risco de contato com doenças transmissíveis e eventual descompensação da SNI. O tratamento das infecções deve ser instituído rapidamente (bactérias encapsuladas). É recomendável a vacina contra pneumococo e varicela. Se houver exposição à varicela e a criança receber corticosteroide ou imunossupressores, até 72 horas do contágio prescrever uma dose de imunoglobulina antivaricela-zóster. Após 72 horas (até 96 horas) deve ser prescrito Aciclovir durante 7 dias.

Evitar vacinações com componentes de vírus vivo atenuado quando o paciente estiver em tratamento com doses altas de corticosteroides e/ou com imunossupressores. Vacinas de vírus vivos são recomendadas apenas nos períodos de remissão ou com emprego de baixas doses de corticoesteroides.

A dieta deve ser assódica ou hipossódica nos períodos de edema. A oferta proteica deve ser a adequada para a idade. Restrição de líquidos é recomendada para hiponatremia moderada (Na sérico < 125 mEq/L). Recomenda-se reduzir a ingestão de gorduras saturadas. Os diuréticos são prescritos nos edemaciados: furosemida (2 a 5 mg/kg/dia) em 2 tomadas; associa-se a espironolactona (1 a 5 mg/kg/dia) como poupador de potássio ou cloreto de potássio (2 a 4 mEq/kg/dia). Pacientes com anasarca e/ou hipoalbuminemia < 1,5 g/dL: albumina a 20% na dose de 0,5 a 1 g/kg com furosemida (2 a 4 mg/kg) por via endovenosa lenta em 4 horas, monitorizando PA, frequência respiratória, frequência cardíaca, diurese presente e sinais de hipervolemia aguda.

As crianças com hipercolesterolemia podem se beneficiar pelo uso de estatinas. Crianças com alterações do metabolismo ósseo ou as que ingerem pouco cálcio podem apresentar conteúdo mineral ósseo baixo e deve ser prescrito suplemento de cálcio e baixas doses de vitamina D. A hipertensão arterial deve ser controlada preferencialmente por betabloqueadores ou inibidores do canal de cálcio durante o episódio agudo e, nos casos de hipertensão persistente, são preferíveis inibidores da enzima de conversão da angiotensina. Estrongiloidíase deve ser tratada antes da administração de corticoesteroides.

Medicações específicas

- *Corticoesteroides (CE):* prednisona na dose de 60 mg/m²/dia (equivalente a 2 mg/kg/dia, máximo de 80 mg/dia), por 6 a 8 semanas, em dose única e, com proteinúrias negativas, regredir para 1 mg/kg/dias alternados (primeiro surto). Tratamento das recidivas é individualizado.
- *Tratamento com pulsos de metilprednisolona:* 30 mg/kg, máximo de 1 g, em infusão intravenosa com 100 mL de soro glicosado 5% durante 1 hora.
- *Agentes citotóxicos:* ciclofosfamida: dose de 2 mg/kg/dia (dose cumulativa: 168 mg/kg/dia), 1 dose/dia, por 12 semanas, controle com hemograma (leucopenia).
- *Imunossupressores:* ciclosporina A (CSA) ou tacrolimus (Tac): agente inibidor da calcineurina, dose CSA: 4 a 6 mg/kg/dia (nível sérico: 50 a 150 ng/mL) ou Tac: 0,1 mg/kg/dia (nível sérico: 4 a 8 ng/mL) em 2 doses/dia, controle com dosagem da creatinina (nefrotóxicas).
- *Micofenolato mofetil:* inibe a síntese de purinas com redução de linfócitos T e B, dose 1.200 mg/m² ou 30 mg/kg/dia em 2 doses.
- *Outras medicações:* levamisole: imunomodulador; dose de 2,5 mg/kg/dias alternados (máximo 150 mg/dia), por 6 a 30 meses; controles com hemogramas (leucopenia).
- *Inibidores da enzima de conversão e do bloqueador de receptor da angiotensina II:* diminuem a pressão hidrostática transcapilar glomerular, com redução da hipertensão e proteinúria.

Prognóstico

A resposta ao CE determina o prognóstico. Sensibilidade ao CE é observada em 95% dos casos após 10 a 15 dias de tratamento inicial. Destes, 80% a 90% apresentam uma ou mais recaídas; em 50% há recidivas frequentes. Raramente se desenvolve doença renal crônica. Óbito é descrito em 2% a 7% dos casos e os fatores determinantes são hipovolemia, trombose ou sepse.

Síndrome nefrítica
Introdução

A síndrome nefrítica é caracterizada pelo aparecimento súbito de edema, oligúria, hematúria e hipertensão arterial. Alguns pacientes podem apresentar proteinúria, sinais de congestão circulatória, síndrome incompleta e/ou redução da filtração glomerular. As doenças que se manifestam clinicamente sob a forma de síndrome nefrítica são: glomerulonefrite difusa aguda pós-estreptocócica (GNPE); exacerbação aguda de glomerulonefrite crônica; nefrite do lúpus eritematoso sistêmico; poliarterite nodosa; púrpura de Henoch-Schönlein ou púrpura anafilactoide; síndrome de Goodpasture; síndrome hemolítica urêmica; glomerulonefrite da endocardite bacteriana; nefrite por irradiação. A apresentação mais frequente em pediatria é a GNPE.

Glomerulonefrite difusa aguda pós-estreptocócica

A ocorrência de GNPE é estimada em 470 mil casos novos por ano, 97% em países em desenvolvimento; acomete escolares e adolescentes, com maior frequência do sexo masculino, na proporção de 2:1.

Etiologia

Estreptococo beta-hemolítico do grupo A que causa amigdalite ou piodermite.

Fisiopatologia

A GNPE é doença do complexo imune glomerular, com ativação do complemento e inflamação. Os mecanismos de lesão glomerular podem ser: a) deposição complexos imunes circulantes com componentes antigênicos do estreptococo; b) formação de complexos imunes *in situ*, resultantes da deposição de antígenos estreptocócicos com a membrana basal glomerular e subsequente ligação com anticorpo; c) formação complexos imunes *in situ* por reação cruzada com componentes da membrana basal glomerular; ou d) alteração de um antígeno renal normal que provoca reatividade autoimune. Ocorre ativação do sistema complemento, com infiltração de células inflamatórias e diminuição da permeabilidade da membrana basal e da superfície de filtração glomerular, reduzindo a taxa de filtração glomerular. Função tubular está preservada e, em face do filtrado glomerular diminuído, há diminuição do filtrado no túbulo distal, com consequente aumento de reabsorção de fluído e de soluto no túbulo distal e coletor, resultando clinicamente em oligúria. A filtração glomerular diminuída, associada à ingestão oral usualmente mantida, resulta em retenção de fluído e soluto (hipervolemia), com consequente hipertensão e edema. Se a filtração glomerular é gravemente reduzida, torna-se proeminente o aparecimento de azotemia, com acidemia, hipercalemia e hiperfosfatemia.

A inflamação ocorre em todos os glomérulos, caracterizando glomerulonefrite proliferativa endocapilar, com presença de depósitos finamente granulares de IgG, C3 e C1q ao longo das alças capilares e dentro do mesângio, observados na microscopia de imunofluorescência.

Diagnóstico clínico

- *História clínica:* infecção estreptocócica precedendo a glomerulonefrite; na faringoamigdalite, varia entre 7 e 14 dias; e na piodermite, até 6 semanas, no paciente ou nos familiares próximos. Quadro agudo de edema (85% dos casos) periorbital e pré-tibial. Cefaleia e sonolência podem ser seguidas por convulsão e coma. Oligúria é comum e eventualmente há anúria. Hematúria macroscópica ocorre em 50% a 90% dos casos. Sintomas inespecíficos, como anorexia, mal-estar e letargia, são incomuns.
- *Exame físico:* hipertensão arterial, edema de graus variados, sinais de hipervolemia com desconforto respiratório (taquipneia, taquicardia, ortopneia) e até insuficiência cardíaca congestiva.
- *Exames laboratoriais:* urina I, com hematúria, leucocitúria, cilindros hemáticos e proteinúria +1 a +2 cruzes. Exames séricos: elevação dos níveis de creatinina e ureia, hiponatremia, redução da fração C3 do complemento (90% dos casos), elevação de ASLO nas faringites e de títulos de anti-DNAse B nas piodermites (infecção estreptocócica).
- *Outras avaliações:* nos casos de hipertensão importante, realizar fundo de olho, eletrocardiograma e radiologia de tórax. Outros exames são a cultura de secreção de orofaringe ou de lesão cutânea.

Tratamento

- *Indicação de hospitalização:* gravidade das manifestações clínicas, capacidade da família e do médico em proporcionar os cuidados adequados em casa.
- *Indicações formais de internação:* redução acentuada da função renal com *clearance* de creatinina menor que 60 mL/min/1,73 m²sc ou ureia sanguínea acima de 50 mg/dL; oligúria acentuada; sinais evidentes de insuficiência cardíaca congestiva (taquicardia, taquipneia, ingurgitamento das jugulares, hepatomegalia e ausculta pulmonar revelando estertores em bases); sinais evidentes de encefalopatia hipertensiva (cefaleia constante, vômitos, sonolência ou agitação psicomotora, perturbações visuais como diplopia, convulsões e coma).
- *A doença é autolimitada:* tratamento dos sintomas.
- *Hipertensão moderada ou grave, quando ocorrem sinais de insuficiência cardíaca ou congestão pulmonar:* repouso, restrição hídrica e de sódio, diurético furosemida.
- *Restrição hídrica (na vigência de hipervolemia e oligúria):* corresponde às necessidades mínimas basais (20 mL/kcal/dia ou 400 mL/m²sc/dia), acrescidas do volume urinário do paciente; no primeiro dia, não considerar o volume urinário (paciente hipervolêmico). Avaliação do balanço hídrico com medidas do peso diário e volume urinário de 24 horas.
- *Restrição de sódio na dieta:* 400 mg/dia ou um terço a metade da ingestão usual do paciente, na fase oligúrica, com edema e hipertensão arterial. Dieta hipossódica (1 g/dia); e é prescrita dieta habitual após normalização da pressão arterial.
- *Restrição proteica na dieta:* se a ureia sérica estiver acima de 100 mg/dL.

- *Diurético furosemida:* edema acentuado, hipertensão grave, oligúria importante e sinais de insuficiência cardíaca; 1 a 5 mg/kg/dia, via oral ou intravenosa. É administrado concomitantemente às orientações de restrição de sódio e líquidos.
- *Hipotensores:* são indicados nos casos de persistência de hipertensão, apesar das medidas de suporte e emergência hipertensiva.
- *Recomenda-se:* a administração de penicilina benzatina em dose única (600.000 UI para menores de 6 anos e 1.200.000 UI para maiores de 6 anos) ou eritromicina por 7 dias (40 mg/kg/dia, em 4 tomadas) para erradicar a infecção estreptocócica. Não mudará o curso da GNPE no paciente, mas evitará a transmissão da bactéria.
- *Derivado benzodiazepínico intravenoso:* presença de crises convulsivas.
- *Avaliar distúrbios metabólicos:* como hipercalemia, nos casos associados à insuficiência renal.

Prognóstico

A melhora espontânea da doença usualmente se inicia em 1 semana. Presença de diurese é seguida pelo desaparecimento do edema e pelo controle da pressão arterial, o que permite a suspensão da medicação anti-hipertensiva. Hematúria macroscópica desaparece rapidamente dentro de 1 semana; e hematúria microscópica pode persistir por meses ou anos. Proteinúria retorna aos níveis de normalidade em 3 a 6 meses. O C3 inicialmente diminuído retorna aos níveis de normalidade em 6 a 8 semanas. O prognóstico da doença na criança é excelente quando adequadamente diagnosticado e tratado.

Não há necessidade da realização sistemática da biópsia renal. Os parâmetros para indicação de biópsia renal são: hematúria macroscópica com duração maior que 3 semanas, ureia plasmática persistentemente elevada por mais de 3 semanas, hipertensão arterial que se prolonga por mais de 3 semanas, complemento sérico (C3) persistentemente baixo por mais de 3 meses, oligoanúria com duração maior que 48 a 72 horas, associação a síndrome nefrótica com duração maior que 4 semanas. Quando indicada a biópsia renal, o padrão histológico esperado é lesão típica da GNPE (glomerulonefrite proliferativa endocapilar com presença de depósitos finamente granulares de IgG, C3 e C1q ao longo das alças capilares e dentro do mesângio), associada à formação de crescentes e/ou necrose tubular aguda.

Referências bibliográficas

Síndrome nefrótica

1. Niaudet P. Etiology, clinical manifestations, and diagnosis of nephrotic syndrome in children. In: Matoo TK, editor. UpToDate. 2015. Disponível em: http://www.uptodate.com/home/index.html.
2. Niaudet P, Boyer O. Idiopathic nephrotic syndrome in children: clinical aspects. In: Avner ED, Harmon WE, Niaudet P, Yoshikawa N, Emma F, Goldstein SL, editors. Pediatric nephrology. 7th ed. Suíça: Springer-Verlag Berlin Heidelberg; 2016. p. 839-82.
3. Niaudet P. Treatment of idiopathic nephrotic syndrome in children. In: Matoo TK, editor. UpToDate. 2016. Disponível em: http://www.uptodate.com/home/index.html.
4. Van der Watt G, Omar F, Brink A, McCulloch M. Laboratory investigation of the child with suspected renal disease. In: Avner ED, Harmon WE, Niaudet P, Yoshikawa N, Emma F, Goldstein SL, editors. Pediatric nephrology. 7th ed. Suíça: Springer-Verlag Berlin Heidelberg; 2016. p. 613-36.

Síndrome nefrítica

1. Becquet O, Pasche J, Gatti H, Chenel C, Abély M, Morville P, Pietrement C. Acute post-streptococcal glomerulonephritis in children of French Polynesia: a 3-year retrospective study. Pediatr Nephrol. 2010;25:275-80.
2. Eison TM, Ault BH, Jones DP, Chesney RW, Wyatt RJ. Post-streptococcal acute glomerulonephritis in children: clinical features and pathogenesis. Pediatr Nephrol. 2011;26:165-80.
3. Pais PJ, Kump T, Greenbaum LA. Delay in diagnosis in poststreptococcal glomerulonephritis. J Pediatr. 2008;153:560-4.
4. Rodrigues-Iturbe B, Najafian B, Silva A, Alpers CE. Acute postinfectious glomerulonephritis in children. In: Avner ED, Harmon WE, Niaudet P, Yoshikawa N, Emma F, Goldstein S, editors. Pediatric nephrology. 7th edition. Suíça: Springer-Verlag Berlin Heidelberg; 2016. p. 959-81.

53 Lesão renal aguda

Camila da Silva Ferreira
Mário Ferreira Carpi
Thallys Ramalho Suzart Alves

A lesão renal aguda (LRA) é definida como a perda abrupta da função renal que resulta em declínio na taxa de filtração glomerular (TFG), retenção de ureia e outros produtos residuais nitrogenados, desregulação do equilíbrio hidreletrolítico e acidobásico, com perda de homeostase do organismo. É de suma importância para o pediatra o reconhecimento precoce da LRA, pois ela é fator preditor do aumento dos dias de internação, uso de ventilação mecânica e fator de risco independente para mortalidade[1]. O termo LRA vem substituindo "insuficiência renal aguda", pois engloba as novas definições que permitem o diagnóstico mais precoce.

Epidemiologia

Em decorrência da grande quantidade de definições existentes para o diagnóstico de LRA em pediatria, as propostas por Pediatric Risk, Injury, Failure, Loss, End Stage Renal Disease (pRIFLE, 2007), Kidney Diseases Improving Global Outcomes (KDIGO, 2012) e KDIGO neonatal (2015) promoveram grande avanço na aérea, com a possibilidade de sistematização e investigação da incidência, prevalência e mortalidade.

Segundo dados do Ministério da Saúde (DataSUS), em 2020 houve 2.496 internações por insuficiência renal aguda (IRA) em menores de 14 anos, com média de permanência de 10 dias e taxa de mortalidade de 4,09%.

Etiologia

As causas de LRA são multifatoriais, e trata-se de complicações de várias doenças diferentes. Habitualmente, a etiologia está dividida em três categorias para facilitar o diagnóstico e o tratamento:

- *Lesão aguda pré-renal*: também conhecida como LRA responsiva ao volume ou funcional, é causada pela redução da perfusão renal. É a forma mais comum, causada por hipovolemia (sangramento ou perdas gastrointestinais, urinárias ou cutâneas)

ou redução da circulação efetiva (insuficiência cardíaca, choque séptico e cirrose). Quando a perfusão renal normal é restaurada, o fluxo urinário e a TFG geralmente voltam ao normal.
- *Lesão renal intrínseca:* caracterizada por dano estrutural ao parênquima renal. As causas mais comuns de doença intrínseca são hipoperfusão prolongada, sepse, nefrotoxinas ou doenças glomerulares graves.
- *Lesão pós-renal ou obstrutiva:* geralmente é o resultado de obstruções anatômicas congênitas ou adquiridas do trato urinário inferior.

Classificação

As definições padronizadas e validadas para LRA pediátrica incluem as classificações de pRIFLE e KDIGO[1].

A classificação de RIFLE foi publicada em 2004, obedecendo aos pré-requisitos orientados pelo Acute Dialysis Quality Initiative Group (ADQI) para definição e classificação de insuficiência renal aguda. O RIFLE é um acrônimo com as iniciais das cinco fases propostas para a classificação da LRA: risco (*risk*), injúria (*injury*), falência (*failure*), perda da função (*loss*) e doença renal em estágio terminal (*end stage renal disease*). Em 2007, foi realizada adaptação dessa classificação para a faixa pediátrica, e baseou-se na alteração do *clearance* de creatinina (ClCr) em relação ao basal e redução do débito urinário. No pRIFLE (Tabela 53.1), a depuração da creatinina estimada baseia-se na fórmula original de Schwartz para quantificar a mudança na TFG.

Tabela 53.1. Classificação dos critérios de pRIFLE.

Categoria	*Clearance* de creatinina*	Débito urinário
Risco (R)	Redução ≥ 25%	Diurese < 0,5 mL/kg/h por 8 horas
Lesão/*injury* (I)	Redução ≥ 50%	Diurese < 0,5 mL/kg/h por 16 horas
Falência (F)	Redução ≥ 75% ou ClCr < 35 mL/min/1,73 m²	Diurese < 0,3 mL/kg/h por 24 horas ou anúria por 12 horas
Perda/*loss* (L)	Falência renal por mais de 4 semanas	
Estágio final (E)	Estágio final de doença renal (após 3 meses)	

* Calculado com a equação de Schwartz modificada: altura (cm) x 0,41 (constante)/creatinina sérica.
Fonte: Adaptada de Sethi et al., 2021.

A classificação do KDIGO (Tabela 53.2) pode ser usada para pacientes adultos e pediátricos[2]. Essa definição leva em conta duas características de fácil aferição: creatinina sérica (ou ClCr estimado para pacientes menores de 18 anos) e débito urinário. Embora seja a classificação mais atual e adequada para a faixa etária pediátrica, houve ainda a necessidade de adaptação para o período neonatal (Tabela 53.3), fase em que a fisiologia renal tem particularidades[3]. O valor basal de creatinina é definido como o menor valor prévio, haja vista que a creatinina ao nascimento reflete a creatinina materna e fisiologicamente evolui com queda ao longo dos primeiros dias de vida.

Tabela 53.2. Critérios para definição de lesão renal segundo a KDIGO.

Estágio	Creatinina sérica (CrS)	Diurese
1	Aumento da CrS > 0,3 mg/dL dentro de 48 horas ou aumento da CrS ≥ 1,5 a 1,9 x CrS basal dentro de 7 dias	< 0,5 mL/kg/h por 6 a 12 horas
2	Aumento da CrS ≥ 2 a 2,9 x CrS basal dentro de 7 dias	< 0,5 mL/kg/h por ≥ 12 horas
3	Aumento da CrS ≥ 3 x CrS basal; ou aumento da CrS ≥ 4 mg/dL; ou em pacientes < 18 anos, ClCr < 35 mL/min por 1,73 m² ou diálise	< 0,3 mL/kg/h por ≥ 24 horas ou anúria por ≥ 12 horas

Fonte: KDIGO, 2012.

Tabela 53.3. Critérios para definição de lesão renal aguda no período neonatal segundo a KDIGO neonatal.

Estágio	Creatinina sérica (CrS)	Diurese em 24 horas
0	CrS basal ou com aumento < 0,3 mg/dL	> 1 mL/kg/h
1	Aumento da CrS > 0,3 mg/dL dentro de 48 horas ou aumento da CrS ≥ 1,5 a 1,9 x CrS basal dentro de 7 dias	≤ 1 mL/kg/h
2	Aumento da CrS ≥ 2 a 2,9 x CrS basal dentro de 7 dias	≤ 0,5 mL/kg/h
3	Aumento da CrS ≥ 3 x CrS basal, ou CrS ≥ 2,5 mg/dL ou diálise	≤ 0,3 mL/kg/h

Fonte: Gorga, Murphy e Selewski, 2018.

Fatores de risco

O risco de LRA pediátrica aumenta para crianças e neonatos que requeiram cuidados intensivos, para aqueles que recebem medicamentos nefrotóxicos e para os acometidos por doenças crônicas subjacentes.

A LRA grave foi associada ao uso de ventilação mecânica e terapia de substituição renal. Os fatores de risco mais prevalentes em crianças gravemente doentes incluem sepse, falência de múltiplos órgãos, nefrotoxinas, doença cardíaca congênita, neoplasias, doença renal primária, hipotensão, choque, hipoxemia e isquemia renal. O risco relatado de LRA aumenta mais de 80% para pacientes que requeiram ventilação mecânica e/ou suporte vasopressor[1-3].

Em crianças hospitalizadas não gravemente enfermas, os medicamentos nefrotóxicos mais comumente usados incluem aminoglicosídeos, vancomicina, piperacilina-tazobactam, agentes antivirais, contraste, inibidores da enzima de conversão da angiotensina, inibidores da calcineurina e anti-inflamatórios não esteroidais.

Em um estudo com crianças internadas em UTI, os agentes nefrotóxicos mais comumente administrados foram furosemida, vancomicina e gentamicina. Estudos recentes evidenciaram que os riscos de lesão renal por essas medicações podem ser mitigados com a administração de furosemida em infusão lenta (10 a 15 minutos), gentamicina 1 vez ao dia e com a manutenção da vancomicina dentro do intervalo terapêutico por meio do nível sérico[1,2].

Diagnóstico

Uma vez que o diagnóstico de lesão renal aguda é suspeito ou confirmado, é realizada uma avaliação direcionada para identificar a causa subjacente. A avaliação consiste em história completa, exame físico e painel laboratorial. Exames de imagem são frequentemente realizados, e biópsia renal raramente é necessária[1].

História

A história inicial deve buscar evidências para descobrir um fator de risco ou causa para LRA. Os seguintes achados podem ajudar na elucidação diagnóstica:

- História de faringite ou impetigo algumas semanas antes do início de hematúria macroscópica ou edema sugere glomerulonefrite pós-estreptocócica.
- História de vômitos, diarreia ou diminuição da ingestão oral associada a diminuição do débito urinário sugere LRA pré-renal.
- História de diarreia com sangue 3 a 7 dias antes do início da oligúria sugere síndrome hemolítico-urêmica.
- Em pacientes hospitalizados, medicamentos nefrotóxicos ou períodos de hipotensão estão associados à LRA intrínseca. A avaliação de todos os medicamentos administrados é especialmente importante, mesmo quando outra causa para LRA é evidente.
- Queixas sistêmicas, como febre, dores nas articulações e erupção cutânea, podem ser observadas em pacientes com doenças autoimunes ou vasculites, como púrpura de Henoch-Schönlein ou lúpus eritematoso sistêmico.
- Verificar infecção urinária pregressa, nefrolitíase e/ou doença de base.

Exame físico

O exame físico deve incluir aferição da pressão arterial, avaliação de edema, ganho de peso recente e sinais de doença sistêmica. Avaliação da sobrecarga hídrica é essencial, especialmente para crianças gravemente enfermas, nas quais sobrecarga hídrica acima de 10% do peso de admissão está associada ao aumento da morbidade e da mortalidade[4].

Exames laboratoriais

A investigação laboratorial de pacientes em risco inclui: hemograma, reticulócitos, ureia, creatinina, cistatina C, eletrólitos plasmáticos (sódio, potássio, cálcio, magnésio, fósforo), osmolaridade plasmática e urinária, **sedimentos** urinários (sódio, ureia e creatinina), proteínas totais e frações, gasometria arterial, urina tipo 1 e urocultura, *clearance* de creatinina, FAN, anti-DNA, CH50, C3, C4, ANCAp, ANCAc; sorologias virais e para hepatites (toxoplasmose, citomegalovírus, Epstein-Barr, HIV 1 e 2, HTLV 1 e 2, agHbs, anti-Hbs, anti-HCV).

Além de creatinina sérica e/ou ureia elevadas, a interrupção da função renal pode resultar nos seguintes achados laboratoriais anormais:

- *Potássio sérico:* fatores que causam hipercalemia são: taxa de filtração glomerular reduzida, diminuição da secreção tubular de potássio, degradação do tecido com liberação de potássio intracelular e acidose metabólica (cada redução de 0,1 unidade no pH arterial aumenta o potássio sérico em 0,3 mEq/L). A hipercalemia é mais pronunciada em pacientes com degradação tecidual significativa (rabdomiólise, hemólise e síndrome de lise tumoral). Alterações no eletrocardiograma incluem ondas T apiculadas, intervalo PR aumentado, ondas P achatadas, complexo QRS alargado, taquicardia ventricular e fibrilação.

- *Sódio sérico:* a hiponatremia é um achado laboratorial comum e geralmente diluicional, secundário a sobrecarga hídrica e administração de fluidos hipotônicos. A hipernatremia é menos comum em crianças com LRA. Geralmente, é decorrente da desidratação hipernatrêmica, que causa insuficiência pré-renal, administração excessiva de sódio (administração excessiva de bicarbonato de sódio) e/ou incapacidade de excretar sódio na urina.

- *Cálcio sérico:* a hipocalcemia é comumente encontrada na LRA e se deve ao aumento do fosfato sérico e ao comprometimento da conversão renal da vitamina D na forma ativa. A hipocalcemia é mais pronunciada em pacientes com rabdomiólise. A acidose metabólica aumenta a fração de cálcio ionizado. Portanto, é importante que o pediatra esteja ciente de que a correção rápida da acidose metabólica, por meio de terapia com bicarbonato, pode diminuir a concentração de cálcio ionizado e precipitar sintomas de hipocalcemia.

- *Fósforo sérico:* a hiperfosfatemia na LRA se deve principalmente à excreção renal prejudicada e pode contribuir para a hipocalcemia. A hiperfosfatemia é mais pronunciada em pacientes com degradação tecidual significativa (como síndrome de lise tumoral ou rabdomiólise).

- *Distúrbio acidobásico:* acidose metabólica com *anion gap* aumentado é comum e secundária ao comprometimento da excreção renal de ácido e à reabsorção de bicarbonato. A acidose é mais grave em crianças com choque, sepse ou insuficiência respiratória.

- *Creatinina sérica:* creatinina elevada é usada para fazer o diagnóstico de LRA. No entanto, um nível inicial de creatinina pode não ser útil, pois os níveis basais de creatinina são desconhecidos na maioria das crianças, e os níveis normais de creatinina sérica variam dependendo de idade, sexo, massa muscular e estado nutricional e de hidratação. Quando um nível basal de creatinina sérica não está disponível, os valores de creatinina sérica com base em idade e sexo podem ser usadas para detectar LRA pediátrica. A seguir estão os intervalos de valores normais de creatinina sérica por idade:
    - recém-nascido: 0,3 a 1 mg/dL;
    - lactente: 0,2 a 0,4 mg/dL;
    - criança: 0,3 a 0,7 mg/dL;
    - adolescente: 0,5 a 1 mg/dL.

- *Cistatina C sérica:* vem sendo apontada como um teste propício para avaliar a taxa de filtração glomerular, apresentando característica de um marcador endógeno ideal, sendo até superior à creatinina. Tem sido considerada um marcador de função renal muito promissor, uma vez que independe da idade, do sexo, de fatores maternos (no caso de recém-nascidos), fatores nutricionais, massa corpórea e estatura. Outra vantagem é a dispensa da coleta de urina durante 24 horas para a realização do *clearance*. Entretanto, por seu alto custo, a cistatina C quase não é utilizada pela maioria dos serviços[1,5].

- *Exame de urina:* costuma ser útil, pois os achados característicos sugerem certos processos de doença. A urinálise em crianças com IRA pré-renal é geralmente normal. Os cilindros granulares e os cilindros de células epiteliais são altamente sugestivos de LRA intrínseca ou necrose tubular aguda (NTA). O achado de cilindros eritrocitários é diagnóstico de glomerulonefrite. O achado simultâneo de eritrócitos dismórficos e proteinúria está comumente associado a glomerulonefrite. Piúria, cilindros granulares ou cerosos são sugestivos de doença tubular, intersticial ou infecção do trato urinário. Resposta positiva para heme na ausência de glóbulos vermelhos no sedimento é observada em pacientes com hemólise ou rabdomiólise. A perda da capacidade de concentração é um achado precoce e quase universal na NTA, com densidade abaixo de 1.010. Em contraste, a densidade maior que 1.020 é sugestiva de doença pré-renal[1].

Testes para distinguir entre LRA pré-renal e intrínseca[3]

Fração de excreção de sódio (FeNa) é um teste laboratorial comumente usado para diferenciar entre LRA pré-renal e doença intrínseca em decorrência de necrose tubular aguda (NTA). Como na IRA pré-renal a função tubular está preservada, ocorre intensa reabsorção de sódio, principalmente em túbulo proximal, em resposta à hipovolemia. Assim, na IRA pré-renal a fração de excreção está diminuída, enquanto na NTA está aumentada.

$$\text{FeNa (100\%)} = \frac{\text{Na urinário} \times \text{creatinina sérica}}{\text{Na sérico} \times \text{creatinina urinária}} \times 100$$

FeNa abaixo de 1% sugere LRA pré-renal; e FeNa acima de 2% sugere NTA. No entanto, em neonatos, especialmente prematuros, a reabsorção de sódio está diminuída. Como resultado, os valores de corte da FeNa que diferenciam LRA pré-renal e NTA em neonatos são mais elevados. Em recém-nascidos a termo, o FeNa é geralmente inferior a 2% na LRA pré-renal e geralmente superior a 2,5% na NTA. Em prematuros, os valores de corte da FeNa aumentam com a diminuição da idade gestacional, embora não esteja claro o quão útil a FeNa é na diferenciação entre doença pré-renal e NTA[3].

Exames de imagem

A ultrassonografia renal deve ser considerada em todas as crianças com LRA de etiologia obscura. Pode documentar a presença de um ou dois rins, delinear o tamanho dos mesmos e examinar o parênquima renal. Também é particularmente útil no diagnóstico de obstrução do trato urinário ou oclusão dos principais vasos renais. Além disso, esse exame pode ser útil na diferenciação de LRA de doença renal crônica (DRC).

Normalmente, os rins na LRA são de tamanho normal ou aumentados (em decorrência da inflamação ou edema), com ecogenicidade aumentada, enquanto os da DRC são frequentemente pequenos e encolhidos.

Tomografia ou ressonância magnética são utilizadas para melhor caracterização de nefrolitíase e tumores renais. Deve-se evitar o uso de contraste na suspeita de LRA.

A biópsia renal raramente é indicada na LRA, mas deve ser considerada quando a avaliação não invasiva não consegue estabelecer um diagnóstico. Na LRA pediátrica, é mais comumente indicada para ajudar a orientar o tratamento em pacientes com suspeita de glomerulonefrite aguda, suspeita de nefrite intersticial ou suspeita de nefrite lúpica (para classificar a doença e estabelecer a atividade e a cronicidade).

Índice de angina renal

Prevenção da LRA deve ser uma meta durante o tratamento da criança grave ou com fatores de risco para o desenvolvimento de lesão renal. O índice de angina renal (IAR) é uma ferramenta preditiva que deve ser calculada à admissão na unidade de terapia intensiva pediátrica (UTIP) e usada para avaliar o risco futuro de LRA em 72 horas[6]. Os sinais clínicos da lesão baseiam-se em alterações na depuração estimada de creatinina (eCLCr) ou no percentual de sobrecarga de volume (SV). Calcula-se a SV pela seguinte fórmula[1,6]:

$$SV = \frac{\{\text{aporte de líquido (L)} - \text{débito de líquido (L)}\}}{\text{peso (kg) do paciente na admissão}} \times 100\%$$

Em situações em que a obtenção do peso é mais fácil do que a mensuração do balanço hídrico, como no neonato, usa-se a seguinte fórmula:

$$SV = \frac{\text{peso diário na UTI (kg)} - \text{peso à admissão na UTI}}{\text{peso (kg) do paciente na admissão}} \times 100\%$$

Obtém-se o resultado do IAR ao se multiplicar a pontuação de risco de lesão pela pontuação dos sinais de injúria (Tabelas 53.4 e 53.5). Os valores possíveis variam de 1 a 40. Considera-se "angina renal" a partir de um valor de corte maior ou igual a 8.

Tabela 53.4. Pontuação para risco de lesão renal.

Evento	Risco	Pontuação
Internação na UTI apenas	Moderado	1
Transplante de células-tronco	Alto	3
Utilização de ventilação mecânica ou medicações inotrópicas	Muito alto	5

Fonte: Adaptada de Basu RK et al., 2018.

Tabela 53.5. Pontuação dos sinais de injúria renal relacionados ao índice de angina renal.

Sinais clínicos de lesão renal	Pontuação
Redução nula no eCLCr ou < 5% de SV	1
Diminuição no eCLCr de 0 a 25% ou > 5% de SV	2
Diminuição no eCLCr de 25% a 50% ou > 10% de SV	4
Diminuição no eCLCr > 50% ou > 15% de SV	8

eCLCr = depuração estimada de creatinina; SV = sobrecarga de volume.
Fonte: Adaptada de Basu RK et al., 2018.

A SV tem grande relevância na quantificação do IAR. A associação entre SV e LRA está bem estabelecida. Estudos prospectivos recentes sugerem que balanço hídrico positivo pode antecipar o desenvolvimento de LRA ou piorar os desfechos, em pacientes pediátricos criticamente enfermos com instabilidade hemodinâmica e LRA, nos quais a associação entre o grau de sobrecarga hídrica e a mortalidade mostrou-se significativa[1,6].

Tratamento

Em razão da pluralidade etiológica da LRA, a abordagem terapêutica torna-se complexa, sendo a prevenção a principal ferramenta para o tratamento[2].

Inicialmente, quando a sobrecarga volêmica é inferior a 10%, deve-se adotar o tratamento conservador, que consiste na identificação da causa-base, restrição hídrica, eliminação dos fatores desencadeantes, atenção a sobrecarga volêmica, ajuste de medicações para o *clearance* da creatinina e, principalmente, o restabelecimento e a manutenção da perfusão renal, por meio do controle hemodinâmico e ventilatório adequado. Pode-se também utilizar de farmacoterapia (furosemida), com o objetivo de estimular a diurese em pacientes anúricos ou oligúricos. Embora furosemida não altere o prognóstico da LRA, as principais vantagens do seu uso são manejo hídrico e auxílio no tratamento da hipercalemia, além de melhorar o fluxo urinário tubular, reduzindo o risco de obstrução por debris, cristais e restos celulares.

Outro ponto de atenção é o estado nutricional, pois os efeitos adversos do déficit nutricional influenciam no desfecho da doença. Nesse contexto, o aumento do catabolismo corporal é, possivelmente, o principal risco para o desenvolvimento da desnutrição em pacientes com LRA. A via de administração, sempre que possível, deve ser a enteral; e a oferta de aminoácidos deve estar de acordo com a necessidade do paciente. Um fator limitante no suporte nutricional é o balanço hídrico[2].

Na falha do tratamento conservador, na presença de distúrbios hidreletrolíticos, acidose metabólica refratária ou sobrecarga volêmica superior a 20% (fator de mortalidade independente), está indicada a terapia de substituição renal (TSR). As indicações devem levar em conta também a velocidade de instalação, fator predisponente e estado clínico do paciente.

A TSR mais comumente utilizada em pediatria é a diálise peritoneal (DP). Para sua realização, é necessária a colocação de um cateter (Tenckhoff) de ramo único na cavidade peritoneal, o qual pode ser introduzido por técnica cirúrgica, frequentemente por minilaparotomia, ou percutânea. A DP se utiliza das propriedades intrínsecas à membrana peritoneal para a depuração de solutos e a remoção do excesso de fluidos, por meio do fluxo de fluidos, solutos e eletrólitos dos capilares peritoneais à cavidade abdominal, banhada pela solução de diálise. A prescrição inicial é realizada com solução de dextrose (1,5%, 2,5% e 4,25%), associada a eletrólitos e lactato. O volume inicial deve ser de 10 a 20 mL/kg, sendo aumentado gradativamente, de acordo com a tolerabilidade. O tempo de permanência deve ser em média de 30 a 40 minutos e deve-se ter cuidado com extravasamento e restrição respiratória. Recomenda-se que a drenagem não exceda a 20 minutos e que a solução esteja aquecida a 37 ºC para evitar hipotermia. Existem contraindicações à terapia, como onfalocele, gastrosquise, hérnia diafragmática, obliteração da cavidade peritoneal, falência da membrana peritoneal, cirurgia abdominal recente.

Outro método de TSR é a hemodiálise, que deve ser realizada em unidade de terapia intensiva, sempre sob supervisão de nefrologista pediátrico. Para sua realização, é necessário um acesso vascular, habitualmente na veia jugular interna. É indicada quando existem contraindicações à realização de DP, ou perda da capacidade de difusão ou de ultrafiltração pelo peritônio[1,2].

Referências bibliográficas

1. Sethi SK, Bunchman T, Chakraborty R, Raina R. Pediatric acute kidney injury: new advances in the last decade. Kidney Res Clin Pract. 2021;40(1):40-51.
2. Kidney Diseases Improving Global Outcomes (2012). KDIGO clinical practice guidelines for acute kidney injury. Kidney Int Suppl. 2012;2:1-138.
3. Gorga SM, Murphy HJ, Selewski DT. An update on neonatal and pediatric acute kidney injury. Curr Pediatr Rep. 2018;6:278-90.
4. Hassinger AB, Wald EL, Goodman DM. Early postoperative fluid overload precedes acute kidney injury and is associated with higher morbidity in pediatric cardiac surgery patients. Pediatr Crit Care Med 2014;15:131-8.
5. Fuhrman D. The use of diagnostic tools for pediatric AKI: applying the current evidence to the bedside. Pediatr Nephrol. 2021;25.
6. Basu RK, Kaddourah A, Goldstein SL, Akcan-Arikan A, Arnold M, Cruz C et al. Assessment of a renal angina index for prediction of severe acute kidney injury in critically ill children: a multicentre, multinational, prospective observational study. Lancet Child Adolesc Health. 2018;2: 112-120.

54 Doença renal crônica agudizada

Henrique Mochida Takase
Soraya Mayumi Sasaoka Zamoner
Marcia Camegaçava Riyuzo

Introdução

A doença renal crônica (DRC) é uma condição relacionada ao dano renal irreversível e pode progredir para a doença renal em estádio final.

As causas de DRC são muito diferentes em crianças e em adultos. Nos Estados Unidos, o registro do North American Pediatric Renal Transplant Cooperative Study (NAPRTCS) coleta dados sobre os estágios iniciais da doença em crianças desde 1994. Na Tabela 54.1, estão as principais causas na faixa pediátrica.

Tabela 54.1. Principais causas da doença renal crônica na população pediátrica.

Malformações do trato urinário	48%
Glomerulonefrites	14%
Nefropatia hereditária	10%
Síndrome hemolítica urêmica	2%

Fonte: Desenvolvida pela autoria do capítulo.

O termo lesão renal aguda (LRA) é usado para descrever um declínio abrupto na função renal, marcado por redução da taxa de filtração renal, distúrbio dos eletrólitos e homeostase de fluidos.

Há íntima relação entre a doença renal crônica e a lesão renal aguda; elas podem ser a causa ou a consequência uma da outra. Quando um paciente portador de doença renal crônica apresenta piora da função renal, estabelece-se a chamada doença renal crônica agudizada.

Diagnóstico da lesão renal aguda

Na prática, o diagnóstico de LRA é feito com base no aumento dos níveis de creatinina sérica. Nesse ponto, vários estudos demonstraram que a creatinina é um biomarcador funcional insensível à lesão tubular renal e elevações significativas não são aparentes até 24 a 48 horas após o insulto incitante. Apesar dessas limitações, alteração na creatinina sérica continua sendo o principal método de diagnóstico de LRA, e deve-se sempre comparar os valores atuais de creatinina com os resultados de exames anteriores do paciente.

Classificação da lesão renal aguda

No caso da doença renal crônica agudizada, não se classifica o grau da lesão, mas há uma definição padronizada de LRA, do grupo de trabalho Doença Renal: Melhoria dos Resultados Globais (KDIGO, sigla em inglês de Kidney Diseases Improving Global Outcomes), de 2012, validada para populações pediátricas. Essa definição identifica e estadia a LRA com base nas alterações na creatinina sérica desde o início ou no débito urinário, conforme a Tabela 54.2.

Tabela 54.2. Classificação pelo KDIGO da lesão renal aguda.

Estágio	Creatinina sérica	Volume urinário
1	Aumentar em 1,5 a 1,9 vezes a linha de base em 7 dias OU Aumentar em ≥ 0,3 mg/dL (26,5 µmol/L) em 48 horas	Menos de 0,5 mL/kg/h por 6 a 12 horas
2	Aumentar em 2 a 2,9 vezes a linha de base	Menos de 0,5 mL/kg/h por ≥ 12 horas
3	Aumentar em ≥ 3 vezes a linha de base OU Aumentar para ≥ 4 mg/dL (353,6 µmol/L) OU Início da terapia de substituição renal	Menos de 0,3 mL/kg/h por ≥ 24 horas OU Anúria por ≥ 12 horas

Fonte: KDIGO, 2012.

Manejo inicial do paciente

O tratamento do paciente em LRA visa resolver o insulto que originou a piora da função renal e corrigir os distúrbios eletrolíticos. Deve-se evitar a hiper-hidratação, que poderá causar edema e hipertensão, e prevenir a hipercalemia, com a redução da oferta de potássio pela dieta; ou evitar o uso de medicamentos que reduzam a excreção e manter oferta calórica adequada (Figura 54.1).

São medidas iniciais para a hipercalemia:
- administração de diuréticos de alça, como a furosemida;
- correção da acidose metabólica;
- solução polarizada;
- inalação com agonista beta-adrenérgico.

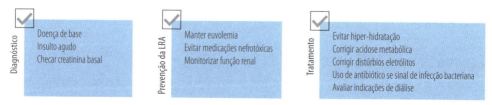

Figura 54.1. Cuidados na agudização da função renal.
Fonte: Desenvolvida pela autoria do capítulo.

Indicações da terapia renal substitutiva

Deve-se iniciar a terapia renal substitutiva (TRS) quando há evidência de redução significativa na taxa de filtração glomerular (TFG), e a decisão baseia-se principalmente no julgamento dos médicos quanto à avaliação do nível de comprometimento.

As principais indicações são:

- Sobrecarga de fluido de 15% ou mais.
- Oligúria não responde a diuréticos.
- Necessidade de fornecer grandes volumes de:
    - nutrição;
    - medicamentos;
    - hemoderivados.
- Distúrbios metabólicos refratários às medidas clínicas.
- Uremia.

Prognóstico

Prognóstico da LRA é altamente dependente da etiologia subjacente da lesão, e crianças que têm LRA como componente da falência multissistêmica têm taxa de mortalidade muito maior do que crianças com doença renal intrínseca. Assim, deve-se diagnosticar o mais rápido possível as alterações renais e reverter as causas, se possível.

Referências bibliográficas

1. Fivush BA, Jabs K, Neu AM, Sullivan EK, Feld L, Kohaut E et al. Chronic renal insufficiency in children and adolescents: the 1996 annual report of NAPRTCS. North American Pediatric Renal Transplant Cooperative Study. Pediatr Nephrol. 1998;12:328-37.
2. Ciccia E, Devarajan P. Pediatric acute kidney injury: prevalence, impact and management challenges. International Journal of Nephrology and Renovascular Disease. 2017;10:77.
3. Kidney Disease Improving Global Outcomes (KDIGO). Acute Kidney Injury Working Group KDIGO clinical practice guideline for acute kidney injury. Kidney Int Suppl. 2012;2(1):1-138.

55 Hematúria

Marcia Camegaçava Riyuzo
Henrique Mochida Takase
Soraya Mayumi Sasaoka Zamoner

Introdução[1-3]

Hematúria é a presença de hemácias na urina. Pode ser macroscópica ou microscópica.

A hematúria macroscópica é definida pela presença de número aumentado de hemácias na urina, o que é visível aos olhos, sendo habitualmente referida como urina de coloração vermelha ou marrom quando de origem glomerular[1]. Quando é de origem do trato urinário inferior (bexiga e uretra) é relatada como de cor rosa ou vermelha e pode ser acompanhada por coágulos.

A hematúria microscópica é um achado comum em crianças. Usualmente, é detectada na fita reagente (*dipstick*) ou por exame microscópico do sedimento em exame rotineiro de urina. Baseia-se no achado microscópico de hemácias na urina, com a presença de mais de 5 hemácias por campo de alto poder (aumento de 40 vezes). A prevalência da hematúria microscópica em uma amostra isolada de urina é de 3% a 4% e se reduz para 1% ou menos em duas ou mais amostras positivas.

Fisiopatologia[1-3]

A inflamação glomerular ocasiona lesão do capilar endotelial e da membrana basal glomerular, resultando em passagem das hemácias (plasticidade) para o espaço urinário. Na hemoglobinopatia da célula falciforme, a hematúria é decorrente de infartos que ocorrem no sistema coletor.

Etiologia[1-3]

- *Hematúria glomerular:* presença de hemácias com dismorfismo; glomerulopatias: glomerulonefrite pós-estreptocócica, doença da membrana basal glomerular fina, nefropatia por IgA, glomerulopatia familiar (síndrome de Alport), outras glomerulopatias primárias ou associadas às doenças sistêmicas.
- *Hematúria não glomerular:* infecção do trato urinário, hipercalciúria idiopática (relação entre cálcio e creatinina em amostra isolada de urina > 0,2 (mg/mg) em

crianças maiores de 6 anos de idade ou cálcio urinário maior de 4 mg/kg/dia em presença de normocalcemia), calculose renal, síndrome de Nutcraker, trauma, cistos renais, estenose JUP, coagulopatias, exercícios, febre.

A hematúria microscópica em crianças pode ser persistente ou transitória. As causas mais comuns de hematúria microscópica persistente são glomerulopatias, hipercalciúria e síndrome de Nutcraker. As causas de hematúria microscópica transitória incluem infecção do trato urinário, trauma, febre e exercícios. As causas mais comuns de hematúria macroscópica em crianças incluem infecção do trato urinário, irritação do meato ou períneo e trauma.

Quadro clínico[1,2]

A apresentação clínica pode ser estratificada em:

- *Hematúria microscópica isolada assintomática:* comum, usualmente transitória. Ocorre em: doença da membrana basal glomerular fina, hipercalciúria idiopática.
- *Hematúria microscópica assintomática com proteinúria:* prevalência menor que 0,7% em escolares; está associada a elevado risco para significante doença renal.
- *Hematúria microscópica sintomática:* ocorre em: infecção do trato urinário, hipercalciúria idiopática, calculose do trato urinário, tumores (nefroblastomas são raros; usualmente são descobertos ao exame físico, quando se constata distensão ou massa abdominal).
- *Hematúria macroscópica:* ocorre em: infecção do trato urinário, hematúria induzida por exercício (é transitória, benigna e usualmente desaparece em 48 horas), trauma, síndrome de Nutcraker (quadro de hematúria macroscópica ou microscópica intermitente e algumas vezes associada a dor no flanco esquerdo; decorre da compressão da veia renal esquerda entre a aorta e artéria mesentérica superior proximal, o que resulta em hipertensão da veia renal esquerda que pode causar a ruptura da parede fina da veia dentro do fórnix calicial renal; pode apresentar-se como varicocele em meninos, ou menstruação anormal em meninas púberes, como resultado de varicoses venosas da veia gonadal), nefropatia por IgA, hipercalciúria idiopática, coagulopatias, tumores do trato urinário (são raros; o rabdomiossarcoma de bexiga apresenta-se com sintomas urinários associados à hematúria macroscópica).

Diagnóstico[1-3]

A avaliação da criança com hematúria tem como objetivos: determinar causas sérias/graves; evitar testes laboratoriais desnecessários e caros; tranquilizar a família e fornecer-lhe orientações para estudos futuros se houver mudança no curso da doença da criança.

História clínica

Deve ser detalhada.

- Abordar história de trauma ou exercício vigoroso recente; história familiar de glomerulopatia com ou sem surdez sugere síndrome de Alport, e a de hematúria sugere hematúria familiar benigna; história de faringite ou impetigo sugere glomerulonefrite pós-estreptocócica; história de recente infecção de vias aéreas superiores antes do início de hematúria sugere nefropatia por IgA; história de *rashes* cutâneos, dores articulares com ou sem sintomas gerais (febre) e presença de edema sugere doença sistêmica; queixa de incontinência, disúria, frequência, urgência urinária ou dor abdominal pode sugerir infecção do trato urinário ou hipercalciúria; dor no flanco unilateral que irradia para virilha sugere obstrução causada por cálculo ou coágulo; dor no flanco unilateral sem irradiar, acompanhada de febre, disúria, frequência e/ou urgência, sugere pielonefrite aguda; condições clínicas predisponentes ao desenvolvimento de hematúria (como doença falciforme) ou coagulopatia (como hemofilia); exposições a medicamentos: ciclofosfamida (sugere cistite hemorrágica); anti-inflamatórios não hormonais (ibuprofeno ou penicilina; sugere cistite eosinofílica, nefrite intersticial); suplementação de cálcio ou vitamina D (sugere hipercalciúria).

- Tempo de aparecimento da hematúria durante a micção pode sugerir a sua etiologia. Hematúria no início da micção sugere sangramento uretral (abordar história recente de cateterismo uretral). Sangramento contínuo durante a micção pode ser da bexiga, ureter ou rins. Sangramento no final da micção sugere doença de bexiga.
- A cor da urina pode distinguir entre sangramento glomerular e não glomerular. Urina marrom está presente na glomerulonefrite. Urina de cor rosa ou vermelha sugere sangramento do trato urinário inferior, que pode ser acompanhado por coágulos.

Exame físico

Deve ser preciso.
- Medida da pressão arterial (hipertensão e edema sugerem doença glomerular; hipotensão em pacientes com sangramento importante após trauma).
- Ganho excessivo de peso e edema (doença glomerular).
- Febre e dor à palpação região lombar (pielonefrite aguda).
- Presença de *rash* cutâneo ou artrites (lúpus eritematoso sistêmico ou nefrite da púrpura de Henoch-Schönlein).
- Massa abdominal palpável (hidronefrose, rins policísticos, tumores renais).
- Genitais (lesões periuretrais ou do meato uretral).

Exames laboratoriais

- *Urina:* exame microscópico do sedimento urinário (hematúria glomerular ou não glomerular); cilindros hemáticos, proteinúria e hemácias dismórficas acima de 30% (variação na forma, tamanho e conteúdo de hemoglobina) sugerem hematúria glomerular.
- *Cultura de urina:* dependendo da história clínica, dosar cálcio, ácido úrico e creatinina na urina de 24 horas (hipercalciúria idiopática, hiperuricosúria). Se na urina I houver proteinúria (em cruzes), solicitar, na urina de 24 horas, microalbuminúria, proteinúria ou, na amostra isolada de urina, a relação proteinúria g/creatinina g, ou microalbuminúria mg/creatinina g.

- *Exames séricos:* creatinina, ureia, eletrólitos, gasometria venosa ou arterial, albumina, lípides e frações, complemento (C3), ASLO.

Exames de imagem

- *Ultrassom renal e de vias urinárias:* localização e número de rins, presença de dilatações ou calculose.
- *Ultrassom renal com doppler:* síndrome de Nutcraker.
- *Tomografia contrastada dos rins:* calculose renal, malformações.

Diagnóstico diferencial

O diagnóstico diferencial se faz com outras situações que ocasionam a cor vermelha da urina, como: alimento (beterraba), corantes alimentares; hemoglobinúria (hemólise intravascular), mioglobinúria (rabdomiólise), cristais de urato, medicações (rifampicina, cloroquina, desferoxamina, doxorrubicina, ibuprofeno, nitrofurantoína); erro inato do metabolismo (porfiria, pigmentos biliares).

Resultado falso-positivo da fita reativa na urina (*dipstick*) pode ocorrer em hemoglobinúria, mioglobinúria, presença de agentes oxidantes na urina (hipoclorito ou peroxidases bacterianas associadas a infecção do trato urinário), ou urina alcalina (pH acima de 9).

Resultado falso-negativo da fita reativa na urina (*dipstick*) pode ocorrer em presença de quantidades grandes de agentes redutores (ácido ascórbico), formalina ou urina com densidade urinária elevada.

Na prática clínica, é importante realizar o exame microscópico da urina para confirmar hematúria.

Tratamento

O tratamento é direcionado à etiologia da hematúria.

Referências bibliográficas

1. Boyer OG. Evaluation of gross hematuria in children. In: Niaudet P, Baskin LS, editors. UpToDate. 2018. Disponível em: http://www.uptodate.com/home/index.html.
2. Boyer OG. Evaluation of microscopic hematuria in children. In: Niaudet P, Baskin LS, editors. UpToDate. 2018. Disponível em: http://www.uptodate.com/home/index.html.
3. Gessullo ADV. Departamento de Nefrologia; Departamento Científico SPSP. Hematúria. Recomendações: Atualização de Condutas em Pediatria. 2016:77:3-10.

56 Nefrolitíase

Henrique Mochida Takase
Soraya Mayumi Sasaoka Zamoner
Marcia Camegaçava Riyuzo

Introdução

Cálculos renais e ureterais são um problema comum na prática da atenção primária e cada vez mais frequente em crianças. A apresentação dos sintomas é variável, e crianças pequenas não apresentam o início agudo clássico.

A incidência em pacientes menores de 18 anos é de 14,5 por 100 mil pessoas ao ano[1]. O número de casos é menor na faixa pediátrica quando comparado ao dos adultos; uma das explicações seria as concentrações maiores dos inibidores da formação de cristais, como o citrato e o magnésio urinário.

Manifestação clínica

Aproximadamente 15% a 20% dos pacientes são assintomáticos, principalmente se crianças pequenas. Os cálculos são diagnosticados em exames de imagem abdominal realizados para outros fins.

Mas podem apresentar[2]:

- Dor abdominal:
  - Dor pode ser localizada, como dor abdominal ou no flanco (referida como cólica renal).
  - Nefrolitíase pode ser a causa de dor abdominal recorrente em crianças.
- Hematúria macroscópica:
  - Pode se apresentar como único sintoma ou concomitante à dor abdominal.
- Disúria.
- Náuseas e vômitos.

Diagnóstico

Sintomas de cólica renal e/ou outras manifestações clínicas.

Exames laboratoriais
- Exame de urina (sedimento urinário):
    - Presença de hematúria.
- Urocultura deve ser solicitada se houver sintomas de infecção do trato urinário (ITU), em razão da associação da litíase com ITU.

Avaliação radiológica
- Raio X simples de abdome.
- Ultrassonografia de rins e vias urinárias:
    - Indicada tanto para o diagnóstico como para o seguimento da evolução clínica.
    - Avalia se há sinais de obstrução do trato urinário, presença de hidronefrose.
- Tomografia helicoidal de abdome e pelve sem contraste:
    - Cortes de 5 mm, útil na suspeita de cálculo ureteral.

Tratamento
Controle da dor
Para o controle da dor associada a nefrolitíase, pode-se prescrever os anti-inflamatórios não esteroides (AINEs) ou os opioides.
- *Cetoprofeno:* solução 1 mg/mL, dose VO de 0,5 mg/kg/dose, administrada 3 a 4 vezes ao dia. Deve-se manter um intervalo de, no mínimo, 4 horas entre as doses. A dose máxima diária é de 2 mg/kg.
- *Morfina:* para crianças > 6 meses de idade, a morfina IV é administrada na forma de 0,05 a 0,1 mg/kg por dose a cada 2 a 4 horas, conforme necessário, até o máximo de 2 mg por dose.

Terapia expulsiva
A maioria dos cálculos ureterais < 5 mm de diâmetro passa espontaneamente, mesmo em crianças pequenas.

Repetir exames de imagem após 2 a 4 semanas para confirmar a passagem do cálculo.

Em adultos, agentes antiespasmódicos, bloqueadores dos canais de cálcio e alfa-bloqueadores têm sido usados para aumentar a taxa de passagem de cálculos ureterais.

Embora os dados na literatura sejam limitados, a administração de alfa-antagonistas adrenérgicos é uma intervenção eficaz e segura para a passagem do cálculo ureteral em crianças com nefrolitíase[3].
- Cloridrato de tansulosina 0,4 mg:
    - 1 comprimido 1 vez ao dia.
- Contraindicado para menores de 16 anos.
- Uso *off label*[4]:
    - Dose de 0,2 mg de tansulosina para crianças entre 2 e 4 anos de idade e 0,4 mg de tansulosina para crianças com 5 anos ou mais.

Intervenção urológica

Por causa das altas taxas de passagem espontânea dos cálculos menores, bem como as possíveis complicações dos procedimentos urológicos em crianças, geralmente o tratamento é clínico e com analgesia adequada.

- Observar até 2 semanas do início do quadro.
- O objetivo do manejo é minimizar a lesão renal e proporcionar alívio da dor.

Realizar o procedimento cirúrgico quando houver:

- obstrução do trato urinário;
- infecção urinária com obstrução;
- cálculo coraliforme;
- dor de difícil controle;
- falha no tratamento conservador.

Referências bibliográficas

1. Dwyer ME et al. Temporal trends in incidence of kidney stones among children: a 25-year population based study. The Journal of Urology. 2012;188(1):247-52.
2. Valentini RP, Lakshmanan Y. Nephrolithiasis in children. Advances in Chronic Kidney Disease. 2011;18(5):370-5.
3. Mokhless I et al. Tamsulosin for the management of distal ureteral stones in children: a prospective randomized study. Journal of Pediatric Urology. 2012;8(5):544-8.
4. Aldaqadossi HA et al. Efficacy and safety of tamsulosin as a medical expulsive therapy for stones in children. Arab Journal of Urology. 2015;13(2):107-11.

Parte 7

Infectologia

57 Antibioticoterapia na emergência

José Roberto Fioretto

Introdução

Os antibióticos (ATBs) são medicações muito utilizadas na emergência de pediatria (EP), sendo sua prescrição muito desafiadora para o emergencista. A escolha inicial do ATB é, na maioria das vezes, empírica; e em algumas condições clínicas, como a sepse, o uso de ATBs apropriados em tempo correto é de fundamental importância para a redução da mortalidade[1]. O tratamento empírico é frequentemente escolhido de acordo com padrões de suscetibilidade local, antibiograma e aspectos farmacológicos do antibiótico (ATB) escolhido[2,3].

Objetivos durante o tratamento antibioticoterápico

- Iniciar oportunamente.
- Direcionar a terapia para os agentes mais prováveis.
- Atingir altos índices de cura.
- Causar o mínimo possível de eventos adversos.
- Diminuir o impacto do ATB sobre a microbiota saudável.

Dois conceitos fundamentais: espectro e potência do antibiótico[3]

Espectro e potência são conceitos absolutamente diferentes. Espectro refere-se à quantidade de espécies bacterianas contra as quais o ATB é ativo; e potência é a velocidade com a qual o ATB reduz a carga bacteriana.

No Quadro 57.1, pode-se observar os ATBs classificados de acordo com seu espectro (estreito ou amplo espectro).

Quadro 57.1. Distribuição de antibióticos de acordo com seu espectro.

Estreito	Amplo
Penicilina	Vancomicina
Oxacilina	Cefalosporinas de 3ª e 4ª gerações
Cefalosporinas de 1ª geração	Carbapenêmicos
Aminoglicosídeos	Quinolonas e clindamicina

Fonte: Desenvolvido pela autoria do capítulo.

Igualmente, os ATBs são classificados de acordo com sua potência (baixa e alta potência), como mostrado no Quadro 57.2.

Quadro 57.2. Distribuição de antibióticos de acordo com sua potência.

Baixa	Alta
Vancomicina	Penicilina
Clindamicina	Oxacilina
Macrolídeos	Cefalosporinas de 1ª, 3ª e 4ª gerações
Sulfas	Aminoglicosídeos
Tetraciclinas	Carbapenêmicos

Fonte: Desenvolvido pela autoria do capítulo.

Farmacologia dos antibióticos
Farmacocinética e farmacodinâmica[4]

- *Farmacocinética (pK):* é o estudo do intervalo de tempo ocupado pela concentração da medicação no corpo, ou seja, é o ramo da farmacologia que estuda o caminho percorrido e o impacto causado pelos fármacos no corpo humano. Em outras palavras, pode-se dizer que pK é **o que o organismo faz com a medicação** (tudo o que acontece com o ATB após ser administrado a um indivíduo).
- *Farmacodinâmica (pD):* refere-se à relação entre as concentrações da medicação e seus efeitos farmacológicos, ou seja, o mecanismo de ação e os efeitos fisiológicos provocados pelos princípios ativos que compõem um medicamento. Em outras palavras, pD é **o que a medicação faz com o organismo** (ação do fármaco e seus efeitos esperados/desejados e indesejáveis/colaterais).

Classificação dos antibióticos de acordo com a farmacocinética e a farmacodinâmica (Figura 57.1)

- *Ação tempo-dependente:* a porcentagem do tempo que o ATB fica acima da concentração inibitória mínima (% T > MIC). São exemplos: beta-lactâmicos; cefalosporinas; eritromicina; claritromicina.

- *Ação concentração-dependente:* ação depende da máxima concentração acima da MIC (C_{max}/MIC). São exemplos: aminoglicosídeos; fluoroquinolonas; metronidazol; anfotericina B.
- *Ação tempo-dependente e concentração-dependente:* com efeito pós-antibiótico prolongado. São eles: vancomicina; aminoglicosídeos; azitromicina; macrolídeos; linezolida; fluoroquinolonas (área cinza da Figura 57.1).

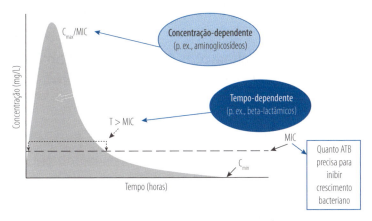

Figura 57.1. Elementos da farmacocinética e da farmacodinâmica de antibióticos na curva de concentração pelo tempo.
T > MIC = tempo que a concentração plasmática do antibiótico permanece acima da concentração inibitória mínima (MIC) para uma dose; C_{max}/MIC = concentração plasmática máxima do antibiótico (C_{max}) em relação à MIC.
Fonte: Adaptada de Roberts e Lipman, 2009.

Implicações da classificação

- *ATBs tempo-dependentes:* evitar grandes intervalos entre as doses; uma vez atingida a dose máxima, não há benefício em aumentá-la. Alguns beta-lactâmicos, no entanto, são prescritos em dose única diária, o que pode ser explicado pelo fato de, por exemplo, o ceftriaxone e o ertapenem ligarem-se à albumina, prolongando sua permanência na circulação. Nesses exemplos, a dose deve ser aumentada para garantir penetração em tecidos de difícil acesso (sistema nervoso central) ou quando a MIC do micro-organismo for elevada.
- *ATBs concentração-dependentes:* utilizar a dose máxima segura e infusão rápida (p. ex., anfotericina B em infecções fúngicas graves). Também os aminoglicosídeos são hoje recomendados para administração em dose única diária, em substituição aos esquemas anteriores com múltiplas doses diárias, ao menos para a maioria das indicações clínicas. O objetivo é elevar a relação entre a C_{max} e a MIC, com aumento da eficácia clínica, sem piora da toxicidade[5].
- *ATBs "especiais":* nesse grupo, pode-se incluir **vancomicina,** ciprofloxacina, levofloxacina, clindamicina, azitromicina etc. São ATBs nos quais tanto a concentração acima da MIC (pico sérico) quanto o tempo que a medicação fica com concentração acima da MIC, após a infusão, são muito importantes para a obtenção do melhor

efeito. Nesses casos, obtém-se a área abaixo da curva (AUC), que serve de parâmetro para orientar o modo de administração dessas medicações (área cinza da Figura 57.1). A vancomicina, especificamente, apresenta farmacocinética atípica, ou seja, ação tempo-dependente, mas com algum efeito concentração-dependente. Nesse caso, o ideal é obter a vancocinemia no momento imediatamente anterior à administração de nova dose desse ATB. O esquema terapêutico da vancomicina pode ser de 40 mg/kg/dia, divididos em 4 tomadas. No 3º dia (ou antes da 5ª dose), deve-se dosar a vancocinemia. Se esta for menor do que 15 a 20 mg/L, a dose pode ser aumentada para 60 mg/kg.

Volume de distribuição e alterações do *clearance* do antibiótico[4]

- *Volume de distribuição (VD) aumentado:* há diminuição do pico máximo da concentração (muito relevante para aminoglicosídeos) e da área sob a curva (AUC) (relevante para as quinolonas), como demonstrado na Figura 57.2.

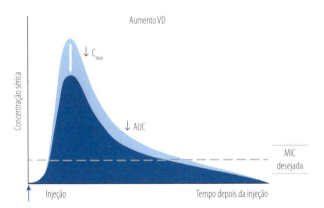

Figura 57.2. Mudanças da farmacocinética e da farmacodinâmica de antibióticos em situação clínica de aumento do volume de distribuição (VD).

Observa-se diminuição do pico da concentração máxima (C_{max}) e da área sob a curva (AUC) da concentração da medicação pelo tempo depois da injeção.
MIC = concentração inibitória mínima.
Fonte: Adaptada de Roberts, Taccone e Lipman, 2016.

- *Aumento do clearance do ATB:* nesses casos, a AUC e o tempo mínimo acima da MIC (relevante para beta-lactâmicos) diminuirão, como representado na Figura 57.3.

Antibioticoterapia na sepse

A primeira Surviving Sepsis Campaign Pediátrica, recentemente publicada[1], recomenda o início da terapia antimicrobiana tão logo seja possível, de preferência até 1 hora após o reconhecimento do quadro de choque séptico. Nos casos de disfunções orgânicas associadas à sepse, a terapia antimicrobiana deve ser iniciada tão logo seja possível, de preferência até 3 horas após o reconhecimento. Também foi recomendada a utilização de terapia empírica de amplo espectro, com um ou mais antimicrobianos, para abranger todos os prováveis patógenos.

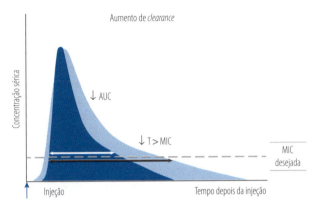

Figura 57.3. Mudanças da farmacocinética e da farmacodinâmica de antibióticos em situação clínica de aumento do *clearance* dos antibióticos.
Observa-se diminuição do tempo acima da MIC (T > MIC) e da área sob a curva (AUC) da concentração da medicação pelo tempo depois da injeção.
MIC = concentração inibitória mínima.
Fonte: Adaptada de Roberts, Taccone e Lipman, 2016.

Etiologia da sepse pediátrica

O quadro é frequentemente ocasionado tanto por bactérias Gram-negativas como por Gram-positivas, sendo que as infecções fúngicas invasivas são amplamente restritas a pacientes imunocomprometidos e bebês prematuros. As crianças com comorbidades tratadas em unidades hospitalares são propensas a sepse causada por bactérias resistentes, como *Staphylococcus aureus* resistente à meticilina (MRSA), enterococos resistentes à vancomicina e Gram-negativos resistentes[1]. Quando a sepse é adquirida na comunidade, uma cefalosporina de 3ª geração pode ser administrada. A vancomicina somente deve ser acrescida na suspeita de MRSA ou se o pneumococo resistente à ceftriaxona for predominante, e o acréscimo de um aminoglicosídeo ou a substituição por carbapenema são adequados em cenários em que a resistência à ceftriaxona for comum em bactérias Gram-negativas. Para pacientes imunocomprometidos ou com sepse adquirida em hospital, a terapia antimicrobiana deve começar com uma cefalosporina antipseudomonas de terceira geração ou superior (p. ex., cefepima), uma carbapenema de amplo espectro (p. ex., meropenem, imipenem/cilastatina) ou uma combinação de inibidor de beta-lactamase/penicilina de alcance prolongado (p. ex., piperacilina/tazobactam)[1].

Bulário

A Tabela 57.1 apresenta alguns dos ATBs mais utilizados e suas dosagens.

Tabela 57.1. Antimicrobianos mais utilizados em pediatria na emergência.

Antibiótico	Idade (dias)	Observações
Penicilina IV	• Sífilis congênita: até 7 dias de vida: 50.000 UI/kg a cada 12 horas • Neonatos de 8 a 30 dias de vida: 50.000 UI/kg a cada 8 horas (tratamento por 10 dias)	

(Continua)

Tabela 57.1. Antimicrobianos mais utilizados em pediatria na emergência. (*Continuação*)

Antibiótico	Idade (dias)	Observações
	• Pediatria: infecções leves a moderadas: 100.000 a 250.000 UI/kg/dia a cada 4 a 6 horas. Infecções graves: 250.000 a 400.000 UI/kg/dia a cada 4 a 6 horas (dose máxima: 24 milhões/dia). Infecções pneumocócicas: em meningites, utilizar somente se MIC < 0,06 mcg/mL para penicilina, em pneumonia • Doses > 200.000 UI/kg/dia não mostram desfecho superior • Não utilizar penicilina se MIC > 4 mcg/mL	
Ampicilina	Uso venoso: • 100 a 200 mg/kg/dia, a cada 6 horas; se meningite, 200 a 400 mg/kg/dia • Dose máxima: 12 g/dia Uso oral: • 50 a 100 mg/kg/dia, a cada 6 horas • Dose máxima: de 2 a 3 g/dia	
Oxacilina	Uso venoso: • Infecções leves a moderadas: 100 a 150 mg/kg/dia, a cada 6 horas (dose máxima: 4 g/dia) • Infecções graves: 150 a 200 mg/kg/dia, a cada 6 horas (dose máxima: 12 g/dia)	
Cefalosporinas de 1ª geração	Uso venoso: • Cefalotina: 80 a 100 mg/kg/dia, a cada 4 ou 6 horas. Dose máxima: 12 g/dia • Cefazolina: 25 a 100 mg/kg/dia, a cada 6 a 8 horas (máximo: 6 g/dia); infecções leves a moderadas: 25 a 50 mg/kg/dia a cada 6 a 8 horas; infecções graves: 100 mg/kg/dia a cada 6 a 8 horas. Profilaxia cirúrgica: 50 mg/kg, 30 a 60 minutos antes do procedimento • Dose máxima: 1 g Uso oral: • Cefalexina: 25 a 100 mg/kg/dia, a cada 6 horas • Dose máxima: 4 g/dia; 25 a 50 mg/kg/dia, a cada 6 a 8 horas. Para infecções graves: 50 a 100 mg/kg/dia, a cada 6 a 8 horas (máximo: 4 g/dia) • Otite média: 75 a 100 mg/kg/dia, a cada 6 horas • Faringite estreptocócica, infecções cutâneas: 25 a 50 mg/kg/dia a cada 12 horas • Profilaxia de endocardite: 50 mg/kg, 1 hora antes do procedimento (máximo: 2 g)	O espectro de ação das cefalosporinas de 1ª geração inclui bactérias aeróbias Gram-positivas e Gram-negativas, inclusive *Staphylococcus* sp., exceto MRSA. Agem ainda sobre linhagens de *E. coli*, *Proteus* e *Salmonella*. Nenhuma cefalosporina tem ação contra *Enterococcus*
Cefalosporinas de 2ª geração	Uso venoso: • Cefuroxima: 75 a 150 mg/kg/dia, a cada 8 horas (dose máxima: 6 g/dia). Meningite: não recomendada Uso oral: • Cefuroxima: faringite: 20 mg/kg/dia, a cada 12 horas (dose máxima: 500 mg/dia); otite média aguda, sinusite, infecção cutânea: 30 mg/kg/dia, a cada 12 horas (dose máxima: 1 g/dia) • Cefaclor: 20 a 40 mg/kg/dia, a cada 8 a 12 horas (máximo 2 g/dia); otite média: 40 mg/kg/dia, a cada 12 horas	As cefalosporinas de 2ª geração atuam contra *Streptococcus* sp., *Staphylococcus aureus* sensíveis à oxacilina, *Moraxella catarrhalis*, *Neisseria gonorrhoeae*, *N. meningitidis*, *Peptostreptococcus* sp., *Nocardia asteroides*, *Nocardia brasiliensis*, *Borrelia burgdorferi*, *Actinobacillus*, *E. coli*, *Enterobacter* sp., *Haemophilus* sp., *Klebsiella* sp. e *Proteus* sp.

(*Continua*)

Tabela 57.1. Antimicrobianos mais utilizados em pediatria na emergência. (*Continuação*)

Antibiótico	Idade (dias)	Observações
Cefalosporinas de 3ª geração (ceftriaxona)	Uso venoso: • Menores de 12 anos: < 50 kg: 100 a 200 mg/kg/dia, a cada 6 horas • Meningite: 200 mg/kg/dia, divididos a cada 6 horas. Meningite por pneumococo: pode-se usar de 225 a 300 mg/kg/dia, a cada 6 a 8 horas • > 50 kg: infecções moderadas a graves: 1 a 2 g, a cada 6 a 8 horas. Infecções com risco de morte: 2 g, a cada 4 horas (máximo: 12 g/dia) Uso venoso ou intramuscular: • 50 a 100 mg/kg/dia, a cada 12 ou 24 horas • Dose máxima: 4 g/dia	As cefalosporinas de 3ª geração para uso parenteral são úteis no tratamento de infecções graves por Gram-negativo Atuam também sobre Gram-positivo, mas com péssima ação contra *Staphylococcus aureus*, não sendo consideradas opção para esse agente
Cefalosporinas de 3ª geração (ceftazidima)	Uso venoso: • 100 a 150 mg/kg/dia, a cada 8 horas (dose máxima: 6 g/dia) • Meningite: 150 mg/kg/dia, divididos a cada 8 horas (dose máxima: 6 g/dia)	
Cefalosporinas de 4ª geração (cefepima)	Uso venoso: • 50 mg/kg/dose, IV ou IM, a cada 12 horas (máximo por dose: 2 g) • Neutropenia febril, infecções graves ou meningite: 50 mg/kg/dose, a cada 8 horas (máximo por dose: 2 g)	Vantagem em relação às anteriormente disponíveis, refere-se ao resgate da atividade contra cocos Gram-positivos, incluindo *Staphylococcus aureus*. Não trata enterococos, MRSA e anaeróbios do grupo *Bacteroides fragilis*
Ampicilina-sulbactam	Uso venoso: • 50 a 200 mg/kg/dia, com base no componente ampicilina, a cada 4 a 6 horas. Doses de até 400 mg/kg/dia podem ser usadas em casos de meningite. Em neonatos, a dose sugerida é de 100 mg/kg/dia, mesmo naqueles com menos de 7 dias de idade. Entretanto, não existem estudos farmacocinéticos nesse grupo etário. Se possível usar outras medicações. Não há doses definidas para prematuros. A dose máxima é de 200 mg/kg/dia (até 12 g/dia) e deve ser utilizada em infecções por *Acinetobacter* Uso oral: • Menores de 30 kg: 25 a 50 mg/kg/dia do componente ampicilina, a cada 12 horas • Adolescentes e adultos: 375 a 750 mg, 2 vezes/dia • Crianças acima de 30 kg, usar dose de adultos: 375 a 750 mg, 2 vezes/dia	Ótima ação contra *Acinetobacter* spp. Infecções por bactérias Gram-negativas multirresistentes, infecções graves por microorganismos hospitalares não identificados e infecções polimicrobianas É considerado seguro em pediatria
Piperacilina-tazobactam	Uso venoso • Pediatria (dose pelo componente piperacilina): crianças com menos de 6 meses: 150 a 300 mg/kg/dia, a cada 6 a 8 horas. Crianças > 6 meses: 240 mg/kg/dia, a cada 8 horas. Em infecções por *Pseudomonas*, pode-se usar de 300 a 400 mg/kg/dia, a cada 6 horas (dose máxima: 16 g) • Em apendicite/peritonite: crianças de 2 a 9 meses: 240 mg/kg/dia, a cada 8 horas. Crianças > 9 meses e < 40 kg: 300 mg/kg/dia, a cada 8 horas. Crianças > 40 kg: 3 g, a cada 6 horas	A associação piperacilina-tazobactam é considerada segura e bem tolerada, até mesmo por recém-nascidos. Age principalmente contra *Klebsiella* sp., *Pseudomonas aeruginosa*, *Proteus* sp. e *Enterobacter* sp., *Serratia* sp., *Moraxella catarrhalis*, *Staphylococcus aureus* (MRSA), *Enterococcus* sp., *Streptococcus* sp., *Clostridium* sp., *Acinetobacter baumannii*, *Burkholderia* sp., *Citrobacter* sp., *E. coli*, *Haemophilus influenzae*, *Morganella morganii*, *Providencia* sp., *Prevotella* sp. e *Bacteroides* sp.

(*Continua*)

Tabela 57.1. Antimicrobianos mais utilizados em pediatria na emergência. (*Continuação*)

Antibiótico	Idade (dias)	Observações
Carbapenêmicos	**Imipeném-cilastatina** Uso venoso: • Lactentes entre 4 semanas e 3 meses de vida: 100 mg/kg/dia, a cada 6 horas. Lactentes acima de 3 meses de idade e crianças: 60 a 100 mg/kg/dia, a cada 6 g. Dose máxima: 4 g/dia **Meropeném** Uso venoso: • Infecções cutâneas: 10 mg/kg/dose, a cada 8 horas (dose máxima: 500 mg/dose) • Infecções intra-abdominais: 20 mg/kg/dose, a cada 8 horas (dose máxima: 1 g/dose) • Meningite: 40 mg/kg/dose, a cada 8 horas (dose máxima: 2 g/dose) • Neutropenia febril: 40 mg/kg/dose, a cada 8 horas (dose máxima: 1 g/dose) • Exacerbação pulmonar em paciente com fibrose cística: 40 mg/kg/dose, a cada 8 horas (dose máxima: 2 g/dose) **Ertapeném** Uso venoso ou intramuscular: • Crianças de 3 meses a 12 anos: 15 mg/kg/dia, a cada 12 horas • Acima de 12 anos: 1 g, a cada 24 horas	Os carbapenêmicos são ativos principalmente contra *Streptococcus* sp., *Staphylococcus* sp. sensíveis à oxacilina e *Enterococcus faecalis*. Ativo também contra *Bacillus cereus*, *Bacillus* sp. (não *B. anthracis*), *Actinomyces* sp., *Peptostreptococcus* sp., *Nocardia* sp., *Mycobacterium fortuitum*, *M. chelonae*, *M. smegmatis*, *Burkholderia* sp., *Citrobacter* sp., *Chryseobacterium meningosepticum*, *E. coli*, *Klebsiella* sp., *Enterobacter* sp., *Morganella morganii*, *Proteus* sp., *Providencia* sp., *Prevotella* sp., *Serratia* sp., *Citrobacter* sp., *Acinetobacter* sp., *Salmonella* sp., *Shigella* sp., *Haemophilus* sp., *Neisseria* sp., *Pseudomonas aeruginosa*, *Clostridium* sp., *Prevotella* sp., *Bacteroides* sp., *Eikenella corrodens*
Aminoglicosídeos	**Gentamicina** Uso venoso: • Doses habituais: 3 a 7,5 mg/kg/dia, a cada 8 ou 24 horas • Doses em fibrose cística: 7 a 10 mg/kg/dia, a cada 8 horas • Dose máxima: 240 mg/dia Uso inalatório: • Doses: 40 a 80 mg/dose, a cada 8 ou 12 horas **Amicacina** Uso venoso: • Dose habitual: 15 mg/kg/dia, a cada 8, 12 ou 24 horas • Doses em fibrose cística: 30 a 40 mg/kg/dia, a cada 8 ou 12 horas • Dose máxima: 1,5 g/dia **Tobramicina** Uso venoso: 3 a 5 mg/kg/dia, a cada 8 ou 24 horas Uso inalatório: 40 a 300 mg/dose, a cada 8 ou 12 horas	
Metronidazol	Uso venoso: • Dose para anaeróbios: 30 mg/kg/dia, a cada 6 horas • Infecções do SNC: 30 a 60 mg/kg/dia, a cada 6 horas Uso oral: • Colite pseudomembranosa: 20 a 35 mg/kg/dia, a cada 6 horas • Dose máxima: 4 g/dia	Pertence ao grupo dos imidazóis e possui ação antibacteriana seletiva sobre anaeróbios
Ciprofloxacino/gatifloxacino	**Ciprofloxacino** Crianças de até 6 anos: • Uso venoso: 30 a 45 mg/kg/dia, a cada 8 ou 12 horas • Uso oral: 30 a 60 mg/kg/dia, a cada 8 ou 12 horas Crianças acima de 6 anos: • Uso venoso: 20 a 30 mg/kg/dia, a cada 12 horas • Uso oral: 30 a 40 mg/kg/dia, a cada 12 horas **Gatifloxacino** • Uso venoso: 10 mg/kg, a cada 24 horas	

IV = intravenoso; IM = intramuscular.

Fonte: Motta, Mimica e Machado, 2017.

Referências bibliográficas

1. Weiss SL, Peters MJ, Alhazzani W et al. Surviving sepsis campaign international guidelines for the management of septic shock and sepsis-associated organ dysfunction in children. Intensive Care Med. 2020;46(Suppl 1):S10-67.
2. Allison MG, Heil EL, Hayes BD. Appropriate antibiotic therapy. Emerg Med Clin N Am. 2017;35:25-42.
3. Neto JO. Antibioticoterapia. In: Emergências pediátricas. Martin JG, Fioretto JR, Carpi MF, editores. Rio de Janeiro: Atheneu; 2019. p. 767-71.
4. Roberts JA, Lipman J. Pharmacokinetic issues for antibiotics in the critically ill patient. Intensive Crit Care Med. 2009;37:840-51.
5. Roberts JA, Taccone FS, Lipman J. Understanding PK/PD. Intensive Care Med. 2016;42:1797-800.
6. Weckx LLM, Sakano E. Sociedade Brasileira de Pediatria. Antimicrobianos na prática clínica pediátrica. Antibióticos em otorrinolaringologia pediátrica. 2003 Módulo B, Fascículo XIV, p. 1-18.
7. Motta J, Mimica MJ, Machado MB. Antibióticos no hospital. In: Tratado de Pediatria. Sociedade Brasileira de Pediatria. Burns DAR et al., editores. 4. ed. Barueri: Manole, 2017, v. 1, p. 904-17.

58 Infecções cutâneas prevalentes

Joelma Gonçalves Martin

Dentre as infecções cutâneas mais prevalentes, discorreremos aqui sobre impetigo, ectima, celulite, erisipela e abscessos.

Impetigo

O impetigo é uma infecção bacteriana superficial, observada mais frequentemente em crianças com idade entre 2 e 5 anos, podendo ser primário (quando ocorre invasão bacteriana diretamente na pele antes normal) ou secundário (quando as lesões aparecem em pele após picadas ou lesões cutâneas, como trauma, eczema, dermatites). A infecção ocorre, em geral, em pele úmida e quente, dissemina-se rapidamente entre indivíduos em contato próximo e tem como fatores de risco a pobreza, baixas condições de higiene, escabiose. Os agentes mais frequentemente envolvidos são o *Streptococcus* do grupo A e o *Staphylococcus aureus*.

As manifestações clínicas têm formas diferentes de apresentação, sendo infrequentes os sintomas sistêmicos. São elas: impetigo não bolhoso, bolhoso e ectima.

Impetigo não bolhoso

É apresentação mais comum, que começa em forma de pápulas e progride para vesículas circundadas por eritema. As lesões evoluem para pústulas, que aumentam rapidamente, confluem e podem se tornar placas, com crostas melicéricas aderentes, em cerca de 1 semana. Os locais mais acometidos geralmente são a face e as extremidades, podendo, porém, disseminar-se (Figura 58.1).

Impetigo bolhoso

Mais frequente em lactentes, nos quais aparecem lesões em forma de bolhas flácidas, inicialmente com conteúdo claro, mas que evoluem para conteúdo amarelado e, tardiamente, purulento. A ruptura dessas bolhas deixa lesão exulcerada. Em geral, as lesões ocorrem em menor quantidade que a da forma não bolhosa e o tronco é o local mais acometido. Essas lesões são secundárias à presença de cepas do *S. aureus*, produtoras de toxina A, que causa a perda da adesão das células cutâneas, facilitando a ruptura das bolhas (Figura 58.2).

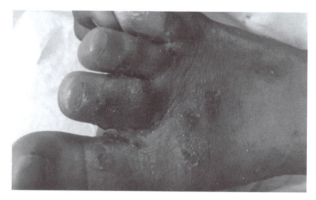

Figura 58.1. Impetigo não bolhoso.
Fonte: Acervo da autoria do capítulo.

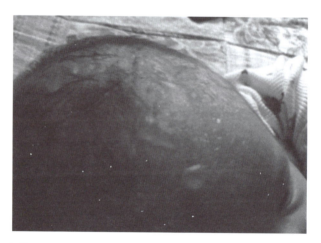

Figura 58.2. Impetigo bolhoso.
Fonte: Acervo da autoria do capítulo.

Ectima

É uma forma ulcerativa de impetigo na qual as lesões alcançam a epiderme e a derme. Consiste em úlceras escavadas cobertas com crostas amareladas, circundadas por margens violáceas elevadas (Figura 58.3).

Complicações pós-infecciosas

As infecções cutâneas superficiais não são desprovidas de complicações, sendo importante que sejam identificadas e tratadas precocemente.

- *Glomerulonefrite pós-infecciosa:* é uma complicação em potencial do impetigo estreptocócico que pode ocorrer 1 a 2 semanas após a infecção, com achados característicos que auxiliam na suspeição diagnóstica: edema, hipertensão, oligúria e hematúria.

Capítulo 58 – Infecções cutâneas prevalentes

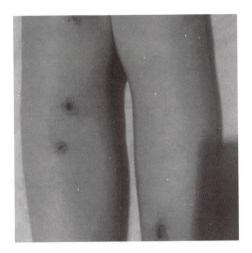

Figura 58.3. Ectima.
Fonte: Acervo da autoria do capítulo.

- *Febre reumática:* após 1 a 5 semanas do evento infeccioso, as manifestações da febre reumática são bem-definidas pelos critérios de Jones em critérios maiores e/ou menores. Os maiores são: artrite migratória de grandes articulações, cardite, coreia de Sydenham, nódulos subcutâneos e eritema *marginatum*. Os menores descritos são: artralgia, febre, prolongamento do intervalo P-R no eletrocardiograma e elevação importante das proteínas de fase aguda (VHS e PCR).

Diagnóstico diferencial

- *Impetigo não bolhoso:* deve-se fazer diagnóstico diferencial com uma variedade de condições cutâneas inflamatórias que podem ser localizadas, como dermatite de contato, eczema herpético e *tinea corporis*.
- *Impetigo bolhoso:* diferenciar de outras condições bolhosas, como dermatite de contato, erupção bolhosa medicamentosa, queimaduras de segundo grau, varicela, prurigo estrófulo. A progressão das bolhas para erosões com crostas periféricas é característica do impetigo bolhoso, ajudando na diferenciação.
- *Ectima:* diferenciar de lesões que podem causar úlceras localizadas, como infecções fúngicas profundas, pioderma gangrenoso, leishmaniose.

Tratamento

É importante que o tratamento seja precoce, para reduzir a disseminação da infecção, controlar o desconforto do paciente e melhorar a aparência cutânea. Impetigo bolhoso e não bolhoso podem ser tratados com terapia tópica e/ou sistêmica. O tratamento tópico deve ser indicado para o paciente com poucas lesões (4 a 5 pústulas), enquanto a terapia oral é recomendada para pacientes com inúmeras lesões ou sintomas sistêmicos. O ectima, entretanto, sempre deve ser tratado com medicação via oral. Isolamento de contato deve ser realizado nas primeiras 24 horas do início do tratamento.

Terapia tópica apresenta o benefício de induzir poucos efeitos adversos e menor risco de induzir resistência bacteriana. A mupirocina é a primeira escolha, devendo ser usada 3 vezes ao dia; e a retapamulina deve ser usada 2 vezes ao dia. Outra opção medicamentosa é o ácido fusídico, também usado 2 a 3 vezes ao dia, mas há indícios de aumento de resistência do *S. aureus*, sendo pouco indicado. Todos devem ser administrados por 5 dias. Neomicina e bacitracina são menos efetivas. Associações de bacitracina e mupirocina podem induzir dermatite de contato ou sensibilização anafilática.

Lesões extensas, com sinais sistêmicos e que não respondam ao medicamento tópico, assim como ectima, devem ser tratadas sistemicamente.

Antibióticos sistêmicos: empiricamente o tratamento deve ser iniciado para cobertura de *S. aureus* e *S. beta-hemolítico*. Cefalexina e dicloxacilina são tratamentos apropriados. Também são possíveis eritromicina e clindamicina, apesar de alguns relatos de cepas resistentes. Penicilinas antiestafilocócicas de amplo espectro com amoxacilina-clavulanato também podem ser prescritas. Tempo de tratamento: 7 dias. Sugestões terapêuticas encontram-se na Tabela 58.1.

Tabela 58.1. Terapêutica oral contra impetigo.

Medicação	Dose para adultos	Dose para crianças
Primeira escolha		
Cefalexina	250 mg a 500 mg, 4 vezes ao dia	25 a 50 mg/kg/dia, em 4 doses
Dicloxacilina	250 mg a 500 mg, 4 vezes ao dia	25 a 50 mg/kg/dia, em 4 doses
Alternativa		
Eritromicina	250 mg, 4 vezes ao dia	40 mg/kg/dia, em 3 ou 4 doses
Claritromicina	250 mg, 4 vezes ao dia	15 mg/kg/dia, em 2 doses
Ca-MRSA suspeito ou confirmado		
Sulfametoxazol/trimetoprim	Bactrim F, 1 a 2 cápsulas, 2 vezes ao dia	8 a 12 mg/kg/dia (TMT), em 2 doses
Clindamicina	450 mg, 3 vezes ao dia	30 mg/kg/dia, em 3 doses

Fonte: Desenvolvida pela autoria do capítulo.

Cenários especiais

- *Impetigo CA-MRSA:* pacientes da comunidade com *S. aureus* resistente à meticilina podem ser tratados com sulfametoxazol-trimetoprim, clindamicina ou doxiciclina. Com relação à doxiciclina, entre as tetraciclinas é a que menos causa alteração em esmalte dentário em menores de 8 anos. Deve-se tomar cuidado ao usá-la também quanto à exposição solar, pois pode ocorrer fotossensibilização induzida pelo medicamento.
- *Surtos de impetigo:* deve-se priorizar terapia oral em detrimento da tópica, particularmente nos surtos de glomerulonefrite difusa aguda (GNDA), para diminuir a disseminação de cepas nefritogênicas.
- *Coinfecção com escabiose:* tratar a escabiose concomitantemente é importante para otimizar o tratamento antibioticoterápico e reduzir a prevalência de impetigo em áreas de alta prevalência de escabiose.

Cuidados adicionais

Devem ser tomados cuidados locais com as lesões, com limpeza e retirada das crostas, higienização das mãos e da região subungueal.

O retorno para a escola pode ocorrer após 24 horas do início da antibioticoterapia; e as lesões secretivas devem ficar cobertas até diminuir a drenagem da secreção delas.

Celulite, erisipela e abscesso cutâneos
Manifestações clínicas

Celulite, erisipela e abscessos são causas comuns de infecções de partes moles.

A **celulite** e a **erisipela** manifestam-se como áreas de eritema, edema e calor e desenvolvem-se como resultado de invasão bacteriana das barreiras cutâneas. Podem aparecer petéquias e hemorragias sobre a pele eritematosa e muitas vezes podem aparecer bolhas. Sintomas sistêmicos como febre e outras manifestações gerais podem ocorrer em quadros mais extensos, e o acometimento cutâneo costuma ser unilateral e nas extremidades. Celulite pode ou não ser purulenta, mas erisipela não é. A instalação da celulite costuma ser mais lenta e a erisipela costuma ser de instalação mais aguda, principalmente quanto aos sintomas sistêmicos, como febre, tremores, dor muscular e cefaleia, que podem preceder o envolvimento cutâneo local em poucas horas, sendo que a lesão tem limites nítidos. Além das manifestações sistêmicas, podem ocorrer linfangite e enfartamento ganglionar. Quando a lesão está gangrenosa ou crepitante, deve-se pensar em etiologia por anaeróbios.

O espaço interdigital deve ser avaliado para identificação de área fissurada ou maceração, sugerindo infecção fúngica concomitante, a fim de que se faça tratamento e se minimize a ocorrência de celulite de repetição.

A celulite é observada mais frequentemente em crianças menores de 3 anos e adultos acima dos 45 anos de idade, predominando no sexo masculino. A erisipela ocorre em crianças na fase de lactância e pré-escolaridade e em idosos. Aparecem mais frequentemente nas estações quentes do ano.

Outras formas de celulite incluem celulite orbitária, de parede abdominal, bucal ou perianal. Quando a celulite acomete terço médio da face, olhos e nariz, pode ser complicada por trombose de seio cavernoso, pois as veias dessa região não têm válvulas, sendo fácil a disseminação local do processo infeccioso.

O **abscesso** é uma coleção de pus entre a derme e o espaço subcutâneo.

Os abscessos cutâneos manifestam-se como nódulos dolorosos, flutuantes, eritematosos, com ou sem celulite ao redor. Pode ocorrer drenagem espontânea de material purulento. Ocorre adenopatia regional, além de febre, tremores, arrepios e toxicidade sistêmica. Múltiplos abscessos, ao coalescerem, causam carbúnculos, que acometem habitualmente a região posterior do pescoço, face, axilas e nádegas.

Os abscessos cutâneos podem ocorrer em indivíduos sem fatores predisponentes (Figura 58.4).

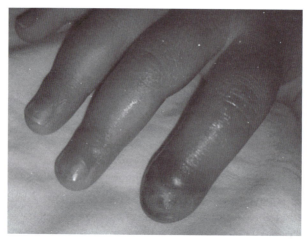

Figura 58.4. Abscesso de 2º quirodáctilo.
Fonte: Acervo da autoria do capítulo.

Fatores predisponentes associados a risco de celulite e/ou abscessos incluem:
- ruptura da barreira cutânea decorrente de trauma;
- quadros cutâneos inflamatórios (eczema, psoríase);
- edema linfático;
- edema de insuficiência venosa;
- obesidade;
- imunossupressão;
- infecções cutâneas preexistentes: tínea, impetigo, varicela, intertrigo;
- contato próximo com indivíduos contaminados ou colonizados por *S. aureus*.

Microbiologia

A etiologia mais comum de **celulite** é o estreptococo beta-hemolítico (dos grupos a, b, c, g e f), sendo o mais comum o *Pyogenes* (A), *S. aureus* (incluindo cepas resistentes à meticilina) e, na minoria de casos, os Gram-negativos.

A **erisipela** é causada pelos mesmos agentes.

Em circunstâncias especiais, pode haver outros agentes:
- *Pasteurella multocida* (em mordeduras de animais);
- *Aeromonas hydrophila* (em quadros pós-exposição a água contaminada);
- *Pseudomonas aeruginosa* (em indivíduos imunocomprometidos);
- *Estreptococcus* do grupo B (no período neonatal).

Abscessos cutâneos são causados prioritariamente por cepas do *S. aureus* (CA-MRSA ou MRSA). A maioria dos abscessos é causada por um único agente, mas lesões em região perianal, perineal ou vulvovaginal podem ter múltiplos agentes, como anaeróbios e Gram-negativos.

Complicações

Bacteremia, endocardite, artrite séptica, osteomielite, infecção metastática, sepse e choque tóxico.

Não são necessários exames laboratoriais para confirmação diagnóstica, mas deve-se proceder ao isolamento do agente causador em algumas situações: infecção local grave, sinais sistêmicos de infecção, história de abscessos múltiplos e/ou recorrentes, falha à terapêutica inicial, extremos de idade, presença de comorbidades, após exposição a águas contaminadas. Apesar disso, quando realizadas as culturas de sangue, são positivas em apenas 10% dos casos. Biópsia de pele pode ajudar, e a cultura de tecido biopsiado aumenta a sensibilidade para 30%.

A ultrassonografia pode ser útil para definir a presença de abscessos e, dependendo da fase da doença, raio X ou ressonância podem ajudar na diferenciação entre abscesso e osteomielite.

Diagnostico diferencial

- *Fasceíte necrosante:* diagnóstico cirúrgico quando se observa comprometimento da fáscia, mas quadro clínico é habitualmente bastante grave e um dos achados característicos é a dor desproporcional à lesão.
- *Síndrome do choque tóxico:* quadro clínico grave de choque associado a achados característicos de febre, *rash* eritrodérmico e hipotensão precoce.
- *Herpes-zóster:* pode confundir-se com celulite, mas habitualmente começa com vesículas aglomeradas, acometendo dermátomo, sendo dolorosa e/ou pruriginosa.
- *Artrite séptica:* o comprometimento articular costuma ser extenso, com bloqueio da movimentação.
- *Osteomielite:* deve ser investigada em quadros de celulite pouco responsivos a tratamento.

Tratamento

O tratamento (Tabela 58.2) de casos típicos de celulite inclui antibióticos que cubram estreptococos, como penicilinas, amoxacilina-clavulanato, cefalosporinas, clindamicina, dicloxacilina. Em casos não complicados e com evolução adequada, a terapêutica pode durar apenas 5 dias. Em casos em que haja suspeita de cepas resistentes à meticilina, deve-se utilizar a clindamicina ou sulfametoxazol-trimetoprim para as da comunidade e vancomicina para as adquiridas em cenário hospitalar. Pacientes com evolução rápida, sinais da síndrome da resposta inflamatória sistêmica (SIRS), com celulite facial, de extremidades, extensa, com desproporção da dor em relação ao tamanho da lesão, devem ser tratados em ambiente hospitalar.

Pacientes não diabéticos podem se beneficiar de ciclos curtos de prednisolona via oral em quadros de celulite.

Em caso de mordedura de animais, deve-se proceder à profilaxia antibioticoterápica contra aeróbios e anaeróbios em algumas situações, sendo a sugestão a utilização de amoxacilina-clavulanato por 3 a 5 dias para:

- lacerações que precisarão ser suturadas para hemostasia ou estética;
- indivíduos asplênicos, imunocomprometidos ou com doença hepática avançada;
- mordeduras em mãos, face ou genitais;
- mordeduras próximas a articulações ou profundas;
- mordeduras com eritema e/ou edema local imediato.

Em caso de abscessos, o tratamento prioritário é a drenagem, mas, na presença de sinais sistêmicos como febre, hipotermia, leucocitose, leucopenia, taquicardia, bradicardia (lactentes menores de 1 ano) e taquipneia, configurando sinais de SIRS, deve-se tratar sistemicamente, com cobertura para *S. aureus*.

Tabela 58.2. Tratamento antibioticoterápico na erisipela, celulite e abscessos.

Agente	Tratamento de primeira linha	Dose para adultos	Dose pediátrica
Misto	Cefotaxima + metronidazol ou clindamicina	2 g, de 6/6 horas 500 mg, de 6/6 horas 600 mg, de 8/8 horas	50 mg/kg/dose, de 6/6 horas 7,5 mg/kg/dose, de 8/8 horas 10 mg/kg/dose, de 8/8 horas
Streptococcus	Penicilina cristalina	2 a 4 milhões UI, de 6/6 horas	60.000 a 100.000 UI/kg/dose, de 6/6 horas
S. aureus	Oxacilina ou vancomicina ou clindamicina ou amoxacilina/clavulanato	1 a 2 g, de 6/6 horas 30 mg/kg/dia, em 2 doses 600 mg, de 8/8 horas 875 mg, de 12/12 horas	50 mg/kg/dose, de 6/6 horas 15 mg/kg/dose, de 6/6 horas 10 mg/kg/dose, de 8/8 horas 45 a 90 mg/kg/dia, de 8/8 horas
Aeromonas	Doxiciclina + ceftriaxone	100 mg, de 12/12 horas 1 a 2 g/dia	Avaliar risco 100 mg/kg/dia, de 12/12 horas
P. multocida	Amoxacilina/clavulanato ou clindamicina	875 mg, de 12/12 horas 600 mg, de 8/8 horas	45 a 90 mg/kg/dia 10 mg/kg/dose, de 8/8 horas

Fonte: Desenvolvida pela autoria do capítulo.

Referências bibliográficas

1. Emergências dermatológicas. In: Emergências pediátricas. Martin JG, Fioretto JR, Carpi MF. Rio de Janeiro: Atheneu; 2019.
2. Stevens DL, Bisno AL, Chambers HF et al. Practice guidelines for the diagnosis and management of skin and soft tissue infections: 2014 update by the Infectious Diseases Society of America. Clin Infect Dis. 18 jun 2014.
3. Baddour LM. Impetigo. UpToDate. https://www.update.com/contents/impetigo/print?search=impetigo&source=search_result&selected-1-42.

59 Lesões cutâneas e choque

Joelma Gonçalves Martin

Síndrome do choque tóxico

A síndrome do choque tóxico é uma condição clínica aguda, grave, caracterizada por febre, *rash* eritematoso, hipotensão e disfunção multiorgânica, configurando quadro de choque. Quase todos os casos são decorrentes da ação de exotoxinas produzidas por *S. aureus* e *S. pyogenes*, superantígenos que ativam intensamente a cascata inflamatória, promovendo extravasamento capilar, com consequentes hipoperfusão, hipotensão e falência multiorgânica.

Em 2017, Wilkins et al. publicaram um artigo em que elencam os 7 Rs do manejo e do tratamento da síndrome do choque tóxico (reconhecimento, ressuscitação, remoção do sítio de infecção, uso racional de antibióticos, papel (*role*) da terapêutica adjuvante, revisão, redução de casos secundários entre contactantes), o que facilita em muito a condução desses casos. Iniciam as orientações para rápido reconhecimento, terapêutica antimicrobiana e adjuvante e prevenção de casos secundários nos contatos próximos.

Reconhecimento

O rápido reconhecimento é crucial para a introdução precoce de terapêutica apropriada para minimizar a morbidade e a mortalidade. Entretanto, vale pontuar que alguns casos só preencherão critérios quando avaliados retrospectivamente ou, em algumas situações, podem não ter seus critérios preenchidos. Assim, deve-se ter alto índice de suspeição quando o paciente se apresenta em síndromes sépticas, especialmente quando o achado cutâneo for significativo. Os casos podem ser de etiologia estafilocócica ou estreptocócica, sendo que alguns achados os diferenciam, a saber:

Definição de caso de síndrome do choque tóxico estafilocócico

1) Febre > 38,9 °C.
2) Hipotensão.
3) *Rash*: eritrodermia macular difusa.

4) Descamação: 1 a 2 semanas após o início da doença.
5) Envolvimento multissistêmico: em 3 ou mais dos seguintes:
   a) Gastrointestinal: vômito ou diarreia ao início.
   b) Muscular: mialgia intensa ou elevação de CPK 2 vezes acima da normalidade.
   c) Hiperemia de membranas mucosas: ocular, orofaríngea ou genital.
   d) Renal: ureia e creatinina: pelo menos duas vezes acima da normalidade.
   e) Hepática: bilirrubinas totais, TGO, TGP pelo menos 2 vezes acima da normalidade.
   f) Hematológico: plaquetas em valores inferiores a 100 mil.
   g) Sistema nervoso central: desorientação, ou alteração do nível de consciência ou sinais focais.
6) Critérios laboratoriais: resultados negativos para os seguintes testes:
   a) Cultura de sangue, garganta ou liquor.
   b) Afastados: síndrome de Rocky Mountain, leptospirose ou sarampo.

Caso provável: critérios laboratoriais + 4 critérios clínicos.
Caso confirmado: critérios laboratoriais e todos os 6 achados clínicos.

Definição de síndrome do choque tóxico estreptocócico

1) Isolamento de estreptococo beta-hemolítico do grupo A:
   a) De um sítio estéril: sangue, liquor, fluido peritoneal, biopsia de tecido.
   b) De um sítio não estéril: garganta, vagina, catarro.
2) Sinais clínicos de gravidade:
   a) Hipotensão.
   b) Dois ou mais dos seguintes sinais:
      - Envolvimento renal: creatinina > 2 vezes o valor de normalidade.
      - Coagulopatia: plaquetas inferiores a 100 mil ou CIVD.
      - Envolvimento hepático: TGO, TGP ou bilirrubina total 2 vezes maior que a normalidade.
      - SARA.
      - *Rash* generalizado, eritematoso, que pode descamar.
      - Necrose de tecido mole: fasceíte necrosante, miosite ou gangrena.

Caso provável: 1b e 2a ou b.
Caso confirmado: 1a e 2a ou b.

Ressuscitação

A rápida progressão para disfunção de múltiplos órgãos e sistemas torna imperiosa a suspeição rápida do caso, para pronta instituição de terapêutica com ressuscitação fluídica e suporte ventilatório e inotrópico, cuja indisponibilidade implica em encaminhamento imediato para centros com suporte avançado.

Remoção do sítio de infecção

Partes moles são sítios frequentes de infecção, sendo que os quadros mais frequentemente envolvidos com a perpetuação da doença são: fasceíte necrosante, miosite e celulite. O controle do foco infeccioso por debridamento cirúrgico ou drenagem de abscessos é prioritário. O diagnóstico desses sítios profundos de infecção deve ser realizado rapidamente, podendo, para isso, ser necessária a indicação precoce de exames de imagem, como tomografia ou ressonância. Em caso de adolescentes ou adultas jovens, a suspeição da presença de tampões vaginais deve ser feita rapidamente, para que possa ocorrer a retirada deles.

Escolha racional de antibióticos

Antibióticos de amplo espectro devem ser administrados o mais rapidamente possível em todos os casos de síndrome do choque tóxico, preferencialmente após a coleta de hemocultura e cultura dos sítios de infecção. Os antibióticos indicados são as cefalosporinas de terceira geração, associadas à oxacilina e, quando há suspeita de *S. aureus* resistente à meticilina, deve-se indicar a vancomicina. Após a identificação do agente infeccioso, a indicação antibioticoterápica deve ser racionalizada. Para agentes sensíveis à meticilina, pode-se indicar penicilina cristalina.

Papel de tratamento adjuvante

Clindamicina

Tem a capacidade de inibir a produção de superantígenos por inibição da expressão dos genes que permitem a transcrição das exoproteínas, interrompendo a estimulação da cascata inflamatória, apresenta ótima penetração tecidual e efeitos pós-antibióticos mais longos que as penicilinas e potencializa a fagocitose. Vários relatos têm atestado a eficácia do tratamento com associação de beta-lactâmicos à clindamicina. Esta não deve ser usada isoladamente, pois é bacteriostática e já há descrição de casos de resistência.

Imunoglobulina endovenosa

Sua indicação ocorre pela descrição de seus efeitos imunomoduladores e anti-inflamatórios. A imunoglobulina é produzida por um *pool* de milhares de doadores saudáveis. Suas ações são ainda as seguintes: auxílio no reconhecimento antigênico, ativação do sistema imune inato e fornecimento de anticorpos neutralizadores dos superantígenos.

Seu uso parece estar relacionado a menores taxas de mortalidade quando associado aos antibióticos, entretanto poucos ainda são os trabalhos na faixa etária pediátrica que permitem identificar dose e momento ideal de sua introdução. Protocolos têm frequentemente sugerido a dose total de 2 g/kg.

Meningococemia

Infecção com a *Neisseria meningitidis* é causa importante de meningite e sepse ao redor do mundo. Os humanos são o único reservatório para a bactéria, que reside primariamente na nasofaringe, colonizando até 10% dos adultos e chegando a até 24% nos adolescentes[2].

O pronto reconhecimento da infecção meningocócica e a instituição de tratamento agressivo e precoce são pontos importantes para a diminuição da mortalidade, que chega a até 50% nos casos não tratados. O controle do estado do choque e da hipertensão intracraniana são determinantes do prognóstico.

As manifestações iniciais da doença podem ser inespecíficas, com febre, tremores, dor muscular, náusea e vômito precedendo os achados mais específicos de infecção meningocócica, como sinais clássicos de meningite (cefaleia, dor cervical, fotofobia e alteração do estado mental). Cerca de 40% a 70% dos casos progredirão para sepse, choque e apresentarão *rash* petequial purpúrico hemorrágico, que é patognomônico, refletindo coagulopatia. As petéquias e púrpuras podem aparecer em qualquer lugar do corpo. Assim, sua presença associada a febre, sem outros sinais, deverá sugerir meningococemia imediatamente, com pronta indicação de antibioticoterapia. Vale pontuar que, em alguns casos, o *rash* é mais tardio em relação ao choque ou pode estar ausente[3].

Para realização do diagnóstico etiológico, a punção lombar pode detectar o agente em até 90% dos casos, enquanto a hemocultura permite o diagnóstico em 40% a 75% deles. É importante ressaltar que a introdução de antibiótico antes da coleta diminui a eficácia do diagnóstico, sendo importante, se possível, a coleta de exames antes da introdução da medicação. Entretanto, na presença de hipertensão intracraniana (HIC) ou choque não se deve colher liquor. São contraindicações da coleta: insuficiência respiratória, HIC, Glasgow < 9, hipertensão arterial com bradicardia e/ou bradipneia, anisocoria, sinais focais e coagulopatia. A tomografia de crânio (TC) tem indicação em pacientes com diminuição do nível de consciência e é particularmente indicada naqueles com amplo diagnóstico diferencial. Após a realização do diagnóstico, alguns pontos importantes do tratamento devem ser enfatizados[3].

Tratamento

- Reconhecimento e manejo do choque com ressuscitação fluídica, segundo orientações definidas pela Surviving Sepsis Campaign 2020 e discutidas em Capítulo 2 – Sepse e Choque Séptico.
- Na ausência do choque, iniciar osmoterapia com salina hipertônica ou manitol para redução de edema cerebral e melhora da perfusão local.
- Início precoce de antibioticoterapia, idealmente dentro da primeira hora do diagnóstico do choque. Início precoce permite diminuição da circulação de endotoxinas. Os antibióticos mais indicados são cefotaxima, ceftriaxone ou penicilina.
- Isolamento de gotículas do paciente nas primeiras 24 horas de tratamento.

A seguir, inserimos fluxograma para diagnóstico e tratamento dos quadros de meningococemia (Figura 59.1).

Na Tabela 59.1 estão indicadas as doses de antibiótico que podem ser utilizadas para tratamento da doença meningocócica[5]:

Capítulo 59 – Lesões cutâneas e choque

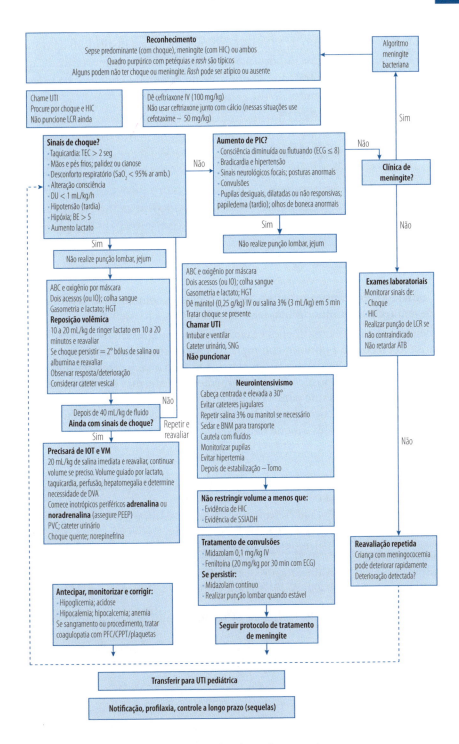

Figura 59.1. Fluxograma de assistência aos casos suspeitos de meningococemia.
Fonte: Adaptada de Early Management Algorithm, 1999/2007.

Tabela 59.1. Antibióticos utilizados no tratamento da doença meningocócica.

Antibiótico	Dose total diária	
	Crianças > 1 mês	Adultos
Penicilina G	4 x 10⁶, a cada 4 horas	4 x 10⁶, a cada 4 horas
Ceftriaxone	50 mg/kg, a cada 12 horas	2 g, a cada 12 horas
Cefotaxima	50 mg/kg, a cada 6 horas	2 g, a cada 4 a 6 horas
Ceftazidima	50 mg/kg, a cada 8 horas	2 g, a cada 8 horas
Cefepime	2 g, a cada 12 horas	2 g, a cada 8 a 12 horas
Ampicilina	75 mg/kg, a cada 6 horas	2 a 3 g, a cada 4 horas
Vancomicina	15 mg/kg, a cada 6 horas	10 a 15 mg/kg, a cada 8 horas
Cloranfenicol	50 mg/kg, a cada 4 horas	50 mg/kg, a cada 4 horas
Rifampicina	6,5 mg/kg, a cada 8 horas	600 mg, a cada 24 horas

Fonte: Nadel at al., 2016.

Os indivíduos em contato próximo com os pacientes com doença invasiva meningocócica devem receber quimioprofilaxia, a despeito do estado vacinal.

A meningococemia é uma doença grave, de início e progressão muito rápidos. Assim, o diagnóstico precoce e a antibioticoterapia parenteral imediata, associada à terapia de suporte, são capazes de mudar seu prognóstico. Quando o *rash* petequial/purpúrico hemorrágico aparece, o diagnóstico fica rapidamente aparente, mas o isolamento efetivo do agente infeccioso é importante para a condução em termos de saúde pública e tratamento. Antibioticoterapia precoce, dentro da primeira hora do início do diagnóstico, reduz o nível de toxinas circulantes e ajuda na prevenção de piores complicações.

Referências bibliográficas

1. Chen KYH, Cheung M, Burgner DP et al. Toxic shock syndrome in Australian children. Arch Dis Child. 2016;101:736-40.
2. Centers for Disease Control and Prevention: Meningococcal Disease. Disponível em: http://www.cdc.gov/vaccines/pubs/pinkbook/downloads/mening.pdf.
3. Greenlee JE. Acute bacterial meningitis. Merck manual, professional version. Rahway NJ: Merck Publishing Group; 2015.
4. Early Management Algorithm, Dept Pediatrics, Imperial College at ST Mary's Hospital. Arch Dis Child. 1999;80:290 e 2007;92;283; e NICE CG102. 2020. Disponível em: www.nice.org.uk/guidance/cg102.
5. Nadel S, M.B.B.S, M.R.C.P. Treatment of meningococcal disease. J Adolescent Health. 2016;59(2):S21-8.
6. Wilkins AL, Steer AC, Smeesters PR, Curtis N. Toxic schock syndrome – the seven Rs of management and treatment. J Infect. 2017 Jun; 74 Suppl 1:S147-S152. doi:10.1016/S0163-4453(17)30206-2.

60 Dengue

Mariana Colbachini Polo

Mário Ferreira Carpi

Etiologia

RNA viral, do gênero *Flavivirus*, pertencente à família Flaviviridae. São conhecidos quatro sorotipos: DENV1, DENV2, DENV3 e DENV4.

Transmissão

A principal forma é a picada das fêmeas infectadas dos mosquitos *Aedes aegypti*. Pode ocorrer transmissão não vetorial por meio de transfusão sanguínea, transplante de órgãos, acidentes perfurocortantes, escoriações de mucosa, além de transmissão vertical.

Período de incubação

De 3 a 14 dias; em média, de 5 a 6 dias.

Viremia

De 5 a 7 dias, já se iniciando 1 a 2 dias antes do aparecimento dos sintomas.

Período de transmissão

O homem pode infectar o mosquito de 1 dia antes da febre até o 6º dia de doença durante o período de viremia.

Quadro clínico

As manifestações clínicas são variáveis, podendo a dengue ser assintomática ou evoluir para a forma grave e até mesmo levar o paciente ao óbito. Os sintomas se manifestam em três fases, descritas a seguir.

Fase febril

A primeira manifestação é a febre, geralmente elevada (39 a 40 °C) e de início abrupto, com duração de 2 a 7 dias, acompanhada de cefaleia, adinamia, mialgia, artralgias e dores retro-orbitárias. Pode estar presente exantema maculopapular em face, tronco e membros simultâneos, surgindo no início da febre ou 1 a 2 dias após a defervescência. Após a remissão do exantema, pode surgir prurido palmo-plantar. Crianças geralmente apresentam menos sintomas do que os adultos durante essa fase da doença.

Anorexia, náuseas, vômitos e fezes amolecidas podem estar presentes. A diarreia habitualmente não é volumosa, cursando apenas com fezes pastosas, numa frequência de três a quatro evacuações por dia.

A dengue na criança pode apresentar-se como síndrome febril, com sinais e sintomas inespecíficos, como apatia ou sonolência, inapetência, vômitos e diarreia, sendo necessários critérios epidemiológicos no auxílio diagnóstico. Em menores de 2 anos de idade, os sinais e os sintomas álgicos podem manifestar-se por choro persistente, adinamia e irritabilidade, podendo ser confundidos com outros quadros infecciosos febris, próprios da faixa etária.

Ao exame físico, podemos encontrar petéquias e fígado palpável. Laboratorialmente, já pode haver trombocitopenia, leucopenia e aumento de transaminases.

Fase crítica

Ocorre em menor proporção, principalmente quando se trata de crianças e adultos jovens. Tem início com a defervescência da febre, entre o 3º e o 7º dia do início da doença, acompanhada do surgimento dos sinais de alarme, a maioria resultante do aumento da permeabilidade vascular. Esses sinais marcam o início da deterioração clínica do paciente e sua possível evolução para o choque por extravasamento de plasma para os espaços intersticiais e cavidades serosas: derrame pleural e ascite. Laboratorialmente, há elevação do hematócrito, hipoproteinemia.

Dengue com sinais de alarme (Quadro 60.1)

No final da fase febril, pacientes podem evoluir com manifestações hemorrágicas e/ou aumento da permeabilidade vascular e extravasamento de plasma, podendo evoluir para o choque.

Quadro 60.1. Sinais de alarme da dengue.

- Dor abdominal intensa e contínua (referida ou à palpação)
- Vômitos persistentes
- Hipotensão postural
- Sonolência e/ou irritabilidade
- Hepatomegalia dolorosa
- Hemorragias (mucosa, hematêmese e/ou melena)
- Queda abrupta das plaquetas
- Diminuição da diurese
- Aumento repentino do hematócrito
- Desconforto respiratório
- Sinal clínico de acúmulo de fluído (ascite, derrame pleural, pericárdico)

Fonte: Sociedade Brasileira de Pediatria, 2019.

Dengue grave

O extravasamento de plasma pode causar choque ou acúmulo de líquidos, com consequente desconforto respiratório, sangramento grave ou sinais de disfunção orgânica, comprometendo o sistema nervoso central (SNC), o coração, os pulmões, os rins e o fígado. Pode-se observar a presença de derrame pleural e ascite. O quadro clínico é semelhante ao observado no comprometimento desses órgãos por outras causas e podem evoluir para:

- *Choque:* ocorre entre o 3º e o 7º dia de doença, geralmente precedido por sinais de alarme, instalando-se de maneira rápida (24 a 48 horas) e sendo de curta duração se devidamente assistido. O prolongamento do choque pode resultar em hipoperfusão e comprometimento progressivo dos órgãos, acidose metabólica e coagulação intravascular disseminada, com queda do hematócrito e agravamento do quadro de choque. São também observadas alterações cardíacas (como miocardite, insuficiência cardíaca e choque cardiogênico), bem como desconforto respiratório (síndrome do desconforto respiratório agudo – SDRA).

- *Hemorragias graves:* mais frequentes em pacientes com histórico de úlcera péptica ou gastrites, ou em decorrência da ingestão de ácido acetilsalicílico (AAS), anti-inflamatórios não esteroides (AINEs) e anticoagulantes. Esses casos não se associam necessariamente à presença de plaquetopenia.

- *Disfunções graves de órgãos:* o grave comprometimento orgânico pode ocorrer sem o concomitante extravasamento plasmático ou choque. Os mais comuns são as miocardites (alterações do ritmo cardíaco, como taquicardias e bradicardias, inversão da onda T e do segmento ST com disfunções ventriculares e elevação das enzimas cardíacas), hepatite (elevação de enzimas hepáticas, elevação do valor do tempo de protrombina) e encefalite (convulsões e irritabilidade). O acometimento grave do SNC pode ocorrer no período febril ou, mais tardiamente, na convalescença e tem sido relatado com diferentes formas clínicas: meningite linfomonocítica, encefalite, síndrome de Reye, polirradiculoneurite, polineuropatias (síndrome de Guillain-Barré).

Fase de recuperação

Há melhora clínica progressiva com retorno da permeabilidade vascular, podendo ocorrer novo *rash* cutâneo, pruriginoso ou não, o que sugere vasculite leucocitoclástica, que remite com descamação por um período de 1 a 2 semanas. Podem ocorrer sinais de complicação infecciosa bacteriana, como pneumonia ou sepse. Alguns pacientes desenvolvem bradicardia sem repercussão hemodinâmica, a qual desaparece no final da convalescência.

Diagnóstico

O diagnóstico de dengue é clínico. Exames específicos para a doença deverão ser solicitados, mas os resultados não devem ser aguardados para definição de conduta. A Figura 60.1 ilustra a evolução clínica e laboratorial da dengue em relação aos dias da doença.

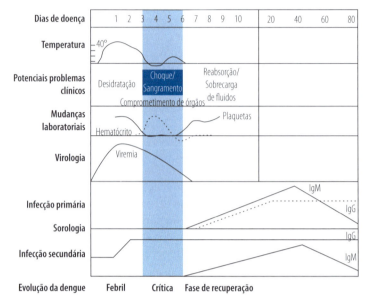

Figura 60.1. Evolução clínica e laboratorial da dengue.
Fonte: Adaptada de Yip WCL, 1980.

Exames laboratoriais específicos

- *Detecção de antígenos virais:* NS1, isolamento viral, reação da transcriptase reversa, seguida de reação em cadeia de polimerase (RT-PCR) e imuno-histoquímica: até o 5º dia do início dos sintomas. Resultado positivo confirma a doença, mas resultado negativo não a descarta, sendo necessária a coleta de sorologia em momento oportuno.
- *Sorologia (método Enzyme-Linked Imunosorbent Assay – Elisa):* a partir do 6º dia do início dos sintomas. O IgM para o vírus da dengue é detectado a partir do 4º dia da doença, com pico entre 10 e 14 dias, desaparecendo depois de 3 meses. A IgG apresenta concentrações baixas no fim da 1ª semana, com aumento gradual ao longo do tempo e positividade para o resto da vida. O teste pode apresentar reação cruzada das sorologias de dengue com as de outras infecções por flavivírus, como os vírus da zika e da febre amarela.

Exames laboratoriais inespecíficos

- Hemograma: aumento de linfócitos atípicos, trombocitopenia, concentração do hematócrito.
- Transaminases: aumentadas.
- Hipoproteinemia e hipoalbuminemia: presentes principalmente na fase crítica, mas podem estar mascaradas em razão da hemoconcentração.
- Alterações do **coagulograma**.

O Quadro 60.2 descreve a classificação da gravidade da dengue de acordo com sinais clínicos e alterações laboratoriais.

Quadro 60.2. Classificação da gravidade da dengue.

Caso suspeito de dengue	Caso suspeito de dengue com sinais de alarme	Caso suspeito de dengue grave
Pessoa que viva em (ou tenha viajado nos últimos 14 dias para) área onde esteja ocorrendo transmissão de dengue ou tenha a presença de *Aedes aegypti*, que apresente febre (usualmente entre 2 e 7 dias) e 2 ou mais das seguintes manifestações: • Náusea/vômitos • Exantema • Mialgia, artralgia • Cefaleia/dor retro-orbitária • Petéquias/prova do laço positiva • Leucopenia Criança proveniente ou residente em área com transmissão de dengue, com quadro febril agudo, usualmente entre 2 e 7 dias, e sem foco de infecção aparente	Todo caso de dengue que no período de defervescência da febre apresente 1 ou mais dos seguintes sinais de alarme: • Dor abdominal intensa e contínua, ou dor à palpação do abdome • Vômitos persistentes • Acúmulo de líquidos (ascite, derrame pleural, pericárdico) • Sangramento de mucosas • Letargia ou irritabilidade, hipotensão postural (lipotimia) • Hepatomegalia > 2 cm • Aumento progressivo do hematócrito	Todo caso de dengue que apresente 1 ou mais dos seguintes eventos: • Extravasamento plasmático grave: resultando em acúmulo de fluido com desconforto respiratório ou em choque (taquicardia, extremidades frias e tempo de enchimento capilar igual ou maior a 3 segundos, pulso débil ou indetectável, pressão diferencial convergente ≤ 20 mmHg; hipotensão arterial em fase tardia); acúmulo de fluido com desconforto respiratório • Sangramento grave: segundo a avaliação do médico (p. ex., hematêmese, melena, metrorragia volumosa, sangramento do sistema nervoso central) • Envolvimento grave de órgãos: fígado (AST ou ALT > 1.000), SNC (alteração da consciência), coração (miocardite) e outros órgãos

Fonte: Adaptado de Sociedade Brasileira de Pediatria, 2019.

Diagnóstico diferencial

O diagnóstico de dengue deve ser diferenciado de outras arboviroses em circulação (zika, chikungunya etc.), doenças febris e/ou exantemáticas (*influenza*, Covid-19, sarampo, rubéola, mononucleose, escarlatina etc.). Nos casos de dengue grave, deve-se também fazer o diagnóstico diferencial com outras doenças, como meningococemia, leptospirose, febre amarela, malária, hepatite infecciosa, assim como outras febres hemorrágicas transmitidas por mosquitos ou carrapatos.

Em regiões endêmicas, a distinção entre dengue e Covid-19 (Tabela 60.1) é desafiadora, pois ambas as patologias compartilham manifestações clínicas e características laboratoriais. Sorologias falso-positivas para dengue e a pequena chance de coinfecção também dificultam o diagnóstico.

Tabela 60.1. Similaridades e diferenças entre dengue e Covid-19.

Sinais/sintomas	Covid-19	Dengue
Febre	+++	+++
Cefaleia	++	+++
Dor retro-orbitária		++
Astenia	+	++
Rash	+	++
Púrpura		++
Mialgia/artralgia	+	++
Dispneia	++	
Anorexia	+	+
Tosse	+++	+

(Continua)

Tabela 60.1. Similaridades e diferenças entre dengue e Covid-19. (*Continuação*)

Sinais/sintomas	Covid-19	Dengue
Dor torácica	++	
Cianose	+	
Faringite	++	++
Rinorreia	+	
Espirros	+	
Anosmia/ageusia	+++	+/- Disgeusia
Diarreia	+	+
Náuseas e vômitos	+	+
Vômitos persistentes		+*
Dor abdominal		++*
Alteração de nível de consciência	+	+*
Agitação	+*	+*

*Valor prognóstico.
Em azul escuro, critérios mais discriminatórios para dengue.
Em cinza, critérios mais discriminatórios para Covid-19.
Fonte: Adaptada de Nacher et al., 2020.

Classificação de risco e manejo do tratamento

O Ministério da Saúde (MS) propõe uma abordagem clínico-evolutiva, visando reduzir o tempo de espera nos serviços de saúde, classificando os pacientes em grupos: A (dengue sem sinais de alarme, sem condição especial, sem risco social e sem comorbidades), B (dengue sem sinais de alarme, com condição especial, ou com risco social e com comorbidades), C (sinais de alarme presentes e sinais de gravidade ausentes) e D (dengue grave).

A prova do laço (Quadro 60.3) avalia a fragilidade capilar. Pode ser positiva tanto nos pacientes com dengue clássica como nos casos graves e deve ser realizada em todos os pacientes com suspeita de dengue.

Quadro 60.3. Prova do laço para todos os pacientes com suspeita de dengue.

- Desenhar um quadrado de 2,5 cm de lado no antebraço do paciente
- Verificar a pressão arterial (sentado ou deitado)
- Calcular o valor médio (pressão arterial sistólica + pressão arterial diastólica/2)
- Insuflar o manguito até o valor médio e aguardar 5 minutos (em crianças, 3 minutos)
- Contar o número de petéquias dentro da marcação feita
- Considerar positiva a prova quando houver 20 ou mais petéquias em adultos e 10 ou mais em crianças

Fonte: Adaptado de Sociedade Brasileira de Pediatria, 2019.

São **indicações de internação hospitalar**:

- Presença de sinais de alarme ou de choque, sangramento grave ou comprometimento grave de órgão (Grupos C e D).
- Recusa da ingestão de alimentos e líquidos.
- Comprometimento respiratório: dor torácica, dificuldade respiratória, diminuição do murmúrio vesicular ou outros sinais de gravidade.
- Impossibilidade de seguimento ou retorno à unidade de saúde.
- Comorbidades descompensadas, como diabetes *mellitus*, hipertensão arterial, insuficiência cardíaca, uso de anticoagulantes, crise asmática etc.
- Outras situações, de acordo com a avaliação da equipe de saúde.

A Figura 60.2 ilustra o manejo clínico dos pacientes com suspeita de dengue segundo a gravidade da apresentação, de acordo com as recomendações do Ministério da Saúde do Brasil.

Considerações importantes

- Pacientes dos Grupos C e D podem apresentar edema subcutâneo generalizado e derrames cavitários pela perda capilar, o que não significa, a princípio, hiper-hidratação. Este edema pode inclusive aumentar após hidratação adequada; o acompanhamento da reposição volêmica é feito pela dosagem seriada do hematócrito, diurese e sinais vitais.
- Na maioria dos casos com desvio de plasma, há recuperação em 48 a 72 horas. Portanto, punções ou drenagens de derrames cavitários não estão indicados, assim como procedimentos invasivos, sob risco de hemorragia incontrolável.
- Havendo necessidade de punção venosa profunda, recomenda-se que seja guiada por ultrassom com *doppler*. Na impossibilidade do acesso venoso, avaliar uso da via intraóssea. A ventilação não invasiva deve ser considerada antes da intubação, assim como o uso de máscara laríngea.

Prevenção

O controle do mosquito *Aedes aegypti* por métodos físicos é o mais eficaz para reduzir a transmissão da doença.

A vacina Dengvaxia® (desenvolvida pelo laboratório Sanofi-Pasteur) é a única licenciada em todo o mundo, até o momento. Trata-se de uma vacina tetravalente de vírus vivo atenuado. É licenciada no Brasil para indivíduos de 9 a 45 anos de idade, no esquema 0, 6 e 12 meses. É contraindicada em gestantes, lactentes e imunossuprimidos.

A Organização Mundial da Saúde (OMS) recomenda que a vacina só seja administrada em indivíduos com documentação de infecção prévia por dengue (indivíduos soronegativos, ao receber a vacina Dengvaxia®, mostraram maior risco de hospitalização por dengue e dengue clinicamente grave ou com sinais de alarme).

Parte 7 – Infectologia

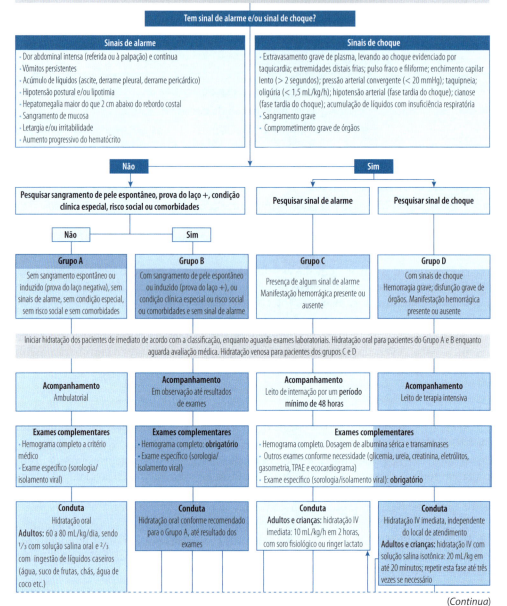

(Continua)

Capítulo 60 – Dengue

(Continuação)

Crianças: precoce e abundante, com soro de reidratação oral, oferecido com frequência sistemática, completar com líquidos caseiros para crianças < 2 anos, oferecer 50 a 100 mL (¼ a ½ copo) de cada vez; para crianças > 2 anos, 100 a 200 mL (½ a 1 copo) de cada vez
Hidratação no domicílio: ⅓ com SRO – até 10 kg: 130 mL/kg/dia; de 10 a 20 kg: 100 mL/kg/dia; acima de 20 kg: 80 mL/kg/dia

Repouso sintomático
- Antitérmicos e analgésicos (dipirona ou paracetamol)
- Antieméticos, se necessário

Importante
Os sinais de alarme e agravamento do quadro costumam ocorrer na fase de remissão da febre
Retorno: imediato na presença de sinais de alarme ou a critério médico. Entregar cartão de acompanhamento da dengue. Reavaliar o paciente nesse período (3º ao 6º dia da doença)

Indicação de internação
a) Presença de sinais de alarme ou de choque, sangramento grave ou comprometimento grave de órgão (Grupos C e D); b) Recusa na ingestão de alimentos e líquidos;
c) Comprometimento respiratório: dor orácica, dificuldade respiratória, diminuição do murmúrio vesicular ou outros sinais de gravidade;
d) Impossibilidade de seguimento ou retorno à unidade de saúde;
e) Comorbidades descompensadas como diabetes *mellitus*, hipertensão arterial, insuficiência cardíaca, uso de dicumarínicos, crise asmática etc.;
f) Outras situações a critério clínico

Hematócrito normal
Seguir conduta do Grupo A

Hematócrito aumentado
Em mais de 10% ou
Crianças >38%
Mulheres > 44%
Homens > 50%

Conduta
Tratamento em leito de observação: hidratação oral supervisionada ou parental
Adultos: 80 mL/kg/dia, sendo ⅓ administrado em 4 horas e na forma de solução salina
Crianças: conforme cálculo de hidratação do Grupo A, oferecendo ⅓ do volume em 4 horas
Hidratação venosa, se necessária: Soro fisiológico ou ringer lactato – 40 mL/kg/4 h

Reavaliação
Clínica e do hematócrito em 4 horas (após etapa de hidratação)

Aumento de hematócritos ou surgimento de sinais de alarme

→ Não: Hidratação domiciliar = Grupo A
→ Sim: Seguir conduta do Grupo C

Retorno
Reavaliação clínica e laboratorial diária ou imediata na presença de sinais de alarme. Entregar cartão de acompanhamento da dengue. Acompanhar o paciente até 48 horas após à queda da febre

Se **suspeita de febre amarela** também – além do **hemograma**, solicitar TGO (AST), TGP (ALT), bilirrubinas, ureia, creatinina, sódio, potássio, INR (TP). **Cuidado com a hiper hidratação**

Reavaliação
A avaliação deve ser contínua e na presença de qualquer sinal de agravamento ou choque a reavaliação médica deve ser imediata

Melhora clínica e laboratorial. Sinais vitais e PA estáveis, diurese normal e queda do hematócrito

→ Sim
→ Não: Repetir fases de expansão até três vezes. Resposta inadequada = conduzir como Grupo D

Manutenção
Adultos: primeira fase – soro fisiológico 25 mL/kg em 6 horas; se melhora: 25 mL/kg em 8 horas, sendo ⅓ com soro fisiológico e ⅔ de soro glicosilado
Crianças: regra de Holliday-Segar – até 10kg: 100 mL/kg/dia; de 10 a 20 kg: 1.000 mL + 50 mL/kg/dia para cada kg acima de 10 kg; de 20 a 30 kg: 1.500 mL + 20 mL/kg/dia para cada kg acima de 20 kg; acima de 30kg: 40 a 60 mL/kg/dia ou 1.700 a 2.000 mL/m2SC; sódio

Critérios de alta – preencher todas as condições
Estabilização hemodinâmica durante 48 horas; ausência de febre por 48 horas; melhora visível do quadro clínico; hematócrito normal e estável por 24 horas; plaquetas em elevação e acima de 50.000/mm³; ausência de sintomas respiratórios

---

Reavaliação
Reavaliação clínica a cada 15 a 30 minutos e hematócrito após 2 horas

Melhora clínica e de hematócrito. Retornar para a fase de expansão do Grupo C

No caso de resposta inadequada, caracterizada pela persistência do choque, deve-se avaliar:
1. Se o hematócrito estiver em ascensão, após a reposição volêmica adequada – utilizar expansores plasmáticos
2. Se o hematócrito estiver em queda e houver persistência do choque – investigar hemorragias e avaliar a coagulação
- Se o hematócrito estiver em queda com resolução do choque, ausência de sangramentos, mas com o surgimento de outros sinais de gravidade, observar, sinais de desconforto respiratório, de insuficiência cardíaca congestiva e investigar hiperhidratação – tratar com diminuição importante da infusão de líquido, uso de diuréticos e drogas inotrópicas, quando necessário
3. A infusão de líquidos deve ser interrompida ou reduzida a velocidade mínima necessária se:
- Houver término do extravasamento plasmático
- Normalização da pressão arterial, do pulso e da perfusão periférica
- Diminuição do hematócrito, na ausência de sangramento
- Diurese normalizada
- Resolução dos sintomas abdominais

Se resposta for adequada, tratar como Grupo C

Condições clínicas especiais e/ou risco social ou comorbidades: lactentes (menores de 2 anos), gestantes, adultos com idade acima de 65 anos, com comorbidades.
Exames complementares: hemograma obrigatório e outros exames laboratoriais de acordo com a condição clínica associada. **Reclassificar os pacientes após cada avaliação clínica e resultado de exames seguindo protocolo da dengue e vigilância clínica específica (condições associadas)**

Prova do laço: verificar a PA (deitada ou sentada); calcular o valor médio: (PA sistólica + PA diastólica)/2; insuflar novamente o manguito até o valor médio e manter por cinco minutos em adulto (em criança, 3 minutos) ou até o aparecimento de micro petéquias ou equimoses; desenhar um quadrado de 2,5 cm (ou uma área ao redor da falange distal do polegar) no antebraço; contar o número de micro petéquias no quadrado. A prova será positiva se houver 20 ou mais petéquias em adultos e 10 ou mais em crianças

Figura 60.2. Fluxograma – Manejos dos pacientes com suspeita de dengue.
Fonte: Ministério da Saúde, 2016.

Referências bibliográficas

1. Simmons CP, Farrar JJ, Nguyen vV, Wills B. Dengue. N Engl J Med. 12 abr 2012;366(15):1423-32.
2. American Academy of Pediatrics. Committee on Infectious Diseases. 2018 red book. Report of the Committee on Infectious Diseases. 31th ed. Elk Grove Village, IL: Dengue. 2018:317-9.
3. Brasil. Ministério da Saúde. Secretaria de Vigilância em Saúde, Departamento de Vigilância das Doenças Transmissíveis. Dengue: diagnóstico e manejo clínico: adulto e criança. 5. ed. Brasília: Ministério da Saúde; 2016.
4. Martins MM, Prata-Barbosa A, Cunha AJLAD. Arboviral diseases in pediatrics. J Pediatr (RJ). Mar-Abr 2020;96(Suppl 1):2-11.
5. Wilder-Smith A, Ooi EE, Horstick O, Wills B. Dengue. Lancet. 2019;393(10169):350-63.
6. Yip WCL. Dengue hemorrhagic fever: current approaches to management. Medical Progress. 1980;7:13.
7. Villar L, Dayan GH, Arredondo-Garcia JL, Rivera DM, Cunha R, Deseda C et al. Efficacy of a tetravalent dengue vaccine in children in Latin America. N Engl J Med. 2015;372(2):113-23.
8. Sociedade Brasileira de Pediatria. Guia prático de atualização: Dengue. Porto Alegre: SBP; 2019.
9. Nacher M, Douine M, Gaillet M et al. Simultaneous dengue and Covid-19 epidemics: difficult days ahead? PLoS Negl Trop Dis. 2020;14(8):e0008426. Publicado em 14 ago 2020.
10. World Health Organization (WHO). Global Advisory Committee on Vaccine Safety (GACVS) Statement on Dengvaxia® (CYD-TDV), 2018. Disponível em: https://www.who.int/groups/global-advisory-committee-on-vaccine-safety/topics/dengue-vaccines/safety-update. Acesso em 24/01/2022.

61 Febre amarela

Mariana Colbachini Polo

Mário Ferreira Carpi

Etiologia

Arbovírus do gênero *Flavivirus*, família Flaviviridae, RNA viral.

Período de incubação

Varia entre 3 e 6 dias, podendo chegar a até 10 a 15 dias.

Período de transmissibilidade

O sangue do doente é infectante desde cerca de 24 a 48 horas antes do início dos sintomas até 3 a 5 dias depois. O mosquito infectado transmite o vírus por 6 a 8 semanas.

Transmissão

Picada da fêmea infectada dos mosquitos *Haemagogus* e *Sabethes* em áreas silvestres e do *Aedes aegypti* na zona urbana, além de transmissão vertical e aleitamento materno.

Definição de casos

A informação sobre o estado vacinal é importante para a vigilância epidemiológica diferenciar os casos de febre amarela (FA) pelo vírus selvagem (incluindo falha vacinal) dos casos suspeitos de evento adverso pós-vacina. Entretanto, a conduta clínica independe do estado vacinal do paciente, pois o manejo do caso será o mesmo para paciente suspeito de infecção tanto pelo vírus selvagem como pelo vírus vacinal. A definição de caso suspeito é clínica, associada à epidemiologia:

Caso suspeito em área sem evidência de circulação viral

Indivíduo com quadro infecioso febril agudo (geralmente até 7 dias), de início súbito, acompanhado de icterícia e/ou manifestações hemorrágicas, com exposição nos últimos 15 dias em área de risco e/ou em área com recomendação de vacinação (ACRV) e/ou em locais com recente ocorrência de epizootia em primatas não humanos; independentemente do estado vacinal.

Caso suspeito em áreas de surto

Indivíduo com até 7 dias de quadro febril agudo (febre relatada ou aferida), acompanhada de dois ou mais dos seguintes sinais e sintomas: cefaleia, mialgia, lombalgia, mal-estar, calafrios, náuseas, tonturas, dor abdominal, icterícia, manifestações hemorrágicas e elevação de transaminases, com exposição em área em surto ou em ambientes rurais dessas áreas; independentemente do estado vacinal.

Notificação

Compulsória e imediata.

Manifestações clínicas

Podem variar desde quadros assintomáticos (estima-se de 40% a 60% dos casos) até quadros graves e fatais. A forma clássica e fatal apresenta três fases distintas, descritas a seguir.

Fase de infecção

Após o período de incubação, inicia-se quadro súbito e inespecífico de febre, calafrios, cefaleia, lombalgia, mialgias generalizadas, prostração, mal-estar, tonturas, náuseas e vômitos, podendo ocorrer infecção conjuntival e bradicardia. Os pacientes apresentam viremia nessa fase, que costuma durar de 3 a 6 dias após a infecção. Pode-se observar em alguns casos o sinal de Faget (bradicardia acompanhada de febre). Entre as alterações laboratoriais, encontram-se leucopenia com neutropenia relativa e aumento de transaminases.

Fase de remissão

A maioria dos pacientes apresenta regressão dos sintomas e melhora do quadro por poucas horas, até no máximo 2 dias.

Fase tóxica

Cerca de 15% dos pacientes voltam a ficar sintomáticos, e de forma mais grave, após algumas horas de melhora, com retorno da febre, diarreia e vômitos com aspecto de borra de café, podendo ocorrer também dor abdominal intensa. Instala-se quadro de insuficiência hepatorrenal, caracterizado por icterícia, oligúria, anúria e albuminúria, acompanhado de manifestações hemorrágicas: gengivorragias, epistaxe, otorragia, hematêmese, melena, hematúria, petéquias, equimoses, hematomas, hemorragia conjuntival, hemoptise, hemoperitônio, sangramentos em locais de punção venosa e prostração intensa, além de comprometimento do sensório, com obnubilação mental e torpor, podendo haver evolução para coma e morte. O óbito ocorre em cerca de 50% das formas graves, em 7 a 14 dias, principalmente por insuficiência hepática fulminante.

Diagnóstico

Pacientes definidos como caso suspeito de FA devem ser submetidos a investigação laboratorial: transaminases, creatinina, RNI e hemograma completo. Para pacientes internados, com formas moderadas/graves, considerar: ECG, EAS, raio X de tórax, plaquetas, glicemia, gasometria venosa ou arterial (esta última somente se houver indicação), TGO, TGP, GAMA GT, LDH, CK total, bilirrubina total e frações, amilase, lipase, proteínas totais e frações, TAP + RNI e TTPA, lactato, ureia, creatinina, eletrólitos, proteína C reativa (PCR), hemograma, ecocardiograma. E somente nas formas graves acrescentar aos exames citados os seguintes: fibrinogênio, hemocultura (duas amostras para bactéria e fungo) e dosagem de fator V e tromboelastografia, se disponível. Avaliar a periodicidade da coleta de acordo com resultados anteriores, com a evolução clínica e o número de dias de sintomas.

Achados de exames laboratoriais inespecíficos

- *Hemograma completo:* no início do quadro, são encontradas leucopenia, neutropenia e plaquetopenia, podendo ocorrer aumento de hematócrito, o que indica tendência a hemoconcentração. Posteriormente, prevalece anemia e, nos quadros mais graves, geralmente na 2ª semana de sintomas, ocorre leucocitose, com neutrofilia e desvio à esquerda.
- *PCR:* baixa.
- *Ureia e creatinina:* elevadas em casos graves, em razão da necrose tubular aguda.
- *Enzimas hepáticas:* aumento da transaminase é proporcional à gravidade da doença e níveis muito altos indicam mau prognóstico. Predomina aumento de AST decorrente de comprometimento muscular cardíaco e esquelético, além de aumento da permeabilidade mitocondrial associada à apoptose celular simultânea. Bilirrubina total costuma estar muito elevada na fase de intoxicação, com fração de bilirrubina conjugada.
- *Glicemia:* pode apresentar-se baixa caso ocorra comprometimento hepático importante.
- *Eletrólitos:* alterações importantes a depender da gravidade e da função renal.
- *CPK e DHL:* aumentadas em razão de acometimento muscular.
- *CK-MB:* podem aumentar em casos de miocardite.
- *Coagulograma:* atividade de protrombina pode estar diminuída e/ou tempo de protrombina pode estar prolongado.
- *Urina 1:* elevada proteinúria, albuminúria, hematúria e cilindrúria.
- *Gasometria arterial:* em casos mais graves, podem ocorrer hipoxemia e acidose metabólica.
- *Amônia:* caso disponível, realizar dosagem nos casos moderados e graves. Amônia arterial > 70 mcg é fator de risco independente para encefalopatia hepática de alto grau.

Exames laboratoriais específicos

- *Isolamento do vírus e/ou detecção do RNA viral:* por técnicas de biologia molecular (reação em cadeia de polimerase – RT-PCR). O período adequado para a realização do teste é até o 7º dia do início dos sintomas.

- *Pesquisa de antígeno viral:* amostras de material histopatológico (principalmente do fígado e, adicionalmente, do baço, pulmões, rins, coração e cérebro, coletadas preferencialmente até 24 horas após o óbito) por técnica imuno-histoquímica.
- *Sorologia:* pesquisa de anticorpos da classe IgM e IgG por ELISA ou inibição de hemaglutinação. A presença de anticorpos da classe IgM pode ser detectada apenas a partir de 5 dias após o início dos sintomas, recomenda-se, portanto, que a sorologia seja idealmente feita após o 6º dia de sintomas. Atenção deve ser dada para a possibilidade de reações falso-positivas em indivíduos previamente expostos a outros flavivírus ou que receberam vacina de febre amarela.

A Figura 61.1 resume os estágios da evolução clínica da febre amarela e as principais alterações laboratoriais que as acompanham.

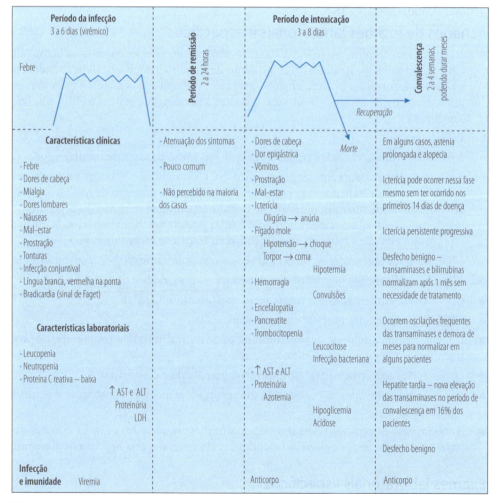

Figura 61.1. Estágios de infecção por febre amarela, mostrando as principais características clínicas e laboratoriais da doença.
Fonte: Adaptada de Monath, 2001.

Classificação de risco

A classificação de risco, segundo o Ministério da Saúde (MS), deve ser realizada de acordo com os sinais clínicos e exames laboratoriais.

- *Forma grave:* caracterizada pela presença de pelo menos um dos sinais de gravidade: oligúria, sonolência, confusão mental, torpor, coma, convulsão, sangramento, dificuldade respiratória, hipotensão, sinais de má perfusão, icterícia, TGO ou TGP ≥ 2.000, Cr ≥ 2, RNI ≥ 1,5, plaquetas < 50.000.
- *Forma moderada:* caracterizada pela ausência de sinais de gravidade e pela presença de pelo menos um dos **sinais de alarme**: vômitos, diarreia e dor abdominal, TGO ≥ 500 e Cr ≥ 1,3.
- *Forma leve:* caracterizada pela ausência de sinais de alarme e gravidade, TGO ou TGP < 500, Cr < 1,3 e INR < 1,5.

Os valores de creatinina utilizados pelo MS são para pacientes adultos, e na literatura não há referência desses valores na classificação da FA para a população pediátrica. A insuficiência renal aguda está associada a aumento de duração da ventilação mecânica, tempo de permanência na UTI e mortalidade, sendo crucial o diagnóstico precoce para implementação de intervenções efetivas. Atualmente, a classificação de lesão renal aguda mais utilizada em crianças é a do Kidney Disease: Improving Global Outcomes (KDIGO), que avalia o aumento da creatinina sérica e a redução do débito urinário para monitorização, estadiamento e diagnóstico (Tabela 61.1).

Tabela 61.1. Classificação pediátrica do KDIGO.

KDIGO	Creatinina sérica	Débito urinário
1	Aumento de 0,3 mg/dL da Cr de base em menos de 48 horas ou aumento de 1,5 a 1,9 vez a Cr base em 7 dias	< 0,5 mL/kg/h por 6 a 12 horas
2	Aumento de 2 a 2,9 vezes a Cr de base	< 0,5 mL/kg/h por > 12 horas
3	Aumento maior que 3 vezes a Cr de base ou taxa de filtração glomerular estimada menor do que 35 mL/min/1,73² ou necessidade de terapia de substituição renal	< 0,3 mL/kg/h por > 12 horas ou anúria por > 12 horas

Fonte: Adaptada de KDIGO, 2012.

Diagnóstico diferencial

As formas leve e moderada de FA devem ser diferenciadas principalmente das síndromes febris agudas: malária, dengue, mononucleose infecciosa, *influenza*, hepatites virais, rickettsioses, zika, chikungunya, febre tifoide etc. Nas formas graves, o diagnóstico diferencial são as síndromes febris hemorrágicas (dengue hemorrágica, sepse e outras doenças com curso íctero-hemorrágico), malária por *Plasmodium falciparum*, leptospirose, além de formas fulminantes de hepatite.

Tratamento

Não existe medicamento específico contra o vírus da FA. A conduta após a avaliação inicial depende dos achados clínicos e laboratoriais (Figura 61.2):

Parte 7 – Infectologia

Definição de caso para manejo clínico da febre amarela

Em área sem evidência de circulação viral
Indivíduo com quadro infeccioso febril agudo (geralmente até 7 dias) de início súbito, acompanhado de icterícia e/ou manifestações hemorrágicas, com exposição nos últimos 15 dias em área de risco e/ou em Área com Recomendação de Vacinação (ACRV) e/ou em locais com recente ocorrência de epizootia em PNH, independentemente do estado vacinal*

Em área de surto
Indivíduo com até 7 dias de quadro febril agudo (febre relatada ou aferida), acompanhado de dois ou mais dos seguintes sinais e sintomas: cefaleia, mialgia, lombalgia, mal-estar, calafrios, náuseas, tonturas, dor abdominal, icterícia, manifestações hemorrágicas, elevação de transaminases, com exposição em área recentemente afetada (em surto) ou em ambientes rurais dessas áreas, independentemente do estado vacinal*

*A informação do estado vacinal deve ser considerada para fins de vigilância, mas não deve ser critério de exclusão para o manejo clínico do paciente.

↓

Fazer avaliação clínica e realizar TGO, TGP, RNI, creatinina e hemograma completo

↓

Apresenta algum sinal de gravidade?

Sinais de gravidade
Oligúria, sonolência, confusão mental, torpor, coma, convulsão, sangramento, dificuldade respiratória, hipotensão, sinais de má perfusão
e/ou
TGP ou TGO > 2.000, CR > 2, RNI > 1,5, plaquetas < 50.000

Não →

Apresenta algum sinal de alarme?

Sinais de alarme: vômito, diarreia, dor abdominal
e/ou
2.000 > TGO ≥ 500 – 2 > creatinina ≥ 1,3

Sim →

Forma grave (Grupo C)
Com sinais de gravidade

Conduta: internação hospitalar em UTI
Seguir orientações do manual de manejo clínico

Não:
Forma leve (Grupo A)
Sem sinais de alarme

Conduta
Observação em unidade 24 horas ou internação clínica hospitalar.
Recomenda-se a administração de analgésicos e antitérmicos indicados** e manutenção da euvolemia.

Realizar reavaliação clínica/reclassificação a cada 12 horas e revisão laboratorial (no mínimo transaminases, creatinina, RNI e hemograma completo) com intervalo máximo de 24 horas

Critérios de alta
Paciente permanece internado até 48 horas após remissão da febre, sem manifestação de alterações clínicas e laboratoriais. Programar seguimento pós-alta

Sim:
Forma leve (Grupo B)
Com sinais de alarme

Conduta: internação hospitalar
Recomenda-se a administração de analgésicos e antitérmicos indicados** e manutenção da euvolemia. Avaliar sinais de desidratação (diurese, turgor, perfusão capilar): se necessário, hidratação venosa com cristaloide 20 mL/kg em 1 hora para manter diurese em 0,5 mL/kg, repetindo até 2 vezes. Caso se mantenha oligúrico ou hipotenso, encaminhar para a UTI

Realizar reavaliação clínica/reclassificação a cada 4 horas e revisão laboratorial com intervalo máximo de 12 horas

Critérios de alta: pelo menos 7 dias do início dos sintomas, afebril e com melhora clínica e laboratorial há pelo menos 72 horas. Programar seguimento pós-alta

Importante
Os casos de pacientes que apresentem sinais/sintomas compatíveis com os descritos no caso suspeito, até 30 dias após terem recebido a vacina contra a febre amarela, deverão ser notificados e investigados imediatamente como suspeitos de Evento Adverso Pós-vacinação (EAPV)

**Evitar o uso de paracetamol, AAS e AINES

Figura 61.2. Fluxograma – Classificação de risco e manejo clínico da febre amarela.
Fonte: Ministério da Saúde (MS), 2020.

Manejo clínico – forma grave

- Manutenção da nutrição: dieta por via oral ou enteral, conforme a aceitação do paciente.
- Manter cabeceira elevada: entre 30 e 45°.
- Protetor gástrico.
- Controlar temperatura corporal: evitar paracetamol.
- Suporte hemodinâmico e correção de distúrbios hidreletrolíticos e acidobásicos, glicêmico e de coagulação.
- Monitorar a diurese e o balanço hídrico: com o objetivo de mantê-lo próximo a zero.
- Realizar hidratação venosa: com cristaloides para manutenção da euvolemia.
- Realizar medidas de prevenção de lesão por pressão: com mudança de decúbito de 3/3 horas.
- Indicar diálise precoce: se nível de bicarbonato sérico menor do que 18 mEq/L e/ou hipervolemia e/ou hipercalemia e/ou oligúria, mesmo que o paciente seja classificado como AKIN I e II. Pacientes com FA grave, mesmo com insuficiência renal grave, não apresentam habitualmente níveis elevados de ureia.
- Considerar monitoração invasiva de pressão arterial: evitando punção de artéria femoral.
- Em caso de **pacientes intubados**: utilizar estratégia de ventilação protetora com atenção para hipertensão intracraniana.
- Monitorar sinais de hipertensão intracraniana: e realizar medidas clínicas caso esteja presente. Não colocar cateter de PIC, em razão do risco de sangramento.
- Instituir precocemente o tratamento de encefalopatia hepática: manitol (ou lactulose) com bisacodil; se não houver resposta, usar clister glicerinado com o objetivo de manter três a cinco evacuações diárias.
- Para profilaxia de crises convulsivas em pacientes com encefalopatia hepática de qualquer grau: optar por levetiracetam via oral ou enteral, se disponível, ou fenitoína como alternativa.
- Antibioticoterapia: ainda não há consenso sobre a utilização do antibiótico. Na possibilidade de infecção bacteriana concomitante, iniciar o uso de antibiótico conforme protocolo do serviço e discussão com a comissão de controle de infecção hospitalar (CCIH) local.
- Transfusão de sangue e componentes: avaliar a necessidade de transfusão:
  - Concentrado de hemácias (CH): manter Hb > 7 g/dL. Dose em adultos: 1 unidade; e em crianças: de 10 a 15 mL/kg/dose de CH. No choque hemorrágico, deve-se considerar a possibilidade de coagulopatia dilucional e, assim, considerar a transfusão de CH e plasma fresco congelado (PFC) numa proporção de CH:PFC = 1:1 ou 1,5:1 ou de acordo com o protocolo de transfusão maciça do serviço.
  - Concentrado de plaquetas (CP) (Tabela 61.2):

Tabela 61.2. Concentrado de plaquetas (CP).

Ativo de plaquetas	Indicação da transfusão
Inferior a 100.000/mm³	Sangramento ou suspeita de sangramento em sistema nervoso central (SNC) e/ou retiniano
Inferior a 50.000/mm³	Sangramento ativo importante (exceto em SNC) ou preparo para procedimentos invasivos (cirurgias, cateter, punção lombar, paracentese)
Inferior a 20.000/mm³	Caso tenha risco de sangramento aumentado (p. ex., febre, presença de esplenomegalia)
> 10.000	Apesar de não haver benefício na transfusão profilática, a transfusão deve ser avaliada caso a caso

Fonte: Adaptada de Ministério da Saúde, 2015.

Plasma fresco congelado (PFC) (Tabela 61.3):

Tabela 61.3. Plasma fresco congelado (PFC).

Dose no adulto: 10 a 20 mL/kg de peso/dose, infusão em até 1 hora.
Dose na criança: 10 mL/kg de peso/dose, infusão em até 1 hora.

	Parâmetros laboratoriais	Tipo de sangramento	Frequência da dose
Transfundir plasma somente se sangramento ativo ou antes de procedimentos invasivos na vigência de alteração no coagulograma	• Atividade de protrombina < 60% ou INR > 1,5 a 1,6 • PTTa/Controle > 1,5	Leve	24/24 horas
		Moderado	12/12 horas
		Grave	Até de 6/6 horas (dose diária não superior a 30 mL/kg de peso/dia)

INR = índice normatizado internacional; PTTa/Controle = relação PTTa/Controle do dia.
Fonte: Adaptada de Ministério da Saúde, 2015.

- Crioprecipitado (Crio): fibrinogênio < 100 a 150 mg/dL para paciente com sangramento ativo ou que fará algum procedimento invasivo, ou no choque hemorrágico com reposição sanguínea volumosa (transfusão maciça). Dose em crianças: 10 mL/kg infusão livre; e em adultos: 1 a 1,5 U a cada 7 a 10 kg de peso, não excedendo 1 hora. Cada unidade possui de 10 a 15 mL.
- Ácido tranexâmico: em pacientes com coagulopatia ou plaquetopenia < 90.000/mm³, independentemente da presença de sangramento, até melhora da plaquetopenia ou interrupção do sangramento.
- Troca plasmática: é considerada promissora no tratamento de pacientes com a forma grave de FA – com melhora da sobrevida. Indicações: bicarbonato < 18 mEq/L em hemodiálise e/ou redução de 30% do valor normal de fator V e/ou amônia arterial > 70 mmol/L e/ou qualquer grau de encefalopatia e/ou choque hemodinâmico. Contraindicações: paciente em choque hemodinâmico refratário e ocorrência de reações adversas graves secundárias à transfusão de plasma ou ao procedimento de troca plasmática.
- Transplante hepático: deve ser considerado para casos reservados, após esgotamento de outras terapêuticas (como troca plasmática), e discutido individualmente para pacientes que preencherem critérios de Clichy modificados, conforme recomendações do MS (Tabela 61.4).

Tabela 61.4. Critérios para inclusão em lista de espera por transplante hepático por insuficiência hepática hiperaguda causada pelo vírus da febre amarela.

- Pacientes criticamente enfermos, com confirmação ou forte suspeita clínica e epidemiológica de infecção pelo vírus da febre amarela
- Enquadrem-se no "Critério de Clichy modificado":
  - Presença de fator da coagulação V menor que 50% para qualquer idade e
  - Encefalopatia (critérios de West Haven) de qualquer grau
- Apresentem as seguintes alterações laboratoriais:
  - TGP ou TGO maior que 3.000 U/L e
  - Creatinina maior que 2 mg/dL

Fonte: Adaptada de Ministério da Saúde, 2018.

Prevenção

A vacina atualmente utilizada é composta de vírus vivos atenuados. Houve mudança pelo MS no calendário em 2020, estabelecendo a primeira dose aos 9 meses de idade e reforço aos 4 anos, para residentes em áreas endêmicas ou viajantes para essas áreas. Crianças acima de 5 anos de idade e adultos não têm indicação de dose de reforço; porém, em situação de risco de contrair a doença, o médico deverá avaliar o benefício/risco da vacinação.

Outras medidas também devem ser tomadas, como controle do vetor, uso de repelentes registrados oficialmente (de acordo com a idade da criança), telas de proteção, roupa impregnada com permetrina etc.

Referências bibliográficas

1. Brasil. Ministério da Saúde. Secretaria de Atenção à Saúde. Febre amarela: guia para profissionais de saúde. Brasília: Ministério da Saúde; 2018.
2. Brasil. Ministério da Saúde. Secretaria de Vigilância em Saúde. Departamento de Imunização e Doenças Transmissíveis. Manual de manejo clínico da febre amarela. Brasília: Ministério da Saúde, 2020.
3. Monath TP. Yellow fever: an update. Lancet Infectious Diseases. 2001;1(1):11-20.
4. Martins MM, Prata-Barbosa A, Cunha AJLAD. Arboviral diseases in pediatrics. J Pediatr (RJ). Mar-Abr 2020;96(Suppl 1):2-11.
5. Kidney Disease: Improving Global Outcomes (KDIGO). Acute Kidney Injury Work Group. KDIGO clinical practice guideline for acute kidney injury. Kidney Inter. 2012;2(1):1-138.
6. Selewski DT, Cornell TT, Heung M, Troost JP, Ehrmann BJ, Lombel RM et al. Validation of the KDIGO acute kidney injury criteria in a pediatric critical care population. Intensive Care Med. Out 2014;40(10):1481-8.
7. Diniz LMO, Romanelli RMC, Bentes AA, Silva NLCD, Soares Cruzeiro FR, Marcial TM et al. Yellow fever in children and adolescents previously immunized in Minas Gerais State, Brazil. Vaccine. 14 out 2020;38(44):6954-8.
8. Brasil. Ministério da Saúde. Calendário vacinal. 2020. Atualizado em 09/12/2021. Disponível em: https://www.gov.br/saude/pt-br/assuntos/saude-de-a-a-z-1/c/calendario-de-vacinacao. Acesso em 24/01/2022.
9. BRASIL. Ministério da Saúde. Gabinete do Ministro. Portaria n. 2.117, de 11 de julho de 2018. Institui, no âmbito do Sistema Único de Saúde (SUS), a estratégia para assistência emergencial em casos de insuficiência hepática hiperaguda relacionada a febre amarela (IHHFA), por meio da análise e acompanhamento específicos dos transplantes de fígado. Brasília/DF: Diário Oficial da União. 16 jul 2018;1:43.
10. BRASIL. Guia para uso de Hemocomponentes. Ministério da Saúde – Secretaria de Atenção à Saúde, 2ª edição, 2015.

62 Outras arboviroses

Mariana Colbachini Polo
Mário Ferreira Carpi

Chikungunya

Etiologia

Vírus chikungunya (CHIKV), da família Togaviridae e do gênero *Alphavirus*.

Transmissão

Picada de fêmeas dos mosquitos *Aedes aegypti* e *Aedes albopictus*, infectadas pelo CHIKV. A transmissão vertical pode ocorrer intraparto de gestantes virêmicas e via transfusional.

Período de incubação

Média de 3 a 7 dias (podendo variar de 1 a 12 dias).

Período de viremia

Geralmente, inicia-se 2 dias antes da apresentação dos sintomas, podendo perdurar por mais 10 dias.

Manifestações clínicas

O espectro clínico pode variar, sendo 70% dos indivíduos sintomáticos, e a doença pode evoluir de forma grave e resultar em óbito, principalmente em pacientes com comorbidades e em extremos de idade. A sintomatologia da doença coincide com a alta replicação viral, apresentando sintomas (Figura 62.1) mais intensos no início da doença.

A doença pode ser dividida em três fases: aguda, subaguda e crônica, de acordo com a duração dos sintomas (Tabela 62.1).

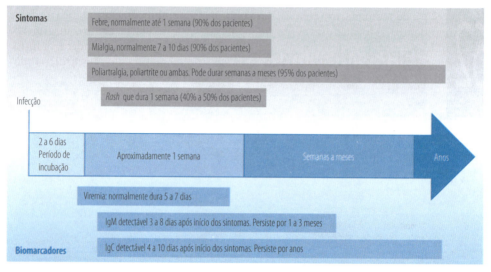

Figura 62.1. Marcos de infecção, sintomas e biomarcadores na chikungunya.
Fonte: Adaptada de Weaver SC, Lecuit M, 2015.

Tabela 62.1. Espectro clínico da chikungunya.

Fase aguda ou febril	Fase subaguda	Fase crônica
Duração < 10 dias	Duração até 3 meses	Duração > 3 meses
• Febre de início súbito • Intensa poliartralgia bilateral e simétrica (grandes e pequenas articulações e regiões distais) • Edema articular ou periarticular • Dores nas costas, cefaleia e fadiga • Mialgia leve ou moderada • Exantema macular ou maculopapular do 2º ao 5º dia após o início da febre, principalmente tronco e extremidades (palmas e plantas dos pés) • Dermatite esfoliativa, lesões vesicobolhosas, hiperpigmentação, fotossensibilidade, lesões simulando eritema nodoso e úlceras orais • Dor retro-ocular, calafrios, conjuntivite sem secreção, faringite, neurite • Náusea, vômitos, diarreia, dor abdominal	• Febre desaparece • Persistência ou agravamento da artralgia, incluindo poliartrite distal, exacerbação da dor articular nas regiões previamente acometidas na fase aguda e tenossinovite hipertrófica subaguda em punhos e tornozelos • Síndrome do túnel do carpo pode ocorrer como consequência da tenossinovite hipertrófica • Astenia, prurido generalizado e exantema maculopapular, lesões purpúricas, vesiculares e bolhosas, doença vascular periférica, fadiga e sintomas depressivos	• Acometimento articular persistente ou recidivante nas mesmas articulações atingidas durante a fase aguda, caracterizado por dor com ou sem edema, limitação de movimento, deformidade e ausência de eritema • Fadiga, cefaleia, prurido, alopecia, exantema, bursite, tenossinovite, disestesias, parestesias, dor neuropática, fenômeno de Raynaud, alterações cerebelares, distúrbios do sono, alterações da memória, déficit de atenção, alterações do humor, turvação visual e depressão – Sintomas podem durar indefinidamente

Fonte: Adaptada de Ministério da Saúde, 2017.

Em crianças, há prevalência de casos assintomáticos; quando presentes manifestações clínicas, as dermatológicas e neurológicas são mais comuns. Em lactentes, uma característica marcante é o aparecimento de lesões vesicobolhosas confluentes, com base eritematosa, sendo bolhas flácidas, facilmente rompidas, com líquido claro, não hemorrágicas. Outras manifestações cutâneas descritas são lesões hiperpigmentares e cianose periférica, mas sem alterações hemodinâmicas. Artralgia, artrite e mialgia podem estar presentes, mas são mais frequentes em escolares e adolescentes.

Os recém-nascidos são assintomáticos nos primeiros dias, com surgimento de sintomas a partir do 4º dia (3 a 7 dias), os quais incluem a presença de febre, síndrome álgica, recusa da mamada, exantemas, descamação, hiperpigmentação cutânea e edema de extremidades. As formas graves são frequentes nessa faixa etária, como o surgimento de complicações neurológicas (meningoencefalites, edema cerebral, hemorragia intracraniana, convulsões e encefalopatias), hemorrágicas e acometimento miocárdico (miocardiopatia hipertrófica, disfunção ventricular, pericardite) (Tabela 62.2).

Tabela 62.2. Apresentação clínica da chikungunya em crianças *versus* adolescentes.

Característica clínica	Crianças	Adultos
Febre	Início súbito, febre alta (> 38,9 °C, duração de 1 a 8 dias)	
Manifestações clínicas	*Rash* maculopapular (33% a 60%) Alterações pigmentares (42%) *Rash* bolhoso/lesões bolhosas em 38% a 48% dos < 6 meses	*Rash* maculopapular em tronco e membros (35% a 50%) Alterações pigmentares raras *Rash* bolhoso/lesões bolhosas ou fotossensibilidade raras
Manifestações mucocutâneas	Úlceras orais raras	Úlceras orais (16%)
Manifestações musculoesqueléticas	Mialgia, artralgia (30% a 50%)	Artrite/artralgia simétrica, mais comum em articulações distais (87% a 99%) Tenossinovite comum Dor lombar comum Mialgia (60% a 93%) Artralgias persistentes ou recorrentes por 1 ou mais anos em até 57% dos pacientes
Manifestações hemorrágicas	Púrpura, equimose (10%) Sangramento nasal, gengival, estomacal e choque (até 19% dos recém-nascidos)	Sangramento nasal, gengival, estomacal e choque raro
Manifestações neurológicas	Cefaleia (15%) Convulsões, encefalopatia aguda, meningoencefalite (14% a 32%)	Cefaleia (40% a 81%) Encefalopatia, meningoencefalite, paralisia flácida aguda, síndrome de Guillain-Barré (< 0,1%)
Forma assintomática	35% a 40% (raro em < 2 anos de idade)	16% a 27%

Fonte: Adaptada de Ritz et al., 2015.

Os grupos de maior risco para evolução grave são: gestantes, pacientes com comorbidades (história de convulsão febril, diabetes, asma, insuficiência cardíaca, alcoolismo, doenças reumatológicas, anemia falciforme, talassemia e hipertensão arterial sistêmica), crianças, adultos acima de 65 anos e aqueles que estão em uso de alguns fármacos, como aspirina, anti-inflamatórios e paracetamol, em altas doses. As manifestações atípicas (Quadro 62.1) também estão associadas ao maior risco de evolução para óbito.

Quadro 62.1. Manifestações atípicas de chikungunya.

Sistema/órgão	Manifestações
Nervoso	Meningoencefalite, encefalopatia, convulsão, síndrome de Guillain-Barré, síndrome cerebelar, paresias, paralisias e neuropatias
Ocular	Neurite óptica, iridociclite, episclerite, retinite e uveíte
Cardiovascular	Miocardite, pericardite, insuficiência cardíaca, arritmia e instabilidade hemodinâmica
Pele	Hiperpigmentação por fotossensibilidade, dermatoses vesicobolhosas e ulcerações aftosa-*like*
Rins	Nefrite e insuficiência renal aguda
Outros	Discrasia sanguínea, pneumonia, insuficiência respiratória, hepatite, pancreatite, síndrome da secreção inapropriada do hormônio antidiurético e insuficiência adrenal

Fonte: Adaptado de Rajapakse et al., 2010.

Todo paciente que apresentar sinais clínicos e/ou laboratoriais em que haja necessidade de internação em terapia intensiva ou risco de morte deve ser considerado com a forma grave da doença.

Notificação
Obrigatória.

Diagnóstico laboratorial
Exames específicos
- *Pesquisa de RNA viral: reverse-transcription polymerase chain reaction* (RT-PCR) e *real time* RT-PCR (qRT-PCR) devem ser coletados até aproximadamente o 8º dia após o início dos sintomas. O resultado positivo confirma a doença, mas o negativo não a descarta, sendo necessária a coleta de sorologia.
- *Pesquisa de anticorpos:* ELISA e teste imunocromatográfico do tipo *point-of-care*: coletados a partir do 6º dia do início dos sintomas. O método sorológico pode apresentar resultado falso-positivo, em decorrência da reação cruzada com outras infecções virais, como o vírus *Mayaro*; assim, em áreas endêmicas de outros vírus deve-se utilizar métodos mais específicos.
- *Isolamento viral: plaque reduction neutralization test* (PRNT): padrão-ouro, porém nem sempre disponível.
- *Testes virológico e sorológico:* podem ser realizados no líquido cefalorraquidiano em pacientes com meningoencefalite. Nos casos fatais, a detecção do vírus por isolamento e por RT-PCR pode ser feita a partir de fragmentos de órgãos.

Exames inespecíficos
Leucopenia com linfopenia menor que 1.000 células/mm^3 é a alteração laboratorial mais frequente; e a trombocitopenia inferior a 100.000 células/mm^3 é rara. Pode haver aumento discreto de transaminases, creatinina, creatinofosfoquinase (CPK) e hipocalcemia. A velocidade de hemossedimentação e a proteína C reativa encontram-se geralmente elevadas, podendo permanecer assim por algumas semanas.

Definição de caso suspeito
Pessoas com febre maior que 38,5 °C (acompanhada de artralgia intensa ou artrite aguda não explicadas por outras condições) e que vivam ou tenham viajado nos últimos 14 dias para área com transmissão de chikungunya ou presença de *Aedes* spp.

Definição de caso confirmado
Caso suspeito com positividade para qualquer um dos seguintes exames laboratoriais: isolamento viral, PCR, presença de IgM (coletado durante a fase aguda ou de convalescença); ou aumento de quatro vezes o título de anticorpos demonstrando a soroconversão entre amostras nas fases aguda e convalescente, preferencialmente de 15 a 45 dias após o início dos sintomas ou de 10 a 14 dias após a coleta da amostra na fase aguda.

Tratamento

O manejo clínico do paciente será de acordo com a fase da doença, grupos de risco, presença de sinais de gravidade e critérios de internação (Figura 62.2).

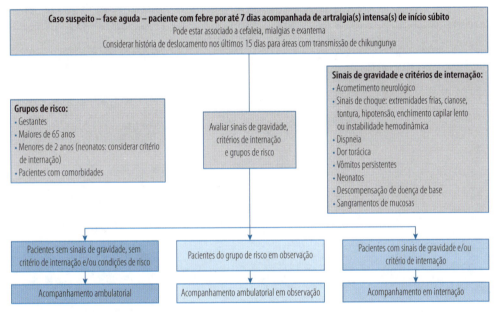

Figura 62.2. Fluxograma – Classificação de risco de paciente com chikungunya.
Fonte: Adaptada de Ministério da Saúde, 2017.

O tratamento da dor envolve todas as fases da doença, e não apenas as fases subagudas e crônicas, devendo ser efetivo desde os primeiros dias de sintomas. A dor aguda tratada de maneira inadequada é uma das principais causas de sua cronificação, o que pode impactar na vida da criança tanto no sono como no estado emocional, nos relacionamentos, no desenvolvimento, nas habilidades cognitivas, causar limitação das atividades habituais, podendo ser desenvolvidos problemas mentais e físicos adicionais, como distúrbios funcionais e de ansiedade na idade adulta.

Na investigação diagnóstica, devem ser realizados história e exame físico detalhados, com o auxílio dos pais ou cuidadores na observação comportamental da criança, como postura anormal, medo de ser movimentado, falta de expressão facial, falta de interesse pelo ambiente, tranquilidade indevida, irritabilidade, mau humor, perturbações do sono, raiva, alterações do apetite e baixo desempenho escolar.

O uso de instrumento de avaliação de dor é essencial, principalmente para recém-nascidos, crianças pequenas e/ou com déficit cognitivo, sendo indicadas as escalas de acordo com a fase do desenvolvimento infantil:

- *Recém-nascidos:* Neonatal Facial Coding System (NFCS).
- *Crianças de 2 meses a 7 anos:* escala FLACC (*Face, Legs, Activity, Cry, Consolability*) revisada.

Fase aguda (Figura 62.3)

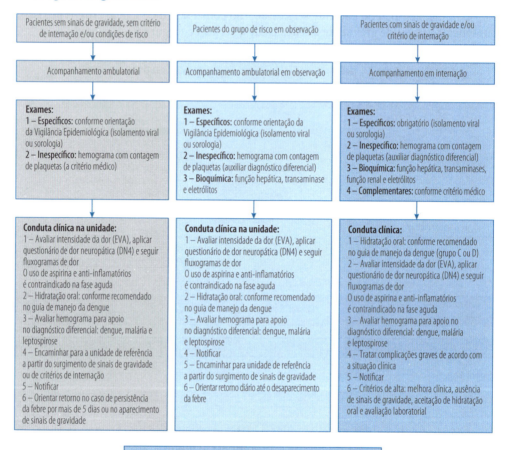

Figura 62.3. Fluxograma – Manejo de paciente com suspeita de chikungunya (fase aguda).
Fonte: Adaptada de Ministério da Saúde (MS).

- *Crianças de 3 a 6 anos de idade:* escala de Faces de Wong-Baker e a escala de Faces de Dor Revisada (FPS-R).
- *Escolares e adolescentes:* Escala Visual Analógica (EVA), escala numérica e de faces. O MS orienta o tratamento da dor de acordo com sua intensidade (Figura 62.4).

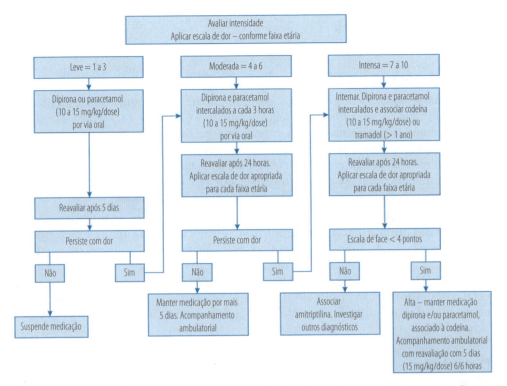

Figura 62.4. Fluxograma – Tratamento da dor na fase aguda (0 a 14 dias) de paciente com chikungunya – pediatria.
Fonte: Adaptada de Brito et al., 2016.

Além das medicações sugeridas, medidas não farmacológicas devem ser orientadas, como compressas frias nas articulações dolorosas e estímulo a exercícios ativos, como as brincadeiras próprias das faixas etárias, desde que se respeite o limite de tolerância de dor da criança e do adolescente. Nos casos mais graves, há indicação de reabilitação com fisioterapeuta, para prevenir hipotrofia muscular e sequelas articulares deformantes.

Fase subaguda e crônica

Os casos que evoluem para a fase subaguda ou crônica devem ser encaminhados para ambulatórios especializados de reumatologia pediátrica para melhor manejo e seguimento da criança.

Zika

Etiologia

RNA viral de cadeia simples, do gênero *Flavivirus*, da família Flaviviridae.

Transmissão

Picada da fêmea do mosquito dos gêneros *Aedes aegypti* e *Aedes albopictus*. Outras formas de transmissão foram descritas, como transfusão sanguínea, relação sexual, transplante de órgãos e de medula óssea e transplacentária.

Período de incubação

De 3 a 14 dias.

Manifestações clínicas

Estima-se que 80% dos casos são assintomáticos; e os sintomas, quando presentes, são brandos e autolimitados. A febre geralmente é baixa (< 38,5 °C) e o exantema é maculopapular pruriginoso, com surgimento cefalocaudal, afetando palmas das mãos e plantas dos pés. Na infância, os sintomas mais comuns relatados, além da febre e do *rash*, são conjuntivite e artralgia de pequenas articulações; e podem estar presentes mialgia, queixas gastrointestinais, dor retro-orbitária e sintomas do trato respiratório superior.

O neurotropismo do vírus está associado a complicações neurológicas, como síndrome de Guillain-Barré, polineuropatia periférica, mielite aguda e meningoencefalite. Nos casos de infecções congênitas, esses pacientes podem apresentar microcefalia, retardo do crescimento intrauterino, redução do volume cerebral, malformações cerebrais (calcificações subcorticais, ventriculomegalia e defeitos de migração cortical), desproporção craniofacial, além do acúmulo de pele na região occipital, anormalidades oculares, hiperexcitabilidade, hipertonia, irritabilidade, epilepsia e artrogripose.

Diagnóstico

Deve-se suspeitar em todos os pacientes que apresentarem sintomas sugestivos de zika em local com infecção reportada ou até 2 semanas após retorno desse local.

O Centers for Disease Control and Prevention (CDC) recomenda para o diagnóstico de infecção pelo vírus zika:

- *< 14 dias após o início dos sintomas:* RT-PCR no soro e/ou na urina, coletado idealmente até o 5º dia.
- *A partir de 14 dias após o início dos sintomas:* IgM para o vírus zika pelo método MAC-Elisa, inclusive o teste de neutralização por redução de placas para o diagnóstico diferencial com outras arboviroses. Níveis de IgM podem ser detectados na 1ª semana da infecção e persistir por até 8 a 12 semanas.
- *Infecção congênita pelo vírus zika:* RT-PCR e IgM para vírus zika no soro e na urina do recém-nascido. Os mesmos exames podem ser solicitados no líquido cefalorraquidiano, na placenta e no líquido amniótico.

Definição de caso suspeito

Pacientes que apresentem exantema maculopapular pruriginoso, acompanhado de dois ou mais dos seguintes sinais e sintomas: febre ou hiperemia conjuntival sem secreção, com ou sem prurido, poliartralgia ou edema periarticular. A partir da confirmação por critério laboratorial de um primeiro caso autóctone de doença aguda por zika vírus em um distrito, os demais casos suspeitos poderão ser confirmados por critério clínico epidemiológico ou descartados se houver evidência de outro diagnóstico.

Definição de caso confirmado

Caso suspeito com um dos seguintes testes positivos/reagentes específicos para o diagnóstico de Zika: isolamento viral, detecção de RNA viral (RT-PCR ou sorologia IgM – duas coletas).

Definição de caso suspeito em gestantes

Toda gestante, em qualquer idade gestacional, com doença exantemática aguda, se excluídas as hipóteses não infecciosas. Deve ser realizado diagnóstico laboratorial específico (RT-PCR) para todas as gestantes (amostra de sangue até o 5º dia e urina até o 8º dia do início dos sintomas).

Notificação

Obrigatória.

Manejo clínico e tratamento

Até o momento, não há tratamento específico para a infecção pelo zika vírus, sendo realizado suporte com hidratação, antitérmicos/analgésicos e anti-histamínico. O uso de aspirina e anti-inflamatórios não esteroides deve ser evitado, pelo risco de coinfecção pelo vírus da dengue e complicações hemorrágicas. Nos casos de infecção congênita, deve-se realizar acompanhamento multiprofissional.

Para paciente com suspeita de zika, com sinais de gravidade e necessidade de internação, devem ser solicitados exames: hemograma completo, dosagem de albumina, ureia, creatinina, eletrólitos e transaminases. Para pacientes com instabilidade hemodinâmica, é necessário avaliar as funções renal, hepática e cardíaca.

Diagnóstico diferencial de arboviroses (Tabela 62.3)

Deve-se aventar outras hipóteses como diagnósticos diferenciais, de acordo com os sintomas do paciente:

- *Síndrome febril*: enteroviroses, *influenza* e outras viroses respiratórias, hepatites virais, malária, febre tifoide, dengue, chikungunya e outras arboviroses, Covid-19.
- *Síndrome exantemática febril*: rubéola, sarampo, escarlatina, eritema infeccioso, exantema súbito, enteroviroses, mononucleose infecciosa, parvovirose, citomegalovirose, outras arboviroses (*Mayaro*), farmacodermias, doença de Kawasaki, doença de Henoch-Schönlein, chikungunya, zika etc.
- *Síndrome hemorrágica febril*: hantavirose, febre amarela, leptospirose, malária grave, rickettsioses e púrpuras.
- *Síndrome dolorosa abdominal*: apendicite, obstrução intestinal, abscesso hepático, abdome agudo, pneumonia, infecção urinária, colecistite aguda etc.
- *Síndromes febris associadas a artralgia*: malária, artrite séptica, febre reumática, arboviroses (*Mayaro*, zika, dengue etc.).
- *Síndrome do choque*: meningococemia, sepse, meningite por *influenza* tipo B, febre purpúrica brasileira, síndrome do choque tóxico e choque cardiogênico (miocardites).
- *Síndrome meníngea*: meningites virais, meningite bacteriana e encefalite.

Tabela 62.3. Diagnóstico diferencial de arboviroses.

Sinais/sintomas	Dengue	Zika	Chikungunya
Febre	> 38 °C	Sem febre ou subfebril (≤ 38 °C)	Febre alta > 38 °C
Duração	4 a 7 dias	1 a 2 dias subfebril	2 a 3 dias
Rash	Surge a partir do 4º dia	Surge no 1º ou no 2º dia	Surge em 2 a 5 dias
Frequência	30% a 50% dos casos	90% a 100% dos casos	50% dos casos
Mialgia (frequência)	+++	++	+
Artralgia (frequência)	+	++	+++
Intensidade da dor articular	Leve	Leve/moderada	Moderada/intensa
Edema da articulação	Raro	Frequente e de leve intensidade	Frequente e de moderado a intenso
Conjuntivite	Rara	50% a 90% dos casos	30%
Cefaleia	+++	++	++
Hipertrofia ganglionar	+	+++	++
Discrasia hemorrágica	++	Ausente	+
Risco de morte	+++	+*	++
Acometimento neurológico	+	+++	++
Leucopenia	+++	+++	+++
Linfopenia	Incomum	Incomum	Frequente
Trombocitopenia	+++	Ausente (raro)	++

* Pode haver risco de morte nos casos neurológicos, como a Guillain-Barré decorrente de zika ou para crianças com malformações congênitas graves.
Fonte: Brito e Cordeiro, 2016.

Referências bibliográficas

1. Ward CE, Chapman JI. Chikungunya in children: a clinical review. Pediatr Emerg Care. 2018;34(7):510-5.
2. Ritz N, Hufnagel M, Gérardin P. Chikungunya in children. Pediatr Infect Dis J. 2015;34:789-91.
3. Weaver SC and Lecuit M. Chikungunya Virus and the Global Spread of a Mosquito-Borne Disease. N Engl J Med. 2015; 372;1231-9.
4. Martins MM, Prata-Barbosa A, Cunha AJLAD. Arboviral diseases in pediatrics. J Pediatr (RJ). Mar-Abr 2020;96(Suppl 1):2-11.
5. Ward CE, Chapman JI. Chikungunya in children. A clinical review. Pediatr Emerg Care. 2018;34:510-24.
6. Rajapakse S, Rodrigo C, Rajapakse A. Atypical manifestations of chikungunya infection. Trans R Soc Trop Med Hyg. Fev 2010;104(2):89-96.
7. Brito CA, Cordeiro MT. One year after the zika virus outbreak in Brazil: from hypotheses to evidence. Rev Soc Bras Med Trop. Set-Out 2016;49(5):537-43.
8. Brito CA et al. Pharmacologic management of pain in patients with chikungunya: a guideline. Rev. Soc. Bras. Med. Trop. Nov-dez 2016;49(6):668-79.
9. Prefeitura do Município de São Paulo. Secretaria Municipal da Saúde. Coordenação de Vigilância em Saúde. Protocolo para vigilância e assistência de casos suspeitos ou confirmados de doença aguda pelo vírus zika e suas complicações: na população geral, em gestantes, puérperas e recém--nascidos. São Paulo: Prefeitura do Município de São Paulo; 2016.
10. Chikungunya – Manejo Clínico. Ministério da Saúde. Secretaria de Vigilância em Saúde. Departamento de Vigilância das Doenças Transmissíveis, Brasília DF, 2017.

Parte 8

Endocrinologia

63 Cetoacidose diabética

José Roberto Fioretto
Cristiane Franco Ribeiro

Introdução

A cetoacidose diabética (CAD) é uma complicação grave que pode ocorrer na evolução de diabetes *mellitus* tipo 1 e 2 (DM1 e DM2)[1,2]. Fundamentalmente, há redução da concentração efetiva de insulina circulante, com liberação excessiva de hormônios contrarreguladores (glucagon, catecolaminas, cortisol e hormônio do crescimento), conforme apresentado na Figura 63.1. A deficiência de insulina pode ser absoluta em pacientes com DM1, ou relativa, como observado em pacientes com DM2, resultando em hiperglicemia por meio da glicogenólise e da neoglicogênese, bem como prejuízo na utilização periférica de glicose.

Apresentação clínica[1,3]

- Poliúria, polidipsia e desidratação decorrentes de glicosúria.
- Perda de peso, a despeito do aumento da ingestão calórica, em razão da excessiva perda de glicose na urina e da inabilidade de utilizá-la como substrato energético.
- Dor abdominal, náuseas, vômitos.
- Taquipneia, alteração do padrão respiratório (respiração de Kussmaul).
- Alteração do estado de consciência por cetonemia e acidose metabólica.

Critérios diagnósticos[1,4]

Os critérios laboratoriais para o diagnóstico de CAD são:

- glicemia > 200 mg/dL;
- pH < 7,3 com bicarbonato sérico < 15 mEq/L;
- cetonemia (> 3 mmol/L) e cetonúria (> 80 mg/dL).

Parte 8 – Endocrinologia

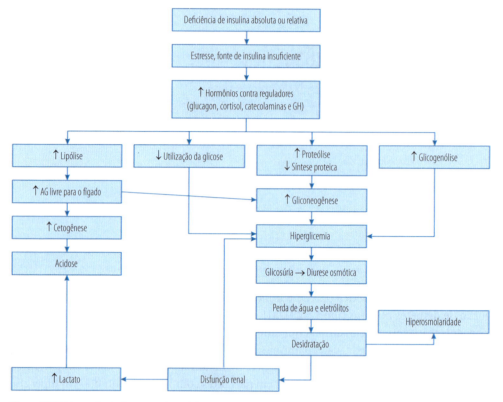

Figura 63.1. Fisiopatologia da cetoacidose diabética.
AG = ácido graxo.
Fonte: Adaptada de Wolfsdorf et al., 2006.

Classificação de gravidade

A CAD classifica-se em leve, moderada e grave, de acordo com pH, bicarbonato de sódio, ânion *gap* e alteração da consciência (Tabela 63.1).

Tabela 63.1. Classificação de gravidade da cetoacidose metabólica.

Parâmetros	Leve	Moderada	Grave
pH arterial	7,2 a 7,3	7 a 7,24	< 7
Bicarbonato sérico mEq/L	15 a 18	10 a 15	< 10
Ânion *gap*	> 10	> 12	> 12
Alteração da consciência	Alerta	Alerta/sonolência	Estupor/coma

Fonte: Lassie et al., 2020.

Indicações de internação em unidade de terapia intensiva[1]

- Choque.
- Acidose metabólica moderada ou grave.

- Distúrbios eletrolíticos.
- Edema cerebral ou pulmonar.
- Alteração do nível de consciência.
- Paciente com maior risco de evoluir com edema cerebral (menores de 5 anos, com baixa pCO_2 ou com altos níveis de ureia sérica).

Conduta protocolada[1,3,4,5]

Utilizar, preferencialmente, dois acessos periféricos, um para a hidratação e o outro para a insulinoterapia.

Objetivos

- Manutenção da permeabilidade de vias aéreas e, em caso de vômitos, indicação de sonda nasogástrica.
- Correção da desidratação.
- Correção dos distúrbios eletrolíticos e acidobásicos.
- Redução da hiperglicemia e da osmolaridade.
- Identificação e tratamento do fator precipitante.
- Monitoração de complicações da CAD e do tratamento.

Etapas do atendimento

Admissão

A avaliação inicial deve conter:
- estimativa do grau de desidratação, frequentemente perdas acima de 10% (Tabela 63.2);
- aferição do peso;
- avaliação neurológica clínica/escala de coma de Glasgow;
- monitoração contínua da oximetria de pulso nas primeiras 12 horas;
- monitoração cardíaca e pressão arterial nas primeiras 48 horas;
- coleta de exames (Tabela 63.3);
- definição das causas de descompensação, entre elas: estresse (infecção ou outras causas), controle inadequado da doença, medicações (p. ex., corticoides).

Tabela 63.2. Classificação conforme graus de desidratação.

	Leve	Moderada	Grave/choque
Perda de peso	< 5%	De 5% a 10%	> 10%
Estado geral	Alerta	Irritada, com sede	Deprimida, comatosa, débil e incapaz de mamar. Pele fria
Olhos	Normais	Fundos	Muito fundos e secos
Lágrimas	Presentes	Ausentes	Ausentes
Sinal da prega	Desaparece rapidamente	Desaparece lentamente	Desaparece muito lentamente (> 2 segundos)
Pulso	Cheio	Rápido, fraco	Muito fraco

Fonte: Adaptada de Lassie et al., 2020.

Tabela 63.3. Protocolo para acompanhamento de pacientes com cetoacidose diabética.

Hemograma	Na admissão
Glicemia	Na admissão
Na, K, Mg, ureia, creatinina, albumina, gasometria arterial e venosa	Glicemia, Na e K: 2/2 horas até estabilização. Posteriormente, a cada 4 a 6 horas Repetir ureia e creatinina após reposição volêmica, se necessário
Urina I, urocultura	Na admissão
Raio X de tórax	Na admissão
FC, FR, PA	1/1 hora
Eletrocardiograma	Conforme nível de K
Balanço hídrico	Sonda vesical: se alteração do nível de consciência ou se ausência de diurese nas primeiras 4 horas Sonda gástrica: se alteração do nível de consciência
Avaliação neurológica	Admissão e de 1/1 hora
Glicemia após início da dieta oral	Antes de cada refeição, antes de dormir e entre 2 e 4 horas da madrugada

Fonte: Adaptada de Lassie et al., 2020.

Terapêutica inicial

- Iniciar fluidoterapia na 1ª hora.
- Evitar intubação traqueal o quanto possível, pois o aumento súbito da pCO$_2$ pode aumentar o risco de edema cerebral.
- Choque: expansão com solução isotônica (solução salina 0,9% ou Ringer Lactato) apenas para correção. O volume administrado depende do estado circulatório: iniciar com dose de 20 mL/kg em infusão rápida, com reavaliações frequentes, sendo repetida conforme necessário (Figura 63.2). Cuidado com excesso de volume. Certificar-se de que há choque.
- Eletrocardiograma contínuo se houver distúrbio de potássio.

Fluidoterapia

Objetiva repor o déficit hídrico em 24 horas, manter a glicemia entre 150 e 250 mg/dL e obter débito urinário superior a 1 mL/kg/h (Tabela 63.4). A redução da osmolaridade sérica deve ser gradual.

O tipo de solução a ser utilizado nas primeiras 24 horas depende do valor do Na$^+$ corrigido e da glicemia (Figura 63.2). Após as 24 horas, enquanto não for possível a administração de dieta via oral, iniciar soro de manutenção acrescido de reposição de perdas (30 a 60 mL/kg) com solução cristaloide (Ringer Lactato ou soro fisiológico 0,9%). Apenas para cálculo do volume de manutenção, pode-se utilizar a regra de Holliday-Segar (Tabela 63.5).

Tabela 63.4. Esquema de administração de fluídos na cetoacidose diabética.

Idade	Volume recomendado*
2 a 10 anos	6 a 8 mL/kg/h
> 10 anos	4 a 6 mL/kg/h
Volume máximo (qualquer idade)	4 L/m^{2}SC**/dia

* Corresponde a 1,5 a 2 vezes a manutenção diária.
** SC = superfície corpórea; cálculo: SC = (peso (em kg) x 4 + 7)/peso + 90.
Fonte: Desenvolvida pela autoria do capítulo.

Capítulo 63 – Cetoacidose diabética

Tabela 63.5. Regra de Holliday-Segar.

Até 10 kg	100 mL/kcal/dia
De 11 a 20 kg	1.000 mL + 50 mL a cada kg acima de 10
De 21 a 30 kg	1.500 mL + 20 mL a cada kg acima de 10
> 30 kg	1.700 mL/m²SC

Fonte: Desenvolvida pela autoria do capítulo.

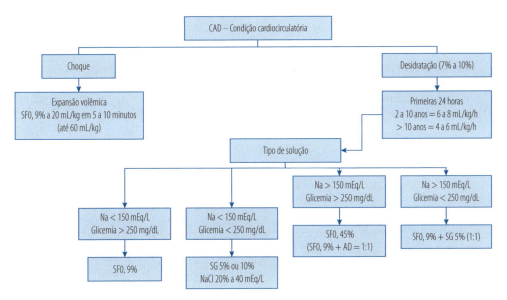

Figura 63.2. Fluxograma de reposição volêmica na cetoacidose diabética.
CAD = cetoacidose diabética; SF = soro fisiológico; Na = sódio; SG = soro glicosado; NaCl = cloridrato de sódio; AD = água destilada.
Fonte: Adaptada de Lassie et al., 2020.

Insulinoterapia

Inicia-se 1 hora após a introdução da terapia de reposição volêmica adequada.

Insulina em bomba de infusão contínua

- Dose: insulina simples, 0,1 UI/kg/h, por via intravenosa.
- Preparo da solução de insulina: solução-padrão = insulina simples 25 UI + 250 mL SF 0,9%. Essa solução tem concentração de 0,1 U/mL e deve ser infundida na velocidade de 1 mL/kg em 1 hora para alcançar o valor de 0,1 U/kg/h. Em razão da ligação da insulina ao plástico do equipo de soro, deve-se desprezar os 50 mL iniciais para lavar o equipo.
- Objetivo: glicemia deverá ser reduzida na velocidade de 50 a 75 mg/dL/h (10% por hora). Se a queda da glicemia for mais rápida que a velocidade determinada, a dose deverá ser mantida e deve-se adicionar soro glicosado 5% a 10% na fluidoterapia.
- Se os parâmetros bioquímicos da CAD não melhorarem: reavalie o paciente, a insulinoterapia e considere outras causas para a resposta inadequada.

- Resolução da CAD: glicemia < 250 mg/dL, bicarbonato > 15 mEq/L e pH > 7,3. Nesse momento, deverá ser aplicada uma dose de insulina regular na dose de 0,2 UI/kg via subcutânea (SC); e a infusão contínua de insulina simples deve ser reduzida para 0,05 UI/kg/h e, após 1 hora, poderá ser suspensa.

Reposição de insulina simples de 4/4 horas, conforme hemoglicoteste (HGT)
- HGT < 120: refeição rápida.
- HGT de 180 a 240: 0,08 U/kg.
- HGT de 240 a 300: 0,15 U/kg.
- HGT > 300: 0,2 U/kg.

Em pacientes com diagnóstico prévio de diabetes *mellitus*, deve-se prescrever 10% a mais da dose de insulina NPH utilizada anteriormente à crise hiperglicêmica por SC. Em pacientes recém-diagnosticados, indica-se 0,3 a 0,6 U/kg/dia SC ou intramuscular (IM), sendo 2/3 da dose diária pela manhã e 1/3 à noite (Figura 63.3).

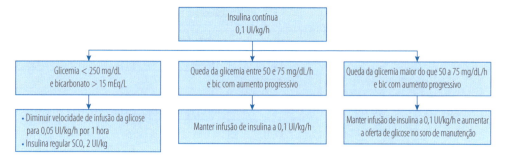

Figura 63.3. Fluxograma de administração de insulina.
SC = subcutâneo; SG = soro glicosado; bic = bicarbonato sérico.
Fonte: Desenvolvida pela autoria do capítulo.

Insulinoterapia intermitente
Em situações em que a administração da insulina contínua não é possível, em pacientes com CAD não complicada, pode-se considerar o uso de insulinas análogas de curta ação (lispro ou aspart). A administração deve ser feita a cada 1 ou 2 horas. A dose inicial é de 0,3 U/kg, seguida de 0,1 U/kg de 1/1 hora ou 0,15 a 0,2 UI/kg de 2/2 horas.

Correção das alterações eletrolíticas
Sódio (Na)
Seguir fluxograma da Figura 63.2.

Potássio (K)
Dosar no início da insulinoterapia ou imediatamente se houver sinais de hipopotassemia; orientar a conduta segundo o nível sérico:
- 5,5 mEq/L: não necessita de reposição, realizar eletrocardiograma (ECG);
- 3,5 a 5,5 mEq/L: repor de 20 a 30 mEq/L;

- < 3,5 mEq/L: repor de 40 a 60 mEq/L e realizar ECG.
  Objetivo: manter K sérico de 4 a 5 mEq/L.
  Velocidade de infusão máxima: 0,5 mEq/kg/h.

Bicarbonato de sódio (HCO$_3$)

A utilização é controversa e há indicação quando: pH < 6,9 ou bicarbonato < 5 mEq/L, **após a 1ª hora de hidratação adequada**.
- Dose: 1 a 2 mEq/kg, em 1 a 2 horas.
- Preparo: solução de bicarbonato de Na$^+$ a 8,4% (1 mEq/mL e osmolaridade de 2.000 mOsm), portanto o volume a ser infundido deve ser diluído na proporção 1:3 (em água destilada ou soro glicosado 5%).

Fósforo

Indicado na disfunção cardíaca, depressão respiratória e/ou fosfato sérico < 1 mg/dL. Repor em fosfato diácido de potássio (KH$_2$PO$_4$, em que 1 mg = 2 mEq de K e PO$_4$) – administrar ⅓ do potássio na forma de KH$_2$PO$_4$.

Complicações
Hipoglicemia

Reduzir a infusão de insulina e/ou aumentar a infusão de glicose.

Edema cerebral[6]

A maioria dos casos ocorre nas primeiras 12 horas de tratamento.

Fatores de risco
- Primo-descompensação.
- Crianças menores de 5 anos.
- Duração prolongada dos sintomas.
- Hipocapnia menor que o PCO$_2$ esperado (corrigido para acidose metabólica).
- Acidoses graves no início do quadro.
- Correção com bicarbonato.
- Aumento do sódio desproporcional à queda da glicemia.
- Grandes volumes de líquidos administrados nas primeiras 4 horas.
- Insulina administrada na 1ª hora (principalmente em bólus).

Diagnóstico

Presença de 2 critérios maiores, ou 1 critério maior e 2 menores (Tabela 63.6), ou presença de 1 dos seguintes critérios: resposta motora ou verbal anormal à dor; postura de decorticação/descerebração; padrão respiratório neurológico; paralisia de pares de nervos faciais (III, IV e VI, principalmente).

Tabela 63.6. Critérios maiores e menores para diagnóstico de edema cerebral.

Critérios maiores	Critérios menores
Alteração mental ou flutuação do nível de consciência	Vômitos
Incontinência inapropriada para a idade	Cefaleia
Queda maior que 20% na FC (não atribuída a restauração volêmica)	Letargia ou hiporresponsividade
	Idade < 5 anos
	PAD > 90

Fonte: Desenvolvida pela autoria do capítulo.

Tratamento

Deve-se instituir assim que houver a suspeita:

- Diminuição da infusão de fluidos para 1/3 do volume total calculado.
- Elevação da cabeceira a 30°.
- Uso de terapia hiperosmolar:
  - Manitol: 0,5 a 1 g/kg (IV) em 10 a 15 minutos – repetir se não houver melhora em 30 minutos a 2 horas.
  - Salina hipertônica 3% – 2,5 a 5 mL/kg (IV) por 30 minutos.
- Após estabilização inicial, deve ser realizada tomografia de crânio, a fim de excluir casos neurocirúrgicos, ou trombose cerebrovascular que necessite de anticoagulação.

Outras complicações

Hipopotassemia, acidose hiperclorêmica, edema pulmonar, síndrome do desconforto respiratório agudo (SDRA).

Referências bibliográficas

1. Lassie CN, Queiroz SM, Ribeiro CF. Cetoacidose diabética. In: UTI pediátrica. Fioretto JR, Bonatto RC, Carpi MF, Ribeiro CF. 2. ed. Rio de Janeiro: Guanabara Koogan; 2020. p. 191-201.
2. Wolfsdorf J, Glaser N, Sperling MA. Diabetic ketoacidosis in infants, children and adolescents: a consensus statement from the American Diabetes Association. Diabetes Care. Maio 2006;29(5):1150-8.
3. Oliveira JEP, Montenegro Jr RM. Diretrizes da Sociedade Brasileira de Diabetes. Cetoacidose Diabética. 2017-2018;10:358-64.
4. Weinzimer SA, Canarie MF, Faustino EVS. Disorders of glucose homeostasis. In: Nichols DG. Roger's textbook of pediatric intensive care. 4th ed. Philadelphia: Lippincott Williams & Wilkins; 2008. p. 1599-614.
5. Piva JP, Czepielewski M, Garcia PCR et al. Current perspectives for treating children with diabetic ketoacidosis. J Pediatr. 2007;83(S5):S119-27.
6. Muir AB, Quisling RG, Yang MCK. Cerebral edema in childhood diabetic ketoacidosis. Diabetes Care. 2004;27(7):1541-6.

64 Hiperglicemia não cetótica

Regina Grigolli Cesar

Hiperglicemia comumente ocorre em crianças não diabéticas em estado crítico. Valores acima de 150 mg/dL são encontrados em 49% a 72% das crianças que demandam cuidados intensivos[1].

Crises hiperglicêmicas, complicações graves e agudas da diabetes *mellitus* (DM), incluem cetoacidose diabética (CAD), caracterizada por "hiperglicemia, cetose e acidose"[2], e o estado hiperglicêmico hiperosmolar (outras denominações incluem "coma ou estado hiperosmolar não cetótico – HONKC, HHNK" ou "síndrome hiperglicêmica hiperosmolar não cetótica – HHNS") ou hiperglicemia não cetótica (HnC), associada a maior mortalidade (10% a 35%) quando comparada à CAD[1-3].

A HnC é uma das manifestações potencialmente letais da diabetes *mellitus* tipo 2 (DM2) juvenil[1], devendo ser considerada condição médica de urgência, senão de emergência[2], descrita pela primeira vez por Dreschfeld, em 1886[6], como "colapso diabético".

Uma vez considerada condição limitada à população adulta[2], foi relatada em paciente pediátrico pela primeira vez em janeiro de 1951, por Meyer e Salt[7], em um menino de 8 anos que apresentava "glicemia incomumente elevada" (1.076 mg/dL); em mais 39 casos no período de 1967 a 2004, em revisão publicada em 2005 por Fourtner, Weinzimer e Katza (apud Faustino et al., 2016[1]); e em 6 casos em hospital universitário pediátrico terciário norte-americano, de janeiro de 2002 a dezembro de 2011, com atraso no diagnóstico, segundo relatado em 2016 por Price, Losek e Jackson (apud Tittel et al., 2020[4]), talvez porque a HnC continue sendo condição pouco reconhecida em crianças e potencialmente confundida com a CDA[2].

Geralmente considerados polos opostos do *continuum* da descompensação diabética[2], CDA e HnC podem coexistir em até 30% dos casos[1,3]. Nesses casos, o diagnóstico de HnC é desafiador. Pasquel et al.[3] conduziram estudo prospectivo observacional em dois hospitais universitários de Atlanta, Estados Unidos: de 1.211 admissões por crise hiperglicêmica no período de junho de 2005 a junho de 2015, 325 (27%) apresentavam características combinadas de CAD e HnC, 465 (38%) tinham CAD isolada e 421 (35%) apenas HnC.

Dados epidemiológicos pediátricos norte-americanos incluem maior incidência em crianças afro-americanas, com acantose nigricans, e com história familiar de DM2. A limitação dos dados tem impedido a determinação da prevalência na população pediátrica, mas a revisão dos casos de HnC publicados na década de 2010 revela número crescente de relatórios em comparação com a década anterior[2].

Fisiopatologia

A deficiência de insulina desencadeada por comorbidades ou medicamentos é relativa, de modo que não ocorre a lipólise e a cetogênese observadas na CAD, mas a função anabólica é anormal, não inibe a gliconeogênese e a glicogenólise mediada pelos hormônios contrarreguladores (cortisol, glucagon, catecolaminas, glicocorticoides, ACTH) e citocinas, secretados pelo eixo hipotálamo-hipófise-adrenal[2]. A combinação desses fatores resulta na resistência à insulina e na elevação da glicose no sangue. A hiperglicemia é forte candidata a fator envolvido no desenvolvimento de disfunção endotelial na DM tipo 2[8], enquanto o efeito anti-inflamatório da insulina por meio da supressão das vias reguladas pelo NF-κB está comprometido. O estado hiperinflamatório exacerba a desregulação da glicose[1].

A glicosúria resulta em diurese osmótica maciça e, por fim, desidratação profunda. A contração de volume reduz a taxa de filtração glomerular, elevando ainda mais os níveis de glicose, agravando a hiperosmolaridade[2].

Diagnóstico

Essa síndrome é caracterizada por hiperglicemia grave (> 600 mg/dL ou 33,3 mmol/L), hiperosmolaridade (330 mOsm/kg) e desidratação na ausência de cetose ou acidose significativas ([cetona]$_{sérica}$ < 1,5 mmol/L e [HCO^{3-}] > 15 mEq/L)[1,3]. Afeta pacientes com história de DM (particularmente aqueles com diabetes tipo 2), mas também pode anunciar o início da diabetes[2], sendo na maioria dos casos a apresentação inicial que evoluirá com quadro que preencherá critérios para DM2, sendo considerada um "protótipo da crise hiperglicêmica na DM-II" (Fourtner, Weinzimer e Katza, 2005, apud Faustino et al., 2016[1]), uma DM incipiente ("pseudodiabetes da infância")[2].

Tem sido relatada também em associação a uma forma inicial de DM tipo 1 (DM1), como DM1 mal controlada, e como início de diabetes em pacientes com fibrose cística, ou associada a outras etiologias, em casos de gastroenterite e na diálise peritoneal (Fourtner, Weinzimer e Katza, 2005, apud Faustino et al., 2016[1]), ou como "função osmorregulatória prejudicada"[1]. Entretanto, estudos mais recentes observaram associação quase universal com DM1 e DM2[2].

Fatores precipitantes incluem infecções, comorbidades (p. ex., insuficiência renal, pancreatite), fármacos (principalmente diuréticos, esteroides, anticonvulsivantes e psicotrópicos) e nutrição parenteral total, bem como outras condições que causam a desidratação, como queimaduras e insolação[2].

O quadro clínico tem início geralmente insidioso, com história de descompensação vaga, com perda de peso, desidratação, polidipsia e/ou poliúria de duração variável, náuseas e vômitos menos graves que na CAD, com sinais de descompensação cardiovascular inicialmente leves. Letargia e alterações neurológicas variam de um *sensorium* ligeiramente alterado a déficits neurológicos focais e coma franco ("coma não cetótico"). A frequente ausência das características sintomatológicas e objetivas da cetoacidemia, como hálito cetônico e padrão respiratório de Kussmaul, pode obscurecer o diagnóstico. Na evolução, alta incidência de trombose, rabdomiólise e síndrome semelhante à hipertermia maligna foram descritas. Edema cerebral parece ser complicação rara de HnC, com apenas um caso relatado[1]. A letalidade está associada ao colapso circulatório, complicações trombóticas e falência orgânica multissistêmica[1].

Lesão muscular é evidenciada pela elevação de creatina quinase, lactato desidrogenase e amino alanina transferase séricas, podendo resultar em insuficiência renal. Síndrome compartimental, hipercalcemia grave, hipertermia maligna e arritmias ventriculares também têm sido descritas[2].

Diagnóstico diferencial

Geralmente, a cetoacidose não é o distúrbio fisiopatológico subjacente nem o mais extremo na HnC, e a glicemia pode atingir níveis acima de 2.500 mg/dL[1]. A extrema hiperosmolaridade resulta em maior grau de depleção de volume (estimam-se 10% na CAD e 15% a 20% na HnC), e a perda de eletrólitos também pode ser maior. O risco de rabdomiólise causada pela hiperosmolaridade, potencialmente fatal, é maior em crianças com CAD complicada por características de HnC (Tabela 64.1).

Tabela 64.1. Comparação entre HnC, CAD e casos combinados*.

	HnC	CAD	CAD-HnC
Osmolaridade sérica efetiva, em mOsm/kg $2 \times Na + [glicose] \times 18^{-1}$	> 330[1]; ≥ 300[3]; > 320[4] 316,1 ± 18,9[5]	300 a 325[5] 288,1 ± 8,3[5]	≥ 300[3] 316 ± 15[5]
Glicemia em mg/dL (mmol/L)	> 600 (33,3)[1,2] 797 ± 287 (44,3 ± 15,9)[5]	> 200[1]; >11[2,4] 490 ± 197 (27,2 ± 10,9)[5]	828 ± 296 (46 ± 16,4)[5]
$[HCO_3^-]_{plasma}$ em mEq/L	> 15[1,2,4]; > 18[3] 23,7 ± 3,9[5]	< 15[1,2,4]; ≤ 18[3] 12,2 ± 3,7[5]	≤ 18[3] 11,8 ± 4,5[5]
Cetonemia em mmol/L [beta-hidroxibutirato]$_{plasma}$	< 1,5[2] 2,2 ± 2,2[5]	≥ 3[4] 5,8 ± 2,6[5]	6 ± 2,9[5]
pH venoso**	> 7,25[4] 7,35 ± 0,1[5]	< 7,30[6]; 7,23 ± 0,2[5]	7,17 ± 0,2[5]

* Dados sobre adultos; não disponíveis para a população pediátrica.
** Evidências sustentam forte correlação entre pH venoso e arterial ($r = 0,95$)[5].
Fonte: Faustino et al., 2016; Koves e Glaser, 2017; Dingle e Slovis, 2018; Pasquel et al., 2019; Tittel et al., 2020.

Tratamento

Na ausência de ensaios clínicos sobre o tratamento ideal para HnC e considerando-se as potenciais complicações cardiocirculatórias pelo déficit de fluidos, estimado em cerca de 15%, a ressuscitação fluídica "agressiva e precoce"[1] é a base da terapia para restauração da estabilidade hemodinâmica e perfusão tecidual com monitoramento cardiovascular apropriado. Recomenda-se um bólus inicial de solução salina normal de 20 mL/kg, repetido se necessário para a restauração da perfusão periférica. A taxa de manutenção deve considerar a reposição das perdas urinárias contínuas (elevadas em pacientes hiperosmolares). O monitoramento da pressão venosa central pode auxiliar na avaliação e na reposição do volume[2].

A correção da hiperglicemia deve ser conservadora, muitas vezes parcialmente alcançada por meio da correção da desidratação e do restabelecimento da perfusão renal/filtração glomerular, com correção mais gradual da hiperosmolaridade sem os riscos neurológicos das mudanças abruptas: o nível de glicose no sangue não deve diminuir em mais de 100 mg/dL/h. Na ausência de cetoacidemia significativa, e quando a redução da glicemia com a hidratação for inferior a 3 mmol/L (50 mg/dL) por hora, a utilização de insulina deve ser cuidadosa (0,025 a 0,05 U/kg/h)[2].

A contração de volume, o uso de insulina e a necessidade de grandes quantidades de soro fisiológico comumente resultam na hipernatremia, que pode ser tratada com fluidos hipotônicos (solução salina seminormal) após o estágio inicial do tratamento. Finalmente, a reposição de eletrólitos deve se basear na monitorização rigorosa do equilíbrio hidreletrolítico[2].

Durante o tratamento com insulina e a hidratação, o potássio sérico cai rapidamente: recomenda-se que a reposição de potássio seja iniciada antes do início da insulina, com o objetivo de manter concentração plasmática de potássio na faixa de 4 a 5 mmol/L. Fosfato sérico deve ser intensivamente monitorado pela associação da hipofosfatemia grave com a rabdomiólise, mas não há estudos sobre o seu uso na HnC.

Monitoramento rigoroso de potenciais complicações neurológicas e proteção das vias aéreas com indicação de ventilação mecânica com base na escala de coma de Glasgow e na resposta compensatória da acidose são recomendados[2].

Em razão do risco de rabdomiólise, a creatinina fosfoquinase sérica deve ser monitorada de perto. O grau de risco de tromboembolismo não foi avaliado formalmente, de modo que as evidências atuais não sustentam o uso de anticoagulação, mas apenas profilaxia adequada para tromboses venosas profundas[2].

Referências bibliográficas

1. Faustino EVS, Weinzimer SA, Canarie MF, Bogue CW. Disorders of glucose homeostasis. In: Nichols DG, Shaffner DH, editors. Rogers' textbook of pediatric intensive care. 5th ed. New York: Wolters Kluwer; 2016, p. 1752-66.
2. Koves IH, Glaser N. Diabetic ketoacidosis. In: Fuhrman BP, Zimmerman JJ, editors. Fuhrman & Zimmerman's pediatric critical care. 5th ed. Philadelphia: Elsevier; 2017. p. 1196-1204.
3. Pasquel FJ, Tsegka K, Wang H, Cardona S, Galindo RJ et al. Clinical outcomes in patients with isolated or combined diabetic ketoacidosis and hyperosmolar hyperglycemic state: a retrospective, hospital-based cohort study. Diabetes Care Publish Ahead of Print. 8 nov 2019. Disponível em: https://doi.org/10.2337/dc19-1168.
4. Tittel SR, Sondern KM, Weyer M, Poeplau T, Sauer BM et al. Multicentre analysis of hyperglycaemic hyperosmolar state and diabetic ketoacidosis in type 1 and type 2 diabetes. Acta Diabetologica. 2020;57:1245-53.
5. Dingle HE, Slovis C. Diabetic ketoacidosis and hyperosmolar hyperglycemic syndrome management. Emergency Medicine. 2018;50(8):161-71.
6. Dreschfeld J. The bradshawe lecture on diabetic coma. B Med J. 1886;2(1338):358-63. Disponível em: https://doi.org/10.1136/bmj.2.1338.358.
7. Meyer PC, Salt HB. Unusually high blood sugar in a boy. Br Med J. 1951;1:17122. Apud: Faustino EVS, Weinzimer SA, Canarie MF, Bogue CW. Disorders of glucose homeostasis. In: Nichols DG, Shaffner DH, editors. Rogers' textbook of pediatric intensive care. 5th ed. New York: Wolters Kluwer; 2016.
8. Meza CA, La Favor JD, Kim D-H, Hickner RC. Endothelial dysfunction: is there a hyperglycemia--induced imbalance of NOX and NOS? Int. J. Mol. Sci. 2019:20:3775. Disponível em: doi:10.3390/ijms20153775.

65 Diabetes *insipidus*

Camila da Silva Ferreira
Mário Ferreira Carpi
Thallys Ramalho Suzart Alves

Diabetes *insipidus* (DI) é caracterizado por polidipsia e poliúria, com urina diluída com densidade inferior a 1.010, hipernatremia (concentração plasmática de sódio acima de 145 mEq/L) e desidratação. Resulta da deficiência na secreção da arginina-vasopressina (AVP), também conhecida como hormônio antidiurético (ADH), denominada DI central, ou da resistência renal à ação do ADH denominada DI nefrogênico.

A manutenção do equilíbrio hidreletrolítico é fortemente regulada pelo ADH, que estimula a reabsorção de água pelos rins e a ingestão de água em resposta à sede. O ADH é sintetizado principalmente nos núcleos supraóptico e paraventricular do hipotálamo e armazenado na hipófise posterior antes de ser secretado na circulação sistêmica em resposta ao aumento da osmolaridade plasmática. Nos rins, liga-se ao receptor de vasopressina-2 (V2) na membrana basolateral do ducto coletor e ativa uma série de reações que permitem a reabsorção da água por meio de um gradiente osmótico de urina relativamente diluída para a circulação sistêmica em resposta à osmolaridade crescente do plasma.

Diabetes *insipidus* central

É caracterizado pela secreção deficiente do hormônio antidiurético, parcial ou total. Suas causas mais comuns são idiopáticas: doenças autoimunes, tumores primários ou secundários, distúrbios genéticos e congênitos, infecções (meningite, encefalite, infecções congênitas por citomegalovírus e toxoplasmose), encefalopatia hipóxico-isquêmica, taquicardia supraventricular, anorexia nervosa, doenças infiltrativas (tuberculose, sarcoidose, histiocitose de células de Langerhans), neurocirurgia, trauma cranioencefálico[1,2].

O craniofaringioma foi associado ao DI central antes e principalmente após neurocirurgia. Geralmente, é transitório, com normalização da secreção de vasopressina e do volume de diurese no período de 1 a 2 semanas pós-operatórias.

Alguns casos de DI central (principalmente pós-operatórios de neurocirurgia) podem evoluir de forma trifásica: poliúria, seguida de retenção hídrica importante e depois evolução para DI definitivo.

Diabetes *insipidus* nefrogênico

O diabetes *insipidus* nefrogênico refere-se à diminuição na capacidade de concentração urinária que resulta da resistência à ação do hormônio antidiurético.

O eixo hipotálamo-hipofisário está preservado, com liberação normal de ADH; no entanto, as células tubulares são insensíveis à sua ação. As causas geralmente são hereditárias (doença recessiva ligada ao X) ou adquiridas por distúrbios metabólicos (hipercalcemia e hipocalemia), doença renal crônica e uso de medicamentos (lítio, anfotericina B), diurese osmótica (diabetes *mellitus*)[1,3].

Mutações no gene do receptor V2 da vasopressina, que está ligado ao X, e no gene aquaporina-2, que é autossômico, são as duas causas mais frequentes de DI nefrogênico hereditário. Geralmente, essa é a forma mais grave da doença, com poliúria marcante, desidratação, constipação, vômitos, irritabilidade e déficit de crescimento.

Diagnóstico

Para um paciente com suspeita de DI, a primeira etapa do diagnóstico é confirmar a poliúria, que é classicamente definida como débito urinário maior do que 4 a 5 mL/kg/hora. A poliúria em crianças foi mais especificamente definida como superior a 150 mL/kg/dia em neonatos, 100 a 110 mL/kg/dia em crianças de até 2 anos de idade, 40 a 50 mL/kg/dia em crianças mais velhas e adultos com débito urinário maior que 3L/dia. Uma vez confirmada a poliúria, os seguintes exames laboratoriais devem ser coletados: sódio, potássio, glicose, cálcio, ureia, bem como osmolaridade e densidade urinária[3] (Tabela 65.1).

Tabela 65.1. Resultados laboratoriais diferenciais entre DI central, nefrogênico e polidipsia primária.

Diagnóstico	Débito urinário mL/kg/h	Sódio mEq/L	Osmolaridade sérica mOsm/kg	Densidade urinária	Osmolaridade urinária mOsm/kg
Normal	1 a 4	135 a 145	280	1.010 a 1.030	50 a 1.400
DI central	> 4	> 145	> 300	< 1.010	< 300
DI nefrogênico	> 4	> 170	> 300	< 1.005	< 300
Polidipsia primária	Pode ser > 4	135 a 145	< 280	< 1.020	< 300

Fonte: Weiner e Vuguin, 2020.

Osmolaridade sérica maior que 300 mOsm/kg com osmolaridade urinária menor que 300 mOsm/kg confirma o diagnóstico de DI[2,4]. Já osmolaridade sérica < 270 com osmolaridade urinária > 600 mOsm/kg afasta o diagnóstico.

$$\text{Osmolaridade plasmática:} (2 \times [Na+]) + \frac{\text{glicose}}{18} + \frac{\text{ureia}}{6}$$

Valor normal: 285 a 295 mOsm/kg.

Como a poliúria estimula a sede, com predileção por água gelada, crianças maiores apresentam poliúria, polidipsia, noctúria e enurese noturna. Entretanto, lactentes jovens e pacientes dependentes de terceiros têm mais risco de desenvolver desidratação e hipernatremia grave. O mesmo ocorre em pacientes com lesão neurológica central, o que afeta tanto a liberação de ADH quanto a sede.

Quando o acesso à água é interrompido ou limitado, depleção de volume e hiperosmolaridade podem se desenvolver e resultar em sintomas neurológicos, como irritabilidade, hipertonia, febre e convulsão, chegando até mesmo ao coma.

Para pacientes com DI central, a ressonância magnética é recomendada para examinar a haste hipofisária e investigar causas estruturais. Pacientes com diagnóstico de DI central também devem ser avaliados quanto a déficits nos hormônios da hipófise anterior, incluindo tireotropina, hormônio adrenocorticotrópico e hormônio do crescimento, e quanto a hipogonadismo hipogonadotrófico[1,2,4].

Se o diagnóstico for incerto, um teste de privação hídrica deve ser realizado por 3 a 10 horas em um ambiente hospitalar. O teste é iniciado pela manhã em pacientes hidratados, e após o início é suspensa a ingestão de líquidos. São aferidos peso corporal, osmolaridade plasmática, sódio e potássio séricos a cada duas horas, além de osmolaridade urinária e volume urinário a cada hora, até que se atinja um platô de concentração urinária ou que ocorra perda ponderal de 3% a 5% do peso inicial[4].

A osmolaridade urinária, a osmolaridade plasmática e o sódio plasmático podem ser critérios indicativos de encerramento do teste. O teste é finalizado quando o paciente apresenta um dos seguintes critérios: osmolaridade urinária acima de 600 mOsm/kg, osmolaridade plasmática acima de 295 mOsm/kg ou sódio plasmático acima de 147 mEq/L.

O tempo máximo de duração do teste é de 6 horas para crianças com menos de 6 meses, de 8 horas para crianças entre 6 meses e 2 anos e de 12 horas para crianças com mais de 2 anos. Para adolescentes e adultos, não há limite máximo de tempo.

Valores de osmolaridade urinária acima de 600 mOsm/kg indicam adequada produção e ação do ADH e afastam o diagnóstico de diabete *insipidus*[4].

Quando o teste é encerrado por osmolaridade plasmática acima de 295 mOsm/kg ou sódio plasmático acima de 147 mEq/L, deve-se prosseguir a avaliação para estabelecer o diagnóstico diferencial entre diabetes *insipidus* central e renal, com manutenção da restrição hídrica e administração do análogo sintético da desmopressina (DDAVP). Para verificação da variação na osmolaridade urinária, é importante que seja realizado esvaziamento vesical completo no momento da administração da desmopressina.

Após a administração do DDAVP, o teste prossegue com monitoração de osmolaridade e volume urinários de 30 em 30 minutos, nas 2 horas subsequentes.

Um paciente com DI central geralmente responderá ao DDAVP rapidamente, com diminuição do débito urinário e aumento da osmolaridade urinária, enquanto não haverá resposta no paciente com DI nefrogênico. Nesse caso, pode-se confirmar o tipo nefrogênico com a dosagem de aquaporina 2 urinária, que não aumenta com a administração de DDAVP[2,3].

Tratamento

Se houver possibilidade terapêutica, deve-se iniciar a remoção das causas subjacentes. O tratamento do DI baseia-se na restauração da osmolaridade, na diminuição da diurese e na reposição do volume intracelular e extracelular. DI leve, com diurese menor que

5 mL/kg/hora e sódio menor que 150 mEq/L, geralmente não necessita de tratamento. O tratamento da hipernatremia é abordado no Capítulo 21 – Distúrbios Hidreletrolíticos e Ácido-Básicos na Emergência.

Diabetes *insipidus* central

Para DI central, é tipicamente usado o análogo sintético desmopressina. Existem apresentações para administração intranasal, endovenosa/subcutânea e oral. DDAVP oral é o preferido sobre DDAVP intranasal ou subcutâneo em crianças mais velhas e adolescentes, em razão da facilidade de administração, da titulação de dose mais fácil, de menor risco de hiponatremia e falta de necessidade de refrigeração. Embora em lactentes a administração subcutânea do DDAVP permita o uso de pequenas doses, pode haver mais variações do sódio do que haveria com outras formulações.

Há também a possibilidade de os lactentes e escolares serem tratados com diuréticos tiazídicos (doses habituais de 1 a 2 mg/kg/dia), que têm efeito antidiurético paradoxal. Esses pacientes devem ser monitorados quanto a hipocalemia e podem necessitar de diurético poupador de potássio[1,2,4].

O efeito adverso do DDAVP mais comum é a hiponatremia, principalmente ao ser administrado a lactentes e pacientes no pós-operatório.

A dose oral inicial do DDAVP é de 0,05 mg e é titulada, conforme a necessidade, a até 1,2 mg (dividido em 2 a 3 vezes ao dia). A dose intranasal inicial é de 5 a 10 mcg, com incrementos da dose de 10 mcg, até 30 mcg (dividida em 2 vezes ao dia). Para utilização subcutânea, a dose inicial é de 0,01 mcg por dia, com incrementos realizados conforme a variação do sódio[4].

Diabetes *insipidus* nefrogênico

DI nefrogênico é difícil de tratar, exceto pela eliminação de sua causa subjacente. O DI congênito é tratado com restrição de sal e alimentos com alta proporção de calorias para carga osmótica. Diuréticos tiazídicos, como hidrocloratiazida (dose de 3 mg/kg/dia), possivelmente em combinação com amilorida (dose de 0,3 mg/kg/dia) ou indometacina, também podem ser usados para reduzir o débito urinário. Em casos refratários, pode-se utilizar sildenafil. É necessário acompanhamento com nefrologista pediátrico.

As complicações do DI resultam do aumento da ingestão de água, causando hidroureter, hidronefrose não obstrutiva, dilatação vesical e hiperfluorose. Embora o mecanismo não seja claro, a diminuição da densidade óssea também foi relatada nesses pacientes. Pacientes com DI nefrogênico congênito podem apresentar atrasos no desenvolvimento em decorrência de episódios repetidos de desidratação e hiponatremia, bem como calcificações cerebrais que, acredita-se, são secundárias a altos níveis circulantes de ADH[2].

Referências bibliográficas

1. Patti G, Ibba A, Morana G, Napoli F, Fava D, Di Iorgi N et al. Central diabetes insipidus in children: diagnosis and management. Best Pract Res Clin Endocrinol Metab. 2020;34(5): 101440.
2. Weiner A, Vuguin P. Diabetes insipidus. Pediatr Rev. 2020;41(2):96-9.
3. Kavanagh C, Uy NS. Nephrogenic diabetes insipidus. Pediatr Clin North Am. 2019;66(1):227-34.
4. Dabrowski E, Kadakia R, Zimmerman D. Diabetes insipidus in infants and children. Best Pract Res Clin Endocrinol Metab. 2016;30(2):317-28.

66 Insuficiência adrenal na sala de emergência

Marina Bortoni

Mário Ferreira Carpi

A insuficiência adrenal (IA) primária em pediatria é um evento raro. Geralmente, decorre da destruição importante (maior que 90%) do córtex adrenal, provocando a diminuição da produção dos esteroides, sendo a principal causa nessa faixa etária a hiperplasia adrenal congênita. Já a IA secundária ocorre por deficiência do hormônio adrenocorticotrófico (ACTH) no nível hipofisário ou, mais frequentemente, por supressão em decorrência do uso crônico de corticosteroides (a interrupção de forma abrupta e inadequada dos corticosteroides leva à IA), sendo essa forma um quadro a se lembrar no contexto pediátrico de pacientes com uso crônico da medicação, seja por via enteral, parenteral ou até mesmo tópica.

Causas de insuficiência adrenal primária

- Idiopática.
- Doenças infecciosas: tuberculose, HIV, histoplasmose, meningococemia, quadros sépticos.
- Doenças genéticas: hiperplasia de adrenal congênita, doença de Addison autoimune, mitocondriopatias, adrenoleucodistrofias, doenças de depósito (p. ex., amiloidose).
- Medicamentos (bloqueiam a síntese de cortisol ou aceleram sua degradação): etomidato, barbitúricos, fenitoína, rifampicina.

Causas de insuficiência adrenal secundária

- Uso crônico de corticosteroides com suspensão abrupta.
- Pan-hipopituitarismo: tumores de hipófise ou metástases que acometam a glândula, craniofaringeoma, trauma cranioencefálico, sarcoidose.

A IA também pode ser classificada em aguda ou crônica; em geral, as manifestações são insidiosas, mas um fator desencadeante (trauma, cirurgia, infecção) pode precipitar uma crise aguda. Essa crise pode resultar em óbito, se não for identificada e tratada corretamente.

Manifestações clínicas da crise adrenal

- Náusea, vômitos, anorexia, podendo haver perda de peso.
- Desidratação, hipotensão (em escolares e adolescentes: hipotensão ortostática), choque (quadros refratários e desproporcionais).
- Dor abdominal (pode simular abdome agudo).
- Hipoglicemia.
- Febre baixa.
- Alterações laboratoriais: hiponatremia, azotemia, hipercalemia, leucopenia com eosinofilia e/ou linfocitose relativas, anemia normocítica e normocrômica. Elevação de ACTH e redução de aldosterona plasmáticas nos casos de IA primária.
- Hiperpigmentação cutânea (em casos de IA primária), a qual pode ser generalizada ou em regiões de faces extensoras, pregas palmares, cicatrizes e gengiva.
- Sinais neurológicos podem variar de agitação e/ou desorientação a coma.

Tratamento da crise aguda

Tão logo haja a suspeita clínica de insuficiência adrenal aguda ou quadro agudizado, juntamente com a estabilização hemodinâmica e a correção de possíveis distúrbios eletrolíticos, faz-se necessária a administração endovenosa de corticoide com ação glicocorticoide e mineralocorticoide, ou seja, a medicação de escolha nesses casos é a hidrocortisona. A dose recomendada é de 50 a 100 mg/m^2 de superfície corpórea (SC) em bólus, devendo ser mantida a mesma quantidade fracionada em 4 a 6 vezes nas primeiras 24 horas. Assim que houver estabilidade hemodinâmica e possibilidade da via enteral, transicionar para acetato de fludrocortisona (0,05 a 0,3 mg/dia, sendo preconizado manter a menor dose possível para controle dos sintomas, nos casos de IA primária) ou prednisolona ou prednisona, ou ainda iniciar esquema regressivo de hidrocortisona, até sua retirada, nos casos ainda sem diagnóstico, para que se avalie o estado funcional do eixo hipotalâmico-hipofisário-adrenal. Nesse momento, a ajuda do especialista em endocrinopediatria é necessária.

Esquema para atendimento inicial, após suspeita clínica

- Monitoração em sala de emergência e obtenção de acesso venoso.
- Se possível, coleta de eletrólitos, glicemia e cortisol sérico. Se houver suspeita de infecção, acrescentar exames para tal investigação.
- Corrigir glicemia.
- Após avaliação hemodinâmica, iniciar reposição volêmica com solução isotônica. Se houver sinais de choque, iniciar ressuscitação volêmica até estabilização.
- Iniciar hidrocortisona:
    - Bólus de 50 a 100 mg/m^2 de superfície corpórea (SC); para adolescentes ou adultos: bólus de 100 a 300 mg.
    - Dose de manutenção: 50 a 100 mg/m^2 de SC, divididos em 4 a 6 vezes ao dia, nas primeiras 24 a 48 horas. Para adolescentes ou adultos: 50 a 100 mg/dose, a cada 6 ou 8 horas.

- Tratamento de quadro infeccioso e correção de distúrbios eletrolíticos, se houver.
- Avaliação do especialista em endocrinopediatria para investigação (em casos de primodescompensação ou sem etiologia definida).

Referências bibliográficas

1. Longui CA. Insuficiência adrenal primária na infância. Arq Bras Endocrinol Metab. Out 2004;48(5):739-45.
2. Wilson T. Adrenal insufficiency in childhood. In: Manual of endocrinology and metabolism. 3rd ed. Philadelphia: Lippincott Williams & Wilkins; 2002. p.188-95.
3. Vilar L. Endocrinologia clínica. 5. ed. Rio de Janeiro, Editora Guanabara Koogan, 2013.

Hipoglicemia

Mariana Colbachini Polo

José Roberto Fioretto

A hipoglicemia é definida clinicamente como uma concentração de glicose plasmática (GP) baixa o suficiente para causar sinais e sintomas de disfunção cerebral (neuroglicopenia). O valor da GP confirmatório para o diagnóstico de hipoglicemia é inferior a 50 mg/dL.

O consumo de glicose é realizado principalmente pelo cérebro, e o maior tamanho deste em relação à massa corporal em recém-nascidos (RN) e lactentes resulta em uma taxa de utilização de glicose 2 a 3 vezes maior por quilograma de peso em comparação à dos adultos. A utilização de glicose varia com a idade: RN prematuros: 10 mg/kg/min; RN a termo: 8 mg/kg/min; lactentes e crianças menores: 6 a 8 mg/kg/min; crianças maiores e adolescentes: 4 a 6 mg/kg/min; adultos: 2 a 4 mg/kg/min.

Os distúrbios hipoglicêmicos na infância são raros, com a procura de pronto-socorro (PS) por hipoglicemia em torno de 1 para cada 1.400 crianças (0,07%). Suas consequências podem ser graves e incapacitantes. A hipoglicemia grave pode resultar em convulsões e danos cerebrais que causam atrasos no desenvolvimento, deficiências físicas e de aprendizagem e, em casos raros, a morte. Desse modo, o tratamento é sempre uma urgência, e casos suspeitos ou confirmados devem ser tratados imediatamente, sendo sua etiologia investigada.

Etiologia

A manutenção da homeostase da glicose envolve a adaptação do organismo entre períodos de jejum e após refeições. Em resposta ao jejum, a insulina é suprimida e ocorre o aumento das concentrações séricas dos hormônios contrarreguladores: glucagon, cortisol, hormônio do crescimento e epinefrina. O fígado é a principal fonte de glicose, armazenada na forma de glicogênio, e responsável pela produção de glicose a partir de aminoácidos, glicerol e lactato: gliconeogênese. No jejum mais prolongado, ocorre a produção de energia através do tecido adiposo, por meio da lipólise e da cetogênese, que causam aumento dos ácidos graxos livres (AGL) e de corpos cetônicos (cetoácido predominante: beta-hidroxibutirato). Além disso, o processamento e o aproveitamento da glicose pela célula dependem do funcionamento adequado enzimático e hormonal.

Após o nascimento, ocorre uma adaptação transitória dos mecanismos regulatórios da glicemia, com aumento dos níveis de glucagon e diminuição da insulinemia. Bebês prematuros ou com restrição de crescimento podem apresentar dificuldade para manter a euglicemia, devido a estoques reduzidos de glicogênio, necessidades metabólicas aumentadas ou mecanismos contrarregulatórios deficientes. A hiperglicemia crônica, como em filhos de mães diabéticas, pode causar o aumento da secreção de insulina e levar os recém-nascidos à hipoglicemia quando, após o nascimento, o fornecimento de glicose é reduzido.

Quaisquer defeitos relativos à produção e ao metabolismo da glicose ou às suas vias de manter a euglicemia podem causar a hipoglicemia. O Quadro 67.1 mostra as principais causas de hipoglicemia categorizados pelos seus perfis metabólicos e hormonais.

Quadro 67.1. Principais causas de hipoglicemia pediátrica.

Causas	Idade	Comentário
Mediadas por insulina	**Há supressão de cetonas e AGL e resposta glicêmica positiva a glucagon**	
Hiperinsulinismo congênito	Neonatal, lactentes	É decorrente de defeito genético. Frequentemente, não é responsivo a diazoxida. Pode ser focal (passível de cura por cirurgia) ou difuso
Hiperinsulinismo por estresse perinatal	Neonatal	Estresse durante o parto: hiperinsulinismo e hipoglicemia que normalmente têm resolução espontânea em 3 a 6 meses
Síndromes genéticas	Neonatal, lactentes	Síndromes de Beckwith-Wiedemann
Insulinoma	Adolescência	Tumor pancreático tipicamente benigno secretor de insulina. Suspeitar em adolescentes com hipoglicemia recorrente e persistente. Neoplasia endócrina múltipla tipo 1 deve ser suspeitada e mutações no gene MEN1 devem ser pesquisadas em crianças com insulinoma
Factícia	Qualquer idade	Administração intencional de insulina ou hipoglicemiantes orais pelos pais, cuidadores ou pela própria criança. Deve ser suspeitada em hipoglicemias súbitas, severas, sem relação com jejum, e quando há diabéticos no convívio com acesso a esse tipo de medicação
Distúrbios da glicosilação de proteínas	Qualquer idade	EIM nas enzimas de glicosilação de proteínas. Podem ter manifestações clínicas diversas, com atraso de desenvolvimento, malformações congênitas
Distúrbios da oxidação de ácidos graxos	**Há diminuição de cetonas e elevação de ácidos graxos. Defeitos genéticos no transporte ou beta-oxidação de ácidos graxos. Apresentação clínica variável desde hipotonia moderada a quadro similar à síndrome de Reye ou morte súbita. Pode haver elevação de transaminases e amônia, falência hepática, miopatia**	
Hipoglicemias cetóticas	**Há elevação de cetonas**	
Doenças do armazenamento do glicogênio (0, III, VI e IX)	Lactentes e crianças jovens	Grupo heterogêneo de defeitos enzimáticos na síntese e consumo de glicogênio. Apresenta-se com graus variados de hipoglicemia, cetose, elevação de transaminases, hepatomegalia. Déficit de crescimento é comum
Deficiências hormonais	Lactentes e crianças jovens	Deficiência de GH, insuficiência adrenal, hipopituitarismo. Podem se apresentar como cetóticas após o período neonatal. Nos RNs podem ter apresentação clínica e laboratorial similar ao hiperinsulinismo congênito (suspeitar nos defeitos de linha média)
Distúrbios do metabolismo de cetonas	Crianças jovens	Cetose persistente, episódios recorrentes de cetoacidose
Idiopática	Crianças jovens	Hipoglicemia sintomática, sem evidência de causa metabólica ou endócrina, baixa tolerância ao jejum. Diagnóstico de exclusão

(Continua)

Quadro 67.1. Principais causas de hipoglicemia pediátrica. (*Continuação*)

Causas	Idade	Comentário
Distúrbios da gliconeogênese	Há elevação de lactato. Caracterizados por interrupção da produção hepática de glicose, bem como diversas anormalidades metabólicas pelo acúmulo de substratos da gliconeogênese no fígado	
Doença do armazenamento do glicogênio tipo I	Lactentes	Hipoglicemia severa, hepatomegalia importante, déficit de crescimento. Pode haver neutropenia intermitente e disfunção neutrofílica. Há elevação de transaminases, lactato, triglicerídeos e ácido úrico. No jejum, há risco de rápida hipoglicemia e acidose lática grave
Deficiência de frutose-1,6-bifosfatase	Lactentes, crianças jovens	Apresentação semelhante à da doença do armazenamento do glicogênio tipo I, porém com hepatomegalia e transaminases normais
Deficiência de piruvato carboxilase	Lactentes	Convulsões, déficit de crescimento e desenvolvimento. Presença de acidose lática, elevação das concentrações de amônia, piruvato e alanina. Os tipos A e B têm prognóstico reservado, e o tipo C é intermitente/benigno
Deficiência de fosfoenolpiruvato carboxiquinase	Lactentes	Extremamente rara. Episódios de acidose lática severa, deficiência de crescimento, atraso no desenvolvimento, falência hepática, acidose tubular renal, hipotonia, cardiomiopatia
Galactosemia	Lactentes	Impossibilidade de metabolização de lactose e galactose. Pode haver diarreia, vômitos após ingestão de lactose, déficit de crescimento, sepse. Triagem realizada no teste do pezinho
Intolerância a frutose hereditária	Lactentes, crianças jovens	Normalmente se apresenta na introdução alimentar: vômitos e hipoglicemia após ingestão de frutose. Hepatomegalia, acidose lática e déficit de crescimento podem estar presentes. Se a exposição a frutose continua, pode haver disfunção tubular renal, falência hepática
Outros		
Etanol	Adolescência	Há interrupção da conversão de lactato em piruvato impedindo a gliconeogênese. Tipicamente, ocorre acidose lática, com aumento de ânion *gap*
Salicilatos	Todas as idades	Pode haver vômitos, confusão, *delirium*, hiperventilação
Medicamentosa	Todas as idades	Uso de betabloqueadores, pentamidina, mercaptopurina
Doenças críticas ou agudas	Todas as idades	Falência hepática, insuficiência renal ou cardíaca, sepse, malária, diarreia

Fonte: Desenvolvido pela autoria do capítulo.

Manifestações clínicas

As manifestações variam conforme a idade, sendo inespecíficos os sinais e sintomas em neonatos e lactentes, como cianose/apneia, letargia, hipotonia, recusa alimentar, sudorese, taquipneia, hipotermia, convulsões e coma. Crianças mais velhas e adultos demonstram a tríade de Whipple, conseguem verbalizar sintomas específicos e auxiliam o diagnóstico.

Os primeiros sintomas de hipoglicemia a aparecer são os neurogênicos/autonômicos, que resultam da ativação simpática e incluem respostas adrenérgicas e respostas colinérgicas. Sinais e sintomas neuroglicopênicos ocorrem posteriormente, em decorrência da diminuição da disponibilidade de glicose para o sistema nervoso central (Quadro 67.2).

Quadro 67.2. Sinais e sintomas de hipoglicemia.

Neurogênicos	Neuroglicopênicos
• Taquicardia	• Cefaleia
• Tremores	• Letargia
• Sudorese	• Distúrbios sensoriais/visuais
• Náuseas/vômitos	• Confusão mental
• Palidez	• Irritabilidade
• Dores abdominais	• Tontura, ataxia
• Abalos musculares	• Fraqueza muscular
• Hipotermia	• Comportamento anormal
• Ansiedade	• Convulsões
	• Coma

Fonte: Desenvolvido pela autoria do capítulo.

Episódios prévios ou exposições repetidas à hipoglicemia podem causar a insuficiência autonômica associada à hipoglicemia, na qual ocorre a diminuição ou a eliminação dos sintomas neurogênicos e da resposta hormonal contrarreguladora à hipoglicemia, o que prejudica a liberação de glicose hepática e perpetua a hipoglicemia, além atenuar o seu reconhecimento.

Diagnóstico

A Pediatric Endocrine Society, por meio de um comitê composto por endocrinologistas, pediatras e neonatologistas, em 2015, publicou recomendações para a avaliação e o manejo da hipoglicemia em neonatos, bebês e crianças.

Em crianças mais velhas e adultos, a hipoglicemia pode ser definida pela tríade de Whipple:

- GP < 50 mg/dL.
- Presença de sinais e/ou sintomas consistentes com hipoglicemia.
- Melhora de sintomas após administração de glicose.

Essa definição pode ser difícil de se aplicar em crianças menores por não serem capazes de comunicar todos os sintomas, sendo necessários testes laboratoriais. A glicemia capilar é utilizada para diagnóstico de hipoglicemia, porém é uma técnica imprecisa em níveis baixos, sendo necessária a coleta de glicose plasmática para confirmação diagnóstica.

Recém-nascidos com risco aumentado de hipoglicemia devem ser rastreados. São eles: grandes para a idade gestacional, prematuros, asfíxicos ao nascer, ou quando ocorre pré-eclâmpsia/eclâmpsia materna, hipertensão materna, restrição de crescimento intrauterino, síndrome de aspiração de mecônio, eritroblastose fetal, policitemia, hipotermia, diabetes materno, história familiar de uma forma genética de hipoglicemia, síndromes congênitas (p. ex., síndrome de Beckwith-Wiedemann), características físicas anormais (p. ex., malformações faciais da linha média, microfalo).

Para os neonatos com alta suspeita de distúrbio de hipoglicemia persistente, é recomendada avaliação após 48 horas de vida, antes da alta hospitalar, após período de transição da regulação da glicose. Devem ser avaliados: casos de hipoglicemia grave (p. ex., episódio de hipoglicemia sintomática ou necessidade de tratamento com glicose endovenosa; incapacidade de manter a concentração pré-prandial de GP > 50 mg/dL até 48 horas de vida e > 60 mg/dL após 48 horas de vida; história familiar de forma genética de hipoglicemia; síndromes congênitas ou características físicas anormais.

A investigação envolve histórico clínico, exame físico e exames laboratoriais na busca de diferenciação diagnóstica. Na anamnese, devem ser explorados os dados do pré-natal, idade gestacional, peso ao nascimento, presença de restrição de crescimento intrauterino, resultados de testes de triagem neonatal, exposição a alimentos, comorbidades, episódios sugestivos de hipoglicemia prévia que possam ter passado despercebidos ou ter sido diagnosticados como outra condição. Investigar detalhadamente a idade da primeira manifestação de hipoglicemia e sua relação com o tipo de alimento (como derivados de leite ou frutose) ou com o jejum (incluir duração antes do evento e quando tempo de jejum rotineiro), condições sistêmicas associadas (p. ex., sintomas gastrointestinais), doenças concomitantes ou exposição a medicamentos (p. ex., agentes hipoglicemiantes orais ou betabloqueadores).

Questionar sobre patologias familiares, como forma monogênica de diabetes, síndrome de Reye, mortes inexplicadas de lactentes, ou familiares com episódios de hipoglicemia.

No exame físico, verificar dados antropométricos, buscar atrasos do desenvolvimento motor, procurar evidências de hipopituitarismo (micropênis ou fenda labial ou palatina, baixa estatura), ou insuficiência adrenal (p. ex., hiperpigmentação da pele, anorexia) ou síndrome de Beckwith-Wiedemann (onfalocele, hemi-hipertrofia, macroglossia).

Os exames laboratoriais devem ser colhidos **no momento da hipoglicemia: glicose plasmática, insulinemia, peptídeo-C, cortisol, hormônio do crescimento, beta-hidroxibutirato, lactato, ácidos graxos livres, urina (análise de ácidos orgânicos, cetona e substâncias redutoras).** Se o exame não puder ser solicitado ou atrasar o tratamento, um teste diagnóstico de jejum, monitorizado, com GP abaixo de 50 mg/dL, deve ser realizado para determinar a causa da hipoglicemia. Por segurança, a possibilidade de um distúrbio de oxidação de ácidos graxos deve ser excluída antes de realizar-se o teste, medindo-se as concentrações plasmáticas de carnitina e acilcarnitina, pois esses pacientes podem desenvolver complicações potencialmente fatais com jejum prolongado. Teste de função hepática, painel de eletrólitos, níveis de lipídios, níveis de creatinaquinase e amônia podem ajudar no diagnóstico (Figura 67.1).

O teste de estimulação com glucagon pode ser realizado quando há suspeita de hiperinsulinismo, durante o teste de jejum, no momento em que a glicemia plasmática está abaixo de 50 mg/dL. O teste é sugestivo de hiperinsulinismo se o aumento da GP for maior que 30 mg/dL após a administração de glucagon (1 mg intravenoso, intramuscular ou subcutâneo).

Após direcionar o diagnóstico entre os grandes grupos, testes de diagnóstico adicionais podem ser realizados para identificar o distúrbio específico. Uma variedade de patologias é diagnosticada com teste genético (p. ex., hiperinsulinismo congênito, defeitos na gliconeogênese ou glicogenólise, distúrbios da oxidação de ácido graxos).

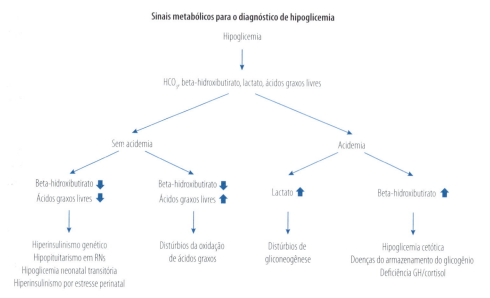

Figura 67.1. Fluxograma – Algoritmo de diagnóstico de hipoglicemia.
Fonte: Adaptada de Thornton et al., 2015.

Tratamento

Trata-se de uma urgência médica, sendo necessário o tratamento imediato, com o objetivo de normalizar a concentração plasmática de glicose. Se a criança estiver consciente e puder deglutir com segurança, devem ser oferecidos carboidratos de absorção rápida por via oral (suco, comprimidos de glicose, sacarose). Caso apresente redução do nível de consciência, é indicada a administração endovenosa de glicose na dose de 200 mg/kg (2 mL/kg de glicose a 10%), podendo ser repetida após 15 a 20 minutos se não houver aumento da glicemia. A infusão de glicose deve ser iniciada de acordo com a idade, podendo ser aumentada conforme a necessidade: 0,5 a 1 mg/kg/minuto, até que a concentração plasmática de glicose do paciente seja de pelo menos 70 mg/dL. Deve-se respeitar concentrações de glicose em via periférica menores que 12,5% e via venosa central até 25%.

Em casos no qual o acesso venoso não puder ser obtido e o estado mental da criança estiver alterado, pode ser administrado glucagon intramuscular, subcutâneo ou endovenoso, na dose de 0,5 mg (< 25 kg) ou 1 mg (> 25 kg). O glucagon é eficaz apenas para pacientes com suspeita de hipoglicemia mediada por insulina (hiperinsulinismo congênito, administração errática de insulina ou ingestão de sulfonilureia). Doses mais baixas (0,03 mg/kg) apresentam menos risco de náuseas e vômitos transitórios, mas podem ser ineficazes.

Após a investigação diagnóstica da etiologia da hipoglicemia, o tratamento deve ser individualizado e direcionado para a patologia específica, com acompanhamento em consulta com médico especialista e sempre levando em consideração o contexto social/familiar e a segurança do paciente. É de extrema importância que a família e cuidadores sejam orientados sobre possíveis recorrências, sinais de alarme, gerenciamento de primeiros socorros e serviços de apoio.

O tratamento medicamentoso está disponível para alguns distúrbios, como hiperinsulinismo (diazóxido, octreotida), insuficiência adrenal (corticoides) e de GH. A cirurgia pode ser necessária em algumas crianças com hiperinsulinismo com falha de tratamento nutricional e medicamentoso, ou quando encontrado tumor produtor de insulina.

A hipoglicemia cetótica, glicogenoses, defeitos do metabolismo de ácidos graxos ou hiperinsulinismo leve têm tratamento centrado na alimentação, que deve ser frequente e com carboidratos de absorção lenta. A intolerância hereditária à frutose necessita de seguimento nutricional, com dieta isenta de qualquer fonte de frutose.

Independentemente da etiologia, as concentrações-alvo de glicose plasmática devem ser entre 70 e 100 mg/dL, para evitar hipoglicemias recorrentes e desenvolvimento de insuficiência autonômica associada à hipoglicemia, que aumenta o risco de hipoglicemia grave.

Para neonatos com risco conhecido de uma forma genética ou outras formas persistentes de hipoglicemia (p. ex., hiperinsulinismo congênito, deficiência de glicose-6--fosfatase, distúrbio de oxidação de ácidos graxos), a consulta com um especialista deve agendada antes da alta do berçário.

Se a investigação diagnóstica e/ou o tratamento apropriado não puderem ser realizados no local de atendimento inicial da criança, esta deve ser transferida para centros especializados.

Referências bibliográficas

1. Thornton PS, Stanley CA, De Leon DD et al. Recommendations from the Pediatric Endocrine Society for evaluation and management of persistent hypoglycemia in neonates, infants, and children. J Pediatr. 2015;167:238-45.
2. White K, Truong L, Aaron K, Mushtaq N, Thornton PS. The incidence and etiology of previously undiagnosed hypoglycemic disorders in the emergency department. Pediatr Emerg Care. Jul 2020;36(7):322-6.
3. Bansal N, Weinstock RS. Non-diabetic hypoglycemia. In: Feingold KR, Anawalt B, Boyce A, Chrousos G, de Herder WW, Dhatariya K et al., editors. Endotext. South Dartmouth (MA): MDText.com, Inc.; 2000.
4. Gandhi K. Approach to hypoglycemia in infants and children. Transl Pediatr. Out 2017;6(4):408-20.
5. Stanley CA, Rozance PJ, Thornton PS, De Leon DD, Harris D, Haymond MW et al. Re-evaluating "transitional neonatal hypoglycemia": mechanism and implications for management. J Pediatr. Jun 2015;166(6):1520-5.e1.
6. Stanley CA, Rozance PJ, Thornton PS et al. Re-evaluating "transitional neonatal hypoglycemia": mechanism and implications for management. J Pediatr. 2015;166(6):1520-5.e1. doi:10.1016/j.jpeds.2015.02.045.
7. De Leon DD, Stanley CA. Congenital hypoglycemia disorders: new aspects of etiology, diagnosis, treatment and outcomes: highlights of the proceedings of the congenital hypoglycemia disorders symposium, Philadelphia April 2016. Pediatr Diabetes. 2017;18(1):3-9.
8. Kim AY, Hughes JJ, Pipitone Dempsey A et al. Pitfalls in the diagnosis of hereditary fructose intolerance. Pediatrics. 2020;146.
9. Weinstein DA, Steuerwald U, De Souza CFM, Derks TGJ. Inborn errors of metabolism with hypoglycemia: glycogen storage diseases and inherited disorders of gluconeogenesis. Pediatr Clin North Am. 2018;65:247. Topic 5805. Version 25.0.
10. De León DD, Stanley CA. Determination of insulin for the diagnosis of hyperinsulinemic hypoglycemia. Best Pract Res Clin Endocrinol Metab. 2013;27:763.
11. Ferrara C, Patel P, Becker S et al. Biomarkers of Insulin for the diagnosis of hyperinsulinemic hypoglycemia in infants and children. J Pediatr. 2016;168:212.

68 Síndrome da secreção inadequada de hormônio antidiurético

Regina Grigolli Cesar

A síndrome de secreção inadequada de hormônio antidiurético (SSIHAD) é uma das principais causas de hiponatremia, um dos principais distúrbios hidreletrolíticos em crianças hospitalizadas[1].

Em condições normais, a secreção da arginina vasopressina (ADH) é controlada por diferentes mecanismos, classificados em osmóticos e não osmóticos (ou hemodinâmicos). Na SSIADH, a atividade do hormônio antidiurético (ADH) é considerada "inadequada", uma vez que a secreção ocorre na ausência de estímulo osmótico ou hemodinâmico identificável[1], resultando de lesão de estruturas do eixo hipotálamo-hipófise, geralmente de etiologia traumática, cirúrgica, mas também em caso de tumores, meningite, encefalite, na síndrome de Guillain-Barré, em lesões pulmonares, pela ação de fármacos, entre outras.

A SSIADH cursa com hiponatremia grave, isto é, [Na$^+$] sérica < 125 a 120 mEq/L[2], em decorrência da retenção de água livre (com aumento da água corporal total de 7% a 10%)[3], a despeito de um sódio total normal e osmolaridade urinária alta, acima de 100 mOsm/L[4]. Em outras palavras, a hiposmolaridade sérica resulta do distúrbio do metabolismo da água.

Lembrete: a tonicidade/osmolaridade plasmática é determinada pela quantidade de água livre, enquanto o volume hídrico é determinado pela concentração plasmática de sódio.

Diagnóstico

Hiponatremia crônica decorrente da SSIADH não é comum em crianças, mas pode ocorrer em crianças com doenças pulmonares ou do sistema nervoso central (SNC) crônicas, que podem ser descartadas na história clínica, assim como a síndrome nefrogênica de antidiurese inadequada é um distúrbio genético raro, que cursa com excesso de canais de água na superfície apical do ducto coletor, resultando em aumento da reabsorção de água e hiponatremia sem ADH circulante detectável[1].

Suspeita-se de SSIADH em paciente internado por trauma cranioencefálico, pós-operatório de neurocirurgia, outras lesões cerebrais, incluindo meningite/encefalite, síndrome de Guillain-Barré, ventilação pulmonar mecânica, em especial nas bronquiolites, sem outras causas de hiponatremia por estados edematosos (insuficiência cardíaca congestiva, cirrose e nefrose), disfunção renal, insuficiência adrenal e hipotireoidismo[3]. Paciente encontra-se em estado euvolêmico, com níveis séricos elevados de ADH[3], sem quadros que cursem com hiposmolaridade sérica ou baixo débito, na ausência de uso de diuréticos de alça, diuréticos tiazídicos, diuréticos osmóticos, como manitol, e apresentando os seguintes achados laboratoriais[1]:

- hipotonicidade (osmolaridade plasmática < 280 mOsm kg) e hiponatremia ([Na$^+$] sérico < 135 mEq/L);
- osmolaridade urinária > 100 mOsm/kg;
- [Na$^+$] urinário > 20 mEq/L (exceto durante a restrição de sódio);
- ausência de excesso de sódio (edema) ou sinais clínicos de depleção de volume.

Deve-se considerar a possibilidade de pseudo-hiponatremia decorrente do uso de meio de contraste hiperosmolar não iônico radiológico perioperatório[3].

Sinais clínicos de hiponatremia moderada incluem letargia, náusea e vômitos, irritabilidade, cefaleia, fraqueza muscular e cólica. Quadros graves podem evoluir com sonolência, confusão mental, reflexos deprimidos, crises convulsivas, coma e óbito.

Diagnóstico diferencial

Além da SSIADH, outros distúrbios da homeostase do sal e da água determinados por alteração na secreção de vasopressina são comuns em pacientes no período pós-operatório neurocirúrgico, incluindo a administração inadequada de fluido intravenoso, síndrome cerebral perdedora de sódio (*cerebral salt wasting syndrome* – CSWS) e diabetes *insipidus* (DI) central[3].

O volume do compartimento extracelular e o débito urinário são aspectos-chave no diagnóstico diferencial com a CSWS, outra causa frequente de hiponatremia grave[2], bem como na concentração urinária de sódio durante o desenvolvimento da hiponatremia e da natriurese[4,5].

No Quadro 68.1, encontra-se um resumo das alterações para auxiliar o diagnóstico diferencial.

Quadro 68.1. Diagnóstico diferencial entre três causas de deficiência na secreção de vasopressina.

	SSIADH	CSWS	DI central
Volume do CEC	Normal ou aumentado	Reduzido	Normal ou reduzido
Sódio corporal total	Normal	Reduzido	Normal
[Na$^+$] sérica	Hiponatremia	Hiponatremia	Hipernatremia
Osmolaridade plasmática	Reduzida	Reduzida	Aumentada
Débito urinário	Oligúria	Poliúria	Poliúria
Na$^+$ urinário	Aumentado	Aumentado	Reduzido
Osmolaridade urinária	Aumentada	Aumentada	Diminuída
Água livre	Retenção	Perda	Perda

CEC = compartimento extracelular; [Na$^+$] = concentração de sódio.
Fonte: Lynch, Wood e Neumayr, 2017.

Na CSWS, grandes volumes de urina contêm concentrações muito altas de sódio, resultando na rápida depleção do sódio total e do volume do compartimento extracelular[2]. Pacientes com SSIADH tendem a produzir pequenas quantidades de urina altamente osmolar[4].

A SSIADH cursa com hiponatremia e normovolemia ou hipervolemia. Na CSWS, uma contração de volume intravascular sem outras causas de hipovolemia é central para o diagnóstico e pode causar um aumento secundário na liberação de ADH. CSWS não tratada resulta em hiponatremia acompanhada de depleção do volume intravascular, hipotensão e hipoperfusão e choque hipovolêmico. Ao contrário, se não tratada, a SSIADH causa a hiponatremia progressiva, com manutenção ou expansão leve do equilíbrio de fluidos[2].

A SSIADH é tratada com restrição de volume, e a CSWS é tratada com volume e reposição de sódio[4].

Outra deficiência na produção de vasopressina é o diabetes *insipidus*, complicação transitória comum de procedimentos cirúrgicos próximos à hipófise ou hipotálamo, também encontrada em cerca de 40% dos casos de craniofaringioma, sendo permanente em apenas cerca de 6% dos casos. É um quadro que cursa com hipovolemia por desidratação grave (perda de água livre), **hipernatremia** acima de 145 mmol/L, em associação com débito urinário (acima de 2,5 mL/kg/h por 3 horas consecutivas, ou maior que 4 mL/kg/h a qualquer momento), com osmolaridade urinária hipotônica (< 300 mOsm/L) em relação à osmolaridade plasmática (> 300 mOsm/L), na ausência de glicosúria, uso de manitol e insuficiência renal[3]. Embora pacientes com hipernatremia também possam evoluir com letargia, irritabilidade, crises convulsivas e coma, o diferencial em relação à hiponatremia inclui sede, hiper-reflexia e ataxia.

Conduta

Na maioria dos casos, as perturbações no equilíbrio da água são transitórias e resolvem-se dentro de alguns dias ou semanas após o evento. A hiposmolaridade (pela hiponatremia) exacerba o edema cerebral, piora a pressão intracraniana (PIC) e causa convulsões[4], necessitando de correção.

Com base na fisiologia do equilíbrio hidreletrolítico, a osmolaridade é determinada pelo balanço hídrico. Desse modo, o tratamento de primeira linha de SSIADH baseia-se na redução do excesso de água livre por meio da restrição de fluídos[1,3,4] e diuréticos, e não na administração de sódio (que deve ser reposto na CSWS), exceto no caso de crises convulsivas, quando solução salina hipertônica deve ser usada para corrigir o sódio sérico para uma meta de ≥ 130 mmol/L, o que geralmente fornece controle das crises. Tomando-se 0,6 L/kg como o volume aparente de distribuição de sódio, deve-se antecipar um aumento de 3 a 5 mmol/L na concentração de sódio sérico, com um bólus intravenoso rápido de 4 a 6 mL/kg de solução salina a 3%[3].

Ainda não há consenso sobre a taxa exata de restrição de fluidos e sobre o debate entre o tipo de fluído que deve ser utilizado na manutenção da oferta hídrica, se soluções consideradas isotônicas como ringer lactato ou soluções calculadas conforme a regra de Holliday[1].

O argumento a favor dos fluidos IV isotônicos, como solução salina normal ou solução de ringer lactato, é evitar a hiponatremia adquirida no hospital, suspostamente associada aos fluidos considerados "hipotônicos", incluindo aqueles recomendados por Holliday. Defensores do método de Holliday argumentam que fluidos isotônicos resultariam em hipernatremia e/ou sobrecarga hídrica. Discussões à parte, a prescrição deve ser cuidadosa e titulada com base no controle intensivo do balanço hídrico ajustado caso a caso[1].

Furosemida associada à suplementação de sódio: diuréticos de alça inibem a absorção de água livre, o que anula seu efeito de aumentar a excreção de sódio e potássio; entretanto, cloreto de sódio suplementar e/ou cloreto de potássio podem ser necessários para evitar equilíbrio negativo de sódio ou potássio[1].

Referências bibliográficas

1. Jones DP. Syndrome of inappropriate secretion of antidiuretic hormone and hyponatremia. Pediatrics in Review. 2018;39(1):27-35.
2. Tasker RC, Adelson PD. Head and spinal cord trauma. In: Nichols DG, Shaffner DH, editors. Rogers' textbook of pediatric intensive care. 5th ed. New York: Wolters Kluwer; 2016. p. 951-81.
3. Lynch R, Wood EG, Neumayr TM. Fluid and electrolyte issues in pediatric critical illness. In: Fuhrman BP, Zimmerman JJ, editors. Fuhrman & Zimmerman's pediatric critical care. 5th ed. Philadelphia: Elsevier; 2017. p. 1007-25.
4. McManus ML, McClain CD, Tasker RC. Neurosurgical and neuroradiological critical care. In: Nichols DG, Shaffner DH, editors. Rogers' textbook of pediatric intensive care. 5th ed. New York: Wolters Kluwer; 2016. p. 937-50.
5. Mejia R, Rodriguez NJ, Cortes JÁ, Samuel SS, Corrales-Medina FF et al. Oncologic emergencies and complications. In: Nichols DG, Shaffner DH, editors. Rogers' textbook of pediatric intensive care. 5th ed. New York: Wolters Kluwer; 2016. p. 1872-93.

Parte 9

Onco/Hematologia

69 Doença falciforme – diagnóstico e manejo das principais crises agudas falcêmicas na infância

Renata Dudnick de Lima Mauro Ribeiro Lopes
Juliana Moreira Franco

Introdução

A doença falciforme (DF) é uma hemoglobinopatia autossômica recessiva, de alta prevalência no Brasil e no mundo, na qual uma mutação na sexta posição da cadeia beta do gene da hemoglobina A produz uma hemoglobina anômala, a hemoglobina S (HbS). A herança pode ser em homozigose (anemia falciforme – SS) ou em dupla heterozigose (doença falciforme SC, SD e S-beta talassemia). O portador da DF é acometido por uma anemia hemolítica crônica e pode apresentar, além de complicações crônicas com lesões de órgão-alvo, complicações agudas.

As crises agudas comumente demandam atendimento médico na urgência, com necessidade de internações hospitalares prolongadas. Podem ser desencadeadas principalmente por estresse, frio, infecção, hipóxia e desidratação, causando a desoxigenização da hemoglobina e alterações celulares e desencadeando a fisiopatologia das complicações.

Fisiopatologia das complicações

- Polimerização hemoglobínica: HbS em baixas concentrações de oxigênio e em acidose altera a forma da hemácia (em foice) → Eritrofalcização.
- Hemácias falcizadas por alteração da membrana sofrem hemólise intravascular → Anemia hemolítica crônica.
- Hemólise intravascular altera o metabolismo do óxido nítrico → Vasoconstrição.
- Vasoconstrição lesa endotélio vascular → Estado inflamatório crônico e hipercoagulabilidade.

Crises agudas falcêmicas

As principais complicações agudas que comumente demandam atendimento de urgência na pediatria são: síndrome torácica aguda (STA), acidente vascular cerebral (AVC), crise vaso-oclusiva dolorosa (CVO), sequestro esplênico e priapismo. O paciente falciforme apresenta também risco aumentado de sepse, principalmente por bactérias encapsuladas, em decorrência da asplenia funcional que acompanha a evolução clínica da doença. Cabe ao médico pediatra assistente identificar essas crises o mais precocemente possível, para iniciar as primeiras condutas corretamente e reduzir a morbimortalidade relacionada às complicações.

Síndrome torácica aguda

A síndrome torácica aguda (STA) é um conjunto de sinais e sintomas de etiologia multifatorial, com componente infeccioso/inflamatório, de eritrofalcização, hipoventilação, vaso-oclusão e isquemia envolvidos. É a principal causa de óbito em maiores de 10 anos de idade.

Para a suspeição diagnóstica, é necessária a presença de dois sinais clínicos obrigatórios:
- Hipóxia (queda de 2 pontos da saturação basal fora de crise); $PO_2 < 75$ mmHg;
- Novo infiltrado pulmonar na radiografia de tórax (importante lembrar que nas primeiras 48 a 72 horas de evolução clínica pode não haver alterações).

Outros sinais e sintomas podem estar associados (Figura 69.1), tornando o diagnóstico semelhante a um quadro de pneumonia em um primeiro momento.

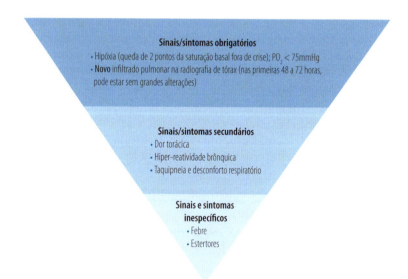

Figura 69.1. Sinais e sintomas da síndrome torácica aguda.
Fonte: Adaptada de Howard J, Hart N, Roberts-Harewood M et al., 2015.

A STA pode ser classificada em leve, moderada, grave e muito grave, o que guia a conduta e o prognóstico:
- *Leve:* $SatO_2 > 90\%$, infiltrado envolvendo não mais que um lobo pulmonar, responsiva a 1 ou 2 concentrados de hemácias.
- *Moderada:* $SatO_2$ 85% a 90%, infiltrado envolvendo até 2 lobos pulmonares, responsiva a 3 concentrados de hemácias.

- *Grave:* insuficiência respiratória com necessidade de ventilação mecânica, $SatO_2$ < 85% em ar ambiente ou < 90% com FiO_2 100%, 3 ou mais lobos pulmonares envolvidos, necessidade de múltiplas transfusões ou transfusão de troca parcial para manter HbS < 30%.
- *Muito grave:* síndrome do desconforto respiratório agudo.

Na suspeita de STA, a internação hospitalar está sempre indicada, uma vez que o risco de gravidade associada ao quadro é elevado.

Condutas da síndrome torácica aguda e tratamento clínico

- *Os exames iniciais a serem solicitados são:*
  - hemograma;
  - reticulócitos;
  - DHL;
  - bilirrubinas;
  - PCR;
  - hemoculturas (2);
  - gasometria arterial, se necessário;
  - tipagem sanguínea e pesquisa de anticorpos irregulares;
  - radiografia de tórax.
- *Oxigenioterapia:* manter a saturação de O_2 > 92% e/ou PO_2 ≥ 75 mmHg. Se houver sinais de insuficiência respiratória aguda, condutas para garantia de via aérea avançada poderão ser necessárias.
- *Hidratação:* não é indicado hiper-hidratar o paciente, para não causar sobrecarga volêmica. A desidratação está frequentemente associada às crises falcêmicas, em decorrência do aumento de perdas insensíveis, dificuldade de ingestão de líquidos via oral, além de hipostenúria comum na patologia falciforme. Portanto, é indicado realizar reposição volêmica com cristaloides para um balanço hídrico discretamente positivo nas primeiras 48 horas ou até ingestão adequada de líquidos por via oral. Deverá ser estimulada a ingestão oral de líquidos assim que possível.
- *Analgesia sempre imediata:* de preferência, dentro de 60 minutos da entrada do paciente no hospital:
  - Sempre que o paciente apresentar queixa álgica, administrar analgésicos com base na avaliação da dor (Figura 69.2).
  - Em caso de dor moderada a intensa, indica-se analgesia com opioides parenterais. Reavaliações frequentes (a cada 30 a 60 minutos) para otimizar o controle da dor e personalização da dose da terapia farmacológica são fortemente recomendadas. Atenção para não exceder a dose, para evitar hipoventilação e depressão respiratória.
- *Antibioticoterapia:* o quadro clínico inicial muitas vezes é indistinguível de uma pneumonia bacteriana (PNM). Além disso, a PNM pode ser o desencadeante da STA, portanto há indicação de antibioticoterapia. O antibiótico de escolha deve ter ampla cobertura para germes encapsulados (*Streptococcus pneumoniae*, *Haemophilus influenzae*, *Neisseria meningitidis* e *Salmonella* spp.). Para crianças maiores de 10 anos,

em casos graves ou na suspeita de PNM atípica, deve ser associado um macrolídeo para cobrir *Mycoplasma pneumoniae*. Se houver uso de antibioticoterapia recente ou instabilidade hemodinâmica, considerar uso de cefalosporina de quarta geração.

- *Transfusão de concentrado de hemácias:* a indicação deve ser precoce. A transfusão deve ser simples (10 mL/kg), com hemácias filtradas e fenotipadas, a fim de manter Hb próximo de 10 g/dL (evitar valores pós-transfusionais acima de 10 g/dL, pelo risco de hiperviscosidade). Em casos graves e muito graves, ou em pacientes com Hb basal pré-transfusional ≥ 10 g/dL, considerar transfusão de troca parcial.
- *Fisioterapia respiratória:* espirometria de incentivo está relacionada a redução do tempo de internação hospitalar e do uso de medicações para dor por via oral.
- *Medicações adjuvantes:* o uso de anti-histamínicos pode ser necessário se houver prurido, assim como o uso de laxativos em caso de distensão abdominal e dificuldade de evacuação, ambos secundários ao uso de morfina. Terapia broncodilatadora deve ser instituída se houver broncoespasmo associado ao quadro.

Crise vaso-oclusiva/crise álgica

Trata-se de uma dor isquêmica intensa de caraterística súbita, contínua, latejante, migratória ou não, secundária a eritrofalcização e componentes fisiopatológicos, como lesão por hipóxia-reperfusão, inflamação, aumento da adesão dos glóbulos vermelhos e sensibilização do sistema nervoso (central e periférico). Na maioria dos casos, a crise vaso-oclusiva/crise álgica (CVO) é desencadeada por frio, infecção, hipóxia e/ou desidratação. Pode ocorrer em qualquer tecido, como ossos, articulações e órgãos; é mais comum em membros superiores e inferiores, abdome e tórax. A clínica pode estar associada a sinais flogísticos e febre, não caracterizando necessariamente uma infecção local; é necessário realizar avaliação individual do quadro, da evolução, bem como exames para essa suspeita.

A dactilite (crise vaso-oclusiva nas extremidades das mãos e dos pés) geralmente é a primeira manifestação de CVO na DF. Ocorre em lactentes (geralmente acima de 6 meses de vida) e caracteriza um fator de risco de doença grave quando ocorre naqueles menores de 1 ano. Apresenta-se com sinais flogísticos (dor, calor e edema) em extremidades.

Para melhor avaliação e condução do tratamento das crises álgicas, é necessário quantificar a dor do paciente e realizar reavaliações frequentes (a cada 30 a 60 minutos) com anotação em prontuário médico para melhor manejo da analgesia (Figura 69.2).

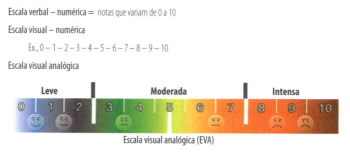

Figura 69.2. Escalas de avaliação de dor.
Fonte: Adaptada de Organização Mundial da Saúde.

Condutas e manejo clínico da crise vaso-oclusiva/crise álgica

- Os exames iniciais a serem solicitados são:
  - hemograma;
  - reticulócitos;
  - DHL;
  - bilirrubinas;
  - tipagem sanguínea e pesquisa de anticorpos irregulares – se indicada, transfusão de concentrado de hemácias;
  - triagem infecciosa se suspeita associada.
- *Correção do fator desencadeante:* corrigir desidratação e frio, além de tratar a infecção, se associada ao quadro. Deve ser evitada a hiper-hidratação.
- *Analgesia sempre imediata:* de preferência, dentro de 60 minutos da entrada do paciente no hospital:
  - Dor leve: analgésicos simples, como dipirona e paracetamol, via oral, intramuscular ou endovenosa, a depender da clínica. A recomendação quanto ao uso de AINES (como cetoprofeno) é controversa. Os riscos potenciais associados ao uso de AINE na dor aguda da DF incluem nefrotoxicidade, distúrbios gastrointestinais e sangramento; e deve haver indicação individualizada.
  - Dor moderada a intensa: opioides parenterais são a preferência na dor intensa: morfina (0,1 a 0,2 mg/kg, a cada 2 a 4 horas, endovenosa, máximo de 10 mg/dose). Reavaliações frequentes (a cada 30 a 60 minutos), para otimizar o controle da dor e a personalização da dose da terapia farmacológica, são fortemente recomendadas. Deve-se atentar para não exceder a dose, a fim de evitar hipoventilação e depressão respiratória. Dependendo da dor e conforme as avaliações frequentes, poderá ser necessário o uso de opioides potentes, de maneira contínua ou por demanda. Em casos de dor refratária ou não tratada eficazmente com morfina isoladamente, poderá ser indicada uma infusão subanestésica (analgésica) de cetamina ou uso de fentanil como tratamento adjuvante, sendo administrados em geral em UTI. Em crianças com anemia falciforme e crise falciforme vaso-oclusiva, não usar meperidina – a menos que seja o único opioide eficaz para um paciente, de maneira individualizada.

O uso de corticosteroides no manejo da dor aguda não é indicado rotineiramente, em razão da baixa certeza nas evidências dos efeitos, além de seu uso sistêmico estar associado a dor de rebote e outras complicações, com risco de reinternações. Portanto, a decisão de usar esteroides para outras indicações médicas deve ser feita de maneira individualizada.

Podem ser necessárias medicações adjuvantes ao tratamento em decorrência dos efeitos colaterais comuns da morfina como anti-histamínico no caso de prurido, assim como laxativos se houver distensão abdominal e dificuldade de evacuação.

Orienta-se gradualmente titular para baixo os opioides parenterais à medida que a crise álgica se resolve, até sua suspensão.

- *Transfusão de concentrado de hemácias:* transfusão sanguínea simples, 10 mL/kg, com hemácias filtradas e fenotipadas, apenas se houver queda de 2 pontos em relação ao Hb basal, dor intratável e/ou se associada a outras complicações, como STA e AVC (transfusão de troca).

A modalidade de transfusão crônica pode ser uma indicação para pacientes com dor crônica e internações de repetição por CVO aguda, porém devem ser ponderadas as principais complicações inerentes ao tratamento, como sobrecarga de ferro e aloimunização.

- Tratamento de suporte:
    Oxigenioterapia pode ser necessária (SatO$_2$ < 95%).
    Fisioterapia respiratória (espirometria de incentivo para evitar hipoventilação).
    Condutas não farmacológicas, como terapias, massagens e calor local.

Principais diagnósticos diferenciais de crise vaso-oclusiva/crise álgica

- *Osteomielite:* suspeitar em casos de dor localizada persistente, associada a sinais flogísticos também localizados e toxemia, com persistência de febre por mais de 72 horas em uso de antibioticoterapia adequada sem outras justificativas. Solicitar exames de imagens (RNM: infarto ósseo *versus* osteomielite) para confirmar diagnóstico e associar antibioticoterapia para cobrir *Salmonella* spp., agente bacteriano comumente associado a osteomielite e DF.
- *Colelitíase aguda:* diferencial importante com CVO abdominal, visto que o paciente com DF apresenta hemólise crônica e risco aumentado de colelitíase. Na suspeita, solicitar exames de imagem, enzimas canaliculares e hepáticas.

Sequestro esplênico agudo

Os portadores de doença falciforme podem sofrer repentinamente do aprisionamento de grandes volumes de sangue no baço, desencadeado por crise falcêmica. Ocorre aumento súbito do tamanho do baço, associado a dor à palpação, prostração e palidez intensa pela queda importante da hemoglobina basal (comumente, encontram-se valores abaixo de 5 g/dL), com reticulocitose e eritroblastos aumentados na periferia. Podem associar-se ao quadro clínico plaquetopenia e febre.

Geralmente ocorre em lactentes após 5 meses de vida, não sendo tão comum em crianças maiores de 3 anos. Pode resultar em choque hipovolêmico e óbito se não for prontamente identificado e iniciada a conduta correta. Sua recorrência ocorre em 50% dos casos, sendo o segundo episódio de maior gravidade; portanto, a grande maioria tem indicação de esplenectomia logo após o primeiro quadro agudo.

Condutas imediatas na suspeita do sequestro esplênico

- Exames iniciais a serem solicitados:
    - hemograma;
    - reticulócitos;
    - DHL;
    - bilirrubinas;
    - tipagem sanguínea e pesquisa de anticorpos irregulares.
    - Se sinais de choque e/ou instabilidade hemodinâmica, solicitar:
        - função renal e hepática;
        - eletrólitos;

- gasometria venosa;
- coagulograma.

- Correção de fator desencadeante e atenção para sinais vitais: condutas específicas se choque hipovolêmico e complicações de cor anêmico. Corrigir desidratação e frio, além de tratar infecção se associada ao quadro. Importante lembrar que deve ser evitada a hiper-hidratação.
- Transfusão sanguínea em alíquotas e lenta: atenção: a transfusão libera as hemácias aprisionadas no baço, podendo causar hiperviscosidade sanguínea e vaso-oclusão, desencadeando outras complicações, como STA, AVC, tromboses e CVO.

É indicada transfusão de concentrado de hemácias filtradas e fenotipadas (5 mL/kg).

O paciente deverá ser avaliado frequentemente após a transfusão, com controle de Hb e Ht depois de 2 a 6 horas, para analisar a necessidade de nova transfusão de concentrado de hemácias em alíquota, a depender da evolução clínica.

- Tratamento de suporte
  - Analgesia e oxigenioterapia (SatO$_2$ < 95%) pode ser necessária.
  - Triagem infecciosa e antibioticoterapia poderão ser indicadas nos casos de suspeita de infecção associada ao quadro agudo.
- Evolução: é indicado acompanhamento do tamanho esplênico por meio de medidas, de preferência por fita métrica, com anotação em prontuário médico para reduzir a chance de confusão de medição.

Após tratamento adequado, a regressão do baço ocorre em 48 a 72 horas e poderá ser dada alta hospitalar quando Hb estiver próximo de 10 g/dL.

Dependendo da idade do paciente e da gravidade da crise, poderá ser necessário iniciar esquema de transfusão crônica para redução da HbS até a indicação ou programação de esplenectomia.

Febre e infecção na doença falciforme

Pacientes com doença falciforme são altamente suscetíveis a infecções bacterianas, em grande parte em decorrência da asplenia funcional que se desenvolve no início da infância por hipofunção secundária à isquemia crônica do baço provocando a diminuição da opsonização por bactérias encapsuladas (*Streptococcus pneumoniae*, *Haemophilus influenzae* e *Salmonella* spp.).

O curso clínico dessas infecções é muitas vezes mais grave do que em indivíduos sem DF, com evolução rápida para doença invasiva e sepses. A febre pode ser o primeiro sinal de uma infecção bacteriana grave na criança falciforme, portanto deve ser considerada urgência médica. Infecções, em menores de 3 anos de idade, são as principais causas de óbitos na DF.

Diante disso, todos os pacientes falciformes devem receber profilaxia antibiótica com penicilina pelo menos até os 5 anos e, no mínimo, 1 dose da vacina pneumocócica 23-valente. Um dos mecanismos envolvidos na proteção é a redução da colonização nasofaríngea por pneumococo, comum a esses pacientes.

As condutas em um paciente falciforme com febre na urgência devem seguir um raciocínio clínico específico, a fim de evitar evoluções infecciosas desfavoráveis e o desencadeamento de crises falcêmicas agudas, como a CVO.

Condutas iniciais no paciente falciforme com febre

A febre (t. axilar ≥ 37,8 °C) é um sintoma comum às crises agudas, porém se deve atentar para a possibilidade diagnóstica de um processo infeccioso associado, com elevado risco de morbimortalidade do paciente.

Pelo fato de a infecção ser um potencial desencadeador de eritrofalcização e, consequentemente, das complicações agudas, é necessário redobrar a atenção e realizar reavaliações do paciente com febre.

O uso empírico de antibiótico deve ser instituído no paciente portador de DF e temperatura axilar ≥ 38 °C. Em caso de infecção localizada, a antibioticoterapia deverá ser direcionada de acordo com o foco e os agentes envolvidos.

A seguir, são propostos fluxogramas para guiar as condutas de acordo com o quadro geral do paciente (estável *versus* hemodinamicamente instável/séptico) (Figuras 69.3 e 69.4).

Reavaliações frequentes do paciente devem ser realizadas para verificar a existência de dor (se presente, quantificar por meio da escala de dor e iniciar analgesia conforme conduta para CVO). Deve-se atentar também para hipoxemia e, se necessário, administrar oxigenioterapia (suspeitar de possível STA – *vide* o tópico "Condutas da síndrome torácica aguda e tratamento clínico" *supra*).

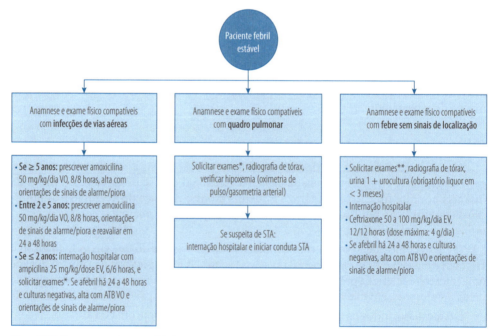

Figura 69.3. Fluxograma – Paciente febril (t. ≥ 38 °C) na DF.
* Hemograma (a DF pode cursar com leucocitose de base; levar em conta o basal para interpretação da leucograma), reticulócitos, DHL, bilirrubinas, PCR, hemoculturas (2), sorologias virais.
** Hemograma, reticulócitos, DHL, bilirrubinas, PCR, hemoculturas (2), sorologias virais e demais exames pertinentes à suspeita clínica.
Fonte: Adaptada de Braga JAP, Loggetto SR, Campanaro CM et al., 2013; Rogers ZR et al., 2020.

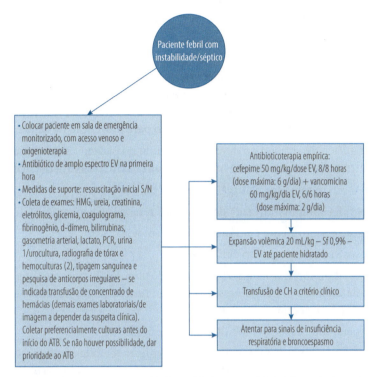

Figura 69.4. Fluxograma – Conduta do paciente falciforme febril com instabilidade hemodinâmica/séptico.
Fonte: Adaptada de Braga JAP, Loggetto SR, Campanaro CM et al., 2013; Rogers ZR et al., 2020.

Acidente vascular cerebral

O acidente vascular cerebral (AVC) no paciente pediátrico em geral é isquêmico; e trata-se da complicação mais temida no falciforme. O mais comum subtipo de infarto cerebral ocorre entre a artéria cerebral anterior e territórios da artéria cerebral média.

O infarto cerebral na doença falciforme varia de vascular cerebral, com início abrupto dos déficits neurológicos, a infartos silenciosos, que não são agudos e clinicamente aparentes, mas estão associados a comprometimento cognitivo.

A recorrência de infarto cerebral foi relatada em dois terços dos pacientes falciformes, e a maioria ocorre dentro de 2 a 3 anos do evento inicial. Esse risco de repetição é provavelmente ainda maior no subconjunto com vasculopatia Moyamoya. Alguns fatores de risco foram mais relacionados ao AVC no paciente falciforme, como hipoxemia noturna, leucocitose > 20.000, grau elevado de hemólise basal, STA nas últimas 2 semanas ou de repetição.

Após a publicação do estudo STOP em 1998, sua incidência na faixa pediátrica foi consideravelmente reduzida. Trata-se da identificação de pacientes de maior risco para AVC, por meio da realização do exame de *doppler* transcraniano (DTC) em crianças de 2 a 16 anos portadoras de DF, com indicação do regime de transfusão crônica como profilaxia primária. É realizada a medição da velocidade de refluxo das artérias cerebrais médias; e valores acima de 200 cm/s em dois exames consecutivos (com intervalo de

30 dias) são considerados alto risco para AVC. Para esses pacientes, está indicado tratamento com regime de transfusão crônica para redução da HbS < 30%, a fim de reduzir a eritrofalcização e, consequentemente, o risco.

A introdução da hidroxiureia também tem fator importante na redução do risco de AVC, aumentando a HbF e consequentemente reduzindo a HbS. Pacientes com velocidade de refluxo das artérias cerebrais médias entre 160 e 200 cm/s (valores condicionais) apresentam indicação de introdução da medicação para prevenção de isquemia cerebral.

Condutas imediatas na presença de sinais/sintomas neurológicos

- Medidas a serem tomadas na urgência
    - Tomografia computadorizada de crânio ou ressonância magnética de encéfalo.
    - Avaliação e seguimento conjunto com neurologia.
    - 2 acessos venosos de grosso calibre.
    - Exames laboratoriais iniciais: HMG, reticulócitos, DHL, tipagem sanguínea e pesquisa de anticorpos irregulares, eletrólitos, função renal, hepática e gasometria arterial se hipoxemia.
    - Se suspeita infecciosa: hemoculturas (2), liquor.
- Hidratação: não hiper-hidratar o paciente. Realizar medidas de ressuscitação volêmica, conforme necessário. É indicado manter um balanço hídrico discretamente positivo nas primeiras 48 horas do quadro agudo. Atentar-se aos déficits neurológicos e à deglutição para liberar ingestão hídrica via oral.
- Transfusão de concentrado de hemácias precoce: a transfusão de troca (exsanguinotransfusão parcial ou eritroaférese) é a modalidade de transfusão de escolha na fase aguda para reduzir HbS < 30% e manter Hb próximo de 10 g/dL, especialmente naqueles com Hb ≥ 11 g/dL. Transfusões simples podem ser administradas em pacientes com níveis mais baixos de Hb, com o objetivo de restaurar a oxigenação cerebral e prevenir danos cerebrais adicionais, mas devem ser seguidas por transfusões de troca assim que possível, de modo a reduzir a HbS para níveis < 30%.
- Terapia de suporte
    - Oxigenioterapia.
    - Reavaliações frequentes com atenção aos sinais clínicos para possíveis complicações agudas falcêmicas associadas.
    - Fisioterapia respiratória e motora.
    - Exame neurológico evolutivo e acompanhamento conjunto com neurologia para demais as condutas da especialidade.
- Evolução: após o quadro agudo do AVC, o paciente deverá ser encaminhado precocemente para iniciar o esquema terapêutico de transfusões crônicas, a fim de reduzir a HbS < 30% e reduzir a chance de recidivas (alto índice de recorrência nos primeiros 2 anos após o evento) e sequelas.

Referências bibliográficas

1. Brandow AM et al. American Society of Hematology 2020 guidelines for sickle cell disease: management of acute and chronic pain. Am J Hematol. 2020.
2. Samir KB. How I treat acute and persistent sickle cell pain. Mediterr J Hematol Infect Dis. 2020;12(1):e2020064.
3. Field JJ, Vichinsky EP. Overview of the management and prognosis of sickle cell disease. UpToDate. 2014.Disponível em: www.Uptodate/contents/overview-of-the-management-and-prognosis-of-sickle-cell-disease. Acesso em 15 de Mar. de 2020.
4. Piel FB, Steinberg MH, David C, Rees FRCPCH. Sickle cell disease. N Engl J Med. 2017;376:1561-73.
5. Ministério da Saúde. Brasil. Relatório de recomendação da Comissão Nacional de Incorporação de Tecnologias em Saúde (CONITEC). Protocolo clínico e diretrizes terapêuticas: anemia falciforme. Brasília: Ministério da Saúde; 2016.
6. Ministério da Saúde. Brasil. Portaria Conjunta n. 5, de 19 de fevereiro de 2018. Aprova o Protocolo Clínico e Diretrizes Terapêuticas da Doença Falciforme. Brasília: Ministério da Saúde; 2018.
7. Braga JAP, Loggetto SR, Campanaro CM, Lyra IM, Viana MB, Anjos ACM et al. Doença falciforme. In: Loggetto SR, Braga JAP, Tone LG, editores. Hematologia e hemoterapia pediátrica. Série atualizações pediátricas. São Paulo: Atheneu; 2013. p. 139-62.

70 Síndrome de lise tumoral

Manuella Pacífico de Freitas Segredo
Débora Garcia Gasperini

A síndrome de lise tumoral (SLT) é uma síndrome metabólica causada pela lise das células neoplásicas. Foi descrita primeiramente em 1929, por Bedrna e Polcák[1], em pacientes com leucemia crônica tratados com radioterapia.

É caracterizada por um grupo de alterações metabólicas decorrentes da liberação rápida de metabólitos intracelulares, como ácido úrico, proteínas, fósforo e potássio, na corrente sanguínea. Esse processo pode causar hiperuricemia, hipercalemia, hiperfosfatemia e presença ou ausência de hipocalcemia[2]. Esses distúrbios eletrolíticos e metabólitos podem causar insuficiência renal, arritmias, convulsões e morte[3].

Os sintomas da SLT podem ocorrer espontaneamente, ou 12 a 72 horas após o início do tratamento do tumor. São eles: hematúria, dor em flanco, hipertensão, azotemia, acidose, edema, oligúria, anúria, letargia, sonolência, náuseas, vômito, diarreia, anorexia e síncopes, além de alterações eletrocardiográficas, como onda T apiculada, assistolia, taquicardia ventricular e fibrilação.

É mais frequentemente associada às neoplasias hematológicas, como linfoma não Hodgkin (Burkitt), leucemias e a tumores com alta resposta ao tratamento[4].

A incidência e a gravidade da SLT estão relacionadas a fatores como: tamanho da massa tumoral, tipo de tumor, tipo e intensidade do tratamento, aumento do DHL, tumores com alto índice de proliferação, sensibilidade das células tumorais ao tratamento e presença de condições preexistentes, como insuficiência renal, desidratação e hipotensão[4].

Embora a SLT clínica (Tabela 70.1) seja um evento relativamente raro, afetando em torno de 3% a 6% dos pacientes com tumores de alto grau, as consequências são significantes, sendo que um terço dos pacientes evoluem para a necessidade de diálise e a taxa de mortalidade global ultrapassa os 15%[5].

Tabela 70.1. Definição laboratorial e clínica de síndrome de lise tumoral.

Anormalidades metabólicas	Critério de classificação laboratorial	Critério de classificação clínico
Hiperuricemia	Ácido úrico ≥ 8 mg/dL ou 25% basal	
Hiperfosfatemia	Fósforo ≥ 6,5 mg/dL (2,1 mmol/L) ou 25% basal	
Hipercalemia	Potássio ≥ 6 mg/dL ou 25% basal	Arritmia cardíaca ou morte súbita provável ou comprovada por hipercalemia
Hipocalcemia	Cálcio corrigido* ≤ 7 mg/dL (1,75 mmol/L) ou cálcio ionizável ≤ 1,12 (0,3 mmol/L)	Arritmia cardíaca, morte súbita, convulsões, irritabilidade neuromuscular, hipotensão ou falência cardíaca
Injúria renal aguda	Não aplicável	Aumento de creatinina sérica em 0,3 mg/dL ou presença de oligúria com diurese < 0,5 mL/kg/h em 6 horas

* Fórmula do cálcio corrigido: cálcio corrigido mg/dL = Ca sérico mg/dL + 0,8 × (4-albumina g/dL).
Fonte: Adaptada de Cairo e Bishop, 2004.

Fisiopatologia

Quando há lise das células tumorais, há liberação, na corrente sanguínea, do conteúdo intracelular, incluindo potássio, fósforo, proteínas, ácido nucleico e citocinas, como mostra a Figura 70.1. A SLT ocorre quando há desbalanço entre o acúmulo desses metabólitos e as suas excreções[3].

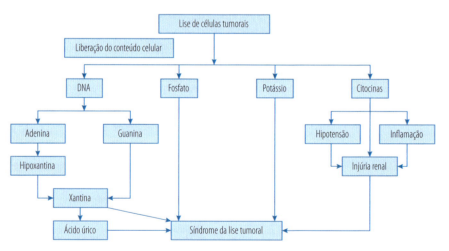

Figura 70.1. Algoritmo da síndrome de lise tumoral.
Fonte: Adaptada de Howard et al., 2011.

Diagnóstico

A presença de duas ou mais alterações laboratoriais, 3 dias antes ou 7 dias após o início da terapia, configura a SLT laboratorial, enquanto a SLT clínica requer a presença da SLT laboratorial somada ao aumento da creatinina, convulsões, arritmia cardíaca ou morte (Tabela 70.1). Se a lesão renal aguda está presente, o paciente tem SLT clínica[3].

Manejo

O objetivo do manejo da SLT é reconhecer os pacientes com risco de desenvolver a síndrome e utilizar medidas profiláticas para prevenir que ela ocorra, como mostram a Figura 70.2 e a Tabela 70.2[7].

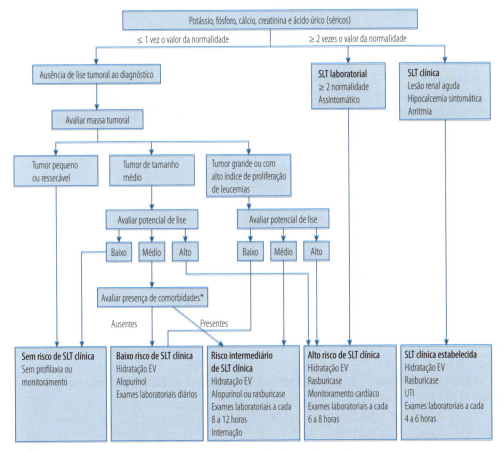

Figura 70.2. Manejo inicial da síndrome de lise tumoral.
* Nefropatia prévia, desidratação, acidose, hipotensão.
Fonte: Adaptada de Howard et al., 2011.

Preferencialmente, o tratamento antitumoral deve ser adiado até que todas as medidas de profilaxia para SLT sejam iniciadas. São recomendadas medidas de suporte, como monitoração cardíaca antes e durante regimes citotóxicos, assim como durante hidratação que se inicia 24 horas antes da terapia citotóxica. Hidratação adequada (2.500 a 3.000 mL/m^2/dia em pacientes de alto risco) aumenta o fluxo urinário, promovendo a excreção de ácido úrico e fosfato. Diuréticos de alça podem ser utilizados para manter débito urinário adequado (2 mL/kg/h) se não há evidências de uropatia obstrutiva ou hipovolemia[3,4].

Tabela 70.2. Principais tumores e risco para síndrome de lise tumoral.

Tipos de câncer	Risco		
	Alto	Intermediário	Baixo
Linfoma não Hodgkin (LNH)	Linfoma de Burkitt, LLA B	DLBCL	LNH indolente
Leucemia linfoide aguda (LLA)	Leucócitos ≥ 100.000	Leucócitos 50.000 a 100.000	Leucócitos ≤ 50.000
Leucemia mieloide aguda (LMA)	Leucócitos ≥ 50.000, monoblástica	Leucócitos 10.000 a 50.000	Leucócitos ≤ 10.000
Outras doenças hematológicas malignas e tumores sólidos		Proliferação rápida, com rápida resposta ao tratamento	Restante dos pacientes

DLBCL = linfoma difuso de grandes células B.
Fonte: Adaptada de Cairo et al., 2010.

Alcalinizar a urina com bicarbonato de sódio intravenoso era uma recomendação geral e prática frequente para prevenir e tratar SLT. Entretanto, pela falta de evidências claras demonstrando eficácia, o uso de bicarbonato de sódio para alcalinizar urina não é mais recomendado[4].

Tratamento da hiperuricemia

Hiperuricemia é definida em presença de ácido úrico sérico ≥ 8 mg/dL ou 25% o valor da normalidade, ocorrendo 3 dias antes e 7 dias após o início da terapia citotóxica[4]. O tratamento da hiperuricemia consiste em hidratação e uso de medicações hipouricêmicas, como alopurinol e rasburicase.

O alopurinol é um análogo da xantina e inibe o metabolismo da xantina e da hipoxantina em ácido úrico. É considerado como medida profilática em pacientes de risco intermediário (Figura 70.2 e Tabela 70.2). A dose recomendada é de 300 a 450 mg/m^2/dia, divididos em 1 a 3 doses diárias (máximo: 600 mg/dia). Em ≤ 10 kg, a dose recomendada é de 3,3 mg/kg/dose a cada 8 horas[5]. Por ser um medicamento de excreção renal, sua dose deve ser ajustada para pacientes com insuficiência renal.

Há limitações para o uso do alopurinol: 1) tem início de ação lento, entre 24 e 72 horas; 2) não tem ação sobre o ácido úrico já formado.

A rasburicase é uma urato oxidase recombinante[6]. Remove o ácido úrico, degradando-o em alantoína, um produto hidrossolúvel e sem efeitos colaterais. A dose recomendada é de 0,2 mg/kg/dia em 30 minutos. A duração do tratamento deve ser determinada pela resposta clínica e corresponde em média a 5 dias.

Tratamento da hipercalemia

A hipercalemia usualmente ocorre entre 6 e 72 horas após o início da quimioterapia e pode piorar com a lesão renal aguda. Para pacientes assintomáticos e com potássio ≥ 6 mg/dL, recomenda-se eliminar potássio das soluções endovenosas e orais e administrar poliestirenossulfonato de cálcio, na dose de 1 g/kg via oral ou retal. Para pacientes com hipercalemia grave (≥ 7 mg/dL) e/ou sintomáticos, é recomendada, além do já exposto, uma intervenção mais intensiva, como: 1) bomba insulina/glicose (0,1 U/kg insulina, com soro glicosado 25% 2 mL/kg); 2) bicarbonato de sódio (1 a 2 mEq/kg); 3) gluconato de cálcio 10% (100 a 200 mg/kg/dose) lento, com monitorização cardíaca, para tratar as arritmias. Em alguns casos, há indicação de diálise[4].

Tratamento da hiperfosfatemia

A hiperfosfatemia geralmente ocorre 24 a 48 horas após o início da quimioterapia. Para pacientes assintomáticos, deve-se inicialmente retirar fosfatos da dieta e de soluções endovenosas e administrar quelantes de fosfato. Para os pacientes sintomáticos: hidróxido de alumínio (50 a 150 mg/kg/dia VO, a cada 6 ou 8 horas; limitar o uso para evitar toxicidade pelo alumínio); e carbonato de cálcio (1 a 4 g VO, durante as refeições). Para tratar a hiperfosfatemia grave, é indicada hemodiálise, diálise peritoneal ou hemofiltração venosa contínua[4].

Tratamento da hipocalcemia

Pelo risco de deposição de fosfato de cálcio, o tratamento da hipocalcemia nos casos assintomáticos não é recomendado. Em pacientes sintomáticos, recomenda-se a administração de gluconato de cálcio (50 a 100 mg/kg), com monitorização cardíaca[4].

Referências bibliográficas

1. Bedrna J, Polcák J. Akutar Harnleiterverschluss nach Bertrahlung chronischer Leukamien mit Rontgenstrahlen. Medizinische Klinik. 1929;25:1700-1.
2. Cairo MS, Coiffier B, Reiter A, Younes A. Recommendations for the evaluation of risk and prophylaxis of tumour lysis syndrome (TLS) in adults and children with malignant diseases: an expert TLS panel consensus. British Journal of Haematology. 2010;149:578-86.
3. Howard SC, Jones DP, Pui CH. The tumor lysis syndrome. N Engl J Med. 2011;364(19):1844-54.
4. Pi J, Kang Y, Smith M, Earl M, Norigian Z, McBride A. A review in the treatment of oncologic emergencies. J Oncol Pharm Practice. 2016;22(4):625-38.
5. Jones GL, Will A, Jackson GH, Webb N., Rule S. Guidelines for the management of tumour lysis syndrome in adults and children with haematological malignancies on behalf of the British Committee for Standards in Haematology. British Journal of Haematology. 2015;169(5):661-71.
6. Cairo MS, Bishop M. Tumour lysis syndrome: new therapeutic strategies and classification. British Journal Haematology. 2004;127:3-11.
7. Galardy PJ, Hochberg J, Perkins SI, Harrison L, Goldman S, Cairo MS. Rasburicase in the prevention of laboratory/clinical tumour lysis syndrome in children with advanced mature B-NHL: a Children's Oncology Group Report. British Journal Haematology. 2013;163:365-72.

71 Neutropenia febril no paciente oncológico

Manuella Pacífico de Freitas Segredo
Débora Garcia Gasperini

A neutropenia febril é uma das complicações mais frequentes decorrentes do uso de quimioterapia em pacientes oncológicos e deve ser considerada como emergência em virtude do alto risco para mortalidade. Pode ocorrer em 10% a 50% dos pacientes com tumores sólidos e em 80% dos casos em pacientes com doença hematológica maligna.

Em apenas 30% dos episódios de neutropenia febril pode-se identificar clinicamente a infecção, sendo os sítios mais comuns o trato gastrointestinal, os pulmões e a pele. A bacteremia pode ocorrer em 10% a 25% dos casos, mas comumente nos episódios de neutropenia febril grave prolongada.

Fisiopatologia

O grau e o tempo da neutropenia estão relacionados ao quimioterápico e à dose utilizada. Define-se a neutropenia como a contagem do número de neutrófilos menor que 500 células/mm^3, ou menor que 1.000 células/mm^3 com possibilidade de queda para menor que 500 células/mm^3 em 48 horas. A neutropenia grave é aquela cuja contagem de neutrófilos está menor do que 100 células/mm^3.

O paciente neutropênico febril é aquele que apresenta temperatura axilar superior a 37,5 °C que persista por mais de 1 hora, ou uma medida isolada superior ou igual a 37,8 °C durante o período de neutropenia.

Na maior parte das vezes, a febre é causada por um processo infeccioso, mas também pode resultar da atividade da doença de base ou ser induzida pelo uso de medicamentos ou hemoderivados.

O diagnóstico e o tratamento precoce e adequado podem determinar a sobrevida do paciente. É importante a identificação do foco e do agente, quando possível, para direcionar o uso do antimicrobiano mais adequado.

Quadro clínico

O quadro clínico pode auxiliar na definição do foco e no direcionamento do tratamento. Os locais mais frequentes de infecção são periodonto (periodontite), a pele (incluindo infecção nos locais de punção venosa e de medula óssea), os pulmões (pneumonia), os intestinos (tiflite), a corrente sanguínea e o trato urinário.

Os quadros virais também podem ser motivo de febre, mas costumam apresentar poucos sinais clínicos.

As infecções fúngicas podem estar presentes, manifestando-se como infecções pulmonares ou de seios da face (aspergilose), mucosas e pele (monilíase oral, esofágica e de pele). Pacientes portadores de dispositivos intravenosos podem apresentar fungemia.

De acordo com o tempo e a gravidade da neutropenia, além das condições clínicas apresentadas, costuma-se classificar os pacientes quanto ao risco de doença bacteriana invasiva, possibilitando, assim, direcionar o tratamento:

- *Paciente com neutropenia febril de baixo risco de doença invasiva:* paciente com neutropenia entre 100 e 500 células/mm³, com resolução esperada da neutropenia em menos de 7 dias, sem comorbidades (listadas na Tabela 71.1).
- *Paciente com neutropenia febril de alto risco de doença invasiva:* paciente com resolução esperada da neutropenia em mais de 7 dias, com neutropenia < 100 células/mm³, independentemente de comorbidades; ou paciente com resolução esperada da neutropenia em mais de 7 dias, com neutropenia entre 100 e 500 células/mm³ e com comorbidades.

Tabela 71.1. Lista de comorbidades.

Idade menor de 3 anos para terapia oral (crianças menores de 3 anos devem obrigatoriamente receber terapia endovenosa)
Doença de base em atividade com invasão medular (p. ex., leucemias, linfomas IV, neuroblastoma IV)
Presença de vômitos, diarreia importante ou mucosite grau 3 e 4 (conforme National Cancer Institute – CTC 2.0) (p. ex., falar ou comer com muita dificuldade ou limitação)
Presença de hipotensão ou hipotensão ortostática, com necessidade de reposição de líquidos intravenosa
História de quimioterapia intensiva recente que produz potencial toxicidade para a mucosa do trato digestivo (mucosite fibrinosa confluente, dor, ulcerações ou necrose e hemorragia), por exemplo altas doses de citarabina (> ou = 1 g/m²/sem), 5-fluoracil ou metotrexate
Evidência de sepse, incluindo choque, hipotensão, hipotermia, confusão mental, calafrios, êmbolos sépticos, desconforto respiratório, hipoxemia ou perfusão periférica ruim, alteração metabólica
Infecção sugestiva ou relacionada a cateter ou partes moles ou aparecimento de calafrios (bacteremia) decorrente da manipulação do cateter
Suspeita de meningite, incluindo infecção de derivações
Evidência ou suspeita forte de pneumonia
Dor abdominal severa ou distensão abdominal importante ou achados radiológicos sugestivos de tiflite ou presença de lesão perianal suspeita (abscesso)

Fonte: Adaptada de Lehrnbecher T, Robinson P, Fisher B et al., 2017.

Diagnóstico

Deve-se atentar em fazer uma história clínica detalhada e um exame físico minucioso, a fim de se obter o maior número de dados necessários para a identificação do foco infeccioso.

O interrogatório complementar deve abranger:
- doença de base e fase da doença;
- quimioterapia recebida e intervalo de quimioterapia (ΔQT);

- tempo esperado de neutropenia;
- antecedentes epidemiológicos familiares de infecção;
- episódios infecciosos prévios (antibioticoterapia utilizada, micro-organismos identificados, contato com micro-organismos multirresistentes, uso de profilaxia antimicrobiana, internação em UTI etc.).

Exame físico

O exame físico do paciente neutropênico febril com câncer deve ser cuidadoso, exaustivo e minucioso na tentativa de identificar algum foco de infecção, uma vez que esses pacientes não conseguem focar a infecção, em decorrência da neutropenia. Atentar para o exame de: 1) sítio de inserção do cateter; 2) pele e tecidos moles, zona axilar e perineal; 3) orofaringe; 4) aparelho respiratório e cardiovascular; 5) abdome; e 6) locais de punção.

Exames laboratoriais

- Hemograma completo na admissão e a cada 48 horas se o paciente mantiver febre.
- Provas de função renal e hepática na admissão.
- Proteína C reativa quantitativa sérica (PCR): forte correlação com risco de infecção bacteriana invasiva.

Culturas

- Colher dois frascos de hemocultura periféricas, se o paciente não tiver cateter central.
- Colher uma hemocultura periférica e uma de cateter central se o paciente tiver esse dispositivo. Em casos de cateter de duplo lúmen, colher uma hemocultura de cada via.
- Cultura de urina.
- Cultura de qualquer lesão suspeita de estar infectada.
- Culturas de vigilância devem ser realizadas nos casos recomendados pelo setor de infecção hospitalar.

Deve-se solicitar coprocultura e coprograma em pacientes com diarreia (uma amostra) e pesquisa de toxinas A e B para *Clostridium dificille*, de *Campylobacter*, de *Criptosporidium* e *Rotavirus*.

Outros exames

- *Liquor*: em toda criança com suspeita de infecção do sistema nervoso central (SNC).

Exames de imagem

- *Raio X de tórax*: baixa sensibilidade em crianças neutropênicas. Indicada no início do episódio de neutropenia febril.
- *Tomografia (TC) de tórax*: exame de escolha para diagnóstico de infecções do trato respiratório inferior. Deve ser solicitada em pacientes neutropênicos de alto risco para doença fúngica invasiva (LMA, LLA recidivada ou refratária).
- *TC de abdome*: suspeita de tiflite, candidíase hepatoesplênica.

Tratamento antimicrobiano empírico inicial

Baixo risco de apresentar doença bacteriana invasiva: tratamento ambulatorial

Utiliza-se amoxicilina + clavulanato e moxifloxacina (oral).

São elegíveis para esse tipo de tratamento pacientes com:
- tumores sólidos sem comorbidade;
- leucemias linfoides agudas em remissão sem comorbidades;
- linfomas em remissão sem comorbidades.

Alto risco de apresentar doença bacteriana invasiva: tratamento hospitalar

Utiliza-se cefepime como monoterapia (intravenosa). Deve-se iniciar a primeira dose dentro da primeira hora após a chegada do paciente ao serviço ou do episódio febril.

Modificações no esquema do tratamento antimicrobiano empírico

No tratamento da neutropenia febril, existe a possibilidade de adição e/ou substituição com as seguintes medicações:
- vancomicina;
- meropenem ou imipenem;
- metronidazol ou clindamicina;
- anfotericina B ou fluconazol;
- aciclovir.

Quando iniciar ou indicar o uso da vancomicina

A administração de glicopeptídeos (vancomicina e teicoplanina) deve ser limitada a indicações específicas, em razão da emergência de micro-organismos resistentes, como *Enterococcus* spp.

No início do episódio febril

- Quadro séptico evidente: infecção anterior documentada por *Staphylococcus* spp. resistente à oxacilina ou pneumococo resistente à penicilina (últimas 12 semanas).
- Infecção documentada de pele ou de cateter.
- Paciente em uso de quinolona para profilaxia ou em tratamento de processo infeccioso com quinolona por mais de 5 dias.
- Presença ou suspeita de infecção no SNC ou pneumonia.
- Pacientes que receberam altas doses de quimioterapia, em associação a lesões em mucosa oral.

Durante o tratamento do episódio febril
- Persistência da febre por mais de 72 horas associada a queda do estado geral.
- Isolamento em hemocultura ou outro sítio de coco Gram-positivo.
- Piora clínica importante (hipotensão, choque, insuficiência respiratória).
- Suspeita ou diagnóstico de pneumonia.
- Diarreia (mais de sete evacuações com fezes amolecidas por dia) ou colite, por *Clostridium dificille*, sem resposta ao tratamento com metronidazol (nesses casos, a vancomicina deve ser administrada por via oral).

Indicações do uso de meropenem ou imipenem
No início do episódio febril
- Pacientes com história recente (últimas 2 semanas) de infecção por micro-organismo sensível somente a esse agente.
- Internação recente (últimas 72 horas) na qual tenha sido feito uso de cefepime por tempo prolongado (> 10 dias).
- Em infecções documentadas por agente sensível somente a esses antimicrobianos.

Durante o tratamento do episódio febril
- Ausência de resposta ao tratamento inicial do episódio de neutropenia febril após 7 a 10 dias do uso desse tratamento.
- Piora clínica importante com o uso do esquema inicial de neutropenia febril.
- Dor abdominal severa com evidência de sepse, incluindo choque, hipotensão, calafrios, êmbolos sépticos, hipoxemia, insuficiência respiratória ou perfusão periférica ruim.
- Suspeita ou evidência de infecção por *Bacillus cereus*.

Indicações do uso da micafungina ou anfotericina B
Em qualquer momento do tratamento do episódio de neutropenia
- Piora clínica evidente.
  OU
- Isolamento de levedura ou fungo filamentoso em sítio estéril.
  OU
- Suspeita de infecção fúngica sistêmica (p. ex., dor retroesternal).
- Presença de lesão pulmonar sugestiva de fungo (infiltrado intersticial ou nodular).

Uso empírico
- Persistência da febre por mais de 5 a 7 dias durante o tratamento do episódio de neutropenia febril.
  OU

- Isolamento de levedura em dois ou mais sítios não estéreis (urina, escarro, fezes, pele etc.) em paciente apresentando febre e sem foco infeccioso definido.

Obs.: terapia empírica antifúngica inicial de escolha é a micafungina, porém se a levedura isolada for *Candida albicans,* o antifúngico de escolha inicial é a anfotericina B.

Indicações do uso do metronidazol

- Suspeita forte ou confirmação de colite pseudomembranosa com pesquisa de toxina.
OU
- Presença ou suspeita forte de abscesso perineal.
OU
- Infecções intra-abdominais, como tiflite, apendicite.

Obs.: quando o paciente faz uso de meropenem ou imipenem para essas infecções, o metronidazol não necessita ser associado.

A seguir, a Tabela 71.2 referente as doses e posologias recomendadas para o tratamento da neutropenia febril.

Tabela 71.2. Posologias recomendadas.

Medicação	Dose	Posologia
Amoxicilina + clavulanato	25 a 50 mg/kg/dia (máximo: 6 g/dia)	8/8 horas VO
Moxifloxacina	15 mg/kg (máximo: 600 mg/dia)	1 vez ao dia VO
Cefepime	150 mg/kg/dia (máximo: 6 g/dia)	2 ou 3 vezes ao dia IV
Vancomicina	60 mg/kg/dia (máximo: 2 g/dia)	4 vezes ao dia IV
Meropenem	60 a 120 mg/kg/dia (máximo: 6 g/dia)	3 vezes ao dia IV
Micafungina	2 a 4 mg/kg/dia (máximo: 100 mg/dia)	1 vez ao dia IV
Metronidazol	30 mg/kg/dia (máximo: 4 g/dia)	3 vezes ao dia IV
Anfotericina B complexo lipídico	1 a 2 mg/kg/dia	1 vez ao dia IV
Aciclovir	1.500 mg/m²/dia	3 vezes ao dia IV

VO = via oral; IV = intravenoso.
Fonte: Adaptada de Lehrnbecher T, Robinson P, Fisher B et al., 2017.

Critérios para a descontinuação dos antimicrobianos e alta precoce

Os antimicrobianos usados para o tratamento empírico do episódio de neutropenia febril podem ser suspensos quando:

- o paciente tiver usado o esquema empírico inicial por tempo superior ou igual a 3 dias;
E
- estiver afebril há tempo superior a 48 horas;
E
- a contagem absoluta de neutrófilos for maior que 500 células/mm³;
E

- culturas forem negativas (hemocultura e urocultura);
- não houver foco infeccioso definido, ou seja, diagnóstico de febre de origem indeterminada FOI.

Os casos de infecção microbiologicamente documentada e clinicamente documentada devem ser tratados pelo tempo correspondente ao agente e ao sítio do processo infeccioso (Tabela 71.3).

Nos casos de febre de origem indeterminada, quando não ocorrer recuperação da neutropenia (neutropenia prolongada), o antimicrobiano empírico poderá ser suspenso depois de 14 dias de tratamento, desde que o paciente esteja em bom estado geral e afebril há mais de 5 dias.

Tabela 71.3. Tempo médio de tratamento das principais infecções encontradas nos pacientes neutropênicos febris*.

Infecção do trato urinário alto (pielonefrite)	10 a 14 dias
Infecção do trato urinário baixo (cistite)	7 dias
Diarreia	5 a 7 dias
Pneumonia	10 a 14 dias
Sinusite	10 a 14 dias
Otite	10 a 14 dias
Amigdalite	7 a 10 dias
Infecções do sistema nervoso central	14 a 21 dias
Sepse clínica (sem agente isolado)	10 a 14 dias
Celulites	7 a 10 dias
Abscesso perineal	10 a 14 dias
Mucosite	5 a 7 dias
FOI com neutropenia prolongada	14 dias

* Alguns agentes causadores desses processos infecciosos podem necessitar de maior tempo de tratamento. Se isso ocorrer, o caso deve ser discutido individualmente.
Fonte: Adaptada de Lehrnbecher T, Robinson P, Fisher B et al., 2017.

Profilaxia antifúngica

É recomendada para os pacientes neutropênicos febris e deve ser iniciada no momento da admissão. Utiliza-se fluconazol na dose de 6 mg/kg/dia, 1 vez ao dia.

Deve ser mantida até que haja recuperação da contagem de neutrófilos (> 500 células/mm^3). Em caso de persistência da febre após 5 dias do início do tratamento, suspender profilaxia e iniciar terapia empírica antifúngica com micafungina ou anfotericina B.

Obs.: para os pacientes que já tiveram infecção por *Candida* documentada em qualquer fase do tratamento, a profilaxia com fluconazol deve ser feita continuamente, durante todo o tratamento, independentemente dos episódios de neutropenia febril.

Referências bibliográficas
1. Arif T, Sutcliffe R, Hewitt M et al. G239 validation of two risk stratification guidelines in a one-year cohort of febrile admissions in paediatric oncology patients in a UK centre. Arch Dis Child. 2014;99:A103.

2. Lehrnbecher T, Phillips R, Alexander S et al. Guideline for the management of fever and neutropenia in children with cancer and/or undergoing hematopoietic stem-cell transplantation. J Clin Oncol. 2012;30:4427-38.
3. Lehrnbecher T, Robinson P, Fisher B et al. Guideline for the management of fever and neutropenia in children with cancer and hematopoietic stem-cell transplantation recipients: 2017 update. J Clin Oncol. 2017;35:2082-94.
4. Miedema KG, de Bont ES, Nijhuis CSO et al. Validation of a new risk assessment model for predicting adverse events in children with fever and chemotherapy-induced neutropenia. J Clin Oncol. 2011;29:e182-4; author reply e185.
5. Miedema KG, Tissing WJ, Abbink FC et al. Risk-adapted approach for fever and neutropenia in paediatric cancer patients: a national multicentre study. Eur J Cancer. 2016;53:16-24.
6. Mendes LP. Neutropenia febril no paciente oncológico. In: Rugolo LMSS. Pediatria do recém-nascido ao adolescente. Rio de Janeiro: Atheneu; 2020. p. 402-4.

72 Síndrome da veia cava superior

Irina Amorim Bueno Godoy
Joelma Gonçalves Martin

A síndrome da veia cava superior (SVCS) é o conjunto de sinais e sintomas que ocorrem a partir da obstrução da veia cava superior, secundários a compressão extrínseca ou trombose[1]. Em crianças pequenas, frequentemente está associada a estreitamento de vias aéreas, por serem facilmente compressíveis e apresentarem lúmen estreito[3].

Apresentação clínica

Os sintomas mais frequentes consistem em tosse, sibilância e dispneia/ortopneia, podendo haver simulação de quadros de infecção de vias aéreas altas ou asma[1,3]. Ao exame físico, observam-se edema, cianose, pletora e veias túrgidas em face, pescoço e membros superiores, além de rouquidão, estridor e sufusão conjuntival[1,2]. Podem estar associados derrame pleural ou pericárdico[1]. Em pediatria, o quadro tende a evoluir rapidamente em dias, sendo mais súbito em crianças pequenas[1,2].

São sinais de estase venosa e hipercapnia (portanto, de necessidade de intervenção imediata): ansiedade, confusão, letargia, cefaleia, alterações visuais e síncope[1]. Em crianças menores, o menor retorno venoso na veia cava superior pode implicar em choque por redução do débito cardíaco. A posição supina intensifica a sintomatologia por piorar o comprometimento hemodinâmico[2].

Etiologia

A causa mais comum para SVCS são os tumores de mediastino anterior, seguidos de trombose associada ao implante de cateteres intravasculares[1,3]. Outras etiologias possíveis incluem cardiopatias congênitas e granuloma mediastinal por histoplasmose[1].

Entre os tumores de mediastino, são frequentes linfoma de Hodgkin, linfoma não Hodgkin, leucemia linfoide aguda de células T, neuroblastoma, tumores de células germinativas e rabdomiossarcoma[3]. Derrame pleural e pericárdico são mais comuns no linfoma não Hodgkin[1].

Exames complementares

Radiografia de tórax posteroanterior e perfil deve ser o primeiro exame a ser realizado, pois não exige sedação ou posição supina[2]. Lesões cavitárias sugerem processo infeccioso. Massas de grande volume podem ocultar o campo pulmonar e simular uma pneumonia extensa. Quando sem alterações, realizar ecocardiograma para avaliar a presença de trombose de veia cava superior[1].

Na presença de massa mediastinal, coletar exames laboratoriais para auxiliar o diagnóstico etiológico: hemograma completo, ácido úrico, desidrogenase láctica, velocidade de hemossedimentação, alfa-fetoproteína, beta-HCG, ácido homovanílico (HVA) urinário e ácido vanilmandélico (VMA) urinário[1].

Tomografia computadorizada com contraste venoso é útil para definir com precisão distorção da anatomia, compressão dos grandes vasos, desvio e compressão da traqueia e brônquios. Em casos de dispneia com piora na posição supina, o exame pode ser realizado em posição prona ou mesmo postergado se houver insuficiência respiratória grave[1].

Ecocardiograma deve ser realizado em todos os pacientes, na abertura do quadro e antes de qualquer sedação, para verificar se há derrame pericárdico ou compressão de grandes vasos[1].

Procedimentos para diagnóstico, como citometria de fluxo de sangue periférico, mielograma, toracocentese, pericardiocentese, biópsia de linfonodo periférico e biópsia mediastinal por mediastinotomia ou mediastinoscopia, devem ser considerados caso a caso pelo oncologista[1].

É necessário ponderar o risco-benefício antes de indicar cada procedimento, bem como evitar sedação de acordo com o risco anestésico, tendo em mente que a intubação pode ser muito difícil ou até mesmo impossível e que há registro de mortes durante sedação mesmo em crianças com tumor de mediastino sem sintomas respiratórios prévios[1,3]. Quando for indicada sedação, considerar o uso de cetamina e/ou dexmedetomidina, pois apresentam menor risco de depressão respiratória e instabilidade hemodinâmica; evitar ansiolíticos e vasodilatadores periféricos[1].

Tratamento

Medidas de suporte incluem cabeceira elevada, manter a criança calma e oferecer oxigênio complementar. Em casos associados a derrame pleural ou pericárdico, a punção pode atenuar os sintomas de SVCS e a análise do líquido pode ser diagnóstica[2].

Corticoterapia é parte do tratamento de linfomas e leucemias, portanto seu uso inadvertido antes do diagnóstico etiológico pode interferir na obtenção do diagnóstico e no estadiamento dessas doenças, piorando a sobrevida[1].

O tratamento oncológico é decidido pelo oncologista, que em casos de risco iminente de vida pode optar por tratamento empírico com corticoterapia e quimioterapia (ciclofosfamida, vincristina ou antracíclicos). Em tumores não responsivos a quimioterapia, radioterapia é uma alternativa, sendo que quanto menor a criança, maior é a chance de deterioração clínica pós-irradiação, em razão do espaço reduzido intratorácico que não acomoda o edema, sendo frequentemente indicada metilprednisolona 1 mg/kg, de 6 em 6 horas, durante o período de radioterapia. Contudo, o tratamento empírico pode em pouco tempo impedir a avaliação anatomopatológica e impedir o diagnóstico. Atentar ao risco de síndrome de lise tumoral em leucemias, linfomas e tumores sólidos com grande volume[1].

SVCS por trombose relacionada a cateteres venosos centrais deve ser tratada com remoção do dispositivo, anticoagulação e *stent* vascular quando necessário[2]. A heparina de baixo peso molecular é o anticoagulante de escolha em crianças com câncer, em razão do seu perfil de segurança e de interação medicamentosa[1].

Referências bibliográficas

1. Blaney SM, Adamson PC, Lee J. Pizzo and Poplack's pediatric oncology. 8th ed. Philadelphia: Wolters Kluwer; 2020. p. 909-11.
2. Prusakowski MK, Cannone D. Pediatric oncologic emergencies. Emergency Medicine Clinics of North America. 2014;32(3):527-48.
3. Handa A et al. Pediatric oncologic emergencies: clinical and imaging review for pediatricians. Pediatrics International. 2019;61(2):122-39.

73 Síndromes hemorrágicas acidentais

Haroldo Teófilo de Carvalho
Joelma Gonçalves Martin
Paulo Gonçalves Martin

A hemostasia é um fenômeno biológico complexo, resultante da interação entre o endotélio vascular, as plaquetas e os fatores de coagulação, responsáveis pela manutenção do estado fluído do sangue, da integridade capilar, da reparação tecidual e do controle de hemorragias. As doenças hemorrágicas são consequências de alterações na hemostasia primária, secundária ou na fibrinólise, podendo ser hereditárias, adquiridas ou acidentais. As síndromes hemorrágicas acidentais abrangem uma série de condições clínicas secundárias às intoxicações exógenas ou acidentes com animais peçonhentos, por exemplo, os quais causam hemorragias de gravidade variável, podendo levar a criança a um estado de incoagulabilidade sanguínea e óbito[1].

Neste capítulo, apresentaremos as principais síndromes hemorrágicas acidentais que vitimizam crianças e adolescentes, enfatizando a identificação e o manejo nas unidades de urgências e emergências pediátricas.

Intoxicação por ferro

A ingestão excessiva de ferro, intencional ou acidental, é uma causa importante de intoxicação exógena na infância. O sulfato ferroso é um dos compostos de ferro mais disponíveis no mercado, seja como medicação isolada ou associado a polivitamínicos, e sua ampla disponibilidade é um fator de risco para o envenenamento agudo. Doses a partir de 20 mg/kg de ferro elementar são suficientes para causar desde alterações gastrointestinais até disfunções orgânicas graves. As manifestações clínicas podem durar horas ou até mesmo dias após a ingestão, com uma evolução clássica dividida em quatro estágios:

- *Estágio I:* ocorre até 12 horas após a ingestão e é resultado da formação de radicais livres e danos oxidativos na mucosa gastrointestinal. O paciente apresenta náuseas, vômitos, dor abdominal, diarreia, hematêmese e/ou hematoquezia. O sangramento pode ocasionar choque em caso de grandes depleções. A criança que não apresenta nenhum sintoma no estágio 1 dificilmente desenvolverá manifestações tardias.
- *Estágio II:* também chamada de período de latência (entre 12 e 24 horas). A criança fica assintomática, apesar do dano celular progressivo.

- *Estágio III*: fase caracterizada pelo comprometimento sistêmico após 24 horas da ingestão. O rebaixamento do nível de consciência e o coma são as principais manifestações neurológicas da intoxicação. O ferro exibe efeito inotrópico negativo, causa hipoxemia tissular e acidose metabólica. A coagulação intravascular disseminada é a principal causa de óbito nesses pacientes e ocorre mesmo sem hepatotoxicidade. A insuficiência hepática aguda causa icterícia, ascite e pode acentuar as alterações neurológicas e a hemorragia.
- *Estágio IV*: após 3 a 6 semanas da ingestão, os pacientes podem apresentar queixas obstrutivas e dor abdominal em decorrência de estenoses e fístulas causadas pela cicatrização da mucosa intestinal.

Diagnóstico

Diante da suspeita de intoxicação por ferro, a criança deverá permanecer em observação por 24 a 48 horas. A dosagem de ferro sérico pode ser útil no diagnóstico, sobretudo nos pacientes sintomáticos. A função renal e hepática deve ser monitorizada, assim como devem ser realizados exames que avaliem a hemostasia. O hemograma nas primeiras horas é normal, ou com discreta leucocitose. Pode haver hiperglicemia.

Tratamento

A criança deve ser prontamente monitorizada na sala de emergência, procedendo-se então à avaliação das vias aéreas, da respiração, da circulação e do estado neurológico, até a estabilização. Nos casos sintomáticos, a observação deverá ser realizada na unidade de terapia intensiva pediátrica.

- Descontaminação: a lavagem gástrica ou a endoscopia digestiva podem ser úteis para a retirada da medicação na primeira hora após a ingestão. A irrigação intestinal contínua com solução eletrolítica de polietilenoglicol se mostrou eficaz no aumento da motilidade e na redução da absorção pela mucosa. O carvão ativado é ineficaz nesses casos.
- Antídoto: deve ser utilizado nos casos graves, com acidose metabólica refratária ou quando a dosagem de ferro sérica é maior que 500 mcg/dL.
- Deferoxamina 10 a 15 mg/kg/hora por via intravenosa (dose máxima: 6 g/dia).
- Deferoxamina 50 mg/kg por via intramuscular de 6/6 horas (dose máxima: 1 g por aplicação).
- Hemodiálise: sua indicação está restrita aos casos de lesão renal com necessidade de hemofiltração, mas não com o objetivo de desintoxicação, já que o ferro não é dialisável.

Intoxicação por paracetamol

A exposição acidental ao paracetamol é comum em crianças entre 1 e 5 anos. Apesar da baixa frequência de sintomas graves (1% de todos os casos de superdosagem), constitui a principal causa de insuficiência hepática com necessidade de transplante no mundo[4].

Seu mecanismo de ação não é claramente compreendido, mas parece inibir seletivamente a ciclo-oxigenase e a síntese de prostaglandinas no sistema nervoso central, produzindo efeito analgésico e antipirético. É rapidamente absorvido pelo trato gastrointestinal, metabolizado pelo fígado, onde é conjugado a metabólitos não tóxicos e hidrossolúveis que são excretados na urina. Atinge níveis terapêuticos após 30 minutos da ingestão[5,6].

Doses superiores a 140 mg/kg ou 6 g/dia são potencialmente tóxicas. O curso clínico da intoxicação pode ser dividido em quatro estágios[7]:

- *Estágio I:* ocorre nas primeiras 24 horas após a ingestão. A criança pode estar assintomática ou apresentar anorexia, náuseas e vômitos.
- *Estágio II:* marcado pelo aparecimento de dor abdominal e piora dos vômitos, podendo evoluir com desidratação entre 24 e 48 horas.
- *Estágio III:* após 72 horas, as manifestações sistêmicas se tornam mais evidentes. A encefalopatia e as hemorragias são sinais característicos da falência hepática, e a lesão renal aguda geralmente está associada. A insuficiência cardíaca resulta em choque e acidose metabólica refratária, e os sintomas gastrointestinais pioram.
- *Estágio IV:* fase de convalescença. A remissão total dos sintomas, a recuperação neurológica, física e nutricional pode durar de dias a semanas.

Diagnóstico

Baseia-se no relato de ingestão, intencional ou acidental, e na dosagem sérica dos níveis de paracetamol. A função renal, hepática e hemostática deve ser monitorizada a cada 8 a 12 horas.

Tratamento

A criança deve ser prontamente monitorizada na sala de emergência, procedendo-se então à avaliação das vias aéreas, da respiração, da circulação e do estado neurológico, até a estabilização. Nos casos sintomáticos, a observação deverá ser realizada na unidade de terapia intensiva pediátrica.

- Descontaminação: o carvão ativado deve ser administrado na primeira hora após a ingestão. A lavagem ineficaz nesses casos.
- Tratamento dos vômitos: atentar-se ao risco de broncoaspiração.
- Ondansentrona 0,15 mg/kg a cada 8 horas, diluído em soro fisiológico 0,9% e infundido em bólus lentamente.
- Metoclopramida 0,1 a 1 mg/kg a cada 8 horas, diluído em soro glicosado 5% (SG 5%) e infundido em 15 minutos.
- Antídoto: todos os pacientes com ingestão maior que 140 mg/kg ou níveis séricos de paracetamol maiores que 10 mcg/mL devem receber N-acetil-cisteína por via oral ou endovenosa por 72 horas, e sua administração deve ser continuada naqueles casos de insuficiência hepática fulminante, até o transplante.
- Via oral: ataque de 140 mg/kg, seguido de 17 doses de 70 mg/kg, com intervalo de 4 horas entre as doses.

- Via endovenosa
  - Infundir em 15 minutos: 150 mg/kg + 200 mL de SG 5%.
  - Infundir em 4 horas: 50 mg/kg + 500 mL de SG 5%.
  - Infundir em 16 horas: 100 mg/kg + 1.000 mL de SG 5%.
- Hemodiálise: não é necessária na maioria das vezes, pois o antídoto é eficaz quando administrado nas primeiras 8 horas após a ingestão.

Intoxicação por rodenticidas

Os principais rodenticidas no mundo são formados por anticoagulantes. Existem os derivados de primeira geração (derivados de warfarina), como o bromadiolone, e os de segunda geração, conhecidos como superwarfarínicos (p. ex., Ratibron, Brumoline, FAstRat). Ao redor do mundo, as intoxicações acontecem prioritariamente nas crianças que ingerem de modo acidental pequenas quantidades. Entretanto, devemos sempre pensar em intoxicações por rodenticidas em pacientes com fenômenos hemorrágicos nos prontos-socorros. Os dois grupos agem inibindo a ação da 1,25 vitamina K epoxi-redutase e sua subsequente ação de fatores de coagulação vitamina K dependentes: fatores II, VII, IX e X. Dessa maneira, como esses fatores já estão pré-formados, a sintomatologia só aparece quando ocorre a depleção sérica deles, cerca de 24 a 48 horas depois da exposição. As alterações laboratoriais, com aumento da TP e do INR, devem aparecer cerca de 48 horas após a ingestão, e a normalização desses valores ocorrerá na dependência da quantidade e do tipo de rodenticida ingerido, sendo que alguns deles mantêm níveis tóxicos séricos por até cerca de 60 dias.

Doses de derivados warfarínicos inferiores a 0,7 mg/kg em crianças ou < 1 mg em adolescentes e adultos, principalmente em caráter acidental, têm baixo risco de efeitos adversos, não havendo necessidade de intervenções médicas além de tranquilizar o paciente e seus familiares.

O diagnóstico é feito pela história de exposição ou pelo encontro de alterações de valores de TP e prolongamento de INR sem outra causa provável.

Pacientes com ingestão maciça acidental ou intencional podem desenvolver sangramento de risco nas próximas 24 horas, em geral do trato gastrointestinal, genitourinário e de sistema nervoso central, sendo a hematúria o sinal mais frequente.

Com relação às avaliações laboratoriais, as orientações são as seguintes:
- Crianças que ingeriram doses não tóxicas e que não fazem uso de anticoagulantes, nem tenham patologias hepáticas, não precisam de avaliação laboratorial inicial.
- Para pacientes saudáveis que ingeriram quantidades potencialmente tóxicas, deve-se colher exames: TP e INR, 48 a 72 horas após a ingestão. Caso os pacientes tenham condições patológicas ou medicamentosas que alterem a coagulação, devem ter dosagem inicial e após 48 a 72 horas.
- Para pacientes com ingestão crônica ou intencional, independentemente da quantidade ingerida, deve-se colher imediatamente TP, INR e TTPA. Checar ainda a possibilidade de coingestão de outras substâncias hepatotóxicas, como paracetamol.
- Para pacientes com sangramento ao exame físico ou coagulopatia ao exame laboratorial, deve-se complementar a investigação laboratorial com: hemograma, tipagem sanguínea, prova cruzada, pesquisa de sangue oculto nas fezes e fibrinogênio.

Tratamento

- Encaminhamento imediato para unidade de emergência, para história e exame físico completos. Checar a dose (se potencialmente tóxica) e a forma de ingestão (se acidental ou intencional).
- Doses maiores que 0,7 mg/kg para crianças ou > 1 mg para adolescentes, ingeridas há até 1 hora, permitem a eficácia na utilização do carvão ativado. Este pode ser indicado em pacientes que estejam com estado mental inalterado e sem risco de aspiração.
- A irrigação intestinal pode ser uma opção para auxiliar na eliminação, e a lavagem gástrica não tem indicação.
- Pacientes sem coagulopatia nesses exames, colhidos em 48 horas da ingestão, estão fora de risco de desenvolver sangramento.
- Pacientes com INR < 4, mas sem sangramento, devem fazer seguimento clínico, evitando atividades de risco para trauma e potencial sangramento.
- Pacientes com INR > 4, mas sem sangramento, devem tomar vitamina K via oral: 1 a 2,5 mg diários, como monitoramento laboratorial. Evitar atividades potencialmente traumáticas.
- Pacientes com sangramentos ativos menores: devem iniciar vitamina K via oral.
- Pacientes com sangramentos ativos maiores devem usar vitamina K via endovenosa, PFC, fator VIIa.

Acidente por Lonomia

O contato com lagartas do gênero *Lonomia* sp. (Figura 73.1) pode desencadear uma síndrome hemorrágica que, nos últimos anos, vem ganhando importância médica em virtude da gravidade e do aumento no número de casos, principalmente na Região Sul do País.

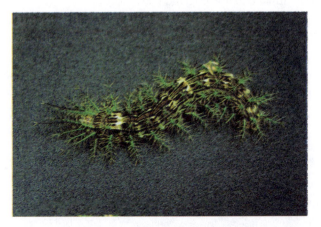

Figura 73.1. *Lononia* sp.
Coloração marrom-esverdeada, com listras longitudinais em marrom-escuro e amarelo-ocre, cabeça cor de caramelo e espinhos ramificados e pontiagudos, em forma de "pinheirinhos", ao longo do dorso.
Fonte: Acervo da autoria do capítulo.

Foram isoladas algumas frações do veneno da *Lonomia* sp., como fosfolipase, substância caseinolítica e substâncias ativadoras de complemento. Entretanto, o mecanismo pelo qual essas toxinas desencadeiam a síndrome hemorrágica não está esclarecido.

Após o acidente, é possível evidenciar uma hipofibrinogenemia atribuída a uma atividade fibrinolítica intensa e persistente, associada a uma ação pró-coagulante moderada. A ação do veneno parece também estar associada à diminuição dos níveis de fator XIII, responsável pela estabilização da fibrina e controle da fibrinólise, sem alterações nas plaquetas.

Manifestações clínicas

- *Precoces (até 48 horas após o acidente):* urticária no local do contato (dermatite urticante), cefaleia holocrâniana, náuseas, vômitos, dor abdominal, mal-estar geral e hipotensão nos casos graves.
- *Tardias (após 48 horas):* instala-se um quadro de discrasia sanguínea, acompanhado ou não de manifestações hemorrágicas. Inicialmente, surgem equimoses, hematomas, gengivorragia e epistaxe que, posteriormente, evoluem com sufusões hemorrágicas extensas, hematêmese, enterorragia, hematúria macroscópica, hemorragia intra-articular, abdominal (intraperitoneal e extraperitoneal), pulmonar e cerebral.

Diagnóstico

Não existem métodos específicos. Na suspeita de acidente por *Lonomia* sp., a criança deverá ser mantida em observação por 48 a 72 horas, atentando-se para os sinais de comprometimento sistêmico e hemostático. Algumas alterações laboratoriais podem ser encontradas nesse tipo de acidente:

- alteração do tempo de coagulação (TC);
- prolongamento do tempo de protrombina (TP) e tempo de tromboplastina parcial ativado (TTPA);
- diminuição acentuada do fibrinogênio plasmático;
- elevação de produtos de degradação do fibrinogênio (PDF) e dos produtos de degradação da fibrina (PDFib);
- número de plaquetas normal.

Caso a lagarta seja capturada e identificada, deve-se instituir prontamente o tratamento, nos casos moderados e graves (Tabela 73.1), solicitar os exames laboratoriais a cada 12 horas, por pelo menos 48 horas, e encaminhar a criança para a unidade de terapia intensiva pediátrica para monitorização.

Classificação e tratamento

Tabela 73.1. Classificação e tratamento.

Manifestações	Leve	Moderado	Grave
Quadro local	Dermatite urticante	Urticária e equimose ou ausência de sinais locais	Urticária, equimose ou ausência de sinais locais
Sinais e sintomas sistêmicos	Cefaleia, náuseas, vômitos, dor abdominal, mal-estar geral	Ansiedade, agitação, sudorese profusa, vômitos abundantes, dor abdominal intensa	Rebaixamento do nível de consciência, convulsões, taquicardia, taquipneia, hipotensão, choque e parada cardiorrespiratória

(Continua)

Tabela 73.1. Classificação e tratamento. (*Continuação*)

Manifestações	Leve	Moderado	Grave
Sangramento	Ausente	Equimoses, hematomas, gengivorragia, epistaxe	Hemorragia pulmonar, digestiva, abdominal, urinária, articular, cerebral
Tempo de coagulação	Normal	Alterado	Alterado
Fibrinogênio	Normal	Alterado	Alterado
Soroterapia	Não indicada	5 ampolas de soro antilonômico intravenoso	10 ampolas de soro antilonômico intravenoso

Fonte: Martin JG, Fioretto JR, Carpi MF, 2019.

Tratamento coadjuvante

- *Antifibrinolíticos:* são medicamentos usados com o objetivo de dissolver os coágulos, reduzindo assim o sangramento. O uso sistêmico permanece controverso, com evidências conflitantes em termos de benefícios e eventos adversos.
- *Ácido épsilon-aminocaproico:* ataque de 30 mg/kg, seguido de 15 mg/kg a cada 4 horas, até a normalização da coagulação.
- *Hemocomponentes:* o concentrado de hemácias pode ser útil no tratamento da anemia sintomática. Sangue total ou plasma fresco são contraindicados, pois podem acentuar o quadro de coagulação intravascular.

Referências bibliográficas

1. Yadav P. A mini review on hemostasis and coagulation. J Hematol Thrombo Dis. 2020;8(5):310.
2. Chang TP, Rangan C. Iron poisoning: a literature-based review of epidemiology, diagnosis, and management. Pediatr Emerg Care. 2011;27(10):978-85.
3. Black J, Zenel JA. Child abuse and international iron poisoning presenting as shock and persistent acidosis. Pediatrics. 2003;111:197-9.
4. Chiew AL, Domingo G, Buckley NA, Stathakis P, Ress K, Roberts DM. Hepatotoxicity in a child following an accidental overdose of liquid paracetamol. Clin Toxicol. 2020;58(11):1063-6.
5. Ghanem CI, Pérez MJ, Manautou JE, Mottino AD. Acetaminophen from liver to brain: new insights into drug pharmacological action and toxicity. Pharmacol Res. 2016;109:119-31.
6. Athersuch TJ, Antoine DJ, Boobis AR, Coen M, Daly AK, Possamai L et al. Paracetamol metabolism, hepatotoxicity, biomarkers and therapeutic interventions: a perspective. Toxicol Res. 2018;7(3):347-57.
7. Agrawal S, Khazaeni B. Acetaminophen toxicity. 20 nov 2020. In: StatPearls. Treasure Island (FL): StatPearls Publishing; 2021. PMID: 28722946.
8. Manual de diagnóstico e tratamento de acidentes por animais peçonhentos. 2. ed. Brasília: Fundação Nacional de Saúde. 2001. [acesso em 31 mar 2021]. Disponível em: https://www.icict.fiocruz.br/sites/www.icict.fiocruz.br/files/Manual-de-Diagnostico-e-Tratamento-de-Acidentes-por-Animais-Pe--onhentos.pdf.
9. Zannin M, Lourenço DM, Motta G, Dalla Costa LR, Grando M, Gamborgi GP et al. Blood coagulation and fibrinolytic factors in 105 patients with hemorrhagic syndrome caused by accidental contact with Lonomia obliqua caterpillar in Santa Catarina, Southern Brazil. Thromb Haemost. 2003;89:355-64.
10. Pinto AF, Berger M, Reck JJr, Terra RM, Guimarães JA. Lonomia obliqua venom: in vivo effects and molecular aspects associated with hemorrhagic syndrome. Toxicon. 2010;56(7):1103-12.

74 Trombocitopenia imune primária na infância – diagnóstico e tratamento na urgência

Renata Dudnick de Lima Mauro Ribeiro Lopes
Juliana Moreira Franco

Introdução

Trombocitopenia imune primária é uma das causas mais comuns de plaquetopenia na infância e deve ser considerada urgência pediátrica em casos sintomáticos graves. Anteriormente, era denominada púrpura trombocitopênica idiopática, por isso a sigla PTI ficou consagrada, sendo mantida até a atualidade.

Trata-se de uma doença autoimune adquirida em que a contagem plaquetária se encontra abaixo de 100.000/mm^3. É precedida geralmente, na infância, por doenças virais e vacinação com vírus vivo atenuado, mas pode ser secundária principalmente a doenças reumatológicas, linfoproliferativas, infecciosas, como HIV e hepatite C, *H. pylori*, pós-transplantes de órgãos sólidos (hepático) e às drogas. Essas causas secundárias são mais comuns na população adulta.

A incidência anual é de 3 a 8 casos por 100.000 crianças, com pico de 1 a 5 anos de vida e leve predomínio do sexo masculino.

A PTI na infância é uma doença benigna e autolimitada que cursa raramente com quadros graves de sangramento e em que, mesmo sem tratamento específico, 80% dos casos têm recuperação plaquetária em 6 meses. No entanto, uma pequena parcela das crianças pode apresentar um curso crônico da doença, sendo mais comum naquelas que abrem o quadro com mais de 10 anos de idade e estão mais associadas a outras doenças autoimunes, como o Lúpus Eritematoso Sistêmico (LES).

Fisiopatologia

Trata-se da destruição plaquetária mediada por autoanticorpos (geralmente IgG) dirigidos a glicoproteínas expressas na membrana plaquetária, os quais são fagocitados pelos macrófagos do baço e pelo sistema reticuloendotelial por meio dos receptores Fcγ, resultando em uma diminuição da contagem de plaquetas (destruição periférica). A produção de autoanticorpos ocorre principalmente após estímulo antigênico viral e vacinal.

Hoje se sabe que outros mecanismos mais complexos também fazem parte da fisiopatologia, com envolvimento na supressão medular da produção pelos megacariócitos e por ações de linfócitos T mediados. Pacientes com quadros crônicos têm relação Th1/Th2 elevadas, expansão oligoclonal de célula T e atividade citotóxica contra plaquetas autólogas também envolvidas.

Classificação

- *Aguda (recente):* plaquetopenia (< 100.000/mm³) há menos de 3 meses do diagnóstico.
- *Persistente:* ausência de remissão ou resposta ao tratamento no período de 3 a 12 meses após o diagnóstico.
- *Crônica:* plaquetopenia (< 100.000/mm³) mantida após 12 meses do diagnóstico.
- *Grave:* plaquetas < 10.000/mm³ com sangramento suficiente para exigir tratamento ou com novo sangramento que requeira terapia adicional.
- *Refratária:* ausência de resposta à esplenectomia ou contraindicação a esta, associada a apresentação de PTI grave.

Quadro clínico

O quadro clínico clássico é de uma criança previamente hígida que comumente está com plaquetas abaixo de 10.000 e 20.000/mm³ sem outras citopenias não explicadas ao hemograma. Geralmente, é precedido, em 2 a 3 semanas do início dos sintomas, por infecções virais ou vacinação com vírus vivo atenuado. Apresenta-se com aparecimento súbito tanto de petéquias como hematomas e eventualmente cursa com sangramentos leves de mucosa, como epistaxe e sangramento oral (quadro clínico de disfunção da hemostasia primária). Os sangramentos de trato gastrointestinal e geniturinário são menos prevalentes, sendo que em apenas 3% dos casos são documentados sintomas clinicamente significantes. Os sangramentos graves de sistema nervoso central (SNC) são raros, ocorrendo em cerca de 0,5% dos casos, em geral com plaquetas abaixo de 10.000/mm³ e configurando urgência pediátrica.

O paciente pode ainda apresentar anemia por perdas agudas (hemorragias relevantes) ou crônicas (anemia hipocrômica e microcítica com RDW elevado – por deficiência de ferro), dependendo da apresentação clínica.

Lato sensu, é uma criança em bom estado geral, com sangramentos leves de pele, sem gravidade, com trombocitopenia muitas vezes importante ao hemograma. Ao exame físico não se evidencia sinais de alarme, como adenomegalias, hepatoesplenomegalia ou sinais e sintomas sistêmicos.

Cerca de 80% dos casos na infância apresentam remissão espontânea em 6 meses; e daqueles que se tornam crônicos, 50% remitem em 4 anos. No adulto, as remissões espontâneas são infrequentes e estão mais relacionadas a causas secundárias.

Diagnósticos diferenciais

- *Leucemia aguda:* na maioria dos casos, não cursa com trombocitopenia isolada, apesar de poder ser uma apresentação clínica inicial da doença. Geralmente, o paciente apresenta outros sinais e sintomas associados, como febre, hepatoesplenomegalia, adenomegalias, outras alterações hematológicas, dor óssea ou articular, emagrecimento e queda do estado geral.

- *Aplasias congênitas ou adquiridas:* podem cursar inicialmente apenas com diminuição da contagem de plaquetas, no entanto frequentemente estão associadas a outras citopenias inexplicadas e volume corpuscular médio (VCM) aumentado ao hemograma. Nas congênitas, pode-se também encontrar malformações e acometimentos de demais sistemas associados.
- *Plaquetopatias – defeitos qualitativos das plaquetas:* geralmente há histórico familiar positivo para sangramento, plaquetopenia e esplenectomia. A plaquetopenia pode ser normal, ou próxima do normal e o paciente pode cursar apenas com sintomas de sangramentos.
- *Plaquetopenias congênitas:* associada a diversas síndromes, pode apresentar distúrbios em outros sistemas, alterações fenotípicas e malformações associadas, além de outras citopenias ao hemograma. A plaquetopenia pode estar presente desde o nascimento.
- *Doença de Von Willebrand tipo IIb:* associação de trombocitopenia e alteração na agregação plaquetária causando tendência a sangramentos.

Diagnóstico

O diagnóstico da PTI é clínico, juntamente com evidência de plaquetopenia. No entanto, os demais exames laboratoriais auxiliam tanto nos diagnósticos diferenciais quanto na conduta terapêutica e no seguimento da patologia.

- *Hemograma (HMG):* contagem de plaquetas abaixo de 100.000 mm^3 sem demais citopenias não explicadas.
- *Esfregaço periférico:* avaliação da morfologia das plaquetas, principalmente nas diferenciações com plaquetopatias hereditárias.
- *Urina 1:* avaliação de presença de hematúria microscópica.
- *Coagulograma:* em um primeiro episódio de sangramento e/ou dúvida diagnóstica para exclusão de coagulopatias.
- *Sorologias virais:* identificação de possível agente etiológico.
- *Aspirado de medula óssea (mielograma):* segundo os últimos consensos, o aspirado de medula óssea é desnecessário nos casos clássicos de PTI, independentemente da idade do paciente. O mielograma torna-se obrigatório se há dúvida diagnóstica inicial, se a opção terapêutica for corticoterapia (impossibilidade do uso da imunoglobulina humana em primeira linha e quadro não clássico) ou se não houver resposta terapêutica quando indicada. O mielograma na trombocitopenia imune primária apresenta-se tipicamente com uma hiperplasia do setor megacariócito, sem atipias ou dispoieses nos casos agudos. Podemos encontrar medula óssea hipocelular, principalmente nas PTIs crônicas – nesse caso, é pertinente o diagnóstico diferencial com as demais síndromes hipoplásicas/aplásicas, como a mielodisplasia.
- *Dosagem de anticorpo antiplaquetário:* auxilia no diagnóstico de autoimunidade, porém se negativo não exclui o diagnóstico (baixa acurácia).

Abordagem na urgência

A observação clínica é sugerida atualmente como o tratamento mais adequado para crianças e adolescentes com quadro agudo de PTI com sangramentos apenas cutâneos (petéquias e hematomas) e sem gravidade.

Não há sangramentos significativos na maioria dos casos, mesmo com plaquetas inferiores a 10.000/mm³. O objetivo principal do tratamento não é normalizar o número de plaquetas, e sim diminuir o risco de sangramentos graves, principalmente de SNC espontâneo.

A maioria das crianças cursa sem sangramentos ou com sangramentos leves, independentemente do uso ou não uso de medicações ao diagnóstico. Portanto, a maior parte desses pacientes são tratados em âmbito ambulatorial, com visitas mais frequentes (semanais ou mensais), a depender de cada caso. As hospitalizações são indicadas para hemorragias clinicamente significativas.

O tratamento hospitalar com medicações endovenosas é mandatório naqueles pacientes que apresentam qualquer sangramento de mucosa, sangramentos ditos como relevantes ou de SNC, independentemente da contagem de plaquetas. Para famílias com dificuldade de acesso ao serviço de saúde e contagem de plaquetas ≤ 10.000/mm³, pode-se optar por tratamento hospitalar e observação clínica, em razão do valor crítico para sangramentos relevantes (Figura 74.1).

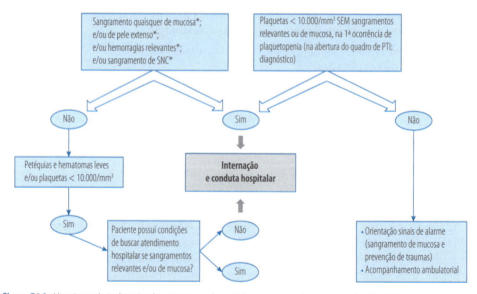

Figura 74.1. Algoritmo de indicação de tratamento hospitalar × acompanhamento ambulatorial.
* Independentemente da contagem de plaquetas.
Fonte: Desenvolvida pela autoria do capítulo.

A decisão de tratamento ambulatorial com imunossupressão deve levar em conta o estilo de vida do paciente e deve ser tomada em conjunto com a família, ao passo que a morbimortalidade relacionada à doença é baixa, aproximando-se daquela encontrada na população geral, e as complicações relacionadas ao tratamento não são desprezíveis. *A priori*, essa modalidade de tratamento está indicada nos casos de PTI aguda/persistente sintomática sem indicação de tratamento hospitalar e na PTI refratária. Poderão ser indicados corticosteroides (como prednisona ou dexametasona) e outros imunossupressores aprovados na PTI refratária da infância, como azatioprina, ciclofosfamida e eltrombopague para os maiores de 6 anos (agonista do receptor da trombopoetina). Para aqueles quadros refratários a todas as opções, a indicação aprovada é a vincristina (Tabela 74.1).

Tabela 74.1. Opções de tratamento para doença refratária.

Fármacos	Doses	Início de ação
Azatioprina	2 mg/kg/dia, por via oral	30 a 90 dias
Ciclofosfamida	50 mg/m^2/dia a 100 mg/m^2/dia, por via oral	–
Eltrombopague (acima de 6 anos de idade)	Dose inicial de 50 mg/dia, por via oral (máximo: 75 mg/dia)	7 a 28 dias
Vincristina	1,4 mg/m^2 (até a dose máxima de 2 mg), EV, 1 vez/semana, por 4 semanas consecutivas, a cada 6 semanas	7 a 14 dias

Fonte: Ministério da Saúde, 2019.

É essencial que a família seja orientada pelo médico assistente sobre a patologia, o plano terapêutico, a prevenção de trauma (afastamento de atividades físicas) e sinais de gravidade que demandem atendimento na urgência para o sucesso terapêutico. Orienta-se também evitar o uso de medicamentos que possam interferir na agregação plaquetária, como ácido acetilsalicílico, anti-inflamatórios não esteroidais e anti-histamínicos.

Tratamento hospitalar medicamentoso de primeira linha
Imunoglobulina humana intravenosa (Ivig)

A imunoglobulina humana é a primeira escolha no tratamento pediátrico da PTI com indicação hospitalar, pelo rápido aumento da contagem plaquetária e, portanto, mais rápido controle do sangramento (significativa redução relativa de risco de 26% em comparação ao tratamento com corticosteroides). Age inibindo os receptores Fcγ dos fagócitos mononucleares, não permitindo a destruição antigênica. A duração de seus benefícios perdura em torno de 3 semanas (Tabela 74.2).

Tabela 74.2. Tratamento inicial para PTI com indicação de terapia farmacológica.

Fármaco	Dose habitual	Início de resposta	Pico de resposta	Taxa de resposta terapêutica
Imunoglobulina humana (IGh) 1ª escolha	0,8 a 1 g/kg, dose única	24 a 48 horas	72 horas	> 80%
Metilprednisolona	30 mg/kg/dia por 3 dias, seguidos por redução via oral (máximo: 1 g/dia)	2 a 7 dias	4 a 28 dias	De 60% a 100%
Prednisolona*	1 a 2 mg/kg/dia por até 3 semanas	4 a 14 dias	7 a 28 dias	De 72% a 87%
Dexametasona**	20 mg/m^2/dia (até 40 mg^2/dia) EV ou VO por 4 a 8 dias	2 a 14 dias	4 a 28 dias	86%

* Casos sem indicação de tratamento hospitalar (leves) quando o benefício da medicação supera os riscos dos efeitos colaterais.
** Opção terapêutica para PTIs persistentes e crônicas com plaquetas basais < 10.000/mm^3 e/ou clínica de sangramentos leves frequentes que atrapalhem a qualidade de vida.
Fonte: Neunert C, Lim W, Crowther M, et al., 2011.

Em casos de sangramento relevante e grave (hemorragias com anemia associada), sugere-se coletar HMG em 24 horas da infusão da IVIg. Se plaquetas abaixo de 20.000/mm³ e manutenção do sangramento, pode ser repetida a dose habitual prescrita (Tabela 74.3).

Em casos de sangramento controlados, o HMG para avaliação da resposta terapêutica da contagem de plaquetas poderá ser realizado em 48 a 72 horas da infusão da IVIg (início da ação).

Os efeitos colaterais mais comuns relacionados são náusea, vômitos, cefaleia, febre, reações alérgicas e neutropenia. Pode ocorrer, menos comumente, meningite asséptica.

Corticosteroide

Na impossibilidade de tratamento com IVIg ou na ausência de resposta com ela, a segunda opção mais acessível é a pulsoterapia com corticosteroide endovenoso. A metilprednisolona é a melhor opção terapêutica nesse caso (Tabela 74.2).

A infusão deve ser lenta, a fim de evitar efeitos severos que ocorrem geralmente nas primeiras 24 horas, mas são raros (morte súbita, arritmias, isquemia miocárdica, hipertensão ou hipotensão e alteração de eletrólitos). Recomenda-se, portanto, a monitorização de sinais vitais e o controle de eletrólitos séricos pré-infusão e pós-infusão. Medicações adjuvantes podem ser necessárias à pulsoterapia, como a profilaxia para estrongiloidíase disseminada antes do início do tratamento.

Seu uso deve ser desaconselhado no caso de dúvida diagnóstica, sendo necessária a avaliação de medula óssea para exclusão, principalmente, de leucemia aguda e plaquetopenia secundária a processo infeccioso, para então realizar a utilização segura da pulsoterapia.

Uma alternativa à imunoglobulina humana para sangramentos mais intensos é o uso da metilprednisolona em doses altas em um curso de 7 dias, começando com 30 mg/kg/dia por 3 dias, seguidos de 20 mg/kg/dia nos dias restantes (Tabela 74.3).

Após a pulsoterapia endovenosa, deve-se introduzir o glicocorticoide via oral (prednisolona 2 mg/kg/dia) por cerca de 3 semanas e, depois, iniciar a redução gradativa, a fim evitar insuficiência adrenal secundária à supressão do eixo hipotálamo-hipófise-adrenal e síndrome de retirada ou rebote.

Os efeitos colaterais em longo prazo são amplamente conhecidos na infância, sendo os efeitos mineralocorticoides os mais importantes; portanto, o corticoide deve ser utilizado no menor tempo possível quando indicado e, de preferência, no período vespertino.

Associação terapêutica em casos graves – emergência

Em casos de sangramentos sem melhora com tratamento convencional e instabilidade hemodinâmica, nos sangramentos graves (choques hemorrágicos) e de SNC que colocam em risco a vida do paciente, é indicado associar imunoglobulina humana intravenosa a pulsoterapia em alta doses, podendo ainda ser indicada transfusão de plaquetas em casos selecionados. Nesses casos selecionados, a dose de concentrado de plaquetas deverá ser três vezes maior do que a indicação convencional e, de preferência, por aférese, tendo em vista a destruição rápida das plaquetas que ocorre na PTI (Tabela 74.3).

Tabela 74.3. Opções de tratamento para casos graves e/ou sem melhora com tratamento Inicial.

Fármacos	Doses
Imunoglobulina humana (IGh)	0,8 a 1 g/kg por 2 dias
Metilprednisolona – altas doses	30 mg/kg/dia por 3 dias, seguidos de 20 mg/kg/dia nos dias restantes. Regressão posterior com corticoide via oral
IGh associada a metilprednisolona em altas doses	0,8 a 1 g/kg por 2 dias EV + 30 mg/kg/dia EV por 3 dias, seguidos de 20 mg/kg/dia EV nos dias restantes. Regressão posterior com corticoide via oral
Associação de terapia imunossupressora e transfusão de concentrado de plaquetas (risco de morte por sangramento)	Dose 3 vezes maior que a indicação usual (3 unidades para cada 10 kg) e de preferência por aférese

Fonte: Ministério da Saúde, 2019.

Imunoglobulina anti-D

A IgG anti-D é um antissoro policlonal contra antígenos Rh (D) dos eritrócitos. Para a IgG anti-D ser efetiva, é necessário que o paciente seja RhD+ com teste de Coombs direto negativo e baço funcionante (não esplenectomizado). Estudos recentes mostram não haver vantagens clínicas sobre a imunoglobulina convencional, portanto seu uso não foi recomendado nos últimos *guidelines*.

Esplenectomia

Esplenectomia na urgência pode ser necessária em pacientes com situação de risco de vida que não apresentem resposta clínica após associações terapêuticas de emergência.

Nas evoluções crônicas consideradas graves, poderá ser indicada a esplenectomia. Esse procedimento é efetivo em cerca de 70% a 80% dos casos, mas o risco de infecções pós-cirurgia deve ser considerado. Há indicação de imunização contra *Streptococcus pneumoniae, Haemophilus influenzae B* e *Neisseria meningitidis* do sorogrupo C antes do procedimento e, depois, profilaxia antibiótica por até 5 anos.

Resposta ao tratamento

A resposta clínica é a mais precoce, com controle do sangramento. Considera-se resposta hematológica ao tratamento proposto quando ocorre uma elevação das plaquetas acima de 30.000/mm^3 ou se dobrar o número de plaquetas pré-tratamento em duas medidas distintas após 48 a 72 horas.

Referências bibliográficas

1. Ministério da Saúde. Secretaria de Atenção Especializada à Saúde. Secretaria de Ciência, Tecnologia e Insumos Estratégicos. Portaria Conjunta n. 9, de 31 de julho de 2019. Aprova o Protocolo clínico e diretrizes terapêuticas da púrpura trombocitopênica idiopática. Brasília: Ministério da Saúde; 2019.
2. Braga JAP et al. Hematologia e hemoterapia pediátrica. São Paulo: Sociedade Brasileira de Pediatria; 2014.

3. Fonseca PBB, Ivankovich DT. Hematologia pediátrica: diretrizes assistenciais: manual de condutas e rotinas. São Paulo: Hospital Infantil Darcy Vargas (HIDV); 2013.
4. Braga JAP, Loggetto SRG, Hoepers ATD, Bernardo WB, Medeiros L, Veríssimo MPA. Associação Médica Brasileira. Guidelines on the diagnosis of primary immune thrombocytopenia in children and adolescents: Associação Brasileira de Hematologia, Hemoterapia e Terapia Celular. São Paulo: Associação Médica Brasileira; 2012.
5. Neunert C, Lim W, Crowther M, Cohen A, Solberg Jr L, Crowther MA. The American Society of Hematology 2011 evidence-based practice guideline for immune thrombocytopenia. Blood. 2011;117:4190-207.

75 Reações transfusionais

Renata Dudnick de Lima Mauro Ribeiro Lopes
Juliana Moreira Franco

Atualmente, as transfusões sanguíneas são extremamente seguras. Com critérios cada vez mais restritos para a seleção de doadores e o uso de exames com alta sensibilidade para detecção de patógenos, o risco infeccioso para transmissão, por exemplo, de HIV ou hepatite C é próximo de 1 para cada 2 milhões de transfusões. Riscos não infecciosos, entretanto, são comuns, ocorrendo em aproximadamente 1 a cada 370 transfusões. Crianças têm maior risco de apresentar reações transfusionais do que adultos.

A melhor maneira de prevenir e reduzir riscos relacionados à transfusão é evitar transfusões desnecessárias. O Patient Blood Management (PBM) é uma prática de uso racional do sangue globalmente difundida, sustentada por evidências científicas de alta qualidade e com segurança demonstrada nas práticas mais conservadoras e restritivas para a maioria dos pacientes. É importante a adoção, quando possível, de alternativas não transfusionais, como o uso de dispositivos de recuperação celular intraoperatórios, hemodiluição normovolêmica, uso de agentes antifibrinolíticos e de tromboelastograma para guiar a necessidade transfusional, evitando-se transfusões desnecessárias.

A reação transfusional é uma resposta indesejada do paciente. Tem relação temporal com a administração de hemocomponentes e pode ocorrer como resultado de um erro ou da interação entre o receptor e o hemocomponente.

As reações transfusionais podem ser classificadas de várias maneiras, como: de acordo com o tempo de aparecimento (imediata – até 24 horas após a transfusão; ou tardia – mais de 24 horas), com a gravidade (leve, moderada ou grave) ou com a fisiopatologia (imunológica ou não imunológica).

Principais reações transfusionais imediatas
Reação febril não hemolítica (RFNH)

É definida como febre (> 38 °C) com elevação de pelo menos 1 °C da temperatura inicial durante ou após a transfusão. Podem ocorrer calafrios e tremores, taquipneia, ansiedade, náuseas e cefaleia. Trata-se de um diagnóstico de exclusão. É causada por citocinas liberadas pelos leucócitos durante a estocagem ou por anticorpos do receptor contra antígenos leucocitários (HLA) do doador. O uso de hemocomponentes filtrados (e idealmente a filtragem pré-estocagem) previne sua ocorrência. Sendo também a febre o primeiro sinal de outras reações mais graves, é importante conferir novamente os rótulos, confirmar a tipagem sanguínea, refazer teste de antiglobulina direta (TAD) e culturas da bolsa e do paciente.

Reação alérgica

Ocorre em até 4 horas após a transfusão. Define-se pela presença de pelo menos 2 dos seguintes sintomas: pápulas, prurido, urticária, angioedema, tosse e rouquidão. Pode haver reação anafilática, com início segundos após o início da transfusão, com sintomas respiratórios (broncoespasmo, estridor laríngeo, insuficiência respiratória), hipotensão e choque. Sua etiologia é multifatorial, sendo as proteínas plasmáticas presentes no soro do doador as principais responsáveis. Reações severas são mais comuns em receptores deficientes de proteínas plasmáticas específicas, como IgA, haptoglobina, C3 e C4. O tratamento é sintomático, com antialérgicos, corticoides e adrenalina. Profilaxia pré-transfusional não é indicada mesmo em pacientes com histórico de reação alérgica. Em paciente com histórico de reação alérgica grave, é indicado uso de hemocomponentes lavados.

Reação por contaminação bacteriana

É rara, porém com alto potencial de gravidade, causando sepse e eventualmente morte. É mais frequente em concentrados de plaquetas, que são estocados em temperatura ambiente. É definida pela presença do mesmo micro-organismo no hemocomponente e na hemocultura do receptor, associada a febre (> 38 °C, com elevação de pelo menos 2 °C da temperatura inicial), em até 24 horas após a transfusão, sem evidência de infecção prévia. Podem ocorrer também tremores, calafrios, hipotensão, dispneia, choque.

Reação hemolítica aguda imunológica

Hemólise acentuada em até 24 horas após a transfusão, por incompatibilidade eritrocitária. Os sintomas principais são: ansiedade, agitação, sensação de morte iminente, tremores, febre, dor no local do acesso venoso, dor abdominal, lombar ou em flancos, hipotensão, hemoglobinúria com evolução para anúria e insuficiência renal, coagulação intravascular disseminada. O paciente tem teste de hemólise positivo e presença de anticorpos confirmados pelo TAD positivo ou evidência laboratorial de hemólise (DHL e bilirrubina indireta elevados, haptoglobina baixa, queda de hemoglobina e hematócrito, p. ex.). Geralmente ocorre por erro, seja na tipagem (da bolsa ou do paciente) ou na identificação do paciente. Acontece principalmente em incompatibilidades ABO e Rh, porém pode ocorrer com os outros antígenos eritrocitários. O tratamento é de suporte e, eventualmente, pode ser realizada plasmaférese ou imunoglobulina humana.

Lesão pulmonar aguda relacionada à transfusão (TRALI)

É caracterizada por desconforto respiratório agudo que ocorre em até 6 horas após a transfusão, sem evidência anterior de lesão pulmonar, com exame de imagem mostrando infiltrado bilateral sem sobrecarga circulatória, com hipoxemia ($SatO_2$ < 90% em ar ambiente ou PaO_2/FiO_2 < 300 mmHg). Podem apresentar-se ainda dispneia, febre, taquicardia, hipotensão ou hipertensão e cianose. É causada pela reação de anticorpos do doador contra leucócitos do receptor na microcirculação pulmonar. Para reduzir seu risco, preferem-se doadores homens ou mulheres nulíparas para produtos com maior quantidade de soro (como plasma fresco congelado e plaquetas). O tratamento é de suporte, muitas vezes incluindo ventilação mecânica e vasopressores. O uso de corticoides ou diuréticos não é indicado. A mortalidade varia de 5% a 25% dos casos.

Sobrecarga circulatória associada à transfusão (TACO)

É caracterizada por edema pulmonar em até 6 horas após a transfusão, associado a insuficiência respiratória aguda, taquicardia, hipertensão arterial, balanço hídrico positivo, insuficiência ventricular esquerda, aumento de peptídeo natriurético tipo B (BNP). Ocorre principalmente em pacientes com insuficiência cardíaca e doenças pulmonares crônicas. É um evento prevenível e, portanto, todo paciente de maior risco deve receber transfusão em alíquotas e em uma velocidade reduzida.

Principais reações transfusionais tardias

Reação hemolítica tardia

Relaciona-se a elevação no título de anticorpos contra antígenos eritrocitários após a transfusão. Esses anticorpos já eram presentes no paciente em baixo título e, por esse motivo, não são identificados na pesquisa de anticorpos irregulares. Com a transfusão, há nova exposição ao antígeno e rápida elevação nos títulos de anticorpos (resposta anamnéstica), causando hemólise extravascular. Pode ocorrer de 24 horas a 28 dias após a transfusão, com febre, icterícia, anemia, testes de identificação de anticorpos positivos (TAD, eluato) e aumento insuficiente da hemoglobina após a transfusão ou até a queda dos níveis anteriores à transfusão. Pode também ser assintomática.

Doença do enxerto contra o hospedeiro (DECH) pós-transfusional

Síndrome clínica que ocorre de 2 dias a 6 semanas após a transfusão, caracterizada por febre, diarreia, eritema maculopapular central com evolução para extremidades (eventualmente com eritrodermia generalizada e formação de bolhas hemorrágicas), hepatomegalia, alteração da função hepática, pancitopenia e biópsia de pele ou outros órgãos compatíveis com DECH ou presença de quimerismo leucocitário. Ocorre quando linfócitos ainda ativos do doador se proliferam e causam danos a órgãos-alvo (medula óssea, pele, fígado e trato gastrointestinal), com prognóstico muito ruim. Acontece principalmente em receptores imunocomprometidos (oncológicos, fetos e recém-nascidos) ou com HLA semelhante ao do doador (transfusão entre familiares, p. ex.), pois não há reação do sistema imunológico próprio contra os linfócitos transfundidos. A irradiação de hemocomponentes previne a doença.

Aloimunização

É o surgimento de anticorpos clinicamente significativos no soro do receptor (identificados pelo TAD), com ausência de hemólise. Ocorre principalmente em pacientes politransfundidos. O uso de hemácias fenotipadas em pacientes dependentes de transfusão, como doentes falciformes e talassêmicos, reduz esse risco.

Púrpura pós-transfusional

Ocorre de 5 a 12 dias após a transfusão, com plaquetopenia (queda para níveis inferiores a 20% da contagem pré-transfusional) e presença de aloanticorpo antiplaquetário (geralmente HPA-1a) no receptor. Pode ter sangramento mucoso, dos tratos gastrointestinal e genitourinário ou do sistema nervoso central, ou pode ser assintomático. A maioria dos casos é autolimitada e o valor plaquetário retorna ao basal em 3 semanas aproximadamente. Quando necessário, porém, o tratamento é feito com corticoides e imunoglobulina humana.

Hemossiderose

Caracteriza-se por valores de ferritina acima de 1.000 mg/L no contexto de transfusões repetidas de concentrados de hemácias. Pode haver disfunção orgânica.

O Quadro 75.1 reúne os possíveis diagnósticos de reação transfusional para cada sintoma apresentado pelo paciente – uma vez que muitos sintomas são comuns a mais de uma reação. Ele fornece ainda a sugestão de ação frente a este sintoma e serve como guia prático para situações de emergência diante de uma reação transfusional.

Quadro 75.1. Principais sintomas de reação transfusional e ações a serem tomadas.

Sintoma	Possíveis diagnósticos	Ações
Febre	RFNH Contaminação bacteriana Reação hemolítica aguda TRALI	• Interromper transfusão e conferir rótulos • Enviar amostra da bolsa para culturas e repetição de exames pré-transfusionais • Realizar cultura do paciente • Realizar exames subsidiários se necessário (provas de hemólise, radiografia de tórax) • Prestar suporte clínico
Hipotensão arterial	Contaminação bacteriana Reação alérgica TRALI Reação hemolítica aguda	
Rash cutâneo Urticária Angioedema	Reação alérgica	• Pausar transfusão e conferir rótulos • Medicar conforme a gravidade da reação • Se reação leve, retornar transfusão
Dispneia Queda da saturação de O_2 Cianose	TRALI TACO Reação alérgica Reação hemolítica aguda	• Interromper transfusão e conferir rótulos • Repetir exames pré-transfusionais • Realizar exames subsidiários (provas de hemólise, radiografia de tórax, BNP) • Prestar suporte clínico
Hipertensão arterial	TACO	• Pausar transfusão • Prestar suporte clínico (reduzir vasopressores, uso de diuréticos, uso de vasodilatadores) • Retornar transfusão com velocidade reduzida e em alíquotas
Dor no acesso venoso, abdominal, torácica ou lombar	Reação alérgica Reação hemolítica aguda	• Interromper transfusão e conferir rótulos • Repetir exames pré-transfusionais • Realizar exames subsidiários (provas de hemólise) • Prestar suporte clínico
Hematúria	Reação hemolítica aguda	

Fonte: Desenvolvido pela autoria do capítulo.

Referências bibliográficas

1. Goel R, Tobian A, Shaz B. Noninfectious transfusion-associated adverse events and their mitigation strategies. Blood. 2019;133(17):1831-9.
2. Reeve K, Jones H. Transfusion guidelines in children: II. Anaesthesia & Intensive Care Medicine. 2020;21(12):625-9.
3. Moncharmont P. Adverse transfusion reactions in transfused children. Transfusion Clinique et Biologique. 2019;26(4):329-35.
4. Brasil. Agência Nacional de Vigilância Sanitária (ANVISA). Marco conceitual e operacional de hemovigilância: guia para hemovigilância no Brasil. Brasília: ANVISA; 2016.
5. Robinson S, Harris A, Atkinson S, Atterbury C, Bolton-Maggs P, Elliott C et al. The administration of blood components: a British Society for Haematology guideline. Transfusion Medicine. 2017;28(1):3-21.
6. Dasararaju R, Marques M. Adverse effects of transfusion. Cancer Control. 2015;22(1):16-25.

Parte 10
Reumatologia

76 Vasculites na infância

Luciana Gomes Portasio
Mário Ferreira Carpi

Grupo de doenças inflamatórias multissistêmicas caracterizado por inflamação e necrose dos vasos sanguíneos, resultando em oclusão vascular e isquemia dos tecidos[3]. Deve-se pensar em vasculite quando na presença de sintomas constitucionais agudos ou crônicos e de causa obscura (febre, perda de peso, fadiga); quando há envolvimento de diferentes órgãos e sistemas e na presença de sintomas incomuns, como púrpura, nódulos, livedo, glomerulonefrite de etiologia desconhecida, falência renal progressiva, mononeurite, hemorragia pulmonar.

As vasculites mais comuns na infância são a doença de Kawasaki e a vasculite por IgA.

Doença de Kawasaki

A doença de Kawasaki (DK) é a vasculite mais comum na infância. É uma condição febril aguda que acomete principalmente as crianças menores de 5 anos; e tem como principal complicação o comprometimento das artérias coronárias.

O diagnóstico pode ser feito com base nos critérios classificatórios (Tabela 76.1).

Tabela 76.1. Critérios classificatórios para a doença de Kawasaki.

Febre* com duração superior a 5 dias, sem outra explicação, combinada com pelo menos 4 dos seguintes critérios:
• Exantema polimorfo
• Alterações em orofaringe: hiperemia difusa ou lábios hiperemiados, fissurados, língua "em framboesa"
• Hiperemia conjuntival sem exsudato
• Alteração de extremidades: edema e/ou hiperemia de mãos e pés, descamação de extremidades na fase subaguda
• Linfonodomegalia cervical > 1,5 cm

* A febre é critério obrigatório.
Fonte: Desenvolvida pela autora do capítulo.

A presença de 5 desses 6 sinais fazem o diagnóstico de DK, sendo a febre remitente e prolongada condição obrigatória. De 10% a 40% das crianças desenvolvem aneurismas coronarianos.

Quadros incompletos podem representar até metade dos casos. São mais comuns em lactentes jovens e crianças mais velhas, apresentando maior risco de lesão coronariana. Esses quadros devem ser seguidos de acordo com a Figura 76.1.

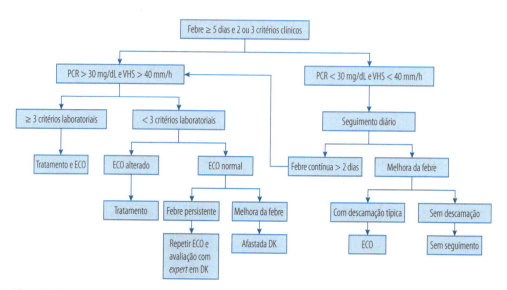

Figura 76.1. Investigação da DK incompleta.
Fonte: Adaptada de McCrindle et al., 2017.

Todas as crianças com febre há 5 dias ou mais, associada a 2 ou 3 critérios clínicos, devem ser submetidas a melhor investigação, com exames laboratoriais (Tabela 76.2) e ecocardiografia (Quadro 76.1).

Tabela 76.2. Critérios laboratoriais para DKI.

Albumina < 3g/dL
Anemia para a idade
Leucócitos acima de 15.000/mm³
Plaquetas > 450.000/mm³ (após 7 dias)
ALT/TGP > 50 U/L
Leucocitúria

Fonte: Adaptada de McCrindle et al., 2017.

Quadro 76.1. Alterações ecocardiográficas na DK.

Aneurisma de coronárias
Arterite coronária
Derrame pericárdico
Disfunção de ventrículo esquerdo
Regurgitação mitral

Fonte: Adaptado de McCrindle et al., 2017.

O tratamento da DK é feito com gamaglobulina endovenosa 2 g/kg em dose única. A gamaglobulina deve ser administrada nos primeiros 10 dias de doença para evitar o dano coronariano. Caso não haja melhora da febre após 24 a 36 horas, repetir a gamaglobulina. Considerar pulso com metilprednisolona em casos de resistência à imunoglobulina. Deve-se associar AAS, 50 a 100 mg/kg/dia, por 3 dias ou até o desaparecimento da febre; a partir daí, reduzir a dose para 3 a 5 mg/kg/dia para manter o efeito antitrombótico. Manter essa dose até a normalização da contagem plaquetária nos casos em que não há identificação de aneurismas; e por tempo indeterminado quando há formação de aneurismas.

Vasculite por IgA

Chamada antigamente de púrpura de Henoch-Schönlein, manifesta-se com a presença de púrpura palpável de membros inferiores e artrite de joelhos e tornozelos, associadas a: edema doloroso; dor abdominal de leve a severa, podendo haver invaginação intestinal; envolvimento renal com hematúria microscópica e proteinúria; orquite[3]. Há aumento de reagentes de fase aguda, sendo a IgA sérica aumentada em 50% dos pacientes. As plaquetas e provas de coagulação são normais.

O tratamento para edema e dor articular é feito com anti-inflamatórios não esteroidais. Curso rápido de glicocorticoides (prednisona 1 mg/kg, por 7 dias) está indicado no tratamento dos sintomas gastrintestinais, como a presença de sangue nas fezes ou a ocorrência de invaginação intestinal, porém não tem papel bem estabelecido na patologia renal ou na prevenção de recorrência da doença[3]. Na nefrite grave (síndrome nefrótica, perda de função renal, presença de crescentes na biópsia renal), há indicação de pulso com metilprednisolona associado a agentes de segunda linha (azatioprina, micofenolato, ciclofosfamida)[3].

Em geral, é condição autolimitada que se resolve em 4 semanas, com prognóstico pior naqueles que desenvolvem nefrite grave.

Referências bibliográficas

1. Tse SM, Laxer RM. Approach to acute limb pain in childhood. Pediatrics in review. 2006;27(5):170-9; quis 180. Disponível em: https://doi.org/10.1542/pir.27-5-170. Acesso em 01/02/2022.
2. Scheibel IM, Machado SH, Rocha CM. Reumatologia pediátrica: abordagem das manifestações musculoesqueléticas mais comuns e doenças na infância e adolescência. In: Augusto DK, Umpierre RN, organizadores. PROMEF Programa de Atualização em Medicina da Família e Comunidade: Ciclo 1. Sociedade Brasileira de Medicina de Família e Comunidade. Porto Alegre: Artmed Panamericana; 2019. p. 37-78. (Sistema de Educação Continuada a Distância, v. 7).
3. Gewitz MH, Baltimore RS, Tani LY et al. Revision of the Jones criteria for the diagnosis of acute rheumatic fever in the era of doppler echocardiography: a scientific statement from the American Heart AssociationCirculation. 2015;131(20):1806-18.
4. Alsaeid K, Uziel Y. Acute rheumatic fever and poststreptococcal reactive arthritis. In: Petty RE, Laxer RM, Lindsay CB, Wedderburn LR, editors. Textbook of pediatric rheumatology. 7th ed. Philadelphia: Elsevier; 2016. Seção 5, Capítulo 44, p. 575-85.
5. Departamento de Reumatologia da Sociedade Brasileira de Pediatria. Novos critérios para o diagnóstico de febre reumática. 2012. [Acesso em 26 abr 2021]. Disponível em: https://www.sbp.com.br/fileadmin/user_upload/2012/12/Novos-critrios-para-Febre-Reumtica-Site-003.pdf.
6. McCrindle BW, Rowley AH, Newburger JW et al. Diagnosis, treatment, and long-term management of Kawasaki disease: a scientific statement for health professionals from the American Heart Association. Circulation. 2017;135(17):e927-e999. [acesso em 28 jan 2022]. Disponível em: https://www.ahajournals.org.

77 Artrites agudas

Luciana Gomes Portasio
Mário Ferreira Carpi

A queixa de dor nos membros é frequente no serviço de emergência pediátrica. O seu diagnóstico diferencial pode incluir grande variedade de causas (Quadro 77.1). Na maioria das vezes, deve-se identificar a etiologia rapidamente e instituir o tratamento precocemente para se evitar sequelas.

Quadro 77.1. Diagnósticos diferenciais de dores em membros.

Causas	Diagnósticos diferenciais
Infecciosas	Artrite séptica/osteomielite Artrite reativa Febre reumática
Traumas/uso excessivo	Fraturas Doença de Osgood-Schlatter Hipermobilidade
Malignidades	Leucemia Neuroblastoma Tumores ósseos
Hematológicas	Hemofilia Anemia falciforme
Inflamatórias	Artrite idiopática juvenil Lúpus eritematoso sistêmico Vasculite por IgA
Ortopédicas/mecânicas	Epifisiólise do quadril Doença de Legg-Calvé-Perthes
Não inflamatórias	Dor de crescimento Fibromialgia Distrofia simpático-reflexa Síndromes conversivas

Fonte: Adaptado de Tse SM, 2006.

Artrite séptica

A artrite séptica pode ocorrer da inoculação direta de patógenos dentro da articulação, disseminação hematogênica ou por contiguidade de infecções adjacentes (osteomielite, celulite). Apresenta-se como uma monoartrite aguda, com eritema, calor, edema e dor intensa, mais comum em joelho, podendo acometer todo o esqueleto apendicular. Pode haver febre e queda do estado geral.

O diagnóstico definitivo é feito por meio da análise do líquido sinovial. Este se encontra caracteristicamente turvo, com contagem alta de leucócitos e predomínio de neutrófilos. A coloração de Gram é positiva em aproximadamente 50% dos casos; e a cultura, positiva em 70%. Há correspondência na positividade da hemocultura em 40% a 50%[1].

No sangue periférico, há leucocitose e aumento de PCR e VHS. Os exames de imagem não fazem diagnóstico de artrite séptica, mas ajudam a confirmar a suspeita clínica. As manifestações radiológicas aparecem em média 10 dias após o início da doença e podem incluir osteopenia, perda de espaço articular e edema de partes moles[1]. A ultrassonografia é útil em detectar efusão articular do quadril.

A antibioticoterapia (Tabela 77.1) deve ser iniciada prontamente, por via endovenosa. Quando há envolvimento de quadril, ombros e joelhos, há necessidade de drenagem cirúrgica.

Tabela 77.1. Antibioticoterapia em artrites sépticas.

Idade	Etiologia	Antibioticoterapia recomendada
Neonato	Streptococcus do grupo B, Staphylococcus aureus*, bacilos Gram-negativos	Oxacilina + gentamicina
Crianças de 1 a 3 meses	Os acima + Streptococcus sp., Staphylococcus sp., H. influenzae	Cefuroxima, cefotaxima
Crianças > 3 meses	S. aureus, S. pneumoniae, Streptococcus do grupo A	Cefazolina
Adolescentes	Os acima + Neisseria gonorrhoeae	Ceftriaxona + azitromicina
Anemia falciforme	Os acima + Salmonella	Cefotaxima
Ferimento perfurante no pé	Os acima + Pseudomonas	Piperacilina + gentamicina

* Em regiões com grande prevalência de Staphylococcus aureus resistente à meticilina (MRSA), considerar vancomicina.
Fonte: Adaptada de Tse SM, 2006.

Artrite idiopática juvenil

A artrite idiopática juvenil (AIJ) é definida como artrite de pelo menos uma articulação, iniciada antes dos 16 anos de idade e com duração maior que 6 semanas. A artrite é definida como edema articular ou ao menos dois dos seguintes critérios: dor articular, calor, limitação de movimentação.

A classificação baseia-se na evolução da doença ao longo dos primeiros 6 meses. Os subtipos de AIJ e suas principais características clínico-laboratoriais são citadas na Tabela 77.2.

O tratamento sintomático é feito com anti-inflamatórios não esteroides. Todos os pacientes com diagnóstico de AIJ devem ser referenciados a um reumatologista pediátrico.

Tabela 77.2. Diferenças entre subtipos da AIJ.

Subtipo da AIJ	Oligo	Poli FR +	Poli FR −	Início sistêmico	Psoriásica juvenil	Associada a entesite
% casos AIJ	40	15	20	10 a 20	< 10	< 10
Número de articulações acometidas	< 5	≥ 5	≥ 5	Variável	Variável	Variável
Idade de início e sexo	< 8 anos M > F	10 anos M > F	8 a 12 anos M = F	Qualquer idade	Qualquer idade	8 a 12 anos M > F
Acomete quadril	Raramente	Não	Não	Raramente	Alguns casos	Sim
Manifestações clínicas	Iridociclite crônica (assintomáticas)	Evolução agressiva, nódulos, baixo ganho ponderal	Baixo ganho ponderal	Febre, erupção evanescente, serosite, linfadenopatia, hepatoesplenomegalia, SAM	Artrite em IFD, *nail pitting*, erupção da psoríase ou história familiar positiva, dactilite	Entesite calcâneo, dactilite, teste de Schöber anormal, sacroileíte, úlceras orais
Achados de laboratório	ANA (+)	FR (+)	FR (−)	VHS, PCR e ferritina aumentadas, plaquetopenia, anemia, TGO e TGP alteradas	Nenhuma	HLA-B27 (+)

IFD = interfalangeana distal; ANA = anticorpo antinuclear; FR = fator reumatoide; VHS = velocidade de hemossedimentação; PCR = proteína C reativa; TGO = transaminase oxalacética; TGP = transaminase pirúvica.
Fonte: Adaptada de Scheibel IM, 2019.

Febre reumática

A febre reumática (FR) é uma doença multissistêmica que acomete aproximadamente 3% dos pacientes com faringite por estreptococo beta-hemolítico do grupo A, após um período de latência de cerca de 2 a 3 semanas.

A inflamação do endocárdio com acometimento das valvas é responsável pela cardiopatia adquirida mais frequente em nosso meio e a maior causa de mortalidade cardiovascular em crianças e adultos jovens em países em desenvolvimento. O diagnóstico é feito de acordo com as Tabelas 77.3 e 77.4:

Tabela 77.3. Diagnóstico de febre reumática.

Diagnóstico	Critérios de Jones modificados
Diagnóstico de FR inicial	• 2 critérios maiores ou • 1 critério maior e 2 menores
Diagnóstico de FR recorrente	• 2 critérios maiores • 1 critério maior e 2 menores • 3 critérios menores
Evidência de infecção estreptocócica	• Cultura positiva da orofaringe para estreptococo beta-hemolítico do grupo A • Títulos elevados de ASO ou anti-DNase B • Teste rápido para antígenos do estreptococo

Fonte: Adaptada de Sociedade Brasileira de Pediatria, 2012.

Tabela 77.4. Critérios de Jones modificados.

População de baixo risco	População de médio/alto risco
Critérios maiores	
Cardite clínica ou subclínica	Cardite clínica ou subclínica
Artrite: apenas poliartrite	Monoartrite ou poliartrite
Coreia de Sydenham	Coreia de Sydenham
Eritema marginado	Eritema marginado
Nódulos subcutâneos	Nódulos subcutâneos
Critérios menores	
Poliartralgia	Monoartralgia
Febre ≥ 38,5 °C	Febre ≥ 38 °C
VHS ≥ 60 mm na 1ª hora e/ou PCR ≥ 3 mg/dL	VHS ≥ 30 mm na 1ª hora e/ou PCR ≥ 3 mg/dL
Intervalo PR prolongado para a idade (a menos que a cardite seja um critério maior)	Intervalo PR prolongado para a idade (a menos que a cardite seja um critério maior)

VHS = velocidade de hemossedimentação; PCR = proteína C reativa.
Fonte: Adaptada de Sociedade Brasileira de Pediatria, 2012.

A febre reumática se caracteriza por envolvimento do tecido conectivo, com preferência pelo coração, articulações e sistema nervoso central. As principais manifestações clínicas são descritas a seguir.

Cardite

Ocorre em 50% a 70% dos casos, sendo a manifestação clínica mais importante da doença em função da grande morbimortalidade de suas sequelas. A presença de valvulite é estabelecida por achados auscultatórios e/ou evidência ecocardiográfica de regurgitação mitral ou aórtica. Pode acometer todos os folhetos cardíacos (pancardite), mas a pericardite ou a miocardite isoladas raramente têm origem reumática.

A cardite aguda leve a moderada deve ser tratada com AAS, na dose de 80 a 100 mg/kg/dia, dividida em 4 doses, por 4 a 8 semanas, com retirada gradual em 4 semanas.

Nas cardites graves, com sinais de insuficiência cardíaca, deve-se usar prednisona 2 mg/kg/dia, 1 vez ao dia, por 2 semanas. Em seguida, deve-se fazer o desmame do corticoide por 2 a 3 semanas. Uma semana antes da retirada do corticoide, introduzir o AAS, conforme o esquema usado nas cardites leves a moderadas[4].

Artrite

Ocorre em 35% a 66% dos casos, manifestando-se como poliartrite migratória das grandes articulações (joelhos, tornozelos, cotovelos e punhos). Cada articulação permanece inflamada por 3 a 5 dias, e não há deformidade articular no longo prazo. A boa e rápida resposta clínica com o uso de salicilatos ou anti-inflamatórios não esteroides é característica.

Coreia

Ocorre em 10% a 30% dos casos. Caracteriza-se por síndrome hipotônica e hipercinética, com movimentos incoordenados e involuntários que desaparecem quando o indivíduo dorme e se acentuam em situações de estresse. Os movimentos aparecem com mais frequência em extremidades, podendo acometer músculos da face. São frequentes disartria e dificuldades de escrita. Distúrbios neuropsiquiátricos, como transtorno obsessivo-compulsivo e psicose, têm sido associados à coreia de Sydenham. É manifestação tardia da FR, ocorrendo de 1 a 8 meses após a infecção estreptocócica, podendo ocorrer como achado isolado.

Somente a coreia grave tem indicação de tratamento, já que é uma condição autolimitada que melhora em até 6 semanas, com resolução em até 6 meses. As medicações mais utilizadas são haloperidol, ácido valproico e carbamazepina[4].

Nódulos subcutâneos

São lesões firmes e indolores, cujo tamanho varia de alguns milímetros a 2 cm. Aparecem nas superfícies extensoras, geralmente dos joelhos, cotovelos, pulsos, região occipital e processos espinhosos das vértebras torácicas e lombares.

Eritema *marginatum*

Erupção evanescente, cor-de-rosa ou levemente avermelhada, com centro pálido, não pruriginosa. Envolve o tronco e às vezes os membros; e não acomete a face.

A erradicação do estreptococo (profilaxia primária) é feita com a penicilina G benzatina (600.000 a 1.200.000 UI) em dose única. Existem outras opções, como amoxicilina, penicilina V e ampicilina, porém com resultados menos satisfatórios. Nos pacientes alérgicos à penicilina, é recomendada a eritromicina, na dose de 20 a 40 mg/kg/dia durante 10 dias, podendo ser utilizadas a azitromicina ou a clindamicina[5].

Para evitar novos surtos da doença, indica-se a profilaxia secundária, que consiste na aplicação de penicilina G benzatina, na mesma dose, a cada 21 dias, até os 21 anos ou até 5 anos após o último surto nos pacientes sem doença cardíaca, ou até 25 anos ou 10 anos após o último surto nos pacientes com febre reumática com cardite prévia, insuficiência mitral residual ou resolução da lesão valvar. Nos pacientes com lesão valvar residual moderada a grave, a profilaxia deve ser mantida até a quarta década de vida ou por toda a vida. A sulfadiazina é utilizada nos pacientes alérgicos, em dose de 500 mg/dia até 30 quilos ou de 1.000 mg/dia acima desse peso. Nos casos de alergia à penicilina e à sulfa, utiliza-se eritromicina, em dose de 250 mg de 12/12 horas[5].

Artrite reativa pós-estreptocócica

Também ocorre após infecção de garganta pelo *Streptococcus pyogenes*, porém se apresenta mais precocemente (até 10 dias da infecção), com artrite persistente e não migratória que acomete esqueleto axial e pequenas articulações. A resposta aos anti-inflamatórios e salicilatos, nesse caso, é mais modesta. Há controvérsia sobre o acometimento cardíaco e, por isso, a American Heart Association (AHA) recomenda a profilaxia secundária com penicilina G benzatina por 1 ano. Após esse período, se não houver evidência de cardite, a profilaxia pode ser descontinuada. Se houver cardite, deve ser tratada como um caso de febre reumática.

Outras artrites reativas

Ocorrem de 1 a 4 semanas após infecção entérica (*Shigella*, *Salmonella*, *Yersinia*, *Campylobacter*) ou do trato genitourinário (*Clamydia*). O diagnóstico baseia-se na presença de oligoartrite assimétrica de membros inferiores associada a evidência clínica ou laboratorial de infecção prévia. Entesite e acometimento do esqueleto axial podem estar presentes.

Nos períodos de atividade da doença, pode haver febre, perda de peso, fadiga, poliartralgia, dor muscular e rigidez articular. As manifestações extra-articulares incluem úlceras orais assintomáticas, uretrite, cervicite, eritema nodoso, queratoderma blenorrágico, conjuntivite e iridociclite aguda.

As provas de fase aguda encontram-se elevadas, há anemia e leucocitose discretas. Deve-se coletar culturas e solicitar testes sorológicos para identificar o agente etiológico. Exames de imagem demonstram achados não específicos de edema de partes moles e irregularidades periosteais.

A maioria das crianças apresenta episódio único da artrite, que pode ser tratado apenas com anti-inflamatórios não esteroidais. No entanto, alguns pacientes podem apresentar curso crônico e recorrente dos sintomas, com muitas manifestações extra-articulares, o que deve ser referenciado ao reumatologista pediátrico para tratamento e acompanhamento especializados.

Sinovite transitória

A sinovite transitória é uma desordem benigna e autolimitada (de 7 a 10 dias). Não há relação com trauma. Ocorre em meninos entre 3 e 8 anos de idade, apresentando-se com dor leve a moderada de quadril ou joelho, claudicação e limitação da amplitude de movimento. Quando presente, a febre é baixa e o estado geral está preservado[1].

É importante a sua diferenciação da artrite séptica e osteomielite. A contagem de leucócitos é normal, podendo o PCR ser um pouco aumentado. O raio X da bacia apresenta sinais de efusão articular e pode afastar quadros ortopédicos como a epifisiólise do quadril e a doença de Legg-Calvé-Perthes. O tratamento é feito com repouso e medicações anti-inflamatórias.

Referências bibliográficas

1. Tse SM, Laxer RM. Approach to acute limb pain in childhood. Pediatrics in review. 2006;27(5):170-9; quis 180. Disponível em: https://doi.org/10.1542/pir.27-5-170. Acesso em 01/02/2022.
2. Scheibel IM, Machado SH, Rocha CM. Reumatologia pediátrica: abordagem das manifestações musculoesqueléticas mais comuns e doenças na infância e adolescência. In: Augusto DK, Umpierre RN, organizadores. PROMEF Programa de Atualização em Medicina da Família e Comunidade: Ciclo 1. Sociedade Brasileira de Medicina de Família e Comunidade. Porto Alegre: Artmed Panamericana; 2019. p. 37-78. (Sistema de Educação Continuada a Distância, v. 7).

3. Gewitz MH, Baltimore RS, Tani LY et al. Revision of the Jones criteria for the diagnosis of acute rheumatic fever in the era of doppler echocardiography: a scientific statement from the American Heart Association. Circulation. 2015;131(20):1806-18.
4. Alsaeid K, Uziel Y. Acute rheumatic fever and poststreptococcal reactive arthritis. In: Petty RE, Laxer RM, Lindsay CB, Wedderburn LR, editors. Textbook of pediatric rheumatology. 7th ed. Philadelphia: Elsevier; 2016. Seção 5, Capítulo 44, p. 575-85.
5. Departamento de Reumatologia da Sociedade Brasileira de Pediatria. Novos critérios para o diagnóstico de febre reumática. 2012. [Acesso em 26 abr 2021]. Disponível em: https://www.sbp.com.br/fileadmin/user_upload/2012/12/Novos-critrios-para-Febre-Reumtica-Site-003.pdf.

Parte 11
Dermatologia

78 Urticárias na infância

Ana Laura Mendes Almeida
Camila Alves Tonami
Jaime Olbrich Neto
Luis Felipe Ramos Berbel Angulski

Introdução

A urticária é caracterizada pela presença de urticas, definidas por pápulas ou placas pruriginosas, eritemato-edematosas, as quais podem coalescer, são de caráter evanescente, migratórias, podendo acometer qualquer região da pele. Em geral, tem duração efêmera, em torno de 24 horas, sem deixar lesão cicatricial ou residual.

O angioedema consiste na presença de edema da derme profunda. Geralmente acomete a face (lábios, pálpebras e orelhas externas), podendo também ocorrer nas extremidades dos membros e na genitália externa. Tende a ter duração maior, de até 72 horas, e caracteristicamente não é pruriginoso, mas pode causar dor ou desconforto locais. Cerca de 20% a 50% dos angioedemas ocorrem associados a urticária[1].

A urticária pode ser classificada como aguda, quando a duração total do quadro é inferior a 6 semanas; ou crônica, quando dura mais do que esse período, de maneira contínua ou recorrente, com intervalos menores que 10 dias entre os episódios de surgimento das lesões. As urticárias crônicas podem ser subdivididas em físicas/induzidas ou espontâneas, sendo menos frequentes em comparação com as agudas[2].

Epidemiologia

Em geral, cerca de 12% a 20% da população sofrerá pelo menos uma vez na vida de algum subtipo de urticária. Na infância, é estimada incidência entre 2,1% e 6,7%. A maioria dos relatos aponta leve predomínio no gênero feminino (60%)[3].

Etiologia

Na infância, grande parte das urticárias agudas se deve a quadros infecciosos (em torno de 50% a 80%)[4], seja de etiologia viral ou bacteriana. Comumente, são crianças em vigência de quadros de infecção de vias aéreas superiores ou diarreias agudas que, em algum momento da evolução, apresentam lesões de urtica. Anamnese detalhada é essencial para esclarecimento etiológico, uma vez que frequentemente esses indivíduos estão em vigência de medicamentos ou alimentos que podem também estar envolvidos na etiologia da urticária.

Como segunda causa mais frequente de urticária aguda, estão os alimentos (leite de vaca, ovo, soja, trigo, frutos do mar etc.), representando cerca de 23,7%. Geralmente, deve haver associação próxima entre a ingestão do alimento suspeito e o início da urticária (em geral, entre 30 minutos e 2 horas). Ainda quanto aos alimentos, é descrita associação com aditivos ou contaminantes alimentares, apesar de ser rara a associação com corantes de qualquer natureza[5]. Já os medicamentos ocupam o terceiro lugar (12,4% a 20%), principalmente os antibióticos beta-lactâmicos e os anti-inflamatórios não esteroidais[6-8]. Outras causas, menos frequentes, são reações a ferroadas de insetos, contactantes, e uma parcela permanece de causa desconhecida (idiopática, em torno de 13%).

A urticária crônica é classificada em induzida ou espontânea. A urticária crônica espontânea representa cerca de 60%, sendo atualmente considerada doença autoimune própria, em que há imunodesregulação, podendo ocorrer por geração de autoanticorpos contra o receptor de IgE ou participação de um autoalérgeno, ambos mecanismos que culminam com a ativação dos mastócitos/basófilos.

No grupo das urticárias crônicas induzidas, pode haver vários subtipos, sendo a mais frequente nesse grupo a urticária dermográfica. Outros subtipos incluem a urticária colinérgica e as causadas por estímulos físicos (calor, frio, pressão tardia, vibração etc.). Parcela considerável das urticárias crônicas tem associação com doenças autoimunes, principalmente em adultos, devendo-se investigar principalmente associação com doenças da tireoide (tireoidite de Hashimoto), além de artrite reumatoide, lúpus eritematoso sistêmico e outras colagenoses. A urticária também pode ser manifestação paraneoplásica de processos linfoproliferativos, principalmente em adultos de meia-idade e idosos.

Fisiopatologia

Os mastócitos são as principais células efetoras na urticária. Classicamente, a urticária é incluída no grupo de manifestações das reações de hipersensibilidade do tipo I de Gell e Coombs. Nesse tipo de reação, um antígeno é apresentado ao linfócito Th2, que é ativado e promove estímulo à síntese de IgE específico pelo plasmócito. Essa fase é chamada de "sensibilização" (primeiro contato com o antígeno). Quando ocorre nova exposição ao mesmo antígeno, as moléculas de IgE já formadas e os linfócitos Th2 de memória são rapidamente ativados e a fase efetora é deflagrada. Quando um antígeno se liga a molécula de IgE e esta faz ligação cruzada entre receptores de IgE (FcεRI) presentes na superfície de mastócitos ou basófilos, promove-se uma cascata de fosforilações de proteínas intracelulares, culminando na liberação de grânulos (com mediadores pré-formados) armazenados no citosol dessas células, além de desencadear-se a síntese de outros mediadores neoformados. Esse mecanismo é a base da reação de fase imediata e tardia das reações de hipersensibilidade.

Entre os mediadores pré-formados, a histamina é o principal, promovendo a tríplice reação de Lewis, caracterizada por vasodilatação por ação direta em capilares e pelo reflexo axonal, associado ao aumento da permeabilidade vascular, que resulta em edema, calor e prurido. Já entre os mediadores neoformados, têm destaque os leucotrienos, que contribuem para a fase tardia da reação, promovendo vasodilatação e processo inflamatório com participação de eosinófilos[9].

A ativação do mastócito também pode ocorrer sem a participação de IgE e sem a necessidade de sensibilização prévia, nos chamados mecanismos pseudoalérgicos. Um exemplo são os quadros de urticária secundários ao uso de contrastes iodados e opioides, em que ocorre ativação mastocitária por ação direta do fármaco, culminando na sua degranulação, sem envolvimento do complexo antígeno-IgE e seu receptor. Outro exemplo frequente é a reação que ocorre com o uso de anti-inflamatórios não esteroidais. Estes inibem a via da ciclo-oxigenase-1 (COX-1) e, consequentemente, diminuem a síntese de prostaglandinas, resultando no acúmulo de leucotrienos, os quais exercem efeitos pró-inflamatórios.

Na urticária crônica, é descrita associação com processos autoimunes, nos quais o paciente apresenta autoanticorpos de classes IgG1 e IgG3 contra os receptores FCERI ou da molécula de IgE no soro, sendo capazes de ativar também mastócitos diretamente pela ligação com seus receptores, além de poderem ativar a cascata do complemento, gerando as chamadas anafilatoxinas, como C5a e C3a, as quais atuam diretamente sobre os mastócitos da pele, promovendo liberação de mediadores como a histamina[10].

Mais recentemente, em ensaios com animais, têm sido descritos efeitos de monômeros de IgE de maneira independente da sua ligação cruzada com o antígeno, incluindo a diferenciação, a proliferação e a síntese de citocinas diversas (como IL-1beta, IL-6, CXCL8, CCL4 etc.), os quais acabam promovendo também processo inflamatório sem a degranulação dos mastócitos e basófilos. Esses mecanismos têm sido descritos na fisiopatologia da urticária crônica espontânea[11].

Diagnóstico

O diagnóstico da urticária é clínico. Anamnese detalhada é capaz de conduzir à etiologia provável na maioria dos casos. A taxa de sucesso em identificar-se a etiologia da urticária em crianças varia de 20% a 90% na literatura[3]. Com relação aos exames complementares, estes não são recomendados na abordagem da urticária aguda, a menos que haja necessidade de se confirmar uma suspeita etiológica, principalmente a de que o quadro seja decorrente de alimentos ou medicamentos. Como grande parcela da urticária aguda é secundária a processos infecciosos virais, teste laboratorial específico a ser realizado na prática clínica não está disponível, além de não representar impacto na abordagem terapêutica.

Quanto à urticária crônica física, existem várias provas de provocação específicas[12], as quais devem ser realizadas por especialistas na área (alergoimunologistas), havendo protocolos padronizados para cada subtipo. Quando se suspeita de urticária autoimune, é recomendável realizar triagem laboratorial com alguns exames, como hemograma, autoanticorpos tireoidianos, em associação a dosagem sérica de TSH e T4 livre, além de provas de fase aguda (proteína C reativa e velocidade de hemossedimentação) e, dependendo da suspeita, outros autoanticorpos específicos (como anticorpo antinúcleo e anti-DNA nativo)[1].

Entre os diagnósticos diferenciais, há vários quadros com lesões semelhantes ou urticariformes, os quais devem sempre ser pensados: estrófulo, urticária de contato, eritema anular centrífugo, mastocitose cutânea, doença do soro-*like* etc. Um diagnóstico que merece destaque é a urticária vasculite, quando surgem lesões purpúricas associadas a urticas, geralmente acompanhadas por febre e outras manifestações constitucionais, com adenomegalia, hepatoesplenomegalia, nefrite, vasculite ou uveíte, podendo ocorrer no contexto de reações adversas a medicamentos (principalmente AINE, penicilina e sulfas), infecções (como hepatites e EBV) ou doenças reumatológicas[2].

Tratamento (Figura 78.1)

Quando é identificado, o desencadeante da urticária deve ser evitado ou eliminado, promovendo-se resolução do quadro clínico. Em geral, a terapêutica farmacológica básica, ou de primeira linha, inclui os anti-histamínicos, medicações que atuam como agonistas inversos dos receptores de histamina (principalmente H1) presentes em diversas células, favorecendo a permanência do estado inativo do receptor, o que inibe os efeitos da histamina. Atualmente, dá-se preferência, mesmo em pediatria, aos de segunda geração, por terem menor efeito no sistema nervoso central (SNC), em relação tanto à sedação quanto aos efeitos anticolinérgicos. Não existem grandes diferenças clínicas no tipo de anti-histamínico utilizado, apesar de existirem estudos que apontam melhor efeito da cetirizina ou levocetirizina na urticária crônica. A duração habitual do tratamento da urticária aguda recomendada é em torno de 1 semana, tempo que o antígeno pode demorar para ser depurado do organismo[2].

Caso os sintomas persistam após 2 a 4 semanas, é recomendada a terapia de segunda linha, podendo-se aumentar a dose do anti-histamínico em até 4 vezes a dose habitual (apesar de esta ser uma recomendação *off-label*, existe embasamento teórico com estudos controlados comprovando a eficácia e a segurança dessas doses). Caso os sintomas ainda persistam por 2 a 4 semanas, é recomendada a terapia de terceira linha: adicionar aos anti-histamínicos o anticorpo monoclonal anti-IgE livre (omalizumabe). Esse tratamento deve ser mantido por pelo menos 6 meses, tempo suficiente para identificar os pacientes respondedores lentos ou tardios. Caso não ocorra controle da urticária, é recomendado tratamento de quarta linha: ciclosporina. Quanto a outros fármacos, como montelucaste, dapsona, azatioprina, metotrexato, ciclofosfamida etc., ainda não há estudos que evidenciem claramente seu benefício, mesmo na urticária crônica[2].

Mais recentemente, foi aprovado no Brasil o uso do omalizumabe como opção terapêutica nos casos de urticária crônica espontânea, sendo que a Food and Drug Administration (FDA) já havia aprovado seu uso nos Estados Unidos desde 2014. Atualmente, esse fármaco é liberado no Brasil a partir dos 6 anos de idade, para os quadros de urticária crônica espontânea. Ele consiste em um anticorpo monoclonal humanizado que se liga a molécula de IgE livre, antes de ela se acoplar ao seu receptor de alta afinidade (FcεRI). Promove depleção do IgE livre e também *downregulation* na expressão de receptores de alta afinidade na superfície dos mastócitos e basófilos, aumentando o limiar de excitabilidade dessas células e diminuindo a sua degranulação de mediadores. Além disso, foi descrito que o acúmulo de complexos omalizumabe-IgE facilita o sequestro de autoantígenos endógenos, como tireoperoxidase e DNA nativo, reduzindo a geração de autoanticorpos IgG presentes em alguns casos de urticária crônica. Diferentemente dos casos de asma grave, em que seu uso foi primeiramente indicado e estudado, o omalizumabe na urticária crônica tem rápido início de ação, com melhora observada em torno de 4 semanas[13].

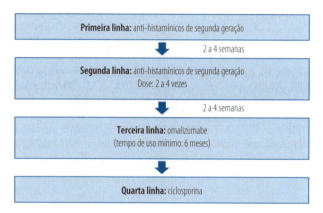

Figura 78.1. Tratamento recomendado para urticária.
Obs.: a dose duplicada ou quadruplicada dos anti-histamínicos é considerada *off-label*.
Nas terceira e quarta linhas de tratamento, deve-se manter o uso associado dos anti-histamínicos em doses otimizadas. O uso de corticoterapia sistêmica é uma opção por 5 a 7 dias, principalmente nos casos associados ao angioedema histaminérgico.
Fonte: Adaptada de Zuberbier T, Aberer W, Asero R et al., 2018.

Referências bibliográficas

1. Piza CFST, Rullo VEV, Vilela MMS. Urticária e angioedema. In: Rullo VEV, Roxo-Junior P, Vilela MMS, editores. Atualização em alergia e imunologia pediátrica: da evidência à prática. Rio de Janeiro: Atheneu; 2016. p. 87-111.
2. Zuberbier T, Aberer W, Asero R, Bindslev-Jensen C, Brzoza Z, Canonina GW et al. The EAACI/GA2LEN/EDF/WAO guideline for the definition, classification, diagnosis, and management of urticarial: the 2013 revision and update. Allergy. 2014;69:868-87.
3. Agondi RC, Motta AA. In: Kalil J, Motta AA, Agondi RC, editores. Alergia & imunologia: aplicação clínica. Rio de Janeiro: Atheneu; 2015. p. 169-86.
4. Liu TH, Lin YR, Yang KC, Tsai YG, Fu YC, Wu TK et al. Significant factor associated with severity and outcome of an initial episode acute urticarial in children. Pediatr Allergy Immunol. 2010;21:1043-51.
5. Sackesen C, Sekerel BE, Orhan F, Kocabas CN, Tuncer A, Adalioglu G. The etiology of different forms of urticarial in childhood. Pediatr Dermatol. 2004;21:102-8.
6. Kowalski ML, Makowska JS, Blanca M, Bavbek S, Bochenek G, Bousquet J et al. Hypersensitivity to nonsteroidal anti-inflammatory drugs (NSAIDs): classification, diagnosis and management: review of the EAACI/ENDA and GA2LEN/HANNA. Allergy. 2011;66:818-29.
7. Caubet JC, Eigenmann A. Managing possible antibiotic allergy in children. Current Opin Infect Dis. 2012;25:279-85.
8. Blanca M, Romano A, Torres MJ, Férnandez J, Mayorga C, Rodriguez J et al. Update on the evaluation of hypersensitivity reactions to betalactams. Allergy. 2009;64:183-93.

9. Abbas AK, Lichtman AH, Pillar S, editors. Cellular and molecular immunology. 8th ed. Philadelphia: Saunders, 2014.
10. Kaplan AP. Chronic urticaria: pathogenic and treatment. J Allergy Clin Immunol. 2004;114:465-75.
11. Kalesnikoff J, Huber M, Lam V, Damen JE, Zhang J, Siraganian RP et al. Monomeric IgE stimulates signaling pathway in mast cells that lead to cytokine production and cell survival. Immunity. 2001;14:801-11.
12. Magerl M, Altrichter S, Borzova E, Giménez-Arnau A, Grattan CEH, Lawlor H et al. The definition, diagnostic testing, and management of chronic inducible urticarias: the EAACI/Ga2LEN/EDF/UNEV consensus recommendations 2016 update and revision. Allergy. 2016.
13. Chang TW, Chen C, Lin CJ, Metz M, Church MK, Maurer M. The potential pharmacologic mechanisms of omalizumab in patients with chronic spontaneous urticaria. J Allergy Clin Immunol. 2015;135(2):337-42.
14. Zuberbier T, Aberer W, Asero R et al., Endorsed by the following societies: AAAAI, AAD, AAIITO, ACAAI, AEDV, APAAACI, ASBAI, ASCIA, BAD, BSACI, CDA, CMICA, CSACI, DDG, DDS, DGAKI, DSA, DST, EAACI, EIAS, EDF, EMBRN, ESCD, GA²LEN, IAACI, IADVL, JDA, NVvA, MSAI, ÖGDV, PSA, RAACI, SBD, SFD, SGAI, SGDV, SIAAIC, SIDeMaST, SPDV, TSD, UNBB, UNEV and WAO. The EAACI/GA LEN/EDF/WAO guideline for the definition, classification, diagnosis and management of urticari. Allergy. 2018 Jul;73(7):1393-1414.

79 Farmacodermias graves

Ana Laura Mendes Almeida
Camila Alves Tonami
Jaime Olbrich Neto
Luis Felipe Ramos Berbel Angulski

Introdução

Dentre as reações adversas a medicamentos, as reações de hipersensibilidade são aquelas nas quais ocorre um mecanismo imunológico envolvido na etiopatogenia da doença. Em mais de 90% delas, a pele e/ou mucosas são acometidas, sendo, portanto, definidas como farmacodermias.

O grupo das farmacodermias graves inclui também acometimento sistêmico, de intensidade variável, sendo as mais frequentes entre crianças e adolescentes a síndrome de Stevens-Johnson/necrólise epidérmica tóxica (SSJ/NET) e a síndrome sistêmica eosinofílica de reação a medicações (DRESS).

O mecanismo de hipersensibilidade envolvido nas farmacodermias graves é o do tipo IV (de Gell e Coombs), havendo uma subclassificação, em quatro subtipos, de acordo com a célula efetora principal e o perfil de citocinas preponderante, conforme visto na Tabela 79.1.

Tabela 79.1. Subtipos da reação de hipersensibilidade tipo IV.

Reação	IVa	IVb	IVc	IVd
Perfil/citocinas	Th1 IFN-gama	Th2 IL-4, IL-5	CTL, FasL Perforinas	IL8, CXCL-8
Células efetoras	Macrófagos	Eosinófilos	Linfócitos CD4 e CD8	Neutrófilos
Tempo para início	1 a 21 dias	1 a 8 semanas	4 a 28 dias	1 a 11 dias
Exemplos	Dermatite de contato	DRESS, exantema maculopapular	SSJ/NET	PEGA

PEGA = pustulose exantemática generalizada aguda.
Fonte: Desenvolvida pela autoria do capítulo.

As farmacodermias graves costumam apresentar sinais de alerta gerais e/ou pródromos, que antecedem o surgimento do quadro clínico característico que define o subtipo da doença. Dentre os sinais de alerta gerais, podemos citar:
- febre alta (> 39 °C);
- sintomas sistêmicos inespecíficos, como cefaleia, mialgia, astenia e indisposição;

- eritema macular ou maculopapular confluente (> 60% da superfície corporal);
- adenomegalias;
- artrite ou artralgias;
- taquipneia ou sibilância;
- taquicardia;
- hipotensão.

As manifestações cutâneas podem ser bastante amplas, geralmente com lesões dolorosas, edema de face e úvula palatina, púrpuras, necrose, úlceras mucosas, bolhas e destacamento epidérmico (sinal de Nikolsky +), podendo o quadro ser polimorfo, com lesões diversas coexistindo em diferentes áreas da superfície da pele.

Na avaliação laboratorial geral das farmacodermias graves, pode ocorrer eosinofilia, linfocitose atípica, aumento das transaminases e outras alterações sistêmicas, dependendo do órgão acometido.

Síndrome de Stevens-Johnson e necrólise epidérmica tóxica

Essas farmacodermias graves representam variação de espectro da mesma doença, sendo definidas basicamente de acordo com a porcentagem de superfície corpórea acometida pelo destacamento cutâneo: até 10% é chamada de SSJ, acima de 30% de NET e entre 10% e 30% de síndrome de sobreposição/*overlap*.

Uma questão bastante interessante é que não apenas os fármacos podem estar envolvidos na etiologia dessas doenças, mas também as infecções são citadas tanto entre os causadores como entre os cofatores necessários, sendo o *Mycoplasma pneumoniae* e o herpes simples os agentes microbianos mais conhecidos.

Dentre as medicações mais envolvidas, são citados os antibióticos (principalmente, os betalactâmicos), as sulfonamidas, os anticonvulsivantes aromáticos, os AINES, o alopurinol e a nevirapina (ARV).

Em crianças, existe um pico em torno dos 7 a 9 anos, sendo a mortalidade descrita na SSJ em torno de 10%, enquanto na NET pode chegar a 48%.

A patogênese ainda é desconhecida. Em indivíduos predispostos, determinados fármacos podem funcionar como antígenos estranhos e serem reconhecidos pelo receptor do linfócito T (TCR). Também existe a possibilidade de o fármaco interagir diretamente com o TCR, sem haver processamento e apresentação de epítopos via HLA tipo I (conhecido como conceito p-i). Podem também funcionar como haptenos, ligando-se de modo covalente a determinados peptídeos e originando complexos antigênicos que são reconhecidos pelas APCs, sendo apresentados via HLA tipo I para os linfócitos T (conceito hapteno).

O quadro clínico geralmente se inicia com sintomas sistêmicos prodrômicos inespecíficos, com surgimento de exantema maculopapular difuso, podendo evoluir com lesões em alvo atípicas e acometer regiões palmo-plantares. Em poucos dias, ocorrem destacamento cutâneo, formação de bolhas, erosões mucosas (em mais de 80% dos casos), características dessas doenças.

Geralmente, os sintomas surgem após um período de 1 a 3 semanas do início de um tratamento farmacológico (em cerca de 50% dos casos). Dentre as mucosas, a cavidade oral costuma ser a mais afetada, podendo haver também acometimento conjuntival e genital. Os pacientes tendem a evoluir para mau estado geral, comportando-se de maneira semelhante à de um grande queimado, com grande perda hidroeletrolítica e proteica pelas lesões cutâneas.

Como complicações possíveis, podem-se citar as alterações cutâneas, como hiperpigmentação ou hipopigmentação residual pós-inflamatória, cicatriz hipertrófica, distrofias ungueais, sinéquias vulvares, alterações oculares (síndrome do olho seco, triquíase, fotofobia, ceratite e cegueira). O principal determinante de mortalidade é a ocorrência de infecção bacteriana secundária.

O tratamento requer abordagem multiprofissional. Geralmente, os casos mais graves, principalmente de NET, devem ser admitidos em UTIP ou unidades de grandes queimados. São essenciais medidas de suporte, incluindo controle dos distúrbios hidreletrolíticos, aporte nutricional adequado, controle da dor, cuidados das mucosas oculares/genitais e rastreio de infecções.

O tratamento farmacológico específico ainda é controverso, havendo estudos que defendem o uso de corticoterapia sistêmica, enquanto outros priorizam o uso precoce de imunoglobulina EV. A dose recomendada de prednisona/metilprednisolona é de 2 mg/kg/dia por 3 dias consecutivos, enquanto a imunoglobulina EV geralmente é prescrita em 2 g/kg em dose única, infundida em torno de 8 horas. Estudos com ciclosporina, talidomida, plasmaférese, imunobiológicos anti-TNF ainda são inconclusivos e não recomendados na prática habitual dessas farmacodermias.

Síndrome sistêmica eosinofílica de reação a medicações

Inicialmente, foi descrita em associação ao uso de anticonvulsivantes aromáticos, mas se sabe que existem outros fármacos envolvidos na sua etiologia: alopurinol, antibióticos diversos, AINEs, dapsona, minociclina etc. Entre as farmacodermias, é a que apresenta o maior tempo de latência entre o início do uso do medicamento e os sintomas, geralmente entre 2 e 8 semanas.

Na patogênese da doença, sabe-se que a reativação viral envolvendo os vírus da família herpes é frequente, principalmente herpes-vírus tipos 6 e 7. Acredita-se que a ativação viral induza a uma expansão clonal de linfócitos T e reação cruzada do fármaco, causando o dano tecidual por ação de linfócitos citotóxicos.

O quadro clínico é caracterizado inicialmente por sintomas sistêmicos inespecíficos, incluindo febre variável, em associação ao surgimento de edema e eritema faciais, evoluindo com exantema polimorfo difuso, morbiliforme, com lesões purpúricas, descamativas, acentuação folicular, geralmente acometendo mais de 50% da superfície corporal. Lesões vesiculares ou bolhosas podem fazer parte do espectro da doença.

Em mais de 90% dos casos, ocorre envolvimento sistêmico, sendo geralmente o fígado o órgão mais acometido. Pode haver um quadro de hepatite, colestase e até mesmo insuficiência hepática aguda. Outras possibilidades são o desenvolvimento de adenomegalias, nefrite intersticial, pneumonite, miocardite, tireoidite, pancreatite, encefalite e uveíte. É descrito que pacientes que tiveram DRESS podem evoluir, após período variável, com doenças autoimunes diversas, sendo que a farmacodermia em si apresenta mortalidade entre 10% e 30%.

O diagnóstico é suspeito com base nos dados da anamnese, associados a evidência laboratorial de eosinofilia periférica, linfocitose atípica ou linfopenia, plaquetopenia, além de alterações que caracterizam acometimento sistêmico (aumento de transaminases, ureia, creatinina, proteinúria etc.).

O tratamento com maior evidência é a corticoterapia sistêmica. A dose de prednisona equivalente a 0,5 a 2 mg/kg/dia geralmente é suficiente, por um período em torno de 1 semana. A redução posterior deve ser gradual, a fim de se evitar rebote ou mesmo recrudescência dos sintomas, mesmo sem nova exposição ao fármaco culpado. Costuma-se usar o corticoide por 8 a 12 semanas. O uso de anti-histamínicos sistêmicos de segunda geração ou mesmo a corticoterapia tópica podem ser necessários como adjuvantes no tratamento. Opções descritas para casos refratários são a imunoglobulina EV ou a ciclosporina.

Investigação com o especialista

Todo paciente com suspeita de farmacodermia deve ser orientado por escrito sobre os riscos da reexposição ao medicamento suspeito, devendo-se listar todos aqueles fármacos que podem reagir de maneira cruzada, sendo, posteriormente, encaminhado ao alergologista para investigação.

Em geral, as farmacodermias graves constituem contraindicações absolutas de se realizar teste de provocação oral, considerado o método padrão-ouro para confirmar diagnósticos etiológicos na grande maioria das doenças alérgicas alimentares ou medicamentosas. As taxas de mortalidade tornam proibitiva a exposição do paciente ao risco de complicações sistêmicas graves, com o uso subsequente do fármaco suspeito.

Portanto, a anamnese é fundamental para se traçar uma linha do tempo entre o início do uso das medicações e o surgimento dos sintomas, na tentativa de se chegar ao fármaco culpado. Dentre os testes alérgicos possíveis, pode-se utilizar o teste cutâneo de leitura tardio (*patch test*), utilizando-se concentrações padronizadas do fármaco suspeito. A grande desvantagem desse teste é a sua baixa sensibilidade, sendo muitas vezes menor que 50%, dependendo do fármaco.

Cabe ao alergologista determinar o melhor momento e realizar com padronização esses testes, na tentativa de se descobrir o fármaco suspeito, principalmente no contexto de uso de múltiplas medicações concomitantes.

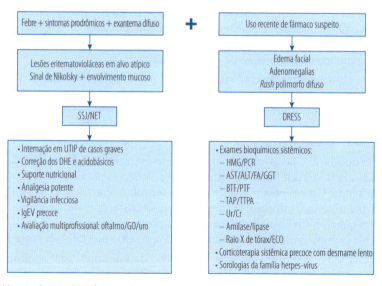

Figura 79.1. Manejo das principais farmacodermias graves na emergência pediátrica.
Fonte: Ensina et al., 2009.

Referências bibliográficas

1. Ensina LF, Fernandes FR, Gesu GD, Malaman MF, Chavarria ML, Bernd LAG. Reações de hipersensibilidade a medicamentos: Parte III. Rev Bras Alerg Imunolpato. 2009;32(3):74-83.
2. Ergen EN, Hughey LC. Stevens-Johnson syndrome and toxic epidermal necrolysis. JAMA Dermatol. 1º dez 2017;153(12):1344.
3. Lerch M, Mainetti C, Terziroli Beretta-Piccoli B, Harr T. Current perspectives on Stevens-Johnson syndrome and toxic epidermal necrolysis. Clin Rev Allergy Immunol. Fev 2018;54(1):147-76.
4. Shiohara T, Mizukawa Y. Drug-induced hypersensitivity syndrome (DiHS)/drug reaction with eosinophilia and systemic symptoms (DRESS): an update in 2019. Allergol Int. Jul 2019;68(3):301-8.

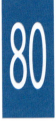

80 Alergias medicamentosas – penicilinas e anti-inflamatórios

Ana Laura Mendes Almeida
Camila Alves Tonami
Jaime Olbrich Neto
Luis Felipe Ramos Berbel Angulski

As reações de hipersensibilidade a medicamentos podem ser alérgicas ou não alérgicas, dependendo do mecanismo envolvido. São reações imprevisíveis que ocorrem com doses adequadas de medicamentos e podem se manifestar como uma reação imediata, com mecanismo IgE-dependente, com urticária, angioedema, broncoespasmo, ou como reação tardia, mediada por células T, com síndromes mais graves, por exemplo a necrose epidérmica tóxica (NET) com risco de morte. Neste capítulo, vamos focar nas reações de hipersensibilidade do tipo I (IgE mediadas).

O diagnóstico incorreto de alergia medicamentosa pode resultar em limitação das opções terapêuticas e uso de medicamentos mais caros e menos eficazes.

Fisiopatologia

As reações de hipersensibilidade tipo I são decorrentes da exposição prévia ao alérgeno, com sensibilização e produção de IgE específica pelos linfócitos B. Essas IgE estão ligadas a receptores de alta afinidade na superfície de mastócitos e basófilos e, quando há nova exposição ao alérgeno (hapteno), ocorre ligação com a IgE na superfície de mastócitos e basófilos e liberação de mediadores pré-formados (histamina, triptase, citocinas como TNF), os quais estimulam uma resposta imediata. Esse é o mecanismo presente na resposta imediata aos betalactâmicos, em que a IgE específica é sintetizada contra os determinantes principal, secundário ou cadeias laterais. O local para o qual a IgE é produzida determina as reatividades cruzadas entre os fármacos.

O determinante principal da penicilina é o benzilpeniciloil (BPO), que está envolvido em 75% das reações imediatas e é o principal epítopo das reações tardias.

As cefalosporinas têm reatividade cruzada com penicilinas pelas cadeias laterais R1 em grupos semelhantes (as mais comuns) ou sensibilização ao anel lactâmico, presente nas penicilinas e nas cefalosporinas. Pacientes com reação imediata a cefalosporinas, em geral, toleram carbapenens (imipenem, meropenem, ertapenem).

Diagnóstico de hipersensibilidade aos betalactâmicos

A abordagem do paciente com suspeita de alergia a medicamentos deve conter anamnese detalhada de quais medicamentos foram utilizados, quanto tempo depois da ingesta a reação ocorreu, o tipo de reação, o que auxiliará na decisão de como conduzir a investigação e, se possível, indicará a realização dos testes *in vitro* e *in vivo*, bem como do teste de provocação com a medicação suspeita, ou com alternativas seguras para uso. Os testes devem ser realizados após 4 a 6 semanas da reação, pois antes desse período podem apresentar resultado falso-negativo.

Os testes *in vitro* para diagnóstico de alergia a penicilina têm utilidade limitada (p. ex., a dosagem de IgE específica, que tem sensibilidade baixa) e um teste negativo não tem valor preditivo negativo semelhante ao da realização do teste *in vivo*.

Os testes *in vivo* realizados são o de puntura e o intradérmico. Devem ser realizados com concentrações específicas não irritativas dos antibióticos (Tabela 80.1), por médicos especialistas, treinados para avaliar os resultados. Inicia-se com o teste de puntura com os medicamentos suspeitos e, se negativo, realiza-se o teste intradérmico, de preferência com a apresentação injetável da medicação suspeita.

Tabela 80.1. Concentrações específicas não irritativas dos antibióticos.

Medicação	Teste de puntura	Teste intradérmico
Benzilpenicilina	10.000 UI	10.000 UI
Amoxacilina	20 mg/mL	20 mg/mL
Ampicilina	20 mg/mL	20 mg/mL
Cefalosporinas	2 mg/mL	2 mg/mL

Fonte: Menezes et al., 2014.

Em pacientes que apresentem testes cutâneos negativos, deve-se confirmar a ausência de alergia com a administração da medicação suspeita (teste de provocação oral) em ambiente hospitalar e com capacidade de controle de reação alérgica imediata, ou realizar teste de provocação com a medicação alternativa. O teste de provocação é realizado com ingesta de doses fracionadas do fármaco, com intervalos de 15 a 20 minutos após cada ingesta, com aumento do número de doses de acordo com o tipo de reação, utilizando-se maior número de doses nas reações com alto risco.

O fluxograma a seguir demonstra a sequência para o diagnóstico da suspeita de hipersensibilidade ao betalactâmico (Figura 80.1).

Diagnóstico de hipersensibilidade aos anti-inflamatórios não esteroidais

Os anti-inflamatórios não esteroidais (AINEs) são compostos químicos que bloqueiam a inflamação por meio de inibição da ciclo-oxigenase (COX) e são classificados de acordo com sua estrutura química:

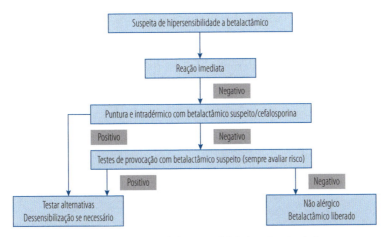

Figura 80.1. Fluxograma – Diagnóstico da suspeita de hipersensibilidade ao betalactâmico.
Fonte: Adaptada de Menezes et al., 2014.

1. salicilatos (ácido acetilsalicílico, diflunizal);
2. derivados do paraminofenol (acetaminofeno);
3. derivados do ácido acético (indometacina, etodolac);
4. n-fenilanatranilatos (ácido mefenâmico, cetorolaco, diclofenaco);
5. derivados do ácido propiônico (ibuprofeno, naproxeno, cetoprofeno);
6. derivados do ácido enólico (piroxicam, meloxican, nabumetona);
7. inibidores da COX-2 (celecoxibe, valdecoxibe, etoricoxibe);
8. pirazolonas (dipirona, fenilbutazona, propifenazona).

O Quadro 80.1 apresenta os fenótipos clínicos e o mecanismo das reações de hipersensibilidade aos AINEs.

Quadro 80.1. Fenótipos clínicos e mecanismo das reações de hipersensibilidade aos AINEs.

Tipo de reação	Manifestação clínica	Mecanismo
Doença respiratória induzida por AINE (DREA)	Obstrução brônquica, dispneia, rinorreia e congestão nasal	Inibição COX-1
Urticária/Angioedema exacerbado AINE (DCEA)	Urticária e/ou angioedema	Inibição COX-1
Urticária/Angioedema induzido AINE	Urticária/angioedema/anafilaxia	Provável inibição COX-1
Urticária/Angioedema induzido Múltiplos AINES	Urticária/angioedema/anafilaxia	IgE mediada
Urticária/Angioedema tardio AINE	Vários sintomas e órgãos afetados	Mediado por células

Fonte: Kowalski et al., 2013.

Para o diagnóstico de reação de hipersensibilidade a AINEs, deve-se ter uma história clínica detalhada, em que deve constar quais as medicações envolvidas, se houve reação a apenas um AINE ou a mais de um, tempo da ingesta e reação, qual o tipo de reação, se o paciente tem alguma doença crônica de base (p. ex., se já apresenta urticária crônica), se tolera outro AINE de classe diferente daquela do medicamento suspeito, a fim de indicar-se a realização de testes cutâneos ou de um teste de provocação com medicação suspeita ou com a alternativa.

As Figuras 80.2 e 80.3 apresentam fluxogramas da investigação de reação de hipersensibilidade a AINEs.

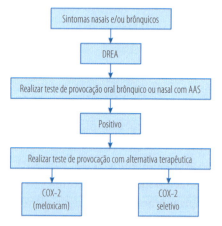

Figura 80.2. Fluxograma – Investigação de reação de hipersensibilidade a AINEs.
Fonte: Adaptada de Kowalski et al., 2013.

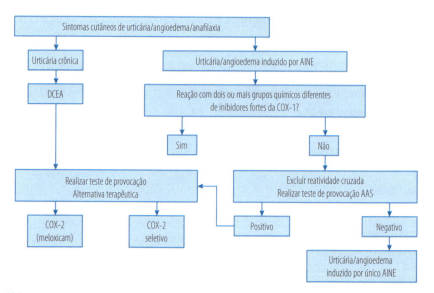

Figura 80.3. Fluxograma – Investigação de reação de hipersensibilidade a AINEs.
Fonte: Adaptada de Kowalski et al., 2013.

A investigação dos casos suspeitos permite orientar o paciente sobre quais medicamentos deve evitar, bem como liberar medicamentos que poderiam ser excluídos sem necessidade, limitando futuros tratamentos.

Referências bibliográficas

1. Demoly P, Adkinson NF, Brockow K, Castells M, Chiriac AM, Greenberger PA et al. International consensus on drug allergy. Allergy. 2014;69:420-37.
2. Doña I, Pérez-Sánchez N, Eguiluz-Gracia I et al. Progress in understanding hypersensitivity reactions to nonsteroidal anti-inflammatory drugs. Allergy. 2020;75:561-75.
3. Kowalski ML, Makowska JS, Blanca M, Bavbek S, Bochenek G, Bousquet J et al. Hypersensitivity to nonsteroidal anti-inflammatory drugs (NSAIDs): classification, diagnosis and management: review of the EAACI/ENDA and GA2LEN/HANNA. Allergy. 2011;66:818-29.
4. Menezes UP et al. Diagnóstico e manejo das reações de hipersensibilidade a fármacos. Braz J Allergy Immunol. 2014;2(3).

# 81 Raiva

Leticia Sanches Oeazau
Ana Laura Mendes Almeida
Camila Alves Tonami
Jaime Olbrich Neto
Luis Felipe Ramos Berbel Angulski

Introdução

A raiva é uma doença infecciosa viral aguda e grave, causada por vírus RNA encapsulado, da família Rhabdoviridae e do gênero *Lyssavirus*. São conhecidos oito genótipos desse vírus, sendo que o tipo 1 é considerado o vírus clássico da raiva, já que é o responsável pela maioria dos casos em humanos. Apresenta morfologia semelhante à de um projétil, sendo a glicoproteína G presente no envelope uma importante molécula imunogênica. Ela é alvo da resposta imune adaptativa, gerando síntese de anticorpos neutralizantes, além de resposta celular específica.

Trata-se de doença endêmica no Brasil, e sua prevalência varia muito entre as regiões do País. A taxa de letalidade da raiva humana é de aproximadamente 100%.

Transmissão

O vírus tem como reservatório os mamíferos carnívoros grandes e morcegos insetívoros; e o maior responsável pela sua transmissão aos humanos é o cão, que está associado a 90% dos casos.

A raiva é composta por quatro ciclos de transmissão: urbano, rural, silvestre aéreo e silvestre terrestre. No ciclo urbano, há participação do cão e do gato. Já no ciclo rural, há participação dos morcegos hematófagos (*Desmodus rotundus*), responsáveis pela transmissão do vírus da raiva entre herbívoros domésticos (bovídeos, equídeos, caprinos, ovinos e suínos). No ciclo silvestre aéreo, ocorre transmissão dos morcegos para o homem durante o repasto. Pode ocorrer transmissão entre morcegos (hematófagos e frugívoro). Finalmente, no ciclo silvestre terrestre, ocorre transmissão envolvendo raposas, mangostas e guaxinins.

A transmissão ocorre por inoculação da saliva infectada, por meio da mordedura, arranhadura ou lambedura pelo animal contaminado. A taxa de transmissão aumenta caso a inoculação ocorra em áreas altamente inervadas do corpo, como face e mãos.

Importante enfatizar que, mesmo em áreas onde haja alta cobertura vacinal contra raiva entre cães e gatos, ainda assim existe o risco destes se contaminarem por meio dos morcegos, deixando o homem vulnerável.

Existem casos raros publicados na literatura de transmissão por zoofilia (prática sexual envolvendo animais), inalação de aerossóis contendo o vírus em suspensão, transplante de órgãos sólidos e córnea, além de dois relatos de transmissão inter-humana (por mordida ou beijos).

Patogênese

Primeiramente, ocorre a inoculação pela via percutânea do vírus, que em seguida sofre replicação lenta no músculo. Através do receptor nicotínico de acetilcolina, o vírus adentra o nervo periférico, onde transita pelo axônio de forma retrógrada e centrípeta. O patógeno utiliza as sinapses até chegar ao sistema nervoso central (SNC), onde atinge o cérebro e a medula.

A partir de intensa replicação no SNC, o vírus se dissemina em seguida, de maneira centrífuga, atingindo o sistema nervoso periférico (SNP) e autônomo. A partir de então, difunde-se para os diversos órgãos, sendo eliminado na saliva.

Quadro clínico

Podemos classificar a raiva em duas formas clínicas:

- *Raiva encefalítica ou "furiosa"*: inicia-se com quadro inespecífico, apresentando febre, dor de garganta, mal-estar, cefaleia, náuseas, vômitos e fraqueza. Além disso, o paciente apresentará queixa de parestesia e prurido local da injúria, que se estende ao longo do membro acometido. O paciente evolui com sintomas de encefalite grave, com agitação, queda do nível de consciência e convulsões; geralmente esses episódios são intercalados com períodos de lucidez, até progredir para coma. Após o início da doença, o paciente evoluiu para morte em 2 a 3 semanas.
- *Raiva paralítica ou "silenciosa"*: o paciente apresenta fraqueza motora ascendente, que o acomete de forma bilateral e simétrica.

Diagnóstico diferencial

Síndrome de Guillain-Barré (afeta nervos periféricos sensoriais e motor; já a raiva afeta apenas o motor), pasteurelose, febre por arranhadura do gato (linforreticulose benigna por inoculação), hepatite B, botulismo, tétano, encefalites virais (p. ex.: rabdovírus, arbovírus, herpética etc.) e tularemia.

Diagnóstico

- Identificação de anticorpo específico para raiva: será encontrado apenas após o início dos sintomas. Sua detecção é feita por meio de amostras de soro ou líquido cerebroespinhal. Em paciente que já tenha recebido a vacina da raiva, haverá anticorpos no

soro. A presença de anticorpos no líquido cerebroespinhal faz o diagnóstico de raiva, visto que sua produção é resultado da resposta humoral local.
- Detecção do antígeno da raiva: realizada por meio de imunofluorescência de material de biópsia cerebral ou tecido periférico infectado.
- RT-PCR de saliva e da biópsia de pele da base do folículo piloso, da região da nuca, seguida de sequenciamento genético.

Os exames listados têm altas taxas de resultados falso-negativos; dessa maneira, é recomendado realizar mais de uma modalidade de exame. Além disso, o resultado dos exames não deve atrasar o início do tratamento ou da profilaxia.

Tratamento

A despeito do uso de imunoglobulina ou vacina contra raiva, após o início dos sintomas não é possível alterar o curso da doença. Assim, o tratamento deve ser instituído o mais rápido possível, sendo que atualmente é utilizado o protocolo de Recife, nos casos confirmados. Por esse protocolo, são realizados indução de coma, uso de antivirais e reposição de enzimas, conforme orientação da Secretaria de Vigilância em Saúde/Ministério da Saúde (SVS/MS).

É orientado utilizar precaução de contato nos pacientes com suspeita de raiva.

Prevenção

- Evitar contato com animais potencialmente doentes; orientar crianças a não tocarem em animais selvagens, animais perdidos ou com comportamento incomum.
- Vacinação de todos os animais domésticos.

Profilaxia pós-exposição

O início precoce da profilaxia pós-exposição (PPE) aumenta sua eficácia, sendo que nenhum caso de raiva foi documentado em pacientes que foram submetidos ao esquema completo de profilaxia. Dentre as pessoas que sofreram ataque por animal infectado e não receberam profilaxia pós-exposição, 35% a 50% contraíram raiva.

Classificação do acidente segundo a sua intensidade (Quadro 81.1)

Quadro 81.1. Classificação do acidente segunda a sua intensidade.

Acidentes leves	Acidentes graves
Ferimento superficial, pouco extenso, único, em tronco e membros	Ferimento em cabeça, face, pescoço, mão, polpa digital e planta do pé
Lambedura de pele com lesões superficiais	Ferimento profundo, múltiplo ou extenso, em qualquer região
	Lambedura de mucosas ou de pele com lesão grave
	Ferimento profundo causado por unhas de animais
	Qualquer ferimento provocado por morcego

Fonte: Secretaria de Saúde do Estado de São Paulo, 2021.

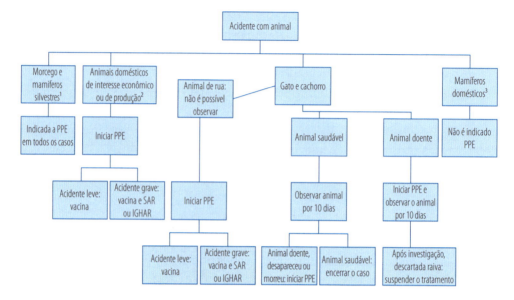

Figura 81.1. Fluxograma do manejo de acidente potencialmente rábico na emergência pediátrica.
[1] Todo acidente causado por morcegos é considerado grave. Mamíferos silvestres são os guaxinins, os gambás, os coiotes e os raposas.
[2] Mamíferos domésticos de interesse econômico ou de produção: bovídeos, equídeos, caprinos, suínos e ovinos.
[3] Mamíferos domésticos: ratos, esquilos, hamsters, camundongos e coelhos; são considerados livres de raiva.
Fonte: Secretaria de Saúde do Estado de São Paulo, 2021.

Passo a passo do atendimento do paciente com suspeita de ter sido exposto a raiva

1º passo
- Lavar a ferida com água e sabão. Em seguida, deve-se utilizar antissépticos que inativem o vírus, como polvidine, clorexidine ou álcool iodado.

2º passo
- *Soro antirrábico (SAR):* solução purificada de imunoglobulinas, preparada a partir de soro de equinos hiperimunizados contra raiva. Dose de 40 UI/kg, sendo a dose máxima de 3.000 UI; a dose pode ser dividida e administrada em diferentes músculos, simultaneamente. Pode ser aplicado até o sétimo dia após o acidente potencialmente rábico.
- *Imunoglobulina humana antirrábica (IGHAR):* solução purificada de imunoglobulinas obtida do plasma de doadores com níveis elevados de anticorpo específico. É usada preferencialmente em relação ao SAR em indivíduos com histórico de hipersensibilidade anterior a qualquer soro heterólogo ou contato frequente com animais, principalmente equídeos. Dose de 20 UI/kg; infunde-se o volume máximo possível ao redor da lesão e o restante é injetado por via intramuscular, em um membro distante daquele que recebeu a vacina.

3º passo

- *Imunização com vacina do vírus inativado:* é administrado volume de 0,5 ou 1 mL (dependendo do fabricante) no músculo deltoide ou vasto lateral nos dias 0, 3, 7 e 14 após a exposição. Pode ser aplicada de modo intramuscular ou intradérmico (sendo que, neste caso, preferencialmente se deve dividir a dose de 0,2 mL em 2 sítios, no antebraço ou na região deltoidea).

Não é recomendada a realização de sutura da ferida; porém, caso seja necessário suturá-la, deve-se realizar a PPE antes, sendo que a infiltração da ferida deve ocorrer 30 minutos antes da sutura. A vacina, o SAR e a IGHAR devem ser sempre administrados em grupos musculares diferentes, não próximos, podendo-se utilizar as regiões glúteas também.

Idealmente, após infusão do SAR ou IGHAR, os pacientes devem ser mantidos em observação por 2 horas em local apropriado para manejo de reações de hipersensibilidade ou anafilaxia. Não se recomenda, atualmente, nenhum esquema de pré-medicação (anterior às infusões).

Nos casos de mordedura de animais, é indicada antibioticoterapia profilática, com o objetivo de prevenir infecção por *Pasteurella* spp., *Capnocytophaga canimorsus*, estafilococos, estreptococos e anaeróbios. Com base nesses agentes, recomenda-se o uso de amoxicilina e ácido clavulânico, associação de cefalosporina de terceira geração ou ciprofloxacino e metronidazol, sulfametoxazol-trimetropim e clindamicina, meropenem ou ertapenem. Os gatos apresentam dentes mais afiados, por isso geram feridas mais profundas, o que aumento o risco de bacteremia e infecções ósseas.

Conclusão

No Brasil, a raiva é uma doença de notificação individual, compulsória e imediata aos níveis municipal, estadual e federal, assim todo caso suspeito de raiva deve ser notificado pelo Sistema de Informação de Agravos de Notificação (SINAN), com preenchimento da Ficha de Investigação da Raiva. Além disso, todos os casos de acidente por animal potencialmente transmissor da raiva devem ser notificados por meio da Ficha de Investigação de Atendimento Antirrábico do SINAN. No Hospital das Clínicas da Faculdade de Medicina de Botucatu da Universidade Estadual Paulista (HC-FMB-UNESP), os imunobiológicos relacionados a PPE da raiva ficam disponíveis no Centro de Referência de Imunobiológicos Especiais (CRIE) e na Enfermaria de Moléstias Infecciosas.

Deve-se checar carteira vacinal e, se necessário, indicar profilaxia do tétano, nos casos em que o paciente não seja vacinado ou apresente esquema vacinal incompleto.

Referências bibliográficas

1. Kliegman RM, Berhman RE. Infecções virais. In: Tratado de pediatria. 18. ed. Rio de Janeiro: Elsevier; 2009. cap. Raiva, p. 1428-32.
2. Brasil. Ministério da Saúde. Secretária de Vigilância em Saúde. Guia de vigilância em saúde: raiva. 3. ed. Brasília: [s. n.]; 2019. v. único. Capítulo 10: Raiva. p. 626-651.

3. Instituto Pasteur. Norma técnica de profilaxia da raiva humana. São Paulo: Instituto Pasteur; 2021. [Acesso em 1 out 2021]. Disponível em: https://www.saude.sp.gov.br/r.
4. Brasil. Ministério da Saúde. Secretaria de Vigilância em Saúde. Departamento de Vigilância Epidemiológica. Protocolo de tratamento da raiva humana no Brasil. 2011. 40 p.: il. Série A. Normas e Manuais Técnicos.
5. Brasil. Ministério da Saúde. Secretaria de Vigilância em Saúde. Normas técnicas de profilaxia da raiva humana. Disponível em: https://bit.ly/3addKzn.
6. Secretaria de Saúde do Estado de São Paulo. Profilaxia de raiva humana: norma técnica atualizada em julho de 2021. Disponível em: https://www.saude.sp.gov.br/instituto-pasteur/homepage/informacoes/profilaxia-da-raiva-humana-norma-atualizada-em-julho-de-2021.

82 Reações vacinais

Ana Laura Mendes Almeida
Camila Alves Tonami
Jaime Olbrich Neto
Luis Felipe Ramos Berbel Angulski

Introdução

Os eventos adversos pós-vacinais (EAPV) consistem em qualquer sinal ou sintoma apresentado após a utilização de determinado imunobiológico, independentemente de este ser o agente etiológico envolvido. Assim, cabe ao sistema de vigilância epidemiológica, mediante a notificação do EAPV, tomar ciência sobre o evento e investigar a relação de nexo causal entre ele e o uso do agente biológico. O Ministério da Saúde disponibiliza gratuitamente um manual de EAPV, o qual deve ser consultado periodicamente por todo profissional que atende esse tipo de ocorrência. O objetivo deste capítulo é resumir os principais eventos pós-vacinais vivenciados pelos pediatras nos setores de emergência, a fim de nortear as principais condutas que devem ser padronizadas.

Nem todo EAPV tem um mecanismo imunológico de hipersensibilidade envolvido na sua patogênese. Portanto, nem todo evento adverso é de natureza alérgica. Além disso, outro conceito fundamental é que todo imunobiológico é composto por diversos componentes, como o agente imunizante (seja ele inativado ou atenuado), conservantes, estabilizantes, adjuvantes, antibióticos etc. Qualquer um deles pode se tornar um potencial alérgeno em determinado indivíduo predisposto.

Reações de hipersensibilidade às vacinas

No contexto das reações alérgicas às vacinas, são descritos os quatro tipos de reações de hipersensibilidade de Gell e Coombs.

Nas **reações do tipo I**, são possíveis as urticárias, angioedemas, sintomas respiratórios semelhantes a rinite e asma alérgicas, além da própria anafilaxia. São manifestações que habitualmente ocorrem de minutos a até 4 a 6 horas após a administração do imunobiológico.

Nas **reações do tipo II**, ocorre citotoxicidade celular dependente da interação Ag-Ac, com ativação da cascata do sistema complemento, gerando lise celular e dano tecidual. É o mecanismo descrito em reações vacinais neurológicas, como a síndrome de Guillain-Barré e a encefalomielite disseminada aguda (ADEM), geralmente após 2 a 6 semanas da imunização.

Já nas **reações do tipo III**, ocorre deposição vascular periférica de imunocomplexos aberrantes, gerando quadros vasculíticos de intensidade variável. É o mecanismo descrito na reação ou fenômeno de Arthus, sendo este evento bastante prevalente e subdiagnosticado, comumente confundido com celulite. É caracterizado por calor, edema, eritema, dor e lesões eritemato-violáceas adjacentes ao sítio de administração da vacina, podendo evoluir para púrpura e até mesmo necrose. Surge precocemente entre 2 e 12 horas após a imunização. Sintomas sistêmicos, como mal-estar geral, febre, mialgia, artralgia e até mesmo artrite adjacente, também são frequentes.

Outro exemplo desse tipo de reação é a doença do soro, classicamente descrita em associação ao uso de imunoglobulina heteróloga (soro). Nesse caso, sintomas sistêmicos associados a *rash* urticariforme, artrite e acometimento renal variável caracterizam a reação, podendo surgir de 1 a 3 semanas após a administração do soro.

Finalmente, as **reações do tipo IV** consistem geralmente em quadros mais benignos, como a dermatite de contato alérgica, com surgimento de eczema restrito ao sítio da administração da vacina. Pode ocorrer também formação de nódulos subcutâneos, muitas vezes indolores e persistentes, classicamente associados ao alumínio ou timerosal. É o mecanismo envolvido nas farmacodermias graves, como SSJ/NET e DRESS, que ocorrem muito raramente no contexto do uso de imunobiológicos.

Alergia alimentar e vacinas

Crianças com alergias alimentares diversas são cada vez mais frequentes nos consultórios e setores de emergência. No contexto de imunização, é importante lembrar as possibilidades de reações que essas crianças podem apresentar, a fim de orientar a melhor alternativa ou conduta, objetivando concluir o esquema de imunização de maneira segura.

Nos pacientes com alergia à proteína do leite de vaca (APLV), deve-se ter atenção à possibilidade da presença de caseína em algumas vacinas tríplice bacteriana com componente pertussis acelular (DTPa) além de traços de lactoalbumina na vacina tríplice viral do Serum Institute of India, devendo-se utilizar uma vacina de outro fabricante que não contenha esse excipiente. Nos pacientes com formas não IgE-mediada de APLV, pode ser necessário adiar ou mesmo contraindicar a vacina rotavírus, caso o paciente não apresente estabilização do quadro alérgico na época programada para receber essa vacina. É fundamental, porém, saber que a vacina do rotavírus não está envolvida na etiologia da APLV, nem pode ser gatilho para início desta. Ela pode ocasionar enterorragia com raias de sangue, até 15 dias após a vacina, o que é descrito como uma hiperplasia linfoide reacional na placa de Peyer do íleo, sendo, portanto, um diagnóstico diferencial da proctocolite alérgica.

Os pacientes alérgicos ao ovo de galinha devem ter uma avaliação cuidadosa, pois os que apresentam anafilaxia podem reagir com a vacina de febre amarela, a qual contém quantidades de ovoalbumina suficiente para desencadear sintomas. Cabe ao alergologista realizar a avaliação com testes cutâneos com a vacina da febre amarela, para definir os candidatos à dessensibilização, sob supervisão. Já as vacinas da gripe, tríplice viral e raiva contêm quantidades mínimas dessa proteína, já estando bem documentada na literatura médica a segurança do seu uso mesmo nos anafiláticos.

A gelatina consiste em outra proteína de origem bovina ou suína, estando presente como estabilizante de várias vacinas, como tríplice viral, varicela, *influenza* e raiva. Geralmente, é causadora de sintomas IgE-mediados após o uso de vacinas.

Reações com a vacina BCG

Outro tema importante no contexto de EAPV são as reações com a BCG, vacina atenuada, administrada do nascimento até o primeiro mês de vida, de maneira intradérmica, na região deltoidea direita, a qual objetiva proteger o lactente de formas graves de tuberculose (forma miliar e meningoencefalite). Apresenta uma evolução esperada que deve ser conhecida, a fim de tranquilizar os pais:

- *Da 1ª à 2ª semana:* mácula e enduração de 5 a 15 mm.
- *Da 3ª à 4ª semana:* pústula e posterior crosta hemática.
- *Da 4ª à 5ª semana:* úlcera com até 10 mm.
- *Da 6ª à 12ª semana:* cicatriz hipotrófica de 4 a 7 mm.

O processo descrito é considerado normal quando se completa no máximo em até 6 meses. Em cerca de 10% das crianças hígidas, pode ocorrer, principalmente nas primeiras 3 a 6 semanas, a formação de adenomegalia axilar ipsilateral de até 3 cm de diâmetro, sem outros sinais flogísticos associados, sendo um processo reacional benigno e transitório.

Já as seguintes reações locais são consideradas anormais, seja por erro da técnica na administração da vacina ou por alguma outra complicação:

- úlcera > 10 mm;
- abscesso frio ou quente;
- granuloma;
- adenite > 3 cm;
- adenite supurada;
- cicatriz queloide ou reação lupoide.

De modo geral, essas reações devem ser notificadas e avaliadas por especialista, sendo tratadas com isoniazida (10 mg/kg/dia, 1 vez/dia, comprimidos de 100 mg, máximo de 300 mg/dia), devendo-se monitorizar eventos adversos com hemograma, transaminases e enzimas canaliculares, de maneira periódica. É recomendada também a suplementação com piridoxina (vitamina B6), manipulada na dose de 1 mg/kg/dia, com o intuito de reduzir o risco de neuropatia periférica com a isoniazida. O tempo de tratamento deve ser individualizado, dependendo da resposta e da resolução da reação.

Quando ocorre um quadro de disseminação com acometimento sistêmico pela BCG, geralmente com apresentação de quadro de sepse-*like*, com adenomegalias disseminadas, hepatoesplenomegalia, febre e com isolamento do bacilo em material coletado de líquidos ou tecidos (BCGose), deve-se suspeitar de erros inatos da imunidade, principalmente a imunodeficiência combinada grave (SCID), doença granulomatosa crônica ou suscetibilidade mendeliana a micobactérias. Esses pacientes devem ser avaliados pelo especialista e manejados com esquemas antimicrobianos combinados.

Vacinas contra covid

Atualmente, diante da pandemia por covid-19, esforços mundiais resultaram na criação em tempo recorde de vacinas eficazes contra a infecção pelo Sars-Cov-2, utilizando-se plataformas inéditas em vacinas, como as vacinas de RNA e vetores virais não replicantes com adenovírus. Felizmente, nunca na história da imunologia surgiram tantas vacinas diferentes com o intuito de nos proteger contra um agente microbiano.

Devido ao seu uso emergencial em nível mundial, essas vacinas foram utilizadas na população em fase 3 dos estudos clínicos, de modo que muitos dos EAPV ainda estão sendo estudados no cenário de vida real. Assim, o conhecimento sobre seus riscos, eficácia e segurança ainda estão sendo construídos.

Resumidamente, com a experiência brasileira com as vacinas Coronavac, AstraZeneca e Pfizer, foram observados sintomas e reações leves na grande maioria dos pacientes. São sintomas como febre, mialgia, cefaleia, artralgia, diarreia, todos autolimitados às primeiras 48 a 72 horas pós-vacinação.

Em especial com a vacina da AstraZeneca, surgiram relatos de fenômenos tromboembólicos, hoje denominados síndrome de trombocitopenia trombótica induzida pela vacina. Essa síndrome consiste em uma reação imunomediada, em que se formam autoanticorpos contra o fator plaquetário-4, gerando imunocomplexos que estimulam a cascata de cininas, contato e coagulação, gerando quadros de tromboembolismo e plaquetopenia, causando isquemia cerebral, retiniana ou cardiovascular. Foi relatada principalmente entre mulheres jovens, de 5 a 20 dias após a primeira dose (também descrita com as vacinas da Moderna e Janssen).

Estudos com o uso de vacinas na população pediátrica estão em andamento. No Brasil, inicialmente foi licenciada a vacina PFIZER para adolescentes acima de 12 anos. Em janeiro de 2022, foi autorizada vacinação de crianças acima de 5 anos com as vacinas Coronavac e PFIZER. Baseado em publicações internacionais, a ocorrência de miocardite/pericardite ocorreu raramente em adolescentes com a vacina PFIZER. Foi descrita ocorrendo principalmente entre meninos, com a 2ª dose da vacina, dentro da primeira semana após administração da vacina. Comparativamente, a miocardite ocorre de forma mais frequente entre indivíduos infectados com covid-19 do que com a vacina. Reforça-se, portanto, a segurança e importância da expansão da vacinação entre as crianças e adolescentes, como estratégia de saúde pública essencial para a redução de casos/gravidade de covid-19 no Brasil.

Conclusão

Os EAPV leves são geralmente frequentes, porém bem menos comuns são as reações alérgicas reais aos imunobiológicos. O pediatra que atende um paciente com suspeita de um evento deve saber quais deles notificar ao núcleo de epidemiologia e quais as recomendações gerais a serem implementadas. Deve-se evitar rotular o paciente como alérgico a uma vacina e simplesmente contraindicar doses subsequentes de modo genérico, objetivando-se sempre obter o completo esquema de imunização dos pacientes, com o intuito de prevenir a ocorrência e o ressurgimento de doenças imunopreveníveis.

Na Tabela 82.1, constam os EAPV mais frequentes e as condutas recomendadas a serem seguidas pelo pediatra que atende os pacientes com suspeita.

Tabela 82.1. Reações vacinais mais frequentes na prática pediátrica.

Reação vacinal	Comentário	Conduta
Febre	Geralmente nas primeiras 48 a 72 horas para vacinas inativadas, podendo ser mais tardia nas atenuadas	Uso de analgésicos comuns, sem necessidade de intercalar medicações
Dor, edema e eritema locais	Frequentes nas primeiras horas, geralmente autolimitados nas primeiras 72 horas	Realizar compressa fria 3 vezes/dia, nas primeiras 48 horas
Urticária e/ou angioedema	Quando IgE mediados, aparecem nas primeiras 4 a 6 horas	Anti-histamínico oral. Se angioedema: prednisolona por 3 a 5 dias. Supervisão por 30 minutos na próxima dose
Dermatite de contato	Costuma surgir em até 1 semana	Corticoterapia tópica e anti-histamínico oral para controle do prurido
Episódio hipotônico-hiporresponsivo	Relacionado ao componente celular de vacinas Pertussis, descrito em até 48 horas	Contraindica doses subsequentes de vacinas com componente celular para Pertussis
Convulsão febril ou afebril	Relacionada ao componente celular de vacinas Pertussis, descrito em até 72 horas	Contraindica doses subsequentes de vacinas com componente celular para Pertussis
Encefalopatia	Relacionada ao componente de vacinas Pertussis, descrito em até 7 dias	Contraindica doses subsequentes de vacinas contendo qualquer componente Pertussis
Reação de Arthus	Sinais flogísticos exuberantes próximo ao sítio de administração, com sintomas sistêmicos variáveis	Anti-histamínico oral, corticoterapia tópica ou sistêmica (em casos mais graves). Adiar ao máximo doses de reforço, respeitando intervalo mínimo
Celulite ou abscesso quente	Febre, dor, enduração e hiperemia no local de administração, geralmente surgindo após 24 horas	Compressa morna, analgésicos e antibioticoterapia sistêmica. Pode requerer drenagem nos abscessos

Fonte: Ministério da Saúde, 2020.

Referências bibliográficas

1. Barreto ML, Pereira SM, Ferreira AA. BCG vaccine: efficacy and indications for vaccination and revaccination. J de Pediat. 2006;82:545-54.
2. Brasil. Ministério da Saúde. Secretaria de Vigilância em Saúde. Manual de vigilância epidemiológica de eventos adversos pós-vacinação. Brasília: Ministério da Saúde, 2020.
3. Gerhardt CMB, Feitosa GSJ, Aquilante BP, Dorna MB, Santos CJN, Pastorino AC et al. Segurança da vacina de febre amarela em pacientes comprovadamente alérgicos à proteína do ovo. Arq Asma Alerg Imunol. 2019;3(2):143-50.
4. McNeil MM, DeStefano F. Vaccine-associated hypersensitivity. J Allergy Clin Immunol. Fev 2018;141(2):463-72.
5. Nilsson L, Brockow K, Alm J, Cardona V, Caubet JC, Gomes E et al. Vaccination and allergy: EAACI position paper, practical aspects. Pediatr Allergy Immunol. Nov 2017;28(7):628-40.

83 Síndrome da pele escaldada

Joelma Gonçalves Martin
Paulo Gonçalves Martin

Introdução

As erupções cutâneas infecciosas são frequentes na prática clínica em pediatria, sendo que a maioria delas podem ser seguramente monitoradas e tratadas com mínimas intervenções. Certas condições cutâneas, porém, são graves e necessitam de pronto reconhecimento e imediato tratamento para minimizar a morbidade e a mortalidade, visto que na pele podemos encontrar o primeiro sinal clínico de doenças potencialmente fatais ou que deixam sequelas e os achados cutâneos podem indicar a necessidade de maior investigação[1].

Assim, torna-se muito importante diferenciar quadros cutâneos com etiologia benigna daqueles que necessitam de diagnóstico e tratamento imediato, visto que a intervenção precoce desses quadros mais graves define bom prognóstico.

A síndrome da pele escaldada estafilocócica (SSSS), também conhecida como doença de Ritter, é uma doença dermatológica de apresentação vesico-bolhosa, causada por toxinas esfoliativas de certas cepas do *Staphylococcus aureus*[2].

Essa condição é mais frequentemente observada em neonatos e crianças menores de 5 anos, com pico de incidência entre 2 e 3 anos de idade. O aumento da incidência nessa faixa etária tem os seguintes determinantes: falta de anticorpos protetores contra as toxinas esfoliativas de cepas específicas do *S. aureus*; função renal imatura e com maior dificuldade de clearance renal dessas toxinas; e quantidade aumentada de desmogleína-1 na pele de crianças dessa faixa etária[3].

Na infância, não há prevalência por sexo, sendo que em adultos a razão masculino/feminino é de 2:1. Crianças afro-americanas são menos suscetíveis que as caucasianas. Esse quadro pode acometer crianças mais velhas e adultos com doenças crônicas, particularmente as doenças renais (pela diminuição de depuração das toxinas) e imunodeficientes[4].

Ocorre mais frequentemente no verão e no outono, podendo ser esporádica ou ocorrer em surtos.

Cerca de 5% das cepas de *S. aureus* produzem toxinas epidermolíticas, particularmente toxinas A e B (ETA e ETB), as quais promovem clivagem entre a parte superior da epiderme e a inferior, lisando a desmogleina-1, que está presente na pele, e não nas membranas mucosas. Essas toxinas entram na circulação e afetam a pele de outras regiões não infectadas, primariamente por via hematogênica. Em geral, o foco infeccioso não fica na pele, mas em outras localidades, sob a forma de otites, conjuntivites, contaminação da cicatriz umbilical e, eventualmente, outras infecções, até mesmo da região das fraldas. Em alguns casos, a infecção estafilocócica inicial pode não ser detectada.

O período de incubação do acometimento cutâneo pelas toxinas até a manifestação clínica pode variar de 1 a 10 dias, podendo haver uma fase prodrômica de mal-estar, febre e irritabibilidade[3].

O quadro clínico começa com o aparecimento abrupto de eritrodermia e enrugamento da pele, o qual se espalha rapidamente, com a característica de intensificação das lesões descritas nas dobras cutâneas e nas regiões periorificiais. A pele acometida fica áspera e evolutivamente vermelha e enrugada. As mucosas são caracteristicamente poupadas, pela ausência de desmogleína (Figura 83.1).

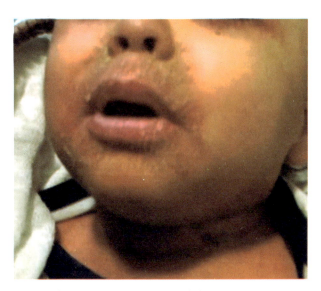

Figura 83.1. Enrugamento periorificial da síndrome da pele escaldada.
Fonte: Acervo da autoria do capítulo.

Cerca de 24 horas depois, as áreas eritematosas disseminam e aparecem inicialmente pequenas vesículas, que crescem e se transformam em bolhas flácidas que se rompem facilmente, associadas a áreas erosadas circundadas por retalhos epidérmicos, principalmente em áreas de flexão. Quando as bolhas se rompem, aparecem áreas desnudas da pele, com fundo eritematoso que lhe confere a característica de pele escaldada. O sinal de Nikolsky é positivo. Caracteriza-se por ruptura da pele sã ao ser comprimida mesmo que gentilmente (Figura 83.2). Outros achados característicos são as crostas e o enrugamento periorificiais, além do edema de face e da exacerbação dos achados cutâneos nas dobras. Depois, em 36 a 72 horas, observa-se descamação generalizada da pele[5].

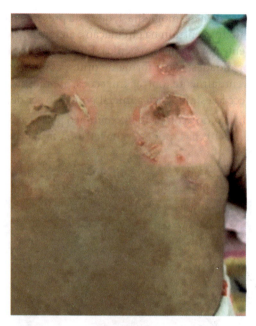

Figura 83.2. Bolhas rotas pela suave pressão – Sinal de Nikolsky.
Fonte: Acervo da autoria do capítulo.

As complicações temidas são as infecções secundárias nas áreas de pele acometida, bem como o aparecimento de sepse, desequilíbrio hidreletrolítico e hipotermia.

Diagnóstico e diagnóstico diferencial

O diagnóstico é clínico, com base nos achados característicos de eritrodermia dolorosa, bolhas e descamação com aparência de pele escaldada, especialmente em zonas de fricção, periorificiais, onde ocorrem as crostas, sinal de Nikolsky positivo e ausência de envolvimento mucoso. O diagnóstico pode ser confirmado pelo encontro, na cultura de qualquer área suspeita de ser o foco primário de infecção, do *S. aureus*. Cultura das lesões esfoliativas e das bolhas não costuma ser útil, porque elas são causadas pelas toxinas circulantes do *S. aureus* que, portanto, não estará nas lesões da pele. Hemocultura é geralmente negativa em crianças, mas pode ser positiva no adulto. A biopsia de pele geralmente não é necessária, mas, se realizada, vai demonstrar separação intraepidérmica superficial ao longo da camada granulosa[6].

Os diagnósticos diferenciais de SSSS incluem necrose epidérmica tóxica, síndrome de Stevens-Johnson, impetigo bolhoso, doença de Kawasaki, escarlatina. A fim de facilitar a diferenciação entre os diagnósticos, citaremos algumas de suas principais características.

Necrose epidérmica tóxica (NET) é caracterizada pelo aparecimento súbito de eritema e lesões bolhosas inflamatórias com desprendimento de toda a epiderme e com envolvimento de mais que 30% da superfície corporal, acompanhada de envolvimento mucoso de pelo menos dois sítios. Esta condição é encontrada mais comumente em crianças mais velhas e adultos. O Sinal de Nikolsky é positivo apenas em áreas afetadas[5].

A maioria dos casos está nitidamente ligada ao uso de medicamentos como sulfonamidas, penicilinas, cefalosporinas, quinolonas, anticonvulsivantes e anti-inflamatórios não hormonais. Exame histopatológico mostra necrose epidérmica de queratinócitos ao longo da membrana basal.

Pacientes com **síndrome de Stevens-Johnson** (SSJ) têm achados clínicos semelhantes aos descritos na necrose epidérmica tóxica, exceto pelo fato de acometer menos que 10% da superfície corporal total. Pacientes com acometimento entre 10% e 30% da superfície corporal são definidos como síndrome intermediária. Caracteristicamente, a SSJ apresenta-se com febre, estomatite erosiva, máculas eritematosas disseminadas e algumas com centros necróticos, além de lesões oculares graves (Figura 83.3).

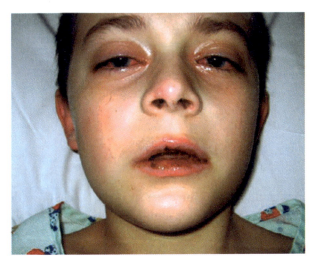

Figura 83.3. Síndrome de Stevens-Johnson.
Fonte: Color Atlas & Synopsis of Pediatric Dermatology, 2010.

O tratamento de **SSJ/NET** pressupõe suspensão das medicações que não sejam imprescindíveis, suporte de terapia intensiva, monitorização de infecções e de distúrbios hidreletrolíticos e imunoglobulina endovenosa.

O **impetigo bolhoso** é causado por cepas toxigênicas do *S. aureus*. Essas cepas produzem toxinas específicas contra a desmogleina-1 e acometem apenas a área da lesão, sendo que as cepas do *S. aureus* podem ser colhidas das próprias lesões. É uma condição que acomete classicamente recém-nascidos e lactentes. É adquirido por contato direto ou fômites, podendo se disseminar. A bactéria pode invadir a pele íntegra, não sendo necessário traumatismo prévio. No impetigo bolhoso, ocorre a formação de vesículas e bolhas superficiais, flácidas, transparentes, de limites precisos, com conteúdo amarelo-claro que fica purulento. As bolhas se rompem com facilidade, com a formação de crostas. Localizam-se preferencialmente em áreas intertriginosas, face, tronco, nádegas, períneo e extremidades. Pode haver prurido. Adultos podem se contaminar por contato próximo com crianças contaminadas. O sinal de Nikolsky é negativo. O tratamento conta com cuidados locais, antibióticos tópicos, como a mupirocina 2%, ácido fusídico, 2 a 3 vezes ao dia. Como antibioticoterapia sistêmica, indicada pela presença de lesões mais extensas ou com sinais de acometimento sistêmico, pode-se utilizar: eritromicina, azitromicina, cefalosporina, como a cefalexina, na dose de 50 a 100 mg/kg/dia, em 4 tomadas. Para as cepas resistentes à meticilina da comunidade, pode-se usar clindamicina ou sulfametoxazol-trimetropim. Duração de 10 dias.

A **epidermólise bolhosa** é um grupo heterogêneo de doenças do tecido conectivo que acomete pele e mucosas secundariamente ao trauma, havendo gravidades diversas da doença, conforme características genéticas distintas.

A **escarlatina** é caracterizada por febre, *rash* escarlatiniforme, faringe hiperemiada e friável com amigdalas aumentadas e gânglios cervicais aumentados, em associação a língua em framboesa. Tipicamente, o *rash* desaparece à digitopressão, tem textura áspera e é mais facilmente sentido do que visto; pode ser mais proeminente nas dobras, especialmente na fossa antecubital (sinal de Pastia). Caracteristicamente, não ocorrem bolhas ou vesículas.

A **doença de Kawasaki** é caracterizada por febre por pelo menos 5 dias, eritema conjuntival, alterações de mucosa, edema e eritema de mãos e pés, *rash* polimórfico e linfadenopatia cervical. Descamação de dedos é comum 2 a 3 semanas depois do início da febre. Bolhas e vesículas são caracteristicamente ausentes.

Manejo

O tratamento empírico deve ser iniciado imediatamente, com antibioticoterapia contra o *S. aureus*, como oxacilina (sugestão: de 50 a 100 mg/kg/dia, em 4 doses, para recém-nascidos, e de 100 a 200 mg/kg/dia, em 4 doses, para lactentes e crianças; com a melhora clínica, a medicação pode ser substituída por via oral) ou flucloxacilina, até as culturas estarem disponíveis. Claritromicina ou cefuroxima podem ser usadas para pacientes alérgicos às penicilinas. Para pacientes que não respondem bem a esse tratamento ou são procedentes de comunidades com alta prevalência de *S. aureus* resistente à meticilina (MRSA), a vancomicina deve ser utilizada. Alguns autores sugerem o uso da clindamicina como terapêutica adjuvante, por sua capacidade de inibir a produção de toxinas esfoliativas. Se a resposta terapêutica for boa, pode-se transicionar o antibiótico para a via oral.

Terapia adjuvante com cuidados locais, reposição hidroeletrolítica, suporte nutricional e analgesia e antitermia devem ser realizados quando necessário. Os anti-inflamatórios não hormonais não devem ser dados, pelo seu potencial efeito deletério na função renal.

Antibióticos tópicos, como mupirocina ou ácido fusídico, podem ser usados como adjuvantes nas áreas afetadas, tanto para tratamento de lesão ativa como para erradicar focos de colonização. O uso de corticosteroides deve ser desencorajado, pois está associado à pior evolução da doença.

Prognóstico

A maioria dos casos se resolve sem sequelas em 2 a 3 semanas de tratamento. Lesões cutâneas desaparecem sem deixar cicatrizes. Na faixa etária pediátrica, a mortalidade é de cerca de 4% e ocorre em geral quando o acometimento cutâneo é extenso, com sepse e distúrbios hidreletrolíticos. Nos adultos, a mortalidade chega a mais de 60%, o que pode ser atribuído às condições clínicas crônicas que predispõem à doença.

Referências bibliográficas

1. Robinson SK, Jeferson IS, Agidi A et al. Pediatric dermatology emergency. Cutis. 2020;105:132-6.
2. von Rittershain GR. Die exfoliative dermatitis jüngerer säulinge. Centralz Kinderheilk. 1878;2:3-23.
3. Leung AKC, Barankin B, Leong KF. Staphilococcal-scalded skin syndrome: evaluation, diagnosis, and management. World Journal of Pediatrics. 2018;14:116-20.
4. Handler MZ, Schwartz RA. Staphylococcal scalded skin syndrome: diagnosis and management in children and adults. J Eur Acad Dermatol Venereol. 2014;28:1418-23.
5. Patel GK, Finlay AY. Staphilococcal scalded skin syndrome: diagnosis and management. Am J Clin Dermatol. 2003;4:165-75.
6. Gupta A, Jacobs N. Visual diagnosis: 2-week-old has a red, peeling rash. Pediatr Rev. 2013; 34:e9-12.
7. Color Atlas & Synopsis of Pediatric Dermatology [E-book]. 2nd ed. New York (NY): McGraw-Hill, 2010 . ISBN: 978-0-07-171252-1.

Parte 12

Emergências urológicas

84 Escroto agudo na infância

Rodrigo Guerra
Hamilto Akihissa Yamamoto
Paulo Roberto Kawano
Diogo Peres Martins Soares
José Henrique Capelari da Costa
João Luiz Amaro

Introdução

O escroto agudo é uma síndrome de início abrupto, caracterizada por dor, aumento do volume testicular e edema da bolsa escrotal. Esses achados devem ser valorizados quando encontrados na população pediátrica, uma vez que necessita de uma condução rápida e precisa, já que o principal diagnóstico a ser descartado seria o de torção testicular, uma emergência urológica.

Na diferenciação de suas diversas etiologias, deve-se inicialmente caracterizar: tempo de instalação, características da dor, fatores de melhora e piora, presença de sintomas miccionais, história de trauma ou abuso sexual, presença de malformações, criptorquidia, entre outros, além do exame físico (sinais mais relevantes no Quadro 84.1).

Quadro 84.1. Sinais ao exame físico, no escroto agudo.

Sinal de Angel	Testículo acometido em posição horizontal
Sinal de Prehn	Melhora da dor durante a manobra de elevação do testículo acometido
Sinal do ponto azul	Ponto azulado no subcutâneo, correspondendo ao apêndice testicular isquêmico
Reflexo cremastérico	Elevação do testículo ipsilateral ao estimular face medial da coxa
Sinal de Brunzel	Testículo acometido elevado

Fonte: Desenvolvido pela autoria do capítulo.

O fluxograma a seguir (Figura 84.1) sintetiza o raciocínio clínico a ser seguido na avaliação do escroto agudo em nível de urgência. A abordagem cirúrgica pode ser indicada em caso de dúvida diagnóstica ou indisponibilidade de exames de imagem em janela de tempo aceitável.

Parte 12 – Emergências urológicas

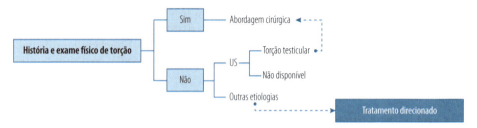

Figura 84.1. Fluxograma do raciocínio clínico a ser seguido na avaliação do escroto agudo em nível de urgência.
Fonte: Desenvolvida pela autoria do capítulo.

Torção testicular

Epidemiologia e classificação

Principal diagnóstico a ser excluído no quadro de escroto agudo, evitando-se assim a perda de função pela isquemia do testículo acometido. Pode ser espontânea ou secundária (criptorquidia) e é mais comum na infância e na adolescência, com pico entre 10 e 16 anos, apresentando menor incidência com o transcorrer da idade (1:4000 em jovens abaixo de 25 anos). Ocorre predominantemente no lado esquerdo e raramente é bilateral. Pode ser:

- *Intravaginal (testículo em badalo de sino):* tipo mais comum em adolescentes. A fixação testicular é anatomicamente mais proximal, possibilitando que o testículo gire livremente no cordão espermático dentro da túnica vaginal, de lateral para medial.
- *Extravaginal (testículo evanescente, vanishing testis):* tipo mais comum em pacientes com menos de 3 anos (alto índice de diagnóstico tardio – não se encontra testículo dentro de bolsa escrotal no momento do diagnóstico). Envolve todos os elementos; e ocorre pela falta de fixação da túnica vaginal e dartos dentro do escroto.

Quadro clínico

Dor testicular intensa e de início súbito, em alguns casos com irradiação para região inguinal ipsilateral, associada a edema e hiperemia. Outros sintomas: dor em andar inferior abdominal, náuseas e vômitos. A ocorrência de dor testicular intermitente não é comum em crianças e adolescentes, mas episódios de dor escrotal aguda podem preceder a ocorrência de torção testicular, em 30% a 50% dos pacientes.

Exame físico e diagnóstico

Tipicamente, estão presentes a dor à palpação, testículo horizontalizado e em posição mais elevada dentro da bolsa escrotal. Ausência de reflexo cremastérico.

Exames de imagem podem ser solicitados para confirmação diagnóstica, desde que não retardem eventual tratamento cirúrgico. A ultrassonografia de bolsa escrotal com *doppler* é o principal exame (sensibilidade: ~ 97% a 100%; especificidade: 97% a 100%), mostrando redução ou ausência de fluxo sanguíneo no testículo torcido e hipoecogenicidade difusa, possivelmente com hidrocele ou sinais inflamatórios associados. Ressonância nuclear magnética (RNM) e cintilografia testicular são exames que podem ser solicitados, porém têm maior custo e nem sempre estão disponíveis no serviço de urgência. Importante salientar que o tempo decorrido entre o diagnóstico e o tratamento é de suma importância para determinar a preservação do testículo em caso de torção. Em eventual dificuldade para realização dos exames citados, deve-se solicitar a pronta avaliação de um cirurgião.

Tratamento

A exploração cirúrgica é mandatória, mesmo quando não se dispõe de exames de imagem, sendo que parte dos procedimentos pode não confirmar a torção e isso é aceitável, uma vez que sua morbidade cirúrgica é baixa. Em 90% dos casos, a preservação do órgão é possível quando abordado nas primeiras 6 horas do quadro. Após 12 horas, somente 20%. Em média, nenhum testículo estará viável com mais de 24 horas de história.

A técnica cirúrgica consiste em escrototomia mediana ou duas incisões transversas, sendo o objetivo destorcer o testículo do lado acometido, envolvendo-o em compressa com solução fisiológica morna, na tentativa de se reestabelecer o fluxo vascular. Sempre se deve expor o testículo contralateral e proceder à sua fixação, com intuito preventivo, em pelo menos três pontos, usando fio inabsorvível (na túnica albugínea e *vaginalis*). A ressecção concomitante dos apêndices testiculares bilateralmente é indicada. Se a reperfusão for insatisfatória, ou o testículo já estiver macroscopicamente inviável, procede-se à orquiectomia, com recomendação de ligadura dupla do cordão, sendo a taxa dessa conduta em torno de 30% a 60% dos casos.

Manter um testículo desvitalizado pode ser causa futura de infertilidade, com estudos de biópsias testiculares apontando comprometimento contralateral em até 88% dos casos, seja por torções intermitentes oligossintomáticas ou mecanismos imunológicos, envolvendo a quebra da barreira hematotesticular e o aumento de autoanticorpos antiespermatozoides.

A destorção manual (rotação externa do testículo de medial para lateral) pode ser tentada de maneira **excepcional**, e sempre por **especialista**. O sucesso desse procedimento deve ser confirmado em seguida por US, e não deve ser indicado de rotina.

Torção perinatal

Antes da fixação da túnica vaginal e dartos no escroto, antes ou após o parto:
- *Pré-natal:* massa no escroto ou região inguinal, endurecida e não dolorosa. A pele pode apresentar descoloração (depósito de hemossiderina no tecido que sofreu infarto) e pode estar fixada na massa.
- *Pós-natal:* inflamação aguda, eritema e dor; exige exploração de urgência.

Torção de apêndice testicular (hidátides de Morgagni)/epididimários

Apêndices testiculares e epididimários são remanescentes embriológicos dos ductos de Müller e ductos de Wolff, respectivamente. A torção dessas estruturas pode cursar com quadro clínico muito semelhante ao da torção testicular, principalmente pela característica da dor. Entretanto, há menor resposta inflamatória, que geralmente evolui para atrofia do apêndice testicular, sem maiores complicações. Pico de incidência entre os 7 e 12 anos (média entre 8 e 9 anos).

Exame físico

Dor localizada no polo superior do testículo acometido. Sinal do ponto azul (*blue dot sign*) é característico em crianças. Sinais de Prehn e Angel ausentes.

Tratamento

Conduta expectante. Caso haja exploração cirúrgica pela dúvida diagnóstica, a fixação testicular não é recomendada.

Infecções: epididimite/orquiepididimite/orquite

Usualmente ocorrem por via retrógrada através dos ductos deferentes, surgindo então no epidídimo e podendo acometer os testículos por extensão, tendo como origem infecção do trato urinário (ITU), doença sexualmente transmissível (DST) ou uropatias obstrutivas.

- *Bacterianas:* início insidioso, dor que piora ao longo de dias.
    - Adolescentes sexualmente ativos: *Gonococcus* e *Chlamydia*.
    - Crianças mais jovens: *Mycoplasma*, coliformes e micro-organismos atípicos.
- *Virais:* mais comum em crianças, como na orquite pós-parotidite por paramixovírus (caxumba), podendo acometer 1/3 dos indivíduos pós-púberes.

Quadro clínico

Quadro insidioso, com progressão gradual da dor testicular, podendo estar associado a sintomas urinários irritadiços e, ocasionalmente, corrimento uretral.

Ao exame físico, observa-se aumento do volume testicular e da hemibolsa escrotal acometida, com hiperemia significativa da pele adjacente. Febre pode estar presente. Sinal de Prehn presente: diminui excesso de aporte sanguíneo em decorrência da infecção, que provoca a liberação de mediadores inflamatórios.

Tratamento

Quando viral, é condição autolimitada, sendo apenas indicados sintomáticos. Para infecções por germes Gram-negativos e *Chlamydia*, indicação inicial pode ser de ciprofloxacino/ceftriaxone + doxiciclina por 14 dias.

Outras causas de escroto agudo

Dor testicular recorrente

Causa pouco comum de escroto agudo. Crianças e adolescentes com alteração funcional do trato urinário inferior (disfunção miccional) podem experimentar altas pressões vesicais na fase de esvaziamento contra o esfíncter uretral fechado, forçando refluxo de urina através dos ductos ejaculatórios e resultando em um mecanismo irritativo de orquiepididimite química.

Hérnia inguinoscrotal encarcerada ou estrangulada

Dificuldade em palpar o testículo em razão de conteúdo abdominal na bolsa acometida, com abaulamento ipsilateral. A dor pode vir acompanhada de quadro de abdome agudo obstrutivo. Ultrassom e raio X auxiliam no diagnóstico.

Trauma escrotal

Pode ser:
- *Penetrante:* indicação cirúrgica por elevado risco de lesão testicular e do cordão espermático.
- *Não penetrante:* pode gerar dúvida na avaliação clínica e indicação de cirurgia. US é exame fundamental, caso revele ruptura testicular ou hematoma pulsátil/em expansão, existe indicação de exploração cirúrgica para desbridamento e rafia da área de lesão da albugínea.

Síndrome de Fournier

Grave e extremamente rara em crianças. Há relatos em crianças diabéticas, após procedimento cirúrgico, em infecção por *Candida albicans*, secundária a fimose, leucemia mieloide crônica, entre outros. Geralmente de origem polimicrobiana, envolve germes aeróbios e anaeróbios. Patologia de rápida instalação e progressão, que sem tratamento adequado evolui rapidamente para sepse, choque séptico e óbito.

O tratamento se faz com antibioticoterapia de largo espectro e extenso desbridamento de tecidos desvitalizados.

Púrpura de Henoch-Schönlein

Vasculite em que 1/3 dos pacientes experimentam dor, edema e eritema testiculares. Pode afetar pele, articulações, sistema urinário e trato gastrointestinal.

Tumores de testículos

Clinicamente se manifestam com aumento testicular insidioso e geralmente indolor. Ao exame físico, massa endurecida é notada após palpação incidental ou trauma testicular. Na abordagem cirúrgica de casos suspeitos, não se deve violar a parede escrotal e deve-se contemplar abordagem inguinal alta com clampeamento precoce do cordão espermático e sua ligadura junto ao anel inguinal interno.

Referências bibliográficas

1. Palmer LS, Palmer JS. Management of abnormalities of the external genitalia in boys: acute scrotum. In: Alan JW, Louis RK, Alan WP, Craig AP. Campbell-Walsh-Wein urology. 12th ed. Philadelphia: Elsevier; 2021.
2. Hoffman A, Liguori R. Escroto agudo. In: Calado A, Rondon AV, Netto JMB, Bresolin NL, Martins R, Barroso Jr U. Uropediatria: guia para pediatras. Rio de Janeiro: SBU; 2019. p. 399-414.
3. Visser AJ, Heyns CF. Testicular function after torsion of the spermatic cord. BJU Int. 2003; 92(3):200-3.
4. Gatti JM, Murphy JP. Current management of the acute scrotum. Semin Pediatr Surg. 2007;16(1):58-63.

85 Fimose e parafimose

Paulo Roberto Kawano
Hamilto Akihissa Yamamoto
Rodrigo Guerra
João Luiz Amaro

Epidemiologia e classificação

Ao final do primeiro ano de vida, a retração prepucial é possível em aproximadamente metade dos meninos, podendo chegar a cerca de 89% até os 3 anos de idade. A incidência de fimose é de aproximadamente 8% em crianças de 6 a 7 anos e de apenas 1% em homens adultos.

A fimose pode ser classificada como: primária, quando não há cicatriz prepucial, geralmente presente ao nascimento; ou secundária (patológica), como consequência de um processo cicatricial resultante de balanopostites prévias, ou da balanite xerótica obliterante, ou ainda após "tratamento com massagem" na tentativa de expor a glande, que ocasiona microtraumatismo no prepúcio e consequente fibrose.

A fimose deve ser diferenciada da aderência balanoprepucial, fenômeno fisiológico que pode perdurar por meses ou anos, onde o meato é claramente visível à tentativa cuidadosa de retração prepucial. Vale ressaltar que a retração prepucial vigorosa deve ser desencorajada para evitar a formação de cicatrizes ou até mesmo que a criança seja traumatizada.

Já a parafimose deve ser considerada situação de emergência. Nesse caso, a retração forçada de um prepúcio muito estreito para além da glande, na região do sulco balanoprepucial, pode causar o estrangulamento da haste peniana, resultando em edema da glande e do prepúcio retraído. Essa condição, se não prontamente diagnosticada e tratada, causa prejuízo da perfusão tecidual distalmente do anel constritivo, implicando no risco de necrose prepucial e, eventualmente, da própria glande.

A parafimose em crianças geralmente é causada de modo iatrogênico, quando o prepúcio é retraído para limpeza ou mesmo para realização de algum procedimento, como a colocação de cateter urinário, por exemplo[4]. Sua prevalência em crianças não circuncidadas, de 4 meses a 12 anos, é de cerca de 0,2%. Já em adultos, é mais comumente encontrada em adolescentes, acometendo cerca de 1% de todos os homens adultos com mais de 16 anos de idade.

Diagnóstico

O diagnóstico da fimose e da parafimose é feito exclusivamente pelo exame físico.

Na fimose, o prepúcio não é retrátil sobre a glande (fimose obstrutiva) ou o é apenas parcialmente, em razão da presença de um anel fibrótico, ficando caracterizada desproporção entre a largura do prepúcio e o diâmetro da glande. Não é incomum a ocorrência simultânea de aderências entre a superfície interna do prepúcio e a glande e/ou freio. Essa condição, por si só, pode passar despercebida pelos pais durante meses ou anos, tornando-se evidente por ocasião da manifestação de complicações associadas.

Já no caso da parafimose, ao exame físico, o prepúcio retraído com o anel constritivo encontra-se localizado no nível do sulco balanoprepucial, exercendo uma constrição local associada a graus varáveis de edema e dor. Essa condição impede o reposicionamento do prepúcio sobre a glande com facilidade.

Tratamento

Fimose

O tratamento conservador é uma opção para fimose primária não complicada. Nesse sentido, pomadas ou cremes à base de corticoide (0,05% a 0,1%) podem ser utilizados 2 vezes ao dia, por 4 a 8 semanas, com taxa de sucesso em torno de 80% (NE:1b). Entretanto, taxa de recorrência de até 17% pode ser esperada. Esse tratamento praticamente não tem efeitos colaterais e os níveis médios de cortisol no sangue não são significativamente diferentes dos de pacientes não tratados (NE:1b).

No caso de falha do tratamento conservador, ou na presença de complicações como ocorrência de parafimose, balanopostites de repetição e infecções recorrentes do trato urinário (ITU), ou para pacientes com anormalidades do trato urinário, recomenda-se a intervenção cirúrgica (NE: 2b). Já a fimose secundária, por si só, constitui indicação absoluta para postectomia. Em qualquer das situações anteriores, a postectomia reduz significativamente a colonização bacteriana da glande (NE: 2b), auxiliando no controle das infecções. Vale ressaltar que o simples aumento do prepúcio (prepúcio redundante) não é indicação estrita para cirurgia.

Uma vez indicada a cirurgia, a escolha do melhor método de tratamento poderá ser discutida com os pais, levando-se em conta a idade da criança e as habilidades do cirurgião com as diferentes técnicas.

O uso de dispositivos plásticos reduz significativamente o tempo cirúrgico, por sua simplicidade. O Plastibell® tem sido utilizado no mundo todo há mais de 50 anos. Apesar de seu sucesso, a taxa geral de complicações com o uso dessa técnica está em torno de 7%, embora, segundo alguns autores, possa checar a 20%. Suas complicações mais comuns incluem sangramento, infecção, perda de pele peniana, estenose do meato, excisão incompleta, migração proximal do dispositivo e fimose iatrogênica, em decorrência de cicatrizes.

Já a postectomia cirúrgica tem como objetivo alcançar uma ampla circunferência do prepúcio, com total retratilidade, enquanto é parcialmente preservado ou completamente removido. No entanto, caso seja feita opção pela preservação parcial do prepúcio, é preciso estar atento, pois esse procedimento pode acarretar eventual recorrência da fimose. No mesmo ato, as aderências são liberadas e eventual freio curto pode ser corrigido pela frenulotomia. A meatoplastia é adicionada, caso necessário. Em todos os casos, a hemostasia meticulosa é obrigatória e as suturas interrompidas absorvíveis são as mais utilizadas.

Vale lembrar que a postectomia neonatal de rotina para prevenir o carcinoma do pênis não é indicada, visto que uma meta-análise não encontrou nenhum risco em pacientes não circuncidados sem história prévia de fimose.

As contraindicações para a postectomia são infecção local e anomalias congênitas do pênis, particularmente a hipospádia, em que o prepúcio pode ser necessário para posterior procedimento reconstrutivo. Mesmo crianças com coagulopatia podem ser submetidas à postectomia, desde que realizada por profissionais experientes e com emprego de agentes hemostáticos eficazes, com taxa aproximada de complicações da ordem de 1% a 5%. É importante ressaltar ainda que, como a postectomia na infância tem morbidade apreciável, não deve ser recomendada sem indicação médica precisa, devendo-se levar em conta também os aspectos epidemiológicos e sociais (NE: 1b).

Parafimose

A parafimose leve e sem complicações pode ser reduzida manualmente, geralmente sem a necessidade de sedação ou analgesia, devendo ser realizados em casos selecionados, dependendo da idade e da colaboração da criança, evitando-se possíveis traumas psicológicos. Casos mais difíceis ou complicados podem exigir anestesia local com bloqueio peniano, ou sedação, para adequado tratamento.

O tratamento inicial da parafimose consiste na compressão manual vigorosa do tecido edematoso por alguns minutos, com tentativa subsequente de retrair o prepúcio contraído sobre a glande do pênis. Isso permite que o inchaço do prepúcio diminua antes de tentar movê-lo para sua posição normal. Em seguida, a redução manual deve ser tentada de modo a avançar a porção estenótica do prepúcio lentamente de volta sobre a glande. Isso pode ser facilitado com um pouco de lubrificante.

Embora a aplicação de bolsas de gelo local tenha sido descrita como possivelmente útil na redução do edema, seu uso tem sido desencorajado, pois pode comprometer ainda mais o influxo sanguíneo para a parte potencialmente isquêmica do pênis.

Os métodos osmóticos envolvem a aplicação de substâncias com alta concentração de soluto nas superfícies externas da pele do tecido edematoso. Assim, gaze embebida em solução de manitol a 20%, mantida no local por 30 a 45 minutos, pode ser usada como agente osmótico para reduzir o edema local, facilitando a posterior redução da parafimose.

A técnica de punção envolve a perfuração do prepúcio edematoso várias vezes, com uma agulha hipodérmica, seguida pela expressão manual do líquido edematoso através dos orifícios de punção. Deve ser realizada por profissionais experientes, os quais podem ainda considerar a aspiração de sangue do corpo peniano, caso necessária. Os métodos de punção e aspiração são mais invasivos e pouco utilizados, devendo ser reservados para casos refratários ao tratamento habitual.

No caso de falha na tentativa de redução manual da parafimose, uma incisão dorsal do anel constritivo sob anestesia pode ser necessária. Um método bastante prático envolve a aplicação de duas pinças hemostáticas retas no dorso do prepúcio, na posição de 12 horas. Em seguida, faz-se uma incisão longitudinal de 1 a 2 cm da faixa constritiva do prepúcio edematoso entre as pinças hemostáticas, o que permite sua passagem sobre a glande. As bordas prepuciais são suturadas com fio absorvível 3-0 ou 4-0. Em razão da presença de intenso edema local, a realização de postectomia nesse tempo não é recomendada.

Complicações

As complicações da postectomia variam e foram relatadas variando entre 0% e 30%[28]. Hung e colaboradores[29] encontraram, durante um período de acompanhamento de 5 anos, 2,9% de complicações, das quais 2,2% ocorreram precocemente (dentro de 30 dias após a cirurgia). As complicações mais comuns são hemorragia e/ou hematomas, infecção da ferida, estenose do meato e aparência cosmética insatisfatória, bem como formação de cicatrizes hipertróficas e aderências.

Tabela 85.1. Evidências.

Evidência	NE
O tratamento para fimose geralmente começa após os 2 anos de idade ou de acordo com a preferência dos cuidadores	3
Na fimose primária, o tratamento conservador com pomada ou creme de corticoide é o tratamento de primeira linha com taxas de sucesso de mais de 80%	1b

NE = nível de evidência.
Fonte: Radmayr et al., 2020.

Tabela 85.2. Recomendações.

Recomendação	NE	Força
Ofereça pomada ou creme de corticoide para tratar fimose sintomática primária. A circuncisão também resolverá o problema	1b	Forte
Trate fimose primária em pacientes com infecção recorrente do trato urinário e/ou com anormalidades do trato urinário	2b	Forte
Postectomia em caso de líquen escleroso ou fimose cicatricial	2b	Forte
Trate a parafimose por redução manual e prossiga para a cirurgia se ela falhar	3	Forte
Evite a retração de aderências prepuciais assintomáticas	2b	Fraco

NE = nível de evidência.
Fonte: Radmayr et al., 2020.

Referências bibliográficas

1. Gairdner D. The fate of the foreskin, a study of circumcision. Br Med J. 1949;2(4642):1433-7.
2. Oster J. Further fate of the foreskin. Incidence of preputial adhesions, phimosis, and smegma among Danish schoolboys. Arch Dis Child. 1968;43(228):200-3.
3. Palmer LS et al. Management of abnormalities of the external genitalia in boys. In: Campbell-Walsh Urology. 11th ed. Philadelphia: Elsevier; 2016. v. 4. Choe JM. Paraphimosis: current treatment options. Am Fam Physician. 2000;62(12):2623-6.
4. Herzog LW, Alvarez SR. The frequency of foreskin problems in uncircumcised children. Am J Dis Child. 1986;140(3):254-6.
5. Bragg BN, Kong EL, Leslie SW. Paraphimosis. [atualizado em 10 fev 2021]. In: StatPearls. Treasure Island (FL): StatPearls Publishing; 2021. Disponível em: https://www.ncbi.nlm.nih.gov/books/NBK459233/.

6. Elmore JM, Baker LA, Snodgrass WT. Topical steroid therapy as an alternative to circumcision for phimosis in boys younger than 3 years. J Urol. 2002;168(4 Pt 2):1746-7.
7. Zavras N, Christianakis E, Mpourikas D, Ereikat K. Conservative treatment of phimosis with fluticasone proprionate 0.05%: a clinical study in 1185 boys. J Pediatr Urol. 2009;5(3):181-5.
8. Moreno G, Corbalán J, Peñaloza B, Pantoja T. Topical corticosteroids for treating phimosis in boys. Cochrane Database Syst Rev. 2014;(9):CD008973.
9. Radmayr C, Bogaert G, Dogan HS, Nijman JM, Silay MS, Stein R et al. Guidelines associates: Hoen LA, Quaedackers J, Bhatt N. European Urological Association. 2020. Disponível em: https://uroweb.org/guideline/paediatric-urology/#1.
10. Reddy S, Jain V, Dubey M, Deshpande P, Singal AK. Local steroid therapy as the first-line treatment for boys with symptomatic phimosis: a long-term prospective study. Acta Paediatr. 2012;101(3):e130-3.
11. Golubovic Z, Milanovic D, Vukadinovic V, Rakic I, Perovic S. The conservative treatment of phimosis in boys. Br J Urol. 1996;78(5):786-8.
12. Wiswell TE. The prepuce, urinary tract infections, and the consequences. Pediatrics. 2000;105(4 Pt 1):860-2.
13. Ellison JS, Dy GW, Fu BC, Holt SK, Lore JL, Merguerian PA. Neonatal circumcision and urinary tract infections in infants with hydronephrosis. Pediatrics. 2018;142:e20173703.
14. Ladenhauf HN, Ardelean MA, Schimke C, Yankovic F, Schimpl G. Reduced bacterial colonization of the glans penis after male circumcision in children: a prospective study. J Pediatr Urol. 2013;9(6 Pt B):1137-44.
15. Palit V, Menebhi DK, Taylor I et al. A unique service in UK delivering Plastibell circumcision: review of 9-year results. Pediatr Surg Int. 2007;23:45-8.
16. Samad A, Khanzada T, Kumar B. Plastibell circumcision: a minor surgical procedure of major importance. J Pediatr Urol. 2010;6:28-31.
17. Moosa FA, Khan FW, Rao MH. Comparison of complications of circumcision by 'Plastibell device technique' in male neonates and infants. J Pak Med Assoc. 2010;60:664-7.
18. Benson M, Hanna MK. Prepuce sparing: use of z-plasty for treatment of phimosis and scarred foreskin. J Pediatr Urol. 2018;14(6):545e1-4.
19. Miernik A, Hager S, Frankenschmidt A. Complete removal of the foreskin-why? Urol Int. 2011;86(4):383-7.
20. Larke NL, Thomas SL, dos Santos Silva I, Weiss HA. Male circumcision and penile cancer: a systematic review and meta-analysis. Cancer Causes Control. 2011;22(8):1097-110.
21. Thompson HC, King LR, Knox E, Korones SB. Report of the ad hoc task force on circumcision. Pediatrics. 1975;56(4):610-1.
22. American Academy of Pediatrics: Report of the Task Force on Circumcision. Pediatrics. 1989;84(2):388-91. Erratum in: Pediatrics. Nov 1989;84(5):761.
23. Karaman MI, Zulfikar B, Özturk MI, Koca O, Akyüz M, Bezgal F. Circumcision in bleeding disorders: improvement of our cost-effective method with diathermic knife. Urol J. 2014;11(2):1406-10.
24. Christakis DA, Harvey E, Zerr DM, Feudtner C, Wright JA, Connell FA. A trade-off analysis of routine newborn circumcision. Pediatrics. 2000;105(1 Pt 3):246-9.
25. Manjunath AS, Hofer MD. Urologic emergencies. Med Clin North Am. Mar 2018;102(2):373-85.
26. Anand A, Kapoor S. Mannitol for paraphimosis reduction. Urol Int. 2013;90(1):106-8.
27. Weiss HA, Larke N, Halperin D, Schenker I. Complications of circumcision in male neonates, infants and children: a systematic review. BMC Urol. 2010;10:2.
28. Hung YC, Chang DC, Westfal ML, Marks IH, Masiakos PT, Kelleher CM. A longitudinal population analysis of cumulative risks of circumcision. J Surg Res. 2019;233:111-17.

86 Priapismo

Hamilto Akihissa Yamamoto
Ricardo Iturbe Larenas
Paulo Roberto Kawano
Rodrigo Guerra
João Luiz Amaro

Epidemiologia e classificação

O priapismo é definido como ereção persistente do pênis ou do clitóris, não associada a estímulo sexual, ou ereção prolongada (que perdura por mais de quatro horas) após atividade sexual ou orgasmo. Tem distribuição bimodal, ocorrendo mais frequentemente entre 5 e 10 anos e entre 20 e 50 anos, com incidência variando entre 0,7 e 5,34 por 100 mil homens nos Estados Unidos.

É classificado como isquêmico (também conhecido como de baixo fluxo) e não isquêmico (arterial ou de alto fluxo). O priapismo isquêmico é o mais comum e se constitui em urgência urológica, com necessidade de avaliação médica e tratamento precoce. As causas mais comuns de priapismo são: anemia falciforme (65%), leucemia (10%), trauma (10%), idiopáticas (10%) e farmacológicas (5%).

Na criança, o priapismo está frequentemente associado a patologias hematológicas, como a anemia falciforme, com relatos de episódios anteriores intermitentes (priapismo isquêmico). A incidência em criança com anemia falciforme está entre 2% e 6%. Bem mais raro, o priapismo de alto fluxo pode surgir como complicação pós-trauma peniano ou perineal, a qual se desenvolve dias após o trauma. Outras causas em adolescentes podem ser o uso de medicações vasoativas ou medicamentos psiquiátricos (antidepressivos e antipsicóticos), picada de cobra ou escorpião, drogas ilícitas, como a maconha, *crack* e cocaína, ou secundário à ocorrência de algumas neoplasias. Apresenta como fatores precipitantes a atividade sexual, desidratação, febre e exposição ao ambiente frio.

Diagnóstico

A diferenciação de priapismo isquêmico (PI) e não isquêmico (PNI) se faz pela história e pelo exame clínico. Assim, a presença de doenças hematológicas ou neoplasia, o uso de medicações e a ocorrência de episódios anteriores apontam para PI. Já o antecedente de traumas perineais, mesmo que há vários dias ou semanas, sugere a possibilidade de PNI.

Ao exame físico, no PI observa-se importante rigidez da haste peniana (corpos cavernosos), porém com flacidez do corpo esponjoso e glande. O pênis é doloroso, sem pulso, acinzentado ou frio. Já no PNI, a ereção é menos rígida, indolor, o pênis tem coloração rosada e pulsátil.

Outro parâmetro diagnóstico é a análise do sangue aspirado (gasometria) do corpo cavernoso. No PI, o sangue obtido é escuro, com pH < 7, pO_2 < 40 mmHg e pCO_2 > 70 mmHg. Já a gasometria do aspirado no PNI mostra sangue vermelho rutilante, pH > 7, pO_2 > 60 mmHg e pCO_2 < 70 mmHg. Essas alterações são mais evidentes após quatro horas do início da rigidez.

Tratamento

Normalmente, o tratamento do PI após 48 a 72 horas de sua instalação não evita os danos teciduais que comprometerão a ereção, com relatos de até 25% a 50% dos casos evoluindo com impotência sexual. Portanto, a orientação dos pais de uma criança com anemia falciforme é muito importante para evitar retardo no tratamento; isto é, deve-se procurar serviço médico imediato, no máximo após 2 horas de ereção contínua.

A criança com priapismo deve ser avaliada com uma boa anamnese para diferenciar o tipo e a possível etiologia, como história prévia, doenças hematológicas, infecciosas, inflamatórias ou tumorais, uso de drogas e traumas. No exame físico, deve-se avaliar o nível de dor, a rigidez da ereção, a existência de isquemia, bem como traumas, linfadenopatia e massas abdominais. Também é necessário realizar alguns exames complementares; o primeiro a ser realizado é um hemograma, que diferenciará as formas secundárias aos processos hematológicos (anemia falciforme ou leucemia) e estabelecerá seu tratamento específico. Em alguns casos, há necessidade da realização de ultrassom *doppler* peniano, que auxiliará na diferenciação entre PI e PNI.

No caso de anemia falciforme, analgesia, hidratação, alcalinização, oxigenação e manutenção de hemoglobina em torno de 10 g/dL são os pilares do tratamento. Em casos refratários, considerar a eritrocitaférese.

No PNI persistente, uma abordagem ativa deve ser tomada urgentemente, pelo risco de disfunção erétil associada ao retardo no tratamento. A gasometria dos corpos cavernosos pode ser importante para confirmar o diagnóstico e o tratamento. A drenagem dos corpos cavernosos é realizada com punção de 30° de inclinação em seu eixo e aspiração lenta, ao mesmo tempo em que é realizada compressão sobre o pênis. Após alcançar a detumescência, aguardar 15 minutos para verificar se a ereção reaparece. Caso isso ocorra, pode-se realizar a injeção intracavernosa de alfa-adrenérgicos como fenilefrina (100 a 200 μg/dose, máximo 1,5 mg) ou adrenalina (10 μg/dose).

Na eventual falha das manobras anteriores, o tratamento cirúrgico torna-se necessário, com o objetivo de desviar o sangue dos corpos cavernosos para áreas de baixa pressão, como o corpo esponjoso. Nesse caso, opta-se primeiro pelos *shunts* cavernoso--esponjosos distais, como a técnica de Winter ou Al-Ghorab, seguidos do *shunt* cavernoso-esponjoso proximal. Deve-se notar que essas técnicas cirúrgicas também apresentam risco de disfunção erétil secundário.

No PNI, o tratamento não é urgente e pode ter taxa de remissão em até 60%. O tratamento pode começar com aplicação de frio local e compressão da haste peniana, o que causa o vasoespasmo e, às vezes, o fechamento espontâneo da fístula. Se a condição não for revertida, arteriografia ilíaca com embolização das possíveis fístulas terá que ser realizada, com taxa de resolução de até 75%. Se após a embolização o *shunt* persistir, a ligadura cirúrgica do defeito deve ser indicada.

A ereção prolongada recorrente, descrita em pacientes pediátricos, é uma condição normalmente autolimitada, que permite conduta conservadora.

O conhecimento da fisiopatologia do priapismo permite fazer uma abordagem rápida, sistemática e adequada para o tratamento (Figura 86.1).

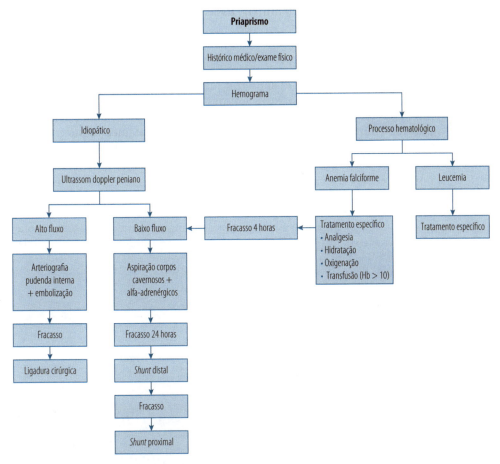

Figura 86.1. Algoritmo para tratamento do priapismo.
Fonte: Desenvolvida pela autoria do capítulo.

Referências bibliográficas

1. Jesus LE, Dekermacher S. Priapism in children: review of pathophysiology and treatment. J Pediatr (Porto Alegre). Maio/jun 2009;85(3) 194-200.
2. Herreros FML, Pastor GA, Gómez SV, Barja TJ, Díez GR, González LA. Priapismo: diagnóstico y tratamiento [Priapism: diagnosis and treatment]. An Pediatr (Barc). Maio 2006;64(5):489-91.
3. Harmon WJ, Nehra A. Priapism: diagnosis and management. Mayo Clin Proc. Abr 1997; 72(4):350-5.
4. Maples BL, Hagemann TM. Treatment of priapism in pediatric patients with sickle cell disease. Am J Health Syst Pharm. 15 fev 2004;61(4):355-63.
5. James FD, Rowland WR, Henrik AS. Priapism in children: a comprehensive review and clinical guideline. J Pediatr Urol. Fev 2014;10(1):11-24.

Parte 13

Emergências ginecológicas

87 Abdome agudo ginecológico

Flávia Neves Bueloni Dias
Daniel Spadoto Dias
Ana Gabriela Pontes Santos

Caracterizado por dor abdominal, súbita e aguda, requer tratamento de urgência, podendo ser clínico ou cirúrgico[1,2]. É diagnóstico incomum em pediatria, aumentando sua incidência após a puberdade. Aproximadamente 79% das cirurgias de emergência são realizadas em meninas após a menarca e apenas 21% nas pré-púberes, sendo que a principal indicação é dor abdominal aguda em 53% e 67% dos casos, respectivamente[3].

As alterações ovarianas e a gravidez ectópica são as causas mais frequentes, e o principal diagnóstico diferencial é com apendicite aguda. O abdome agudo ginecológico pode ser de origem hemorrágica, infecciosa/inflamatória ou isquêmica.

O quadro clínico pode ser caracterizado por uma associação dos seguintes sintomas: dor hipogástrica (com irradiação para região inguinal e coxa); dor abdominal difusa (periumbilical); massa abdominal; náuseas e/ou vômitos; anorexia; cefaleia; disúria/polaciúria; diarreia; leucorreia; febre; palidez cutânea; atraso da menstruação; leucocitose; e sangramento vaginal, podendo resultar em choque hipovolêmico[1,2].

Na maioria das vezes, as emergências em tocoginecologia apresentam bom prognóstico; entretanto, a demora na instituição da terapêutica apropriada pode representar significativa morbidade, principalmente com relação ao futuro reprodutivo dessas meninas[1,2].

Os principais diagnósticos possíveis são abordados a seguir.

Torção de ovário

A torção anexial pode ocorrer em cistos tubários ou ovarianos, mas também em anexos normais, em decorrência de ligamentos ovarianos longos e frouxos[4]. Tumores e cistos ovarianos podem aparecer em qualquer idade, porém são raros em crianças. Cistos simples com conteúdo anecoico e sem fluxo ao estudo *doppler* são usualmente benignos, enquanto cistos complexos, com a presença de septos, projeções sólidas e aumento da vascularização ao *doppler* são potencialmente malignos[5]. Na infância, os tumores de células germinativas, como os teratomas, são os mais frequentes e benignos em mais de 90% dos casos[4].

Diagnóstico

- Ao exame físico ginecológico, pode-se identificar massa palpável na região anexial, associada a sensibilidade anexial e/ou dor abdominal.
- A ultrassonografia pode detalhar as caraterísticas da massa anexial e o estudo *doppler* normalmente apresenta baixo fluxo ou ausência de fluxo.

Tratamento

- O diagnóstico e o tratamento cirúrgico precoces, desfazendo a torção e realizando a cistectomia quando indicada, podem evitar a perda ovariana, permitindo a preservação do anexo e sua fertilidade[4].
- Em pacientes com frouxidão ligamentar e em casos recorrentes, deve-se proceder à pexia cirúrgica dos anexos.

Cisto ovariano hemorrágico roto

O cisto ovariano roto ou hemorrágico está relacionado à formação de cistos de corpo lúteo, que ocorre após a ovulação. A manifestação clínica caracteriza-se por dor abdominal aguda e intensa, de início súbito, na metade do ciclo menstrual[4].

Diagnóstico

- Ao exame físico, observa-se sensibilidade ou dor abdominal, principalmente na região do baixo ventre.
- A ultrassonografia pélvica apresenta formação anexial hipoecoica e heterogênea, com pouca ou nenhuma vascularização ao estudo *doppler*, associada à presença de líquido livre na cavidade peritoneal.

Tratamento

- Analgésicos e anti-inflamatórios não hormonais (AINEs), devendo ocorrer resposta satisfatória no período de até 3 dias.
- Em casos de irritação peritoneal importante ou com presença de sangue em moderada/grande quantidade na pélvis, pode-se indicar tratamento cirúrgico, para lavagem da cavidade peritoneal e hemostasia do cisto, procurando-se preservar o ovário sempre que possível.

Gestação ectópica

A gestação ectópica é diagnóstico diferencial de todo quadro de dor abdominal aguda em mulheres em idade reprodutiva. Clinicamente, manifesta-se por dor abdominal, atraso menstrual/amenorreia (pode estar ausente) e sangramento vaginal irregular. Contudo, esses sinais e sintomas nem sempre coexistem.

Diagnóstico

- Ao exame ginecológico, encontram-se massa anexial, sensibilidade anexial e/ou abdominal, aumento uterino e dor abdominal.

- Associam-se a esse quadro sinais de irritação peritoneal, dor difusa à palpação do abdome, dor intensa ao toque do fundo de saco vaginal posterior ("grito de Douglas"), taquicardia, hipotensão, sudorese e sede, podendo chegar ao quadro de choque hipovolêmico[6].

Tratamento

- O tratamento da gestação ectópica rota é sempre cirúrgico, devendo ser o mais conservador possível (quando houver estabilidade hemodinâmica e lesão mínima da tuba uterina), procurando-se preservar o anexo para assegurar o futuro reprodutivo.
- Na impossibilidade de preservação da tuba, a salpingectomia é a conduta clássica, podendo ser realizada preferencialmente por via laparoscópica, quando as condições clínicas da paciente permitirem.
- Reposição de volume com soluções cristaloides deve ser iniciada o mais precocemente possível, quando indicada, devendo-se sempre avaliar a eventual necessidade de transfusão sanguínea nos casos de sangramento significativo.
- Na gestação ectópica íntegra, o tratamento pode ser clínico, com o uso de metotrexato, desde que atendidos os critérios a seguir relacionados:
  - integridade da tuba uterina;
  - ausência de líquido livre na cavidade;
  - estabilidade hemodinâmica;
  - tamanho da gestação ectópica (massa anexial < 3,5 cm);
  - concentração de beta-hCG (< 5.000 mUI/mL);
  - ausência de atividade cardíaca do concepto;
  - disponibilidade de retorno da paciente para reavaliações precoces[6].

Doença inflamatória pélvica aguda

É o processo infeccioso que envolve as estruturas do trato genital superior do qual fazem parte a cavidade endometrial, as tubas uterinas e os ovários, podendo também acometer outras estruturas adjacentes ao útero. A doença inflamatória pélvica aguda (DIP) é considerada polimicrobiana, e seus principais agentes etiológicos são micro-organismos sexualmente transmissíveis, como *Chlamydia trachomatis*, *Neisseria gonorrhoeae*, *Ureaplasma urealiticum* e *Mycoplasma hominis*, que se disseminam por via canalicular ascendente através da vagina e do canal cervical. Afeta mulheres jovens e em idade fértil, podendo determinar sequelas graves, como infertilidade, gravidez ectópica e dor pélvica crônica. Quando ocorre em idade muito precoce, deve-se procurar sinais de abuso sexual[7].

Diagnóstico

Para o diagnóstico clínico, é necessária a presença de três critérios maiores, somados a um dos critérios menores, conforme descritos a seguir. Por sua vez, os critérios elaborados, por si sós, definem o diagnóstico.

Critérios maiores
- Dor abdominal/pélvica.
- Dor à palpação dos anexos.
- Dor à mobilização do colo uterino.

Critérios menores
- Temperatura axilar maior que 37,8 °C.
- Corrimento cervical ou vaginal anormal.
- Massa pélvica.
- Hemograma com sinais infecciosos (leucocitose com desvio à esquerda).
- Outras provas laboratoriais sugerindo infecção (VHS, proteína C reativa).
- Comprovação laboratorial de infecção por clamídia ou gonococo na cérvix uterina.

Critérios elaborados
- Evidência histológica de endometrite.
- Ecografia ou tomografia evidenciando abcesso tubo-ovariano.
- Laparoscopia evidenciando DIP.

Tratamento
- Em crianças e adolescentes, preconiza-se preferencialmente o tratamento hospitalar, que consiste em:
    - Ceftriaxone 250 mg (se peso ≤ 45 kg) a 1 g IM a cada 24 horas + doxiciclina 100 mg VO de 12 em 12 horas (em crianças com idade ≥ 8 anos) + metronidazol 500 mg VO ou EV de 12 em 12 horas.

    OU
    - Cefoxitina 2 g EV 6/6 horas + doxiciclina 100 mg VO de 12 em 12 horas (em crianças com idade ≥ 8 anos).

    OU
    - Clindamicina 300 a 900 mg (20 a 40 mg/kg/dia) EV de 8 em 8 horas + gentamicina 2 mg/kg/dia EV de 8 em 8 horas[7].
- Preconiza-se manutenção do tratamento hospitalar por até 24 a 48 horas após melhora clínica, sendo continuado tratamento ambulatorial até se completarem 14 dias. Em casos não complicados, o tratamento ambulatorial pode ser prescrito e consiste em:
    - Ceftriaxona 250 mg (se peso ≤ 45 kg) a 500 mg IM em dose única + doxiciclina 100 mg VO de 12 em 12 horas (em crianças com idade ≥ 8 anos), associados ou não a metronidazol 500 mg VO de 12 em 12 horas por 14 dias[7].
- O tratamento cirúrgico consiste na drenagem do abscesso e na lavagem da cavidade abdominal e está indicado nos casos de comprometimento das funções vitais, piora dos sintomas e dos sinais infecciosos ou quando houver ausência de melhora clínica e laboratorial no prazo de 72 horas[7].

Criptomenorreia

O corno uterino rudimentar é uma alteração mülleriana rara, podendo apresentar endométrio funcional em uma cavidade com comunicação parcial ou não comunicante com o útero funcional em 25% dos casos, causando a criptomenorreia. O quadro clínico varia de dismenorreia progressiva após a menarca e dor pélvica crônica a dor abdominal aguda. A maioria das malformações útero-vaginais são descobertas no final da puberdade ou após a menarca. Os principais sinais clínicos são amenorreia primária, criptomenorreia, dismenorreia e dispareunia[8].

Diagnóstico
- O diagnóstico se faz pela história clínica e pelo exame de imagem (ultrassonografia pélvica e/ou ressonância magnética), sendo possível, por vezes, a palpação de massa abdominal durante o exame físico.

Tratamento
- O tratamento é sempre cirúrgico, com ressecção da hemicavidade rudimentar, impedindo, assim, a possibilidade de gestação cornual e suas complicações.

Trauma ginecológico

O trauma dos órgãos genitais femininos inclui ferimentos dos grandes e pequenos lábios, vulva ou vagina, e estruturas anogenitais e urogenitais. Relacionam-se a queda de altura, compressão em sela, picada de insetos ou mordida de animais, acidentes de automóvel, bicicleta, causados por chifres de animais, introdução de corpo estranho ou relação sexual[9].

No acidente em sela, os tecidos vulvares são comprimidos contra os ossos da pelve, podendo resultar em equimose, abrasão e laceração. O hematoma vulvar pode ser muito doloroso e impedir a micção em crianças e adolescentes, em decorrência do edema e do tumor local. No trauma acidental penetrante, os achados podem ser insignificantes, ocultando lesões mais graves da vagina, uretra, bexiga, ânus, reto e cavidade peritoneal[10].

Diagnóstico
- É realizado pela história clínica (acidente, abuso sexual) e exame físico da paciente.
- Avaliar sempre mucosas, pulso, pressão arterial.
- Caso não haja cooperação da criança, utiliza-se sedação ou anestesia geral, para avaliar a extensão precisa do traumatismo.
- Em caso de suspeita de fratura, pede-se raio X de bacia e, em casos de hematoma e sangramento vaginal, deve-se pedir hemograma.
- Vaginoscopia com cistoscópio pediátrico, anuscopia e cistoscopia por vezes se fazem necessários.

Tratamento

- As lacerações podem necessitar de sutura, com anestesia local ou geral.
- Nos hematomas pequenos, com anatomia preservada e micção espontânea, a conduta é conservadora, com bolsa de gelo e repouso. Hematomas grandes requerem sondagem vesical e, se houver aumento de volume, deve-se realizar drenagem e hemostasia.
- Nos casos de lesões do reto ou cavidade peritoneal, fazer laparotomia ou laparoscopia.
- Nas picadas e mordidas de animais, deve-se realizar lavagem, debridamento, vacinação antitetânica e antirrábica. Fazer sutura primária da laceração ou reconstrução cirúrgica se for o caso.

Referências bibliográficas

1. Dias R. Abordagem laparoscópica da gravidez ectópica. In: Tratado de ginecologia Febrasgo. Revinter; 2000. v. II, p. 1441-5.
2. Oliveira MA, Melki LA, Tavares RC. Abdome agudo ginecológico. Rev Hosp Univ Pedro Ernesto – UERJ. 2009;8(1):81-7.
3. Rieger MM, Santos XM, Sangi-Haghpeykar H, Bercaw JL, Dietrich JE. Laparoscopic outcomes for pelvic pathology in children and adolescents among patients presenting to the pediatric and adolescent gynecology service. J Pediatr Adolesc Gynecol. 2015;28(3):157-62.
4. American College of Obstetricians and Gynecologists (ACOG). Adnexal torsion in adolescents: ACOG Committee Opinion n. 783. Obstet Gynecol. 2019;134(2):E56-63.
5. Dias DS, Bueloni-Dias FN, Delmanto A, Tonon ÂFS, Tayfour NM, Traiman P et al. Clinical management of incidental findings on pelvic adnexal masses. Rev Assoc Med Bras. 2015;61(5):469-73.
6. Hendriks E, Rosenberg R, Prine L. Ectopic pregnancy: diagnosis and management. Am Fam Physician. 15 maio 2020;101(10):599-606.
7. Centers for Disease Control and Prevention (CDC). STI treatment guidelines. 2021. Disponível em: https://www.cdc.gov/std/treatment-guidelines/default.htm.
8. Spitzer RF, Kives S, Allen LM. Case series of laparoscopically resected noncommunicating functional uterine horns. J Pediatr Adolesc Gynecol. 2009;22(1):e23-8.
9. Faculdade de Medicina de Botucatu (FMB) e Pró-Reitoria de Graduação da Universidade Estadual Paulista (UNESP). Condutas em urgências e emergências da Faculdade de Medicina de Botucatu/UNESP. Cultura Acadêmica; 2014.
10. Merritt DF. Genital trauma in the pediatric and adolescent female. Obstet Gynecol Clin North Am. 2009;36(1):85-98.

Sangramento genital na infância e adolescência

Ana Gabriela Pontes Santos

Definição de sangramento uterino anormal

O sangramento uterino anormal (SUA) atualmente é definido como qualquer alteração de frequência, duração, regularidade e/ou volume do sangramento, excluindo-se o período pré-puberal e a menopausa[1].

Sangramento vaginal na infância

O sangramento vaginal na menina pré-púbere, independentemente da duração e da quantidade, sempre tem importância clínica. Diferentes causas estão relacionadas ao sangramento vaginal na infância[2].

Situações específicas de sangramento na infância

As recém-nascidas podem apresentar durante a primeira semana de vida sangramento que varia de pequena a grande intensidade, pela estimulação estrogênica placentária, decorrente da retirada dos estrógenos maternos após o nascimento.

O sangramento uterino também pode ocorrer em crianças pela ingestão acidental de medicações contendo estrogênios (p. ex., pílulas anticoncepcionais).

Corpo estranho

Na infância, a causa mais frequente de sangramento são os traumas de vulva e vagina. Em crianças com corrimento persistente, fétido e sanguinolento, deve-se primeiramente pensar em corpo estranho. Geralmente, encontram-se peças de brinquedo, pedaços de papel higiênico e grãos de areia. Se o corpo estranho é visível ao exame ginecológico, pode ser removido com material adequado.

No caso de crianças que não permitem o exame ginecológico, não se deve forçá-lo. Recomenda-se proceder ao exame ginecológico "sob narcose" para retirada do corpo estranho. A vaginoscopia pode ser útil nessa situação.

Se o corpo estranho estiver encrustado na parede vaginal, deve-se ter cautela na remoção, uma vez que na retirada pode haver lesão da mucosa atrófica. Pode ser necessário o uso de estrogênios tópicos por 10 a 14 dias antes da remoção.

Violência sexual

É extremamente raro uma criança apresentar laceração himenal sem que tenha ocorrido uma lesão penetrante. Consequentemente, na ausência de história condizente com o trauma, deve-se pensar fortemente na hipótese de abuso sexual, sempre que houver lesão. Mais de 90% dos exames ginecológicos realizados em crianças vítimas de violência sexual são absolutamente normais. Frequentemente, essas meninas apresentam alterações de humor e comportamento, o que deve sempre chamar a atenção dos pais e profissionais de saúde.

Puberdade precoce e menarca precoce

A puberdade precoce é definida como o aparecimento dos caracteres sexuais secundários antes dos 8 anos de idade e/ou menarca antes dos 9 anos.

Quando se faz o diagnóstico de puberdade precoce, o tratamento deve ser instituído o mais prontamente possível, pois é necessário bloquear o eixo hipotalâmico, impedindo a progressão da puberdade, com fechamento prematuro das epífises ósseas, com impacto no potencial de crescimento.

A menarca precoce é suspeitada quando ocorre sangramento vaginal em meninas pré-púberes na ausência de alterações ao exame clínico e laboratorial. Pode ocorrer por elevação transitória dos níveis de estradiol circulantes ou por hipersensibilidade dos tecidos periféricos aos baixos níveis hormonais. É habitualmente idiopática e autolimitada. Os casos de menarca precoce devem ser seguidos, pois podem evoluir para puberdade precoce.

Prolapso de uretra

O prolapso da mucosa uretral caracteriza-se por tecido edemaciado, anular, ao redor do meato uretral e distinto da vagina.

Classifica-se em:
a) *grau 1:* prolapso leve sem reação inflamatória;
b) *grau 2:* prolapso circunferencial com edema;
c) *grau 3:* edema e presença de massa protuberante;
d) *grau 4:* inflamação hemorrágica severa ou necrose ou ulceração do prolapso.

Nos casos leves, pode haver regressão espontânea. Nos casos classificados como grau 2 e 3, está indicado o uso de estrogênio tópico por 4 a 6 semanas. Já o procedimento operatório está indicado apenas nos casos severos (grau 4) ou quando não há melhora com o tratamento clínico.

Sarcoma botrioide (rabdomiossarcoma)

Tumor maligno que pode acometer a vagina, o útero, a bexiga e a uretra. Em 90% dos casos, ocorre em meninas com menos de 5 anos de idade, com pico de maior incidência por volta dos 2 anos. O tumor geralmente se origina na porção inferior da vagina ou da uretra. Pode haver crescimento rápido. Habitualmente, o tratamento associa quimioterapia à cirurgia conservadora.

Vulvovaginites

Podem ser causas de sangramento na infância por conta das escoriações resultantes do prurido vulvovaginal. As vulvovaginites não específicas são responsáveis por 25% a 75% dos casos.

O tratamento é direcionado para medidas gerais, como manter higiene adequada do períneo (após urinar e evacuar), usar calcinhas de algodão, evitar o uso de roupas apertadas, realizar banhos de assento de 1 a 3 vezes por dia.

Nos casos refratários, as evidências sugerem avaliação da microbiota vaginal, e antibioticoterapia específica está indicada nesse casos.

Sangramento vaginal na adolescência

O SUA é uma das queixas clínicas mais comuns que levam adolescentes à procura de assistência médica.

Disfunção ovulatória por imaturidade do eixo hipotálamo-hipófise-ovariano

Trata-se de disfunção comum durante a adolescência, principalmente durante os primeiros dois a três anos após a menarca, quando há predominância dos ciclos anovulatórios, pois o endométrio é exposto a estímulo estrogênico prolongado sem oposição pela progesterona. Quando a espessura endometrial atinge nível acima da capacidade dos estrogênios em manter a integridade, o aporte sanguíneo torna-se insuficiente, surgindo áreas de isquemia que evoluem para necrose focal, resultando em sangramento prolongado. Além disso, como consequência da imaturidade do eixo hipotalâmico, os níveis diminuídos de estrogênio decorrentes da atresia folicular não sustentam o endométrio e acentuam a descamação endometrial desordenada e imprevisível.

O diagnóstico da disfunção ovulatória perimenarca é realizado após a exclusão de causas orgânicas e obstétricas. A anamnese deve ser detalhada, com exame físico minucioso[3].

O tratamento da disfunção ovulatória perimenarca deve ser individualizado e classificado, de acordo com a intensidade de sangramento e parâmetros hematológicos, em sangramento grave ou intenso, moderado ou leve.

O sangramento grave (Hb < 8,0 Ht < 25% e/ou sangramento profuso) deve ser sempre considerado como emergência ginecológica, sendo mandatória a internação, com expansão volêmica imediata. Concomitantemente às medidas gerais para estabilização clínica da paciente, afastada a gestação, o tratamento com estrogênios em alta dose deve ser iniciado.

Recomenda-se o uso do estrogênio conjugado (EC) Menoprin® 2,5 mg por via oral, ou do valerato de estradiol (VE) Primogyna® 2 mg, de até 6/6 horas, até a cessação do sangramento. Como segunda opção terapêutica, pode-se indicar o uso de anticoncepcionais orais combinados (ACO), na dose de 35 a 50 µg, de até 6/6 horas, pesando-se o risco de tromboembolismo. Esta opção deve ser reservada para os casos em que não é possível administrar o EC ou VE. O EC ou o VE são mais eficazes que os ACOs, uma vez que o estrogênio sem oposição da progesterona prolifera o endométrio sem a diferenciação e a estabilização induzidas pela progesterona[4,5].

Outra opção no tratamento do sangramento grave é a utilização dos antifibrinolíticos, como o ácido tranexâmico endovenoso (Transamin®), na dose de 25 a 30 mg/kg/dia, de até 8/8 horas, ou o ácido aminocaproico (Epsicaprom®) endovenoso, na dose de 50 mg/kg/dose, de 6/6 horas[6].

No sangramento de moderada quantidade ou de pequena quantidade, mas prolongado com hemoglobina > 9 e < 11 e hematócrito > 25 e < 35%, podem ser utilizados os seguintes esquemas terapêuticos: EC na dose de 0,625 mg, até 1,25 mg/dia, por 21 dias, ou o valerato de estradiol 2 mg VO. Nos últimos 10 a 14 dias do uso do estrogênio, associar o acetato de medroxiprogesterona (Provera®) 10 mg/dia ou didrogesterona (Duphaston®) 20 mg/dia, mimetizando o ciclo menstrual. Outra opção seriam os ACOs. Nas pacientes com contraindicação absoluta para o uso de estrogênios ou naquelas com sangramento leve, porém prolongado, pode-se usar os progestogênios, como o acetato de medroxiprogesterona 10 mg/dia (Provera®), didrogesterona (Duphaston®) 10 a 20 mg/dia, ou a progesterona micronizada (Utrogestan®) 200 mcg dia, por 10 a 14 dias no mês[4,5].

Coagulopatias

Entre as causas de importância relacionadas ao sangramento em adolescentes e que devem ser afastadas, estão as coagulopatias, como a púrpura trombocitopênica idiopática e a doença de von Willebrand[7]. Na anamnese, é importante verificar os fatores de risco para distúrbios de coagulação, como: a) menstruação excessiva desde a menarca, b) história de tratamento para anemia, c) história familiar de distúrbios de sangramento e d) história de sangramento excessivo em extração dentária e procedimentos operatórios. Na suspeita clínica de coagulopatias, solicitar hemograma completo (avalia síndrome anêmica e afasta leucemias), contagem de plaquetas, tempo de protrombina, tempo de tromboplastina parcial ativado, tempo de trombina e tempo de sangramento. As coagulopatias, como a doença de von Willebrand, nem sempre são fáceis de diagnosticar, por se tratar de doenças altamente heterogêneas e de diagnóstico laboratorial complexo. Se a suspeita é de doença de von Willebrand, solicitar no plasma atividade do fator VIII e do fator de von Willebrand, assim como a mensuração da atividade do cofator de ristocetina. Sempre que possível, deve-se solicitar a avaliação do hematologista.

Malformações uterinas

Outra causa possível de SUA e dismenorreia na adolescência são as malformações uterinas, associadas ao útero didelfo (duplicação completa dos ductos de Müller) ou útero bicorno. Os exames que podem diagnosticar essas alterações são a ultrassonografia 3D ou ressonância magnética de pelve.

Gestação e outras causas

Na adolescente com hemorragia e que relata atividade sexual, deve-se sempre afastar gestação e complicações obstétricas, como ameaça de aborto ou abortamento em curso. Pode ser realizado teste de gravidez urinário ou o beta-hCG sanguíneo.

Outras causas de sangramento vaginal na adolescência incluem as iatrogênicas (uso de antidepressivos tricíclicos, anticoagulantes e anticoncepcionais), endócrinas (hipotireoidismo não diagnosticado), vulvovaginites e cervicites, que podem cursar com hemorragia pós-coito e sangramento vaginal intermitente. O aumento da prevalência de cervicites e da doença inflamatória pélvica na adolescência está relacionado principalmente à infeção pela *Chlamydia trachomatis*.

Diagnóstico do sangramento genital

A anamnese deve ser detalhada e é passo importante para definir se houve início da atividade sexual (afastar gravidez e abortamento), bem como inferir a causa do sangramento. O exame físico, incluindo o exame ginecológico, deve ser minucioso e detalhado. Avaliar peso, estatura, índice de massa corpórea (IMC), presença de sinais de hiperandrogenismo clínico (hirsutismo, acne e alopecia), avaliação da tireoide, sintomas clínicos sugestivos de distúrbio de coagulação, como gengivorragia, epistaxe, equimoses, petéquias e hematomas. A estabilidade hemodinâmica é avaliada clinicamente por meio da pressão arterial, pulso e frequência cardíaca, palidez cutaneomucosa e sudorese. Na inspeção da vulva e da vagina e no exame especular, pode-se observar a origem do sangramento, a presença de lesões traumáticas, infecções vaginais, corpo estranho e saída de material anormal pelo orifício externo do colo uterino. O toque bimanual pode detectar massas pélvicas. O SUA referido pela paciente pode se originar do trato urinário ou do trato gastrointestinal. Os exames complementares devem ser de uso judicioso e realizados de acordo com a necessidade clínica e a faixa etária da paciente. O teste de gravidez, hemograma completo com velocidade de hemossedimentação (VHS), coagulograma, função tireoidiana, avaliação hepática e renal e ultrassonografia pélvica ou transvaginal devem ser solicitados de acordo com a suspeita clínica.

Quando possível, e se houver dúvida quanto à estimativa da perda de sangue menstrual, deve-se orientar a paciente para que anote as menstruações, realizando calendário menstrual por pelo menos três ciclos.

O diagnóstico de disfunção ovulatória da perimenarca e coagulopatias é essencialmente clínico e inicialmente provisório após serem afastadas outras causas de SUA, como doenças do trato reprodutivo, doenças sistêmicas ou complicações de gravidez.

Tratamento

Como discutido anteriormente, existem várias causas para o sangramento genital na infância e na adolescência e o tratamento deve ser direcionado para o diagnóstico realizado.

Referências bibliográficas

1. FIGO classification system (PALM-COEIN) for causes of abnormal uterine bleeding in nongravid women of reproductive age. International Journal of Gynecology and Obstetrics. 2011;113;3-13.
2. Emans JS, Laufer MR, Goldstein DP. Ginecologia na infância e adolescência. 5. ed. São Paulo: Roca, 2008.
3. Munro MG. Practical aspects of two FIGO systems for management of abnormal uterine bleeding in the reproductive years. Best Practice Res Clin Obstet Gynecol. 2017;40:3-22.
4. Benjamins LJ, MD, MPH. Practice guideline: evaluation and management of abnormal vaginal bleeding in adolescents. Journal of Pediatric Health Care. 2009;23:189-93.
5. Walden MS, PA-C. Primary care management of dysfunctional uterine bleeding. JAAPA. 2006;19(2):32-9.
6. Gultekin M, Diribas K, Buru E, Gökçeoglu MA. Role of a non-hormonal oral anti-fibrinolytic hemostatic agent (tranexamic acid) for management of patients with dysfunctional uterine bleeding. Clin Exp Obstet Gynecol. 2009;36(3):163-5.
7. Kouides PA, Conard J et al. Fertil Steril. 2005;84:1345-51.

Parte 14

Emergências cirúrgicas abdominais

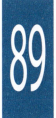

Apendicite

Erika Veruska Paiva Ortolan

Pedro Luiz Toledo de Arruda Lourenção

A inflamação do apêndice é a causa mais comum de abdome agudo cirúrgico na infância e a mais erroneamente diagnosticada[1].

Epidemiologia

A incidência varia de 1 a 6 a cada 10 mil crianças até os 4 anos de idade e de 19 a 28 a cada 10 mil crianças entre 4 e 14 anos. Menos de 5% dos pacientes diagnosticados com apendicite têm menos de 5 anos de idade, faixa etária em que a doença avançada é mais comum (até 57% dos casos)[2]. História familiar de apendicite está associada a aumento do risco em três vezes[3].

Fisiopatologia

Mais comumente, a apendicite é causada por uma obstrução não específica da luz apendicular. Menos comumente, patógenos entéricos específicos podem infectar o apêndice diretamente, como adenovírus, rubéola, Epstein Barr, actinômices, *Enterobius vermicularis* e *Ascaris lumbricoides*. Raramente, apendicite pode ser causada por outras condições, como doença de Crohn, tumor carcinoide, linfoma de Burkitt, fibrose cística[3] (Figura 89.1).

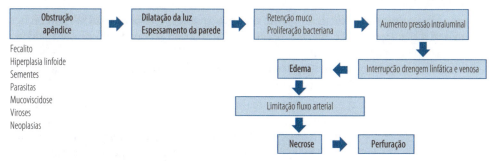

Figura 89.1. Fisiopatologia da apendicite.
Fonte: Desenvolvida pela autoria do capítulo.

Sinais e sintomas

A apresentação mais comum é a presença de dor periumbilical que migra para a fossa ilíaca direita (FID). Pode haver náusea, vômito, anorexia, febre e diarreia. A ocorrência de perfuração cursa com melhora da dor abdominal localizada, que se torna difusa. Ao exame físico, antes de iniciá-lo, pedir para a criança apontar com um dedo o local mais doloroso e começar a examinar pelo lado oposto ao apontado. Pode-se usar o estetoscópio ou a mão da própria criança para realizar a palpação do local mais doloroso. Pode haver dor à palpação da FID, descompressão brusca dolorosa, marcha antálgica, sinal de Rovsing (palpação à esquerda com dor referida à direita), sinal do obturador (dor na rotação e flexão do quadril direito, com a perna direita fletida). Se o apêndice estiver em uma posição pélvica, pode ocorrer disúria, o que pode ser um fator confundidor no diagnóstico. Em casos avançados, pode-se palpar massa à direita. No entanto, esses sinais e sintomas clássicos estão presentes em menos da metade dos casos. Nas crianças mais novas, o diagnóstico é particularmente desafiador, dada a dificuldade de se obter uma história acurada e a resistência de crianças dessa faixa etária ao exame físico[2].

Diagnóstico

É essencialmente clínico, possível de ser feito com uma boa anamnese e exame físico. Se houver dúvida, e a criança estiver em bom estado geral, realizar reavaliações seriadas pelo mesmo avaliador não aumenta a morbidade e pode evitar cirurgias desnecessárias. O uso de analgesia deixa a criança mais confortável e não mascara a dor de um abdome agudo. Em crianças mais novas, nas quais o exame físico pode ser mais difícil, pode-se sedá-las com midazolam intranasal, sem, no entanto, ser capaz de tirar a dor durante a palpação.

- *Exames laboratoriais:* são inespecíficos e devem ser avaliados como mais um dado para compor o diagnóstico. O hemograma apresenta leucocitose na maioria dos casos, mas pode estar normal em 10% dos pacientes. Não é rara a presença de hemácias ou leucócitos no exame de urina, quando o apêndice tem localização pélvica. PCR > 10 mg/L é considerada forte preditora da presença de apendicite[1].
- *Escores:* vários escores têm sido sugeridos na tentativa de predizer o diagnóstico de apendicite, sendo os mais usados o de Alvarado e o Pediatric Appendicitis Score (PAS). Ambos os escores, em revisão sistemática, hiperdiagnosticaram apendicite em 35% (PAS) e 32% (Alvarado). No entanto, tanto o Alvarado como o PAS são úteis para excluir o diagnóstico de apendicite[1].
- *Raio X de abdome:* pode demonstrar sinais sugestivos, mas a ausência de alterações não exclui a presença de apendicite (Figura 89.2). Deve ser sempre feito nas incidências em pé e deitado. Pode haver a presença de fecalito, escoliose para a direita (antálgica), massa no quadrante inferior direito, borramento do músculo psoas à direita, nível hidroaéreo em fossa ilíaca direita[4].
- *Ultrassonografia:* tem baixo custo e é realizada sem necessidade de sedação, sem uso de contrastes e sem exposição à radiação. Sua sensibilidade e sua especificidade são de 88% e 94%, respectivamente. No entanto, esses resultados têm grande variação por ser um exame operador-dependente. A visualização do apêndice é dificultada em obesos e quando há baixa suspeição clínica. Tem indicação principalmente para permitir diagnósticos diferenciais com patologias ovarianas em adolescentes[3].

Capítulo 89 – Apendicite

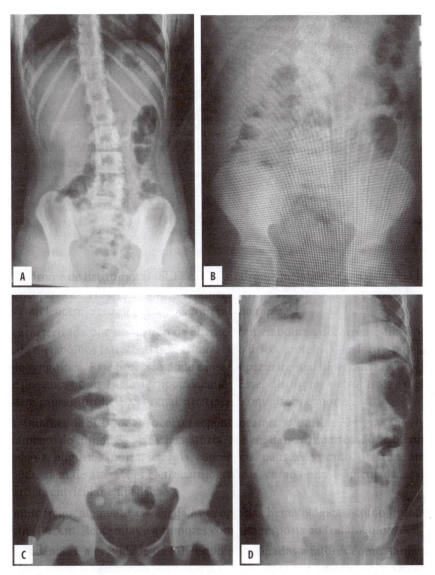

Figura 89.2. Sinais sugestivos de apendicite aguda ao raio X.
A = escoliose antálgica; B = presença de nível hidroaéreo em fossa ilíaca direita; C = presença de fecálito à direita; D = efeito de massa à direita.
Fonte: Acervo da autoria do capítulo.

- *Tomografia computadorizada:* tem alta especificidade e sensibilidade quando feita com contraste endovenoso. Pela exposição a radiação, seu uso rotineiro não é recomendado[3].
- *Ressonância magnética:* apesar de não expor o paciente a radiação, ter alta sensibilidade e especificidade, é raramente solicitada na suspeita de apendicite. Seu alto custo, a pouca disponibilidade, o longo tempo do exame e a necessidade de o paciente permanecer imóvel são fatores que contribuem para seu não uso rotineiro[2].

Diagnóstico diferencial

Apendicite aguda pode mimetizar praticamente qualquer alteração intra-abdominal. Causas de dor no quadrante inferior direito que podem ser difíceis de distinguir de apendicite incluem patologias tubo-ovarianas, doença de Crohn, adenite mesentérica, divertículo de Meckel, constipação e gastroenterite viral ou bacteriana. Dor em abdome inferior ou dor abdominal difusa podem ser decorrentes de infecção do trato urinário, litíase renal, patologias uterinas, pneumonia do lobo inferior direito, colecistite, pancreatite, linfoma e obstrução intestinal[4].

Tratamento

Antibioticoterapia deve ser iniciada assim que o diagnóstico é feito. No pré-operatório, sugere-se antibioticoterapia de largo espectro, que pode ser adequada de acordo com os achados intraoperatórios.

O tratamento pode ser cirúrgico ou não cirúrgico (conservador). A cirurgia consiste na remoção do apêndice, que pode ser feita por laparotomia ou laparoscopia. O tratamento conservador para apendicites não complicadas em crianças é tendência recente. Os estudos em crianças ainda são recentes e com pequeno número de pacientes. As complicações em longo prazo ainda não são totalmente conhecidas[5].

Complicações

A taxa geral é de 10% a 15%. Infecção da ferida operatória ocorre em 1% a 3% dos casos. Abcesso intra-abdominal ocorre em 15% a 20% dos pós-operatórios de apendicites perfuradas e em 1% das não perfuradas. A taxa de readmissão é de 5% a 10%, mais comumente por infecção, seguida de obstrução intestinal. Menos de 1% necessita de reoperação. A mortalidade é bastante rara (< 0,1%)[3].

Referências bibliográficas

1. Di Saverio S, Podda M, De Simone B et al. Diagnosis and treatment of acute appendicitis: 2020 update of the WJES Jerusalem guidelines. W J Emerg Surg. 2020,15:27.
2. Wesson DE, Brandt ML. Acute appendicitis in children: clinical manifestations and diagnosis. In: Singer JI, editor. UpToDate. UpToDate Inc. [acesso em 1º out 2020]. Disponível em: https://www.uptodate.com.
3. Rentea RM, Peter SDS, Snyder CL. Pediatric appendicitis: state of the art review. Pediatr Surg Int. 2017;33(3):269-83.
4. Sullins VF, Lee SL. Appendicitis. In: Hollcom II GW, Murphy PJ, Ostile DJ. Ashcraft's pediatric surgery. Nova York: Elsevier; 2014. p. 568-79.
5. Gorter RR, van der Lee JH, Cense HA, Kneepkens CM, Wijnen MH, In't Hof KH et al. Initial antibiotic treatment for acute simple appendicitis in children is safe: short term results from a multicenter, prospective cohort study. Surgery. 2015;157(5):916-23.

90 Intussuscepção

Rozemeire Garcia Marques
Pedro Luiz Toledo de Arruda Lourenção

Definição

Invaginação (telescopagem) de uma parte do intestino dentro de outra parte mais distal. O intestino invaginado é conhecido como intussuscepto; e o intestino recipiente distal é conhecido como intussuscipiente[1-3].

Epidemiologia

Incidência de 1 a 4 casos a cada 2 mil crianças. É a causa mais comum de obstrução intestinal em crianças dos 6 aos 36 meses de vida; até 90% dos casos acontecem em crianças menores de 2 anos. A faixa etária mais comum é entre 3 e 9 meses de idade. Pode acontecer em qualquer idade, inclusive em menores de 3 meses e em adultos[1-3].

Classificação

De acordo com sua localização anatômica: ileocólicas (85% dos casos); ileoileocólicas (10% dos casos); apendicocólicas, cecocólicas e colocólicas (2,5% dos casos); jejunojejunal e ileoileal (2,5% dos casos)[2].

Etiologia

Idiopática (Figura 90.1)

Sem uma causa anatômica (sem ponto de condução patológico) ou doença predisponente associada. Pode representar até 95% dos casos[3].

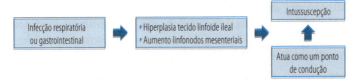

Figura 90.1. Fisiopatologia relacionada às causas idiopáticas da intussuscepção.
Fonte: Desenvolvida pela autoria do capítulo.

Ponto de condução patológico

Incidência variável (de 1,5% a 12%); responsável por grande parte dos casos em crianças com menos de 3 meses de idade e com mais de 5 anos. Estrutura anatômica (patológica) é responsável pela condução do intussuscepto para dentro do intussuscipiente. Causas: divertículo de Meckel invertido (mais comum); pólipos intestinais (segunda mais comum); tumores benignos (adenoma, neurofibroma, hemangioma); tumores malignos (linfoma); doenças associadas (púrpura de Henoch-Schönlein, fibrose cística, doença celíaca), entre outras[3].

Intussuscepção pós-operatória

Causa menos comum (1% dos casos); maioria nos primeiros 10 dias de pós-operatório (após cirurgias abdominais e extra-abdominais); maior parte dos casos em intestino delgado e sem ponto de condução patológico (origem: atividade peristáltica desordenada e tração por equipamentos, p. ex. sondas); podem ser assintomáticas (diagnóstico incidental) com possibilidade de resolução espontânea ou exigir tratamento cirúrgico[3].

Fisiopatologia (Figura 90.2)

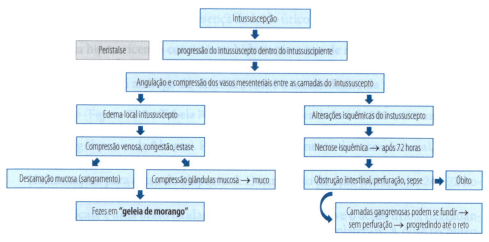

Figura 90.2. Fisiopatologia da intussuscepção.
Fonte: Desenvolvida pela autoria do capítulo.

Quadro clínico

Deve-se suspeitar de intussuscepção na presença de **qualquer um dos sintomas e sinais clássicos** (a presença simultânea dos quatro sintomas e sinais clássicos ocorre em menos de 30% dos casos)[1,3].

Dor abdominal (Figura 90.3)

Tipicamente em cólica; a ausência de dor abdominal não exclui a possibilidade de intussuscepção (até 15% das crianças não apresentam dor, ficando somente pálidas, apáticas, com aparência de doentes).

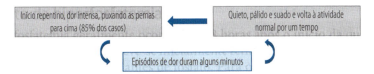

Figura 90.3. Dor abdominal na intussuscepção.
Fonte: Desenvolvida pela autoria do capítulo.

Vômitos

Presente em 80% dos casos; mais comum em crianças mais novas; inicialmente não biliosos, tornando-se biliosos com a evolução.

Massa abdominal palpável

Presente em 65% dos casos; curvada, em formato de "salsicha", no quadrante superior direito ou epigástrio, levemente tensa, palpada nos momentos sem dor (pode até ser visível à inspeção); o quadrante inferior direito do abdome pode estar "vazio" (sinal de Dance).

Sangramento nas fezes

Presente em 60% dos casos: geralmente, é sinal tardio; o ideal é que a suspeita clínica seja feita antes desse sinal. Sangue + muco conferem aspecto de "geleia de morango"; muitas vezes, é o que motiva os pais a procurarem ajuda médica.

Outros achados

Progressão do intussuscepto pelo cólon com prolapso retal do intussuscepto ("invaginação parida") ocorre em 5% dos casos, sendo sinal grave, diferencial com prolapso mucoso do reto; sinais sistêmicos sugestivos de isquemia intestinal, como febre, taquicardia, hipotensão, bacteremia; sinais abdominais sugestivos de perfuração intestinal (presença de reação peritoneal).

Diagnóstico

A acurácia do diagnóstico clínico é menor que 50%, portanto o diagnóstico de intussuscepção deve ser estabelecido por exames complementares[1-3]:

- *Ultrassonografia (US) de abdome:* acurácia de até 100% nas mãos de examinador experiente. É o método de escolha. Apresenta mais capacidade de detecção de pontos de condução patológicos do que o enema opaco e permite detecção de outros diagnósticos abdominais. Duplex permite avaliação da viabilidade intestinal. Achado típico: massa de 3 a 5 cm de diâmetro, logo abaixo da parede abdominal, tipicamente no quadrante inferior direito (Figura 90.4).
- *Radiografia simples (raio X) de abdome:* principal papel: identificação de pneumoperitôneo (afastar perfuração intestinal); tipicamente demonstra sinais de obstrução intestinal; sinais radiológicos específicos para intussuscepção apresentam baixa acurácia diagnóstica.

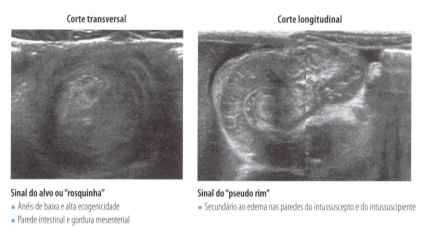

Figura 90.4. Achados ultrassonográficos na intussuscepção.
Fonte: Desenvolvida pela autoria do capítulo.

- *Tomografia computadorizada de abdome:* adequada capacidade diagnóstica; não utilizada de rotina, é reservada para casos duvidosos ou para investigação de pontos de condução patológicos não identificados pela US.
- *Enema opaco:* atualmente mais utilizado como método terapêutico do que como método para diagnóstico. Deve ser realizado com contraste hidrossolúvel (e não com bário).

Tratamento

O manejo do paciente com suspeita diagnóstica de intussuscepção segue o fluxograma (Figura 90.5)[1-3]:

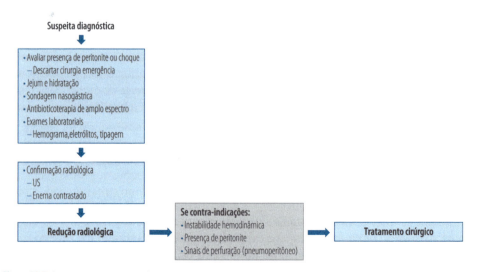

Figura 90.5. Suspeita e tratamento de intussuscepção.
Fonte: Desenvolvida pela autoria do capítulo.

Redução radiológica (Figura 90.6)

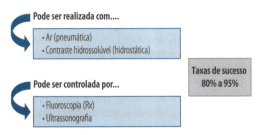

Figura 90.6. Redução radiológica.
Fonte: Desenvolvida pela autoria do capítulo.

- Não há estudos que sustentem a decisão por um dos métodos; depende da experiência do serviço e das condições locais; recomenda-se que seja realizada por profissional capaz de detectar e tratar eventuais complicações do procedimento (perfuração).
- Sucesso: passagem de ar ou contraste para o íleo terminal; **se insucesso:** se estável, sem sinais de peritonite e com redução parcial na primeira tentativa, pode-se tentar uma segunda redução (observação clínica rigorosa entre as tentativas); **taxas menores de sucesso:** idade inferior a 6 meses, sangramento nas fezes, sinais radiológicos de obstrução, duração dos sintomas > 72 horas.
- Cuidados após a redução: se assintomático e aceitou dieta → alta (não há necessidade de repetir exames e de antibioticoterapia); chance de recorrência (10% dos casos), orientar pais sobre risco de recorrência; se houver recorrência, pode ser repetida redução radiológica[1-3].

Tratamento cirúrgico (Figura 90.7)

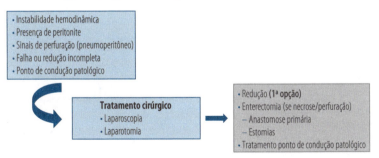

Figura 90.7. Tratamento cirúrgico da intussuscepção.
Fonte: Desenvolvida pela autoria do capítulo.

Complicações

- *Redução radiológica:* perfuração (< 1% dos casos).
- *Tratamento cirúrgico:* obstruções intestinais.
- *Recorrência (taxas variáveis de 5% a 20%), múltiplas recorrências:* investigar ponto de condução patológico[2].

Referências bibliográficas

1. Vo NJ, Dato TT. Intussusception in children. In: Hoppin AG, editor. UpToDate. Waltham, MA: UpToDate Inc. [acesso em 1º out 2020]. Disponível em: https://www.uptodate.com.
2. Tashjian DB, Tirabassi MV, Bittner K, Mora MC, Wong KE. Intussusception. In: Matthei P et al., editors. Fundamentals of pediatric surgery. Springer; 2017. p. 437- 41.
3. Columbani PM, Scholz S. Intussusception. In: Pediatric surgery. Coran AG, Adzick NS, Krummel TM, Laberge JM, Shamberger R, Caldamone A. 7th ed. Philadelphia: Elsevier; 2012. p. 1093-110.

91 Enterocolite necrosante

Pedro Luiz Toledo de Arruda Lourenção

Erika Veruska Paiva Ortolan

Definição

Enterocolite necrosante (NEC) é a emergência gastrointestinal mais comum do recém-nascido (RN), caracterizada por inflamação grave da mucosa intestinal, associada a isquemia, necrose e invasão por micro-organismos formadores de gás que disseca a parede intestinal e o sistema venoso portal[1].

Epidemiologia

Mais de 90% dos casos acontecem em RNs com peso de nascimento menor que 1.500 g, nascidos com menos de 32 semanas de gestação. A incidência de NEC diminui com o aumento da idade gestacional (IG) e com o aumento do peso ao nascimento (PN). As taxas de mortalidade variam de 15% a 30% e também estão inversamente relacionadas à IG e ao PN[2]. Aproximadamente 10% dos casos ocorrem em RNs a termo, com até 1 ano de vida, que tipicamente não recebem aleitamento materno e apresentam alguma comorbidade com alteração da perfusão intestinal (cardíacas, outras doenças gastrointestinais, sepse, restrição de crescimento ou anoxia perinatal)[2].

Quadro clínico

A maioria são RNs que estavam clinicamente estáveis, recebendo dieta e com boa evolução, antes de desenvolverem a doença. O sinal clínico mais comum é a mudança abrupta na tolerância à dieta, apresentada por distensão abdominal, aumento do volume residual gástrico, vômitos ou drenagem gástrica biliosa. Os principais sinais clínicos abdominais são dor à palpação abdominal, diarreia e hematoquesia. Sinais menos específicos incluem: eritema, induração e crepitação à palpação da parede abdominal. Sinais clínicos sistêmicos incluem: apneia e parada respiratória, letargia, instabilidade térmica, hipotensão e evolução para choque séptico nos casos mais graves. O tempo para início dos sintomas é variável e está relacionado inversamente à idade gestacional. Os RNs a termo que apresentam NEC comumente iniciam os sintomas entre 7 e 12 dias de vida[1].

Diagnóstico

É estabelecido pelo quadro clínico, associado a alterações em exames de imagem[1]:

- *Radiografia simples (raio X) de abdome:* exame de escolha, mais utilizado. Permite confirmar o diagnóstico e acompanhar a progressão da doença. No entanto, apresenta indicadores limitados de sensibilidade e especificidade, especialmente em RNs prematuros extremos. Não pode ser utilizada de maneira isolada, devendo ser interpretada em conjunto com o quadro clínico. Os principais achados[3] são (Figuras 91.1 a 91.5):

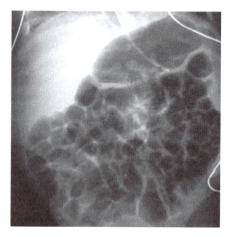

Figura 91.1. Distensão generalizada e espessamento da parede de alças intestinais. Fases iniciais de NEC; achado inespecífico, presente em outras condições.
Fonte: Acervo da autoria do capítulo.

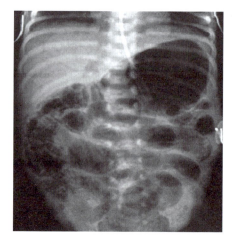

Figura 91.2. Pneumatose intestinal.
- Bolhas de gás na parede intestinal.
- Marcador para NEC: confirma o diagnóstico.

Fonte: Acervo da autoria do capítulo.

Capítulo 91 – Enterocolite necrosante   661

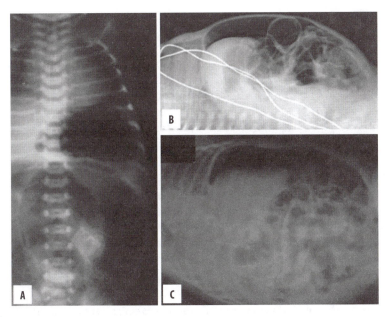

Figura 91.3. Pneumoperitônio.
• Ar livre na cavidade peritoneal.
• Necrose e perfuração.
• Indica tratamento cirúrgico.
A = Ar ao longo do ligamento falciforme ("sinal da bola de futebol") em raio X em decúbito dorsal.
Ar livre entre o fígado e a parede abdominal em raios X (raios horizontais): em decúbito dorsal (B) ou lateral esquerdo (C).
Fonte: Acervo da autoria do capítulo.

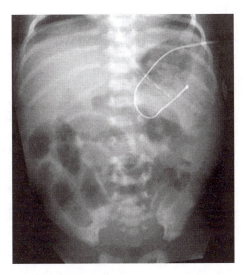

Figura 91.4. Alças sentinelas.
• Alça que permanece em posição fixa em raios X com incidências diferentes (decúbito dorsal e lateral).
• Sugestiva de necrose e perfuração bloqueada na ausência de pneumoperitônio.
Fonte: Acervo da autoria do capítulo.

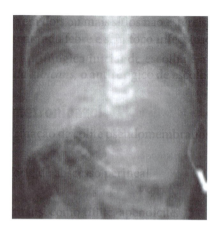

Figura 91.5. Pneumoporta.
- Gás bacteriano ao redor do sistema portal.
- Não vem sendo mais considerado como indicador de pior prognóstico ou de necessidade de cirurgia.

Fonte: Acervo da autoria do capítulo.

- *Ultrassonografia de abdome:* uso crescente; **vantagens:** livre de radiação, à beira do leito, mais sensível para coleções, *doppler* avalia parede intestinal, peristalse e perfusão; **limitações:** examinador-dependente, menor disponibilidade e resultados ainda considerados insuficientes para definição da conduta[1].
- *Avaliação laboratorial:* utilizada para apoiar o diagnóstico e avaliar a gravidade e o tratamento. Os achados relevantes são: contagem de neutrófilos abaixo de 1.500/µL (associada a pior prognóstico); trombocitopenia (correlacionada com necrose intestinal e pior prognóstico, pode resultar em sangramento); hiponatremia, elevação da glicemia e acidose metabólica (sugestivos de necrose ou sepse); lactato sérico (utilizado para acompanhar a acidose metabólica e, indiretamente, a progressão da doença)[1].

Avaliação de gravidade

Os critérios mais utilizados são os de Bell modificados (Quadro 91.1)[4]. O tratamento deve ser direcionado pelo quadro clínico do paciente, e não pela classificação de gravidade[1].

Quadro 91.1. Critérios de Bell modificados.

Estágio	Sinais sistêmicos	Sintomas abdominais	Achados radiológicos
IA Suspeita	Sintomas inespecíficos: instabilidade térmica, apneia e letargia	Retenção gástrica, distensão abdominal, vômitos, pequena quantidade de sangue nas fezes	Normal ou leve dilatação de alças
IB Suspeita	Igual ao anterior	Presença grosseira de sangue nas fezes	Igual ao anterior
IIA Definida, leve	Igual ao anterior	Igual ao anterior e ausência dos ruídos hidroaéreos, com ou sem dor abdominal	Dilatação de alças, pneumatose intestinal
IIB Definida, moderada	Igual ao anterior, com acidose metabólica e plaquetopenia	Igual ao anterior, com dor abdominal, com ou sem celulite ou massa no quadrante inferior direito	Igual ao anterior com ascite

(Continua)

Quadro 91.1. Critérios de Bell modificados. (*Continuação*)

Estágio	Sinais sistêmicos	Sintomas abdominais	Achados radiológicos
IIIA Avançada, grave, sem perfuração intestinal	Igual ao anterior, com acidose metabólica e respiratória, hipotensão, bradicardia, neutropenia	Igual ao anterior com sinais de peritonite, distensão e dor abdominal intensa	Igual ao anterior com ascite
IIIB Avançada, grave, com perfuração intestinal	Igual ao anterior	Igual ao anterior	Igual ao anterior com pneumoperitônio

Fonte: Kliegman e Walsh, 1987.

Diagnósticos diferenciais

Enterites infecciosas, perfuração intestinal espontânea, obstruções intestinais causadas por alterações anatômicas ou funcionais, apendicite neonatal, íleo infeccioso, síndrome da enterocolite desencadeada por proteína alimentar (FPIES)[1].

Tratamento clínico

Deve ser iniciado imediatamente após a suspeita[1]:

- *Suporte:* jejum (habitualmente de 10 a 14 dias*); descompressão gástrica (sondagem oro/nasogástrica); nutrição parenteral total; reposição volêmica; suporte cardiovascular e respiratório; correção de distúrbios hematológicos e metabólicos[1].
- *Antibioticoterapia:* empírica, de amplo espectro, iniciada após coleta de culturas; direcionada a germes associados à bacteremia de início tardio; cobertura para anaeróbios deve ser adicionada na suspeita de perfuração intestinal (sinais de peritonite ou pneumoperitôneo). O esquema deve ser escolhido de acordo com o padrão de suscetibilidade local (p. ex., ampicilina, gentamicina + metronidazol). Pode ser modificada de acordo com os resultados das culturas (sangue, líquido peritoneal e espécimes cirúrgicos). Comumente mantida por 10 a 14 dias*.

* Se estágio I de Bell, pode interromper antibioticoterapia e retomar dieta em prazos menores, de acordo com a evolução clínica[1].

- *Reavaliação seriada:* **clínica**, com atenção para sinais vitais e exame abdominal, de acordo com a evolução (p. ex., a cada 2 horas); **laboratorial**, com exames hematológicos, bioquímicos e gasometria, de acordo com a evolução clínica (p. ex., a cada 12 ou 24 horas); e **radiológica**, com raio X de abdome (e/ou ultrassonografia, se disponível) a cada 6 a 12 horas, durante a fase inicial ou sempre que houver sinais de piora clínica[1].

Tratamento cirúrgico

Quando o diagnóstico de NEC é suspeito ou confirmado, deve-se contatar a equipe de cirurgia pediátrica para avaliação e acompanhamento conjunto.

- *Objetivos:* controlar derramamento de conteúdo entérico na cavidade abdominal e ressecar intestino necrótico, buscando manter a máxima extensão possível de intestino viável[1].

- *Indicações:* a única indicação absoluta é a perfuração intestinal, identificada pela presença de pneumoperitôneo. Entretanto, perfuração intestinal também pode ocorrer sem a identificação radiológica de pneumoperitôneo (perfuração "oculta"). O tratamento cirúrgico também deve ser indicado quando há necrose intestinal irreversível, com alto risco de perfuração (na ausência de pneumoperitôneo) ou outras complicações. Nesses casos, os RNs apresentam piora clínica (instabilidade hemodinâmica, palpação de massa abdominal, reação peritoneal), laboratorial (trombocitopenia persistente e acidose) e radiológica (ascite, alça sentinela), apesar do tratamento clínico adequado[1].
- *Técnicas:* não existem evidências consistentes que sustentem a escolha por uma das técnicas; a escolha depende da experiência do serviço/cirurgião[1].
  - Drenagem peritoneal primária: promove alívio da pressão intra-abdominal (drenagem de ar e fezes); indicada principalmente para RNs com PN < 1.000 g, com instabilidade hemodinâmica; realizada à beira do leito; drenagem e coleta de cultura, irrigação com solução salina e locação de dreno de Penrose; pode ser tratamento estagiado para subsequente laparotomia ou pode haver cicatrização com retorno do trânsito intestinal[1].
  - Laparotomia: ressecção dos segmentos necróticos com preservação máxima de intestino viável; podem ser realizadas enterostomias e subsequente reconstrução de trânsito (após 4 a 6 semanas) ou anastomoses primárias (preferencialmente em RNs estáveis e segmento único e pequeno com necrose)[1].

Complicações

Agudas (infecciosas, CIVD, respiratórias e cardiovasculares); tardias (estenoses intestinais e síndrome do intestino curto).

Referências bibliográficas

1. Kim JH. Neonatal necrotizing enterocolitis: clinical features and diagnosis. In: Abrams SA, editor. UpToDate. Waltham, MA: UpToDate Inc. [acesso em 1º out 2020]. Disponível em: https://www.uptodate.com/contents/neonatal-necrotizing-enterocolitis-clinical-features-and-diagnosis.
2. Han SM, Hong CR, Knell J et al. Trends in incidence and outcomes of necrotizing enterocolitis over the last 12 years: a multicenter cohort analysis. J Pediatr Surg. 2020;55:998.
3. Esposito F, Mamone R, Di Serafino M, Mercogliano C, Vitale V, Vallone G et al. Diagnostic imaging features of necrotizing enterocolitis: a narrative review. Quant Imaging Med Surg. 2017;7(3):336-44.
4. Kliegman RM, Walsh MC. Neonatal necrotizing enterocolitis: pathogenesis, classification, and spectrum of illness. Curr Probl Pediatr. 1987;17:213-88.

92 Corpo estranho

Erika Veruska Paiva Ortolan
Giovana Tuccille Comes Brambilla

Cerca de 75% a 80% dos casos de ingestão de corpos estranhos (CE) e impactação alimentar ocorrem em crianças[1], principalmente menores de 5 anos, por ingestão acidental de objetos presentes em casa (moedas, brinquedos, imãs, baterias, bijuterias e joias)[2]. Em 10% a 20% dos casos, é necessária a retirada endoscópica, considerada padrão-ouro, e menos de 1% necessitará de cirurgia[3]. Quanto mais nova a criança, mais difícil identificar sintomas e ter a certeza da ingestão, sendo necessária a percepção do cuidador[2]. Já crianças maiores têm a capacidade de descrever o sintoma e sua localização, além de muitas vezes confirmar ou não a ingestão. A Figura 92.1 demonstra o fluxograma de atendimento na ingestão suspeita ou confirmada de algum corpo estranho.

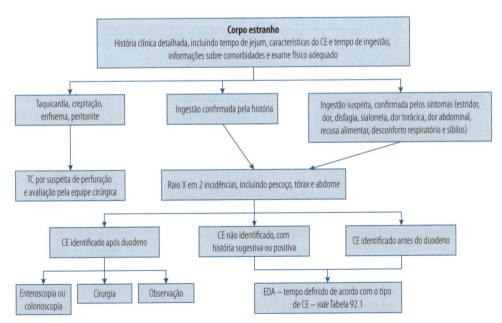

Figura 92.1. Fluxograma de atendimento de pacientes com história de ingestão de CE.
Fonte: Desenvolvida pela autoria do capítulo.

O raio X contrastado pode ser realizado, desde que não haja sialorreia (que pode indicar obstrução esofágica) nem atrase a conduta definitiva. Deve-se optar por contraste iodado, já que o bário apresenta mais risco de aspiração, além de atrapalhar a visualização e causar danos ao endoscópio.

Se o objeto estiver impactado no esôfago, a retirada deve envolver intubação orotraqueal (IOT) para proteção de via aérea, principalmente se o tempo de jejum for menor que 8 horas. Existe ainda a possibilidade de se retirar o CE, dependendo de sua posição (acima do cricofaríngeo), com laringoscopia e auxílio da pinça de McGill[2] (Tabela 92.1).

Tabela 92.1. Indicação de endoscopia conforme tipo e localização de CE e presença de sintomas.

Endoscopia de emergência (em menos de 2 horas, independentemente do tempo de jejum)	Bateria em esôfago	Com ou sem sintomas
	Bateria em estômago	Com sintomas
	Imãs em esôfago/estômago	Com sintomas
	CE pontiagudo em esôfago/estômago	Com sintomas (avaliar abordagem cirúrgica)
	Impactação alimentar no esôfago	Com sintomas
	Moedas em esôfago	Com sintomas
Endoscopia de urgência (em até 24 horas)	Bateria em estômago	Sem sintomas (menores de 5 anos, diâmetro maior que 20 mm)
	Imãs em esôfago/estômago	Sem sintomas
	CE pontiagudo em esôfago/estômago	Sem sintomas
	Impactação alimentar	Sem sintomas
	Moedas em esôfago	Sem sintomas
	Moedas em estômago	Com sintomas
	CE longo em esôfago/estômago	Com/sem sintomas
Endoscopia eletiva	Bateria em estômago	Sem sintomas, sem progressão em radiografias seriadas
	Moedas em estômago	Sem sintomas
	CE em estômago por mais de 4 semanas	Sem sintomas
	CE em estômago com diâmetro > 25 mm ou extensão > 6 m	Sem sintomas

Fonte: Oliva et al., 2020.

Ingestão de baterias

A degradação da bateria promove lesão cáustica, com a liberação de radicais livres e necrose de liquefação[4], progredindo mesmo após a retirada do objeto. Por isso, quanto mais tempo a bateria permanecer impactada no esôfago e quanto maior for o diâmetro da bateria, maior o risco de lesões esofágicas[4] e, por isso, a endoscopia deve ser realizada em caráter de emergência[1].

As principais lesões esofágicas são: ulceração, fístula traqueoesofágica, perfuração esofágica, estenose esofágica, lesão de nervo laríngeo recorrente com paralisia de cordas vocais, mediastinite, PCR, pneumotórax e fístula aortoesofágica[2], mas apenas de 3% a 10% têm alguma manifestação clínica. O diagnóstico é feito por radiografia de tórax e abdome, com olhar cauteloso para diferenciar de moedas, considerando-se que, no caso das baterias, observa-se a presença do duplo halo (Figura 92.2).

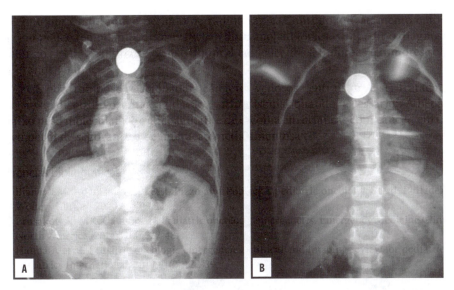

Figura 92.2. Presença de CE em radiografias em esôfago proximal. Moeda (A) e bateria com duplo halo (B).
Fonte: Acervo da autoria do capítulo.

Quando localizada no estômago, a necessidade da retirada de bateria ainda é controversa, já que o risco de lesões elétricas é baixo e que a maioria é eliminada espontaneamente[1,2].

O tratamento conservador, com observação, pode ser opção quando a bateria é identificada no estômago em menos de 2 horas da ingestão, com tamanho menor que 20 mm, ou quando a criança tem mais de 5 anos de idade e se estiver assintomática[2]. De acordo com recomendações da American Society for Gastrointestinal Endoscopy (ASGE), baterias maiores que 20 mm de diâmetro em estômago devem ser checadas por radiografias e retiradas se permanecerem por 48 horas ou mais[5].

Após a retirada da bateria impactada em esôfago, o seguimento também é controverso: se houver suspeita de lesão de parede total do esôfago, mesmo que a criança esteja assintomática, recomenda-se manter hospitalização para controle e manejo dos sintomas[2]. Quando é identificada endoscopicamente lesão esofágica na altura da aorta, sugere-se investigação com TC ou RNM[4]. O paciente deve ser acompanhado ambulatorialmente, para avaliar possíveis complicações, como distúrbios de deglutição, disfagia ou estenose esofágica[4].

Ingestão de imãs

Com a ingestão de múltiplos imãs (Figura 92.3) ou imã associado a metal, há risco de fístulas enteroentéricas, perfuração, peritonite, isquemia ou necrose intestinal[1,2]. Portanto, esses objetos devem ser removidos por endoscopia, colonoscopia ou cirurgia, combinadas ou não, em caráter de emergência, mesmo que o paciente esteja assintomático. Entretanto, se a imagem for sugestiva de imã único, com certeza de não ser um aglomerado, não é necessária a retirada do objeto.

Ainda é controversa a conduta quando os imãs se encontram entre o Treitz e o íleo terminal, com paciente assintomático. Deve-se considerar a realização de enteroscopia quando disponível no serviço e compatível com o tamanho do paciente[2]. Vale ressaltar que laparotomia ou laparoscopia aumentam significativamente a morbimortalidade e os custos. Assim, pode-se considerar manejo conservador, com observação, imagens seriadas e laxativos. No entanto, se o paciente não tiver acesso fácil ao serviço de saúde em caso de piora, deve-se optar por cirurgia.

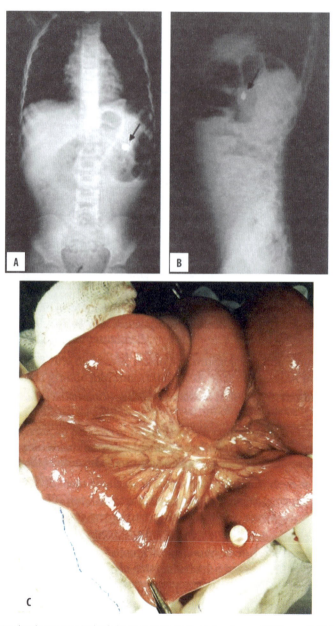

Figura 92.3. Imãs visualizados em raio X de abdome com sinais de obstrução em AP (A) e perfil (B). Imagem do intraoperatório em que se observa perfuração pela aproximação de dois imãs (C).
Fonte: Acervo da autoria do capítulo.

Objetos pontiagudos

A maioria passa por todo o trajeto gastrointestinal sem causar danos, sendo os sintomas mais frequentes quando há impactação no terço superior do esôfago, com dor e disfagia. As complicações mais comumente descritas são perfuração (que é mais comum na região da válvula ileocecal, mas pode acontecer em esôfago, piloro, arco duodenal e cólon), migração extraluminal, abscesso, peritonite, fístulas, apendicite, penetração em fígado, bexiga, coração e pulmão, hérnia umbilical encarcerada, fístula aortoesofágica, podendo chegar a óbito[2], que ocorre mais frequentemente em pacientes sintomáticos ou com diagnóstico tardio, que acontece após 48 horas, principalmente com itens radiotransparentes.

Na suspeita da ingestão de objeto pontiagudo, deve-se realizar radiografia urgente para avaliar possíveis complicações e a abordagem endoscópica deve ser considerada mesmo quando a radiografia é negativa. Pode-se optar por exames como tomografia, ultrassonografia, ressonância e radiografia contrastada do esôfago, estômago e duodeno (EED), na tentativa de se identificar objetos radiotransparentes. Se o objeto estiver no esôfago, a retirada endoscópica deve ser realizada em caráter de emergência. Se houver qualquer sinal de desconforto respiratório, edema em pescoço, crepitações em subcutâneo ou peritonite, o cirurgião deve ser contatado imediatamente e o paciente deve ser transferido para local com suporte adequado. Ainda há controvérsias sobre como proceder se o CE estiver após o Treitz, sendo possíveis opções de tratamento a enteroscopia, cirurgia ou observação. Se o paciente estiver assintomático, deve-se considerar a internação com realização de radiografias diariamente[2].

A saída do CE pontiagudo ocorre, em média, em 3,6 dias, mas há relatos de perfuração com 10,4 dias. Portanto, se o objeto não progride no raio X com mais de 3 dias ou se o paciente se tornar sintomático, a cirurgia deve ser considerada[2]. A família sempre deve ser envolvida e esclarecida sobre as possibilidades de abordagem, incluindo tratamento conservador e seus riscos.

Impactação alimentar

Ocorre principalmente em meninos entre 9 e 10 anos, geralmente associada a doenças esofágicas, como esofagite por refluxo, estenose em anastomose, acalasia, dismotilidades, sendo a esofagite eosinofílica responsável por, aproximadamente, 40% dos casos[1].

O raio X contrastado é contraindicado, pelo risco de aspiração, e a endoscopia é recomendada quando não houver resolução espontânea. Se o paciente estiver sintomático, com sinais de obstrução esofágica, o procedimento deve ser realizado na emergência, com biópsias no momento da retirada do bolo alimentar[1]. Já as dilatações não são recomendadas nesse momento[2]. O uso de proteolíticos é contraindicado, por aumentar o risco de lesão esofágica, pneumonia aspirativa e perfuração[2]. Ambulatorialmente, o paciente deve ser encaminhado para investigação e seguimento com gastropediatra.

Ingestão de moedas e objetos contundentes

Alguns fatores, como posição, idade da criança e tamanho do objeto, podem interferir na passagem espontânea pelo esôfago. Se o diâmetro do objeto for maior que 2 cm em menores de 1 ano ou maior que 3 cm nos demais pacientes, dificilmente ele passará pelo piloro.

A conduta ocorre conforme descrito na Figura 92.1. O raio X deve ser repetido imediatamente antes da endoscopia, porque mais de 25% dos objetos passam espontaneamente em 8 a 16 horas após a ingestão[1,2]. Durante a endoscopia, após retirada, avaliar cuidadosamente a mucosa esofágica para descartar lesões.

Quando o CE está no estômago, deve-se orientar os responsáveis a avaliar as fezes, além de realizar raio X a cada 1 a 2 semanas, já que a maioria passa espontaneamente. Se permanecer no mesmo local em 2 a 4 semanas, recomenda-se a retirada por endoscopia eletivamente[2].

Referências bibliográficas

1. Oliva S, Romano C, De Angelis P et al. Foreign body and caustic ingestions in children: a clinical practice guideline. Digestive and Liver Disease. 2020. Disponível em: https://doi.org/10.1016/j.dld.2020.07.016.
2. Kramer RE, Lerner DG, Lin T et al. Management of ingested foreign bodies in children: a clinical report of the NASPGHAN Endoscopy Committee. J Pediatr Gastroenterol Nutr. 2015;60:562-74.
3. Yeh HY, Chao HC, Chen SY, Chen CC and Lai MW. Analysis of radiopaque gastrointestinal foreign bodies expelled by spontaneous passage in children: a 15-year single-center study. Front. Pediatr. 2018;6:172.
4. Bolton SM, Saker M, Bass LM. Button battery and magnet ingestions in the pediatric patient. Curr Opin Pediatr. Out 2018;30(5):653-9.
5. Ikenberry SO, Jue TL et al. ASGE standards of practice committee management of ingested foreign bodies and food impactions. Gastrointest Endosc. 2011;73(6):1085-91.

93 Tumores abdominais

Erika Veruska Paiva Ortolan
Giovana Tuccille Comes Brambilla
Antonio Marcos Rodrigues

Em comparação com a ocorrência em adultos, neoplasias são raras em crianças e adolescentes, correspondendo a 2% a 3% do total de tumores malignos, mas são consideradas importante causa de morte na infância. Nos países mais desenvolvidos, são a segunda causa de morte em crianças de 1 a 14 anos, perdendo apenas para acidentes. As neoplasias mais frequentes na infância são as leucemias, seguidas de tumores do sistema nervoso central (SNC) e tumores abdominais[1].

Os tumores abdominais podem ser classificados em retroperitoneais e intraperitoneais. Os principais representantes malignos do primeiro grupo são o tumor de Wilms (ou nefroblastoma) e o neuroblastoma, sendo a hidronefrose, rins policísticos e o ganglioneuroma os tumores retroperitoneais benignos mais comuns. Já os tumores intraperitoneais malignos mais comuns são o hepatoblastoma e os linfomas; e os benignos são causados por doenças metabólicas, abscessos, doenças inflamatórias e cistos.

Na maioria das vezes, esses pacientes são recebidos por pediatras e as massas abdominais muitas vezes não fazem parte da queixa inicial do cuidador, sendo achados de exame. Os sintomas variam de acordo com tipo, natureza, localização, tamanho do tumor e sua relação com estruturas contíguas. No entanto, existem sintomas inespecíficos que podem estar presentes em qualquer tipo de tumor, principalmente a síndrome consumptiva, com febre, anorexia, emagrecimento e irritabilidade. Há alguns sinais e sintomas de alarme específicos para cada tipo de tumor. Como exemplos, podemos citar: as massas abdominais nos tumores Wilms, neuroblastoma, linfoma não Hodgkin e hepatoblastoma; dores ósseas (principalmente em membros inferiores) nas leucemias e no neuroblastoma; virilização e puberdade precoce no tumor de córtex de adrenal; diarreia líquida prolongada com hipopotassemia e distensão abdominal resistente ao tratamento por síndrome paraneoplásica pela produção de VIP no neuroblastoma abdominal; hematúria no Wilms.

Os tumores são considerados urgências médico-cirúrgicas e devem ser investigados o mais breve possível, diminuindo-se assim a morbimortalidade. Portanto, o exame físico deve ser realizado cuidadosamente e torna-se de extrema importância examinar e sempre palpar o abdome da criança, independentemente da queixa, já que a maioria dos tumores é visível e/ou palpável (Figura 93.1)[2].

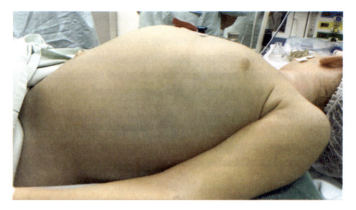

Figura 93.1. Massa abdominal visível ao exame físico.
Fonte: Acervo da autoria do capítulo.

Na palpação, deve-se avaliar tamanho, forma, superfície, mobilidade e consistência de massas abdominais, verificando-se se respeitam ou ultrapassam a linha média. Sinais e sintomas específicos também devem ser investigados, como: síndromes endócrinas (Cushing e androgenital do tumor de adrenal); elevação da pressão arterial associada ao neuroblastoma, ao Wilms e ao tumor de adrenal; a aniridia e a hemi-hipertrofia corpórea que podem estar presentes no Wilms; a hemi-hipertrofia corpórea relacionada ao tumor de adrenal, ao hepatoblastoma e ao Wilms; sudorese facial assimétrica, anisocoria ou heterocromia, que podem estar presentes no Neuroblastoma; as manchas café com leite que, além de na neurofibromatose, podem estar presentes no Wilms; e a pseudopuberdade isossexual ou heterossexual presente nos diferentes tipos de tumores ovarianos.

O próximo passo na investigação é a realização de exames laboratoriais. Deve-se realizar rotina de avaliação geral, com hemograma completo, ureia, creatinina, urina tipo I e ácido úrico (para programação da quimioterapia). A avaliação hepática se faz por meio de eletroforese de proteínas, coagulograma, bilirrubinas, TGO, TGP, fosfatase alcalina e Gama-GT. A avaliação de comprometimento ósseo é feita pela dosagem de fosfatase ácida. Há alguns exames específicos, de acordo com o tipo de tumor: metabólitos urinários das catecolaminas (ácido homovalínico – HVA e ácido vanilmandélico – VMA) na suspeita de neuroblastoma ou feocromocitoma; quando a suspeita é de tumor ovariano funcionante ou tumor de córtex de adrenal, deve-se realizar a dosagem de cortisol urinário livre, 17-hidroxicorticosteroide, 17-cetosteroide, cortisol sérico, dehidroepiandrosterona (DHEA), testosterona e aldosterona; nos tumores ovarianos de células germinativas, deve-se rastrear marcadores tumorais, como alfa-fetoproteína, beta-hCG e DHL; já o mielograma deve ser realizado para avaliar comprometimento de medula óssea no neuroblastoma e no linfoma, além de permitir avaliar a função hematopoiética com a quimioterapia[3].

A avaliação do paciente deve seguir com exames de imagem. A radiografia de abdome permite avaliar a presença de massas abdominais que causem ou não desvios de estruturas, se representam padrão obstrutivo e se há calcificações, que podem ser finas, grosseiras, regularmente dispostas ou não, com elementos específicos, como dente e cartilagem. Já na radiografia de tórax, deve-se observar a presença de metástases. A urografia excretora pode ajudar na diferenciação entre Wilms e neuroblastoma, mas pode ser substituída por TC ou RNM. A ultrassonografia de abdome pode auxiliar na diferenciação de massas sólidas e císticas, além de permitir verificar a presença de metástases e de trombo tumoral. Já a TC de abdome deve sempre ser realizada com contraste, para que seja possível definir a localização e a extensão anatômica do tumor, se há comprometimento linfonodal e a relação com estruturas contíguas (Figura 93.2). Durante a investigação de tumores hepáticos ou de comprometimento ósseo, a cintilografia tem papel importante; já na avaliação de comprometimento vascular, devemos considerar a RNM[3].

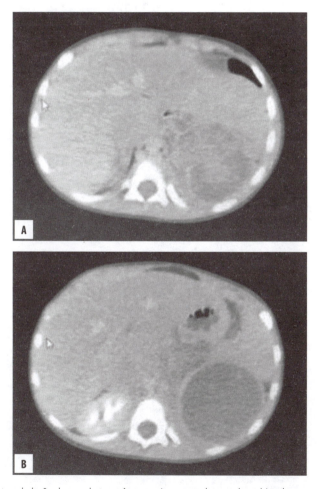

Figura 93.2. TC mostrando lesão densa e heterogênea no rim esquerdo com áreas hipodensas.
Fonte: Acervo da autoria do capítulo.

Na Tabela 93.1, estão descritos os principais tumores abdominais com relação aos aspectos gerais e epidemiológicos, além das manifestações clínicas e diagnósticos diferenciais.

Tabela 93.1. Características dos principais tumores abdominais.

	Wilms ou nefroblastoma	Neuroblastoma	Linfoma	Tumor de córtex de adrenal	Tumores de ovário
Geral	• 2º tumor sólido mais frequente na infância • 1º tumor maligno primário renal • Corresponde a 5% a 6% das neoplasias na criança	• 1º tumor sólido mais frequente na infância • Menor potencial de cura	• Neoplasia maligna proliferativa de alto grau do tecido linfoide e do sistema imunológico • Alteração genética que interfere na biologia celular • Grande variedade morfofuncional com disseminação precoce	• Raro no mundo, e ocorre 15 vezes mais no Brasil • Ocorre em ambos os lados igualmente • Recorrência familiar	• Raros na infância, ocorrendo principalmente na fase puberal • 9 grupos de tumores malignos
Origem	• Embrionário: derivado do blastema metanéfrico • Acomete parênquima renal com distorção e invasão de tecido adjacente	• Simpatogônias (células primitivas da crista neural) que formam a medular da suprarrenal e todos os gânglios simpáticos • Acomete qualquer lugar onde existam células simpáticas, do cérebro à pelve (mais comum no abdome)	• 3 grupos – Linfoblástico: derivado de células T; acomete gânglios periféricos e/ou mediastino – Pequenas células: clivadas (Burkitt) ou não clivadas – massas abdominais e/ou cabeça e pescoço – Grandes células: imunoblásticas B e anaplásico de células T – disseminados ao diagnóstico com frequente acometimento extranodal (pele, partes moles, testículos, amígdalas e ossos) sem acomete abdome		
Sexo	Ambos	2 meninos para 1 menina	2 a 3 meninos para 1 menina	3 a 4 meninas para cada menino	91% em meninas menores de 14 anos são TCG
Idade	75% menores de 5 anos (pico entre 2 e 3 anos de idade)	50% antes dos 2 anos de idade e 75% até os 4 anos		Pico de incidência entre 3 e 5 anos (80% menores de 5 anos)	
Lateralidade	5% a 7% bilaterais, 85% sincrônicos, 15% metacrônicos				
Clínica	• 80% a 85% massa abdominal visível ou palpável: fixa, superfície lisa, confinado ao flanco e região lombar, sem ultrapassar linha média • Bom estado geral • Corado pela policitemia gerada pela alta produção de eritropoietina • Dor abdominal • Hematúria	• Varia conforme localização e comprometimento de estruturas adjacentes e presença ou não de metástases • Emagrecimento • Palidez • Comprometimento do estado geral • Massa abdominal fixa, indolor, com aspecto nodular, frequentemente ultrapassando a linha média • Hipertensão arterial • Protrusão do globo ocular	• Sistêmica (fase avançada da doença): febre, anorexia, adinamia, MEG, emagrecimento e anemia • 5% com infiltração de SNC: cefaleia e irritação meníngea • Local (depende da localização primária): – Abdome: dor, vômito, aumento de volume abdominal, obstrução intestinal – Mediastino: gânglio cervical ou fossa supraclavicular, sinais de compressão de estruturas mediastinais ou cervicais – dispneia, cianose, tosse, edema de face; síndrome da veia cava superior, desconforto respiratório	• Varia se for funcionante ou não: virilização (pilificação púbica, falomegalia, acne) associados ou não a sinais de hipercortisolismo (hirsutismo, hipertensão, pletora, face de lua cheia, obesidade) • Bom estado geral • Compressão de órgãos adjacentes • Necrose e hemorragia	• Dor abdominal em andar inferior • Massa pélvica palpável em 60% • Torção: dor aguda, com náuseas e vômitos • Obstrução de TGU ou TGI • 5% com puberdade precoce e sangramento vaginal

(Continua)

Tabela 93.1. Características dos principais tumores abdominais. *(Continuação)*

	Wilms ou nefroblastoma	Neuroblastoma	Linfoma	Tumor de córtex de adrenal	Tumores de ovário
	• Febre • Hipertensão arterial	• Equimose na pálpebra superior • Linfadenopatia • Nódulos subcutâneos • Tumoração na calota craniana • Dores difusas, mais importantes no período noturno • Paraplegia • Febre prolongada de causa indefinida	– Gânglios periféricos – Hepatoesplenomegalia – Nasofaringe e anel de Waldeyer: disfagia, obstrução nasal, IVAS, adenopatia cervical; tumoração indolor de nasofaringe – Osso ou qualquer local extranodal: tumoração palpável, podendo ser dolorosa, sem sinais flogísticos	intratumoral: dor, febre, anemia • Clínica: manifestações por produção hormonal • Outros sintomas: massa abdominal, engrossamento da voz, convulsão, polidipsia, polifagia, ginecomastia	
Anomalias e síndromes associadas	10% a 15% de associação: • 4% a 8% são urinárias: hipospadia, criptorquidia, duplicação pielocalicial, rim em ferradura, disgenesia renal • Aniridia • Beckwith-Wiedemann • Denys Drash • Klippel-Trenaunay • Neurofibromatose	• No RN e lactente: síndrome de Pepper • Horner • Kerner Morrison • Hutchinson • Opsomioclonia • Klippel-Feil • Waardenburg • Ondine • Beckwith-Wiedemann • Fetal álcool • Fetal hidantoína • Hirschsprung • Neurofibromatose • Wilms • Linfoma não Hodgkin		• Beckwith-Wiedemann • NEM-1 • Li-Fraumeni • Hemangiomatose cutânea • Malformações urinárias • Hemi-hipertrofias	
Diferenciais	• Neuroblastoma • Linfoma • Hepatoblastoma • Teratoma • Lesões císticas benignas			• Não funcionante: ganglioneuroblastoma, feocromocitoma, tumores renais e hepáticos de grande volume	

Fonte: Adaptada de Merzhovschi, 1987; Little, 1999; Rodrigues et al, 2012.

O estadiamento e a programação terapêutica seguem esquemas específicos para cada tumor, individualizados conforme a clínica e o estágio de doença em que se encontra o paciente. Nos tumores abdominais, o tratamento cirúrgico tem papel significativo (Figura 93.3), associado à quimioterapia e, eventualmente, à radioterapia. No entanto, quando consideramos os linfomas, a quimioterapia é a principal estratégia terapêutica e os procedimentos cirúrgicos ficam reservados para diagnóstico na realização de biópsias, tratamento de complicações, como invaginações e obstruções, e para implante de cateter para quimioterapia.

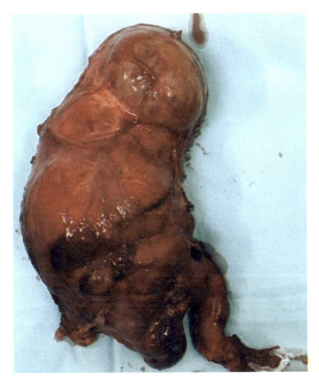

Figura 93.3. Produto de nefroureterectomia por tumor de Wilms.
Fonte: Acervo da autoria do capítulo.

Referências bibliográficas

1. Little J. Introduction. In: Little J. Epidemiology of childhood cancer. Lyon: WHO; 1999.
2. Merzhovschi J. Pediatria: diagnóstico + tratamento. 4. ed. São Paulo: Sarvier; 1987.
3. Rodrigues AM, Takegawa BK, Ortolan EVP. Tumores abdominais na infância: considerações diagnósticas. In: Lopez FA, Campos Junior D, editores. Tratado de pediatria – SBP. 2. ed. Barueri-SP: Manole; 2012. v. 2., p. 2773-92.

Parte 15
Emergências neonatais

94 Choque neonatal

Ligia Maria Suppo de Souza Rugolo

Introdução

O choque em recém-nascidos (RN) é mais frequente do que em qualquer outra faixa etária, sendo importante causa de óbito. Entretanto, sua fisiopatologia é pouco estudada e são escassos os estudos clínicos sobre diagnóstico, tratamento e prognóstico. Assim, a conduta geralmente é norteada por consenso de especialistas, com pouca evidência das melhores práticas.

A variabilidade hemodinâmica fisiológica nos primeiros dias e as limitações no monitoramento do RN dificultam a abordagem do choque neonatal. Além disso, várias peculiaridades do RN e de sua assistência contribuem para alterações hemodinâmicas, como[1,2]:

- Imaturidade do miocárdio (< contratilidade; < efeito de catecolaminas; ↓ débito cardíaco (DC)).
- Tônus vascular imaturo (predomínio dos receptores α; < expressão dos β).
- Canal arterial patente (*shunt* E-D ou D-E; alteração do DC).
- Clampeamento precoce de cordão/perda sanguínea (↓ volemia; ↓ DC).
- Doença respiratória (↑ resistência vascular pulmonar (RVP); *shunt* D-E).
- Ventilação mecânica (↓ enchimento cardíaco e DC).
- Hipotermia terapêutica (↑ resistência vascular sistêmica (RVS); ↓ FC; ↓ DC).
- Sepse (alteração da RVS e RVP; ↓ contratilidade; ↓ volume intravascular).

Tipos de choque no recém-nascido[2]

Choque distributivo (sepse/enterocolite) e choque cardiogênico (asfixia ou falha na circulação de transição) são os mais frequentes. Os principais mecanismos etiopatogênicos são: disfunção do miocárdio e alteração do tônus vascular, podendo ter como mecanismo adicional no prematuro a insuficiência adrenal transitória. Outros tipos mais raros: hipovolêmico (placenta prévia, descolamento prematuro de placenta, prolapso de cordão); obstrutivo (tamponamento cardíaco, pneumotórax); dissociativo (meta-hemoglobinemia; anemia grave).

Diagnóstico[1-3]

Precisa ser rápido, pois o atraso no tratamento aumenta a chance de óbito. Entretanto, não há um teste diagnóstico suficientemente acurado para ser usado isoladamente; assim, são analisados em conjunto vários parâmetros, que indiretamente permitem avaliar o débito cardíaco:

a) *Clínicos:* PA, frequência cardíaca, pulsos e tempo de enchimento capilar.
b) *Laboratoriais:* pH arterial, lactato, ureia e creatinina.
c) *Função de órgãos:* débito urinário, nível de consciência e tônus muscular.

São alterações indicativas de inadequada perfusão: letargia, pele fria, pulsos finos, hipotensão, tempo de enchimento capilar aumentado (> 3 segundos), oligúria, acidose e aumento do lactato sérico (> 2 mmol/L). A melhor acurácia é obtida com associação de aumento no TEC e no lactato.

A ecografia funcional é um adjuvante muito útil, pois, aliada aos parâmetros clínicos, auxilia no diagnóstico precoce do choque, fornece informação sobre a fisiopatologia do distúrbio, norteia o tratamento específico e individualizado e evita tratamento desnecessário. Pode-se dizer que atualmente é o melhor recurso disponível para detectar o baixo débito cardíaco na fase compensada do choque quando a PA ainda é normal.

Em razão da variabilidade fisiológica da condição hemodinâmica nos primeiros dias de vida, uma proposta é considerar o tempo de manifestação do choque:

- *Precoce (< 72 horas):* período em que o choque é mais frequente (especialmente no primeiro dia); tendo como principais causas: falha na circulação de transição, asfixia perinatal, sepse precoce (principalmente estreptococo B).
- *Tardio (> 72 horas):* causado predominantemente pela sepse tardia (principalmente por Gram-negativos).

O Quadro 94.1 apresenta de maneira resumida e simplificada as principais causas e alterações hemodinâmicas envolvidas no choque, conforme o tempo de vida.

Quadro 94.1. Causas e alterações hemodinâmicas, conforme o tempo de vida.

Quando/quem	Causa	Alterações hemodinâmicas
Primeiro dia PT (+ frequente PT extremo)	Falha na circulação de transição	Miocárdio imaturo (↓ Contratilidade) ↑ RVS (↑ Pós-carga VE) Clampeamento precoce cordão/ventilação (↓ Pré-carga) *Shunt* E-D pelo canal arterial ↓ Fluxo sistêmico PA normal e depois ↓ evoluindo com choque cardiogênico
Primeiro dia Termo ou PT	Asfixia perinatal*	• Vasoconstrição hipóxica → ↑ RVS e ↑ RVP • Disfunção do miocárdio → ↓ Débito VE → ↓ Fluxo sistêmico • Hipertensão pulmonar • PA normal ou ↓ evoluindo com choque cardiogênico
Primeiro dia Termo ou PT	Sepse precoce (estrepto B)	• Hipertensão pulmonar • ↑ RVS • Lesão e disfunção do miocárdio
≥ Terceiro dia Termo ou PT	Sepse/NEC	• SIRS → ↓ Tônus vascular → ↓ PA • Disfunção de VE

PT = pré-termo; VE = ventrículo esquerdo; SIRS = síndrome da resposta inflamatória sistêmica.
* Hipotermia terapêutica ↓ FC ↓ DC e ↑ RVS (podem mascarar o diagnóstico de hipotensão).
Fonte: Desenvolvido pela autoria do capítulo.

Tratamento[1,3-5]

Os cuidados básicos incluem: obter acesso vascular seguro (nos primeiros dias, é feito o cateterismo da veia umbilical); garantir adequada ventilação e corrigir distúrbios metabólicos e anemia. O tratamento específico visa restaurar o mais rápido possível a perfusão de órgãos e a oxigenação tecidual, corrigindo as alterações hemodinâmicas associadas. Há pouca evidência para recomendar a conduta ideal, e as opções terapêuticas são variáveis entre os serviços. É recomendável que os serviços tenham protocolos e que a conduta seja individualizada, com base na fisiopatologia do distúrbio. Assim, são propostos:

Choque cardiogênico transicional[1,3]

- *Expansão:* deve ser criteriosa.
    - SF (10 mL/kg) em 10 a 15 minutos no RN a termo e **em 30 minutos no pré-termo**.
- *Suporte cardiovascular:*
    - 1ª opção = dobutamina (5 a 20 mcg/kg/min).
    - 2ª opção = adrenalina (0,001 a 0,1 mcg/kg/min).
    - Se > 24 hv = dopamina (5 a 20 mcg/kg/min).

O efeito inotrópico/vasopressor da dopamina é dose-dependente e muito variável nos prematuros, daí a preocupação com seu uso no primeiro dia (em que a RVS está aumentada), e seu efeito vasopressor pode prejudicar o débito cardíaco. A maioria responde com dose ≤ 10 mcg/kg/min. A dose deve ser escalonada criteriosamente.

O uso de hidrocortisona pode ser feito apenas como terapia de resgate no choque refratário, considerando a possibilidade de insuficiência adrenal transitória do prematuro.

Choque cardiogênico da asfixia[1,3]

- *Expansão:* deve ser criteriosa.
    - SF (10 mL/kg) em 10 a 15 minutos no RN a termo e **em 30 minutos no pré-termo**.
- *Suporte cardiovascular:*
    - 1ª opção = dobutamina (5 a 20 mcg/kg/min).
    - 2ª opção = adrenalina (0,001 a 0,1 mcg/kg/min).

Se houver hipertensão pulmonar → óxido nítrico inalatório. Como segunda opção, pode ser usado o milrinone, desde que a PA esteja normal. Dopamina não é boa opção no choque por asfixia, pois geralmente há hipertensão pulmonar associada e a dopamina pode aumentar o *shunt* D-E pelo canal arterial.

Choque séptico[4,5]

Para RN a termo, há recomendações nos *guidelines* do Colégio Americano de Cuidados críticos em Medicina (ACCM) em 2017:

- *Antibioticoterapia:* empírica precoce (na primeira hora).
- *Expansão:* SF (10 mL/kg em 10 a 15 minutos); s/n repetir (até 40 mL/kg em 1 hora).

- *Suporte hemodinâmico:*
    - 1ª opção = dopamina: iniciar após a 1ª expansão (5 a 10 mcg/kg/min). (Evitar dose > 10 pelo efeito vasoconstritor pulmonar).
    - 2ª opção = dobutamina (5 a 10 mcg/kg/min) se disfunção do miocárdio.
    - Se não responder: iniciar adrenalina (0,03 a 0,5 mcg/kg/min).
    - Se tiver hipertensão pulmonar: óxido nítrico inalatório.
    - Na suspeita de cardiopatia: iniciar prostaglandina E1.

Para prematuros, não há *guidelines*, e a proposta baseia-se nas orientações de Wynn e Wong[5], como mostra a Figura 94.1:

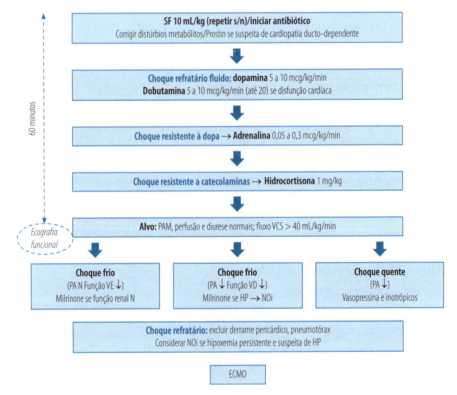

Figura 94.1. Conduta no choque séptico do recém-nascido pré-termo.
PAM = pressão arterial média; VCS = veia cava superior; HP = hipertensão pulmonar.
Fonte: Adaptada de Wynn e Wong, 2010.

Finalizando, a conduta no choque neonatal deve ser rápida e adequada à fisiopatologia do distúrbio, visando não apenas a normalização hemodinâmica, mas também a melhoria na sobrevida e no prognóstico do RN.

Referências bibliográficas

1. Rugolo LMSS, Luca AKC. Uso de medicamentos vasopressores em neonatologia. In: SBP; Procianoy RS, Leone CR, organizadores. PRORN Programa de Atualização em Neonatologia: Ciclo 15. v. 3. Porto Alegre: Artmed Panamericana; 2018. p. 11-61.
2. Schwarz CE, Dempsey EM. Management of neonatal hypotension and shock. Semin Fetal Neonatal Med. 2020;25(5):101121.
3. Phad N, de Waal K. What inotrope and why? Clin Perinatol. 2020;47(3):529-47.
4. Davis AL, Carcillo JA, Aneja RK, Deymann AJ, Lin JC, Nguyen TC et al. American College of Critical Care Medicine Clinical practice parameters for hemodynamic support of pediatric and neonatal septic shock. Crit Care Med. 2017;45(6):1061-93.
5. Wynn JL, Wong HR. Pathophysiology and treatment of septic shock in neonates. Clin Perinatol. 2010;37(2):439-79.

95 Infecção neonatal

Ligia Maria Suppo de Souza Rugolo

Introdução

Sepse é a manifestação mais frequente da infecção neonatal, importante causa de morbimortalidade e, no Brasil, a principal causa de morte em prematuros. Classifica-se em: precoce, se ocorrer nas primeiras 72 horas de vida (de provável origem materna se ≤ 48 horas); e tardia, se > 72 horas (origem ambiental). Essa classificação é importante, pois os fatores de risco, a etiologia e o tratamento diferem[1-3].

Sepse precoce[1-3]

É rara (≤ 0,5 a 1:1.000 NV), porém os fatores de risco são muito frequentes e a mortalidade atinge até 25% em prematuros. Os principais agentes etiológicos são: estreptococo do grupo B (EGB) no recém-nascido (RN) a termo ou pré-termo tardio e *E. coli* (nos prematuros).

Os principais fatores de risco incluem:
- colonização materna por EGB sem antibiótico intraparto;
- rotura prematura de membranas ≥ 18 horas;
- corioamnionite ou febre intraparto;
- trabalho de parto prematuro sem causa aparente.

O diagnóstico é difícil, pois os sinais clínicos são sutis e inespecíficos, iniciando geralmente com hipoatividade, letargia, apneia, dificuldade respiratória, cianose (bastante comuns em prematuros), enquanto nos RN a termo insuficiência respiratória é frequente. Outros sinais e sintomas podem estar presentes: distermia, taquicardia/bradicardia, distensão abdominal, vômitos, resíduo gástrico, instabilidade glicêmica, tremores ou convulsões. Embora os sintomas respiratórios sejam os mais frequentes, há que se considerar que existem muitas outras causas não infecciosas de desconforto respiratório, especialmente em prematuros.

O risco de sepse precoce geralmente é superestimado e, em razão da frequência dos fatores de risco e das dificuldades no diagnóstico, muitos RN são investigados e tratados desnecessariamente nos primeiros dias de vida. Está bem estabelecido que o uso precoce, inadequado ou excessivo de antibióticos tem efeitos adversos: altera a microbiota, favorece o desenvolvimento de micro-organismos resistentes e aumenta o risco de candidíase, sepse tardia, enterocolite necrosante e morte.

Como reconhecer os RN de alto risco para infecção precoce que precisam ser investigados e tratados?

A Academia Americana de Pediatria (AAP) propôs, em 2019, diferentes estratégias, conforme a faixa de idade gestacional: > 34 semanas ou ≤ 34 semanas[4].

Abordagem para RN > 34 semanas

Para RN > 34 semanas, existem três opções:

1) *Conduta por categoria de risco:* apresentada na Figura 95.1. Essa estratégia propicia o tratamento empírico de muitos RN de baixo risco.

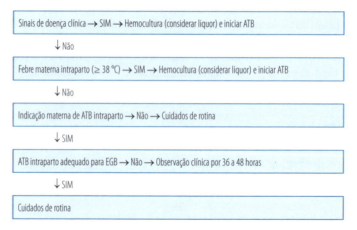

Figura 95.1. Conduta por categoria de risco.
ATB = antibióticos.
Fonte: Adaptada de Puopolo et al., 2019.

2) *Avaliação multivariada de risco (calculadora de sepse precoce):* a calculadora considera a probabilidade prévia de infecção, a idade gestacional, os fatores de risco maternos (tempo de rotura de membranas, temperatura, colonização pelo GBS, antibioticoterapia intraparto) e a condição clínica do recém-nascido nas primeiras 12 horas de vida. A calculadora está disponível gratuitamente (http://newbornsepsiscalculator.org) e seu uso tem se mostrado benéfico, reduzindo significativamente o uso de antibióticos nos primeiros dias de vida.

3) *Avaliação do risco conforme a condição clínica do recém-nascido:* a avaliação frequente e criteriosa dos sinais clínicos de doença, a cada 2 a 4 horas, tem sido bastante valorizada; e pode ser usada em associação com a calculadora de risco. A conduta é decidida conforme a evolução clínica do RN:

- RN sintomático → Hemocultura (considerar liquor) e iniciar antibiótico.
- RN assintomático, porém mãe com febre (≥ 38 °C) ou inadequada antibioticoterapia intraparto:
  - exame físico e sinais vitais seriados por 36 a 48 horas;
  - hemocultura (considerar liquor);
  - antibiótico (se tiver sinais de doença).

Destaca-se que, no RN com risco, mas assintomático, nas primeiras 12 a 24 horas a probabilidade de sepse precoce é baixíssima.

Abordagem para os prematuros ≤ 34 semanas[4]

- Pré-termo de alto risco (trabalho de parto prematuro, rotura prematura de membranas, infecção intra-amniótica) → Hemocultura (considerar liquor) e iniciar antibióticos.
- Pré-termo por indicação materna ou fetal, nascido de parto vaginal ou cesárea após indução. Se houver: antibioticoterapia intraparto inadequada OU suspeita de infecção intra-amniótica OU RN com sintomas → Hemocultura (considerar liquor) e iniciar antibióticos.
- Pré-termo por indicação materna ou fetal, nascido por cesárea sem trabalho de parto e sem bolsa rota → Observação; não investigar e não tratar.

Diagnóstico e tratamento da infecção precoce[1-3]

Para confirmação da sepse, recomenda-se a hemocultura e o liquor (em prematuros < 1.500 g, evitar colher liquor nas primeiras 72 horas, pelo risco de hemorragia peri-intraventricular). Não é necessária a cultura de urina, pois foco urinário é muito raro na sepse precoce. Na prática clínica, exames inespecíficos, como hemograma e PCR, são bastante utilizados, embora tenham baixa acurácia. Para melhorar a interpretação do hemograma, avalia-se o escore de Rodwell (≥ 3 sugere infecção) e, quanto à PCR, há que se considerar que seu pico ocorre a partir de 48 horas do início da infecção, por isso não é útil para o diagnóstico precoce, mas a persistência de valores negativos (< 1 mg/dL) em dosagens seriadas é útil para excluir infecção (valor preditivo negativo: 99%).

O tratamento empírico é feito com uma penicilina associada a um aminoglicosídeo, sendo o esquema mais utilizado: ampicilina + gentamicina. Nos casos de infecção por EGB e de meningite, as doses das penicilinas devem ser ajustadas. Outra opção para meningite (principalmente por Gram-negativos) é a associação de cefalosporina de terceira ou quarta geração (cefotaxima ou cefepime) com uma penicilina.

O tempo de tratamento deve ser o menor possível (5 a 7 dias), dependendo da evolução clínica e das culturas. Nos casos de meningite, tratar por 14 a 21 dias. **Atenção:** a antibioticoterapia empírica deve ser suspensa em 36 a 48 horas se não se confirmar a infecção (RN estável e cultura negativa em 36 a 48 horas).

Sepse tardia[1-3,5]

É frequente, com incidência variável de 20% até > 30% nos prematuros < 1.500 g. Os principais agentes são Gram-positivos, em especial os estafilococos coagulase negativa

(ECN correspondem a > 50% das hemoculturas positivas), com mortalidade baixa. Os Gram-negativos apresentam pior evolução, sendo frequente o choque e óbito. Fungos não são frequentes, mas causam alta mortalidade e acometem predominantemente prematuros extremos.

Fatores de risco[5]

Prematuridade; muito baixo peso; cateter vascular; antibioticoterapia empírica nos primeiros dias; não uso de leite materno; jejum; nutrição parenteral; intubação/ventilação mecânica; uso de corticoide ou bloqueador de H2; drenagens e cirurgias; internação prolongada; superlotação da unidade e recursos humanos insuficientes.

Diagnóstico e tratamento[1-3]

A manifestação clínica é inespecífica, semelhante à descrita na sepse precoce, e geralmente insidiosa no caso de ECN, enquanto os Gram-negativos apresentam evolução rápida e sinais de gravidade. Na suspeita de sepse tardia, recomenda-se coletar duas hemoculturas de diferentes locais, pois o ECN pode ser apenas contaminante e só deve ser valorizado como patógeno da sepse se houver crescimento nas duas hemoculturas. Outras culturas recomendadas: liquor e urina. Exames complementares, principalmente hemograma, PCR e raio X, podem auxiliar o início precoce da antibioticoterapia em um RN com quadro clínico suspeito.

A antibioticoterapia inicia-se com oxacilina associada a aminoglicosídeo (amicacina). Embora o ECN frequentemente seja resistente à oxacilina (*in vitro*), a maioria dos RN responde bem e, como a evolução da sepse por ECN é insidiosa, pode-se acompanhar a evolução clínica em 48 horas e, se não houver melhora, escalonar para vancomicina. Nos casos de meningite sem isolamento do agente, a recomendação é o uso de cefalosporina de terceira ou quarta geração. Evitar o uso empírico de vancomicina e cefalosporina de terceira e quarta geração, pois induzem a emergência de bactérias multirresistentes e fungos. A vancomicina só deve ser utilizada empiricamente se houver alta prevalência de *S. aureus* resistentes à meticilina/oxacilina, mas deverá ser suspensa se não se confirmar esse agente na hemocultura ou descalonada para oxacilina se o *S. aureus* for sensível. Após o isolamento do agente etiológico e o conhecimento do antibiograma, o tratamento deve ser individualizado.

- *Tempo de tratamento:* 7 a 10 dias; geralmente 7 dias se a evolução clínica for boa e houver negativação das culturas. A meningite é tratada por 14 a 21 dias, conforme o agente, a evolução clínica e as culturas.

Prevenção da sepse

Deve ser o principal foco de investimentos; e as medidas mais efetivas são baratas e disponíveis em qualquer unidade, incluindo: adequado pré-natal, higienização das mãos, uso do leite materno, início precoce da alimentação enteral, uso criterioso de antibióticos.

Referências bibliográficas

1. Shane AL, Sánchez PJ, Stoll BJ. Neonatal sepsis. Lancet. 2017;14(390):1770-80.
2. Procianoy RS, Silveira RC. The challenges of neonatal sepsis management. J Pediatr (RJ). 2020;96(Suppl 1):80-6.
3. Sola A, Mir R, Lemus L, Farina D, Ortiz J, Golombek S. On behalf of members of the 10th SIBEN Clinical Consensus. Suspected neonatal sepsis: 10th Clinical Consensus of the Ibero-American Society of Neonatology (SIBEN). Neoreviews. 2020;21(8):e505-34.
4. Puopolo KM, Lynfield R, Cummings JJ. Committee on Fetus and Newborn, Committee on Infectious Disease. Management of infants at risk for group B streptococcal disease. Pediatrics. 2019;144(2):e20191881.
5. Rugolo LMS, Bentlin MR, Mussi-Pinhata M, de Almeida MF, Lopes JM, Marba ST et al. Late-onset sepsis in very low birth weight infants: a Brazilian Neonatal Research Network Study. J Trop Pediatr. 2014;60:415-21.

Parte 16

Trauma

96 Criança politraumatizada

Joelma Gonçalves Martin
Carolina Rassi da Cruz
Marcos Aurélio de Moraes

Introdução

O atendimento da criança traumatizada deve ser iniciado na cena do acidente, com a atuação da equipe pré-hospitalar. No hospital, a avaliação e a conduta inicial visam alcançar o equilíbrio fisiológico rapidamente, identificando e tratando as lesões que colocam em risco a vida da criança (Exame Primário), seguido da pesquisa de outras lesões (Exame Secundário) e orientação para o tratamento definitivo (Cuidados Definitivos).

Avaliação inicial

A avaliação inicial e a reanimação cardiopulmonar, quando necessária, devem ocorrer simultaneamente.

As particularidades fisiológicas e anatômicas da criança devem ser conhecidas: menor massa corporal, menor quantidade de tecido conjuntivo elástico e gordura, vísceras dispostas de maneira mais compacta, tendência a lesões multissistêmicas, menor grau de calcificação do seu esqueleto e maior complacência do seu arcabouço ósseo, resultando em maior frequência de lesões de órgãos intracavitários sem lesão óssea associada, maior relação entre superfície corpórea/volume e, portanto, maior tendência a desenvolver hipotermia, além de a criança tender a reagir com padrão de regressão comportamental em situações de estresse.

As duas maiores causas de morte rápida em crianças são insuficiência respiratória aguda e choque, com ressuscitação volêmica inadequada[14].

Os quatro erros comuns na ressuscitação do trauma pediátrico são:
1) Não abrir adequadamente as vias aéreas com estabilização da coluna.
2) Não prover oxigenação e ventilação adequadas.
3) Não prover adequada ressuscitação volêmica.
4) Não reconhecer e tratar hemorragias.

Exame primário e reanimação

Vias aéreas

- Controle e alinhamento da coluna cervical.
- Identificar obstrução parcial ou total por secreções, debris ou perda da sustentação da língua.
- Para preservação da permeabilidade das vias aéreas, utilizam-se manobras de abertura das vias aéreas:
  - colocação de coxins entre os ombros (para evitar flexão da cabeça sobre o tronco, fechando a via aérea);
  - manobra *jaw thrust*;
  - aspiração da cavidade oral ou via aérea definitiva[5]; e
  - fornecimento de oxigênio.

A via aérea pode ser mantida aberta também com a cânula orofaríngea (colocada com abaixador de língua) caso o paciente esteja inconsciente e, nesse caso, deve-se garantir a seguir a via aérea definitiva, sendo que a preferencial na criança na sala de emergência é a orotraqueal. A intubação orotraqueal tem as seguintes indicações[5]:

- TCE grave, para controle da ventilação;
- falta de manutenção da via aérea;
- sinais de falência respiratória;
- hipovolemia e depressão sensorial;
- obstrução da via aérea sem resolução com o posicionamento;
- parada respiratória;
- Glasgow menor ou igual a 8.

A cânula de escolha deve ser com *cuff* e apropriada para a faixa etária.

Se houver dúvidas sobre o seu correto posicionamento, a cânula deve ser removida e recolocada, após a checagem específica de situações, que podem ser memorizadas pela regra mnemônica DOPE, sendo D = deslocamento, O = obstrução, P = pneumotórax e E = equipamento[5].

Dispositivos em via aérea difícil

Foram desenvolvidos com a finalidade de oferecer O_2 adicional aos procedimentos básicos ou mesmo diante da dificuldade da obtenção da via aérea definitiva:

- *Máscara laríngea:* não garante via aérea definitiva, sendo considerada dispositivo temporário que pode auxiliar em casos de via aérea difícil. Por não selar a via aérea, pode permitir a passagem de secreção, vômitos ao redor da sonda para dentro da traqueia não isolada[6].
- *Tubo laríngeo:* tem papel semelhante ao da máscara laríngea, sendo também considerado dispositivo temporário que pode ser utilizado em situações de via aérea difícil, apresentando a vantagem de não exigir visualização direta das vias aéreas para seu correto posicionamento[7,8].

- *Guia de introdução de sonda traqueal (gum elastic bougie device):* estilete elástico que permite a intubação guiada após seu posicionamento dentro da via aérea. Indicado quando a laringoscopia direta não permite a visualização das cordas vocais, e sua passagem permite a palpação da sua extremidade dentro da árvore traqueobrônquica[9].
- *Outros dispositivos para intubação orotraqueal:* existem dispositivos que permitem a intubação sem laringoscopia direta, usando como guia a luz da sua extremidade distal, fibroscópios semirrígidos considerados dispositivos menos dispendiosos que os demais fibroscópios, mais amigáveis no seu manuseio, porém ainda dependentes de maior consistência para seu uso no trauma[9].

Avaliação
- Procure pela evidência de dificuldades respiratórias.
- Procure respiração ruidosa, estridor ou gargarejo, o que denota comprometimento da via aérea.
- Procure corpos estranhos na via aérea.

Ação
- Abra via aérea.
- Remova corpos estranhos.
- Aspire via aérea se necessário.
- Abra a via aérea com técnica adequada.
- Minimize movimentos da medula espinhal.
- Tome cuidado com medicações que possam causar vômitos.
- Considere oxigenação.
- Considere IOT com SRI com os protocolos locais após avaliação completa.

Ventilação
Garantida a permeabilidade das vias aéreas, inicia-se a avaliação da ventilação:
- Observe o fluxo aéreo gerado pela respiração, expansibilidade torácica e sua simetria, frequência respiratória (adequando-a à faixa etária).
- Percuta o tórax para identificação de sonoridade aumentada, o que remete ao diagnóstico provável de pneumotórax ou de sonoridade maciça, que indica a possibilidade de sangue no espaço pleural.

Traumatismos torácicos interferem na ventilação e acarretam lesões que ameaçam a vida da criança (principalmente pneumotórax hipertensivo, pneumotórax aberto e hemotórax maciço), as quais devem ser reconhecidas e seguidas de controle imediato no exame primário (paliativo ou definitivo).

Comprometimento no sistema nervoso central e lesão raquimedular alta podem determinar comprometimento ventilatório.

Para indivíduos não intubados, as manobras básicas incluem a ventilação com máscara. Todo indivíduo traumatizado deve receber O_2 suplementar.

A monitorização da ventilação é feita por meio dos sinais clínicos, da saturação de O_2, leitura dos gases sanguíneos e capnometria. O risco de deterioração respiratória é elevado e pode ser agravado pelos seguintes eventos:

- trauma torácico;
- broncoconstrição e acúmulo de secreções;
- atelectasia;
- alterações da relação ventilação/perfusão;
- distensão abdominal com limitação diafragmática;
- efeitos de analgesia opioide;
- lesão medular ascendente.

Avaliação

- Procure assimetria da caixa torácica e respiração abdominal.
- Observe respiração paradoxal que pode estar presente em lesões cervicais.
- Procure sinais de fadiga respiratória, como gemência, dessaturação, irritabilidade.
- Atente-se para sinais de consolidação ou aspiração.
- Avalie frequência respiratória e profundidade das respirações.

Ações

- Saturação de O_2 > 95% e acompanhamento de FR e regularidade da respiração.
- Fornecimento de O_2 umidificado.
- Saturometria contínua.
- Monitoração da capacidade vital.
- Fisioterapia precoce e frequente.
- Raio X se necessário.
- Ventilação mecânica.
- Traqueostomia precoce para melhor *toilette* respiratória.
- Aspiração de via aérea, se necessário.

Circulação

Na fase inicial, é importante reconhecer os sinais de comprometimento cardiocirculatório e obter acesso venoso rapidamente para prover ressuscitação fluídica se necessário. Também nessa etapa é importante prover termorregulação.

De início, a obtenção de acesso venoso é preferencialmente de dois cateteres periféricos curtos e calibrosos, mas não deve atrasar de maneira alguma a reposição de volume. Assim, a alternativa é o acesso intraósseo, que permite adequada e rápida infusão de volume[8].

Os sinais precoces de comprometimento cardiocirculatório são:

- aumento da frequência cardíaca;
- diminuição da perfusão cutânea;

- diminuição da amplitude dos pulsos periféricos;
- diminuição da pressão de pulso para menos que 20 mmHg;
- extremidades frias; e
- diminuição do nível de consciência.

Nesses casos, a reposição volêmica já deve ser prontamente instituída.

A queda da pressão arterial é um sinal tardio, pois é necessário haver queda de 30% da volemia para que haja repercussão nos valores pressóricos[5].

A despeito de ser tardia, a queda dos valores de pressão arterial deve ser monitorizada, bem como se deve monitorizar o volume urinário. A pressão sistólica alvo deve ser cerca de 90 mmHg + 2 x idade (em anos); e os valores da diastólica devem ser em torno de 2/3 dos valores da pressão sistólica[5].

Na criança, vale ressaltar que a frequência cardíaca pode estar aumentada por outros fatores, que devem ser considerados, como dor, medo e estresse.

A seguir, busca-se identificar eventual foco de sangramento, visível ou oculto, por meio da pesquisa de sangramento nas cavidades torácica, abdominal e pélvica.

O hemotórax pode ser normalmente identificado por meio do exame clínico e radiológico durante a avaliação da ventilação.

Na avaliação da pelve, ela pode estar estável ou instável, podendo ocorrer a formação de um grande hematoma por acúmulo volumoso de sangue nessa topografia. A estabilidade da pelve pode ser confirmada em uma radiografia simples de bacia na sala de emergência, entre os exames subsidiários que completam o exame primário[5].

A avaliação da cavidade abdominal pode ser realizada por exame ultrassonográfico na sala de emergência, voltado para a identificação de líquido intracavitário (*focused assessment with sonography for trauma* – FAST), medida inócua e facilmente executável à beira do leito[9,13].

No decorrer do exame primário com reanimação subsequente, a reposição volêmica é efetivada com a infusão rápida de ringer lactato (ou SF 0,9%) aquecido, no volume de 20 mL/kg de peso corporal estimado (pode ser estimado por dispositivos úteis, como fita de BROSELO, que define peso provável pela altura do paciente), podendo-se repetir três vezes, conforme o padrão de resposta hemodinâmica observada. A proposta atual, segundo o Advanced Trauma Live Support (ATLS), é que após duas alíquotas de solução cristaloide, caso não haja estabilidade, inicie-se a reposição com concentrado de glóbulos na dose de 10 mL/kg.

Em muitas situações, o não controle hemodinâmico na sala de emergência determina a necessidade da abordagem cirúrgica para controle hemostático.

Com relação à qualidade de resposta às soluções na fase inicial do tratamento, temos os seguintes perfis[5]:

1. Paciente estabiliza com cristaloide e não precisa de transfusão de hemoderivados: respondedor.
2. Paciente tem resposta inicial ao cristaloide complementado com sangue, mas sofre deterioração a seguir: respondedor transitório.
3. Paciente não responde a nada.

Os perfis 2 e 3 são fortes candidatos a protocolos de transfusão maciça, e a cirurgia deve ser rapidamente considerada. Também a proposta atual é considerar, como nos adultos, a transfusão precoce de sangue nos pacientes refratários.

A avaliação hemodinâmica pode ser feita também pela avaliação do volume urinário. O volume urinário esperado para cada faixa etária é:

- *Lactentes:* 1 a 2 mL/kg/hora.
- *Crianças:* 1 a 1,5 mL/kg/hora
- *Adolescentes:* 0,5 mL/kg/hora.

A termorregulação também deve ser abordada nessa fase, pois a queda da temperatura compromete gravemente a resposta da criança ao tratamento, aumenta o tempo de coagulação e altera a função do sistema nervoso central. Importante aquecer a sala e o soro a ser infundido, bem como o gás inalado[5].

Observação

- Aumento da frequência cardíaca.
- Diminuição da perfusão cutânea.
- Diminuição da amplitude dos pulsos periféricos.
- Diminuição da pressão de pulso para menos que 20 mmHg.
- Extremidades frias.
- Monitoramento da PA.
- Diminuição do nível de consciência.

Ações

- Monitore a pressão arterial, ECG e saturometria.
- Pesquise fontes de sangramento (FAST, TC, raio X de tórax, raio x de quadril, lavado).
- Mantenha diurese maior do que 0,5 mL/kg/h.
- Administre solução cristaloide, se necessário.
- Tome cuidado com falência cardíaca.
- Lembre-se de que o uso de inotrópicos pode ser necessário para manutenção da PA.
- Monitore PVC.

Exame neurológico sucinto

No exame neurológico sucinto, ocorre a avaliação:

- das pupilas, quanto à simetria e a reação à luz;
- do nível de consciência, utilizando-se a Escala de Coma de Glasgow (GCS).

Deve-se lembrar de que os três itens avaliados na GCS são abertura ocular, resposta verbal e melhor resposta motora apresentada. Para pré-escolares, existe uma escala adaptada quanto à resposta verbal.

Importante lembrar também que a abordagem adequada das vias aéreas, ventilação e circulação é a melhor conduta para garantir ou adequar a perfusão cerebral[6].

Exposição

A seguir, deve-se realizar a exposição de todo o corpo, na busca de eventuais lesões camufladas, com controle térmico do paciente e do ambiente, evitando-se, assim, o desenvolvimento de hipotermia.

O exame primário só é finalizado com o equilíbrio funcional da criança traumatizada. A propedêutica armada pode incluir:

- radiografia do tórax (frequente), da coluna cervical (em perfil, em algumas situações) e da bacia (menos frequente);
- tipagem sanguínea;
- gasometria arterial;
- monitorização do débito urinário por sonda vesical;
- sondagem gástrica;
- saturometria; e
- eletrocardiografia.

Esses exames podem auxiliar na identificação, no controle e na monitorização da criança traumatizada; constituem elementos de identificação de lesões e controle que merecem ser considerados sistematicamente, principalmente quando há traumatismos graves, complexos e multissistêmicos[9].

Exame secundário

Consta de exame da cabeça aos pés e indicação criteriosa de exames subsidiários pertinentes à identificação das lesões que possam ser suspeitadas. Sua realização não deve retardar o tratamento definitivo, e um exame terciário, com revisão pormenorizada da criança traumatizada em até 24 horas da admissão, ajuda na detecção de lesões que passam despercebidas após a realização do exame secundário[9].

A seguir serão discutidos, em detalhes, alguns tipos de trauma na infância.

Trauma raquimedular

Entende-se por traumatismo raquimedular (TRM) a lesão da coluna vertebral, provocada por qualquer causa externa, incluindo ou não a medula ou as raízes nervosas, em qualquer dos seus segmentos (cervical, dorsal ou lombo-sacro).

A suspeita de TRM deve ser levantada nas seguintes situações:

- Acidente automobilístico.
- Queda de altura significativa.
- Acidente com energia de alto impacto.
- Politrauma.
- Acidente com perda da consciência.
- Se, acompanhando o trauma, o paciente apresenta queixas de dor nas costas ou pescoço ou parece estar em posição de defesa com a região dorsal.

- Se o paciente se queixa de limitações sensoriais ou está com perdas motoras e/ou formigamento.
- O paciente não consegue urinar.
- Há doenças pregressas.

Manifestações clínicas[10]

Pode estar associado ao traumatismo craniano. Pacientes com lesões medulares altas (choque espinhal) apresentam:
- bradicardia;
- hipotensão;
- vasodilatação periférica;
- insuficiência respiratória (paralisia diafragmática, lesão entre C1 e C4, paralisia da musculatura intercostal, lesão entre C5 e T6, paralisia da musculatura abdominal que pode diminuir em algum grau o *drive* respiratório T6 e T12);
- diminuição da força ou déficits focais, diminuição ou ausência de reflexos;
- déficits sensitivos (parestesias ou sensitiva completa), que variam de acordo com a localização da lesão na medula espinhal;
- Com perda do tonus motor, força ou reflexos.

Tratamento emergencial do TRM[10,11]

Na assistência inicial ao politraumatizado, é importante que se considere a existência de lesão medular instável, com imobilização da coluna vertebral durante os procedimentos de resgate, desde a retirada do paciente do local até toda a ressuscitação e transporte. As lesões secundárias devem ser prontamente evitadas por meio da manutenção da pressão arterial e de oxigenação e ventilação adequadas.

Para crianças mais velhas e adolescentes, deve-se utilizar colar cervical semirrígido. No caso de lactentes, muitas vezes é preferível imobilizá-los com outros dispositivos não rígidos na região lateral do pescoço.

Via aérea

A via aérea deve ser corretamente posicionada para que se mantenha pérvia, usando-se a manobra de *jaw thrust*, além da aspiração de secreção, saliva e sangue. Pacientes com *drive* respiratório inadequado, que não consigam manter a perviedade da via aérea, com perda dos reflexos protetores locais ou em coma necessitam de ventilação mecânica. A intubação traqueal deve ser precedida da sequência rápida de intubação (SRI) e, antes da realização dela, exame neurológico sucinto deve ser feito para se obter avaliação neurológica previamente à sedação. A escolha dos medicamentos que farão parte da SRI dependerá dos demais achados do exame físico, como segue:
- *Sinais de hipertensão intracraniana:* lidocaína como pré-medicação, midazolam, tiopental ou etomidato.

- *Instabilidade hemodinâmica e sinais de HIC:* etomidato é a melhor escolha. Pode ser utilizado midazolam, independentemente do estado hemodinâmico, e o tiopental não deve ser utilizado nos instáveis. A cetamina também poderá ser utilizada.

Circulação

Em pacientes politraumatizados, a hipotensão pode ocorrer por várias etiologias, entre elas as lesões de múltiplos órgãos, as quais podem causar hemorragia e hipovolemia. Ressuscitação fluídica deve acontecer imediatamente.

Alguns pacientes com choque espinhal podem precisar de vasopressores para manutenção do tônus vascular e da pressão arterial. A primeira linha de medicamentos é a noradrenalina.

Avaliação neurológica

Deve ser realizada o mais precocemente possível e de maneira seriada, em acompanhamento da evolução do quadro, pois pode ocorrer agravamento da lesão inicial.

História

Após a estabilização inicial, a história médica completa deve ser realizada, não enfatizando apenas o evento em questão, mas o passado médico do paciente. É preciso registrar os sintomas no momento do resgate e como eles evoluíram além do estado atual. A progressão da lesão deve ser sinal de alerta para pronta identificação e conduta.

Exame físico

É importante realizar exame neurológico completo, bem como a identificação do nível da lesão, como segue:

- *Lesão medular completa:* perda completa da sensibilidade, dos reflexos, bem como da motricidade, abaixo de determinado seguimento.
- *Lesão incompleta:* quando há manutenção de qualquer dos sinais citados. A função classicamente mantida é na região sacral. Lesão incompleta tem potencial de melhora. São reconhecidos vários modelos de lesão incompleta:
  - Brown-Séquard: consiste na perda de força motora ipsilateral com a lesão, hipoestesia sensitiva contralateral à dor e temperatura em nível abaixo da lesão.
  - Síndrome anterior: paralisia motora e anestesia sensitiva completas com preservação da pressão profunda e da propriocepção. Bom prognóstico.
  - Síndrome posterior: perda da sensibilidade e da pressão profunda e da propriocepção. O paciente apresenta completa força motora e sensitiva voluntária.

Avaliação diagnóstica

Foram publicadas algumas recomendações pela Associação Americana de Neurocirurgiões sobre a avaliação radiológica no tratamento do paciente pediátrico com trauma raquimedular[12]. As recomendações gerais são as seguintes:

Maiores de 3 anos não necessitam de raio X de coluna nas seguintes condições:
- estão alertas;
- sem dor na linha média;
- sem dor em outros locais que possam mascarar a percepção da dor cervical;
- sem déficits neurológicos;
- ausência de hipotensão sem causa definida;
- mecanismo do trauma de baixa energia cinética envolvido.

Menores de 3 anos não necessitam de raio X nas seguintes condições:
- Glasgow > 13;
- sem déficits neurológicos;
- ausência de dor na linha média cervical;
- ausência de lesões dolorosas confundidoras;
- história negativa para intoxicação;
- ausência de hipotensão inexplicada;
- mecanismo do trauma de baixo impacto e conhecido.

A ausência de fraturas ou subluxações não elimina a possibilidade de lesão medular. A criança, especificamente, pode apresentar lesão medular sem alterações radiológicas (síndrome da lesão medular sem alterações radiológicas – SCIWORA).

Em pacientes acordados e sintomáticos, as imagens radiológicas tradicionais (AP, lateral e vista do processo odontoide) devem ser obtidas apenas se não for possível realizar uma TC de alta qualidade; e a ressonância magnética tornou-se o principal exame para a avaliação diagnóstica de pacientes com suspeita de lesão medular.

Tratamento específico

A terapêutica específica para o TRM deve focar na prevenção das lesões secundárias:
- imobilização cuidadosa, tração;
- cirurgia urgente (fraturas instáveis ou subluxações);
- laminectomia emergencial (lesões compressivas da medula espinhal com déficit progressivo);
- SCIWROA: imobilização por longo tempo (instabilidade ligamentar da medula).

Tratamento médico e farmacológico[10-12]

Assim como no TCE, há fortes evidências de que a hipotensão e a hipoxemia contribuem para a lesão secundária depois do TRM. Como ocorre no TCE, a medula espinhal perde a habilidade autorregulatória, o que pode contribuir para hipoperfusão local. Isso pode ser exacerbado pelo choque espinal, que provoca perda do tônus vascular e piora hipotensão e hipoperfusão. Essa situação pode resultar em aumento do dano secundário ao redor do local da lesão por horas ou dias depois do trauma. Assim, a abordagem inicial deve focar em correção da hipóxia e da hipotensão. Pacientes com lesões medulares altas precisarão de cuidadoso manejo das vias aéreas, com intubação traqueal.

A manutenção da pressão arterial (PA) em níveis de normalidade dentro da faixa etária deve ser almejada. Para isso, pode ser necessário o uso de norepinefrina pelos primeiros sete dias após a lesão, em média.

O uso de corticosteroides no TRM agudo tem sido motivo de discussão e permanece ainda controverso. Literatura recente advoga pela não utilização rotineira de tratamento com corticoides em altas doses, pois, além de não haver comprovação da mudança prognóstica, há comprovação de aumento da morbidade e da mortalidade, especialmente secundárias à pneumonia, sepse e síndrome do desconforto respiratório agudo, além de hemorragia gastrointestinal e morte.

Avaliação neurológica

- Avaliação neurológica seriada a cada duas horas ou menos se forem observadas instabilidade e progressão.
- Avaliação sistemática da região sacral, pois ela tem valor prognóstico.
- Analgesia e sedação precoces podem ser necessárias.
- Ressuscitação volêmica deve ser monitorada.
- Vasopressores para manutenção da PA se necessário.

O seguimento em longo prazo e a compreensão da fisiopatologia do TRM poderão ajudar na melhor resposta prognóstica.

Trauma torácico

Apesar de apresentar frequência relativamente baixa, o trauma torácico na criança tem mortalidade expressiva, em decorrência de lesões que ameaçam a vida e que, portanto, devem ser imediatamente identificadas e controladas[9].

A maioria das lesões torácicas na infância são consequentes do trauma contuso. Fraturas de costela e alterações mediastinais não são comuns e, se presentes, indicam a intensidade do impacto.

Suspeite de trauma torácico se a criança apresentar:

- sinais de trauma nesse local;
- trauma abdominal superior;
- presença de arritmias;
- se houver dificuldade para ventilar.

Se a ventilação estiver deteriorada, procure por pneumotórax hipertensivo, hemotórax ou tórax instável, que são as lesões torácicas de maior gravidade.

O pneumotórax hipertensivo apresenta:

- desconforto respiratório, sons respiratórios ausentes unilateralmente;
- desvio traqueal;
- veias do pescoço distendidas;
- timpanismo à percussão do lado comprometido; e
- cianose.

Ainda no pneumotórax hipertensivo, a ventilação e o débito cardíaco são comprometidos. Conduta:

- punção de alívio com agulha, seguida de aspiração; e
- drenagem de tórax.

O pneumotórax aberto terá efeito sobre a ventilação, na dependência de seu tamanho.

O tórax instável é causado por traumatismos com fratura de múltiplas costelas o que causa a instabilidade da caixa torácica, com perda importante do movimento sincronizado da caixa torácica. Nessas situações, é necessária a ventilação mecânica com pressão positiva expiratória final.

Se houver hemotórax maciço, este deve ser drenado com tubo de grosso calibre. O hemotórax resulta de lesão dos vasos intercostais, pulmão, coração ou grandes vasos. Quando a ventilação é adequada, a ressuscitação volêmica deve começar antes do esvaziamento, porque grande quantidade de sangue pode ser drenada, resultando em choque.

Quanto ao tamponamento cardíaco, a apresentação clínica clássica é a tríade de Beck:

- bulhas hipofonéticas ou abafadas;
- veias do pescoço distendidas por pressão venosa aumentada;
- hipotensão com pulso paradoxal (pressão de pulso diminuída durante a inspiração), devendo ser rapidamente drenado.

Tratamento intensivo com suporte ventilatório, controle da dor, fisioterapia respiratória e drenagem torácica em circunstâncias e indicações específicas correspondem à modalidade terapêutica mais frequente[5].

A mobilidade das estruturas mediastinais a tornam suscetíveis ao pneumotórax. Pneumomediastino é raro, assim como ruptura diafragmática, transecção de aorta e contusões cardíacas. O tratamento é semelhante ao dos adultos.

Ao contrário do que ocorre com os adultos, a maioria das lesões traumáticas podem ser identificadas ao raio X comum.

Trauma abdominal

A lesão contusa predomina sobre a penetrante nos diferentes centros mundiais, independentemente da distribuição em importância dos mecanismos envolvidos[5].

A maioria das lesões por trauma fechado são as contusões de fígado e baço, os hematomas e as lacerações. Os órgãos retroperitoneais, rins, pâncreas e duodeno são menos envolvidos, por conta da localização. O pâncreas e o duodeno geralmente são atingidos em traumas diretos do abdome ou em acidentes com bicicletas.

O exame deve ser cuidadoso e muitas vezes é prejudicado pela pouca cooperação da criança e pela distensão abdominal por conta do choro. Deve-se procurar equimoses, dor e distensão abdominal e realizar exame retal para procurar por sangue[5].

As crianças em geral ficam chorosas e deglutem grande quantidade de ar, o que provoca distensão da parede superior do abdome. A inserção de sonda orogástrica ajuda a descomprimir o abdome, sendo esta a via preferida na criança. São sinais que auxiliam na suspeita de trauma abdominal:

- marcas de cinto de segurança;
- sinais de fratura lombar;
- líquido intraperitoneal; e
- taquicardia persistente.

Deve-se descomprimir a bexiga pela sondagem vesical, desde que não haja contraindicações para fazê-lo.

A propedêutica suplementar para avaliação do trauma abdominal consiste na realização de alguns exames (concomitantemente ou não):

- tomografia computadorizada (TC);
- ultrassom (FAST);
- lavagem peritoneal (trauma fechado e estável hemodinamicamente)[5].

A tomografia abdominal com contraste intravenoso ajuda no diagnóstico e tem boa sensibilidade e especificidade para lesões esplênica, hepáticas e renais. Entretanto, é menos sensível para lesões intestinais e pancreáticas, sendo feita com a criança estável.

O FAST é capaz de identificar até mesmo pequenas quantidades de líquido na cavidade. Se grandes quantidades forem identificadas, sinalizam para maior probabilidade de lesões mais graves. Mas, mesmo nesses pacientes, a abordagem cirúrgica é indicada pela instabilidade, e não pela quantidade de sangue na cavidade. O FAST é incapaz de identificar lesões parenquimatosas isoladas. Importante pontuar que, clinicamente, lesões intra-abdominais significantes podem estar presentes mesmo sem o achado de líquido livre na cavidade. Daí a importância da avaliação clínica sistemática e seriada. Se houver líquido na cavidade e o paciente estiver estável hemodinamicamente, deve-se providenciar a TC.

O lavado peritoneal pode ser usado para detectar sangramento intra-abdominal em crianças hemodinamicamente instáveis e que não podem ser transferidas com segurança para a realização de TC ou quando não se dispõe de US ou TC. Ainda assim, se houver sangue na cavidade, a cirurgia só deve ser indicada se houver instabilidade hemodinâmica. Usam-se 10 mL/kg de solução cristaloide morna para a lavagem. Lesões retroperitoneais não serão identificadas com essa técnica.

O tratamento não cirúrgico em crianças hemodinamicamente estáveis com trauma em fígado, baço e rins é padrão. As indicações para laparotomia exploradora são: instabilidade hemodinâmica; necessidade de transfusões repetidas; e perfuração intestinal.

Se a estabilidade hemodinâmica não puder ser mantida, a despeito da ressuscitação fluídica, haverá indicação de laparotomia. A criança deve ser seguida em unidades de terapia intensiva. Lesões de órgãos sólidos podem ser tratadas com angioembolização. Todas essas condutas devem ser tomadas com a participação do cirurgião.

No trauma penetrante, lesões ocasionadas por arma branca apresentam indicação relativa quanto à abordagem cirúrgica, fazendo com que a avaliação clínica e exames de imagem determinem o tratamento operatório, muitas vezes necessário. Quanto às lesões abdominais geradas por arma de fogo, como princípio geral, são de indicação cirúrgica, salvo exceções[11].

Mesmo com o incremento da experiência clínica na abordagem não operatória do trauma, a presença do cirurgião pediátrico com experiência em trauma, ou mesmo do cirurgião de trauma com experiência em lidar com crianças traumatizadas, habilitados, liderando a equipe multidisciplinar, deve ser uma constante, uma vez que a decisão de operar ou não operar é sempre de responsabilidade do cirurgião.

Reabilitação

A espiral terapêutica que envolve o atendimento da criança traumatizada não termina quando definidos os cuidados para cada lesão, mas sim quando ocorre o retorno às condições anteriores ao evento traumático e, preferencialmente, em condições mais seguras para essa criança.

As cicatrizes psicológicas não podem ser negligenciadas, uma vez que são frequentes e determinam alteração na qualidade de vida da criança traumatizada. Certamente, a reabilitação física e a psicológica são fundamentais para o pleno desenvolvimento da criança, numa condição extrema que é o cenário da vítima de traumatismo[11,12].

Conclusão

A criança politraumatizada requer cuidados específicos e intensivos, desde a fase pré-hospitalar, sendo necessário que todos os envolvidos em seu atendimento estejam bem-preparados para o manejo desses pacientes, que devem ser constantemente reavaliados, pois qualquer mudança em seu quadro clínico pode colocar-lhes a vida em risco e deve ser rapidamente reconhecida e adequadamente tratada.

Os traumas cervicais, torácicos e abdominais, quando presentes, merecem especial atenção, pois podem resultar em morte.

O atendimento à criança politraumatizada tem evoluído muito, mas ainda precisa ser aprimorado, e as peculiaridades da criança devem ser de conhecimento de todos.

Referências bibliográficas

1. Murray CJ, Lopez AD. Global mortality, disability, and the contribution of risk factors: global burden of disease study. Lancet. 1997;349:1436-42.
2. Brasil. Departamento de Informática do Sistema Único de Saúde (DATASUS). Indicadores de saúde e morbidade. 2016. Disponível em: http://www2.datasus.gov.br/DATASUS.
3. Schvartsman C, Carrera RM, Abramovici S. Avaliação e transporte da criança traumatizada. J Ped. 2005;81:223-9.
4. Abramovici S, Waksman R. Abordagem à criança vítima de trauma. 2009. [acesso em jan 2020]. Disponível em: http://www.sbp.com.br/fileadmin/user_upload/img/documentos/doc_abordagem_trauma.pdf.
5. American College of Surgeons. Committee on Trauma. Suporte avançado de vida no trauma para médicos (ATLS). 10th. ed. American College of Surgeons; 2018. Chapter 10, Pediatric trauma, p. 186-213.
6. McGill J. Airway management in trauma: an update. Emerg Med Clin N Am. 2007;25:603-22.
7. Brambrink AM, Koerner IP. Prehospital advanced trauma life support: how should we manage the airway, and who should do it? Crit Care. 2004;8:3-5.
8. Banerjee S, Singhi SC, Singh S, Singh M. The intraosseous route is a suitable alternative to intravenous route for fluid resuscitation in severely dehydrated children. Indian Pediatr. 1994;31:1511-20.

9. Abramovici S, Carrera RM. Trauma na criança. In: Martin JG, Fioretto JR, Carpi MF. Emergências pediátricas. 2019;98:625-30.
10. Martin JG, Fioretto JR. Trauma raquimedular na infância. In: Programa de Atualização em Terapia Intensiva Pediátrica (PROTIPED) Ciclo 10. Porto Alegre: Artmed Panamericana; 2019. v. 2, p. 9-26.
11. Greenes DS. Neurotrauma/spinal cord injury. In: Fleischer GR, Ludwig S. Textbook of pediatric emergency medicine. 6th ed. Wolters Kluwer/Lippincott Williams & Wilkins. 2010. 1422-1443.
12. Updated guidelines for management of acute cervical spine and spinal cord injury in pediatric patients. Set/out 2014. Disponível em: www.ebmedicine.net.
13. Scaife ER, Fenton SJ, Hansen KW, Metzger RR. Use of focused abdominal sonography for trauma at pediatric and adult trauma centers: a survey. J Pediatr Surg. 2009;44:1746-49.
14. Fox JC, Boysen M, Gharahbaghian L, Cusick S, Ahmed SS, Anderson CL et al. Test characteristics of focused assessment of sonography for trauma for clinically significant abdominal free fluid in pediatric blunt abdominal trauma. Ac Emerg Med. 2011;18:477-82.

# Parte 17

Ultrassom na emergência

97 Ultrassom na emergência pediátrica

José Roberto Fioretto
Tiago Henrique de Souza

Introdução

A ultrassonografia é um método de avaliação conhecido há muito tempo, utilizado para obter diagnósticos de extrema valia, principalmente quando associado à avaliação clínica.

Baseia-se na teoria da propagação do som. O som é uma onda que, quando transmitida por um meio (seja ele sólido, líquido ou gasoso), cria vibração das moléculas por onde se propaga. Essas oscilações são cíclicas, por isso denominadas "ciclos", e a frequência se refere a ciclos/s – Hertz (Hz). A onda é considerada ultrassônica quando oscila na frequência de 2,5 a 10 Hz.

A velocidade do som é uma constante e é representada pelo produto da frequência pelo comprimento de onda. Portanto, quanto maior a frequência, menor o comprimento de onda, e vice-versa.

O aparelho de ultrassom (US) faz uso de um fenômeno conhecido como efeito piezoeléctrico, que é definido pela capacidade do objeto de vibrar a determinada frequência quando uma força ou corrente elétrica é aplicada. O cristal presente no transdutor, então, é o responsável pela emissão das ondas e pela captação e leitura delas.

Ultrassonografia de diversas estruturas

Ultrassonografia da veia cava inferior

A ultrassonografia da veia cava inferior (VCI) é um método de avaliação hemodinâmica que pode ajudar na decisão sobre a utilização de fluidos para expansão volêmica. Em razão de sua alta complacência e proximidade com o átrio direito, os diâmetros da VCI podem refletir indiretamente as pressões de enchimento do ventrículo direito (pré-carga). Além disso, a variabilidade respiratória dos diâmetros da VCI pode predizer o sucesso, ou o fracasso, da administração de fluidos. De maneira geral, a variabilidade dos diâmetros da VCI será maior quanto maior for a influência das mudanças de pressão torácica sobre o retorno venoso durante o ciclo respiratório. Assim, pacientes que apresentem grande variabilidade dos diâmetros da VCI durante o ciclo respiratório provavelmente se beneficiarão de fluidos, enquanto aqueles em que a variabilidade for baixa provavelmente não aumentarão o volume sistólico após a expansão volêmica.

É importante salientar que são poucas as evidências suportando o uso desse método em pediatria, sendo que quase todos os estudos avaliaram crianças em ventilação mecânica invasiva, em modo ventilatório controlado. Nessa situação, ocorre redução do retorno venoso durante a inspiração (pressão positiva) e aumento do retorno venoso na expiração. Já na ventilação espontânea, ocorre o contrário, ou seja, aumento do retorno na fase inspiratória (pressão negativa) e redução na fase expiratória. Caso o paciente apresente esforço respiratório espontâneo vigoroso (dispneia), o diâmetro da VCI pode variar significativamente, mesmo em pacientes euvolêmicos ou hipervolêmicos.

Para realização do exame, deve-se utilizar um transdutor cardíaco (fase) ou convexo, posicionado na janela subcostal, logo abaixo do esterno, longitudinalmente (Figura 97.1A). Dessa maneira, será possível visualizar o parênquima hepático, a VCI, a veia hepática e o átrio direito (Figura 97.1B). Os diâmetros da VCI devem ser avaliados logo abaixo da veia hepática (1 a 2 cm), ao término das fases inspiratórias e expiratórias. Caso haja interesse em realizar as medidas objetivas dos diâmetros, deve ser utilizado, preferencialmente, o modo bidimensional em vez do modo monodimensional (Modo-M).

Diversas fórmulas foram propostas para avaliar a variabilidade dos diâmetros da VCI, porém todas apresentam limitações para aplicabilidade em pediatria, em decorrência dos diâmetros anatômicos reduzidos e dos deslocamentos da VCI que ocorrem longitudinalmente e transversalmente durante o ciclo respiratório. A porcentagem de variação dos diâmetros da VCI pode ser determinada pela diferença entre os diâmetros aferidos (diâmetro máximo – diâmetro mínimo), dividido pelo diâmetro máximo (índice de colabamento), diâmetro mínimo (índice de distensibilidade) ou pela média dos dois diâmetros (índice de variação respiratória). É pouco provável que pacientes com índice de distensibilidade menor do que 20% se beneficiem de fluidos.

Existem diversas limitações para o uso da ultrassonografia da VCI. Esse método não é adequado para avaliação de pacientes com dispneia, cardiopatias congênitas, insuficiência tricúspide grave, disfunção do ventrículo direito, choque obstrutivo (tamponamento cardíaco ou pneumotórax hipertensivo), tromboembolismo pulmonar maciço e pressão abdominal aumentada.

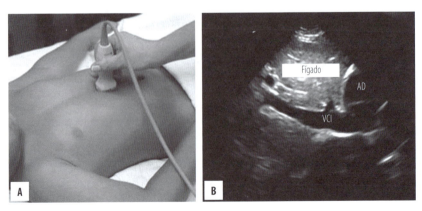

Figura 97.1. (A) Exame ultrassonográfico da veia cava inferior. Transdutor cardíaco posicionado na janela subcostal com orientação longitudinal. Marcador cefálico e base voltada para a coluna. (B) Imagem ultrassonográfica da veia cava inferior (VCI). Observe o parênquima hepático, o átrio direito (AD) e uma porção da veia hepática emergindo a VCI.
Fonte: Acervo da autoria do capítulo.

Ultrassonografia pulmonar

O exame pulmonar é realizado, preferencialmente, com o transdutor linear ou convexo e com os ajustes do aparelho para "coração". Tradicionalmente, o transdutor é posicionado no sentido longitudinal, com o marcador voltado para a região cefálica. Entretanto, também podem ser realizadas imagens com o transdutor orientado transversalmente no espaço intercostal. É importante avaliar todo o tórax do paciente, inclusive nas regiões posteriores.

Pulmão normal

Para caracterizar uma região pulmonar como normal pelo US, duas condições devem ser atendidas: 1) presença de "Linhas A"; e 2) visualização do deslizamento pleural. Ao se posicionar o transdutor no sentido longitudinal em relação ao tronco do paciente, obtém-se o corte transversal dos arcos costais, os quais se apresentam como imagem hipoecoica ovalada, com uma linha hiperecoica em sua margem anterior e uma sombra acústica posterior. Entre os arcos costais, é possível observar uma linha hiperecoica horizontal, denominada "linha pleural". Acima da linha pleural, encontra-se a parede torácica e, abaixo, o parênquima pulmonar (Figura 97.2). A presença de ar abaixo da linha pleural gera artefatos lineares horizontais hiperecoicos equidistantes, denominados "Linhas A".

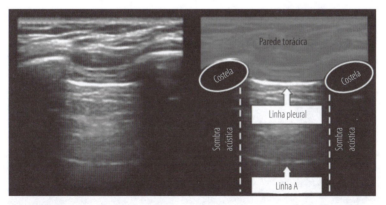

Figura 97.2. Imagens do parênquima pulmonar obtidas por ultrassonografia com transdutor linear e os parâmetros para interpretação do pulmão normal.
Fonte: Acervo da autoria do capítulo.

As "Linhas A", no entanto, podem estar presentes em situações patológicas, com destaque para o pneumotórax. Entretanto, nessa situação, não será possível visualizar o deslizamento entre a pleura visceral e a parietal, pois elas estarão afastadas uma da outra. Por isso, a visualização do deslizamento pleural (*lung sliding*) é imprescindível para caracterização de um pulmão normal. No modo bidimensional, é possível observar a alteração dinâmica da linha pleural durante os movimentos respiratórios da caixa torácica. No Modo-M, porém, fica mais evidente a presença do deslizamento pleural pelo "sinal da praia", caracterizado pela imagem linear acima da linha pleural e granulada abaixo dela (Figura 97.3).

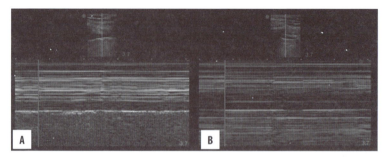

Figura 97.3. Avaliação pulmonar no Modo-M. (A) Presença de deslizamento pleural – Sinal da praia. (B) Ausência de deslizamento pleural – Sinal da estratosfera (está presente no pneumotórax, mas não é patognomônico).
Fonte: Acervo da autoria do capítulo.

Síndromes intersticiais

São caracterizadas pela presença de múltiplos artefatos denominados "Linhas B". As "Linhas B" têm aspecto hiperecoico, linear, de apresentação vertical, com origem na linha pleural (Figura 97.4) e movimentam-se conforme o deslizamento pleural, apagando os artefatos de "Linha A" durante sua trajetória. A presença desse artefato está relacionada a alterações no interstício pulmonar, sejam elas de origem cardiogênica (p. ex., insuficiência cardíaca congestiva) ou pulmonar (p. ex., bronquiolite, pneumonia viral, síndrome da angústia respiratória aguda, fibrose pulmonar etc.).

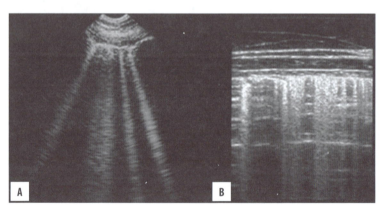

Figura 97.4. Artefatos de linhas B visualizados com transdutor convexo (A) e linear (B).
Fonte: Acervo da autoria do capítulo.

Consolidações

São caracterizadas como imagens hipoecoicas subpleurais, de margens irregulares e mal definidas, contendo em seu interior elementos hiperecoicos puntiformes ou lineares, que representam os broncogramas aéreos (Figura 97.5). Frequentemente, estão presentes "Linhas B", que emergem da margem posterior da consolidação em direção à base da tela. Consolidações são visualizadas em situações de pneumonia, atelectasia ou contusão pulmonar. A definição etiológica das consolidações deve ser feita pelo quadro clínico do paciente. No entanto, a presença do sinal do **broncograma aéreo dinâmico** demonstra alta sensibilidade e especificidade para pneumonia. Esse sinal é originado do fluxo aéreo no interior do brônquio, sendo definido pela movimentação centrífuga do broncograma aéreo durante a inspiração.

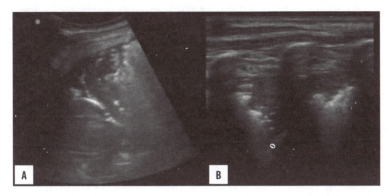

Figura 97.5. Consolidação pulmonar visualizada com transdutor convexo (A) e linear (B). Observe a ausência de Linhas A, em decorrência da perda de aeração da região avaliada.
Fonte: Acervo da autoria do capítulo.

Derrame pleural

É visualizado como uma imagem anecoica entre a pleura visceral e a parietal. Em razão da atelectasia causada pela compressão extrínseca do líquido ao redor do pulmão, é possível visualizar o movimento do parênquima pulmonar durante o ciclo respiratório (sinal da água-viva – *jellyfish sign*) (Figura 97.6). Septações podem ser observadas como imagens hipercogênicas lineares no interior do derrame, frequentemente atingindo as pleuras. Pontos hiperecogênicos em movimento podem representar a presença de fragmentos livres. Esses achados são sugestivos de hemotórax ou exsudato, no entanto a sua ausência não os exclui. A pesquisa do derrame pleural deve ser feita na altura da linha diafragmática (transição toracoabdominal), próximo à linha axilar média e posterior.

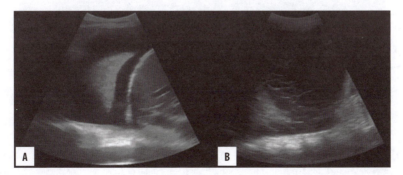

Figura 97.6. (A) Derrame pleural e pulmão atelectasiado. (B) Derrame pleural com presença de septações.
Fonte: Acervo da autoria do capítulo.

Ultrassonografia no trauma
Extended focused assessment with sonography for trauma

O protocolo *extended focused assessment with sonography for trauma* (E-FAST) (Figuras 97.7, 97.8, 97.9, 97.10, 97.11 e 97.12) consiste na avaliação rápida e sistemática do abdome e do tórax em pacientes vítimas de trauma. Sua realização pode ajudar na tomada de decisão quanto a intervenção cirúrgica ou necessidade de complementação com exame tomográfico. O objetivo da avaliação abdominal é encontrar líquido livre, e não lesões em vísceras parenquimatosas. Nesse sentido, vale destacar que quase 40% das crianças vítimas de traumas abdominais fechados não apresentam líquido livre na cavidade abdominal. Portanto, um exame E-FAST negativo não exclui lesão em vísceras abdominais. Pode evitar, porém, a realização desnecessária de tomografia em pacientes com baixo risco e FAST negativo. Entretanto, um exame E-FAST positivo indica a necessidade de tomografia, caso haja condições clínicas que permitam a sua realização.

Embora a sensibilidade do E-FAST para identificação de líquido livre na cavidade abdominal de crianças seja limitada, a acurácia do método para identificação de hemopericárdio, hemotórax e pneumotórax são excelentes, com sensibilidade e especificidade acima de 90%.

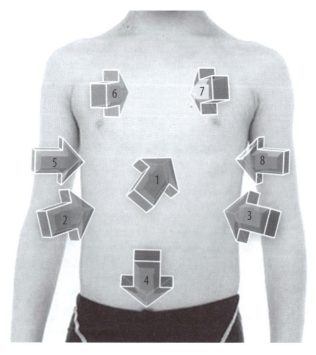

Figura 97.7. Janelas avaliadas no protocolo E-FAST: 1) Janela subcostal; 2) Recesso hepatorrenal (espaço de Morisson); 3) Recesso esplenorrenal; 4) Espaço retrovesical; 5) Base torácica direita; 6) Tórax anterior direito; 7) Tórax anterior esquerdo; 8) Base torácica esquerda.
Fonte: Acervo da autoria do capítulo.

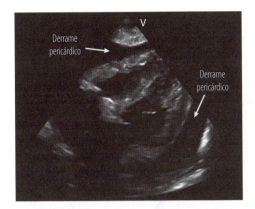

Figura 97.8. Janela subcostal. Observe o derrame pericárdico.
Fonte: Acervo da autoria do capítulo.

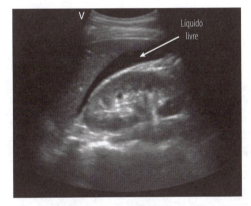

Figura 97.9. Recesso hepatorrenal. Observe a presença de líquido livre entre o fígado e o rim (espaço de Morrison).
Fonte: Acervo da autoria do capítulo.

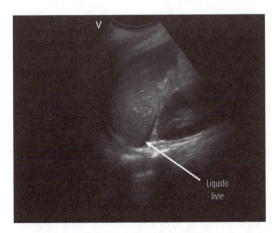

Figura 97.10. Recesso esplenorrenal. Observe a pequena quantidade de líquido livre entre o baço e o rim.
Fonte: Acervo da autoria do capítulo.

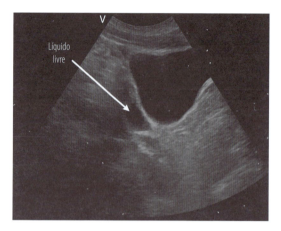

Figura 97.11. Espaço retrovesical no eixo longo (imagem longitudinal). Observe a pequena quantidade de líquido livre posteriormente à bexiga.

Fonte: Acervo da autoria do capítulo.

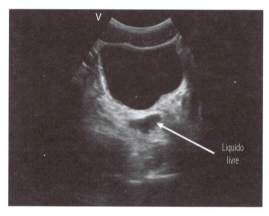

Figura 97.12. Espaço retrovesical no eixo curto (imagem transversal). Observe a pequena quantidade de líquido livre posteriormente à bexiga.

Fonte: Acervo da autoria do capítulo.

Referências bibliográficas

1. Souza TH, Nadal JAH, Peixoto AO, Pereira RM, Giatti MP, Soub ACS et al. Lung ultrasound in children with pneumonia: interoperator agreement on specific thoracic regions. Eur J Pediatr. 2019; Jan-Feb 2021;97(1):13-21. Epub 2020, Aug 9. 178(9):1369-77.
2. Toro MS, Martínez JLV, Falcão RV, Prata-Barbosa A, da Cunha AJLA. Point-of-care ultrasound by the pediatrician in the diagnosis and follow-up of community-acquired pneumonia. J Pediatr (English ed.). 2020.
3. Flato UAP, Guimarães HP, Lopes RD, Valiatti JL, Flato EMS, Lorenzo RG. Usefulness of Extended-FAST (EFAST - Extended Focused Assessment with Sonography for Trauma) in critical care setting. Rev Bras Ter intensiva. Set 2010;22(3):291-9.
4. Souza TH, Giatti MP, Nogueira RJN, Pereira RM, Soub ACS, Brandão MB. Inferior vena cava ultrasound in children: comparing two common assessment methods. Pediatr Crit Care Med. 2020;Online Fir.

Índice remissivo

Obs.: números em *itálico* indicam figuras; números em **negrito** indicam quadros e tabelas.

A

Abdome agudo ginecológico, 635
Abelhas, 83
Abscesso(s)
  cutâneos, 435
  de segundo quirodáctilo, *436*
  pulmonar, 272
  tratamento antibioticoterápico, **438**
Acetaminofeno, **42**
Acidente(s)
  botrópico, 89
    classificação quanto à gravidade, **89**
    soroterapia recomendada, **89**
  crotálico, 89
    classificação quanto à gravidade, **90**
    soroterapia recomenda, **90**
  elapídico, 90
  laquético, 90
  ofídicos, 87, **88**
  por lagartas do gênero Lonomia, 84
  por animais peçonhentos, 83
  por lonomia, 545
  por Loxosceles, 86
  por *Lycosa*, 88
  por Phoneutria, 85
  por picadas de abelhas, 83
  por submersão
    exames solicitados para vítimas de, **143**
    procedimentos em, **140-141**
  potencialmente rábico na emergência pediátrica, flxuograma do manejo de, *600*
  vascular cerebral no paciente pediátrico, 519
  vascular encefálico hemorrágico, 197
    na infância, 333
  vascular encefálico isquêmico na infância, 331

Ácido
  tranexâmico, 462
  valproico, 348
Acidose metabólica, 153
  hiperclorêmica, **153**
  normoclorêmica, **153**
  reposição de bicarbonato na, **154**
Aedes aegypti, 451
Afogamento, 139
  desenvolvimento da insuficiência respiratória no, fluxograma do, *141*
  fisiopatologia do, 139
Airtraq®, *92*
Alças
  intestinais, distensão generalizada e espessamento da parede de, *660*
  sentinelas, *661*
Alcalose metabólica, 154
  causas, **154**
  classificação, **154**
Alergia
  alimentar, vacinas e, 604
  medicamentosas, 591
Aloimunização, 559
ALTE (*Apparent life-threatening event*), 277
  tratamento, 279
ALTE × BRUE, 278
Alterações eletrolíticas, correção das, 482
Amigdalite aguda, 242
Anafilaxia
  causa, 19
  critérios diagnósticos para, **20**
  manifestações clínicas, **20**
  tratamento de emergência, 21
Analgesia, 33, 35
  etapas para, **34**
Analgésico(s)
  locais, **35**

não opioides, **35**
uso em diferentes procedimentos, **37**
Anestesia geral, 33
Aneurisma, 334
Angioedema, 579
Angiomas cavernomatosos, 335
Animais peçonhentos
  abelha, 83
  aranhas, 86
  escorpiões, 85
  lacraias, 83
  lagartas venenosas, 83
  vespas, 83
Anormalidades metabólicas, 295
Antibiótico(s), 421
  ação
    concentração-dependente, 423
    tempo-dependente e concentração-dependente, 423
    tempo-dependente, 422
  classificação de acordo com a farmacocinética e a farmacodinâmica, 422
  clearance do, volume de distribuição e alterações no, 424
  concentrações específicas não irritativas dos, **592**
  distribuição de acordo com sua potência, **422**
  em situação clínica de aumento do *clearance* do, mudanças da farmacocinética e da farmacodinâmica de antibióticos em, *425*
  em situação clínica de aumento do volume de distribuição, mudanças na farmacocinética e da farmacodinâmica de, *424*
  espectro e potência do, 421
  farmacocinética dos, 422
  farmacodinâmica dos, 422
  farmacologia dos, 422
  na curva de concentração pelo tempo, elementos da farmacocinética e da farmacodinâmica dos, *423*
  utilizados na doença meningocócica, **444**
  utilizados no tratamento da infecção urinária febril, **387**
Anti-histamínicos, **46**

Anti-inflamatórios não esteroidais
  hipersensibilidade aos
  hipersensibilidade aos, diagnóstico de, 592
  hipersensibilidade aos, fenótipos clínicos e mecanismo das reações de, **593**
  hipersensibilidade aos, diagnóstico de, 592
  hipersensibilidade aos, fenótipos clínicos e mecanismo das reações de, **593**
  diagnóstico de, 592
  fenótipos clínicos e mecanismo das reações de, **593**
    investigação de reação de, *594*
  mecanismo das reações de, **593**
Antimicrobianos mais utilizados em pediatria na emergência, **425-428**
Apendicite, 649
  fisiopatologia da, 649
Aranhas, 85
Arboviroses, diagnóstico diferencial de, **473-474**
Arritmias cardíacas, 179
  diangóstico, 179
  distúrbios de ritmo, 179
Artefato de linhas B visualizados com transdutor, *714*
Artrite(s), 572
  agudas, 569
  idiopática juvenil, 570
    diferenças entre subtipos, **571**
  reativa pós-estreptocócica, 573
  séptica, 570
    antibioticoterapia em, **570**
Ascaris lumbricoides, 649
Asma, 61
  aguda grave, 259
    tratamento, 259
  alérgica, 254
  avaliação do controle clínico atual, **253**
  brônquica, 251
    definição, 251
    quadro clínico e diagnóstico, 251
    tratamento, 253
  classificação de gravidade, 252
  controle da, 242
  crítica, 259
  de difícil controle, 256

exacerbações da
  abordagem da, algorimo, *257*
    para crianças de 5 anos ou menos, *258*
  tratamento esquemático nas, *257*
  grave, *257*
  quase fatal, *259*
Ataxia(s)
  aguda(s), 350
    em pediatria, causas sugestivas de, algoritmo, *366*
  pediátricas, etiologias das, **361**
  cerebelar, 11
Atelectasia, 273
Ativador de plasminogênio tecidual, 336
  tratamento com, fluxograna, *336*
Atresia biliar, 296
Autoagressão, 115
Avaliação
  pulmonar no Modo-M, *714*
  pupilar, **25**

B

Bacteremia oculta, risco de, **109-110**
Barbitúrico, 348
Barro biliar, 281
Bateria
  ingestão de, 666
  presença de em radiografias em esôfago proximal, *667*
Benzodiazepínico, **42-44**, 345
Beta-2-agonistas de curta duração, 254
Beta-adrenérgicos, **48**
Betalactâmico(s)
  diagnóstico de hipersensibilidade aos, 592
  hipersensibilidade ao, diagnóstico da suspeita de, *593*
Biópsia endomiocárdica, 67
Bloqueios atrioventriculares, **180**
Bradicardia(s), 179
  com comprometimento cardiopulmonar
    algoritmo, *181*
    leve, 180
  sintomática com comprometimento cardiopulmonar, 180
  sinusal, 180
Bronquiectasia, 273
Bronquiolite
  escore de gravidade da, 264-265
  viral aguda, 263
    diagnóstico, 264
    prevenção, 267
    quadro clínico, 264
    tratamento, 265
BRUE (*Brief resolved unexplained event*), 277
Bullying, 114

C

Cálcio
  reposição de, 7
  sérico, 401
Cálculos
  renais, 415
  uretrais, 415
California Transport Index of Physiologic Stability, **131**
Candida albicans, 621
Cânula endotraqueal, diâmetro interno e comprimento da, **128**
Carbamazepina, **44-45**
Cardiopatia, 332
Cardite, 572
Carvão ativado
  substâncias pouco adsorvidas pelo, **40**
  substâncias removidas por repetidas doses de, **41**
Catecolaminas exógenas utilizados no choque pediátrico, efeito das, **72**
Cateter nasal de alto fluxo, 77
  valores de fluxo em crianças, **77**
Cáusticos, **44**
Cavalo de Troia, mecanismo, 353
Cefaleia(s)
  episódios agudos de, tratamento, 342
  investigação e diagnóstico diferencial entre cefaleia primária e secundária, algoritmo para, *341*
  na infância, 339
  primárias, 339
Celulite, 435
  tratamento antibioticoterápico, **438**
Cerebelite aguda, 362
Cetamina, 349
Cetoacidose
  diabética, 477, 485
    apresentação clínica, 477
    complicações, 483
    conduta protocolada, 479

correção das alterações eletrolíticas, 482
critérios diagnósticos, 477
esquema de administração de fluidos na, **480**
fisiopatologia da, 478
indicações de internação em unidade de terapia intensiva, 478
protocolo para acompanhamento de pacientes com, **479**
metabólica, classificação da gravidade da, **478**
Chikungunya, 465
apresentação clínica em crianças *versus* adolescentes, **467**
classificação de risco de paciente com, fluxograma, *469*
definição de caso confirmado, 468
definição de caso suspeito, 468
diagnóstico laboratorial, 468
espectro clínico da, **466**
manejo de paciente com suspeita de, fluxograma, *470*
manifestações atípicas de, **467**
marcos de infecção, sintomas e biomarcadores na, *466*
notificação, 468
tratamento da dor na fase aguda, fluxograma, *471*
tratamento, 469
Chlamydia pneumoniae, 270
Chlamydia trachomatis, 270, 637, 645
Choque
anafilático, 71
cardiogênico da asfixia
tratamento, 681
cardiogênico transicional, tratamento, 681
causas e alterações hemodinâmicas, conforme o tempo de vida, **680**
com queda de débito cardíaco, 12
definição, 71
distributivo, 679
hipotensivo, 13
hipovolêmico, 71
neonatal, 679
no recém-nascido, tipos de, 679
obstrutivo, 71
séptico, 11, 71
abordagem inicial do, fluxograma, *13*
características clínicas, 12

do recém-nascido pré-termo, conduta no, *682*
estabilização após a primeira hora do, 17
fármacos mais utilizados no, **17**
primeira hora de tratamento, recomendações para, 13
reposição volêmica no, *15*, **165**
tratamento, 681
Cintilografia com DTPA, 386
Cirurgia epiléptica, 351
Cistatina C sérica, 401
Cisto
do colédoco, 296
ovariano hemorrágico roto, 636
Clindamicina, 441
Coagulopatias, 644
Coarctação da aorta, 63
Colestase, 291
definição laboratorial de, 291
em crianças maiores e adolescentes, 296
abordagem, 299
avaliação da, 298
do recém-nascido e lactente jovem
abordagem da, 292
etiologia, **293**
em crianças e adolescentes
etiologia, **293-294**
pista para diagnóstico de, **294-296**
em recém-nascidos e lactentes jovens, 294
intra-hepática por lesão hepatocelular, 295
Coloides, 161
Coma, 23
avaliação pupilar, **25**
diagnóstico, 26
erros comuns na avaliação e no manejo do, 27
estado de, 23
etiologia, 23
exame neurológico, 24
exames complementares, 26
quadro clínico, 23
tratamento, 26
Complexo QRS, 176
Compressão(ões)
torácica(s), 3
em crianças maiores de 1 ano, 5, *5*
técnicas de, 4

Concentrações eletrolíticas,
  apresentações mais frequentemente
  disponíveis, **166**
Concentrado
  de hemácias em casos de choque
    hemorrágico, 7
  de plaquetas, 462
Consciência
  perda associada a interrupção da
    respiração, 58
  perda seguida de atividades motoras
    anormais, 54
Consolidação pulmonar, *715*
  visualizada com transdutor, *715*
Convulsão
  febril, 269, 369
  apresentações clínicas, 369
  diagnóstico, 370
  fatores de risco, 370
  morbidade, mortalidade e recorrência,
    373
  tratamento, 372
Cor para identificação da gravidade,
  133-134
Coreia, 572
Coronavírus, 236
Corpo
  estranho, 665
    atendimento de pacientes
      com história de ingestão de,
      fluxograma, *665*
    impactação alimentar, 669
    indicação de endoscopia conforme
      tipo e localização de, **666**
    ingestão de baterias, 666
    ingestão de ímãs, 667
    ingestão de moedas e objetos
      contundentes, 669
    objetos ponteagudos, 669
  uterino rudimentar, 639
Costocondrites, 61
Covid-19, 236
  apresentações clínicas, 237
  casos suspeitos e confirmados,
    definições segundo o Ministério da
    Saúde, **236**
  critérios diagnósticos para, 237
  reanimação cardiopulmonar em casos
    de suspeita ou confirmação de, 7
Coxsackievirus, 211

CPAP nasal, quando e como utilizar, 127
Creatinina sérica, 401
Criança
  com diarreia, avaliação do estado de
    hidratação para, **162-163**
  com suspeita de violência sexual,
    abordagem, *117*
  hipertensão arterial sistêmica na, 186
  politraumatizada, 693
  vítima de violência 113
    atendimento à, 113
  vitimizada, abordagem da, 115
Crioprecipitado, 462
Criptomenorreia, 639
Crise(s)
  adrenal, manifestações clínicas da, 494
  agudas falcêmicas, 511
  álgica, 514
    condutas e manejo clínico da, 515
  convulsiva em pediatria, dose de
    benzodiazepínicos na, **372**
  convulsiva febril, manifestações
    profiláticas, **373**
  hipoxêmica na emergência, 199
    tratamento no setor de emergência
      pediátrica, 200
  tireotóxica, 184
  vaso-oclusiva, 514
    condutas e manejo clínico da, 515
Cristaloides, 10, 161
Critério de Jones modificados, **572**
Crupe viral, 249
Cultura de urina, interpretação do
  resultado da, 378

D

Deficiência na secreção de vasopressina
  conduta, 507
  diagnóstico diferencial entre três
    causas de, **506**
Déficits, correção de, 162
Degeneração cerebelar paraneoplásica,
  363
Dengue, 445
  classificação de risco, 450
  com sinais de alarme, 446
  Covid-19 e, similaridades e diferenças
    entre, **449-450**
  diagnósticos, 447, 449
  evolução clínica e laboratorial da, *448*
  exames laboratoriais específicos, 448

exames laboratoriais inespecíficos, 448
fase crítica, 446
fase de recuperação, 447
fase febril, 446
grave, 447
gravidade da, classificação da, 449
manejo do tratamento, 451
manejo dos pacientes com suspeita de, **452-453**
prevenção, 451
prova do laço para todos os pacientes com suspeita de, **450**
Derrame
  pericárdico, causas, 219, **220**
  pleural
    com presença de septações, *715*
    pulmão atelectasiado e, *715*
  pleural, 62, 272, 715
Desastre, atendimento em situações de, 133
Descongestionantes nasais tópicos e sistêmicos, **48**
Descontaminação, 39
Desfibrilador externo automático, 6
Desidratação, 162
  escala clínica de, **318**
  tratamento da, 319
Deslizamento pleural, 713
Diabetes
  insipidus, 489
    central, 489
    central, nefrogênico e polidipsia primária, resultados laboratoriais, diferenciais entre, **490**
    nefrogênico, 490
Diarreia, 317
  associada a antibióticos e *Clostridioides difficile*, 318
  inflamatória, 317
  osmótica, 317
  secretora, 318
Dieta cetogênica, 350
Diferença alvéolo-arterial de oxigênio, cálculo, 31
Disfunção
  do nó sinusal, 180
  orgânica, 11
  ovulatória por imaturidade do eixo hipotálamo-hipófise-ovariano, 643
Dispneia, sinais clássicos, 226
Dispositivos infraglóticos, 94

Dissecção
  aórtica, 196
  arterial, 332
  da raiz da aorta, 64
Distúrbio(s)
  acidobásico, 401
  de ritmo, 179
  do cálcio, 150
    hipercalcemia, 150
    hipocalcemia, 150
  do magnésio, 151
    hipermagnesemia, 151
    hipomagnesemia, 151
  do potássio, 148
    hipopotassemia, 148
  do sódio, 145
    hipernatremia, 146
    hiponatremia, 145
  hematológicos, 332
Dobutamina, 72
Doença(s)
  causada pelo novo coronavírus, recomendações com relação à, 258
  cerebrovasculares na infância, 331
    acidente vascular encefálico hemorrágico, 333
    acidente vascular encefálico isquêmico, 332
    exames complementares, 335
    tratamento, 335
    trombose de seio venoso cerebral, 334
  de Kawasaki, 64, 565, 613
    alterações ecocardiográficas na, **566**
    critérios classificatórios para a, **565**
    incompleta
      critérios laboratoriais, **566**
      investigação, **566**
  de Moyamoya, 331
  do enxerto contra o hospedeiro pós-transfusional, 559
  do refluxo gastroesofágico, 63
  falciforme, 331, 511
    febre e infecção na, 517
    paciente febril na, *518*
  inflamatória pélvica aguda, 637
  meningocócica, antibióticos utilizados no tratamento da, **444**
  renal crônica, 407
    agudizada, 407
    na população pediátrica, causas, **407**

Índice remissivo

renovasculares, 196
sexualmente transmissíveis, profilaxia das, **118**
Dor(es)
  abdominal, 654
    na intussuscepção, 655
  abominal aguda, 323
    avaliação inicial antes da investigação, *326*
    causa, segundo as faixas etárias, 323
    diagnóstico topográfico, *327*
    exame físico, 325
    história clínica, 324
    investigação, 327
    plano terapêutico, 328
    sintomas e sinais de alarme, 324
  aguda, 54
  em membros, diagnósticos diferenciais de, **569**
  testicular recorrente, 620
  torácica em pediatria, 61
    achados no ECG em patologias associadas a, **66**
    cardíacas, 63
    de acordo com o local de atendimento, **62**
    exames na investigação, indicações baseados na história clínica, sintomas e sinais, **65**
    gastrointenstinais, 63
    hematológicas, 64
    idiopática, 64
    musculoesqueléticas, 61
    oncológicas, 64
    protocolo de atendimento, 68, *69*
    psicogênicas, 63
    respiratórias, 61
    sinais de alarme indicativos de causa cardíaca, **68**
    tratamento, 68
Droga vasoativa, volume de, 74

E

Echerichia coli, 377
Ectima, 432, *433*
Ectoscopia, 115
Edema
  agudo de pulmão, 207
    diagnóstico, 209
    manifestações clínicas, 208
    tratamento, 209

cerebral, critérios maiores e menores para diagnóstico de, **484**
Eixo cardíaco, determinação do, 174
Eletrocardiograma(s)
  complexos, intervalos e ondas do, *174*
  na criança, interpretação do, 172
  na infância, 171
    eletrodos e derivações, 171
    papel para registro, *172*
    posicionamento dos eletrodos nas derivações bipolares e precordiais, *172*
Emergência, 2
  antibioticoterapia na, 421
  crise hipoxêmica na, 199
  hipertensiva, 195
  insuficiência hepática aguda na, 309
  pediátrica
    ultrassom na, 711
  substâncias vasoativas em, 71
Encefalite, 353
Encefalomielite aguda disseminada, 362
Encefalopatia
  hepática, 313
  hipertensiva, 194
Enterobius vermicularis, 649
Enterocolite necrosante
    avaliação de gravidade, critérios de Bell modificados, **662**
    complicações, 664
    tratamento cirúrgico, 663
    tratamento clínico, 663
Epidermólise bolhosa, 613
Epididimite, 620
Equipe de transporte, 122
Erisipela, 435
  tratamento antibioticoterápico, **438**
Eritema *marginatum*, 573
Erro inato do metabolismo, 365
Escala
  clínica de desidratação, **318**
  da ASA, **34**
  de avaliação de dor, *514*
Escarotomia, 103
Escore
  clínico adaptado de Wood-Downes, **259**
  de gravidade da bronquiolite, **264-265**
  de gravidade do estridor, **248**
  de Westley, **248-249**
Escorpiões, 86

Escorpionismo, classificação e tratamento, **85**
Escroto agudo
 avaliação em nível de urgência, fluxograma do raciocínio clínico, *618*
 na infância, 617
 sinais ao exame físico, **617**
Espaço
 retrovesical no eixo curto, *718*
 retrovesical no eixo longo, *718*
Esplenectomia, 555
Estado
 de coma, 23
 de hidratação, 318
 de mal epiléptico, 343
  etiologia segundo a causa, *344*
  etiologia, 343
  evolução clínica do, *344*
  fluxograma de atendimento, *346*
  indicações de eletroencefalograma, 345
  medicações anticonvulsivantes, 345
  tratamento, 344
Estresse emocional, 54
Estridor, escore de gravidade do, **248**
Etanol, **48**

F

Fármaco(s)
 mais utilizados no choque séptico, **17**
 na sedoanalgesia para procedimentos, **36**
Farmacodermias graves, 585
 na emergência pediátrica, manejo das, *588*
Febre
 amarela, 455
  caso suspeito em área sem evidência de circulação viral, 455
  caso suspeito em áreas de surto, 456
  classificação de risco, 459
  classificação de risco e manejo clínico da, *460*
  classificação pediátrica do KDIGO, 460
  definição de casos, 455
  diagnóstico, 457
  estágios de infecção por, **458**
  manifestações clínicas, 456
  notificação, 456
  prevenção, 463
  tratamento, 459
 condutas iniciais no paciente falciforme com, 517
 reumática, 433, 572
  diagnóstico de, **572**
 sem sinais localizatórios, 107
  critérios para condução de, **109**
Fenitoína, 347
Feocromocitoma, 194, 195
Ferro, **44**
 intoxicação por, 541
Fetor hepaticus, 310
Fibrilação ventricular, 6
Fimose, 623, 624
Fístula broncopleural, 273
Flavivirus, 455
Fluido(s)
 de manutenção, 165
 hipotônicos, 165
 isotônicos, 167
 na cetoacidose diabética, esquema de administração de, **480**
Fluidoterapia, 480
 de Holliday e Segar, recomendações eletrolíticas na, **166**
Foneutrismo, **86**
Fórmula de Parkland, 100
Fósforo, 52
 sérico, 401
Frequência cardíaca, 174
Função renal, cuidados na agudização da, *408*

G

Gasometria arterial, 264
Gestação ectópica, 636
Glicosídeos cardíacos, 46
Glomerulonefrite
 difusa aguda, 196
 difusa aguda pós-estreptocócica, 394
 pós-infecciosa, 432
Grande queimado
 abordagem do, 97
 acompanhamento do paciente, exames laboratoriais solicitados para, **101**
 atendimento inicial ao, 99
 infecções, 103
 manejo das feridas, 102
 medicações utilizadas em sedoanalgesia no, **104**
 ressuscitação, 100
 sedação e analgesia, 102

H

Hematoma subdural, 113
Hematoquezia
  em paciente hemodinamicamente estável, algoritmo de conduta em caso de, *305*
  em paciente hemodinamicamente instável, algoritmo de conduta na suspeita de, *306*
Hematúria, 410
  glomerular, 411
  microscópica, 411, 412
    assintomática com proteinúria, 412
    em crianças, 412
    isolada assintomática, 412
  não glomerular, 411
Hemorragia
  digestiva, 301
    alta não varicosa, algoritmo para casos de suspeita de, *304*
    alta varicosa, algoritmo para casos de suspeita de, *305*
    alta, 301
    avaliação laboratorial básica, 302
    baixa, 301
    causas por faixa etária pediátrica, 301
    classificação, 301
    conduta emergencial, 303
    exames de imagem, 302
    indicadores clínicos de sangramento grave, 302
    profilaxia, 302
  intracraniana, 196
Hemossiderose, 560
Hemostasia na hemorroagia digestiva, 304
Hepatite neonatal idiopática, 295
Hérnia inguinoscrotal
  encarcerada, 621
  estrangulada, 621
Hidátide de Morgagni, 619
Hidrocarbonetos, 44
Hipercalcemia, 150
  tratamento, **151**
Hipercalemia, tratamento da, 527
Hiperfosfatemia, 152
  tratamento da, **152,** 527
Hiperglicemia
  CAD e casos combinados, comparação entre, **487**
  correção, 488
  não cetótica, 485
    diagnósticos, 486, 487
    fisiopatologia, 486
    tratamento, 487
Hipermagnesemia, 151
Hipermetabolismo, 105
Hipernatremia, 146
  causas, **147**
Hiperpotassemia, 148
  causas, 149
Hipertensão
  arterial aguda grave, 185
    aferição da pressão arterial, 185
    classificação, 192, **193**
    diagnósticos diferenciais, 194
    emergências hipertensivas, 194
    etiologia, 193
    exames complementares, 194
    medicações utilizadas no tratamento, 196
    quadro clínico, 193
    situações especiais, 195
    tratamento, 195
  arterial sistêmica, 195
    na criança, **186**
  maligna, 194
  secundária à corticoterapia, 196
Hiperuricemia, tratamento da, 526
Hipervagotonia, 180
Hiperventilação neurogênica central, 25
Hipocalcemia, 150
  tratamento da, 527
Hipocalemia, causas de, 148
Hipofosfatemia, 152
Hipoglicemia, 497
  diagnóstico de, fluxograma, *502*
  diagnóstico, 500
  etiologia, 497
  manifestações clínicas, 499
  pediátrica, causas, **498-499**
  sinais e sitomas, **500**
  tratamento 502
Hipomagnesemia, 151
Hiponatremia, 145
  causas, **145-146**
Hipopotassemia, 148
Hipotensão ortostática, **52**
Hipotermia, 350
Holter, 67

I

Ibuprofeno, **46**
Ímãs
  ingestão de, 667
  visualizados em raio X de abdome com sinais de obstrução, *668*
Imersão, 139
Impactação alimentar, 669
Impetigo, 431
  bolhoso, *431-432*
  CA-MRSA, 434
  coinfecção com escabiose, 434
  surtos de, 434
  terapêutica oral contra, **434**
Imunoglobulina endovenosa, 441
Incidente com múltiplas vítimas, 133
Índice de angina renal, 403
  pontuação dos sinais de injúria renal relacionados ao, **404**
Infância
  cefaleias na, 339
  doenças cerebrovasculares na, 331
  eleetrocardiograma na, 172
  escroto agudo na, 617
  urticárias na, 579
  vasculites na, 565
Infecção(ões)
  congênitas, 295
  cutâneas prevalentes, 431
  de vias aéreas superiores, 233
    etiologias virais, 233
  do trato urinário, 295, 377
    antibióticos, **379-380**
    diagnóstico, 378
    etiologia, 377
    fatores de risco, 379
    fisiopatologia, 377
    investigação por imagem, 380
    prognóstico, 381
    tratamento, 379
  neonatal, 685
  por influenza, 234
  urinária febril, antibióticos utilizados no tratamento da, **387**
Inflamação, marcadores de, 385
Influenza, 233
Ingestão de moedas e objetos contundentes, 669
Inotrópico, 71

Insuficiência
  adrenal
    na sala de emergência, 493
    primária, causas de, 493
    secundária, causas de, 493
  cardíaca, 203
    causas, 203
    classificação, 203
    congestiva, algoritmo para tratamento da, *208*
    congestiva aguda, perfil clínico do paciente com, 205
    diagnóstico, 205
    em crianças, classificação funcional de Ross para, **204**
    esquerda, 194
    estadiamento, **204**
    manifestações clínicas, 204
    tratamento, 206
  hepática aguda
    avaliação complementar multissistêmica inicial, **311**
    avaliação etiológica da, **311-312**
    critérios diagnósticos, **309**
    diagnóstico, 311
    em pediatria, estágios da encefalopatia hepática na, **310-311**
    etiologias por faixa etária, **310**
    na emergência, 309
    quadro clínico, 310
    tratamento em unidade de emergência pediátrica, 312
  por paracetamol, 314
  renal, 313
  renal crônica refratária, 196
  respiratória, 75
  respiratória aguda
    avaliação laboratorial, 29, 31
    classificação, 29
    quadro clínico, 30
    tratamento, 31
    fases evolutivas da, 30
  respiratória hipoxêmica aguda, *30*
Insulina
  administração de, fluxograma, *482*
  em bomba de infusão contínua, 481
  reposição simples de 4/4 horas, 482
Insulinoterapia, 481
  intermitente, 482
Intervalo
  QR, 175

QT, 176
Intolerância ortostática, **52**
Intoxicação(ões)
  exógenas, 362
  exógenas agudas, 39
    condutas gerais, 39
  pediátrica, substâncias envolvidas em, **42-48**
  por drogas simpaticomiméticas, 196
  por ferro, 541
  por paracetamol, 542
  por rodenticidas, 544
Intubação orotraqueal, 6
  complicações, 82
  indicações, 79
  preparação do equipamento e do paciente, 79
  procedimento, 80
  tamanho dos equipamentos, 80
Intubar, dificuldade em, 91
Intussuscepção, 653, 654
  achados ultrassonográficos na, *656*
  complicações, 657
  suspeita e tratamento de, *656*
  fisiopatologia da, *654*
  fisiopatologia relacionada às causas idiopáticas da, *653*
  pós-operatória, 654
  suspeita e tratamento de, *656*
  tratamento cirúrgico, 657
Invaginação parida, 655
Irrigação intestinal total, 40

J

Janela subcostal, *717*
Jellyfish sign, 715
Jogo de enforcamento, 58

L

Labirintite, 363
Lacraias, 83
Lagartas venenosas, 83
Laringite viral aguda, 247
  diagnósticos diferenciais, 248
  tratamento, 248, **249**
Laringoscopia, dificuldade em realizar, 91
Latrodectismo, **88**
Latrodectus, acidente por, 86
Lavagem gástrica, 40
Lesão(ões)
  aguda pré-renal, 397

densa e heterogênea no rim esquerdo com áreas hipodensas, TC mostrando, *673*
obstrutiva, 398
obstrutivas da via de saída de ventrículo esquerdo, 63
pós-renal, 398
pulmonar aguda relacionada à transfusão, 559
renal, pontuação para risco de, **403**
renal aguda, 397
  classificação, 408
  classificação dos critérios de pRIFLE, **398**
  classsificação pelo KDIGO da, **408**
  critérios para definição de, segundo a KDIGO, **399**
  diagnóstico, 406
  fatores de risco, 399
  no período neonatal, critérios de definição segundo a KDIGO neonatal, **399**
  pré-natal e intrínseca, testes para distinguir entre, 402
  prognóstico, 409
  tratamento, 404
renal intrínseca, 398
Levetiracetam, 349
Levosimendana, 72
Líquido cefalorraquidiano
  análise do, 354
  de bactérias e vírus, características em relação a contagem de leucócitos, glicose e proteína, *355*
Litíase, 281
Lononia sp., 545
Loxosceles, acidente por, 86
Loxoscelismo, **87**
Lycosa, acidente por, 87

M

Maconha, **46**
Malformação(ões)
  arteriovenosa, 364
  relacionadas às artérias coronárias, 63
  uterinas, 644
Máscara(s)
  facial, 77
    dificuldade em ventilar com, 92
  laríngeas, 93, *93*

Massa abdominal
  palpável, 655
  viável ao exame físico, *627*
Medicação(ões)
  anticonvulsivantes, 345
  utilizadas no tratamento de
    hipertensão arterial aguda grave, 196
  vasoconstrictoras na hemorragia
    digestiva, 303
Medicamentos recomendados no
  transporte de pacientes críticos, **123**
  utilizados na sequência rápida de
    intubação, **239**
Menarca precoce, 642
Meningite(s), 353
  agentes bacterianos envolvidos na, por
    faixa etária, **353**
  bacteriana
    regime antimicrobiano empírico
      para, **355**
    uso de corticosteroides no
      tratamento da, 356
    condução diagnóstica e tratamento de,
      algoritmo para, *356*
Meningococemia, 441
  assistência aos casos suspeitos de,
    fluxograma, *443*
  tratamento, 442
Mielite transversa, 363
Migrânea basilar, 365
Milrinone, 73
Miocardite, 64, 211
  diagnóstico diferencial, 214
  etiologia, 211, **212**
  exames complementares, 213
  investigação diagnóstica invasiva e
    não invasiva e de tratamento da,
    indicações, **214**
  prognóstico, 217
  quadro clínico, 212
  tratamento, 215
Moeda, presença de em radiografias em
  esôfago proximal, *667*
Monóxido de carbono, **44**
Mycoplasma hominis, 637
Mycoplasma pneumoniae, 270

N

N-acetilcisteína, diluição para
  administração intravenosa, **314**
Necrólise epidérmica tóxica, 586

Necrose epidérmica tóxica, 612
Nefrolitíase, 415
  controle da dor, 416
Negligência, 114
  sinais de alerta realcionados à, 114
Neisseria gonorrhoeae, 637
Neisseria meningitidis, 441
Neonatal Infant Pain Scale (NIPS), **130**
Neuroimagem, 58
Neutropenia
  febril
    no paciente oncológico, 529, 530
      diagnóstico, 530
      meropenem ou imipenem, indicações
        do uso de, 534
      metronidazol, indicações do uso do,
        534
      micafungina ou anfotericina B,
        indicações do uso de, 533
      modificações no esquema do
        tratamento antimicrobiano
        empírico, 532
      tratamento antimicrobiano empírico
        inicial, 532
      vancomicina, quando iniciar ou
        indicar o uso da, 533
      posologias recomendadas no
        tratamento, **534**
Nitroprussiato, 73
Nódulos subcutâneos, 573
Nomograma de Rumack-Matthew, *315*
Norepinefrina, 72

O

Octreotide na hemorroagia digestiva, 303
Onda
  P, morfologia da, 175
  T, morfologia da, 176
  U, morfologia da, 176
Opioides, **44**
Organofosforados, **46-48**
Orquiepididimite, 620
Orquite, 620
Oseltamivir
  doses conforme a idade, **235**
  doses profiláticas, **236**
Osmolaridade
  de uma solução, 167
  plasmática, 490
Otite média aguda, 242
Oxigênio inalatório, quando e como
  utilizar, 127

P

Paciente
  asmático, algoritmo de tratamento, *260*
  crítico, transporte do, 121
  falciforme com febre, condutas iniciais no, 518
  febril com instabilidade hemodinâmica, conduta no, *519*
  neutropênicos febris, tempo médio de tratamento das infecções encontradas nos, **535**
  neutropênicos febris, profilaxia antifúngica, 535
  oncológico, neutropenia febril no, 529
  queimado, atendimento inicial ao, 98
Pancreatite, 281
  aguda
    algoritmo do tratamento da, *288*
    classificação e gravidade, **285**
    critérios de gravidade da, 284
    critérios diagnósticos, **283**
    critérios para definição de disfunção de órgãos a serem utilizados para classificação de gravidade de, **285**
    etiologia das, **281-282**
    recorrente, critérios diagnósticos, **283**
  apresentação clínica, 282
  crônica, critérios diagnósticos, **283**
  diagnóstico, 283
  diagnóstico diferencial, 285
  sintomas clássicos, 282
  tratamento, 286
Paracetamol, intoxicação por, 314, 542
Parada cardiorrespiratória, 3
  condutas no caso de, fluxograma, *8-9*
  por trauma, 219
Parafimose, 623, 625
Paragangliomas, 195
Parâmetros eletrocardiográficos em crianças nas diversas idades, valores de referência dos, **173**
Parênquima pulmonar, imagens obtidas por ultrassonografia, *713*
Pectus
  carinatum, 61
  excavatum, 61
Pediatria
  dor torácica em, 61
  hidratação em, 161
    fluidos hipotônicos, 165
    fluidos isotônicos, 167
    terapia de fluidos e eletrólitos, 162
    tipos de fluidos, 161
Perda de fôlego, crise de, 55
Pericardiocentese, 221
Pericardite, 64
Phoneutria, acidente por, 85
Picada de escorpião, 196
Pielonefrite aguda, 383
  apresentação clínica, 383
  diagnóstico, 386
  exame físico, 384
  fatores de risco, 384
Piopneumotórax, 273
Piridoxina, 350
Plaquetas, concentrado de, **462**
Plasma
  extravasamento de, 447
  fresco congelado, **462**
Plastibell®, 624
Pleural, 62
Pleurite, 62
Pneumatocele, 273
Pneumatose intestinal, *660*
Pneumonia, 61, 269
  adquirida na comunidade
    agentes mais comuns por faixa etária, **270**
    antibioticoterapia para tratamento das, **272**
    complicações, **272**
  necrosante, 273
Pneumoperitôneo, 661
Pneumoporta, *662*
Pneumotórax, 62, 273
Pós-reanimação cardiopulmonar
  estabilização, 10
  monitoramento, **11**
Potássio
  corporal
    medidas para eliminação do, **149**
    redistribuição corporal do, medidas, **149**
  sérico, 400
Prática pediátrica, reações vacinais mais frequentes, **607**
Pré-síncope, **52**
Pressão arterial
  aferição da, 185
  para recém-nascidos, valores correspondentes aos percentis 50,

95 e 99 da, de acordo com a idade gestacional, **191-192**
valores para o sexo feminino de acordo com o percentil da altura, **188-191**
valores para o sexo masculino de acordo com o percentil da altura, **186-187**
Priapismo, 629
  algoritmo para tratamento, 631
Profilaxia antitetânica, **104**
Prolapso
  da válvula mitral, 63
  de uretra, 642
Pronto-socorro pediátrico, suporte respiratório no, 75
Protocolo
  extended focused assessment with sonography for trauma, 716
  janelas avaliadas no, *716*
  JumpSTART, *136*
Prova do laço para todos os pacientes com suspeita de dengue, **450**
Puberdade precoce, 642
Punção lombar, 360, 371
Púrpura
  e Henoch-Schönlein, 621
  pós-transfusional, 560

Q

Queda com trauma cranioencefálico, 115
Queimadura(s), 97
  classificação quanto à profundidade e à extensão da, 97
  de terceiro grau ou de espessura total, 97
  químicas, 104
  tratamento, indicações de internação, 105
Queixa respiratória, intervenções iniciais para paciente com, 75
Quimioprofilaxia com antiviral, 235

R

Rabdomiossarcoma, 642
Raiva, 597
  atendimento do paciente com suspeita de ter sido exposto à, passo a passo, 600
  classificação do acidente segundo a sua intensidade, **599**
  diagnósticos, 598
  encefalítica, 598
  furiosa, 598
  paralítica, 598
  patogênese, 598
  prevenção, 599
  profilaxia pós-exposição, 599
  quadro clínico, 598
  silenciosa, 598
  transmissão, 597
  tratamento, 599
Reação
  alérgica, 558
  com a vacina BCG, 605
  de hipersensibilidade às vacinas, 603
  de hipersensibilidade tipo IV, subtipos da, **585**
  febril não hemolítica, 557
  hemolítica aguda imunológica, 558
  hemolítica tardia, 559
  por contaminação bacteriana, 558
  transfusionais, 557
    imediatas, 557
    sintomas, **560**
    tardias, 559
  vacinais, 603, **607**
Reanimação cardiopulmonar, 3
  em casos de suspeita ou confirmação de Covid-19,
  passos para, 3
Recém-nascido de alto risco, transporte inter-hospitalar do, 125
Recesso
  esplenorrenal, *717*
  hepatorrenal, *717*
Redução radiológica, *657*
Regra
  de Holliday-Segar, **481**
  dos nove, 98
Reposição volêmica
  na cetoacidose diabética, *481*
  na hemorroagia digestiva, 303
  no choque séptico, **165**
Respiração
  apnêustica, 25
  atáxica, 25
Ressonância magnética cardíaca, 67
Retenção hídrica, risco de, 168
Risco relacionado ao transporte, cálculo do, 131
Ritmo sinusal, 174
Rodenticidas, intoxicação por, 544

S

Salicilatos, **46**
SAMPLE, mnemônico, **34**
Sangramento
  genital
    diagnóstico do, 645
    na infância e adolescência, 641
  nas fezes, 655
  uterino anormal, 641
  vaginal na adolescência, 643
  vaginal na infância, 641
Sarcoma botrioide, 642
Screening toxicológico, 362
Sedação, 33, 37
  e analgesia para procedimentos, 33
  etapas para, **34**
Sedativo, uso em diferentes procedimentos, **37**
Sedoanalgesia, 33
Segmento ST, 176
Seio pericárdico transverso, 219
Sepse, 11
  abordagem inicial da, fluxograma, *13*
  grave, 11
  pediátrica, etiologia da, 425
  precoce, 685
  prevenção, 688
  primeira hora de tratamento, recomendações para, 13
  tardia, 688
Sequência rápida de intubação, 157
  medicamentos utilizados na, **239**
Sequestro esplênico
  agudo, 516
  condutas imediatas na suspeita do, 516
Shunt
  D-E, fatores desencadeantes de maior, **199**
  intrapulmonar, cálculo, 32
Sinal(is)
  broncograma aéreo dinâmico, 715
  da água-viva, 715
  da praia, 713
  de alerta relacionados à negligência, 114
  de Nikolsky, *611*
  sugestivos de apendicite aguda ao raio X, *651*
  vitais e laboratoriais para faixa etária, **12**

Síncope
  cardíaca, **52**
  de causa indeterminada, **52**
  em crianças e adolescentes, 51
    anamnese, *53*
    diagnóstico, 58
    exame físico, 55
    exames auxiliares, 55
    exames de imagem, 57
    no pronto-socorro, diagnóstico de, *53*
    recomendações, 59
    testes laboratoriais, 57
    tratamento, 58
  não cardíacas, **52**
  neurocardiogênica, **52**, 58
  psicogênica, **52**
  que ocorrem durante, 54
  situacional, **52**
  vasovagal, **52**, 57
Síndrome(s)
  colestática, 291
  conversiva, 365
  da pele escaldada, 609
    enrugamento perioficial da, *610*
    estafilocócica, 609
  da Resposta Inflamatória Sistêmica, 11
  da secreção inadequada de hormônio antidiurético, 505
    diagnósticos, 505, 506
  da veia cava superior, 537
  de Alagille, 295
  de Fournier, 621
  de Guillain-Barré, 363
  de lise tumoral, 523
    algoritmo da, *524*
    definição laboratorial e clínica de, 524
    diagnóstico, 524
    fisiopatologia, 524
    manejo inicial, *525*
    manejo, 525
    tumores e risco para, **526**
  de Miller Fisher, 365
  de Moyamoya, 331
  de Munchausen por transferência, 114
  de Opsoclonus-Myoclonus-ataxia, 363
  de Stevens-Johnson, 586, 612
  do bebê sacudido, 113
  do choque tóxico, 439

antibióticos, escolha racional de, 441
estafilocócico, 439, 440
reconhecimento, 439
remoção do sítio de infecção, 441
ressuscitação, 441
tratamento adjuvante, papel de, 441
do seio carotídeo, **52**
gripal
em pacientes com condições e fatores de risco para complicações, 235
fatores de risco para complicações na, **234**
hemorrágicas acidentais, 541
inflamatória multissistêmica pediátrica
definição de caso potencialmente associado à Covid-19, **237**
diagnóstico diferencial de, **238**
inflamatória multissistêmica pediátrica
diagnóstico diferencial, **238**
indicações de internação em casos de, **241**
tratamento, **240-241**
intersticiais, 714
nefrítica, 393
nefrótica, 389
causas, 389
pós-concussão, 364
postural ortostática, **52**
respiratória aguda grave, 234
sistêmica eosinofílica de reação a medicações, 587
torácica aguda, 512
condutas e tratamento clínico, 513
sinais e sintomas da, *512*
Twinge Texidor, 61
Sinovite transitória, 574
Sinusite aguda, 243
Sistema
hexa-axial do plano frontal, *175*
respiratório, função do, 29
Sobrecarga circulatória associada à transfusão, 559
Sódio sérico, 401
Solução(ões)
coloides, composição, **162**
de reidratação oral, 163
Somatostatina na hemorragia digestiva, 303
Soro
hipotônico, 165
isotônico, 167

Staphylococcus aureus, 269
Submersão acidentes por, 139
exames solicitados para vítimas de, **132**
procedimento em, 140-141
Substância(s)
dialisáveis, 41
pouco adsorvidas pelo carvão ativado, **40**
removidas por repetidas doses de carvão ativado, **41**
vasoativas em emergência, 71
inotrópicos, 71
vasodilatadores, 73
vasopressores, 72
volume de distribuição de algumas, **42**
Sulfato de magnésio, 7, 349
Suporte
ácido básico, 128
hemodinâmico, 129
metabólico, 128
respiratório
no pronto-socorro pediátrico, 75
abordagem inicial, 75
intubação orotraqueal, 80
invasivo, quando e como utilizar, 127
ventilação não invasiva, 77

T

Tabela de Lund-Browder, *98*
Tamponamento cardíaco, 219
Taquiarritmia, 64
Taquicardias, 181
classificadas de acordo com a largura do complexo QRS, 182
com comprometimento cardiopulmonar algoritmo, *183*
de complexo QRS estreito, 182
de complexo QRS largo, 182
sinusal, características, **182**
supraventricular, características, **182**
tratamento nas, **183-184**
ventricular
características, **182**
sem pulso, 7
Técnica
de compressão, torácica com dois dedos, 4, *4*
dos dois polegares com as mãos envolvendo o tronco, 4, *4*

Terapia
  antissecretora gástrica na hemorragia digestiva, 303
  de fluidos e eletrólitos, 162
  de ressuscitação volêmica, 165
  eletroconvulsiva, 350
  renal substitutiva, 409
Terlipressina, 73
  na hemorragia digestiva, 303
Teste
  de inclinação, 57
  ergométrico, 67, 57
  para distinguir entre LRA pré-renal e intrínseca, 402
Tétano acidental, profilaxia de, **104**
Tilt test, 57
Torção
  de apêndice testicular, 619
  de ovário, 635
  perinatal, 619
  testicular, 618
Torsades de pointes, 182
Tosse persistente, 61
Toxicidade do CO, sinais e sintomas da, **100**
Transfusão, sobrecarga circulatória associada à, 559
Transição toracoabdominal, 715
Transplante hepático, 462
  critérios para inclusão em lista de espera por, **463**
  indicação em insuficiência hepática aguda, 314
Transporte
  de pacientes críticos, 121
    equipe de transporte, 121
    equipamentos relacionados à manipulação das vias aéreas recomendados no, **123**
    equipamentos recomendados no, **123**
    tipos de transporte, 123
    medicamentos recomendados no, **123**
  inter-hospitalar do recém-nascido de alto risco, 125
    cálculo do risco relacionado ao, 130
    como estabilizar o recém-nascido para, 126
    cuidados antes de iniciar o, 125
    cuidados durante o, **131**
    medidas adicionais para, 131

o que providenciar antes, **125-126**
probabilidade prevista de morte nos 7 dias subsequentes ao, 131
neonatal, oferta hídrica em mL/kg/dia para o, **129**
Trauma
  abdominal, 704
    fechado, 281
  elétrico, 104
  escrotal, 621
  ginecológico, 639
  raquimedular, 699
    tratamento emergencial do, 700
  torácico, 703
  ultrassonografia no, 716
Triagem pediátrica em eventos com múltiplas vítimas, 133
Troca plasmática, 462
Trombocitopenia imune primária na infância, 549
  abordagem na urgência, 551
  classificação, 550
  com indicação de terapia farmacológica, tratamento inicial, 553
  diagnósticos, 550, 551
  opções de tratmento para casos graves, 555
  quadro clínico, 550
  refratária, opções de tratamento, 553
  resposta ao tratamento, 555
  tratamento hospitalar medicamentoso de primeira linha, 553
  tratamento hospitalar × acompanhamnto ambulatorial, algoritmo de indicação de, *552*
Tromboembolismo pulmonar, 225
  abordagem e tratamento, algoritmo, *228*
  apresentação clínica, 226
  exames complementares, 226
  fatores de risco, 225
  incidência, 225
  profilaxia, 228
  tratamento, 227
Trombose de seio venoso cerebral, 334
Troponina, 67
Tubo laríngeo, 94, *94*
Tumor(es)
  abdominais, 671
    características dos, **674-675**

cerebral infantis, 365
de testículos, 621
de Wilms, produto de nefroureterectomia por, 676

U

Ultrassonografia
  da veia cava inferior, 711
  de diversas estruturas, 711
  no trauma, 716
  point of care, 10
  pulmonar, 713
  renal e de vias urinárias, 380
Ureaplasma urealiticum, 637
Uretrocistografia miccional, 386
Urgência hipertensiva, 195
Urticária
  crônica, 581
  na infância, 579
  tratamento recomendado para, 583

V

Vacina
  alergia alimentar e, 604
  BCG, reações com a, 605
  contra covid, 606
Valor de referência dos parâmetros eletrocardiográficos em crianças nas diversas idades, **173**
Vancomicina no paciente oncológico, indicações na neutropenia febril nopaciente oncológico, 532
Vasculite, 332
  por IgA, 567
Vasodilatador, 73
Vasopressina, 72
Veia cava inferior, exame ultrassonográfico da, *712*
Ventilação
  com bolsa-valva-máscara, 77
  não invasiva, 77
  como iniciar, 78
  complicações, 79
  pacientes elegíveis, 78
  via aérea e, 5
Vertigem paroxística benigna, 365
Vespas, 84
Via aérea difícil, 91
Violência
  física, 113
  psicológica, 114
  sexual, 114, 642
  social, 114
Vírus sincicial respiratório, 263
Vítima
  de violência sexual
    abordagem, 117
    profilaxia das doenças sexualmente transmissíveis, **118**
    profilaxia em crianças e adolescentes de acordo com faixa etária, **118-119**
    violência aguda, 116
    violência crônica, 116
Volume com SG 5%, cálculo da necessidade de, **166**
Vômitos, 655
Vulvovaginites, 643

Z

Zanamivir
  doses conforme a idade, **235**
  doses profiláticas, **236**
Zika, 471
  definição de caso confirmado, 473
    em gestantes, 473
  definição de caso suspeito, 472
  manejo clínico e tratamento, 473
  manifestações clínicas, 472
  notificação, 473
  período de incubação, 472
  transmissão, 472